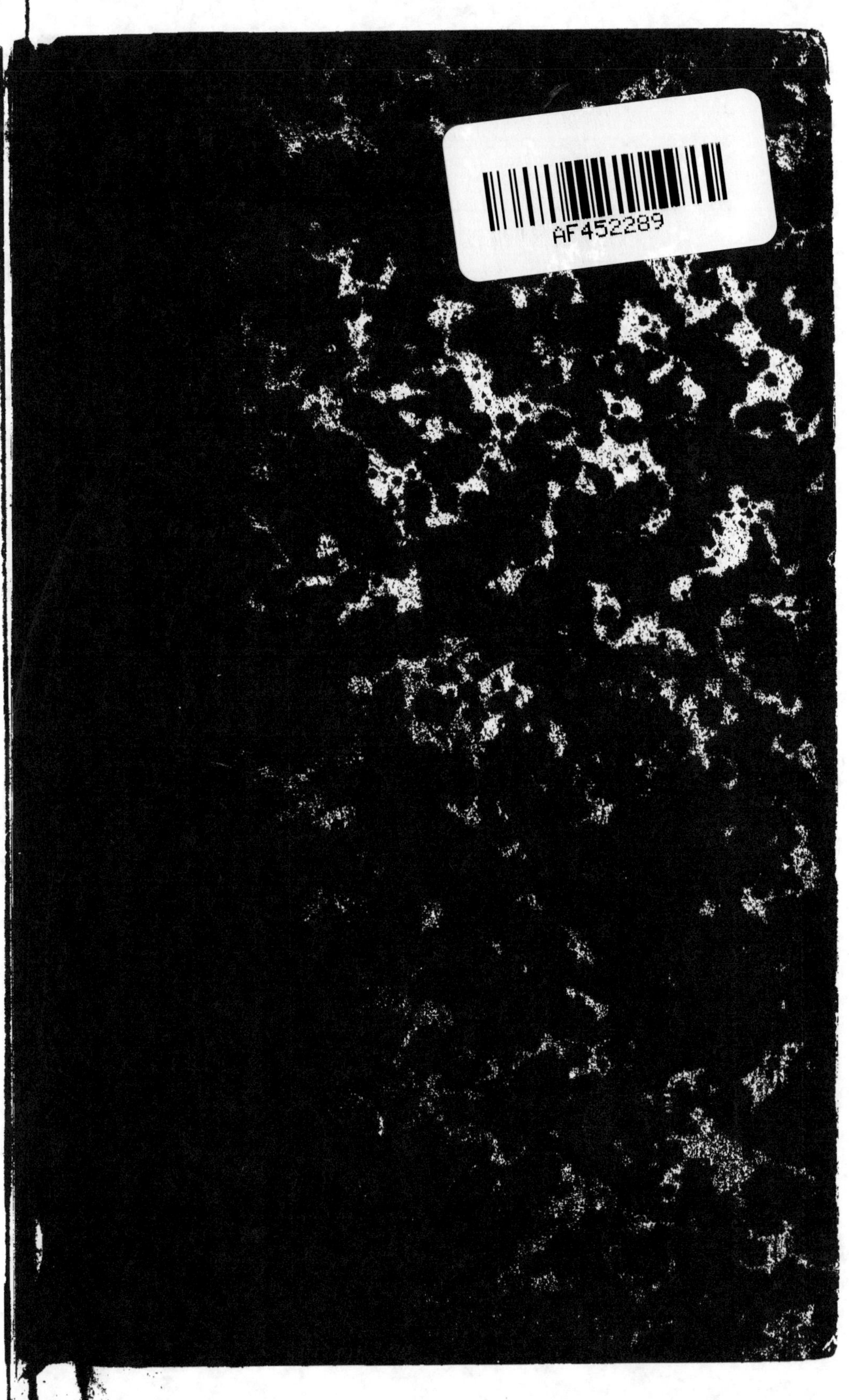

AF452289

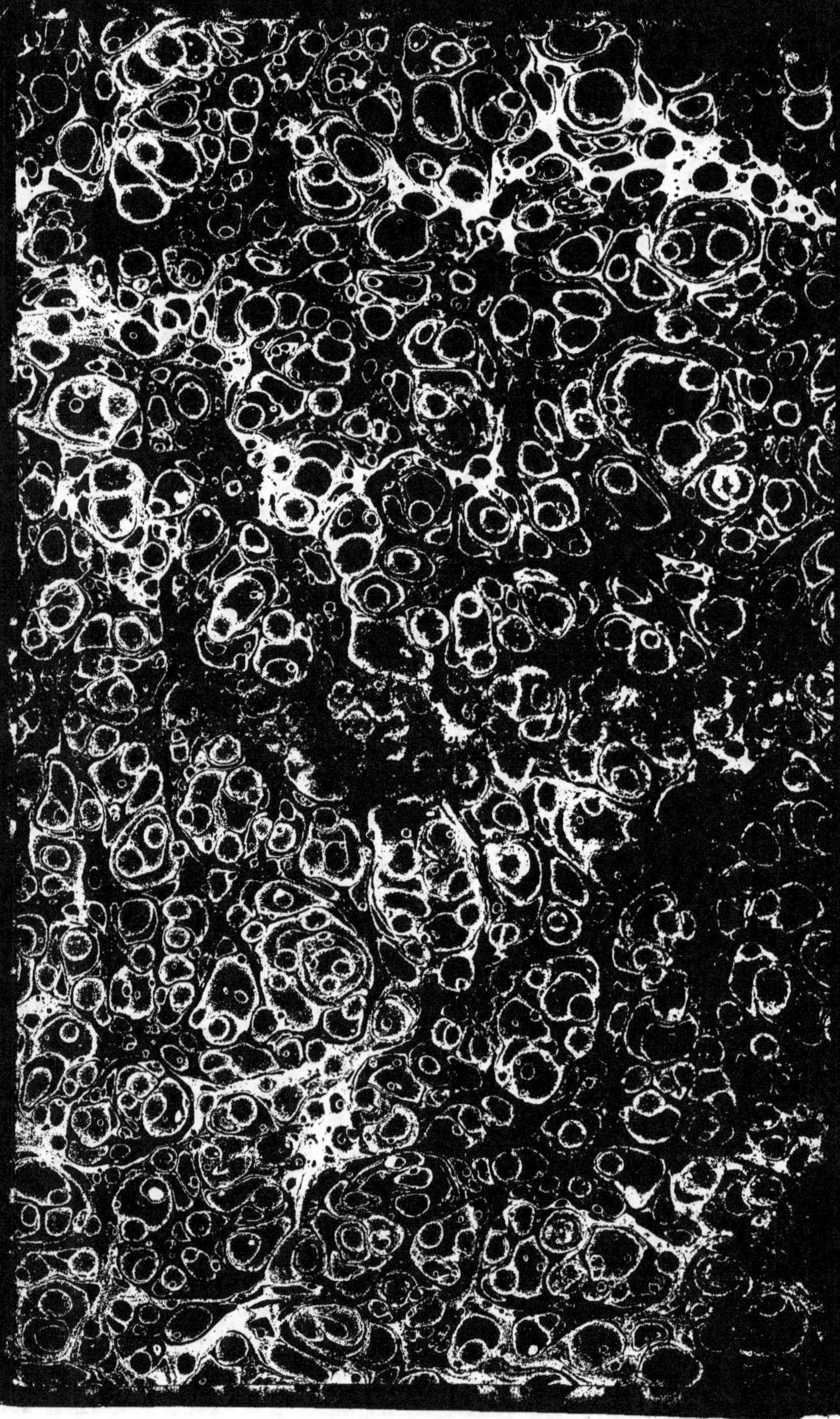

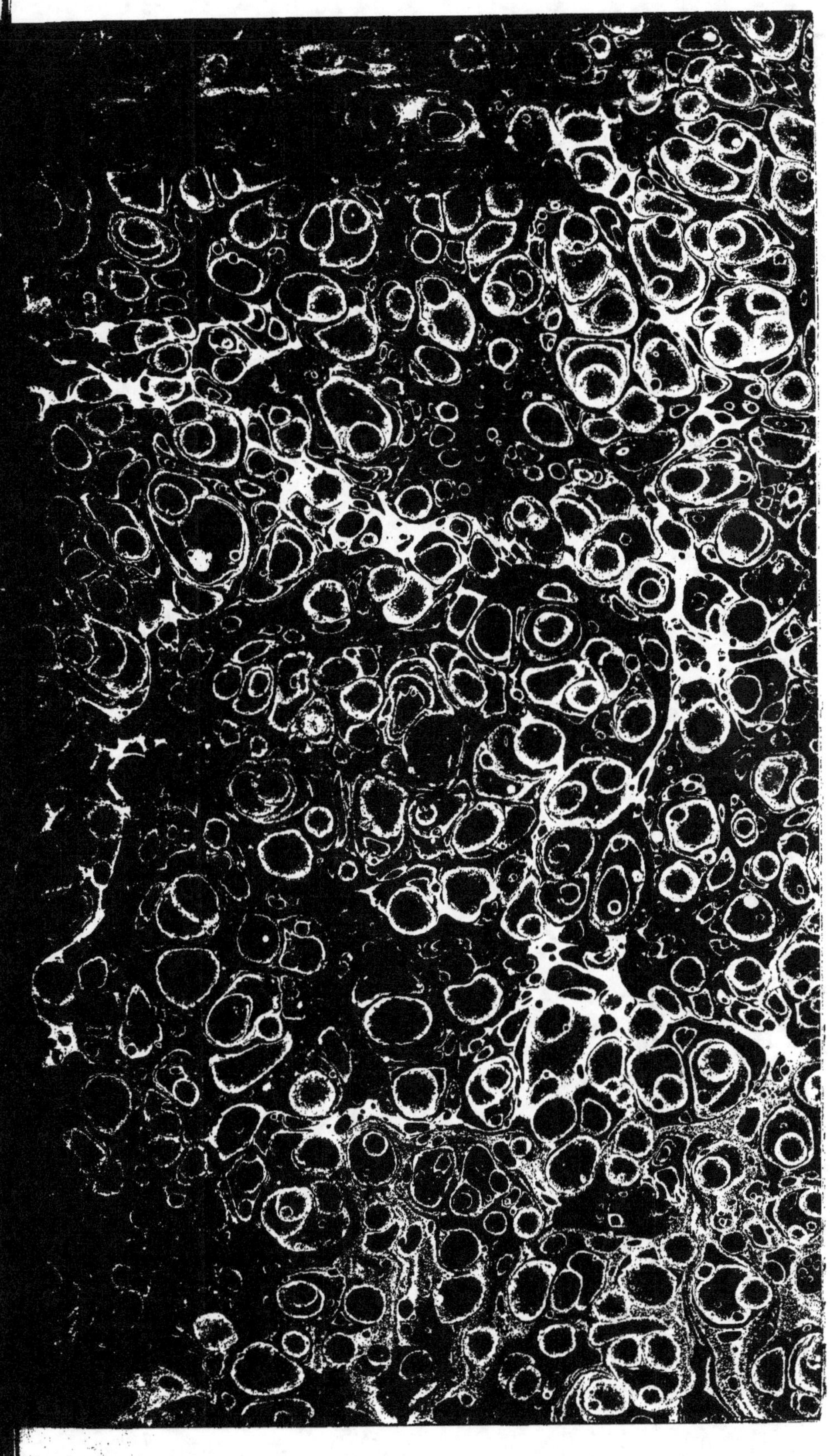

ENCYCLOPÉDIE

DES

SCIENCES MÉDICALES;

PAR MM. ALIBERT, BARBIER, BAYLE, BAUDELOQUE, BEUGNOT, BOUSQUET,
BRACHET, BRICHETEAU, CAPURON, CAVENTOU, CAYOL, CLARION,
CLOQUET, COTTEREAU, DOUBLE, FUSTER, GERDY, GIBERT, GUÉRARD, HUGUIER,
LAENNEC, LENOIR, LISFRANC, MALLE, MARJOLIN, MARTINET,
PELLETAN, RÉCAMIER, SÉGALAS, SERRES, AUGUSTE THILLAYE, VELPEAU, VIREY.

M. BAYLE, RÉDACTEUR EN CHEF.

SEPTIÈME DIVISION.

COLLECTION DES AUTEURS CLASSIQUES.

CELSE.

Cinquantième Livraison.

PARIS.

AU BUREAU DE L'ENCYCLOPÉDIE,
RUE SERVANDONI, 17.

MAI 1837.

ENCYCLOPÉDIE

DES

SCIENCES MÉDICALES.

PARIS.—IMP. DE BÉTHUNE ET PLON,
RUE DE VAUGIRARD, 36.

ENCYCLOPÉDIE

DES

SCIENCES MÉDICALES;

OU

TRAITÉ GÉNÉRAL, MÉTHODIQUE ET COMPLET DES DIVERSES BRANCHES DE L'ART DE GUÉRIR;

PAR MM. ALIBERT, BARBIER, BAYLE, BAUDELOCQUE, BEUGNOT, BOUSQUET, BRACHET, BRICHETEAU, CAPURON, CAVENTOU, CAYOL, CLARION, CLOQUET, COTTEREAU, DOUBLE, FOSTER, GERDY, GIBERT, GUÉRARD, LAENNEC, LISFRANC, MALLE, MARTINET, PELLETAN, RÉCAMIER, SERRES, AUGUSTE THILLAYE, VELPEAU, VIREY.

M. BAYLE, RÉDACTEUR EN CHEF.

SEPTIÈME DIVISION.

COLLECTION DES AUTEURS CLASSIQUES.

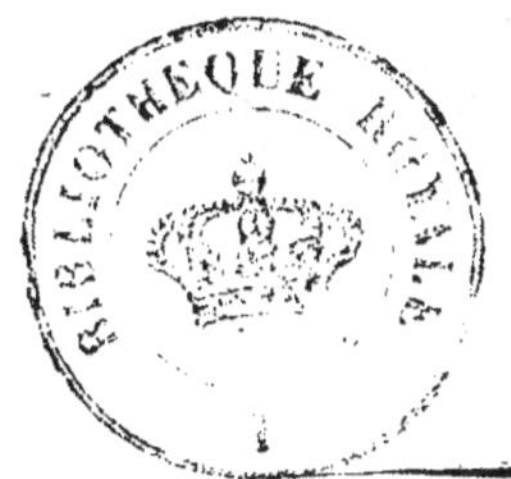

CELSE.

PARIS.

AU BUREAU DE L'ENCYCLOPÉDIE,

RUE SERVANDONI, 17.

1837.

Parmi les auteurs anciens dont les écrits sont parvenus jusqu'à nous, il en est peu qui jouissent d'une réputation semblable à celle de Celse, qu'on cite sans cesse à côté d'Hippocrate et de Galien. Sans doute, cet auteur n'a point l'originalité des deux grands maîtres que nous venons de citer, et parmi les connaissances médicales qu'il nous a transmises il en est peu qui soient le résultat de ses propres travaux ; mais cet auteur a le grand et inappréciable mérite de nous avoir conservé le dépôt de l'état de la science de son temps, d'en avoir présenté un résumé clair, méthodique, concis, et écrit avec une pureté et une élégance qui lui ont valu le titre glorieux de Cicéron de la médecine. C'était assez pour le rendre digne des hommages de la postérité. Aussi ces hommages ne lui ont-ils pas manqué : depuis le siècle d'Auguste, où il vivait, jusqu'à nos jours, Celse n'a cessé d'être lu, expliqué, commenté, traduit dans toutes les langues, et cité par tous les auteurs.

Il existe un grand nombre d'éditions du texte de Celse , les plus estimées sont celles de Vanderlinden, d'Amelloven, de Vulpi, et de Léonard TARGA. Nous avons suivi celle-ci (édition de Padoue, in-4°, 1769) pour la reproduction du texte de Celse, attendu qu'elle est la plus récente, qu'elle a été faite avec les meilleures éditions publiées jusqu'alors , et comparées entre elles, et avec quatorze manuscrits anciens.

La traduction que nous avons donnée est celle que publia , en 1753, NINNIN , médecin du comte de Clermont, prince du sang, avec quelques améliorations que lui a fait subir un auteur anonyme dans une nouvelle édition qui a paru en 1821. Nous avons cru, pour la clarté de l'ouvrage et la commodité des lecteurs, devoir intercaler dans le texte latin les titres qui se trouvent dans l'édition de Celse de Haller (*Artis medicæ principes*) titres que Targa avait supprimés. Ces titres sont placés en regard des titres français auxquels ils correspondent dans la traduction de Ninnin.

On n'a pas encore déterminé exactement la valeur réelle et comparative des poids et mesures dont Celse s'est servi , ce qui met souvent dans un grand embarras ceux qui veulent exécuter rigoureusement les nombreuses formules que présente son ouvrage.

On trouvera dans le texte et la traduction française des signes abréviatifs dont voici l'explication :

P. seul, et sans autre marque , indique *une livre*.

P. avec une marque qui le précède ou le suit , signifie *pondo* ; c'est-à-dire, *de poids,* ou *pesant*.

X. signifie *le denier d'argent,* ou *la drachme*.

* Astérisque, indique la même chose , et est employé par le traducteur pour simplifier.

—	Signifie *une once*.
=	*deux onces*.
= =	*quatre onces*.
Z, 7.	On croit que ces signes , employés par plusieurs copistes, désignaient également deux onces.

Quant à la valeur de ces poids , comparés aux nôtres , ce que nous avons de plus positif à cet égard est dû aux savantes recherches de M. Letronne (1). D'après cet auteur, la livre romaine valait 10 onces 5 gros 40 grains ; le denier d'argent, ou drachme , pesait 73 grains 0,597 , et le scrupule pesait 21 grains 0,375 : d'où il résulterait que notre gros ou drachme aurait à peu près la même valeur qu'à l'époque où Celse écrivait, c'est-à-dire sous les premiers empereurs romains. Cet auteur emploie aussi diverses mesures de capacité dont voici l'appréciation : l'hémine contenait 60 drachmes ; l'acétabule, 15 drachmes ; le sextarius, ou setier, valait deux hémines ; et le cyathus, ou verrée, deux onces.

----

(1) Évaluation des monnaies grecques et romaines. Paris, 1817 ; in-4°.

A CORN. CELSI DE MEDICINA.

LIBER PRIMUS.

PRÆFATIO.

Ut alimenta sanis corporibus agricultura, sic sanitatem ægris medicina promittit. Hæc nusquam quidem non est: siquidem etiam imperitissimæ gentes herbas aliaque prompta in auxilium vulnerum morborumque noverunt. Verumtamen apud Græcos aliquanto magis, quam in ceteris nationibus, exculta est: ac ne apud hos quidem a prima origine, sed paucis ante nos seculis; utpote cum vetustissimus auctor Æsculapius celebretur. Qui, quoniam adhuc rudem et vulgarem hanc scientiam paulo subtilius excoluit, in deorum numerum receptus est. Hujus deinde duo filii, Podalirius et Machaon, bello Trojano ducem Agamemnonem secuti, non mediocrem opem commilitonibus suis attulerunt. Quos tamen Homerus non in pestilentia, neque in variis generibus morborum aliquid attulisse auxilii, sed vulneribus tantummodo ferro et medicamentis mederi solitos esse proposuit. Ex quo apparet, has partes medicinæ solas ab his esse tentatas, easque esse vetustissimas. Eodemque auctore disci potest, morbos tum ad iram deorum immortalium relatos esse, et ab iisdem opem posci solitam. Verique simile est, inter nulla auxilia adversæ valetudinis, plerumque tamen eam bonam contigisse ob bonos mores, quos neque desidia, neque luxuria vitiarant. Siquidem hæc duo corpora, prius in Græcia, deinde apud nos afflixerunt. Ideoque multiplex ista medicina, neque olim, neque apud alias gentes necessaria,

Celse.

TRAITÉ DE LA MÉDECINE, PAR CELSE.

LIVRE PREMIER.

PRÉFACE.

Comme le but de l'agriculture est de pourvoir, par les aliments, au maintien de la santé, celui de la médecine est de la rétablir par la curation des maladies. La médecine se trouve répandue partout: les nations même les plus grossières connaissent des plantes et d'autres remèdes propres à la guérison des plaies et des maladies. Mais les Grecs se sont adonnés à cette science avec beaucoup plus de soin que les autres peuples, non pas pourtant dès l'origine de leur établissement : ce n'a été que quelques siècles avant nous, puisque Esculape est regardé parmi eux comme le plus ancien médecin. On le mit au nombre des dieux, pour avoir exercé avec un peu plus d'habileté que les autres cet art qui était encore informe et abandonné au peuple. Ensuite ses deux fils, Podalire et Machaon, ayant suivi Agamemnon à la guerre de Troie, rendirent de grands services à leurs compagnons d'armes. Non que, d'après le récit d'Homère, ils aient été d'aucun secours contre la peste et diverses autres maladies; car il nous les représente uniquement occupés du traitement des plaies par le fer et les médicaments : d'où il paraît que ce furent les seules parties de la médecine auxquelles ils s'appliquèrent, et qu'ainsi elles sont les plus anciennes. Le même auteur nous apprend que dans ce temps-là on avait coutume d'attribuer les maladies à la colère des dieux, et d'implorer leur secours pour la guérison des malades? Il est vraisemblable néanmoins que, malgré ce défaut presque absolu de remèdes, les hommes se portaient ordinairement bien, à cause de la simplicité de leurs mœurs, que ni l'oisiveté ni l'intempérance n'avait encore corrompues. Ce fut d'abord chez les Grecs, et ensuite chez nous, que ces deux vices énervèrent les corps. C'est pourquoi la méde-

vix aliquos ex nobis ad senectutis principia perducit. Ergo etiam post eos , de quibus retuli, nulli clari viri medicinam exercuerunt; donec majore studio litterarum disciplina agitari cœpit, quæ ut animo præcipue omnium necessaria , sic corpori inimica est. Primoque medendi scientia, sapientiæ pars habebatur , ut et morborum curatio, et rerum naturæ contemplatio sub iisdem auctoribus nata sit : scilicet iis hanc maxime requirentibus, qui corporum suorum robora quieta cogitatione, nocturnaque vigilia minuerant. Ideoque multos ex sapientiæ professoribus peritos ejus fuisse accepimus ; clarissimos vero ex iis Pythagoram, et Empedoclem, et Democritum. Hujus autem , ut quidam crediderunt, discipulus Hippocrates Cous , primus quidem ex omnibus memoria dignis , ab studio sapientiæ disciplinam hanc separavit, vir et arte et facundia insignis. Post quem Diocles Carystius, deinde Praxagoras et Chrysippus, tum Herophilus et Erasistratus sic artem hanc exercuerunt, ut etiam in diversas curandi vias processerint. Iisdemque temporibus in tres partes medicina diducta est : ut una esset, quæ victu ; altera, quæ medicamentis ; tertia , quæ manu mederetur. Primam διαιτητικήν , secundam φαρμακευτικήν , tertiam χειρουργικήν Græci nominarunt. Ejus autem quæ victu morbos curat, longe clarissimi auctores etiam altius quædam agitare conati , rerum quoque naturæ sibi cognitionem vindicarunt , tanquam sine ea, trunca et debilis medicina esset. Post quos Serapion, primus omnium , nihil hanc rationalem disciplinam pertinere ad medicinam, professus, in usu tantum et experimentis eam posuit. Quem Apollonius, et Glaucias, et aliquanto post Heraclides tarentinus, et alii quoque non mediocres viri seculi , ex ipsa professione se ἐμπειρικούς appellaverunt. Sic in duas partes ea quoque, quæ victu curat, medicina divisa est, aliis rationalem artem, aliis usum tantum sibi vindicantibus : nullo vero quidquam post eos, qui supra comprehensi sunt, agitante, nisi quod acceperat; donec Asclepiades medendi

cine d'aujourd'hui, si variée dans ses remèdes, dont on se passait autrefois, et dont se passent encore à présent certaines nations, conduit à peine quelques-uns d'entre nous aux portes de la vieillesse. Après les hommes dont je viens de parler, il n'en est pas qui se soient distingués dans la médecine , jusqu'au temps où l'on commença à se livrer avec plus d'ardeur à l'étude des lettres ; occupation qui est aussi nuisible au corps qu'elle est nécessaire à l'esprit. Alors la médecine fut regardée comme une partie de la philosophie ; tellement que ceux qui cultivèrent les premiers l'étude de la nature donnèrent aussi naissance à l'art de guérir. Il était naturel en effet que les hommes qui , par leurs longues veilles et leurs profondes méditations , avaient épuisé leur tempérament , cherchassent dans la médecine les moyens de le rétablir. Aussi apprenons-nous que plusieurs philosophes étaient très-versés dans cette science, principalement Pythagore, Empédocle et Démocrite. Hippocrate de Cos, disciple de Démocrite , ainsi que quelques-uns l'ont cru, fut le premier de ceux dont les noms ont mérité de passer à la postérité, qui sépara la médecine de la philosophie. Ce grand homme était également recommandable , et par une grande habileté dans son art, et par son éloquence. Après lui, Dioclès de Caryste, ensuite Praxagore et Chrysippe , Hérophile et Erasistrate exercèrent la médecine , mais en procédant par différentes méthodes de guérir. C'est dans ce même temps que la médecine fut divisée en trois parties, dont l'une guérissait par le régime ; l'autre, par les médicaments ; et la troisième, par le secours de la main. Les Grecs appelèrent la première *diététique ;* la seconde , *pharmaceutique ;* et la troisième , *chirurgique.* C'est dans la partie qui guérit par la diète , que l'on trouve les auteurs les plus célèbres, qui, pour porter leur art à un plus haut point de perfection, entreprirent de connaître la nature même des choses, croyant que, sans cette connaissance, la médecine était incomplète et de peu de ressource. A ceux-ci succéda Sérapion, qui fut le premier de tous qui prétendit que le raisonnement était inutile à la médecine , et qui la fit toute consister dans l'expérience. Apollonius, Glaucias, et quelque temps après , Héraclide de Tarente et quelques autres médecins d'un mérite peu commun, suivirent ce sentiment ; d'où ils s'appelèrent *empiriques.* Ainsi cette partie qui guérit par la diète fut subdivisée en deux sectes, dont l'une joignait l'expérience au raisonnement, et l'autre se bornait uniquement à l'expérience.

rationem ex magna parte mutavit. Ex cujus successoribus Themison nuper ipse quoque quædam in senectute deflexit. Et per hos quidem maxime viros salutaris ista nobis professio increvit. .

Quoniam autem ex tribus medicinæ partibus, ut difficillima, sic etiam clarissima est ea, quæ morbis medetur, ante omnia de hac dicendum est. Et quia prima in eo dissensio est, quod alii sibi experimentorum tantummodo notitiam necessariam esse contendunt; alii, nisi corporum rerumque ratione comperta, non satis potentem usum esse proponunt: indicandum est, quæ maxime ex utraque parte dicantur, quo facilius nostra quoque opinio interponi possit. Igitur ii, qui rationalem medicinam profitentur, hæc necessaria esse proponunt: abditarum et morbos continentium causarum notitiam, deinde evidentium, post hæc etiam naturalium actionum, novissime partium interiorum. Abditas causas vocant, in quibus requiritur, ex quibus principiis nostra corpora sint, quid secundam, quid adversam valetudinem faciat. Neque enim credunt, posse eum scire, quomodo morbos curare conveniat, qui, unde hi sint, ignoret. Neque esse dubium, quin alia curatione opus sit, si ex quatuor principiis vel superans aliquod vel deficiens adversam valetudinem creat; ut quidam ex sapientiæ professoribus dixerunt: alia, si in humidis omne vitium est; ut Herophilo visum est: alia, si in spiritu; ut Hippocrati: alia, si sanguis in eas venas, quæ spiritui accommodatæ sunt, transfunditur, et inflammationem, quam Græci φλεγμονην nominant, excitat, eaque inflammatio talem motum efficit, qualis in febre est; ut Erasistrato placuit: alia, si manantia corpuscula, per invisibilia foramina subsistendo, iter claudunt; ut Asclepiades contendit. Eum vero recte curaturum,

La médecine resta quelque temps dans cet état; personne, après ceux dont je viens de parler, n'ajoutant rien à ce qu'il avait appris de ses prédécesseurs, jusqu'au temps où l'art de guérir fut presque entièrement changé par Asclépiade. Le système de celui-ci souffrit aussi à son tour quelques modifications; car il n'y a pas long-temps que Thémison, l'un de ses successeurs, s'en est un peu écarté, et cela dans sa vieillesse. C'est à ces hommes principalement que la médecine est redevable des accroissements qu'elle a reçus jusqu'à ce jour.

Des trois parties qui composent la médecine, celle qui guérit les maladies par le régime étant la plus difficile, et en même temps la plus considérée, c'est par elle qu'il convient de commencer. Mais comme les sentiments sont partagés, et que les uns prétendent que l'expérience seule est nécessaire, les autres au contraire, qu'elle est insuffisante, si elle n'est jointe à la connaissance intime du corps et des choses naturelles, nous allons rapporter ce que l'on dit de part et d'autre, pour pouvoir ensuite exposer ce que nous pensons nous-mêmes sur cette matière. Ceux donc qui prétendent que la médecine doit joindre le raisonnement à l'expérience exigent que le médecin ait la connaissance de toutes les causes, soit cachées et prochaines, soit évidentes, des maladies; qu'il connaisse le mode des actions naturelles, et enfin la structure des parties intérieures. Ils appellent causes cachées, celles qui concernent les éléments, ou les principes dont nos corps sont composés, et ce qui constitue la santé ou la maladie. Il est impossible, disent-ils, qu'on guérisse les maladies, si on ignore d'où elles proviennent. Peut-on douter qu'il ne faille un autre traitement, si les maladies en général viennent de l'excès ou du défaut de l'un des quatre éléments, comme quelques philosophes l'ont cru; un autre, si tout le vice est dans les humeurs, ainsi qu'Hérophile l'a prétendu; un autre, si c'est dans l'air inspiré, comme Hippocrate l'assure; un autre, si c'est le sang, qui, passant dans les vaisseaux destinés à contenir cet air, y excite une inflammation que les Grecs appellent *phlegmone*, et qui est accompagnée d'un mouvement semblable à celui de la fièvre, comme Erasistrate l'a imaginé; un autre enfin, si ce sont des corpuscules qui, venant à s'exhaler, s'arrêtent dans les pores imperceptibles, et ferment le passage à la transpiration, ainsi qu'Asclépiade l'a voulu? Cela supposé, il est constant que celui qui ne se sera point mépris sur la première cause des maladies réussira le mieux dans

quem prima origo causæ non fefellerit. Neque vero infitiantur , experimenta quoque esse necessaria ; sed ne ad hæc quidem aditum fieri potuisse , nisi ab aliqua ratione , contendunt. Non enim quidlibet antiquiores viros ægris inculcasse ; sed cogitasse , quid maxime conveniret ; et id usu explorasse , quo ante conjectura aliqua duxisset. Neque interesse , an nunc jam pleraque explorata sint , si a consilio tamen cœperunt. Et id quidem in multis ita se habere. Sæpe vero etiam nova incidere genera morborum , in quibus nihil adhuc usus ostenderit ; ut ideo necessarium sit animadvertere , unde ea cœperint ; sine quo nemo mortalium reperire possit, cur hoc, quam illo, potius utatur. Et ob hæc quidem in obscuro positas causas persequuntur. Evidentes vero eas appellant, in quibus quærunt, initium morbi calor attulerit, an frigus ; fames , an satietas, et quæ similia sunt. Occursurum enim vitio dicunt eum, qui originem non ignorarit. Naturales vero corporis actiones appellant, per quas spiritum trahimus et emittimus ; cibum potionemque et assumimus et concoquimus : itemque , per quas eadem hæc in omnes membrorum partes digeruntur. Tum requirunt etiam, quare venæ nostræ modo submittant se , modo attollant ; quæ ratio somni , quæ vigiliæ sit : sine quorum notitia, neminem putant vel occurrere , vel mederi morbis, inter hæc nascentibus, posse. Ex quibus quia maxime pertinere ad rem concoctio videtur, huic potissimum insistunt ; et duce alii Erasistrato , teri cibum in ventre contendunt ; alii , Plistonico Praxagoræ discipulo , putrescere ; alii credunt Hippocrati , per calorem cibos concoqui : acceduntque Asclepiadis æmuli , qui, omnia ista vana et supervacua esse, proponunt : nihil enim concoqui, sed crudam materiam, sicut assumpta est, in corpus omne diduci. Et hæc quidem inter eos parum constant : illud vero convenit, alium dandum cibum laborantibus, si hoc ; alium, si illud verum est. Nam si teritur intus , eum quærendum esse , qui facillime teri possit ; si

leur cure. Les dogmatiques ne nient point que les expériences ne soient aussi nécessaires ; mais ils assurent que ces expériences n'ont jamais pu se faire sans le secours du raisonnement. Les anciens médecins , ajoutent-ils, n'ont pas commencé par faire prendre aux malades la première chose qui leur est venue dans l'imagination ; mais ils ont réfléchi sur ce qui pourrait le mieux convenir, et ensuite ils ont essayé le traitement auquel ils avaient été conduits par leurs conjectures. Et peu importe que l'expérience soit intervenue dans presque tout ce que nous savons maintenant, pourvu que l'on ne puisse disconvenir qu'elle a été précédée par le raisonnement. N'est-ce pas du moins ce qui a lieu dans la plupart des cas? D'ailleurs ne se présente-t-il pas souvent des maladies d'une espèce nouvelle, sur lesquelles l'usage n'a encore rien appris? Il est donc nécessaire d'examiner d'où elles proviennent, sans quoi personne ne pourra dire pourquoi il emploie plutôt tel remède que tel autre. Voilà les raisons qui engagent les dogmatiques à s'attacher à la recherche des causes cachées. Ils nomment causes évidentes , celles où l'on examine si c'est la chaleur, le froid , la faim, l'excès dans le manger, et autres choses semblables qui ont donné naissance à la maladie. Celui, disent-ils, qui connait l'origine du mal , pourra dès le commencement en prévenir les suites. Ils appellent actions naturelles du corps, la respiration, la déglutition , la digestion, la nutrition ; ils veulent que le médecin soit au fait de la manière dont se font ces différentes fonctions ; qu'il sache d'où proviennent la dilatation et la contraction successives de nos artères ; qu'il connaisse les causes de la veille et du sommeil. Sans quoi ils ne pensent pas qu'on puisse prévenir ou guérir les maladies qui dépendent du dérangement de ces fonctions. Comme la digestion est la plus importante de toutes , ils s'y attachent principalement. Les uns, prenant Erasistrate pour guide, soutiennent qu'elle se fait par trituration; d'autres, selon le sentiment de Plistonicus, disciple de Praxagore, veulent que ce soit par putréfaction ; d'autres en croient Hippocrate, et admettent la coction ; enfin viennent les disciples d'Asclépiade , qui prétendent que toutes ces explications sont vaines et inutiles; qu'il ne se fait point de coction , mais que la matière passe dans le corps toute crue, ainsi qu'on l'a prise. Ils ne sont guère d'accord entre eux, comme on le voit, sur ce point ; et la seule chose dont ils conviennent, c'est qu'il faut des aliments différents aux malades , selon que la

putrescit, eum , in quo hoc expeditissimum est; si calor concoquit, eum , qui maxime calorem movet: at nihil ex his esse quærendum , si nihil concoquitur ; ea vero sumenda, quæ maxime manent , qualia assumpta sunt. Eademque ratione, cum spiritus gravis est, cum somnus aut vigilia urget, eum mederi posse arbitrantur , qui prius illa ipsa , qualiter eveniant, perceperit. Præter hæc , cum in interioribus partibus et dolores et morborum va ria genera nascantur, neminem putant his adhibere posse remedia, qui ipsas ignoret. Necessarium ergo esse incidere corpora mortuorum, eorumque viscera atque intestina scrutari ; longeque optime fecisse Herophilum et Erasistratum , qui nocentes homines , a regibus ex carcere acceptos, vivos inciderint considerarintque, etiamnum spiritu remanente, ea quæ natura ante clausisset, eorumque positum, colorem, figuram, magnitudinem, ordinem, duritiem, mollitiem, lævorem, contactum ; processus deinde singulorum et recessus , et sive quid inseritur alteri, sive quid partem alterius in se recipit. Neque enim , cum dolor intus incidit, scire, quid doleat, eum, qui qua parte quodque viscus intestinumve sit, non cognoverit : neque curari id, quod ægrum est, posse ab eo, qui, quid sit , ignoret. Et cum per vulnus alicujus viscera patefacta sunt, eum, qui sanæ cujusque colorem partis ignoret, nescire quid integrum, quid corruptum sit; ita ne succurrere quidem posse corruptis. Aptiusque extrinsecus imponi remedia, compertis interiorum et sedibus et figuris, cognitaque eorum magnitudine : similesque omnia , quæ posita sunt , rationes habere. Neque esse crudele, sicut plerique proponunt, hominum nocentium, et horum quoque paucorum, suppliciis remedia populis innocentibus seculorum omnium quæri.

Contra ii, qui se ἐμπειρικούς ab expe-

digestion se fait par telle ou telle cause. Car, si c'est par trituratien , il faut faire choix d'aliments qui se broient facilement ; si c'est par putréfaction , les aliments qui la subissent aisément sont préférables ; si c'est par coction, il faut faire usage de ceux qui excitent le plus la chaleur. Mais ce n'est aucun de ces aliments qui convient, s'il ne se fait point de coction ; et il faut employer ceux qui changent le moins de nature. Par la même raison, ils pensent que, pour guérir une personne qui a la respiration gênée , qui est assoupie ou tourmentée d'insomnie, il faut connaître les causes d'où dépendent la respiration , la veille et le sommeil. Enfin , comme la douleur et différentes espèces de maladies attaquent les parties intérieures, ils prétendent que celui qui n'aura pas une connaissance exacte de la structure de ces parties ne pourra pas remédier à leurs dérangements ; qu'ainsi il est nécessaire d'ouvrir les corps des morts ; de pénétrer dans leurs viscères et leurs entrailles ; qu'on ne peut trop louer Hérophile et Erasistrate, qui ont disséqué tout vifs les criminels qu'ils avaient obtenus des rois ; puisque par là ces médecins sont venus à bout de considérer sur le vivant les parties que la nature tient cachées , d'en examiner la situation , la couleur , la figure, la grandeur, la disposition, la dureté ou la mollesse, le poli ou les rugosités, les saillies ou les enfoncements, et de voir celles qui s'insinuent dans les autres, ou qui en reçoivent d'autres au contraire au milieu d'elles. En effet, lorsque la douleur se fait sentir à l'intérieur, pourra-t-on savoir quelle est la partie qui souffre, si l'on ne connait pas la position de chaque viscère, et chacune des parties internes? Peut-on guérir un organe malade , quand on ignore ce qu'il est? Et, lorsque les viscères ont été mis à découvert par quelque blessure , sera-t-il possible à celui qui ne connait pas la couleur naturelle de chaque partie , de distinguer ce qui est sain d'avec ce qui ne l'est pas? Comment pourra-t-il remédier aux altérations survenues? Enfin n'est-il pas nécessaire de connaître le siége, la figure et la grandeur des parties internes, si l'on veut appliquer avec exactitude les topiques à l'extérieur ? Il en est de même de tout ce qui concerne la situation des parties. Il n'y a donc point de cruauté, ainsi que plusieurs l'avancent, à chercher, dans le supplice d'un petit nombre de criminels, des connaissances qui peuvent servir dans tous les âges à la conservation d'une infinité d'innocents.

Ceux au contraire qui se bornent uni-

rientia nominant, evidentes quidem causas, ut necessarias, amplectuntur ; obscurarum vero causarum et naturalium actionum quæstionem ideo supervacuam esse contendunt , quoniam non comprehensibilis natura sit. Non posse vero comprehendi , patere ex eorum , qui de his disputarunt , discordia ; cum de ista re , neque inter sapientiæ professores , neque inter ipsos medicos conveniat. Cur enim potius aliquis Hippocrati credat , quam Herophilo ? cur huic potius , quam Asclepiadi ? Si rationes sequi velit, omnium posse videri non improbabiles ; si curationes, ab omnibus his ægros perductos esse ad sanitatem : ita neque disputationi, neque auctoritati cujusquam fidem derogari oportuisse. Etiam sapientiæ studiosos maximos medicos esse , si ratiocinatio hoc faceret : nunc illis verba superesse, deesse medendi scientiam. Differre quoque pro natura locorum, genera medicinæ ; et aliud opus esse Romæ , aliud in Ægypto , aliud in Gallia. Quod si morbos eæ causæ facerent, quæ ubique eædem essent, remedia quoque ubique eadem esse debuisse. Sæpe etiam causas apparere, ut puta lippitudinis, vulneris ; neque ex his patere medicinam. Quod si scientiam hanc non subjiciat evidens causa, multo minus eam posse subjicere, quæ in dubio est. Cum igitur illa incerta, incomprehensibilis sit, a certis potius et exploratis petendum esse præsidium, id est, iis, quæ experientia in ipsis curationibus docuerit ; sicut in ceteris omnibus artibus. Nam ne agricolam quidem aut gubernatorem disputatione, sed usu fieri. Ac nihil istas cogitationes ad medicinam pertinere, eo quoque disci, quod qui diversa de his senserint, ad eamdem tamen sanitatem homines perduxerint. Id enim fecisse, quia non ab obscuris causis, neque a naturalibus actionibus, quæ apud eos diversæ erant, sed ab experimentis, prout cuique responderant, medendi vias traxerint. Ne inter initia quidem ab istis quæstionibus deductam esse medicinam, sed ab experimentis. Ægrorum enim qui sine medicis erant, alios propter aviditatem primis diebus protinus

quement à l'expérience, et qui s'appellent *empiriques* , admettent à la vérité comme nécessaires les causes évidentes ; mais ils prétendent que les recherches sur les causes cachées, et sur la manière dont se font les actions naturelles, sont inutiles, par la raison que la nature est incompréhensible ; que la diversité des sentiments de ceux qui disputent sur ces matières en est la preuve, puisque ni les philosophes, ni les médecins ne sont d'accord sur ce point. Car pourquoi croira-t-on plutôt Hippocrate qu'Hérophile ? Pourquoi plutôt celui-ci qu'Asclépiade ? Sera-ce par rapport aux raisonnements ? Mais tout ce que les uns et les autres disent paraît également vraisemblable. Sera-ce par rapport aux cures ? Il est constant que tous ces médecins ont rendu la santé à des malades. Les uns et les autres auraient donc un droit égal à faire admettre leurs raisons et leur autorité. Si le raisonnement faisait les médecins, nos philosophes devraient être regardés comme les plus habiles. Mais ils n'ont que des paroles à donner, et ne guérissent point. De plus, la manière de traiter les maladies doit varier selon la diversité des climats. La méthode qui convient à Rome, ne conviendrait point dans l'Égypte ni dans la Gaule. Si pourtant les maladies dépendaient partout des mêmes causes, les remèdes devraient être aussi partout les mêmes. Souvent les causes de la maladie sont évidentes, comme celles de l'ophthalmie et de la blessure, sans que pour cela on connaisse les remèdes qu'il convient d'y apporter. Si une cause évidente ne donne pas cette connaissance , à plus forte raison une cause douteuse ne la donnera-t-elle point ? Les causes cachées étant incertaines et impénétrables, il vaut mieux s'appuyer sur les choses certaines et éprouvées, c'est-à-dire sur celles que l'expérience a fait découvrir dans le traitement des maladies ; ainsi que cela se pratique dans tous les autres arts. C'est l'usage, et non la dispute , qui fait le laboureur et le pilote. La preuve que toutes ces recherches ne sont d'aucune utilité en médecine, c'est que les médecins qui avaient des sentiments tout-à-fait différents sur ces matières ont également réussi à rendre la santé à leurs malades ; ce qui n'est arrivé que parce qu'ils ont fondé leur traitement, non sur les causes obscures, et sur la connaissance des choses naturelles, points sur lesquels ils pensaient tous différemment, mais sur les expériences qui leur avaient réussi auparavant. Ce n'est pas à des questions de cette nature, mais aux expériences que la médecine a dû ses premiers progrès. Car

cibum assumpsisse , alios propter fastidium abstinuisse ; levatumque magis eorum morbum esse, qui abstinuerant. Itemque alios in ipsa febre aliquid edisse, alios paulo ante eam, alios post remissionem ejus : optime deinde iis cessisse, qui post finem febris id fecerant. Eademque ratione alios inter principia protinus usos esse cibo pleniore, alios exiguo ; gravioresque eos factos, qui se implerant. Hæc similiaque cum quotidie inciderent, diligentes homines notasse, quæ plerumque melius responderent : deinde ægrotantibus ea præcipere cœpisse. Sic medicinam ortam, subinde aliorum salute, aliorum interitu, perniciosa discernentem a salutaribus. Repertis deinde jam remediis, homines de rationibus eorum disserere cœpisse : nec post rationem, medicinam esse inventam ; sed post inventam medicinam, rationem esse quæsitam. Requirere etiam, ratio idem doceat quod experientia, an aliud : si idem, supervacuam esse ; si aliud, etiam contrariam. Primo tamen remedia exploranda summa cura fuisse, nunc vero jam explorata esse ; neque aut nova genera morborum reperiri, aut novam desiderari medicinam. Quod si jam incidat mali genus aliquod ignotum, non ideo tamen fore medico de rebus cogitandum obscuris : sed eum protinus visurum, cui morbo id proximum sit ; tentaturumque remedia similia illis, quæ vicino malo sæpe succurrerint, et per ejus similitudinem opem reperturum. Neque enim se dicere, consilio medicum non egere, et irrationale animal hanc artem posse præstare ; sed has latentium rerum conjecturas ad rem non pertinere ; quia non intersit, quid morbum faciat, sed quid tollat ; neque ad rem pertineat, quomodo, sed quid optime digeratur : sive hac de causa concoctio incidat, sive de illa, et sive concoctio sit illa, sive tantum digestio. Neque quærendum esse quomodo spiremus, sed quid gravem tardumque spiritum expediat : neque quid venas moveat, sed quid quæque motus genera significent. Hæc autem cognosci experimentis. Et in omnibus ejusmodi cogitatio-

parmi le nombre des malades qui dans le commencement étaient sans médecins, les uns, cédant à leur avidité, ont voulu manger dès les premiers jours ; les autres au contraire, dégoûtés, n'ont rien voulu prendre, et se sont trouvés beaucoup mieux que les premiers. De même les uns ont voulu manger dans le temps même de la fièvre ; les autres un peu avant, et les autres après la fin de l'accès ; ce qui a réussi parfaitement à ces derniers. De même encore, les uns ont mangé beaucoup dès le commencement de leur maladie, et les autres fort peu ; et ceux qui s'étaient remplis d'aliments, ont été bien plus dangereusement malades que les autres. Comme ces sortes de choses arrivaient tous les jours, des hommes attentifs ont observé ce qui réussissait le mieux, et l'ont ensuite prescrit aux malades. C'est de là qu'est née la médecine qui, par les essais qui ont été faits tantôt à l'avantage, tantôt au détriment des malades, a appris à discerner les choses pernicieuses d'avec celles qui sont salutaires. Ce n'est donc qu'après avoir trouvé les remèdes, que les hommes ont commencé à raisonner sur leur manière d'agir ; ainsi la médecine n'a pas été inventée après le raisonnement, mais le raisonnement après la médecine. D'ailleurs, ou les choses que le raisonnement enseigne sont conformes à l'expérience, ou elles y sont contraires. Si elles y sont conformes, le raisonnement est inutile ; si elles y sont contraires, il est nuisible. A la vérité, il a fallu d'abord s'assurer avec tout le soin possible de la vertu des remèdes ; mais aujourd'hui qu'on en connaît les propriétés, il n'est plus nécessaire de faire de pareilles épreuves ; et comme il ne se rencontre point de nouvelles espèces de maladies, on n'a pas besoin de nouveaux remèdes. S'il se présente aujourd'hui quelque mal inconnu, le médecin ne doit point recourir pour cela à des causes obscures ; il lui suffit d'examiner à quel genre de maladie cette nouvelle espèce se rapporte le plus, et d'essayer les mêmes remèdes qui ont été employés souvent avec succès dans des cas à peu près semblables. En se conduisant ainsi par la voie de l'analogie, on ne peut manquer de trouver les secours dont on a besoin. Les empiriques ne prétendaient pas, pour cela, que le raisonnement fût inutile en médecine, ou qu'un animal sans raison pût exercer cet art ; mais ils étaient persuadés que les conjectures qu'on tirait des causes cachées et obscures ne servaient à rien ; car le but n'est pas de savoir ce qui fait la maladie, mais ce qui la guérit. L'essentiel n'est pas

nibus in utramque partem disseri posse: itaque ingenium et facundiam vincere; morbos autem, non eloquentia, sed remediis curari. Quæ si quis elinguis usu discreta bene norit, hunc aliquanto majorem medicum futurum, quam si sine usu linguam suam excoluerit. Atque ea quidem, de quibus est dictum, supervacua esse tantummodo; id vero, quod restat, etiam crudele: vivorum hominum alvum atque præcordia incidi, et salutis humanæ præsidem artem, non solum pestem alicui, sed hanc etiam atrocissimam inferre; cum præsertim ex iis, quæ tanta violentia quærantur, alia non possint omnino cognosci, alia possint etiam sine scelere. Nam colorem, lævorem, mollitiem, duritiem, similiaque omnia, non esse talia, inciso corpore, qualia integro fuerint: quia cum, corporibus inviolatis, hæc tamen metu, dolore, inedia, cruditate, lassitudine, mille aliis mediocribus affectibus sæpe mutentur; multo magis verisimile est, interiora, quibus major mollities, lux ipsa nova sit, sub gravissimis vulneribus et ipsa trucidatione mutari. Neque quidquam esse stultius, quam quale quidque vivo homine est, tale existimare esse moriente, immo jam mortuo. Nam uterum quidem, qui minus ad rem pertineat, spirante homine posse diduci: simulatque vero ferrum ad præcordia accessit, et discissum transversum septum est, quod membrana quadam superiores partes ab inferioribus diducit (διάφραγμα Græci vocant) hominem protinus animam amittere: ita mortui demum præcordia et viscus omne in conspectum latrocinantis medici dari necesse est tale, quale mortui sit, non quale vivi fuit; itaque consequi medicum ut hominem crudeliter jugulet; non ut sciat, qualia vivi viscera habeamus. Si quid tamen sit, quod adhuc spirante homine conspectui subjiciatur, id sæpe casum offerre curantibus. Interdum enim gladiatorem in arena, vel militem in acie, vel viatorem a latronibus exceptum sic vulnerari, ut ejus interior aliqua pars aperiatur, et in alio alia: ita sedem, positum, ordinem, figu-

de connaître comment se fait la digestion, mais quels sont les aliments qui se digèrent le mieux, de quelque cause que cette fonction dépende; soit qu'il y ait réellement coction, soit qu'il n'y ait qu'une simple dissolution. Il est également inutile de rechercher quelles sont les causes de la respiration; mais ce qui peut rendre facile une respiration lente et embarrassée. Il n'est pas plus nécessaire de connaître la cause du battement des artères; il suffit de savoir ce que dénotent les différentes espèces de pouls; or, cette dernière connaissance ne peut s'apprendre que par l'expérience. Dans toutes ces sortes de disputes, on peut soutenir le pour et le contre; aussi celui qui a le plus d'esprit ou d'éloquence, l'emporte-t-il toujours. Cependant ce n'est pas par les beaux discours, mais par les remèdes qu'on guérit les maladies. Un homme qui serait sans facilité pour s'énoncer, mais qui connaîtrait parfaitement les procédés consacrés par l'expérience, serait bien plus grand médecin que celui qui, sans cette connaissance, se serait uniquement attaché à bien parler. Les choses dont on vient de faire mention peuvent être regardées comme inutiles; mais il n'en est pas de même de celles qui suivent. C'est une cruauté inouïe de disséquer des hommes tout vivants, et de faire, d'un art destiné à la conservation du genre humain, l'instrument de sa destruction, et cela de la façon la plus barbare: surtout si, par des voies aussi horribles, on ne peut parvenir à découvrir une partie des causes que l'on cherche, et si l'on peut connaître les autres sans exercer une pareille inhumanité. Ni la couleur, ni la mollesse, ni le poli, ni la dureté, ni la plupart des autres qualités, ne sont dans un corps qu'on vient d'ouvrir, telles qu'elles étaient avant qu'on l'eût ouvert: car, si la crainte, la douleur, la faim, une indigestion, la lassitude, et mille autres légères incommodités, sont capables de produire du changement sur les corps des personnes intactes, à combien plus forte raison les parties intérieures, qui sont beaucoup plus molles, et qui ne sont point faites à l'air, doivent-elles changer sous le couteau et par une mort aussi violente. Qu'y a-t-il de plus absurde que de penser que les choses doivent être dans un homme mourant, ou même déjà mort, les mêmes qu'elles étaient dans un homme vivant? On peut, à la vérité, ouvrir à un homme vivant le bas-ventre, dont les blessures ne sont pas d'une aussi grande conséquence; mais cet homme n'expire-t-il pas aussitôt que le scalpel a atteint la poitrine, et qu'il a coupé le diaphrag-

ram, similiaque alia cognoscere pruden-
tem medicum, non cædem, sed sanitatem
molientem ; idque per misericordiam
discere, quod alii dira crudelitate cogno-
verint. Ob hæc, ne mortuorum quidem
lacerationem necessariam esse : quæ, etsi
non crudelis, tamen fœda sit ; cum aliter
pleraque in mortuis se habeant : quantum vero in vivis cognosci potest, ipsa
curatio ostendat.

Cum hæc per multa volumina, perque
magnæ contentionis disputationes a medicis sæpe tractata sint atque tractentur;
subjiciendum est, quæ proxima vero videri possint. Ea neque addicta alterutri
opinioni sunt, neque ab utraque nimium
abhorrentia ; media quodammodo inter
diversas sententias : quod in plurimis
contentionibus deprehendere licet, sine
ambitione verum scrutantibus, ut in hac
ipsa re. Nam quæ demum causæ, vel secundam valetudinem præstent, vel morbos excitent ; quomodo spiritus, aut cibus, vel trahatur, vel digeratur, ne
sapientiæ quidem professores scientia
comprehendunt, sed conjectura persequuntur. Cujus autem rei non est certa
notitia, ejus opinio certum reperire re-

me, ainsi appelé par les Grecs, parce
qu'il sépare les parties supérieures d'a-
vec les inférieures ? Voilà donc le seul
moyen par lequel le cœur et les autres
viscères se présentent enfin aux yeux du
médecin homicide. Peut-on dire que ces
parties, dans l'homme qui vient d'expi-
rer, soient dans l'état où elles étaient
dans le sujet vivant? Qu'a donc fait le
médecin? Il a égorgé un homme de la
manière la plus cruelle, et n'a pu venir
à bout de voir les viscères tels qu'ils sont
dans l'homme pendant la vie. Enfin, s'il
est quelques parties que l'on puisse considérer au dedans du corps, pendant que
l'homme respire encore, le hasard four-
nira assez d'occasions aux médecins de
les voir. N'arrive-t-il pas tous les jours
qu'un gladiateur dans l'arène, un soldat
dans une bataille, un voyageur dans une
rencontre de voleurs, sont blessés de
manière que dans celui-ci, telle partie
intérieure a été mise à découvert, et
dans celui-là telle autre ? Un médecin
habile peut donc sans donner la mort,
mais en travaillant à rétablir la santé,
s'instruire du siége, de la position, de
l'arrangement, de la figure, et des autres qualités des parties intérieures. La
compassion lui apprend ce que les autres ne peuvent connaître que par une
horrible cruauté. Si l'on pèse bien ces
raisons, on verra que la dissection des
cadavres, qui à la vérité n'a rien de
cruel, mais qui répugne toujours à la nature, n'est pas même nécessaire ; puisque les parties pour la plupart sont très-
différentes après la mort de ce qu'elles
étaient pendant la vie, et que le traitement des maladies fait voir tout ce qu'il est
possible de connaître dans le sujet vivant.

Comme les médecins ont écrit quantité de volumes sur cette matière ; qu'ils
ont eu et qu'ils ont encore aujourd'hui,
à ce sujet, de grandes disputes, je crois
devoir exposer ici ce qui me paraît le
plus vraisemblable, sans cependant trop
m'approcher des uns, ni trop m'écarter
des autres, mais en gardant un juste
milieu, ainsi qu'il convient de faire dans
des disputes telles que celles-ci, où l'on
doit chercher sans aucune vue d'intérêt
et sincèrement la vérité. Quant aux causes de la santé et des maladies, quant à
la manière dont se font la respiration,
la déglutition, la digestion, je dis que
les philosophes même les plus habiles
ne savent rien de certain là-dessus, et
qu'ils n'en raisonnent que par conjecture;
or, comment la découverte d'un remède
assuré pourrait-elle résulter d'une connaissance aussi incertaine ? Il faut donc
convenir que rien n'est plus utile dans
le traitement des maladies, que l'expé-

medium non potest. Verumque est, ad ipsam curandi rationem nihil plus conferre, quam experientiam. Quamquam igitur multa sint, ad ipsas artes proprie non pertinentia, tamen eas adjuvant, excitando artificis ingenium; itaque ista quoque naturæ rerum contemplatio, quamvis non faciat medicum, aptiorem tamen medicinæ reddit. Verique simile est, et Hippocratem, et Erasistratum, et quicumque alii, non contenti febres et ulcera agitare, rerum quoque naturam ex aliqua parte scrutati sunt, non ideo quidem medicos fuisse, verum ideo quoque majores medicos exstitisse. Ratione vero opus est ipsi medicinæ, etsi non inter obscuras causas, neque inter naturales actiones, tamen sæpe. Est enim hæc ars conjecturalis, neque respondet ei plerumque non solum conjectura, sed etiam experientia. Et interdum non febris, non cibus, non somnus subsequitur, sicut assuevit. Rarius, sed aliquando morbus quoque ipse novus est : quem non incidere, manifeste falsum est ; cum ætate nostra quædam, ex naturalibus partibus carne prolapsa et arente, intra paucas horas exspiraverit; sic ut nobilissimi medici neque genus mali, neque remedium invenerint. Quos eo nihil tentasse judico, quia nemo in splendida persona periclitari conjectura sua voluerit; ne occidisse, nisi servasset, videretur : veri tamen simile est, potuisse aliquid cogitare, detracta tali verecundia, et fortasse responsurum fuisse id, quod aliquis esset expertus. Ad quod medicinæ genus, neque semper similitudo aliquid confert; et si quando confert, tamen id ipsum rationale est, inter multa similia genera et morborum, et remediorum, cogitare, quo potissimum medicamento sit utendum. Cum igitur talis res incidit, medicus aliquid oportet inveniat, quod non ubique fortasse, sed sæpius tamen etiam respondeat. Petet autem novum quoque consilium, non ab rebus latentibus (istæ enim dubiæ et incertæ sunt), sed ab iis, quæ explorari possunt, id est, evidentibus causis. Interest enim, fatigatio morbum, an sitis, an frigus, an calor, an

rience. Mais, de même que dans les arts, il y a bien des choses qui ne leur sont point essentielles, et qui concourent néanmoins à leur perfection, en ce qu'elles excitent le génie de l'artiste, de même aussi la contemplation des choses naturelles, quoiqu'à proprement parler elle ne fasse pas le médecin, le rend cependant plus propre à exercer la médecine. Hippocrate, Erasistrate et tous les autres qui, non contents de traiter les plaies et les maladies, se sont aussi livrés à l'étude de la nature, n'ont pas été médecins par cela seul, mais ils en sont devenus bien plus habiles dans leur art. L'on peut dire même que, s'il n'est pas toujours nécessaire de raisonner en médecine, sur les causes obscures et sur les actions naturelles, on ne peut souvent néanmoins s'en dispenser, car la médecine est un art conjectural, dans lequel, non-seulement la théorie, mais l'expérience elle-même peut tromper. La fièvre, par exemple, l'appétit, le sommeil ne sont-ils pas sujets à quantité de variations? On rencontre aussi des maladies nouvelles, rarement à la vérité, mais enfin on ne peut nier qu'on en rencontre. De nos jours, une personne fut attaquée d'une maladie dont les plus habiles médecins ne purent expliquer la nature, et à laquelle ils ne connaissaient point de remède. Il lui sortit, par les parties naturelles, une excroissance de chair qui, étant venue à se dessécher, la fit périr en peu d'heures. Comme c'était une personne de grande distinction, on n'osa faire sur elle aucune expérience, dans la crainte d'être accusé de sa mort si on ne la ramenait à la vie; mais je crois que, sans cette malheureuse timidité, on n'eût pas manqué de chercher des remèdes, et peut-être en eût-on trouvé de salutaires. L'analogie cependant ne réussit pas toujours dans ces sortes de cas; mais quand elle réussit, c'est encore un effet du raisonnement, qui a fait distinguer, parmi plusieurs espèces semblables de maladies et de remèdes, quel est celui qu'il est le plus à propos d'employer. Ainsi, lorsque pareil cas se présente, il faut que le médecin trouve un remède qui peut-être ne répondra pas toujours à son attente, mais qui du moins lui réussira le plus souvent. Pour cela, il tâchera de tirer de nouvelles lumières, non des causes cachées, car elles sont toujours douteuses et incertaines, mais des choses que l'on peut examiner, c'est-à-dire des causes évidentes ; car il est d'une très-grande importance de distinguer si c'est la fatigue ou la soif, le froid ou le chaud, la veille ou la faim, l'excès dans le boire ou dans le manger, ou l'incontinence, qui a donné lieu à la ma-

vigilia, an fames fecerit, an cibi vinique
abundantia, an intemperantia libidinis.
Neque ignorare hunc oportet, quæ sit
ægri natura : humidum magis, an siccum
corpus ejus sit; validi nervi, an infirmi;
frequens adversa valetudo, an rara ; eaque, cum est, vehemens esse soleat, an
levis ; brevis, an longa : quod is vitæ
genus sit secutus, laboriosum, an quie-
tum ; cum luxu, an cum frugalitate. Ex
his enim, similibusque, sæpe curandi
nova ratio ducenda est.

Quamvis ne hæc quidem sic præteriri
debent, quasi nullam controversiam recipiant. Nam et Erasistratus non ex his
fieri morbos dixit; quoniam et alii, et
iidem alias post ista non febricitarent :
et quidam medici seculi nostri, sub auctore, ut ipsi videri volunt, Themisone,
contendunt, nullius causæ notitiam quidquam ad curationes pertinere, satisque
esse, quædam communia morborum intueri. Siquidem horum tria genera esse,
unum adstrictum, alterum fluens, tertium mixtum. Nam modo parum excer-
nere ægros, modo nimium; modo alia
parte parum, alia nimium. Hæc autem
genera morborum, modo acuta esse,
modo longa ; et modo increscere, modo
consistere, modo minui. Cognito igitur
eo, quod ex his est, si corpus adstrictum
est, digerendum esse ; si profluvio laborat, continendum ; si mixtum vitium
habet, occurrendum subinde vehemen-
tiori malo. Et aliter acutis morbis medendum, aliter vetustis ; aliter increscentibus, aliter subsistentibus, aliter jam ad
sanitatem inclinatis. Horum observatio-
nem medicinam esse : quam ita finiunt,
ut quasi viam quamdam, quam μέθοδον
Græci nominant, eorumque, quæ in
morbis communia sunt, contemplatricem
esse contendant. Ac neque rationalibus
se, neque experimenta tantum spectantibus adnumerari volunt : cum ab illis
eo nomine dissentiant, quod in conjectura rerum latentium nolunt esse medicinam : ab his eo, quod parum artis esse
in observatione experimentorum credunt.
Quod ad Erasistratum pertinet, primum
ipsa evidentia ejus opinioni repugnat ;

ladie. Il ne faut pas non plus que le médecin ignore quelle est la constitution de
son malade ; s'il est d'un tempérament
humide ou sec, s'il est faible ou robuste.
Il s'informera aussi s'il est souvent incommodé ou non, et si, lorsqu'il l'est,
ses maladies sont graves ou légères ; si
elles sont longues ou de peu de durée ;
s'il mène un genre de vie pénible ou
tranquille ; s'il vit frugalement, ou s'il
aime la bonne chère. Car, de ces circonstances et autres semblables, il devra
souvent déduire une méthode différente
de traiter la maladie.

Qui croirait que ce que j'avance ici
pût être contesté? Cependant Érasistrate
soutient que les maladies ne viennent
point de là, puisque l'on voit certaines
personnes qui ont eu la fièvre, et d'autres qui ne l'ont pas eue, après s'être
trouvées dans les différents cas dont nous
venons de parler. Il y a même quelques
médecins de notre siècle qui prétendent,
avec Thémison, disent-ils, qu'il n'est
pas nécessaire de connaître les causes
pour guérir les maladies; qu'il suffit de
considérer celles-ci d'après certaines manières d'être qui leur sont communes, et
qui sont de trois espèces : que l'une consiste dans le resserrement, l'autre dans
le relâchement, et que la troisième est
mixte. Car, tantôt les malades n'évacuent
pas assez, tantôt ils évacuent trop : ou
bien ils ne rendent pas assez par une
partie, et trop par une autre. Les maladies comprises sous ces trois genres sont
les unes aiguës, les autres chroniques ;
elles croissent, puis restent un certain
temps dans le même état, et enfin on les
voit diminuer. Lors donc qu'on connait
quelle est l'espèce de ces trois dérangements qui a lieu, si le corps est resserré,
il faut relâcher ; s'il est relâché, il faut
resserrer ; et, s'il est dans un état mixte,
il faut commencer par remédier au mal
le plus pressant. Le traitement doit aussi
varier, selon que les maladies sont aiguës
ou chroniques, selon qu'elles croissent,
qu'elles sont dans leur état de consistance, ou qu'elles vont en déclinant.
Toute la médecine, selon eux, consiste
dans l'observation de ce petit nombre
de règles ; ils renferment cet art dans
une manière de procéder, que les Grecs
appellent méthode, et qui considère ce
que les maladies ont de commun. Les
méthodiques ne veulent pas qu'on les
place ni parmi les médecins dogmatiques, ni parmi les empiriques, parce
qu'ils diffèrent des premiers, en ce qu'ils
rejettent la connaissance des causes oc-
cultes, et des derniers, en ce qu'ils pensent
que l'art ne consiste pas seulement à faire

quia raro, nisi post horum aliquid, morbus venit. Deinde non sequitur, ut, quod alium non afficit, aut eumdem alias, id ne alteri quidem, aut eidem tempore alio noceat. Possunt enim quædam subesse corpori, vel ex infirmitate ejus, vel ex aliquo affectu, quæ vel in alio non sunt, vel in hoc alias non fuerunt, eaque per se non tanta, ut concitent morbum, tamen obnoxium magis aliis injuriis corpus efficiant. Quod si contemplationem rerum naturæ, quam temere medici sibi vindicant, satis comprehendisset, etiam illud scisset, nihil omnino ob unam causam fieri, sed id pro causa apprehendi, quod contulisse plurimum videtur. Potest autem id, dum solum est, non movere, quod junctum aliis maxime movet. Accedit ad hæc, quod ne ipse quidem Erasistratus, qui transfuso in arterias sanguine febrem fieri dicit, idque nimis repleto corpore incidere, reperit, cur ex duobus æque repletis, alter in morbum incideret, alter omni periculo vacaret; quod quotidie fieri apparet. Ex quo disci potest, ut vera sit illa transfusio, tamen illam non per se, cum plenum corpus est, fieri, sed cum horum aliquid accesserit. Themisonis vero æmuli, si perpetua, quæ promittunt, habent, magis etiam, quam ulli, rationales sunt. Neque enim, si quis non omnia tenet, quæ rationalis alius probat, protinus alio novo nomine artis indiget; si modo, quod primum est, non memoriæ soli, sed rationi quoque insistit. Sin, quod vero propius est, vix ulla perpetua præcepta medicinalis ars recipit, idem sunt, quod ii, quos experimenta sola sustinent : eo magis, quoniam compresserit aliquem morbus, an fuderit, quilibet etiam imperitissimus videt : quid autem compressum corpus resolvat, quid solutum teneat, si a ratione tractum est, rationalis est medicus; si, ut ei, qui se rationalem negat, confiteri necesse est, ac experientia, empiricus. Ita apud eum morbi cognitio extra artem, medicina intra usum est. Neque adjectum quidquam empiricorum professioni, sed demtum est; quoniam illi multa circumspi-

des observations sur les expériences. Quant à Érasistrate, l'évidence même est contraire à son opinion; car il est rare qu'on soit malade, si ce n'est après s'être trouvé dans quelqu'une des circonstances fâcheuses dont on a parlé ; et il ne s'ensuit pas de ce qu'une chose n'affecte pas l'un, qu'elle ne puisse pas affecter l'autre, et de ce qu'elle ne nuit pas dans un temps, qu'elle ne puisse pas nuire dans un autre. Ne peut-il pas se trouver dans un corps, soit par rapport à sa faible constitution, soit par rapport à quelque autre affection, certaines dispositions qui ne se trouveront pas dans un autre? Ces mêmes dispositions ne peuvent-elles se trouver chez une personne dans un temps, et ne pas s'y trouver dans un autre? Si elles ne sont pas assez considérables par elles-mêmes pour exciter une maladie, elles mettent du moins le corps dans un état où il est bien plus exposé aux différentes espèces d'infirmités. Si Érasistrate eût bien compris cette sorte de connaissance des choses naturelles que les médecins s'attribuent (1) à bon droit, il eût vu que rien ne se fait par une seule cause, et qu'on prend pour cause ce qui paraît avoir contribué principalement à produire un effet ; que telle chose qui seule n'agira pas, peut, étant jointe à d'autres, exciter les plus grands troubles. Bien plus, Érasistrate lui-même, qui prétend que la fièvre est produite par la déviation du sang des veines dans les artères, et que cette déviation se fait lorsqu'il y a plénitude, ne peut expliquer pourquoi de deux personnes également pléthoriques, l'une tombera malade, tandis que l'autre restera en santé. C'est pourtant ce que nous voyons arriver tous les jours. Il paraît donc que cette transfusion du sang, toute vraie qu'elle peut être, ne se fait pas précisément parce qu'il y a pléthore, mais parce qu'il se rencontre avec la pléthore quelqu'une des causes dont nous avons parlé plus haut. Pour ce qui est des disciples de Thémison, s'ils s'en tenaient toujours à leurs principes, ils devraient être placés au premier rang des dogmatiques; et quoiqu'ils en diffèrent à quelques égards, il ne faudrait pas leur donner d'autre nom, puisque, ce qui est l'essentiel, ils admettent comme eux le raisonnement, et ne s'en rapportent pas uniquement à leur mémoire. Mais, s'il est vrai qu'il n'est presque aucun précepte en médecine dont il ne faille s'écarter dans certains cas, les méthodiques

---

(1) Le sens paraît exiger qu'on lise dans le texte : *non temere*, et la version a dû se conformer à ce sens.

ciunt, hi tantum facillima , et non plus , quam vulgaria. Nam et ii, qui pecoribus ac jumentis medentur, cum propria cujusque ex mutis animalibus nosse non possint, communibus tantummodo insistunt : et exteræ gentes , cum subtilem medicinæ rationem non noverint, communia tantum vident : et qui ampla valetudinaria nutriunt, quia singulis summa cura consulere non sustinent , ad communia ista confugiunt. Neque , hercules , istud antiqui medici nescierunt , sed his contenti non fuerunt. Ergo etiam vetustissimus auctor Hippocrates dixit, mederi oportere, et communia, et propria intuentem. Ac ne isti quidem ipsi intra suam professionem consistere ullo modo possunt : siquidem et compressorum et fluentium morborum genera diversa sunt ; faciliusque id in iis, quæ fluunt, inspici potest. Aliud est enim sanguinem, aliud bilem , aliud cibum vomere ; aliud dejectionibus, aliud torminibus , laborare ; aliud sudore digeri, aliud tabe consumi. Atque in partes quoque humor erumpit, ut oculos, auresque : quo periculo nullum humanum membrum vacat. Nihil autem horum sic ut aliud curatur. Ita protinus in his a communi fluentis morbi contemplatione ad propriam medicina descendit. Atque in hac quoque rursus alia proprietatis notitia sæpe necessaria est ; quia non eadem omnibus, etiam in similibus casibus, opitulantur. Siquidem certæ quædam res sunt, quæ in pluribus ventrem aut adstringunt, aut resolvunt : inveniuntur tamen, in quibus aliter atque in ceteris, idem eveniat. In his ergo communium inspectio contraria est, propriorum tantum salutaris. Et causæ quoque æstimatio sæpe morbum solvit. Ergo etiam ingeniosissimus seculi nostri medicus , quem nuper vidimus, Cassius, febricitanti cuidam , et magna siti affecto, cum post ebrietatem eum premi cœpisse cognosset, aquam frigidam ingessit. Qua ille epota, cum vini vim miscendo fregisset, protinus febrem somno et sudore discussit. Quod auxilium medicus opportune providit, non ex eo, quod aut adstringunt.

ne diffèrent en rien des empiriques, puisque le plus ignorant même est en état de s'apercevoir si un malade est resserré ou relâché. D'ailleurs, ou c'est le raisonnement qui leur a fait connaître ce qui peut relâcher le corps ou le resserrer, et alors ils sont dogmatiques, ou c'est l'expérience seulement, et, dans ce cas, il faut qu'ils se reconnaissent empiriques et qu'ils avouent que la connaissance de la maladie n'est pas du ressort de leur art, et que leur pratique se borne uniquement à l'expérience : on doit même les ranger dans une classe inférieure à celle des empiriques ; car ceux-ci font attention à quantité de choses dans le traitement des maladies, au lieu que les méthodiques se bornent aux plus aisées, et ne vont pas plus loin que les vétérinaires. Car ceux-ci ne pouvant apprendre des animaux muets ce qu'il y a de particulier dans chacun d'eux, s'en tiennent aux considérations communes. Telle est aussi la pratique des nations barbares, qui ne savent point appliquer le raisonnement à la médecine. Enfin , ces vues générales sont encore la ressource de ceux qui , soignant de vastes infirmeries, ne peuvent donner à chaque malade toute l'attention qui conviendrait. Il est hors de doute que les anciens médecins ont connu ce que les maladies ont de commun entre elles ; mais ils n'ont eu garde de s'en tenir là. Hippocrate, cet auteur si ancien , n'a-t-il pas dit positivement que, pour guérir les maladies, il fallait observer ce qu'elles ont de commun et ce qui est particulier à chacune d'elles. Les méthodiques se trouvent eux-mêmes forcés de reconnaître cette vérité, et d'abandonner leurs principes ; car ils ne peuvent se dispenser d'admettre des différences essentielles entre les maladies qu'ils rangent sous le genre resserré ou relâché. Ces différences sont plus sensibles dans les maladies comprises sous le genre relâché ; car autre chose est de vomir du sang, autre chose de vomir de la bile ou de rendre les aliments ; d'avoir une dysenterie ou une simple diarrhée ; d'éprouver une sueur abondante ou de périr de consomption. Les humeurs ne se jettent-elles pas aussi quelquefois sur certaines parties, comme sur les yeux, sur les oreilles, ou sur tout autre membre du corps, sans exception ? Aucune de ces maladies néanmoins ne se guérit l'une comme l'autre. Il faut donc que, du principe général de relâchement, le méthodique descende à la curation qui est propre à chaque espèce ; et cette curation exige encore souvent l'application d'un remède particulier, parce que les maladies semblables ne se guérissent pas tou-

trictum corpus erat, aut fluebat ; sed ex causa, quæ ante præcesserat. Estque etiam proprium aliquid et loci et temporis, istis quoque auctoribus : qui cum disputant, quemadmodum sanis hominibus agendum sit, præcipiunt ut gravibus aut locis aut temporibus magis vitetur frigus, æstus, satietas, labor, libido ; magisque ut conquiescat iisdem locis aut temporibus, si quis gravitatem corporis sentit ; ac neque vomitu stomachum, neque purgatione alvum sollicitet. Quæ vera quidem sunt, a communibus tamen ad quædam propria descendunt. Nisi persuadere nobis volunt, sanis quidem considerandum esse, quod cœlum, quod tempus anni sit ; ægris vero non esse : quibus tanto magis omnis observatio necessaria est, quanto magis obnoxia offensis infirmitas est. Quin etiam morborum id iisdem hominibus aliæ atque aliæ proprietates sunt ; et qui secundis aliquando frustra curatus est, contrariis sæpe restituitur. Plurimaque in dando cibo discrimina reperiuntur : ex quibus contentus uno ero. Nam famem facilius adolescens, quam puer ; facilius in denso cœlo, quam in tenui ; facilius hieme, quam æstate ; facilius uno cibo, quam prandio quoque assuetus ; facilius inexercitatus, quam exercitatus homo sustinet. Sæpe autem in eo magis necessaria cibi festinatio est, qui minus inediam tolerat. Ob quæ conjicio, eum, qui propria non novit, communia tantum intueri debere ; cumque, qui nosse propria potest, illa quidem non oportere negligere, sed his quoque insistere. Ideoque, cum per scientia sit, utiliorem tamen medicum esse amicum, quam extraneum. Igitur, ut ad propositum meum redeam, rationalem quidem puto medicinam esse debere : instrui vero ab evidentibus causis ; obscuris omnibus, non a cogitatione artificis, sed ab ipsa arte rejectis. Incidere autem vivorum corpora, et crudele, et supervacuum est : mortuorum, discentibus necessarium. Nam positum et ordinem nosse debent : quæ cadavera melius, quam vivus et vulneratus homo, repræsentant. Sed et cetera, quæ modo in vivis cognosci

jours, chez toutes les personnes, par les mêmes remèdes. Il est bien vrai qu'il est des remèdes propres à resserrer ou à relâcher le ventre, et que ces remèdes produisent leur effet sur le plus grand nombre ; mais il en est aussi chez lesquels ces mêmes remèdes agissent d'une façon toute différente que chez les autres. Ce n'est donc point au mal en général, mais à la disposition particulière de ces personnes, qu'il faut avoir égard, pour pouvoir les traiter avec succès dans leurs maladies. Il suffit aussi souvent de connaître la cause du mal pour le guérir. C'est ce que nous avons vu faire depuis peu à Cassius, l'un des plus habiles médecins de notre siècle. Ayant été appelé auprès d'un malade qui était très-altéré, et qu'il sut n'avoir la fièvre que pour s'être enivré, il lui fit boire beaucoup d'eau froide. Aussitôt que, par ce mélange d'eau, il eut annulé la force du vin, le malade tomba dans un profond sommeil, accompagné d'une grande sueur qui emporta la fièvre. La raison qui fit que le médecin plaça si à propos ce remède ne fut pas parce que le corps du malade était resserré ou relâché, mais parce qu'il connaissait la cause qui avait précédé. Les méthodiques conviennent encore qu'il faut avoir égard aux saisons et aux climats des pays où l'on est. Car, quand ils traitent de la manière dont les personnes en santé doivent se gouverner, ils leur prescrivent, lorsque les saisons ou les climats sont contraires à la santé, d'éviter avec plus de soin le froid ou le chaud, l'excès dans le boire et le manger, le travail, l'incontinence ; de ne prendre ni vomitif, ni purgatif, quand même elles se sentiraient de la pesanteur, et d'observer une tranquillité absolue. Ces préceptes sont justes, il est vrai ; mais, au lieu de règles générales, ce sont des considérations particulières que n'admettent pas ordinairement les méthodiques ; à moins qu'ils ne veuillent nous persuader que les personnes en santé doivent avoir égard aux saisons et aux climats, mais que cela n'est pas nécessaire pour les malades. Cependant, si quelqu'un a besoin de prendre des précautions et d'user de ménagements, ce sont surtout ces derniers qui, par rapport à leur faiblesse, sont en butte aux lésions de tout genre. Les maladies n'ont-elles pas souvent aussi des caractères tout-à-fait différents chez les mêmes personnes ? Et n'a-t-on pas vu des gens qui n'ont pu être guéris par les remèdes qui semblaient les mieux indiqués, et qui l'ont été par ceux qui paraissaient les plus contraires. Il y a encore bien des différences à observer dans la manière de régler le man-

possunt, in ipsis curationibus vulneratorum paulo tardius, sed aliquanto mitius usus ipse monstrabit. His propositis, primum dicam, quemadmodum sanos agere conveniat : tum ad ea transibo, quæ ad morbos curationesque eorum pertinebunt.

ger ; je me contenterai d'en faire remarquer une. Un jeune homme, par exemple, supporte plus facilement la faim qu'un enfant. On la supporte aussi plus aisément lorsque l'air est pesant que lorsqu'il est léger ; plus facilement en hiver qu'en été ; plus aisément lorsqu'on est accoutumé à ne faire qu'un repas par jour, que lorsqu'on est dans l'habitude d'en faire deux, et lorsqu'on reste en repos que quand on se livre à l'exercice. Or, il est souvent à propos de ne pas laisser si long-temps qu'une autre, sans manger, une personne qui supporte la faim moins aisément. Toutes ces raisons me font conclure que celui qui ne connaît pas les différences individuelles est obligé de s'en tenir aux vues générales ; mais que, lorsqu'on les connaît, il faut y donner sa principale attention, sans toutefois négliger les autres. Ainsi, à mérite égal, il vaut encore mieux avoir pour médecin un ami qu'un étranger. Mais revenons à notre sujet. Je pense donc que la médecine doit faire usage du raisonnement, mais que l'on doit prendre ses principales indications des causes évidentes de la maladie ; qu'il faut bannir de l'art, sinon de l'esprit de l'artiste, toutes les inductions que l'on peut tirer des causes obscures ; qu'il est cruel et inutile d'ouvrir des corps vivants, mais que ceux qui se consacrent à la médecine ne peuvent se dispenser de disséquer des cadavres : car ils doivent connaître la position et l'arrangement des parties, objets que les cadavres nous représentent mieux que l'homme vivant et blessé. Pour les choses que l'on ne peut apprendre que sur le sujet vivant, l'expérience nous les fera connaître dans le pansement des blessures, d'une manière plus lente à la vérité, mais beaucoup plus douce et plus conforme à l'humanité. Voilà ce que j'avais à dire sur cette matière : maintenant je vais parler de la manière dont les personnes en santé doivent se comporter ; ensuite je passerai à ce qui concerne les maladies et leurs curations.

CAPUT I. — QUEMADMODUM SANOS AGERE CONVENIAT.

Sanus homo, qui et bene valet, et suæ spontis est, nullis obligare se legibus debet ; ac neque medico, neque iatralipta egere. Hunc oportet varium habere vitæ genus ; modo ruri esse, modo in urbe, sæpiusque in agro ; navigare, venari, quiescere interdum, sed frequentius se exercere : siquidem ignavia corpus he-

CHAPITRE Ier. — DE LA MANIÈRE DONT LES PERSONNES ROBUSTES DOIVENT SE COMPORTER.

Tout homme d'un bon tempérament, qui se porte bien et qui est son maître, ne doit s'assujettir à aucun régime. Il n'a besoin, ni de médecin, ni d'iatralepte (1). Il doit mener un genre de vie fort varié.

(1) Médecin qui traitait les maladies par les frictions, les fomentations et les applications d'onguents.

betat, labor firmat ; illa maturam senectutem, hic longam adolescentiam reddit.
Prodest etiam interdum balneo, interdum
aquis frigidis uti ; modo ungi , modo id
ipsum negligere ; nullum cibi genus fugere , quo populus utatur ; interdum in
convictu esse , interdum ab eo se retra-
here ; modo plus justo , modo non amplius assumere ; bis die potius , quam
semel cibum capere , et semper quam
plurimum , dummodo hunc concoquat.
Sed ut hujus generis exercitationes cibique necessarii sunt ; sic athletici super-
vacui. Nam et intermissus propter civi-
les aliquas necessitates ordo exercitationis
corpus affligit ; et ea corpora, quæ more
eorum repleta sunt, celerrime et senes-
cunt, et ægrotant.

Il faut qu'il soit tantôt à la campagne,
tantôt à la ville, mais plus souvent à la
campagne ; qu'il navigue, qu'il chasse ;
qu'il se repose quelquefois, mais qu'il
s'exerce souvent : car le repos appesantit
le corps, le travail le fortifie ; l'un hâte
la vieillesse, l'autre prolonge la jeunesse.
Il est bon qu'il se baigne, tantôt dans
l'eau tiède, tantôt dans l'eau froide ;
qu'il se fasse oindre dans un temps, et
qu'il néglige de le faire dans un autre ;
qu'il n'évite aucun aliment dont le peuple fait usage ; qu'il se trouve quelquefois dans les festins , que d'autres fois il
s'en retire ; qu'il mange tantôt plus qu'il
ne faut, et tantôt seulement autant qu'il
faut ; qu'il prenne des aliments plutôt
deux fois par jour qu'une, et toujours en
abondance, pourvu que l'estomac puisse
en faire la digestion. Mais, si cette méthode d'user des aliments et de l'exercice est nécessaire à suivre, il serait inutile de l'outrer à la manière des athlètes.
Car, lorsque quelques affaires obligent
d'interrompre les exercices auxquels on
s'est accoutumé, le corps s'en trouve incommodé ; et d'ailleurs, les personnes
qui observent le régime des athlètes tombent facilement malades et vieillissent
très-promptement.

De Concubitu.

Concubitus vero neque nimis concupis-
cendus, neque nimis pertimescendus est :
rarus, corpus excitat ; frequens, solvit.
Cum autem frequens non numero sit ,
sed natura, ratione ætatis et corporis,
scire licet, eum non inutilem esse, quem
corporis neque languor neque dolor sequitur. Idem interdiu pejor est , tutior
noctu : ita tamen , si neque illum cibus,
neque hunc cum vigilia labor statim sequitur. Hæc firmis servanda sunt ; cavendumque , ne in secunda valetudine
adversæ præsidia consumantur.

Du commerce des femmes.

On ne doit ni trop fuir ni trop rechercher le commerce des femmes ; il
anime lorsqu'il est rare ; il abat quand
il est fréquent. Au reste, comme la fréquence ne se mesure point ici par la
répétition des actes, mais qu'elle s'estime
par le tempérament, l'âge et les forces ;
il est bon de savoir que cet acte, lorsqu'il
n'est suivi ni d'épuisement ni de douleur, n'est point nuisible au corps. Le
jour, il peut être contraire ; la nuit, il
est plus sûr ; mais alors il faut éviter de
manger, de veiller ou de travailler aussitôt après. Voilà les choses que doivent
observer les personnes bien constituées ;
et elles ne doivent point, tant qu'elles
sont en bonne santé, user mal à propos
des ressources qui sont réservées pour les
cas de maladie.

CAPUT II. — QUÆ IMBECILLIS SERVANDA
SINT.

At imbecillis (quo in numero magna
pars urbanorum, omnesque pene cupidi
litterarum sunt) observatio major necessaria est : ut quod vel corporis, vel loci,
vel studii ratio detrahit , cura restituat.
Ex his igitur, qui bene concoxit, mane
tuto surget ; qui parum, quiescere debet,

CHAPITRE II. — DES PRÉCAUTIONS QUE DOI-
VENT PRENDRE LES PERSONNES DÉLICATES.

Les personnes délicates, dans la classe
desquelles je mets la plus grande partie
des habitants des villes, et presque tous
les hommes de lettres , ont besoin de
prendre plus de précautions. Il faut
qu'elles regagnent, par leur soin à veiller
sur elles-mêmes, ce que leur faible constitution, la nature de leurs études et du
lieu qu'elles habitent, leur fait perdre

et, si mane surgendi necessitas fuerit, redormire : qui non concoxit, ex toto conquiescere, ac neque labori se, neque exercitationi, neque negotiis credere. Qui crudum sine præcordiorum dolore ructat, is ex intervallo aquam frigidam bibere, et se nihilominus continere. Habitare vero ædificio lucido, perflatum æstivum, hibernum solem habente; cavere meridianum solem, matutinum et vespertinum frigus; itemque auras fluminum atque stagnorum : minimeque, nubilo cœlo, soli aperienti se committere, ne modo frigus, modo calor moveat; quæ res maxime gravedines destillationesque concitat. Magis vero gravibus locis ista servanda sunt, in quibus etiam pestilentiam faciunt. Scire autem licet, integrum corpus esse, cum quotidie mane urina alba, dein rufa est : illud concoquere, hoc concoxisse significat. Ubi experrectus est aliquis, paulum intermittere : deinde, nisi hiems est, fovere os multa aqua frigida debet. Longis diebus meridiari potius ante cibum ; sin minus, post eum : per hiemem potissimum totis noctibus conquiescere. Sin lucubrandum est, non post cibum id facere, sed post concoctionem. Quem interdiu vel domestica, vel civilia officia tenuerunt, huic tempus aliquod servandum curationi corporis sui est. Prima autem ejus curatio exercitatio est, quæ semper antecedere cibum debet : in eo, qui minus laboravit et bene concoxit, amplior ; in eo, qui fatigatus est, et minus concoxit, remissior. Commode vero exercent, clara lectio, arma, pila, cursus, ambulatio : atque hæc non utique plana, commodior est ; si quidem melius ascensus quoque et descensus, cum quadam varietate corpus moveat, nisi tamen id perquam imbecillum est. Melior autem est sub divo, quam in porticu ; melior, si caput patitur, in sole, quam in umbra : melior in umbra, quam parietes aut viridia efficiunt, quam quæ tecto subest; melior recta, quam flexuosa. Exercitationis autem plerumque finis esse debet sudor, aut certe lassitudo quæ citra fatigationem sit : idque ipsum, modo minus, modo magis faciendum est. Ac

du côté de la santé. Ainsi donc, parmi ces personnes, celui qui a bien digéré pourra en toute sûreté se lever matin ; celui qui a digéré moins bien doit rester plus long-temps au lit, et s'il est forcé de se lever matin, il doit se recoucher ensuite. Celui qui n'a point digéré du tout doit garder le lit, ne se point livrer au travail, ne faire aucun exercice, ni entreprendre la moindre affaire. Lorsqu'on est sujet à avoir des rapports qui ne sont point accompagnés de douleurs à l'épigastre, il faut boire de temps en temps quelques verres d'eau froide, et outre cela se tenir aussi en repos; habiter dans une maison bien éclairée, qui soit exposée au vent en été et qui ait le soleil en hiver. On doit éviter le soleil de midi, le froid du matin et du soir, de même que les vapeurs qui s'élèvent au-dessus des eaux, soit vives, soit stagnantes. Il ne faut pas, l'air étant nébuleux, s'exposer au soleil quand il vient à briller par intervalles, pour ne point éprouver alternativement l'action du froid et du chaud ; car il n'y a rien de plus propre à exciter des enchifrènements et des rhumes. C'est surtout dans les lieux où l'air est mauvais, et où les choses dont nous venons de parler produisent même quelquefois la peste, qu'il est bon de prendre ces précautions. L'on peut être sûr que l'on se porte bien, lorsque, tous les matins, l'urine que l'on rend est d'abord blanche et ensuite d'une couleur foncée. La première marque que la digestion se fait bien, la seconde que la digestion est faite. Lorsqu'on est éveillé, on doit se tenir encore pendant quelque temps au lit, et ensuite, à moins que ce ne soit en hiver, se bien laver la bouche avec de l'eau froide. Dans les longs jours, il vaut mieux faire la méridienne avant le repas; et après, dans les courts. En hiver, il est bon d'observer le repos pendant toute la nuit; ou, si l'on est forcé de travailler, il ne faut pas que ce soit immédiatement après que l'on a mangé, mais lorsque la digestion est faite. Celui qui a été retenu pendant la journée par des affaires, soit particulières, soit publiques, doit ensuite donner quelques soins au maintien de sa santé. Il commencera par l'exercice, qui doit toujours précéder le repas. Cet exercice sera plus considérable pour celui qui a peu travaillé et qui a bien digéré, moindre pour celui qui ressent de la fatigue et qui a moins bien digéré. La lecture à haute voix, les armes, la paume, la course, la promenade, sont des exercices salutaires. Lorsqu'on se promène, il ne faut pas que ce soit dans un lieu absolument uni; il est bon qu'il s'y trouve des montées et des des-

ne his quidem, athletarum exemplo , vel certa esse lex, vel immodicus labor debet. Exercitationem recte sequitur, modo unctio, vel in sole , vel ad ignem ; modo balneum , sed conclavi quam maxime et alto et lucido et spatioso. Ex his vero neutrum semper fieri oportet ; sed sæpius alterutrum , pro corporis natura. Post hæc paulum conquiescere opus est. Ubi ad cibum ventum est , nunquam utilis est nimia satietas ; sæpe inutilis nimia abstinentia : si qua intemperantia subest, tutior est in potione, quam in esca. Cibus a salsamentis, oleribus , similibusque rebus melius incipit : tum caro assumenda est, quæ assa optima , aut elixa est. Condita omnia duabus de causis inutilia sunt ; quoniam et plus propter dulcedinem assumitur, et quod modo par est, tamen ægrius concoquitur. Secunda mensa bono stomacho nihil nocet, in mbecillo coacescit. Si quis itaque hoc parum valet, palmulas, pomaque, et similia melius primo cibo assumit. Post multas potiones, quæ aliquantum sitim excesserunt, nihil edendum est : post satietatem, nihil agendum. Ubi expletus est aliquis, facilius concoquit, si quidquid assumsit, potione aquæ frigidæ includit , tum paulisper invigilat, deinde bene dormit. Si quis interdiu se implevit, post cibum neque frigori , neque æstui, neque labori se debet committere : neque enim tam facile hæc inani corpore, quam repleto nocent. Si quibus de causis futura inedia est, labor omnis vitandus est.

centes ; il en résulte une variété de mouvement fort utile, à moins qu'on ne soit très-faible. La promenade est meilleure en plein air que sous un portique ; meilleure, si la tête le permet, au soleil qu'à l'ombre ; meilleure à une ombre formée par des murs, ou des allées d'arbres, qu'à celle des toits. L'on se trouve mieux aussi de se promener en ligne droite que d'aller en tournant. La fin de l'exercice doit être la sueur, ou tout au moins une lassitude qui ne soit point encore parvenue jusqu'à la fatigue. Il faut d'ailleurs s'exercer, tantôt plus, tantôt moins. Dans le premier cas, on ne s'astreindra point, comme les athlètes, à une règle fixe, ni à un exercice immodéré. Après l'exercice, il est à propos quelquefois de se faire oindre à la chaleur du soleil ou à celle du feu, et d'autres fois de prendre le bain ; mais il faut que ce soit toujours dans une salle fort élevée , bien éclairée, et fort spacieuse. Il n'est pas cependant toujours nécessaire de s'oindre ou de se baigner ; mais il est bon de faire souvent l'un ou l'autre, selon la disposition du corps , et de se reposer ensuite pendant quelque temps. Quant aux aliments, il n'est jamais avantageux d'en prendre trop ; il y a souvent aussi de l'inconvénient à n'en point prendre assez. L'excès dans le boire est ordinairement moins nuisible au corps que l'excès dans le manger. L'on se trouve mieux de commencer le repas par les salaisons, les légumes et autres choses de cette nature ; on en vient ensuite à la viande. La meilleure est celle qui est rôtie ou bouillie ; tous les ragoûts sont nuisibles, pour deux raisons : la première, parce qu'on en mange trop, à cause de leur saveur qui excite l'appétit ; la seconde, parce qu'ils se digèrent toujours moins bien, quand même on n'en prendrait pas trop. Le dessert ne fait point de mal à un bon estomac ; mais il s'aigrit dans un estomac faible. Ainsi, si l'on n'a pas l'estomac bon, on fera mieux de manger, au commencement même du repas, des dattes, des pommes et autres fruits semblables. Si on a bu plus qu'il ne fallait pour étancher la soif, il ne faut plus manger. Il ne faut pas agir lorsque l'estomac est plein. Lorsque l'on a mangé beaucoup, la digestion se fait plus facilement, si l'on boit par-dessus tout ce qu'on a pris un verre d'eau froide ; que l'on veille encore quelque temps et que l'on dorme ensuite d'un sommeil plein et tranquille. Une personne qui a fait un grand dîner ne doit point s'exposer au froid, au chaud, ni à la fatigue immédiatement après ; car ces impressions nuisent bien plus aisément lorsqu'on a mangé que lorsqu'on

CAPUT III. — OBSERVATIONES QUÆDAM, PROUT RES NOVÆ INCIDUNT, ET CORPORUM GENERA, ET SEXUS, ET ÆTATES, ET TEMPORA ANNI SUNT.

Atque hæc quidem pæne perpetua sunt. Quasdam autem observationes desiderant et novæ res, et corporum genera, et sexus, et ætates, et tempora anni. Nam neque ex salubri loco in gravem, neque ex gravi in salubrem transitus satis tutus est. Ex salubri in gravem, prima hieme, ex gravi in eum, qui salubris est, prima æstate transire melius est. Neque vero ex multa fame nimia satietas; neque ex nimia satietate fames idonea est : periclitaturque et qui semel, et qui bis die cibum incontinenter, contra consuetudinem, assumit. Item, neque ex nimio labore subitum otium, neque ex nimio otio subitus labor, sine gravi noxa est. Ergo, cum quis mutare aliquid volet, paulatim debebit assuescere. Omnem etiam laborem facilius vel puer vel senex, quam insuetus homo sustinet. Atque ideo quoque nimis otiosa vita utilis non est ; quia potest incidere laboris necessitas. Si quando tamen insuetus aliquis laboravit, aut si multo plus quam solet, etiam is, qui assuevit, huic jejuno dormiendum est : multo magis, si etiam os amarum est, vel oculi caligant, aut venter perturbatur. Tum enim non dormiendum tantummodo jejuno est, sed etiam in posterum diem permanendum ; nisi cito id quies sustulit. Quod si factum est, surgere oportet, et lente paululum ambulare. At si somni necessitas non fuit, quia modice magis aliquis laboravit, tamen ingredi aliquid eodem modo debet. Communia deinde omnibus sunt post fatigationem cibum sumturis, ubi paulum ambulaverunt, si balneum non est, calido loco, vel in sole, vel ad ignem ungi, atque sudare ; si est, ante omnia in Tepidario sedere ; deinde, ubi paulum conquieverunt, intrare et descendere in solium ; tum multo oleo ungi, leniterque perfricari ; iterum in solium descendere :

est à jeun. On ne doit point se fatiguer lorsqu'on prévoit que l'on sera dans le cas d'être long-temps sans manger.

CHAPITRE III. — DE QUELQUES PRÉCAUTIONS PARTICULIÈRES RELATIVES AUX NOUVEAUX INCIDENTS QUI ARRIVENT, AUX DIFFÉRENTS TEMPÉRAMENTS, AUX SEXES, AUX AGES, ET AUX SAISONS DE L'ANNÉE.

Les règles que nous venons de donner doivent être suivies dans la plupart des cas. Néanmoins les nouveaux incidents qui arrivent, la diversité des tempéraments, des sexes, des saisons de l'année, exigent encore que l'on prenne des précautions particulières. Ce ne serait pas sans danger, par exemple, qu'on passerait d'un lieu salubre dans un malsain, ou réciproquement ; il y aura moins de risque si le premier cas arrive au commencement de l'hiver, et le second au commencement de l'été. Il n'est point à propos non plus de prendre une trop grande quantité d'aliments, lorsqu'on a été long-temps sans manger ; ni de passer de la réplétion à une privation de nourriture trop prolongée. On doit craindre d'être incommodé lorsque, contre son ordinaire, on mange une fois ou deux par jour avec excès. L'on ne peut non plus, sans beaucoup d'inconvénients, passer tout-à-coup d'un travail immodéré au repos, ni d'un trop long repos au travail. Il faut en cela se disposer peu à peu au changement. Un jeune homme, un vieillard supporte plus facilement telle espèce de travail que ce puisse être, qu'un homme fait qui n'est point accoutumé à travailler. Ainsi une vie trop oisive n'est point sans inconvénient, puisqu'il peut se rencontrer des occasions où l'on soit forcé de travailler. Lorsqu'un homme qui n'est point accoutumé au travail s'y est livré, ou même lorsqu'une personne qui y est faite, a travaillé plus qu'elle n'a coutume de faire, elle doit se mettre au lit sans rien prendre, principalement si elle a la bouche amère, les yeux pesants et le ventre dérangé. Dans ce cas, on ne doit pas rester au lit à jeun ce jour-là seulement ; mais il faut encore s'y tenir le lendemain de la même façon, à moins que le repos n'ait d'abord tout dissipé. Si cela arrive, il faut se lever, se promener seulement à pas lents. Mais si l'on n'a pas besoin de dormir, parce que l'on a travaillé plus modérément, il est toujours néanmoins à propos de se promener un peu de la manière que nous venons de dire. C'est une règle générale pour tous ceux qui, après s'être fatigués, veulent manger, de se promener d'abord un peu : et ensuite, s'il n'y a pas de bains dans l'endroit où ils sont, de se faire oindre dans un lieu chaud, soit

post hæc, os aqua calida fovere, deinde frigida. Balneum his fervens idoneum non est. Ergo si nimium alicui fatigato pæne febris est, huic abunde est, loco tepido demittere se inguinibus tenus in aquam calidam, cui paulum olei sit adjectum; deinde totum quidem corpus, maxime tamen eas partes, quæ in aqua fuerunt, leniter perfricare ex oleo, cui vinum et paulum contriti salis sit adjectum. Post hæc, omnibus fatigatis aptum est, cibum sumere, eoque humido uti; aqua, vel certe diluta potione esse contentos; maximeque ea, quæ moveat urinam. Illud quoque nosse oportet, quod ex labore sudanti frigida potio perniciosissima est; atque etiam, cum sudor se remisit, itinere fatigatis inutilis. A balneo quoque venientibus Asclepiades inutilem eam judicavit : quod in iis verum est, quibus alvus facile, nec tuto, resolvitur, quique facile inhorrescunt : perpetuum in omnibus non est, cum potius naturale sit, potione æstuantem stomachum refrigerari. Quod ita præcipio, ut tamen fatear, ne ex hac quidem causa sudanti adhuc frigidum bibendum esse. Solet etiam prodesse, post varium cibum, frequentesque dilutas potiones, vomitus, et postero die longa quies, deinde modica exercitatio. Si assidua fatigatio urget, invicem modo aqua, modo vinum bibendum est, raroque balneo utendum. Levatque lassitudinem etiam laboris mutatio : eumque, quem novum genus [ejusdem] laboris pressit, id, quod in consuetudine est, reficit. Fatigato quotidianum cubile tutissimum est. Lassat enim quod contra consuetudinem seu molle, seu durum est. Proprie quædam ad eum pertinent, qui ambulando fatigatur. Hunc reficit in ipso quoque itinere frequens frictio; post iter, primum sedile, deinde unctio : tum calida aqua in balneo magis superiores partes, quam inferiores, foveat. Si quis vero exustus in sole est, huic in balneum protinus eundum, perfundendumque oleo corpus et caput; deinde in solium bene calidum descendendum est; tum multa aqua per caput infundenda, prius calida, deinde

au soleil, soit au feu, et de suer ensuite; s'il y en a un, de se tenir d'abord dans le Tepidarium (1) ; et après qu'ils se sont un peu reposés, de se mettre dans le bain, d'en sortir pour se faire oindre avec beaucoup d'huile, et frictionner légèrement ; puis de se remettre dans le bain. Après quoi, ils doivent se rincer la bouche, d'abord avec de l'eau tiède et ensuite avec de l'eau froide. Ces personnes ne se trouveraient pas bien d'un bain fort chaud. Si quelqu'un, pour s'être trop fatigué, est menacé d'avoir la fièvre, il doit prendre, dans un endroit un peu échauffé, un demi-bain d'eau chaude, à laquelle on ait ajouté un peu d'huile ; se faire ensuite frotter légèrement toutes les parties du corps, mais surtout celles qui ont été dans l'eau, avec de l'huile dans laquelle on ait mêlé du vin et un peu de sel broyé. Après ces précautions, les personnes qui se sont fatiguées peuvent en toute sûreté prendre de la nourriture, mais une nourriture humectante et rafraîchissante. Elles ne doivent boire que de l'eau, ou du moins se contenter d'un vin fort trempé et propre à faire couler l'urine. On ne doit point ignorer que rien n'est plus pernicieux que de boire froid lorsqu'on sue pour avoir trop travaillé; et qu'il y a du danger à boire ainsi, lors même que la sueur est passée, si l'on se sent fatigué après une route qu'on a faite. Asclépiade a prétendu que cette qualité de boisson était nuisible aussi à ceux qui sortent du bain. Cela est vrai des personnes chez lesquelles le ventre se dérange aisément, et avec des suites fâcheuses, ou qui frissonnent facilement ; mais on ne peut en faire une règle générale pour tous ; puisque rien n'est plus naturel qu'une boisson rafraîchissante, lorsque l'estomac est échauffé. Au reste, ce que je dis ici ne m'empêche pas d'avouer qu'un homme en sueur, par cette cause, doit éviter de boire froid. Lorsqu'on a fait bonne chère et bu copieusement, il est à propos de se faire vomir le jour même ; d'observer un long repos le lendemain, et ensuite de s'exercer un peu. Si l'on est exposé à une fatigue prolongée, il faut boire alternativement tantôt de l'eau, tantôt du vin, et ne faire usage du bain que rarement. Le changement de travail diminue aussi la lassitude. Une personne qui est fatiguée d'un travail auquel elle n'est point accoutumée, se délasse en reprenant le genre d'occupation auquel elle est faite. Lorsqu'on est très-las, il n'y a rien de mieux que le lit dans lequel on couche tous les jours. Un lit, au contraire, auquel on n'est point

caput infundenda, prius calida, deinde

---

(1) Salle du bain tiède.

frigida. At ei, qui perfrixit, opus est in balneo primum involuto sedere, donec insudet; tum ungi; deinde lavari: cibum modicum, potiones meracas assumere. Is vero, qui navigavit, et nausea pressus est, si multam bilem evomuit, vel abstinere cibo debet, vel paulum aliquid assumere: si pituitam acidam effudit, utique sumere cibum, sed assueto leviorem: si sine vomitu nausea fuit, vel abstinere, vel post cibum vomere. Qui vero toto die, vel in vehiculo, vel in spectaculis sedit, huic nihil currendum, sed lente ambulandum est: lenta quoque in balneo mora, dein cœna exigua prodesse consueverunt. Si quis in balneo æstuat, reficit hunc ore exceptum, et in eo retentum acetum: si id non est, eodem modo frigida aqua assumta.

Ante omnia autem norit quisque naturam sui corporis: quoniam alii graciles, alii obesi sunt; alii calidi, alii frigidiores; alii humidi, alii sicci; alios adstricta, alios resoluta alvus exercet: raro quisquam non aliquam partem corporis imbecillam habet. Tenuis vero homo implere se debet, plenus extenuare, calidus refrigerare, frigidus calefacere, madens siccare, siccus madefacere: itemque alvum firmare is, cui fusa; solvere is, cui adstricta est: succurrendumque semper parti maxime laboranti est.

accoutumé, fatigue, soit qu'il soit mollet ou dur. Il est des précautions particulières que doit prendre un homme qui fait des marches fatigantes. Il se sentira soulagé si, pendant sa route même, il se fait frotter souvent. Après la marche terminée, il faut qu'il se repose d'abord sur un siége; qu'ensuite il se fasse oindre, et qu'enfin il se fomente toutes les parties du corps, mais principalement les inférieures, dans un bain d'eau chaude. Celui qui a été exposé long-temps à l'ardeur du soleil doit sur-le-champ se rendre dans l'endroit du bain, s'y faire frotter le corps et la tête avec de l'huile, et se mettre ensuite dans un bain bien chaud, où on lui versera sur la tête d'abord de l'eau chaude et ensuite de la froide. Celui, au contraire, qui a eu très-froid a besoin de se tenir bien couvert dans une étuve, d'y rester jusqu'à ce qu'il sue; ensuite de se faire oindre et de se baigner: il doit prendre peu de nourriture, et boire son vin peu trempé. Celui qui, étant sur mer, a été tourmenté par des nausées, doit faire diète, ou du moins ne manger que fort peu, s'il a vomi beaucoup de bile. S'il a rendu une pituite aigre, il doit à la vérité prendre de la nourriture, mais elle doit être plus légère que celle qu'il prend ordinairement. S'il a eu des nausées sans vomir, il ne doit rien prendre, ou vomir après avoir mangé. Lorsqu'on a été assis pendant toute la journée, soit dans une litière, soit aux spectacles, il ne faut point courir, mais marcher posément. Il est bon aussi alors de rester long-temps dans le bain, et de ne souper que légèrement. Si on a trop chaud dans le bain, on peut se rafraîchir en tenant dans la bouche du vinaigre, ou, à défaut de vinaigre, de l'eau froide.

On doit s'attacher sur toute chose à bien connaître son tempérament. Il est des personnes maigres, il en est de grasses; les unes sont d'un tempérament chaud, les autres d'un tempérament froid; ceux-ci sont d'un tempérament humide, ceux-là d'un tempérament sec; les uns ont le ventre humide, les autres l'ont resserré: il est rare que l'on n'ait pas quelque partie du corps plus faible que les autres. Un homme maigre doit observer un régime très-nourrissant; à celui qui est gras, il en faut un tout contraire. Lorsqu'on est d'un tempérament chaud, il faut se rafraîchir; il faut s'échauffer lorsqu'on est d'un tempérament froid. Les personnes pituiteuses se trouvent bien de tout ce qui dessèche, et les bilieuses de tout ce qui peut humecter. Il faut resserrer le ventre à ceux qui l'ont trop libre, et le relâcher à ceux qui l'ont resserré. Enfin,

De causis quæ implent corpus.

Implet autem corpus modica exercitatio, frequentior quies, unctio, et si post prandium est, balneum, contracta alvus, modicum frigus hieme, somnus et plenus et non nimis longus, molle cubile, animi securitas, assumta per cibos et potiones maxime dulcia et pinguia, cibus et frequentior et quantus plenissimus potest, concoqui.

De his quæ extenuant corpus.

Extenuat corpus aqua calida , si quis in eam descendit, magisque si salsa est ; in jejuno balneum, inurens sol et omnis calor, cura, vigilia, somnus nimium vel brevis vel longus ; lectus, per æstatem , terra ; hieme, durum cubile ; cursus , multa ambulatio, omnisque vehemens exercitatio, vomitus, dejectio, acidæ res et austeræ, et semel die assumtæ, et vini non perfrigidi potio jejuno in consuetudinem adducta.

Cum vero inter extenuantia posuerim vomitum et dejectionem, de his quoque proprie quædam dicenda sunt. Ejectum esse ab Asclepiade vomitum in eo volumine , quod de tuenda sanitate composuit, video : neque reprehendo, si offensus eorum est consuetudine, qui quotidie ejiciendo vorandi facultatem moliuntur. Paulo etiam longius processit : idem purgationes quoque eodem volumine expulit. Et sunt eæ perniciosæ, si nimis valentibus medicamentis fiunt. Sed hæc tamen submovenda esse, non est perpetuum ; quia corporum temporumque ratio potest ea facere necessaria, dum et modo , et non nisi cum opus est, adhibeantur. Ergo ille quoque ipse, si quid jam corruptum esset, expelli debere confessus est : ita non ex toto res condemnanda est. Sed esse ejus etiam plures causæ possunt ; estque in ea quædam paulo subtilior observatio adhibenda.

l'on doit toujours soigner la partie qui est la plus faible.

Des incrassants.

Les choses qui procurent de l'embonpoint sont l'exercice modéré , le repos fréquent, l'onction, le bain pris après le diner, la constipation, le froid modéré en hiver, un sommeil plein, mais pas trop long , un lit mollet, la tranquillité d'ame, des aliments, tant solides que liquides, doux et gras, pris souvent, et en aussi grande quantité que l'estomac peut en digérer.

Des atténuants.

Les choses qui font maigrir sont l'eau chaude, si l'on se tient dedans, et surtout si elle est salée ; le bain à jeun, l'ardeur du soleil et toute sorte de chaleur, les soucis, les veilles, le sommeil ou trop court ou trop long, la terre pour lit en été, un lit dur en hiver, la course, la marche prolongée, tout exercice violent, le vomissement , la purgation, les substances acides et austères, l'habitude de ne faire qu'un repas par jour, et de boire à jeun du vin qui ne soit pas trop froid.

Puisque nous avons mis au nombre des atténuants le vomissement et la purgation, il est nécessaire de parler de l'un et de l'autre en particulier. Je sais que le vomissement a été rejeté par Asclépiade, dans le livre qu'il a composé sur la manière de conserver la santé ; et je ne lui fais point un reproche d'avoir blâmé la coutume de ceux qui se font vomir tous les jours par motif de gourmandise ; je prétends seulement qu'il a été trop loin sur cette matière. Il proscrit aussi, dans le même livre, la purgation. Ces deux sortes d'évacuations sont pernicieuses, il est vrai , si elles se font par le moyen de médicaments trop violents ; mais il est faux de dire qu'il faille les bannir pour toujours de la médecine : car il est des circonstances où, eu égard aux saisons et aux tempéraments, elles peuvent être nécessaires, et on peut en retirer de grands avantages , pourvu qu'on ne les emploie que lorsqu'il en est besoin , et avec mesure. Asclépiade est forcé lui-même d'avouer qu'il faut expulser du corps les matières viciées et corrompues. Il ne faut donc pas rejeter entièrement les vomitifs et les purgatifs ; il peut y avoir bien des cas qui les exigent, mais ces remèdes, pour bien faire, veulent être administrés avec précaution et discernement.

De vomitu.

Vomitus utilior est hieme, quam æstate : nam tum et pituitæ plus, et capitis gravitas major subest. Inutilis est gracilibus, et imbecillum stomachum habentibus : utilis plenis et biliosis omnibus, si vel nimium se replerunt, vel parum concoxerunt. Nam, sive plus est, quam quod concoqui possit, periclitari ne corrumpatur, non oportet : sive corruptum est, nihil commodius est, quam id, qua via primum expelli potest, ejicere. Itaque, ubi amari ructus cum dolore et gravitate præcordiorum sunt, ad hunc protinus confugiendum est. Idem prodest ei, cui pectus æstuat, et frequens saliva, vel nausea est ; aut sonant aures, aut madent oculi, aut os amarum est : similiterque ei, qui vel cœlum, vel locum mutat ; iisque, quibus, si per plures dies non vomuerunt, dolor præcordia infestat. Neque ignoro inter hæc præcipi quietem : quæ non semper contingere potest agendi necessitatem habentibus ; nec in omnibus idem facit. Itaque istud luxuriæ causa fieri non oportere confiteor ; interdum valetudinis causa recte fieri, experimentis credo : cum eo tamen, ne quis qui valere et senescere volet, hoc quotidianum habeat. Qui vomere post cibum volet, si ex facili facit, aquam tantum tepidam ante debet assumere ; si difficilius, aquæ vel salis, vel mellis paulum adjicere. At qui mane vomiturus est, ante bibere mulsum, vel hyssopum, aut esse radiculam debet ; deinde aquam tepidam, ut supra scriptum est, bibere. Cetera, quæ antiqui medici præceperunt, stomachum omnia infestant. Post vomitum, si stomachus infirmus est, paulum cibi, sed hujus idonei, gustandum, et aquæ frigidæ cyathi tres bibendi sunt ; nisi tamen vomitus fauces exasperavit. Qui vomuit, si mane id fecit, ambulare debet, tum ungi, deinde cœnare : si post cœnam, postero die lavari, et in balneo sudare. Huic proximus cibus mediocris utilior est ; isque esse debet cum pane hesterno, vino austero meraco, et carne assa, cibisque omnibus quam siccissimis.

Du vomissement.

Le vomissement est plus utile en hiver qu'en été ; car, dans cette première saison, la pituite est plus abondante et la tête est plus chargée. Il est nuisible aux personnes maigres et qui ont l'estomac faible. Il fait bien à toutes les personnes replètes et bilieuses, si elles ont trop mangé, ou si elles digèrent mal ; car si l'on a mangé plus qu'on ne peut digérer, il ne faut point s'exposer à laisser corrompre dans l'estomac les aliments qu'on a pris ; et s'ils sont déjà corrompus, rien de plus utile que de les faire sortir de l'estomac par la voie la plus prompte. Ainsi, lorsqu'on a des rapports amers, qui sont accompagnés de pesanteur et de douleur à l'estomac, il ne faut point différer de recourir au vomissement. Il fait bien aussi à ceux qui ont la poitrine échauffée, qui crachent souvent, ou qui ont des nausées fréquentes, des tintements d'oreilles, les yeux larmoyants et la bouche amère. Il convient encore aux personnes qui changent d'air ou de lieu, et à ceux qui ressentent des douleurs dans la région de l'estomac, lorsqu'elles ont été plusieurs jours sans vomir. Je n'ignore pas que l'usage de ce remède exige du repos ; que les gens qui sont forcés d'agir ne sont pas toujours les maîtres de se le procurer, et que ce repos même ne fait pas également bien à tout le monde. Aussi ne ferai-je point difficulté d'avouer qu'il ne faut point se faire vomir par un goût excessif de la bonne chère ; mais je crois, d'après l'expérience, qu'il est quelquefois nécessaire de le faire pour se conserver en santé. J'avertis cependant que quiconque veut se bien porter et vivre long-temps ne doit point s'en faire une habitude journalière. Lorsqu'on veut vomir après avoir mangé, si l'on vomit aisément, il suffit de boire de l'eau tiède ; mais si l'on vomit plus difficilement, il faut ajouter à l'eau tiède un peu de sel ou de miel ; si l'on veut vomir le matin, il faut boire auparavant de l'hydromel ou une infusion d'hysope, ou manger du raifort, et boire ensuite de l'eau tiède, comme nous l'avons dit. Tous les autres remèdes que les anciens médecins ont prescrits pour exciter le vomissement nuisent à l'estomac. Après le vomissement, si l'on se sent faible, il faut manger un peu ; mais choisir une nourriture qui convienne à l'estomac, et boire trois verres d'eau froide, à moins que le vomissement n'ait fort échauffé le gosier. Si on a vomi le matin, on doit se promener, se faire oindre, et ensuite souper. Si c'est après le souper qu'on a vomi, on doit se baigner le lendemain, et suer

Qui vomere bis in mense vult, melius consulet, si biduo continuarit, quam si post quintumdecimum diem vomuerit; nisi hæc mora gravitatem pectori faciet.

De dejectionibus.

Dejectio autem medicamento quoque petenda est, ubi venter suppressus parum reddit, ex eoque inflationes, caligines, capitis dolores, aliaque superioris partis mala increscunt. Quid enim inter hæc adjuvare possunt quies et inedia, per quæ illa maxime eveniunt? Qui dejicere volet, primum cibis vinisque utatur iis quæ hoc præstent: dein, si parum illa proficient, aloen sumat. Sed purgationes quoque, ut interdum necessariæ sunt, sic, ubi frequentes sunt, periculum afferunt (assuescit enim non ali corpus); cum omnibus morbis obnoxia maxime infirmitas sit.

De his quæ calefaciunt, et refrigerant corpus.

Calefacit autem unctio, aqua salsa, magisque si calida est, omnia salsa, amara, carnosa, si post cibum est, balneum, vinum austerum. Refrigerat in jejuno et balneum, et somnus, nisi nimis longus est, et omnia acida; aqua quam frigidissima; oleum, si aqua miscetur.

De his quæ humidant, et siccant.

Humidum autem corpus efficit labor major, quam ex consuetudine, frequens balneum, cibus plenior, multa potio; post hæc ambulatio, et vigilia: per se quoque ambulatio multa et vehemens, et matutinæ exercitationi non protinus cibus adjectus: ea genera escæ, quæ veniunt ex locis frigidis, et pluviis, et irriguis. Contra siccat modica exercitatio, fames, unctio sine aqua, calor, sol modicus, frigida aqua, cibus exercitationi statim subjectus, et is ipse ex siccis et æstuosis locis veniens.

dans le bain. L'on se trouvera bien de ne prendre que peu de nourriture la première fois; il faut se contenter de pain cuit de la veille, de vin austère sans eau, de viande rôtie et d'aliments fort secs. Si l'on est dans l'usage de se faire vomir deux fois par mois, il vaut mieux le faire deux jours de suite, que de mettre quinze jours de distance entre chaque fois, à moins que, par suite de ce délai, on ne se sente la poitrine embarrassée.

De la purgation.

Il est nécessaire de se purger lorsque le ventre est paresseux, qu'on ne va presque point à la selle, et qu'en conséquence on éprouve des flatuosités, des vertiges, des douleurs de tête, et d'autres incommodités qui se font sentir surtout dans les parties supérieures. C'est en vain que, pour ces sortes de maux, on attendrait quelque soulagement du repos et de la diète, qui ont coutume de les produire. Celui qui veut se purger doit premièrement faire usage d'aliments et de vins qui puissent produire cet effet, et ensuite employer l'aloès, si ces premières choses ne font rien. Mais si l'on se trouve bien de se purger quelquefois, il est dangereux aussi de répéter trop souvent cette évacuation. Le corps s'accoutume à ne point prendre de nourriture; il s'affaiblit, et cet état de faiblesse le dispose à toutes les maladies.

Des rafraîchissants et des échauffants.

Les choses qui échauffent sont l'onction; l'eau salée, surtout si elle est chaude; toutes les salaisons; les amers; les substances charnues; le pain pris après le repas; le vin austère. Au contraire, les choses qui rafraîchissent sont le bain pris à jeun; le sommeil, lorsqu'il n'est pas trop prolongé; tous les acides; l'eau froide; l'huile mêlée avec l'eau.

Des humectants et des desséchants.

Le travail, s'il est plus fort qu'à l'ordinaire, l'usage fréquent du bain, une nourriture abondante, une boisson copieuse, la promenade et la veille après le repas, sont propres à humecter le corps. C'est ce que fait aussi la marche par elle-même, si on la prolonge et qu'on s'y livre avec activité: de même l'exercice du matin, si l'on ne mange pas immédiatement après; et toutes les espèces d'aliments qui viennent de lieux frais, pluvieux, et abondamment arrosés. L'exercice modéré, la faim, l'onction sans mélange d'eau, la chaleur, l'exposition au soleil quand il n'est pas trop ardent, dessèchent; l'eau froide, la nour-

De his quæ alvum adstringunt et solvunt.

Alvum adstringit labor, sedile, creta figularis corpori illita, cibus imminutus, et is ipse semel die assumtus ab eo, qui bis solet; exigua potio, neque adhibita, nisi cum cibi quis quantum assumturus est, cepit; post cibum quies. Contra solvit aucta ambulatio atque esca, motus qui post cibum est, subinde potiones cibo immixtæ. Illud quoque scire oportet, quod ventrem vomitus solutum comprimit, compressum solvit: itemque comprimit is vomitus, qui statim post cibum est; solvit is, qui tarde supervenit.

De ætatum varietate.

Quod ad ætates vero pertinet, inediam facillime sustinent mediæ ætates, minus juvenes, minime pueri et senectute confecti. Quo minus fert facile quisque, eo sæpius debet cibum assumere; maximeque eo eget, qui increscit. Calida lavatio et pueris et senibus apta est. Vinum dilutius pueris, senibus meracius, neutri ætati, quæ inflationes movent. Juvenum minus, quæ assumant, et quomodo curentur, interest. Quibus juvenibus fluxit alvus, plerumque in senectute contrahitur: quibus in adolescentia fuit adstricta, sæpe in senectute solvitur. Melior est autem in juvene fusior, in sene adstrictior.

De varietate temporum.

Tempus quoque anni considerare oportet. Hieme plus esse convenit; minus, sed meracius bibere; multo pane uti, carne potius elixa, modice oleribus; semel die cibum capere, nisi si nimis venter adstrictus est. Si prandet aliquis,

riture prise immédiatement après l'exercice et les aliments tirés des lieux secs et chauds produisent le même effet.

Des moyens de resserrer et de relâcher le ventre.

Le travail, le repos sur un siége; l'argile dont les potiers se servent, appliquée sur le corps; la diminution dans le manger qu'on ne prend qu'une fois par jour, tandis qu'on avait coutume d'en prendre deux fois; une boisson peu abondante, et prise seulement lorsqu'on a fini de manger; le repos après le repas, resserrent le ventre. Il sera libre, au contraire, si l'on mange et si l'on se promène plus qu'à l'ordinaire; si l'on s'exerce immédiatement après le repas: si on entremêle sa boisson avec le manger. On ne doit point ignorer non plus que le vomissement resserre le ventre lorsqu'il est lâche, et qu'il le lâche lorsqu'il est resserré; que le premier effet est produit si l'on se fait vomir ausitôt après qu'on a mangé; mais que si c'est seulement long-temps après, on se procure la liberté du ventre.

De la diversité des âges.

Quant aux différents âges, l'homme fait supporte facilement la faim; l'adolescent moins bien; l'enfant et le vieillard ne peuvent la supporter en aucune façon. On a besoin de prendre des aliments d'autant plus souvent qu'on supporte la faim avec moins de facilité; c'est surtout lorsque le corps grandit qu'il est nécessaire d'en prendre fréquemment. Le bain tiède convient aux enfants et aux vieillards. Il faut que les enfants boivent leur vin mêlé avec beaucoup d'eau, et que les vieillards boivent le leur plus pur; mais ni dans l'un, ni dans l'autre de ces âges, on ne doit user de boissons propres à causer des flatuosités. Pour les jeunes gens, ils n'ont pas besoin de prendre tant de précautions, ni pour les aliments, ni sur les autres articles du régime. Ceux qui ont eu le ventre lâche dans la jeunesse l'ont ordinairement resserré dans la vieillesse, et ceux qui l'ont eu resserré dans la jeunesse l'ont lâche dans la vieillesse; mais il vaut mieux l'avoir relâché lorsqu'on est jeune, et resserré lorsqu'on est vieux.

De la différence des saisons.

Il faut ensuite faire attention aux différentes saisons de l'année. En hiver, on doit manger davantage; boire moins de vin, mais plus pur; manger beaucoup de pain; user par préférence de chair bouillie, et faire peu d'usage de légumes. Il ne faut manger qu'une fois par jour,

utilius est exiguum aliquid , et ipsum siccum sine carne , sine potione sumere. Eo tempore anni calidis omnibus potius utendum est, vel calorem moventibus. Venus tum non æque perniciosa est. At vere paulum cibo demendum , adjiciendumque potioni, sed dilutius tamen bibendum est; magis carne utendum, magis oleribus; transeundum paulatim ad assa ab elixis. Venus eo tempore anni tutissima est.

à moins que le ventre ne soit trop resserré. Si l'on dîne, il est à propos de ne prendre que quelques aliments secs , en petite quantité, sans manger de viande, et sans boire. Tout ce que l'on mange dans cette saison doit être chaud, ou du moins propre à exciter la chaleur. Le commerce des femmes est alors moins pernicieux. Au printemps , il faut commencer à manger un peu moins , et à boire davantage; mais on doit tremper son vin plus qu'en hiver ; faire plus d'usage de la viande et des légumes, et passer peu à peu de la viande bouillie à la viande rôtie. Il n'y a pas de saison dans l'année où le commerce des femmes ait moins d'inconvénient.

De diæta ciborum potionumque.

Æstate vero et potione et cibo sæpius corpus eget : ideo prandere quoque commodum est. Eo tempore aptissima sunt et caro et olus; potio quam dilutissima , ut et sitim tollat, nec corpus incendat; frigida lavatio, caro assa, frigidi cibi, vel qui refrigerent. Ut sæpius autem cibo utendum, sic exiguo est.

De la diète d'été.

En été , on a besoin de manger et de boire plus souvent. Ainsi il est à propos de dîner dans cette saison. C'est surtout en été qu'il est bon de vivre de chair et de légumes. Le vin doit être très-trempé, pour étancher la soif, sans échauffer. Le bain froid , la viande rôtie , les aliments froids, ou qui rafraîchissent, sont les plus convenables ; l'on doit prendre d'autant moins d'aliments à la fois, qu'il est nécessaire d'en prendre plus souvent.

Autumnalis diæta.

Per autumnum vero, propter cœli varietatem, periculum maximum est. Itaque neque sine veste, neque sine calceamentis prodire oportet , præcipueque diebus frigidioribus , neque sub divo nocte dormire , aut certe bene operiri. Cibo vero jam paulo pleniore uti licet; minus , sed meracius bibere. Poma nocere quidam putant, quæ immodice toto die plerumque sic assumuntur, ne quid ex densiore cibo remittatur : ita non hæc , sed consummatio omnium nocet. Ex quibus in nullo tamen minus, quam in his noxæ est. Sed his uti non sæpius, quam alio cibo convenit. Denique aliquid densiori cibo, cum hic accedit, necessarium est demi. Neque æstate vero, neque autumno utilis Venus est : tolerabilior tamen per autumnum; æstate in totum , si fieri potest, abstinendum est.

De la diète d'automne.

On court beaucoup de danger en automne , à cause de la variété du temps dans cette saison ; c'est pourquoi il ne faut point sortir de la maison sans habits et sans chaussures, principalement les jours où il fait froid. On ne doit pas non plus coucher en plein air, ou si l'on y couche, il faut être bien couvert. On peut dès lors commencer à se nourrir un peu plus , à boire moins de vin , mais plus pur. Il y en a qui pensent que les fruits, dont bien des gens mangent avec excès pendant toute la journée, sans rien diminuer de la nourriture plus forte qu'ils prennent d'ailleurs, sont nuisibles. Mais ce ne sont point les fruits , c'est la trop grande quantité qu'on en mange qui fait mal. Il y a même moins de danger à trop manger de fruits que de toute autre chose. Cependant il ne faut point en manger plus souvent que d'aucun autre aliment ; et lorsque l'on en mange, l'on doit toujours retrancher quelque chose de la quantité des autres nourritures que l'on a coutume de prendre. Le commerce des femmes n'est avantageux ni en été, ni en automne; il est moins nuisible néanmoins dans cette dernière saison. Mais il faut en été, si l'on peut, s'en abstenir totalement.

CAPUT IV. — DE HIS QUIBUS CAPUT INFIRMUM EST.

Proximum est, ut de iis dicam, qui partes aliquas corporis imbecillas habent. Cui caput infirmum est, is, si bene concoxerit, leniter perfricare id mane manibus suis debet; nunquam id, si fieri potest, veste velare; ad cutem tonderi; utileque lunam vitare, maximeque ante ipsum lunæ solisque concursum; sed nusquam post cibum. Si cui capilli sunt, eos quotidie pectere; multum ambulare, sed, si licet, neque sub tecto, neque in sole; utique autem vitare solis ardorem, maximeque post cibum et vinum; potius ungi, quam lavari; nunquam ad flammam ungi, interdum ad prunam. Si in balneum venit, sub veste primum paulum in Tepidario insudare, ibi ungi, tum transire in calidarium; ubi sudarit, in solium non descendere, sed multa calida aqua per caput se totum perfundere, tum tepida, deinde frigida; diutiusque ea caput, quam ceteras partes perfundere; deinde id aliquamdiu perfricare; novissime detergere et ungere. Capiti nihil æque prodest atque aqua frigida: itaque, is, cui hoc infirmum est, per æstatem id bene largo canali quotidie debet aliquamdiu subjicere. Semper autem, etiam si sine balneo unctus est, neque totum corpus refrigerare sustinet, caput tamen aqua frigida perfundere. Sed cum ceteras partes attingi nolit, demittere id, ne ad cervices aqua descendat; eamque, ne quid oculis, aliisve partibus noceat, defluentem subinde manibus ad hoc regerere. Huic modicus cibus necessarius est, quem facile concoquat; isque, si jejuno caput læditur, assumendus etiam medio die est; si non læditur, semel potius. Bibere huic assidue vinum dilutum, lene, quam aquam, magis expedit; ut cum caput gravius esse cœperit, sit quo confugiat: eique ex toto neque vinum, neque aqua semper utilia sunt: medicamentum utrumque est, cum invicem assumitur. Scribere, legere, voce contendere, huic opus non est, utique post cœnam; post quam ne cogitatio

CHAPITRE IV. — DE CEUX QUI ONT LA TÊTE FAIBLE.

Je vais parler maintenant de ceux qui ont quelque partie du corps faible. Celui qui a la tête faible doit tous les matins, s'il a bien digéré, se la frotter doucement avec les mains. Il ne doit jamais, si cela est possible, avoir la tête couverte, ni se la faire raser fort près de la peau. Il prendra garde de ne point s'exposer au clair de lune, surtout avant la conjonction de cette planète avec le soleil; il ne faut pas qu'il (1) marche immédiatement après avoir mangé. Celui qui porte ses cheveux doit les peigner tous les jours, se promener beaucoup; mais, s'il est possible, il ne faut point que ce soit ni dans un lieu couvert, ni dans la maison, ni au soleil, à l'ardeur duquel il évitera de s'exposer, surtout après le repas et après l'usage du vin. Il se trouvera mieux de se faire oindre que de se baigner. Lorsqu'il se fait oindre, ce doit être quelquefois à la chaleur d'un brasier ardent, et jamais à celle de la flamme. S'il vient au bain, il doit d'abord, sans quitter ses habits, suer un peu dans le *Tepidarium*, s'y faire oindre ensuite, et de là passer dans le *Calidarium* (2), où il ne se baignera point après avoir sué; mais il se fera répandre sur tout le corps, en commençant par la tête, une grande quantité d'eau d'abord chaude, puis tiède, et ensuite froide; il s'en lavera la tête plus long-temps que les autres parties; se la frottera ensuite pendant quelque temps, et se fera oindre après s'être essuyé. Rien ne fait tant de bien à la tête que l'eau froide. Il faut donc, lorsqu'on a cette partie faible, y recevoir, chaque jour, en été, pendant quelque temps, de fortes douches. Et l'on doit, lors même qu'on se fait oindre sans se baigner, et que tout le corps ne s'accommoderait pas également du froid du bain, se faire verser sur la tête de l'eau froide. Alors, si l'on ne veut point que l'eau mouille les autres parties du corps, il faut se tenir la tête penchée en devant, afin que l'eau ne descende point sur le cou. On aurait soin de même de la détourner, si elle venait à couler sur les yeux, ou sur quelque autre partie où elle pût nuire. On doit manger peu, et ne faire usage que d'aliments de facile digestion. Si l'on éprouve des maux de tête lorsqu'on est à jeun, il faut manger vers le milieu de la journée; mais si l'on n'en

____

(1) *Progredi* paraît avoir été omis dans le texte.
(2) Salle de bain chaud.

quidem ei satis tuta est : maxime tamen vomitus alienus est.

CAPUT V. — DE HIS QUI LIPPITUDINE , GRA-VEDINE , DESTILLATIONE , TONSILLISQUE LABORANT.

Neque vero his solis , quos capitis imbecillitas torquet , usus aquæ frigidæ prodest ; sed iis etiam , quos assiduæ lippitudines, gravedines, destillationes , tonsillæque male habent. His autem non caput tantum quotidie perfundendum , sed os quoque multa frigida aqua fovendum est ; præcipueque omnibus , quibus hoc utile auxilium est , eo utendum est , ubi gravius cœlum austri reddiderunt. Cumque omnibus inutilis sit post cibum aut contentio , aut agitatio animi ; tum iis præcipue, qui vel capitis, vel arteriæ dolores habere consuerunt, vel quoslibet alios oris affectus. Vitari etiam gravedines, destillationesque possunt , si quam minime , qui his opportunus est , loca aquasque mutat ; si caput in sole protegit , ne incendatur , neve subitum ex repentino nubilo frigus id moveat ; si post concoctionem jejunus caput radit ; si post cibum neque legit , neque scribit.

CAPUT VI. — AD SOLUTAM ALVUM REMEDIA.

Quem vero frequenter cita alvus exercet , huic opus est pila similibusque superiores partes exercere ; dum jejunus est , ambulare ; vitare solem , continua balnea ; ungi citra sudorem ; non uti cibis variis, minimeque jurulentis , aut leguminibus oleribusve iis , quæ celeriter descendunt ; omnia denique sumere , quæ tarde concoquuntur. Venatio, durique pisces, et ex domesticis animalibus

ressent point, on fera mieux de ne faire qu'un repas. Il est plus à propos d'user pour sa boisson ordinaire de vin léger trempé avec de l'eau , que de ne boire que de l'eau pure , afin d'avoir un remède auquel on puisse avoir recours lorsqu'on a mal à la tête. Ainsi , on ne doit faire usage exclusivement , ni du vin, ni de l'eau pure ; mais boire alternativement de l'un et de l'autre, si l'on veut qu'ils tiennent lieu de remède. Après le souper, on ne doit ni lire , ni écrire, ni déclamer, ni même méditer trop attentivement ; mais rien surtout n'est plus contraire que le vomissement.

CHAPITRE V. — DE CEUX QUI SONT SUJETS AUX MAUX D'YEUX , DE GORGE, AUX FLUXIONS ET AUX RHUMES.

Ce n'est pas seulement à ceux qui ont la tête faible que l'usage de l'eau froide est avantageux ; il l'est encore à ceux qui sont sujets aux maux d'yeux, aux maux de gorge , aux rhumes et aux fluxions. Ils doivent se laver tous les jours, non-seulement la tête , mais encore la bouche avec beaucoup d'eau froide. Ceux qui ont besoin de ce secours doivent surtout s'en servir lorsque les vents du midi ont rendu l'air plus pesant. En général , la contention et le travail d'esprit sont nuisibles au corps après qu'on a mangé ; mais surtout aux personnes qui sont sujettes aux douleurs de tête, aux maux de gorge, ou à quelque autre maladie de la bouche. Un moyen de se garantir des rhumes et des fluxions lorsqu'on y est sujet , est de changer, le moins qu'il est possible, de lieu et d'eau ; de se bien couvrir la tête lorsqu'on va à l'air, afin qu'elle ne puisse point s'échauffer par l'ardeur du soleil, ou être atteinte par le froid qui est produit quelquefois tout-à-coup quand le ciel vient à se couvrir. Il est bon encore de se faire raser la tête à jeun , lorsque la digestion est faite, et de ne lire ni écrire lorsqu'on a mangé.

CHAPITRE VI. — DES REMÈDES CONTRE LA TROP GRANDE LIBERTÉ DU VENTRE.

Ceux qui ont le ventre trop libre doivent s'exercer les parties supérieures en jouant à la paume, ou en faisant quelque autre exercice de la même nature, et en se promenant à jeun ; ils doivent éviter la grande ardeur du soleil, l'usage fréquent du bain ; se faire oindre sans suer, ne point user d'aliments de différentes sortes, ou qui soient fort succulents ; ne point manger de légumes ou d'herbes potagères, qui restent peu dans l'estomac ; mais se nourrir d'aliments qui se digèrent lentement. Le gibier, les poissons

assa caro maxime juvant. Nunquam vinum salsum bibere expedit, ne tenue quidem, aut dulce, sed austerum, et plenius, neque id ipsum pervetus. Si mulso uti volet, id ex decocto melle faciendum est. Si frigidæ potiones ventrem ejus non turbant, his utendum potissimum est. Si quid offensæ in cœna sensit, vomere debet; idque postero quoque die facere : tertio, modici ponderis panem ex vino esse, adjecta uva ex olla, vel ex defruto, similibusque aliis : deinde ad consuetudinem redire. Semper autem post cibum conquiescere, ac neque intendere animum, neque ambulatione quamvis leni dimoveri.

CAPUT VII. — REMEDIA AD COLI DOLOREM.

At si laxius intestinum dolere consuevit, quod colum nominant, cum id nihil nisi genus inflationis sit, id agendum est, ut concoquat aliquis, ut lectione, aliisque generibus exerceatur, utatur balneo calido, cibis quoque et potionibus calidis ; denique omni modo frigus vitet, item dulcia omnia, leguminaque, et quidquid inflare consuevit.

CAPUT VIII. — QUÆ AGENDA SINT STOMACHO LABORANTIBUS.

Si quis vero stomacho laborat, legere clare debet; post lectionem ambulare; tum pila, vel armis, aliove quo genere, quo superior pars movetur, exerceri; non aquam, sed vinum calidum bibere jejunus; cibum bis die assumere, sic tamen, ut facile concoquat, uti vino tenui et austero, et post cibum frigidis potionibus potius. Stomachum autem infirmum indicant pallor, macies, præcordiorum dolor, nausea, et nolentium vomitus, in jejuno dolor capitis. Quæ in quo non sunt, is firmi stomachi est. Neque credendum utique nostris est, qui, cum in adversa valetudine vinum aut frigidam

dont la chair est ferme, la viande rôtie des animaux domestiques sont ce qui leur convient le mieux. Ils ne doivent point user, pour leur boisson, de vin salé, doux, léger; mais d'un vin austère, qui n'ait rien perdu de sa force, et qui ne soit pas trop vieux. Il ne faut point qu'il boive d'hydromel, à moins qu'il ne soit fait avec le miel cuit. Il est bon qu'ils boivent froid, à moins que cela ne leur donne la colique. Ces sortes de personnes, lorsqu'elles se sentent incommodées du souper, doivent se faire vomir sur-le-champ, recommencer le lendemain, et, le troisième jour, ne prendre qu'un peu de pain trempé dans du vin, en ajoutant à cela du raisin cuit ou confit, ou quelque autre préparation semblable, et se remettre ensuite à la vie ordinaire. Il faut qu'elles restent tranquilles après les repas, qu'elles ne s'appliquent à rien, et qu'elles ne se promènent pas, même doucement.

CHAPITRE VII. — DES REMÈDES CONTRE LA COLIQUE.

Si l'on est sujet à avoir la colique, mal dont le siége est dans l'intestin que les Grecs appellent *colon*, et qui est ordinairement occasionné par des vents retenus dans cet intestin, lorsque les digestions se font mal, il faut faire en sorte de mettre l'estomac en état de bien digérer. Pour cela, la personne sujette aux coliques fera bien de lire à haute voix, de s'exercer beaucoup, de faire usage du bain chaud, de boire et de manger chaud, d'éviter soigneusement le froid, de renoncer à toutes les choses douces, aux légumes, et à tout ce qui peut produire des flatuosités.

CHAPITRE VIII. — DES REMÈDES CONTRE LA FAIBLESSE D'ESTOMAC.

Lorsqu'on a l'estomac faible, il faut lire à haute voix, et, après la lecture se promener, jouer à la paume, faire des armes, ou se livrer à tout autre exercice qui mette en mouvement et en action les parties supérieures; il ne faut point boire d'eau, mais du vin chaud; faire deux repas par jour, en ayant soin de ne prendre chaque fois que la quantité d'aliments que l'estomac peut digérer aisément; user pour sa boisson ordinaire de vin léger et austère, et, après le repas, boire froid de préférence. La faiblesse de l'estomac s'annonce par la pâleur, la maigreur, les douleurs de l'épigastre, les nausées, les vomissements involontaires, les maux de tête lorsqu'on est à jeun. Ceux chez lesquels ces signes ne se trouvent point ont l'estomac bon. Il ne faut pas

aquam concupiverunt, deliciarum patrocinium in accusationem non merentis stomachi habent. At qui tarde concoquunt, et quorum ideo præcordia inflantur, quive propter ardorem aliquem noctu sitire consuerunt, ante quam conquiescant, duos tresve cyathos per tenuem fistulam bibant. Prodest etiam adversus tardam concoctionem clare legere, deinde ambulare, tum vel ungi vel lavari, assidue vinum frigidum bibere, et post cibum, magnam potionem, sed, ut supra dixi, per siphonem : deinde omnes potiones aqua frigida includere. Cui vero cibus acescit, is ante eum bibere aquam egelidam debet, et vomere : at si cui ex hoc frequens dejectio incidit, quoties alvus ei constiterit, frigida potione potissimum utatur.

CAPUT IX. — QUID OBSERVANDUM SIT DOLORE NERVORUM LABORANTIBUS.

Si cui vero dolere nervi solent, quod in podagra chiragrave esse consuevit, huic, quantum fieri potest, exercendum id est, quod affectum est, objiciendumque labori et frigori ; nisi cum dolor increvit ; sub quo quies optima est. Venus semper inimica est ; concoctio, sicut omnibus corporis affectibus, necessaria. Cruditas enim id maxime lædit, et quoties offensum corpus est, vitiosa pars maxime sentit.

Ut concoctio autem omnibus vitiis occurrit, sic rursus aliis frigus, aliis calor : quæ sequi quisque pro habitu corporis sui debet. Frigus inimicum est seni, tenui, vulneri, præcordiis, intestinis, vesicæ, auribus, coxis, scapulis, naturalibus, ossibus, dentibus, nervis, vulvæ, cerebro : idem summam cutem facit pallidam, aridam, duram, nigram ; ex hoc horrores tremoresque nascuntur. At prodest juvenibus, et omnibus plenis : erectiorque mens est, et melius conco-

là-dessus en croire toujours nos Romains ; car souvent, lorsque, dans les maladies, ils demandent du vin ou de l'eau froide, ils rejettent sur la prétendue mauvaise constitution de leur estomac l'usage d'une boisson qui fait leurs délices. Ceux qui digèrent lentement, et qui, pour cette raison, ont les hypochondres gonflés, ou qui éprouvent des chaleurs et une altération considérable pendant la nuit, doivent, avant de se coucher, boire deux ou trois verres d'eau froide, à travers un siphon. Les personnes chez lesquelles la digestion se fait lentement se trouvent bien aussi de lire à haute voix, ensuite de se promener, et après la promenade, de se faire oindre ou de se baigner ; il est à propos qu'elles boivent toujours leur vin froid ; qu'après le repas, elles prennent une grande potion, mais à travers un siphon, comme je l'ai déjà dit, et par-dessus cette potion un verre d'eau froide. Si le manger s'aigrit, il faut boire de l'eau tiède avant de rien prendre, et ensuite vomir. Si cela donne la diarrhée, il n'y a rien de mieux après chaque selle que de boire un verre d'eau froide.

CHAPITRE IX. — PRÉCAUTIONS QUE DOIVENT PRENDRE CEUX QUI ONT DES DOULEURS DE NERFS.

Lorsqu'on ressent des douleurs dans les nerfs, ce qui est ordinaire à ceux qui ont la goutte aux pieds ou aux mains, il faut, autant qu'il est possible, exercer et exposer au froid la partie qui est affectée, excepté dans le temps où la douleur augmente ; car alors il n'y a rien de mieux que le repos. Le commerce des femmes est toujours nuisible dans cette affection. Il est essentiel, dans ce cas, de même que dans toutes les autres espèces d'incommodités, de bien digérer ; car rien ne dérange plus le corps qu'une mauvaise digestion : et toutes les fois que le corps est dérangé, c'est toujours la partie la plus faible qui s'en ressent le plus.

Si c'est un avantage de bien digérer, ainsi que nous venons de le dire, dans toutes les espèces d'indispositions, il en est aussi dans lesquelles le froid fait bien, et d'autres où il faut de la chaleur : c'est à chacun à consulter là-dessus son tempérament. Le froid est nuisible aux vieillards, aux personnes maigres ; il est pernicieux dans les blessures ; contraire à la région précordiale, aux intestins, à la vessie, aux oreilles, aux hanches, aux épaules, aux parties naturelles, aux os, aux dents, aux nerfs, à la matrice, au cerveau. Il rend la peau pâle, aride, dure, noire : il occasionne des frissons

quitur, ubi frigus quidem est, sed cavetur. Aqua vero frigida infusa, præterquam capiti, etiam stomacho prodest : item articulis doloribusque, qui sunt sine ulceribus : item rubicundis nimis hominibus, si dolore vacant. Calor autem adjuvat omnia, quæ frigus infestat : item lippientes, si nec dolor, nec lacrymæ sunt; nervos quoque, qui contrahuntur; præcipueque ea ulcera, quæ ex frigore sunt : idem corporis colorem bonum facit, urinam movet. Si nimius est, corpus effeminat, nervos emollit, stomachum solvit. Minime vero aut frigus aut calor tuta sunt, ubi subita insuetis sunt. Nam frigus, lateris dolores, aliaque vitia; frigida aqua, strumas excitat : calor concoctionem prohibet, somnum aufert, sudore digerit, obnoxium morbis pestilentibus corpus efficit.

CAPUT X. — OBSERVATIO IN PESTILENTIA.

Est etiam observatio necessaria, qua quis in pestilentia utatur adhuc integer, cum tamen securus esse non possit. Tum igitur oportet peregrinari, navigare : ubi id non licet, gestari, ambulare sub divo, ante æstum, leniter; eodemque modo ungi : et, ut supra comprehensum est, vitare fatigationem, cruditatem, frigus, calorem, libidinem : multoque magis se continere, si qua gravitas in corpore est. Tum neque mane surgendum, neque pedibus nudis ambulandum est, minimeque post cibum, aut balneum : neque jejuno, neque cœnato vomendum est : neque movenda alvus; atque etiam, si per se mota est, comprimenda est : abstinendum potius, si plenius corpus est. Itemque vitandum balneum, sudor, meridianus somnus, utique si cibus quoque antecessit; qui tamen semel die tum commodius assumitur; insuper etiam modicus, ne cruditatem moveat. Alternis diebus invicem, modo aqua, modo

et des tremblements. Le froid convient aux jeunes gens et à toutes les personnes replètes. On a l'esprit plus agile et l'on digère mieux lorsqu'il fait froid, sans pourtant négliger de s'en garantir. Les affusions d'eau froide sont utiles à l'estomac aussi bien qu'à la tête; de même aux douleurs des articulations, quand elles ne sont point ulcérées; elles conviennent aussi aux personnes très-colorées, lorsqu'elles n'éprouvent aucune douleur. La chaleur remédie à tous les maux auxquels le froid est contraire. Elle fait bien dans les ophthalmies qui sont sans douleur et sans larmoiement; elle apaise les convulsions; elle est bonne dans toutes les espèces d'ulcères, mais principalement dans ceux qui proviennent du froid; elle conserve et entretient la bonne couleur du corps; elle chasse les urines; mais, si elle est trop forte, elle affaiblit tout le corps, relâche les nerfs et ruine l'estomac. Il y a beaucoup de danger, lorsqu'on n'y est point fait, à s'échauffer ou à se refroidir tout-à-coup. Car le froid cause la pleurésie et d'autres maladies; l'usage de l'eau froide occasionne les scrofules. La chaleur dérange la digestion, empêche le sommeil, dissipe, par la sueur, les parties les plus fluides, et dispose le corps aux maladies pestilentielles.

CHAPITRE X. — PRÉCAUTIONS QU'IL FAUT PRENDRE DANS LA PESTE.

Il est des précautions qu'il faut prendre dans la peste, lorsqu'on n'en est point encore attaqué, mais qu'on est exposé à l'être. Il faut alors voyager, naviguer. Si l'on en est empêché, il faut se faire porter en litière, se promener doucement en plein air avant la grande chaleur, et se faire oindre de la même façon. L'on doit, comme nous l'avons dit plus haut, éviter la fatigue, les indigestions, le froid, le chaud, l'incontinence, et s'observer beaucoup plus qu'à l'ordinaire, si l'on se sent quelque pesanteur. Il ne faut point se lever matin, ne point marcher nupieds, principalement après le repas, ou en sortant du bain. L'on ne doit point se faire vomir ni à jeun, ni après que l'on a soupé, ni rien prendre qui puisse lâcher le ventre, et s'il survenait une diarrhée, il serait à propos de l'arrêter. Si on est replet, il convient de faire abstinence. Le bain, la sueur, le sommeil de midi, surtout si on a mangé, peuvent faire mal. Il est plus prudent de ne manger qu'une fois par jour, et même de ne prendre qu'une petite quantité d'aliments, afin de ne point se donner d'indigestion. On doit boire alternativement

vinum bibendum est. Quibus servatis , ex reliqua victus consuetudine quam minimum mutari debet. Cum vero hæc in omni pestilentia facienda sint, tum in ea maxime, quam austri excitarint. Atque etiam peregrinantibus eadem necessaria sunt , ubi gravi tempore anni discesserunt ex suis sedibus, vel ubi in graves regiones venerunt. Ac si cetera res aliqua prohibebit, utique abstinere debebit: atque ita a vino ad aquam , ab hac ad vinum, eo, qui supra positus est, modo , transitus ei esse.

pendant un jour de l'eau, et pendant un autre du vin. Ces précautions prises, il ne faut rien changer au reste de sa façon de vivre. Voilà ce qu'il convient de faire dans toutes les espèces de pestes, mais principalement dans celle qui est occasionnée par les vents du midi. On doit se comporter de la même manière lorsqu'on voyage, et qu'on est parti de chez soi dans une saison fâcheuse, ou qu'on arrive dans un pays où l'air est mauvais. Si l'on ne peut observer de point en point ce régime de vie, il faut du moins faire abstinence , et boire alternativement , comme nous venons de le dire, un jour du vin, et un autre de l'eau.

LIBER SECUNDUS.

PRÆFATIO.

Instantis autem adversæ valetudinis signa complura sunt. In quibus explicandis non dubitabo auctoritate antiquorum virorum uti, maximeque Hippocratis ; cum recentiores medici , quamvis quædam in curationibus mutarint, tamen hæc illum optime præsagisse fateantur. Sed antequam dico , quibus præcedentibus morborum timor subsit ; non alienum videtur exponere , quæ tempora anni , quæ tempestatum genera, quæ partes ætatis, qualia corpora maxime tuta vel periculis opportuna sint , quod genus adversæ valetudinis in quoque timeri maxime possit. Non quod non omni tempore , in omni tempestatum genere , omnis ætatis, omnis habitus homines, per omnia genera morborum et ægrotent et moriantur ; sed quod frequentius tamen quædam eveniant ; ideoque utile sit scire unumquemque, quid, et quando maxime caveat.

CAPUT 1. — QUÆ ANNI TEMPORA, QUÆ TEMPESTATUM GENERA, QUÆ PARTES ÆTATIS , QUALIA CORPORA VEL TUTA VEL MORBIS OPPORTUNA SINT , ET QUOD VALETUDINIS GENUS IN QUOQUE TIMERI POSSIT.

Igitur saluberrimum ver est : proxime deinde ab hoc, hiems: periculosior æstas : autumnus longe periculosissimus. Ex tempestatibus vero optimæ æquales sunt, sive frigidæ, sive calidæ : pessimæ,

LIVRE SECOND.

PRÉFACE.

Il est plusieurs signes qui annoncent que la santé est sur le point de se déranger. En les rapportant, je ne ferai point difficulté de m'appuyer sur l'autorité des anciens médecins, et surtout sur celle d'Hippocrate ; car quoique les modernes se soient un peu écartés de sa pratique, ils conviennent que, sur le point qui nous occupe maintenant, il a excellé dans le pronostic. Mais avant d'entrer en matière, il me semble qu'il est à propos de dire quelles sont les saisons de l'année, les sortes de temps, les âges, les tempéraments où l'on est plus ou moins exposé à être malade, et quelles sont les maladies que chacun peut avoir le plus à redouter. Non qu'on ne puisse être atteint et mourir de toute espèce de maladies, dans toutes sortes de saisons, d'âges, de temps, et de quelque tempérament qu'on soit ; mais c'est qu'il est certaines maladies qui arrivent plus fréquemment que d'autres, et qu'ainsi il est utile que chacun sache ce qu'il a principalement à craindre, et en quel temps.

CHAPITRE Ier. — QUELS SONT LES SAISONS DE L'ANNÉE, LES ESPÈCES DE TEMPS, LES TEMPÉRAMENTS OU L'ON EST PLUS OU MOINS SUJET A ÊTRE MALADE, ET QUELLES SONT LES MALADIES PROPRES A CHACUNE DE CES CHOSES.

Le printemps est la saison la plus favorable à la santé, ensuite l'hiver ; l'été est plus dangereux, et l'automne beaucoup plus encore. Les meilleures températures sont celles qui ne varient point, soit qu'elles soient chaudes ou froides,

quæ maxime variant. Quo fit, ut autumnus plurimos opprimat. Nam fere meridianis temporibus calor; nocturnis atque matutinis, simulque etiam vespertinis, frigus est. Corpus ergo, et æstate, et subinde meridianis caloribus relaxatum, subito frigore excipitur. Sed ut eo tempore id maxime fit, sic, quandocumque evenit, noxium est. Ubi æqualitas autem est, tamen saluberrimi sunt sereni dies; meliores pluvii, quam tantum nebulosi, nubilive; optimique hieme, qui omni vento vacant; æstate, quibus favonii perflant. Si genus aliud ventorum est, salubriores septemtrionales, quam subsolani, vel austri sunt : sic tamen hæc, ut interdum regionum sorte mutentur. Nam fere ventus ubique a mediterraneis regionibus veniens, salubris; a mari, gravis est. Neque solum in bono tempestatum habitu certior valetudo est; sed priores morbi quoque, si qui inciderunt, leviores sunt, et promtius finiuntur. Pessimum ægro cœlum est, quod ægrum fecit; adeo ut in id quoque genus, quod natura pejus est, in hoc statu salubris mutatio sit. At ætas media tutissima est, quæ neque juventæ calore, neque senectutis frigore infestatur. Longis morbis senectus, acutis adolescentia magis patet. Corpus autem habilissimum quadratum est, neque gracile, neque obesum. Nam longa statura, ut in juventa decora est, sic matura senectute conficitur : gracile corpus infirmum, obesum hebes est. Vere tamen maxime, quæcumque humoris motu novantur, in metu esse consuerunt. Ergo tum lippitudines, pustulæ, profusio sanguinis, abscessus corporis, quæ ἀποστήματα Græci nominant, bilis atra, quam μελαγχολίαν appellant, insania, morbus comitialis, angina, gravedines, destillationes oriri solent. Ii quoque morbi, qui in articulis nervisque modo urgent, modo quiescunt, cum maxime et inchoantur et repetunt. At æstas non quidem vacat plerisque his morbis; sed adjicit febres, vel continuas, vel ardentes, vel tertianas, vomitus, alvi dejectiones, auricularum dolores, ulcera oris, cancros, et in ceteris

Celse.

Les plus pernicieuses sont celles qui varient beaucoup. C'est cette variabilité qui fait périr tant de monde en automne; temps où il fait ordinairement chaud à midi, et froid le matin, le soir et la nuit. Le tissu du corps qui a été relâché par les chaleurs de l'été, et qui l'est encore par le chaud qu'il fait à midi, est tout-à-coup resserré par le froid qui succède au chaud. Je dis que c'est en automne surtout que se font ces changements subits; mais en quelque saison qu'ils arrivent, ils sont toujours pernicieux. Lorsque le temps n'est point variable, les jours sereins sont les plus salutaires. Un temps pluvieux est meilleur qu'un temps chargé de nuages ou de brouillards. Les jours les plus sains, en hiver, sont ceux où il n'y a point de vent; et en été, ceux où le vent vient de l'ouest. Si c'est une autre sorte de vent, il vaut mieux que ce soit un vent du septentrion qu'un vent de l'est ou du midi. Cependant, il faut convenir que la salubrité des vents dépend beaucoup de la position des lieux où ils soufflent; car un vent qui vient des régions méditerranées est presque toujours sain, et un vent qui vient de la mer, presque toujours malsain. La salubrité des temps ne contribue pas seulement à maintenir la bonne santé, mais encore à diminuer le danger des maladies qui avaient commencé auparavant, et à en accélérer la terminaison. Pour un malade, la plus mauvaise température est celle qui a causé son mal ; de sorte que, dans ce cas, il se trouvera bien d'un changement en une autre, quand même elle serait encore moins bonne naturellement. L'âge moyen est celui où l'on court le moins de risque, n'étant point exposé aux inconvénients qui résultent soit de la chaleur de la jeunesse, soit du froid de la vieillesse. Dans la jeunesse, on est plus sujet aux maladies aiguës, et dans la vieillesse, aux maladies chroniques. Les personnes qui ont la taille carrée, sans être ni maigres ni chargées de graisse, sont les mieux constituées. Une stature élevée sied bien tant qu'on est jeune; mais ensuite elle expose à une décadence anticipée. Les personnes maigres sont faibles; les personnes trop grasses sont pesantes. C'est dans le printemps surtout que l'on a à craindre les effets de la trop grande agitation des humeurs; aussi est-ce dans cette saison que viennent les ophthalmies, les pustules, les hémorrhagies, les abcès, que les Grecs appellent *aposthèmes;* les maladies atrabilaires, qu'ils nomment *mélancolie;* la frénésie, l'épilepsie, l'esquinancie, les rhumes et les fluxions. C'est aussi dans cette saison que les maladies des

quidem partibus, sed maxime obscœnis;
et quidquid sudore hominem resolvit.
Vix quidquam ex his in autumnum non
incidit : sed oriuntur quoque eo tempore
febres incertæ, lienis dolor, aqua inter
cutem, tabes, quam Græci φθίσιν nominant; urinæ difficultas, quam ςραγγου-
ριαν appellant; tenuioris intestini morbus, quem εἰλεόν nominant; lævitas intestinorum, quæ λιεντερία vocatur; coxæ
dolores, morbi comitiales. Idemque tempus et diutinis malis fatigatos, et ab
æstate tantum proxima pressos interimit,
et alios novis morbis conficit; et quosdam longissimis implicat, maximeque
quartanis, quæ per hiemem quoque exerceant. Neque aliud magis tempus pestilentiæ patet, cujuscumque ea generis
est; quamvis variis rationibus nocet.
Hiems autem capitis dolores, tussim, et
quidquid in faucibus, in lateribus, in
visceribus mali contrahitur, irritat. Ex
tempestatibus, aquilo tussim movet, fauces exasperat, ventrem adstringit, urinam
supprimit, horrores excitat, item dolores
lateris et pectoris : sanum tamen corpus
spissat, et mobilius atque expeditius
reddit. Auster aures hebetat, sensus
tardat, capitis dolorem movet, alvum
solvit, totum corpus efficit hebes, humidum, languidum. Ceteri venti, quo vel
huic vel illi propiores sunt, eo magis
vicinos his illisve affectus faciunt. Denique omnis calor et jecur et lienem inflammat, mentem hebetat, ut anima deficiat, ut sanguis prorumpat, efficit.
Frigus modo nervorum distentionem,
modo rigorem infert; illud σπασμὸς,
hoc τέτανος græce nominatur : nigritiem
in ulceribus, horrores in febribus excitat.
In siccitatibus, acutæ febres, lippitudines, tormina, urinæ difficultas, articulorum dolores oriuntur. Per imbres, longæ
febres, alvi dejectiones, angina, cancri,
morbi comitiales, resolutio nervorum;
παράλυσιν Græci nominant. Neque solum
interest, quales dies sint, sed etiam quales ante præcesserint. Si hiems sicca
septemtrionales ventos habuit, ver au'em

articles et des nerfs qui tantôt se font
sentir avec violence, et tantôt disparaissent, commencent et se renouvellent. En
été, non-seulement on n'est pas exempt
de la plupart de ces maladies; mais on
est encore sujet aux fièvres, soit continues, soit ardentes, aux fièvres tierces,
aux vomissements, aux flux de ventre,
aux douleurs d'oreilles, aux ulcères de
la bouche, aux chancres dans toutes les
parties, mais surtout aux parties génitales; et enfin à l'épuisement que produisent les sueurs immodérées. Il n'est
presque aucune de ces maladies qui n'arrive aussi en automne; et de plus, dans
cette saison, naissent encore les fièvres
erratiques, les douleurs de rate, l'hydropisie, la consomption, que les Grecs appellent *phthisie;* la difficulté d'uriner,
qu'ils nomment *strangurie;* la passion iliaque, qu'ils appellent *iléon;* la trop grande
perméabilité des intestins, qu'ils nomment *lienterie;* les douleurs sciatiques et
les attaques d'épilepsie. C'est en automne
que meurent ceux qui y parviennent,
déjà affaiblis par des maux qui duraient
depuis long-temps, et ceux qui ont éprouvé
les pernicieuses influences de l'été qui
vient de finir. D'autres périssent en automne par les nouvelles espèces de maladies que cette saison occasionne. On en
voit qui tombent dans des maladies très-
longues, principalement dans les fièvres
quartes qui les tourmentent pendant tout
l'hiver. Il n'est point de saison où la
peste, de quelque espèce qu'elle puisse
être, règne plus fréquemment. En un
mot, l'automne est nuisible de presque
toutes les façons. L'hiver irrite les douleurs de tête, la toux, les maux de gorge,
les pleurésies, et toutes les maladies qui
attaquent les viscères. Quant aux vents,
l'aquilon excite la toux, dessèche le gosier, resserre le ventre, supprime l'urine,
occasionne des frissons, des pleurésies
et des fluxions de poitrine. Il raffermit
néanmoins, dans un corps sain, le tissu
des fibres, et rend plus alerte et plus
agile. Le vent du midi affaiblit l'ouïe,
émousse les sens, excite des maux de tête,
lâche le ventre, appesantit tout le corps,
ramollit et affaiblit le tissu des fibres.
Les autres vents, selon qu'ils approchent
plus ou moins de l'un ou de l'autre de
ceux-ci, produisent des effets plus ou
moins semblables à ceux dont nous venons de parler. Toute chaleur, en général, enflamme le foie et la rate, rend
l'esprit plus pesant, occasionne des syn-
copes et des hémorrhagies. Le froid cause
tantôt des convulsions et tantôt des rai-
deurs dans les nerfs. On appelle, en grec,
la première de ces maladies *spasme,* et
la seconde *tétanos.* Le froid rend livides

austros et pluvias exhibet, fere subeunt lippitudines, tormina, febres, maximeque in mollioribus corporibus, ideoque præcipue in muliebribus. Si vero austri pluviæque hiemem occuparunt, ver autem frigidum et siccum est, gravidæ quidem feminæ, quibus tum adest partus, abortu periclitantur; eæ vero quæ gignunt, imbecillos, vixque vitales edunt: ceteros lippitudo arida, et, si seniores sunt, gravedines atque destillationes male habent. At si a prima hieme austri ad ultimum ver continuarunt, laterum dolores, et insania febricitantium, quam φρένησιν appellant, quam celerrime rapiunt Ubi vero calor a primo vere orsus æstatem quoque similem exhibet, necesse est multum sudorem in febribus subsequi. At si sicca æstas aquilones habuit, autumno vero imbres austrique sunt, tota hieme, quæ proxima est, tussis, destillatio, raucitas, in quibusdam etiam tabes oritur. Sin autem autumnus quoque æque siccus iisdem aquilonibus perflatur, omnibus quidem mollioribus corporibus, inter quæ muliebria esse proposui, secunda valetudo contingit; durioribus vero instare possunt et aridæ lippitudines, et febres partim acutæ, partim longæ, et ii morbi, qui ex atra bile nascuntur. Quod ad ætates vero pertinet, pueri proximique his vere optime valent, et æstate prima tutissimi sunt: senes æstate et autumni prima parte : juvenes hieme, quique inter juventam senectutemque sunt. Inimicior senibus hiems, æstas adolescentibus est. Tum si qua imbecillitas oritur, proximum est, ut infantes, tenerosque adhuc pueros serpentia ulcera oris, quæ ἄφθας Græci nominant, vomitus, nocturnæ vigiliæ, aurium humor, citra umbilicum inflammationes exerceant. Propriæ etiam dentientium, gingivarum exulcerationes, distentiones nervorum, febriculæ, alvi dejectiones, maximeque caninis dentibus orientibus male habent. Quæ pericula plenissimi cujusque sunt, et cui maxime venter adstrictus est. At ubi ætas paulum processit, glandulæ, et

les ulcères, et occasionne des frissons dans la fièvre. Dans les temps de sécheresse naissent les fièvres aiguës, les ophthalmies, la dysenterie, les difficultés d'uriner, et les douleurs des articles. Dans les temps de pluie, viennent les fièvres intermittentes, les dévoiements, l'esquinancie, les chancres, l'épilepsie, le relâchement des nerfs, qu'on nomme en grec *paralysie*. Ce n'est point assez d'avoir égard au temps présent, il faut encore faire attention à celui qui a précédé; car si l'hiver a été sec, et s'il a régné dans cette saison un vent de septentrion, tandis qu'il tombe dans le printemps beaucoup de pluies accompagnées d'un vent du midi, il survient presque toujours des fluxions sur les yeux, des dysenteries, des fièvres, surtout chez les personnes qui ont le tissu des fibres lâche, et par cette raison, chez les femmes. Si, au contraire, il y a eu pendant l'hiver un vent du midi et des pluies, et que le printemps soit froid et sec, les femmes enceintes qui sont sur le point d'accoucher courent risque d'avorter, et celles qui deviennent enceintes ne mettent au monde que des enfants languissants, et qui ont de la peine à vivre. Pour les autres personnes, elles seront sujettes à des ophthalmies sèches, et si elles sont âgées, à des fluxions et à des rhumes. Si les vents du midi ont régné depuis le commencement de l'hiver jusqu'à la fin du printemps, il y aura des pleurésies et des fièvres accompagnées de frénésie, qui emporteront rapidement les malades. Lorsqu'il a fait très-chaud pendant le printemps et l'été, les fièvres sont accompagnées de sueurs considérables. Si l'été a été sec, avec un vent du nord, et si ce vent règne en automne avec des pluies, il y aura dans l'hiver suivant des toux, des rhumes, des enrouements; quelques-uns même seront attaqués de consomption. Si l'automne a été aussi sec que l'été, et si les vents du nord ont continué de souffler dans cette première saison, les personnes qui ont le tissu des fibres lâche, telles que les femmes, jouissent d'une bonne santé; mais pour celles qui l'ont resserré, elles sont menacées d'ophthalmies sèches, de fièvres aiguës et intermittentes, et des maladies qui sont produites par l'humeur atrabilaire. Quant aux âges, les enfants et les adolescents se portent mieux dans le printemps et au commencement de l'été; les vieillards, mieux en été et au commencement de l'automne; les jeunes gens et les personnes de l'âge de consistance, mieux en hiver. L'hiver est plus contraire aux vieillards, et l'été aux jeunes gens. Les enfants du premier âge et ceux qui sont un peu plus avancés, lorsqu'ils tombent

vertebrarum , quæ in spina sunt , aliquæ inclinationes, strumæ , verrucarum quædam genera dolentia, ἀκροχορδόνας Græci appellant, et plura alia tubercula oriuntur. Incipiente vero jam pube, ex iisdem multa , et longæ febres , et sanguinis ex naribus cursus. Maximeque omnis pueritia, primum circa quadragesimum diem, deinde septimo mense , tum septimo anno, postea circa pubertatem periclitatur. Si qua etiam genera morborum in infantem inciderunt, ac neque pubertate, neque primis coitibus , neque in femina primis menstruis finita sunt , fere longa sunt : sæpius tamen morbi pueriles , qui diutius manserunt, terminantur. Adolescentia morbis acutis , item comitialibus , tabique maxime objecta est : fereque juvenes sunt , qui sanguinem exspuunt. Post hanc ætatem laterum et pulmonis dolores, lethargus, cholera, insania, sanguinis per quædam velut ora venarum, αἱμορροΐδας Græci appellant , profusio. In senectute , spiritus et urinæ difficultas , gravedo , articulorum et renum dolores, nervorum resolutiones, malus corporis habitus, καχεξίαν Græci appellant, nocturnæ vigiliæ , vitia longiora aurium, oculorum , etiam narium , præcipueque soluta alvus , et , quæ sequuntur hanc , tormina, vel lævitas intestinorum, ceteraque ventris fusi mala. Præter hæc graciles, tabes, dejectiones , destillationes , item viscerum et laterum dolores fatigant. Obesi plerumque acutis morbis , et difficultate spirandi strangulantur : subitoque sæpe moriuntur ; quod in corpore tenuiore vix evenit.

malades, sont sujets à avoir dans la bouche des ulcères mobiles , que les Grecs appellent *aphthes ;* ils ont aussi des insomnies, des vomissements, des écoulements d'humeur par les oreilles et des inflammations aux environs de l'ombilic. Il est encore des maladies particulières aux enfants qui poussent leurs dents. Leurs gencives s'ulcèrent ; ils éprouvent des convulsions, de petites fièvres , des dévoiements , principalement lorsque les dents canines veulent sortir. Ces accidents arrivent plus ordinairement aux enfans qui ont beaucoup d'humeurs et qui ont le ventre fort resserré. Lorsqu'ils sont un peu plus avancés en âge, il leur survient des tumeurs dans les glandes ; les vertèbres dorsales se dévient ; ils sont sujets aux écrouelles, à des espèces de verrues douloureuses, que les Grecs appellent *acrochordons,* et à plusieurs autres sortes de tubercules ; enfin, lorsqu'ils entrent dans l'âge de puberté , ils sont encore sujets à plusieurs des maladies dont nous venons de parler, et outre cela, à des fièvres de longue durée et à des hémorrhagies par le nez. Tous les enfants courent des risques vers le quarantième jour de leur naissance, vers leur septième mois, leur septième année et l'âge de puberté. Les maladies des garçons qui ne se terminent pas vers cet âge, et après qu'ils ont été initiés au commerce des femmes ; celles des filles qui ne cessent point après les premières éruptions des règles sont ordinairement longues. Cependant les maladies des enfants, qui ont duré longtemps, se terminent le plus souvent (1) vers ce temps. La jeunesse est surtout sujette aux maladies aiguës, aux attaques d'épilepsie et à la consomption ; car ce sont presque toujours des jeunes gens qui crachent le sang. Après cet âge, on est exposé aux pleurésies, aux fluxions de poitrine , à la léthargie, au choléra-morbus, à la démence et au flux hémorrhoïdal. Les vieillards ressentent principalement des difficultés de respirer et d'uriner ; ils sont sujets aux rhumes ; ils éprouvent des douleurs dans les articles et dans les reins. Ils sont exposés à la paralysie, à la cachexie, aux insomnies, à des maux d'oreilles, d'yeux et de narines, qui durent long-temps, aux flux de ventre et aux coliques, à la lienterie et aux autres incommodités qui dépendent de la trop grande liberté du ventre. Les personnes maigres sont non-seulement sujettes à toutes ces maladies, mais elles sont encore exposées à la consomption , à des

____

(1) Le sens exige dans le texte *tum terminantur.*

CAPUT II. — DE SIGNIS ADVERSÆ VALETUDINIS FUTURÆ.

Ante adversam autem valetudinem, ut supra dixi, quædam notæ oriuntur : quarum omnium commune est, aliter se corpus habere, atque consuevit; neque in pejus tantum, sed etiam in melius. Ergo si plenior aliquis, et speciosior, et coloratior factus est, suspecta habere bona sua debet ; quæ, quia neque in eodem habitu subsistere, neque ultra progredi possunt, fere retro, quasi ruina quadam, revolvuntur. Pejus tamen signum est, ubi aliquis contra consuetudinem emacuit, et colorem decoremque amisit : quoniam in iis quæ superant, est quod morbus demat; in iis quæ desunt, non est quod ipsum morbum ferat. Præter hæc protinus timeri debet, si graviora membra sunt; si crebra ulcera oriuntur ; si corpus supra consuetudinem incaluit ; si gravior somnus pressit, si tumultuosa somnia fuerunt ; si sæpius expergiscitur aliquis, quam assuevit, deinde iterum soporatur ; si corpus dormientis circa partes aliquas contra consuetudinem insudat, maximeque si circa pectus, aut cervices, aut crura, vel genua, vel coxas. Item, si marcet animus ; si loqui et moveri piget ; si corpus torpet ; si dolor præcordiorum est, aut totius pectoris, aut, qui in plurimis evenit, capitis ; si salivæ plenum est os ; si oculi cum dolore vertuntur ; si tempora adstricta sunt ; si membra inhorrescunt ; si spiritus gravior est ; si circa frontem intentæ venæ moventur ; si frequentes oscitationes ; si genua quasi fatigata sunt, totumve corpus lassitudinem sentit. Ex quibus sæpe plura, nunquam non aliqua febrem antecedunt. In primis tamen illud considerandum est, num cui sæpius horum aliquid eveniat, neque ideo cor-

débordements de bile, à des rhumes, à des points de côté et à des douleurs dans les viscères. Les personnes grasses périssent ordinairement par des maladies aiguës et des difficultés de respirer, et meurent souvent subitement : ce qui n'arrive presque jamais aux personnes maigres.

CHAPITRE II. — DES SIGNES QUI ANNONCENT LA MAUVAISE SANTÉ.

La mauvaise santé a coutume de s'annoncer, comme nous l'avons dit ci-dessus, par des signes qui lui sont particuliers. Le plus commun de tous, est que le corps se trouve hors de sa situation ordinaire, non-seulement en pis, mais même en mieux. Ainsi, si l'on a plus d'embonpoint, si l'on est de meilleure mine, si le teint est plus vermeil que de coutume, il faut se défier de ce mieux ; car, comme il est impossible que l'on reste dans cet état, au-delà duquel on ne peut aller, il faut nécessairement déchoir et que la santé se détériore. C'est cependant un plus mauvais signe, lorsque l'on devient plus maigre qu'à l'ordinaire ; que l'on a perdu sa couleur et sa bonne mine; car si l'on a du trop, la maladie trouve de quoi retrancher; mais si l'on n'a point assez, on manque même du nécessaire pour supporter le mal. On doit craindre aussi, si les membres sont plus pesants que de coutume ; s'il survient fréquemment des ulcères ; si on se sent le corps plus échauffé qu'il ne l'est ordinairement ; si l'on est accablé par le sommeil; si l'on a des songes tumultueux ; si l'on s'éveille plus souvent que de coutume et si ensuite on se rendort; si, dans le sommeil, il y a quelque partie du corps qui sue, contre l'ordinaire, surtout si c'est la poitrine, le cou, les jambes, les cuisses, ou les hanches ; si l'esprit est languissant ; si l'on a de la peine à parler et à se mettre en mouvement ; si le corps est comme engourdi ; si l'on ressent des douleurs vers la région de l'estomac, ou vers la poitrine, ou si l'on a, ce qui arrive au plus grand nombre, des maux de tête ; si la bouche est continuellement remplie de salive ; si le mouvement des yeux est douloureux ; si l'on ressent des frissonnements dans les membres; si la respiration est difficile ; si les artères du front sont gonflées et battent avec violence; si l'on bâille fréquemment ; si l'on éprouve un sentiment de lassitude dans les genoux et dans tout le corps. La plupart de ces signes sont souvent les avant-coureurs de la fièvre, et elle ne vient jamais sans avoir été précédée de quelques-uns d'entre eux. Mais une chose à la-

poris ulla difficultas subsequatur. Sunt enim quædam proprietates hominum , sine quarum notitia non facile quidquam in futurum præsagiri potest. Facile itaque securus est in iis aliquis , quæ sæpe sine periculo evasit : ille sollicitari debet, cui hæc nova sunt ; aut qui ista nunquam sine custodia sui tuta habuit.

CAPUT III. — QUÆ BONA IN ÆGROTANTIBUS SIGNA SINT.

Ubi vero febris aliquem occupavit , scire licet, non periclitari , si in latus aut dextrum aut sinistrum, ut ipsi visum est , cubat , cruribus paulum reductis ; qui fere sani quoque jacentis habitus est; si facile convertitur ; si noctu dormit , interdiu vigilat; si ex facili spirat; si non conflictatur; si circa umbilicum et pubem cutis plena est ; si præcordia ejus sine ullo sensu doloris æqualiter mollia in utraque parte sunt. Quod si paulo tumidiora sunt, sed tamen digitis cedunt et non dolent, hæc valetudo, ut spatium aliquod habebit , sic tuta erit. Corpus quoque, quod æqualiter molle et calidum est , quodque æqualiter totum insudat, et cujus febricula eo sudore finitur , securitatem pollicetur. Sternutamentum etiam inter bona indicia est, et cupiditas cibi vel a primo servata , vel etiam post fastidium orta. Neque terrere debet ea febris , quæ eodem die finita est ; ac ne ea quidem, quæ, quamvis longiore tempore evanuit, tamen ante alteram accessionem ex toto quievit, sic ut corpus integrum, quod εἰλικρινές Græci vocant, fieret. Si quis autem incidit vomitus , mixtus esse et bile et pituita debet; et in urina subsidere album, læve, æquale; sic ut etiam , si quæ quasi nubeculæ innatarint, in imum deferantur. Ac venter ei, qui a periculo tutus est, reddit mollia, figurata , atque eodem fere tempore , quo secunda valetudine assuevit, modo

CHAPITRE III. — DES SIGNES QUI DONNENT LIEU D'ESPÉRER DANS LES MALADIES.

Lorsqu'un malade a la fièvre, on peut être assuré qu'il ne court aucun danger, s'il se couche sur l'un et l'autre côté, les jambes un peu fléchies ; ce qui est la position ordinaire d'un homme en santé. Il n'y a point de risque non plus, si le malade se remue aisément ; s'il dort la nuit et est éveillé pendant le jour; si la respiration est aisée , s'il n'est point agité ; si la peau n'est point déprimée aux environs de l'ombilic et du pubis ; si les hypochondres ne sont point douloureux , et s'ils sont également souples de chaque côté. Si , étant un peu gonflés, ils cèdent à la pression des doigts, sans causer de douleur, alors, quoique la maladie puisse durer quelque temps, elle n'est cependant pas dangereuse. On n'a pareillement rien à craindre , lorsque le tissu de la peau est également souple et chaud partout ; que la sueur se répand également sur tous les membres , et que l'accès de fièvre se termine avec cette sueur. On doit encore regarder l'éternument comme un bon signe. On a lieu aussi de bien augurer , lorsque le malade ne perd point l'appétit dès le commencement de la maladie , ou qu'il le recouvre après avoir éprouvé du dégoût. Une fièvre qui se termine le même jour qu'elle a commencé, est sans danger ; de même que celle qui dure plus long-temps, mais dont le premier accès est entièrement fini avant que le second ne commence ; en sorte que le corps a repris son état d'intégrité et de pureté, comme disent les Grecs. Le vomissement qui est mêlé de bile et de pituite ; l'urine dont le sédiment est blanc, lisse, égal , ou qui est chargée, à la superficie, de nuages qui se précipitent ensuite au fond , sont d'un bon augure. Les excréments n'annoncent point de danger, lorsqu'ils sont mous, figurés comme

convenientia iis, quæ assumuntur. Pejor cita alvus est : sed ne hæc quidem terrere protinus debet, si matutinis temporibus coacta magis est, aut si procedente tempore paulatim contrahitur, et rufa est, neque fœditate odoris similem alvum sani hominis excedit. Ac lumbricos quoque aliquos sub fine morbi descendisse, nihil nocet. Si inflatio in superioribus partibus dolorem tumoremque fecit, bonum signum est sonus ventris inde ad inferiores partes evolutus ; magisque etiam, si sine difficultate cum stercore excessit.

CAPUT IV. — MALA SIGNA ÆGROTANTIUM.

Contra gravis morbi periculum est, ubi supinus æger jacet, porrectis manibus et cruribus; ubi residere vult in ipso acuti morbi impetu, præcipueque pulmonibus laborantibus ; ubi nocturna vigilia premitur, etiamsi interdiu somnus accedit; ex quo tamen pejor est, qui inter quartam horam et noctem est, quam qui matutino tempore ad quartam. Pessimum tamen est, si somnus neque noctu, neque interdiu accedit : id enim fere sine continuo dolore esse non potest. Æque vero signum malum est etiam somno ultra debitum urgeri : pejusque, quo magis se sopor interdiu, noctuque continuat. Mali etiam morbi testimonium est, vehementer et crebro spirare ; a sexto die cœpisse inhorrescere ; pus exspuere ; vix exscreare; dolorem habere continuum ; difficulter ferre morbum ; jactare brachia et crura ; sine voluntate lacrymare ; habere humorem glutinosum dentibus inhærentem, cutem circa umbilicum et pubem macram, præcordia inflammata, dolentia, dura, tumida, intenta, magisque, si hæc dextra parte, quam sinistra, sunt ; periculosissimum tamen est, si venæ quoque ibi vehementer agitantur. Mali etiam morbi signum est, nimis celeriter emacrescere, caput et pedes manusque frigidas habere, ven-

l'état de santé ; qu'on les rend à peu près dans le même temps qu'on a coutume d'en rendre, lorsque l'on se porte bien, et que leur quantité répond à celle des aliments qu'on a pris. Le flux de ventre est plus à craindre : il ne faut cependant point s'en alarmer d'abord, si le ventre est plus resserré le matin, ou s'il se resserre peu à peu dans le cours de la maladie, et si les matières que rend le malade sont jaunâtres, et ne sentent pas plus mauvais que dans l'état de santé. Ce n'est point un mal que de rendre quelques vers avec les selles, sur la fin de la maladie. Quand la région supérieure du ventre éprouve du gonflement et de la douleur par la présence des vents, c'est un bon signe, lorsque le bourdonnement qu'ils occasionnent gagne les parties inférieures, surtout si les vents sortent avec les excréments sans difficulté.

CHAPITRE IV. — DES SIGNES QUI DONNENT LIEU DE CRAINDRE DANS LES MALADIES.

On a tout lieu de craindre, au contraire, que la maladie ne soit grave, lorsque le malade reste couché sur le dos, les bras et les jambes étendus; lorsqu'il veut être assis dans la violence d'une maladie aiguë, et surtout dans une inflammation du poumon ; lorsqu'il est privé de sommeil pendant la nuit, quoiqu'il dorme un peu pendant le jour ; et quant à ce sommeil du jour, celui qui arrive entre dix heures du matin et la nuit, est moins salutaire que celui du matin, jusqu'à dix heures; enfin le mal est encore plus grand, lorsque le malade ne dort ni le jour, ni la nuit, car il est rare qu'une pareille insomnie ne soit point accompagnée d'une douleur permanente. Ce n'est pas non plus un bon signe, lorsque l'on dort trop ; et ce signe est d'autant plus dangereux, que l'assoupissement dure le jour et la nuit. On a aussi lieu de craindre que la maladie ne soit dangereuse, lorsque la respiration est fréquente et laborieuse; que l'on ressent des frissons le sixième jour de la maladie; qu'on crache du pus; qu'on expectore difficilement; qu'on éprouve une douleur continuelle; qu'on supporte son mal avec peine; que les bras et les jambes sont agités; qu'on pleure involontairement; qu'on a les dents enduites d'une humeur glutineuse; que la peau est amaigrie dans la région de l'ombilic et du pubis; que les hypochondres sont enflammés, douloureux, durs, gonflés, tendus, principalement si c'est l'hypochondre droit. Le péril est extrême, si on sent un battement considérable des artères dans ces

tre et lateribus calentibus; aut frigidas extremas partes acuto morbo urgente ; aut post sudorem inhorrescere ; aut post vomitum singultum esse, vel rubere oculos ; aut post cupiditatem cibi, postve longas febres hunc fastidire ; aut multum sudare, maximeque frigido sudore ; aut habere sudores non per totum corpus æquales, quique febrem non finiant ; et eas febres, quæ quotidie tempore eodem revertantur ; quæve semper pares accessiones habeant, neque tertio quoque die leventur ; quæve sic continuent, ut per accessiones increscant, per decessiones tantum molliantur, nec unquam integrum corpus dimittant. Pessimum est, si ne levatur quidem febris, sed æque concitata continuat. Periculosum est etiam, post arquatum morbum febrem oriri ; utique si præcordia dextra parte dura manserunt. Ac dolentibus iis, nulla acuta febris leviter terrere nos debet ; neque unquam in acuta febre, aut a somno non est terribilis nervorum distentio. Timere etiam ex somno, mali morbi est, itemque in prima febre protinus mentem esse turbatam, membrumve aliquod esse resolutum. Ex quo casu quamvis vita redditur, tamen id fere membrum debilitatur. Vomitus etiam periculosus est sinceræ pituitæ, vel bilis ; pejorque, si viridis, aut niger est. At mala urina est, in qua subsidunt rubra et lævia : deterior, in qua quasi folia quædam tenuia alba : pessima ex his, si tanquam ex furfuribus factas nubeculas repræsentat. Diluta quoque, atque alba, vitiosa est, sed in phreneticis maxime. Alvus autem mala est, ex toto suppressa. Periculosa etiam, quæ inter febres fluens conquiescere hominem in cubili non patitur ; utique, si quod descendit, est perliquidum, aut albidum, aut pallidum, aut spumans. Præter hæc periculum ostendit id, quod excernitur, si est exiguum, glutinosum, læve, album, idemque subpallidum ; vel si est aut lividum, aut biliosum, aut cruentum, aut pejoris odoris, quam ex consuetudine. Malum est etiam, quod post longas febres sincerum est.

mêmes parties. C'est aussi une très-mauvaise marque dans une maladie aiguë, de maigrir trop promptement ; d'avoir la tête, les pieds et les mains froides, et en même temps le ventre et les côtés chauds, ou les extrémités froides au plus fort de la maladie ; de ressentir des frissons après avoir sué. Le hoquet ou la rougeur des yeux qui survient après le vomissement ; le dégoût qui succède à l'appétit ou à des fièvres qui ont duré long-temps ; les sueurs considérables et surtout les sueurs froides ; celles qui ne se répandent pas également partout le corps, ou qui ne terminent pas la fièvre, n'annoncent rien que de dangereux. Les fièvres qui reviennent tous les jours à la même heure, ou qui ont des accès semblables, et qui ne diminuent pas le troisième jour, sont d'un mauvais caractère ; il en est de même de celles qui ont des redoublements, et ensuite des rémissions sans cesser entièrement. Les fièvres qui continuent toujours avec la même violence sont les plus fâcheuses de toutes. La fièvre qui succède à la jaunisse est dangereuse, surtout si l'hypochondre droit est resté dur. Toute fièvre aiguë doit inspirer de vives inquiétudes, lorsque l'hypochondre droit est douloureux. Les convulsions qui arrivent dans une fièvre aiguë, ou qui surviennent après le sommeil, sont toujours fort à craindre. C'est une mauvaise marque dans la maladie, si le malade s'épouvante en dormant, s'il a l'esprit troublé, ou si une paralysie se jette sur quelque partie ; car, quand bien même on viendrait à bout de ranimer cette partie, elle restera toujours plus faible que les autres. Il y a aussi du danger, si l'on vomit de la bile, ou de la pituite toute pure ; surtout si la matière du vomissement est verte ou noirâtre. L'urine dans laquelle il se fait un dépôt rouge et uni, est mauvaise ; celle où il paraît comme des feuillets minces et blancs, l'est encore davantage. Enfin la plus mauvaise de toutes est celle où l'on aperçoit des nuages provenant d'une matière comme furfuracée. L'urine ténue et blanche donne pareillement sujet d'appréhender, principalement dans la frénésie ; c'est encore un très-mauvais signe de ne point aller à la selle, ou d'avoir dans une fièvre un dévoiement considérable, qui ne permet point de rester au lit, surtout si les matières que l'on rend sont fort liquides, blanches, pâles ou écumeuses. Les excréments, s'ils sont en petite quantité, glaireux, lisses, blancs, un peu pâles, ou bien s'ils sentent plus mauvais que dans l'état de santé, dénotent du danger ; de même que ceux qui ne sont point changés de couleur, après une longue fièvre.

CAPUT V. — DE SIGNIS LONGÆ VALETUDINIS.

Post hæc indicia votum est, longum morbum fieri : sic enim necesse est, nisi occidit. Neque vitæ alia spes in magnis malis est, quam ut impetum morbi trahendo aliquis effugiat, porrigaturque in id tempus, quod curationi locum præstet. Protinus tamen signa quædam sunt, ex quibus colligere possumus, morbum, etsi non interemerit, longius tamen tempus habiturum : ubi frigidus sudor inter febres non acutas circa caput tantum, et cervices oritur ; aut ubi, febre non quiescente, corpus insudat ; aut ubi corpus modo frigidum, modo calidum est, et color alius ex alio fit ; aut ubi, quod inter febres aliqua parte abscessit, ad sanitatem non pervenit ; aut ubi æger pro spatio parum emacrescit : item, si urina modo liquida et pura est, modo habet quædam subsidentia ; si lævia atque alba rubrave sunt, quæ in ea subsidunt ; aut si quasdam quasi miculas repræsentat ; aut si bullulas excitat.

CAPUT VI. — DE INDICIIS MORTIS.

Sed inter hæc quidem, proposito metu, spes tamen superest. Ad ultima vero jam ventum esse testantur, nares acutæ, collapsa tempora, oculi concavi, frigidæ languidæque aures et imis partibus leniter versæ, cutis circa frontem dura et intenta, color aut niger aut perpallidus ; multoque magis, si ita hæc sunt, ut neque vigilia præcesserit, neque ventris resolutio, neque inedia. Ex quibus causis interdum hæc species oritur, sed uno die finitur : itaque diutius durans, mortis index est. Si vero in morbo vetere jam triduo talis est, in propinquo mors est ; magisque, si præter hæc oculi quoque lumen refugiunt, et illacrymant ; quæque in iis alba esse debent, rubescunt ; atque in iisdem venulæ pallent ; pituitaque in iis innatans, novissime angulis inhærescit ; alterque ex his minor est ; iique aut vehementer subsederunt, aut facti tumidiores sunt ; perque somnum palpebræ non committuntur, sed inter has ex albo oculorum aliquid

CHAPITRE V. — DES SIGNES QUI ANNONCENT QUE LA MALADIE SERA LONGUE.

Lorsqu'une maladie est accompagnée des symptômes dont nous venons de parler, il est à désirer qu'elle se prolonge ; autrement le malade succomberait. On ne peut espérer d'échapper à la violence de ces maladies, qu'autant qu'elles trainent en longueur, et qu'elles donnent le temps de faire les remèdes nécessaires. Il est certains signes néanmoins par lesquels on peut connaître, dès le commencement, qu'une maladie sera longue, lors même qu'elle ne serait pas mortelle. C'est lorsque, dans des fièvres non aiguës, on a des sueurs froides à la tête seulement, ou autour du cou ; ou bien que la sueur survient avant la fin de l'accès ; que l'on a tantôt chaud, tantôt froid ; que la couleur change d'un instant à l'autre ; que les parties qui se sont abcédées, pendant la fièvre, ne viennent point à guérison ; que le malade est peu maigri pour l'espace de temps que la maladie a duré ; que l'urine est liquide et claire dans un temps, et que dans un autre elle dépose un sédiment, et que ce sédiment est lisse, blanc, ou rouge, étendu en forme de petits grumeaux, et qu'il s'élève de petites bulles à la superficie de l'urine.

CHAPITRE VI. — DES SIGNES DE LA MORT.

Quoique les signes rapportés jusqu'ici annoncent du danger, il reste néanmoins encore quelque espérance ; mais le péril est extrême, lorsque les narines se resserrent, que les tempes s'enfoncent, que les yeux sont creux, les oreilles froides, sans ressort, et renversées par en bas ; que la peau est dure et tendue vers le front, et que la couleur est noire ou fort pâle : la mort est encore bien plus certaine, si ces signes paraissent sans que le malade ait été épuisé auparavant par de longues veilles, par un flux de ventre, ou par l'inanition : causes qui peuvent mettre une personne dans l'état dont nous venons de parler ; mais alors cet état ne dure pas plus d'un jour, tandis qu'il est un indice de mort, s'il persiste plus longtemps. Le malade touche à sa dernière heure, si ces symptômes subsistent depuis trois jours dans une maladie ancienne ; surtout si les yeux ne peuvent supporter la lumière ; s'ils sont larmoyants ; si le blanc en est rouge, ou si les petits vaisseaux de la conjonctive sont pâles ; si l'humeur lymphatique qui lubrifie le globe de l'œil vient se coller aux angles ; si l'un des yeux est plus petit que l'autre ; s'ils sont enfoncés, ou s'ils sont considérable-

apparet, neque id fluens alvus expressit; cædemque palpebræ pallent, et idem pallor labra et nares decolorat; cademque labra, et nares, oculique, et palpebræ, et supercilia, aliquave ex his pervertuntur; isque propter imbecillitatem jam non audit, aut non videt. Eadem mors denuntiatur, ubi æger supinus cubat, eique genua contracta sunt; ubi deorsum ad pedes subinde delabitur; ubi brachia et crura nudat, et inæqualiter dispergit, neque iis calor subest; ubi hiat; ubi assidue dormit; ubi is, qui mentis suæ non est, neque id facere sanus solet, dentibus stridet; ubi ulcus, quod aut ante, aut in ipso morbo natum est, aridum, et aut pallidum, aut lividum factum est. Illa quoque mortis indicia sunt, ungues, digitique pallidi; frigidus spiritus; aut si manibus quis in febre, et acuto morbo, vel insania, pulmonisve dolore, vel capitis, in veste floccos legit, fimbriasve diducit, vel in adjuncto pariete, si qua minuta eminent, carpit. Dolores etiam circa coxas et inferiores partes orti, si ad viscera transierunt, subitoque desierunt, mortem subesse testantur; magisque, si alia quoque signa accesserunt. Neque is servari potest, qui sine ullo tumore febricitans, subito strangulatur, aut devorare salivam suam non potest; cuive in eodem febris corporisque habitu cervix convertitur, sic ut devorare æque nihil possit; aut cui simul et continua febris et ultima corporis infirmitas est; aut cui, febre non quiescente, exterior pars friget, interior sic calet, ut etiam sitim faciat; aut qui, febre æque non quiescente, simul et delirio et spirandi difficultate vexatur; aut qui, epoto veratro, exceptus distentione nervorum est; aut qui ebrius obmutuit. Is enim fere nervorum distentione consumitur, nisi aut febris accessit, aut eo tempore, quo ebrietas solvi debet, loqui cœpit. Mulier quoque gravida acuto morbo facile consumitur; et is, cui somnus dolorem auget; et cui protinus, in recenti morbo, bilis atra vel infra vel supra se ostendit; cuive alterutro modo se promsit, cum jam

ment gonflés; si, dans le sommeil, les paupières ne s'approchent pas exactement l'une de l'autre, de sorte que l'on aperçoive, à travers, quelque chose du blanc de l'œil, et que ce symptôme n'ait point été précédé d'un flux de ventre; si les paupières sont pâles, et si la même pâleur s'est répandue sur les lèvres et les narines; si les yeux, les paupières, les sourcils, ou quelques-unes de ces parties se renversent; si le malade ne voit ou n'entend plus, à cause de l'extrême faiblesse où il se trouve. C'est aussi un signe de mort, lorsque le malade est couché sur le dos, les genoux serrés l'un contre l'autre; que le poids de son corps l'entraîne ensuite vers les pieds du lit; qu'il se découvre les bras et les jambes, qu'il les étale inégalement; qu'il a les extrémités froides; qu'il a la bouche entre ouverte; qu'il dort continuellement; qu'étant sans connaissance, il éprouve un grincement de dents qui ne lui était pas ordinaire dans l'état de santé; qu'un ulcère, qui a paru avant, ou dans le temps même de la maladie, devient sec, pâle ou livide. La mort est également imminente, si les ongles et les doigts pâlissent; si l'haleine est froide; si le malade dans une fièvre, une maladie aiguë, une phrénésie, une inflammation du poumon, ou une douleur de tête violente, arrache les flocons, ou étend les franges de ses couvertures; s'il porte la main sur les petites éminences qu'il aperçoit au mur voisin. Les douleurs qui naissent vers les hanches et les extrémités inférieures, et qui, après avoir passé dans les viscères, disparaissent ensuite tout-à-coup, annoncent aussi la mort; surtout si ce symptôme est accompagné de quelques autres signes funestes. Il n'y a plus de ressource dans une fièvre, où, sans aucune tumeur à l'extérieur, le malade se sent tout-à-coup suffoqué; s'il ne peut avaler sa salive, ou bien s'il a le cou contourné de façon qu'il ne peut rien prendre. Un malade est en danger de mort dans une fièvre continue, s'il est d'une faiblesse extrême; s'il a froid extérieurement, dans le temps même de la fièvre, tandis que la chaleur est si grande à l'intérieur, qu'il éprouve le besoin de boire. Il en est de même, si la fièvre est continue avec délire, et difficulté de respirer. Si l'on tombe en convulsion après avoir pris de l'ellébore, ou si l'on perd l'usage de la parole pour s'être enivré, on périt ordinairement dans des mouvements convulsifs; à moins que la fièvre ne survienne, ou qu'on ne recouvre la parole dans le temps où l'ivresse doit se dissiper. Les maladies aiguës sont ordinairement mortelles chez les femmes enceintes. On doit pareillement craindre

longo morbo corpus ejus esset extenuatum et affectum. Sputum etiam biliosum, et purulentum, sive separatim ista, sive mixta proveniunt, interitus periculum ostendunt. Ac si circa septimum diem tale esse cœpit, proximum est, ut is circa quartumdecimum diem decedat, nisi alia signa meliora pejorave accesserint ; quæ, quo leviora gravioraque subsecuta sunt, eo vel seriorem mortem, vel maturiorem denuntiant. Sudor quoque frigidus in acuta febre pestiferus est, atque in omni morbo vomitus, qui varius, et multorum colorum est ; præcipueque, si malus in hoc odor est. Ac sanguinem quoque in febre vomuisse, pestiferum est. Urina vero rubra et tenuis in magna cruditate esse consuevit ; et sæpe, antequam spatio maturescat, hominem rapit : itaque, si talis diutius permanet, periculum mortis ostendit. Pessima tamen est, præcipueque mortifera, nigra, crassa, mali odoris. Atque in viris quidem et mulieribus talis deterrima est : in pueris vero, quæ tenuis et diluta est. Alvus quoque varia, pestifera est, quæ strigmentum, sanguinem, bilem, viride aliquid, modo diversis temporibus, modo simul, et in mixtura quadam, discreta tamen, repræsentat. Sed hæc quidem potest paulo diutius trahere : in præcipiti vero jam esse denuntiat, quæ liquida, eademque vel nigra, vel pallida, vel pinguis est ; utique si magna fœditas odoris accessit. Illud interrogari me posse ab aliquo scio : si certa futuræ mortis indicia sunt, quomodo interdum deserti a medicis convalescant, quosdamque fama prodiderit in ipsis funeribus revixisse ? Quin etiam vir jure magni nominis Democritus, ne finitæ quidem vitæ satis certas notas esse, proposuit, quibus medici credidissent : adeo illud non reliquit, ut certa aliqua signa futuræ mortis essent. Adversus quos ne dicam illud quidem, quod in vicino sæpe quædam notæ positæ, non bonos, sed imperitos medicos decipiunt ; quod Asclepiades funeri obvius intellexit, eum vivere, qui efferebatur : nec protinus crimen artis esse, si quod professoris sit. Illa tamen moderatius subji-

la mort, si le sommeil augmente la douleur, au lieu de la diminuer ; si l'on rend par haut, ou par bas, au commencement d'une maladie, de la bile noire ; ou bien si cet accident arrive de l'une ou de l'autre manière vers la fin d'une maladie qui dure depuis long-temps, et qui a miné le corps. Si l'on rend des crachats bilieux ou purulents, à la fois ou séparément, on est très en danger de périr : si ces crachats ont paru dès le sept de la maladie, on meurt ordinairement le quatorze ; quelquefois cependant plus tôt, ou plus tard, selon que les autres symptômes sont plus ou moins graves. Les sueurs froides dans les fièvres aiguës sont mortelles. Il en est de même, dans toute maladie, du vomissement qui est de diverses matières et de différentes couleurs, principalement si les matières que le malade rend sont de mauvaise odeur. Le vomissement de sang dans la fièvre est également funeste. Lorsque l'urine est rouge et ténue, c'est une preuve ordinairement de grande crudité, et le malade périt souvent avant que la coction des humeurs ait pu se faire. C'est donc un signe de mort, lorsque l'urine reste long-temps dans cet état. L'urine la plus mauvaise, et qui dénote le plus la mort, est celle qui est noire, épaisse et de mauvaise odeur, soit chez les hommes, soit chez les femmes ; mais chez les enfants, c'est celle qui est ténue et fort claire. Si les excréments sont de différentes sortes de matières ; si l'on y remarque comme des raclures de boyaux ; si l'on y aperçoit du sang, de la bile, quelque chose de vert, soit que ces matières sortent en différents temps, ou toutes ensemble, étant pour ainsi dire mêlées l'une avec l'autre, mais distinctes, on doit craindre pour les jours du malade : il peut cependant vivre encore quelque temps ; mais la mort est proche, si les excréments sont liquides, et en même temps noirs, pâles, huileux et de mauvaise odeur. Je sais qu'on peut m'objecter que, s'il est des signes qui annoncent sûrement la mort, on ne conçoit pas comment des malades abandonnés par les médecins peuvent en revenir, et comment il est arrivé que des gens qu'on croyait morts sont ressuscités dans le temps même de leurs funérailles ; et que Démocrite, cet homme dont la réputation est si grande et si bien méritée, fort éloigné de penser qu'il y ait quelques signes en médecine qui annoncent la mort d'une manière certaine, a même prétendu qu'on n'avait pas de marques assez sûres pour connaître si la vie était éteinte. A cela je ne répondrai point que si l'identité apparente de certains signes peut en imposer à un médecin inhabile, l'homme éclairé

ciam : conjecturalem artem esse medicinam, rationemque conjecturæ talem esse, ut cum sæpius aliquanto responderit, interdum tamen fallat. Non itaque, si quid vix in millesimo corpore aliquando decipit, fidem non habet, cum per innumerabiles homines respondeat. Idque non in iis tantum , quæ pestifera sunt , dico ; sed in iis quoque, quæ salutaria. Siquidem etiam spes interdum frustratur, et moritur aliquis, de quo medicus securus primo fuit : quæque medendi causa reperta sunt, nonnunquam in pejus alicui convertunt. Neque id evitare humana imbecillitas in tanta varietate corporum potest. Sed est tamen medicinæ fides , quæ multo sæpius , perque multo plures ægros prodest. Neque tamen ignorare oportet , in acutis morbis fallaces magis notas esse et salutis, et mortis.

CAPUT VII. — DE NOTIS QUAS ALIQUIS IN SINGULIS MORBORUM GENERIBUS HABERE POSSIT.

Sed cum proposuerim signa , quæ in omni adversa valetudine communia esse consueverunt; eo quoque transibo , ut, quas aliquis in singulis morborum generibus habere possit notas, indicem. Quædam autem sunt, quæ ante febres, quædam quæ inter eas, quid aut intus sit, aut venturum sit, ostendunt. Ante febres , si caput grave est , aut ex somno oculi caligant , aut frequentia sternutamenta sunt, circa caput aliquis pituitæ impetus timeri potest. Si sanguis aut calor abundat, proximum est, ut aliqua parte profluvium sanguinis fiat. Si sine causa quis emacrescit, ne in malum habitum corpus ejus recidat, metus est. Si præcordia dolent, aut inflatio gravis est, aut toto die non concocta fertur urina , cruditatem

et exercé ne s'y méprend pas ; que le fait qu'on raconte d'Asclépiade, qui reconnut, à la rencontre d'un convoi, que la personne qu'on allait inhumer était en vie, en est la preuve ; et que les fautes de l'artiste ne sont point celles de l'art. Je dirai avec plus de modération, que la médecine est un art conjectural, et que, quoiqu'il arrive souvent que les conjectures se trouvent vraies, elles trompent néanmoins quelquefois ; mais qu'une chose qui trompe à peine une fois sur mille n'en est pas moins digne de foi pour cela, puisqu'on en éprouve la vérité sur une multitude innombrable de personnes. Ce que je dis ici doit s'entendre également des signes dangereux et favorables ; car on est quelquefois trompé dans ses espérances, et l'on voit mourir tel malade que le médecin croyait d'abord devoir en revenir. De même les remèdes que l'on n'emploie que dans la vue de guérir la maladie produisent quelquefois un effet contraire, et empirent le mal au lieu de le diminuer. C'est un malheur que la faiblesse humaine ne peut éviter, à cause de la diversité presque infinie des tempéraments. La médecine cependant n'en est pas moins digne de la confiance des hommes, puisqu'elle est avantageuse au plus grand nombre de malades, et qu'elle est bien plus souvent utile que nuisible. On doit aussi observer que les signes qui donnent lieu d'espérer la guérison , ou de craindre la mort des malades , sont moins certains dans les maladies aiguës que dans les autres.

CHAPITRE VII. — DES SIGNES PROPRES À CHAQUE ESPÈCE DE MALADIE.

Après avoir parlé des signes communs à toutes les maladies, je vais parler de ceux qui sont propres à chaque espèce. Parmi ces signes, il en est qui font connaître avant la fièvre, d'autres dans le temps même de la fièvre, ce qui se passe pour le présent à l'intérieur, et ce qui surviendra par la suite. Si , avant d'avoir la fièvre, on se sent la tête pesante; si, après le sommeil, on a les yeux chargés, des éternumens fréquents, on doit craindre qu'il ne se fasse tout-à-coup quelque dépôt de pituite vers la tête. S'il y a pléthore sanguine, si l'on est fort échauffé, il arrive ordinairement une hémorrhagie par quelque partie du corps. Si l'on maigrit sans cause, on est menacé de tomber dans la cachexie ; si les hypochondres sont douloureux, ou fort gonflés, ou si l'on rend pendant toute la journée des urines crues, c'est une preuve que la digestion se fait mal. Ceux qui ont pendant quelque temps mauvais teint, sans avoir la

esse manifestum est. Quibus diu color sine morbo regio malus est, hi vel capitis doloribus conflictantur, vel terram edunt. Qui diu habent faciem pallidam et tumidam, aut capite, aut visceribus, aut alvo laborant. Si in continua febre puero venter nihil reddit, mutaturque ei color, neque somnus accedit, ploratque is assidue, metuenda nervorum distentio est. Frequens autem destillatio in corpore tenui longoque, tabem timendam esse testatur. Ubi pluribus diebus non descendit alvus, docet, aut subitam dejectionem, aut febriculam instare. Ubi pedes turgent, longæ dejectiones sunt, ubi dolor in imo ventre et coxis est, aqua inter cutem instat. Sed hoc morbi genus ab ilibus oriri solet. Idem propositum periculum est iis, quibus voluntas desidendi est, venter nihil reddit, nisi et ægre durum, tumor in pedibus est, idemque modo dextra, modo sinistra parte ventris, invicem oritur atque finitur. Sed a jocinore id malum proficisci vIdetur. Ejusdem morbi nota est, ubi circa umbilicum intestina torquentur (στρόφους Græci nominant), coxæque dolores manent; eaque neque tempore neque remediis solvuntur. Dolor autem articulorum, prout in pedibus, manibusve, aut alia qualibet parte sic est, ut eo loco nervi contrahantur; aut si id membrum, ex levi causa fatigatum, æque frigido, calidoque offenditur, ποδάγραν χειράγραν ve, vel ejus articuli, in quo id sentitur, morbum futurum esse denuntiat. Quibus in pueritia sanguis ex naribus fluxit, dein fluere desiit, hi vel capitis doloribus conflictentur necesse est, vel in articulis aliquas exulcerationes graves habeant, vel aliquo morbo etiam debilitentur. Quibus feminis menstrua non proveniunt, necesse est capitis acerbissimi dolores sint, vel quælibet alia pars morbo infestetur. Eademque iis pericula sunt, quibus articulorum vitia, dolores tumoresque, sine podagra similibusque morbis, oriuntur, et desinunt; utique, si sæpe tempora iisdem dolent, noctuque corpora insudant. Si frons prurit, lippitudinis metus est. Si mulier a

jaunisse, éprouvent de violents maux de tête, ou sont portés, par dépravation de goût, à manger de la terre. Les personnes qui ont le visage pâle et bouffi depuis long-temps ont ou la tête, ou les viscères, ou le bas ventre en mauvais état. Si un enfant ne va point à la selle dans une fièvre continue, s'il change de couleur, s'il ne repose point, s'il pleure continuellement, il est à craindre qu'il ne lui survienne des convulsions. Des rhumes fréquents chez une personnes mince et élancée doivent faire appréhender la phthisie. Lorsqu'on est resté pendant plusieurs jours sans aller à la selle, on est menacé ou d'un flux de ventre subit, ou d'un petit accès de fièvre. Lorsque les pieds sont enflés, que les selles n'ont lieu que par de longs intervalles, ou que l'on a des douleurs dans les hanches, ou vers les parties inférieures du bas-ventre, on est menacé d'hydropisie; mais alors la cause du mal est dans le bas-ventre même. On doit craindre cette même maladie, lorsqu'on a des envies fréquentes d'aller à la selle, sans rien rendre que des matières fort dures et avec beaucoup de peine; que les pieds sont enflés; qu'on aperçoit une tumeur, tantôt au côté droit, tantôt au côté gauche du ventre, et que cette tumeur paraît dans un temps et disparaît dans un autre. Alors la cause de l'hydropisie réside dans le foie. On est pareillement menacé de ce mal, si l'on éprouve des tranchées dans les intestins, aux environs de l'ombilic, ce que les Grecs nomment torsions de boyaux; si l'on ressent des douleurs de hanches qui ne cèdent ni au temps, ni aux remèdes. Les douleurs des articles qui se font sentir aux mains, ou aux pieds, ou dans quelque autre partie, de façon que les nerfs se retirent, ou que, pour peu que l'on fatigue la partie, elle souffre également du chaud ou du froid, annoncent la goutte aux pieds, ou aux mains, ou dans l'articulation où l'on ressent des douleurs. Ceux qui ont eu des hémorrhagies par le nez dans leur enfance, et qui n'en ont plus, sont exposés à avoir de violents maux de tête, ou des ulcérations considérables dans les articles, ou à languir par suite de quelque maladie. Les femmes qui ne sont pas réglées sont ordinairement sujettes à de cruelles douleurs de tête, ou à avoir quelque autre partie malade. Elles sont exposées aux mêmes dangers, si, sans avoir la goutte, ou quelques autres maladies semblables, elles ont des tumeurs et des douleurs dans les articles, qui viennent dans un temps et disparaissent ensuite; surtout si les tempes leur font mal, et si elles suent pendant la nuit. La démangeaison au front fait craindre une ophthal-

partu vehementes dolores habet , neque alia præterea signa mala sunt, circa vigesimum diem aut sanguis per nares erumpet, aut in inferioribus partibus aliquid abscedet. Quicumque etiam dolorem ingentem circa tempora et frontem habebit , is alterutra ratione eum finiet ; magisque, si juvenis erit, per sanguinis profusionem ; si senior, per suppurationem. Febris autem , quæ subito sine ratione, sine bonis signis finita est, fere revertitur. Cui fauces sanguine et interdiu et noctu replentur, sic ut neque capitis dolores, neque præcordiorum, neque tussis , neque vomitus , neque febricula præcesserit, hujus aut in naribus, aut in faucibus ulcus reperietur. Si mulieri inguen et febricula orta est , neque causa apparet, ulcus in vulva est. Urina autem crassa, ex qua quod desidit , album est, significat circa articulos, aut circa viscera dolorem , metumque morbi esse. Eadem viridis , aut viscerum dolorem, tumoremque cum aliquo periculo subesse, aut certe corpus integrum non esse, testatur. At si sanguis aut pus in urina est, vel vesica vel renes exulcerati sunt. Si hæc crassa , carunculas quasdam exiguas quasi capillos habet , aut si bullat, et male olet, et interdum quasi arenam , interdum quasi sanguinem trahit, dolent autem coxæ, quæque inter has superque pubem sunt, et accedunt frequentes ructus, interdum vomitus biliosus, extremæque partes frigescunt, urinæ crebra cupiditas ; sed magna difficultas est , et quod inde excretum est , aquæ simile, vel rufum , vel pallidum est , paulum tamen in eo levamenti est , alvus vero cum multo spiritu redditur, utique in renibus vitium est. At si paulatim destillat, vel si sanguis per hanc editur, et in eo quædam cruenta concreta sunt, idque ipsum cum difficultate redditur, et circa pubem interiores partes dolent, in eadem vesica vitium est. Calculosi vero his indiciis cognoscuntur : difficulter urina redditur, paulatimque, interdum etiam sine voluntate , destillat ; eadem arenosa est ; nonnunquam aut sanguis, aut cruentum , aut purulentum aliquid

mie. Une femme qui ressent, à la suite de son accouchement, des douleurs violentes, sans être accompagnées de mauvais signes , aura vers le vingtième jour une hémorrhagie par le nez, ou un abcès dans quelqu'une des parties inférieures. Quiconque éprouve une douleur fort vive vers les tempes ou le front peut être sûr qu'elle se terminera de l'une ou de l'autre façon que nous venons de dire , mais plutôt par une hémorrhagie, s'il est jeune, ou par un abcès, s'il est vieux. Une fièvre qui a quitté tout-à-coup, sans qu'on en aperçoive la raison, et sans aucun signe favorable, revient presque toujours. Une personne qui rend du sang par la bouche le jour et la nuit, sans qu'il y ait eu avant douleur à la tête ou aux hypochondres , toux, vomissement ou fièvre, a sûrement un ulcère dans le nez, ou dans le gosier. S'il est survenu à une femme une tumeur dans l'aine, accompagnée d'une petite fièvre, dont la cause ne se manifeste pas, elle a un ulcère à la matrice. Une urine fort épaisse et dont le sédiment est blanc, dénote qu'il y a douleur vers les articles, ou dans les viscères , et qu'on est menacé de maladie. Celle qui est verte annonce qu'il y a douleur dans les viscères, qu'il s'y forme quelque tumeur qui n'est point sans danger, ou au moins que le corps éprouve quelque dérangement. Mais si l'on remarque du sang ou du pus dans l'urine, c'est un signe que la vessie ou les reins sont ulcérés. Si l'urine est épaisse ; si elle renferme de petites caroncules, en forme de filaments ; s'il s'élève dessus de petites bulles ; si elle sent mauvais ; si elle charrie quelquefois du gravier, et quelquefois des matières mêlées de sang ; si, outre cela, on a mal dans les hanches, et dans les parties qui sont situées entre les hanches et au-dessus du pubis ; si on a des rapports fréquents ; si l'on vomit de temps en temps de la bile ; si les extrémités sont froides ; si , avec des envies fréquentes d'uriner, on ne le peut qu'avec beaucoup de difficulté ; si l'urine que l'on rend est semblable à de l'eau, ou jaune ou pâle, et en même temps troublée par quelques légers nuages ; si l'on ne va à la selle qu'en rendant beaucoup de vents, c'est une preuve que les reins sont affectés. Mais, si l'on n'urine que goutte à goutte ; s'il y a du sang mêlé dans l'urine, ou des caillots de sang qu'on ne rend qu'avec peine ; si l'on ressent de la douleur à l'intérieur, dans les environs du pubis, le mal est dans la vessie. Le calcul se reconnaît aux signes suivants : on urine avec difficulté et goutte à goutte, et quelquefois involontairement ; l'urine est mêlée de sable, et l'on rend de temps en temps, en urinant, ou du sang pur,

cum ea excernitur ; eamque quidam promtius recti, quidam resupinati, maximeque ii , qui grandes calculos habent , quidam etiam inclinati reddunt, colemque extendendo, dolorem levant. Gravitatis quoque cujusdam in ea parte sensus est : atque ea cursu, omnique motu augentur. Quidam etiam, cum torquentur, pedes inter se , subinde mutatis vicibus , implicant. Feminæ vero oras naturalium suorum manibus admotis scabere crebro coguntur : nonnunquam, si digitum admoverunt, ubi vesicæ cervicem is urget, calculum sentiunt. At, qui spumantem sanguinem exscreant, his in pulmone vitium est. Mulieri gravidæ sine modo fusa alvus elidere partum potest. Eidem si lac ex mammis profluit , imbecillum est quod intus gerit : duræ mammæ , sanum illud esse , testantur. Frequens singultus, et præter consuetudinem continuus, jecur inflammatum esse, significat. Si tumores super ulcera subito esse desierunt, idque a tergo incidit, vel distentio nervorum, vel rigor timeri potest : at si a priore parte id evenit , vel lateris acutus dolor, vel insania exspectanda est; interdum etiam ejusmodi casum , quæ tutissima inter hæc est, profusio alvi sequitur. Si ora venarum, sanguinem solita fundere, subito suppressa sunt, aut aqua inter cutem , aut tabes sequitur. Eadem tabes subit, si in lateris dolore orta suppuratio intra quadraginta dies purgari non potuit. At si longa tristitia cum longo timore et vigilia est , atræ bilis morbus subest. Quibus sæpe ex naribus fluit sanguis , his aut lienis tumet , aut capitis dolores sunt : quos sequitur, ut quædam ante oculos tanquam imagines obversentur. At quibus magni lienes sunt, his gingivæ malæ sunt, et os olet , aut sanguis aliqua parte prorumpit : quorum si nihil evenit, necesse est in cruribus mala ulcera , et ex his nigræ cicatrices fiant. Quibus causa doloris, neque sensus ejus est , his mens labat. Si in ventrem sanguis confluxit, ibi in pus vertitur. Si a coxis, et ab inferioribus partibus dolor in pectus transit , neque ullum signum malum accessit, suppura-

ou quelque chose de sanguinolent, ou de purulent. Il y en a qui urinent plus facilement lorsqu'ils sont debout ; d'autres , lorsqu'ils sont couchés sur le dos: ce sont ceux chez qui le calcul est considérable. D'autres sont obligés de se courber, et, pour diminuer la douleur, d'allonger la verge, en la tirant avec la main ; on éprouve dans cette partie un sentiment de pesanteur, qui augmente par la course et par le mouvement. Quelques-uns, dans la douleur, se croisent alternativement les jambes l'une sur l'autre. Les femmes sont obligées de se gratter souvent, avec la main, l'orifice des parties naturelles, et lorsqu'elles y portent le doigt, et qu'elles pressent le col de la vessie, elles sentent quelquefois la pierre. Les personnes qui crachent un sang écumeux ont le poumon affecté. Une femme enceinte qui a un dévoiement considérable est en risque d'avorter. S'il lui sort du lait par les mamelles , le fœtus qu'elle porte est faible ; si les mamelles sont dures, c'est une marque qu'il se porte bien. Un hoquet fréquent, et qui dure plus qu'il n'a coutume de faire , dénote que le foie est enflammé. Lorsque les tumeurs qui environnent les ulcères disparaissent tout-à-coup, si ce sont des ulcères situés en arrière , on est menacé de convulsions et de raideur dans les nerfs; mais, s'ils sont en devant, on doit craindre des douleurs aiguës au côté, ou la démence. La disparition de ces tumeurs est quelquefois suivie d'un dévoiement ; et c'est ce qui peut arriver de plus salutaire en pareil cas. Les écoulements périodiques de sang supprimés tout-à-coup sont ordinairement suivis de phthisie, ou d'hydropisie. La phthisie succède aussi à une pleurésie qui a suppuré , et qui n'a pas été entièrement détergée dans l'espace de quarante jours. Une tristesse prolongée , accompagnée de crainte et d'insomnie, donne lieu aux accidents de la mélancolie. Ceux qui sont sujets à de fréquentes hémorrhagies par le nez ont la rate gonflée, ou des maux de tête suivis d'illusions visuelles. Ceux chez lesquels la rate est d'un grand volume ont les gencives mauvaises, l'haleine forte, ou des écoulements de sang par quelque partie; s'ils n'éprouvent aucun de ces symptômes, il leur survient aux jambes des ulcères d'un mauvais caractère, qui laissent des cicatrices noires. Lorsqu'il y a cause de douleur, et qu'on n'en ressent point, l'esprit est aliéné. Si du sang s'épanche dans le ventre, il se tourne en pus. Si la douleur passe des hanches et des parties inférieures dans la poitrine, sans être accompagnée d'aucun mauvais signe, la suppuration du poumon est à craindre.

tionis eo loco periculum est. Quibus sine febre aliqua parte dolor, aut prurigo, cum rubore et calore est, ibi aliquid suppurat. Urina quoque, quæ in homine sano parum liquida est, circa aures futuram aliquam suppurationem esse denuntiat.

Hæc vero, cum sine febre quoque vel latentium, vel futurarum rerum notas habeant, multo certiora sunt, ubi febris accessit; atque etiam aliorum morborum tum signa nascuntur. Ergo protinus insania timenda est, ubi expeditior alicujus, quam sani fuit, sermo est, subitaque loquacitas orta est, et hæc ipsa solito audacior : aut ubi raro quis et vehementer spirat, venasque concitatas habet, præcordiis duris et tumentibus. Oculorum quoque frequens motus, et in capitis dolore substante, somnus ereptus, continuataque nocte et die vigilia; vel prostratum contra consuetudinem corpus in ventrem, sic ut ipsius alvi dolor id non coegerit; item, robusto adhuc corpore, insolitus dentium stridor, insaniæ signa sunt. Si quid etiam abscessit, et antequam suppuraret, manente adhuc febre, subsedit, periculum affert primum furoris, deinde interitus. Auris quoque dolor acutus, cum febre continua vehementique, sæpe mentem turbat; et ex eo casu juniores interdum intra septimum diem moriuntur; seniores tardius; quoniam neque æque magnas febres experiuntur, neque æque insaniunt : ita sustinent, dum is affectus in pus vertatur. Suffusæ quoque sanguine mulieris mammæ, furorem venturum esse, testantur. Quibus autem longæ febres sunt, his aut abscessus aliqui, aut articulorum dolores erunt. Quorum faucibus in febre illiditur spiritus, instat his nervorum distentio. Si angina subito finita est, in pulmonem id malum transit; idque sæpe intra septimum diem occidit : quod nisi incidat, sequitur ut aliqua parte suppuret. Deinde post alvi longam resolutionem, tormina; post hæc, intestinorum lævitas oritur; post nimias destillationes, tabes; post lateris dolorem, vitia pulmonum; post hæc, insania; post magnos

Si l'on ressent de la douleur et de la démangeaison sans fièvre, avec rougeur et chaleur dans une partie, c'est une marque qu'il s'y forme un abcès. Une urine peu claire, chez un homme même qui se porte bien, dénote qu'il surviendra quelque suppuration aux environs des oreilles.

Si ces signes, sans être accompagnés de fièvre, font connaître l'état des choses cachées et futures, ils sont encore bien plus certains, lorsque la fièvre s'y joint; c'est aussi alors que l'on voit paraître les signes d'autres maladies. On doit donc appréhender qu'il ne survienne une prompte démence, lorsque la parole est plus brève que dans l'état de santé; qu'on se met tout-à-coup à parler sans cesse, et avec plus de hardiesse qu'à l'ordinaire; ou lorsque la respiration est lente et forte, que le battement des artères est fort rapproché, et que les hypochondres sont durs et gonflés. Le mouvement fréquent des yeux, des maux de tête accompagnés d'obscurcissement de la vue, la privation du sommeil, sans qu'il y ait douleur, sont aussi des signes de délire. On doit pareillement le craindre, si le malade ne dort ni le jour ni la nuit; si, contre sa coutume, il se couche sur le ventre, sans qu'il y soit forcé par la douleur; si, sans avoir encore perdu beaucoup de ses forces, il éprouve un grincement de dents dont il n'a pas l'habitude. Si un dépôt qui se formait s'affaisse avant d'avoir suppuré et lorsque la fièvre subsiste encore, on court risque de tomber dans un délire furieux, et ensuite de périr. Une douleur d'oreille fort aiguë, accompagnée d'une fièvre continue et violente, produit souvent le délire. Ce mal fait quelquefois périr les jeunes gens au bout de sept jours, et les vieillards plus tard, parce qu'ils n'ont pas la fièvre si fort, et qu'ils ne délirent pas si facilement; ce qui fait qu'ils résistent à la maladie jusqu'à ce que la suppuration soit établie. Lorsque les mamelles des femmes sont parsemées d'ecchymoses, le délire est également à craindre. Lorsqu'on a eu la fièvre pendant long-temps, on doit appréhender qu'il ne se forme quelque abcès, ou qu'il ne survienne des douleurs dans les articles. On est sur le point de tomber en convulsion, si, dans la fièvre, le passage de l'air dans le gosier se fait par saccades; ce qui rend la respiration entrecoupée. Si une esquinancie s'est terminée tout-à-coup, le mal est passé dans le poumon, et fait souvent mourir le malade au bout de sept jours; mais, si ce terme se prolonge, il se formera une suppuration dans quelque partie de l'organe.

fervores corporis, nervorum rigor, aut distentio; ubi caput vulneratum est, delirium; ubi vigilia torsit, nervorum distentio; ubi vehementer venæ super ulcera moventur, sanguinis profluvium. Suppuratio vero pluribus morbis excitatur. Nam si longæ febres sine dolore, sine manifesta causa remanent, in aliquam partem id malum incumbit; in junioribus tamen : nam in senioribus ex ejusmodi morbo quartana fere nascitur. Eadem suppuratio fit, si præcordia dura, dolentia ante vicesimum diem hominem non sustulerunt, neque sanguis ex naribus fluxit, maximeque in adolescentibus; utique, si inter principia aut oculorum caligo, aut capitis dolores fuerunt : sed tum in inferioribus partibus aliquid abscedit. Aut si præcordia tumorem mollem habent, neque habere intra sexaginta dies desinunt, hæretque per omne id tempus febris : sed tum in superioribus partibus fit abscessus; ac si inter ipsa viscera non fit, circa aures erumpit. Cumque omnis longus tumor ad suppurationem fere spectet, magis eo tendit is, qui in præcordiis, quam is, qui in ventre est; is, qui supra umbilicum, quam is, qui infra est. Si lassitudinis etiam sensus in febre est, vel in maxillis, vel in articulis aliquid abscedit. Interdum quoque urina tenuis et cruda sic diu fertur, ut alia salutaria signa sint; exque eo casu plerumque infra transversum septum (quod διάφραγμα Græci vocant), fit abscessus. Dolor etiam pulmonis, si neque per sputa, neque per sanguinis detractionem, neque per victus rationem finitus est, vomicas aliquas interdum excitat, aut circa vicesimum diem, aut circa tricesimum, aut circa quadragesimum, nonnunquam etiam circa sexagesimum. Numerabimus autem ab eo die, quo primum febricitavit aliquis, aut inhorruit, aut gravitatem ejus partis sensit. Sed hæ vomicæ modo a pulmone, modo a contraria parte nascuntur. Quod suppurat, ab ea parte, quam afficit, dolorem inflammationemque concitat; ipsum calidius est; et si in partem sanam aliquis decubuit, onerare eam ex pondere aliquo videtur.

Celse.

Après un flux de ventre qui a duré long-temps, survient la dysenterie, et après celle-ci la lienterie. Aux rhumes fréquents succède la phthisie. La pleurésie dégénère souvent en fluxion de poitrine, accompagnée de délire. Les convulsions, ou la tension des nerfs est à craindre lorsque le corps est fort échauffé. Le délire accompagne ordinairement les plaies de tête. Les veilles immodérées sont quelquefois suivies de convulsions. Lorsque les artères qui sont dans les environs des ulcères battent violemment, on doit appréhender qu'il ne survienne une hémorrhagie. La suppuration est produite par différentes causes : car, si une fièvre dure long-temps sans douleur et sans cause manifeste, il se forme un abcès dans quelque partie, mais seulement chez les jeunes gens; car chez les vieillards elle se change ordinairement en fièvre quarte. La suppuration a encore lieu, si la douleur et la dureté des hypochondres n'ont pas fait mourir le malade avant le vingtième jour, ou s'il n'est point survenu d'hémorrhagie par le nez, principalement chez les jeunes gens; et surtout si, dans le commencement de la maladie, il y a eu ou obscurcissement dans la vue ou douleurs de tête : mais alors c'est dans les parties inférieures que se forme l'abcès. Si, au contraire, la tumeur des hypochondres est souple; si elle subsiste au-delà du soixantième jour, et si la fièvre dure pendant tout ce temps, ce sont les parties supérieures qui s'abcèderont; mais l'abcès se formera dans les environs des oreilles, s'il n'a pas lieu dans les viscères mêmes. Quoique les tumeurs qui durent long-temps tendent presque toutes à la suppuration, celles néanmoins qui affectent la région précordiale sont plus sujettes à s'abcéder que celles qui se forment dans le ventre; celles qui viennent au-dessus de l'ombilic ont aussi plus de disposition à suppurer que celles qui naissent au-dessous. Si on a un sentiment de lassitude dans la fièvre, il se formera quelque abcès dans les mâchoires, ou dans les articulations. Lorsque l'urine est ténue et crue pendant long-temps, mais qu'il y a d'autres signes salutaires, il se forme quelquefois un abcès au-dessous du diaphragme. Si l'inflammation du poumon n'a été résolue ni par les crachats, ni par la saignée, ni par le régime, elle produit quelquefois une vomique vers le vingtième, le trentième, le quarantième, et même quelquefois le soixantième jour. Nous comptons du jour où l'on a commencé à avoir de la fièvre, ou du frisson, ou à ressentir une pesanteur dans la partie affectée. La vomique vient tantôt du poumon, et tantôt de la plèvre.

Omnis etiam suppuratio , quæ nondum oculis patet , sic deprehendi potest : si febris non dimittit , eaque interdiu levior est , noctu increscit ; multus sudor oritur ; cupiditas tussiendi est , et pæne nihil in tussi exscreatur ; oculi cavi sunt , malæ rubent ; venæ sub lingua inalbescunt ; in manibus fiunt adunci ungues ; digiti , maximeque summi , calent : in pedibus tumores sunt ; spiritus difficilius trahitur ; cibi fastidium est ; pustulæ toto corpore oriuntur. Quod si protinus initio dolor et tussis fuit , et spiritus difficultas , vomica vel ante vel circa vicesimum diem erumpet : si serius ista cœperint , necesse est quidem increscant ; sed quo minus cito affecerint , eo tardius solventur. Solent etiam in gravi morbo pedes cum digitis unguibusque nigrescere : quod si non est mors consecuta , et reliquum corpus invaluit , pedes tamen decidunt.

La suppuration rend douloureuse et enflamme la partie qu'elle occupe : cette partie est plus chaude que les autres ; et si le malade se couche sur le côté sain , il y éprouve un sentiment de pesanteur. Une suppuration que l'œil ne peut encore atteindre se reconnaîtra par les signes suivants : si la fièvre ne cesse point , si elle diminue pendant le jour , et augmente la nuit ; s'il survient d'abondantes sueurs ; si l'on tousse souvent sans presque rien expectorer ; si les yeux sont creux, les pommettes rouges ; si les veines placées sous la langue pâlissent ; si les ongles des mains deviennent crochus ; si les doigts , et surtout leurs extrémités sont chaudes ; si les pieds sont enflés ; si l'on respire difficilement ; si l'on a du dégoût ; si tout le corps se couvre de pustules. Si , dès le commencement , on a éprouvé de la douleur , de la toux , avec difficulté de respirer , la vomique se formera ou avant , ou vers le vingtième jour. Si ces accidents ont commencé plus tard , ils augmenteront ; mais ils disparaîtront d'autant plus tard , qu'ils auront été plus long-temps à venir. Il arrive quelquefois , dans les cas graves , que les pieds , les orteils et les ongles deviennent noirs. Alors , quand même la mort ne s'ensuivrait pas , et que le reste du corps se rétablirait , la chute des pieds est inévitable.

CAPUT VIII. — QUÆ NOTÆ IN QUOQUE MORBI GENERE VEL SPEM VEL PERICULA OSTENDANT.

Sequitur , ut in quoque morbi genere proprias notas explicem , quæ vel spem , vel periculum ostendant. Ex vesica dolenti , si purulenta urina processit , inque ea læve et album subsedit , metum detrahit. In pulmonis morbo , si sputo ipso levatur dolor , quamvis id purulentum est , tamen æger facile spirat , facile exscreat , morbum ipsum non difficulter fert , potest ei secunda valetudo contingere. Neque inter initia terreri convenit , si protinus sputum mixtum est rufo quodam ex sanguine , dummodo statim edatur. Laterum dolores , suppuratione facta , deinde intra quadragesimum diem purgata , finiuntur. Si in jocinore vomica est , et ex ea fertur pus purum et album , salus ei facilis : id enim malum in tunica est. Ex suppurationibus vero eæ tolerabiles sunt , quæ in exteriorem partem feruntur , et acuuntur : at ex iis , quæ in-

CHAPITRE VIII. — DES SIGNES QUI FONT ESPÉRER OU CRAINDRE DANS CHAQUE ESPÈCE DE MALADIE.

Il me reste maintenant à parler des signes qui font espérer ou craindre dans chaque espèce de maladie. Lorsqu'on sent de la douleur dans la vessie , si l'urine que l'on rend est purulente , et que son sédiment soit lisse et blanc , il n'y a rien à craindre. Dans l'inflammation du poumon, si la douleur est allégée par les crachats , quoiqu'ils soient purulents , pourvu que le malade respire facilement , qu'il crache aisément , et qu'il supporte son mal sans beaucoup de peine , il peut se rétablir. On ne doit point s'épouvanter non plus quand les crachats paraîtraient jaunes et sanguinolents dans le commencement de la maladie , pourvu qu'ils ne tardent pas à être expectorés. Les pleurésies qui ont suppuré et qui ont été parfaitement détergées dans l'espace de quarante jours , se guérissent aussi. Dans l'abcès du foie , si le pus qui en sort est pur et blanc , on en revient assez facilement ; car alors le mal est à la membrane qui le revêt. Les abcès les moins dangereux sont ceux qui se portent à l'extérieur , et qui s'y terminent en pointe.

tus procedunt, eæ leviores, quæ contra se cutem non afficiunt, eamque et sine dolore et ejusdem coloris, cujus reliquæ partes sunt, sinunt esse. Pus quoque, quacumque parte erumpit, si est læve, album, et unius coloris, sine ullo metu est; et, quo effuso, febris protinus conquievit, desieruntque urgere cibi fastidium et potionis desiderium. Si quando etiam suppuratio descendit in crura; sputumque ejusdem factum pro rufo purulentum est, periculi minus est. At in tabe ejus, qui salvus futurus est, sputum esse debet album, æquale totum, ejusdemque coloris, sine pituita : eique etiam simile esse oportet, si quid in nares a capite destillat. Longe optimum est febrem omnino non esse : secundum est, tantulam esse, ut neque cibum impediat, neque crebram sitim faciat. Alvus in hac valetudine ea tuta est, quæ quotidie coacta, eaque convenientia iis, quæ assumuntur, reddit; corpus id, quod minime tenue, maximeque lati pectoris atque setosi est, cujusque cartilago exigua, et carnosa est. Super tabem si mulieri suppressa quoque menstrua fuerunt, et circa pectus atque scapulas dolor mansit, subitoque sanguis erupit, levari morbus solet : nam et tussis minuitur, et sitis atque febricula desinunt. Sed iisdem fere, nisi redit sanguis, vomica erumpit; quæ quo cruentior, eo melior est. Aqua autem inter cutem minime terribilis est, quæ nullo antecedente morbo cœpit; deinde, quæ longo morbo supervenit, utique, si firma viscera sunt; si spiritus facilis; si nullus dolor; si sine calore corpus est, æqualiterque in extremis partibus macrum est; si venter mollis; si nulla tussis; nulla sitis; si lingua, ne per somnum quidem, inarescit; si cibi cupiditas est; si venter medicamentis movetur; si per se excernit mollia et figurata; si extenuatur; si urina, et vini mutatione, et epotis aliquibus medicamentis mutatur; si corpus sine lassitudine est, et morbum facile sustinet : siquidem in quo omnia hæc sunt, is ex toto tutus est; in quo plura ex his sunt, is in bona spe est. Articulorum vero vi-

Pour ceux qui s'enfoncent dans les chairs, les moins fâcheux sont ceux qui n'attaquent point la peau qui leur correspond, qui n'y causent point de douleur, et qui ne la font point changer de couleur. Le pus, de quelque partie qu'il vienne, est sans danger, s'il est lisse, et uniformément blanc; si la fièvre, le dégoût pour les aliments et le besoin de boire cessent aussitôt que le pus est évacué. S'il y a un abcès à la jambe, et que les crachats du malade, de jaunes qu'ils étaient, deviennent purulents, il y a moins de danger. Pour revenir de la phthisie, il faut que le pus que l'on crache soit blanc, uniforme, de la même couleur, sans être mêlé de pituite, et s'il s'écoule des matières de la tête par les narines, elles doivent être semblables au pus dont nous venons de parler. Le meilleur signe de tous est lorsque le malade est absolument sans fièvre; ensuite, que la fièvre, lorsqu'il y en a, est si légère, qu'elle ne force point à une diète absolue, et n'occasionne pas une soif continuelle. C'est encore une bonne marque si l'on ne va à la selle qu'une fois par jour, si les excréments sont moulés et répondent pour la quantité à celle des aliments qu'on a pris, si le corps n'est point maigre et effilé, si la poitrine est large et velue, si les cartilages sont petits et recouverts de chair. Lorsque, chez une femme attaquée de phthisie, la suppression des règles est survenue, avec persistance de la douleur à la poitrine et entre les épaules, si le flux menstruel reparaît tout-à-coup, la maladie se guérit ordinairement : car aussitôt la toux diminue, la fièvre et la soif cessent; mais si les règles ne reviennent pas, la vomique s'ouvre presque toujours, et alors il y a d'autant moins de danger que le pus est plus sanguinolent. L'hydropisie qui survient sans qu'il y ait eu de maladie qui ait précédé, n'est nullement dangereuse; et même lorsqu'elle paraît à la suite d'une longue maladie, elle ne doit point effrayer, pourvu que les viscères soient en bon état, que la respiration soit aisée, qu'il n'y ait point de douleur ni de chaleur, que les extrémités ne soient point enflées, que le ventre soit souple, qu'il n'y ait point de toux, que le malade ne soit point altéré, que la langue ne se dessèche point, même pendant le sommeil, que l'on ait de l'appétit, que le ventre obéisse aux médicaments, que l'on rende naturellement des excréments un peu consistants et moulés, que l'abdomen s'affaisse, que l'urine change de couleur, selon le changement de vin et l'usage des médicaments, que l'on ne sente point de lassitude, et qu'on supporte aisément la ma-

tia , ut podagræ chiragræque , si juvenes tentarunt , neque callum induxerunt , solvi possunt : maximeque torminibus leniuntur , et quocumque modo venter fluit. Item morbus comitialis , ante pubertatem ortus , non ægre finitur : et in quo ab una parte corporis venientis accessionis sensus incipit , optimum est a manibus pedibusve initium fieri ; deinde , a lateribus ; pessimum inter hæc , a capite. Atque in his quoque ea maxime prosunt , quæ per dejectiones excernuntur. Ipsa autem dejectio sine ulla noxa est , quæ sine febre est ; si celeriter desinit ; si contrectato ventre nullus motus ejus sentitur ; si extremam alvum spiritus sequitur. Ac ne tormina quidem periculosa sunt , si sanguis ac strigmenta descendunt , dum febris ceteræque accessiones hujus morbi absint : adeo ut etiam gravida mulier , non solum reservari possit , sed etiam partum reservare. Prodestque in hoc morbo , si jam ætate aliquis processit. Contra , intestinorum lævitas facilius a teneris ætatibus depellitur ; utique , si ferri urina , et ali cibo corpus incipit. Eadem ætas prodest et in coxæ dolore , et humerorum , et in omni resolutione nervorum. Ex quibus coxa , si sine torpore est , si leviter friget ; quamvis magnos dolores habet , tamen et facile et maturæ sanatur ; resolutumque membrum , si nihilo minus alitur , fieri sanum potest. Oris resolutio etiam alvo cita finitur. Omnisque dejectio lippienti prodest. At varix ortus , vel per ora venarum subita profusio sanguinis , vel tormina , insaniam tollunt. Humerorum dolores , qui ad scapulas vel manus tendunt , vomitu atræ bilis solvuntur : et quisquis dolor deorsum tendit ; sanabilior est. Singultus sternutamento finitur. Longas dejectiones supprimit vomitus. Mulier sanguinem vomens , profusis menstruis , liberatur. Quæ menstruis non purgatur , si sanguinem ex naribus fudit , omni periculo vacat. Quæ locis laborat , aut difficulter partum edit , sternutamento levatur. Æstiva quartana fere brevis est. Cui calor et tremor est , saluti delirium est. Lienosis bono tormina

ladie. L'hydropique chez lequel tous ces signes se rencontrent n'a absolument rien à craindre ; celui chez lequel il s'en trouve le plus grand nombre, a lieu de bien espérer. Les maladies des articles, comme la chiragre et la podagre, peuvent se guérir, si les sujets qu'elles attaquent sont jeunes , et qu'elles n'aient pas produit de nodosités. Elles s'adoucissent beaucoup quand il survient de vives coliques , ou un flux de ventre quel qu'il soit. L'épilepsie qui arrive avant l'âge de puberté se guérit assez facilement ; et , lorsque l'on sent débuter l'accès par quelque partie du corps , le cas le plus favorable est lorsqu'il commence par les mains ou les pieds ; vient ensuite celui qui part des côtés ; mais le pire de tous est celui où la source du mal est dans la tête. Dans ces différentes espèces d'épilepsie, les remèdes propres à lâcher le ventre sont ceux qui font le plus de bien. Un flux de ventre qui n'est point accompagné de fièvre, et qui ne dure pas long-temps, est sans aucun danger, pourvu que le ventre ne soit pas dur, ni tendu, et que les vents passent librement par bas. La dysenterie elle-même est peu dangereuse si les matières glaireuses et sanguinolentes passent aisément et s'il n'y a ni fièvre ni autres complications de cette maladie : de sorte que l'on peut non-seulement en guérir une femme enceinte, mais même l'empêcher d'accoucher avant son terme. C'est un avantage , dans la dysenterie, d'être un peu avancé en âge. La lienterie, au contraire, se guérit plus facilement chez les jeunes gens, pourvu que les urines recommencent à couler, et le corps à reprendre de la nourriture. Il est aussi avantageux d'être jeune , dans les douleurs des lombes et des épaules , de même que dans toutes sortes de paralysie. On guérit aisément et promptement des douleurs de hanches, quoiqu'elles soient considérables , si les hanches ne sont point engourdies, et si elles ne sont que médiocrement froides. On peut rétablir un membre paralytique , s'il continue à prendre de la nourriture. La paralysie de la bouche se guérit, s'il survient un dévoiement. Le flux de ventre, de quelque espèce qu'il puisse être, est avantageux dans les maladies des yeux. Des varices, un écoulement subit de sang par les veines hémorrhoïdales, la dysenterie, guérissent la folie. Les douleurs des bras qui s'étendent vers les épaules ou les mains, se guérissent par un vomissement de bile noire. Celles qui se dirigent vers les parties inférieures du corps se guérissent plus facilement que les autres. L'éternument fait cesser le hoquet. Le vomissement arrête un flux de ventre in-

sunt. Denique ipsa febris, quod maxime mirum videri potest, sæpe præsidio est. Nam et præcordiorum dolores, si sine inflammatione sunt, finit ; et jocinoris dolori succurrit ; et nervorum distentionem rigoremque, si postea cœpit, ex toto tollit ; et ex difficultate urinæ morbum tenuioris intestini ortum, si urinam per calorem movet, levat. At dolores capitis, quibus oculorum caligo, et rubor cum quadam frontis prurigine accedunt, sanguinis profusione, vel fortuita, vel etiam petita, submoventur. Si capitis ac frontis dolores ex vento, vel frigore, aut æstu sunt, gravedine et sternutamentis finiuntur. Febrem autem ardentem, quam Græci κανσώδη vocant, subitus horror exsolvit. Si in febre aures obtusæ sunt, si sanguis e naribus fluxit, aut venter resolutus est, illud malum desinit ex toto. Nihil plus adversus surditatem, quam biliosa alvus potest. Quibus in fistula urinæ minuti abscessus, quos φύματα Græci vocant, esse cœperunt, iis, ubi pus ea parte profluxit, sanitas redditur. Ex quibus cum pleraque per se proveniant, scire licet, inter ea quoque, quæ ars adhibet, naturam plurimum posse.

Contra, si caput febre continenti dolet, neque quidquam reddit, malum atque mortiferum est ; maximeque id periculum est pueris, a septimo anno ad quartumdecimum. In pulmonis morbo, si sputum primis diebus non fuit, deinde a septimo die cœpit, et ultra septimum mansit, periculosum est ; quantoque magis mixtos, neque inter se diductos colores habet, tanto deterius. Et tamen nihil pejus est, quam sincerum id edi ; sive rufum est, sive cruentum, sive album, sive glutinosum, sive pallidum, sive spumans : nigrum tamen pessimum est. In eodem morbo periculosa sunt, tussis, destillatio ; etiam, quod alias salutare

vétéré. Le vomissement de sang se guérit chez les femmes par l'écoulement de leurs règles. Une femme qui n'est pas réglée ne court aucun risque, si elle a des hémorrhagies par le nez. L'éternument fait du bien à celles qui éprouvent des maladies de matrice, ou qui accouchent difficilement. La fièvre quarte d'été est ordinairement d'une courte durée. Le délire est salutaire à ceux qui sont fort échauffés, et qui ont des tremblements. La dyssenterie soulage les maladies de la rate. Enfin, ce qui paraîtra étonnant, la fièvre elle-même est souvent d'un grand secours : elle met fin aux douleurs des hypochondres, si elles sont sans inflammation, et soulage celle du foie. La fièvre qui survient pendant les convulsions et le tétanos guérit ces maladies. La fièvre, en faisant couler les urines par sa chaleur, adoucit la passion iliaque occasionnée par la difficulté d'uriner. Les douleurs de tête qui sont accompagnées d'obscurcissement de la vue, avec rougeur et démangeaison au front, se guérissent par un écoulement de sang naturel ou artificiel. Celles qui viennent du vent, du froid ou du chaud, sont dissipées par le rhume de cerveau et l'éternument. Un frissonnement subit emporte la fièvre ardente, que les Grecs appellent *causos*. Quant à la surdité qui survient dans la fièvre, une hémorrhagie par le nez, ou un flux de ventre la dissipe totalement. Rien ne fait tant de bien dans la surdité qu'une diarrhée bilieuse. Les petits abcès qui viennent dans l'urètre, et que les Grecs appellent *phymata*, se guérissent lorsque le pus s'est entièrement écoulé par le conduit de l'urine. Comme la plupart de ces changements en mieux arrivent souvent d'euxmêmes, on ne peut douter que la nature ne contribue pour beaucoup à rendre efficaces les remèdes que l'art emploie.

C'est un mauvais signe, au contraire, et même un signe mortel, si, dans une fièvre continue, la douleur de tête est (1) toujours également violente : ce signe est surtout redoutable chez les enfants depuis l'âge de sept ans jusqu'à quatorze. Dans l'inflammation du poumon, si le malade ne crache pas d'abord, et que les crachats ne commencent à paraître que le septième jour, si l'expectoration persiste au-delà de sept jours encore, il y a du danger, et d'autant plus que les couleurs des crachats sont plus mêlées et moins distinctes entre elles. Mais le danger n'est jamais plus grand que quand les crachats sont d'une

---

(1) Le mot *reddit* du texte a paru devoir être changé en *remittit*.

habetur, sternutamentum : periculosissimumque est, si hæc secuta subita dejectio est. Fere vero quæ in pulmonis, eadem in lateris doloribus, et mitiora signa, et asperiora esse consuerunt. Ex jocinore si pus cruentum exit, mortiferum est. At ex suppurationibus eæ pessimæ sunt , quæ intus tendunt, sic ut exteriorem quoque cutem decolorent : ex iis deinde, quæ in exteriorem partem procumpant, quæ maximæ, quæque planissimæ sunt. Quod si, ne rupta quidem vomica, vel pure extrinsecus emisso, febris quievit , aut quamvis quieverit, tamen repetit ; item si sitis est, si cibi fastidium, si venter liquidus, si pus est lividum et pallidum ; si nihil æger exscreat, nisi pituitam spumantem, periculum certum est. Atque ex iis quidem suppurationibus, quas pulmonum morbi concitarunt, fere senes moriuntur : ex ceteris juniores. At in tabe sputum mixtum purulentum , febris assidua, quæ et cibi tempora eripit, et siti affligit, in corpore tenui periculum subesse testantur. Si quis etiam in eo morbo diutius traxit, ubi capilli fluunt ; ubi urina quædam araneis similia subsidentia ostendit, atque in his odor fœdus est ; maximeque ubi post hæc orta dejectio est, protinus moritur : utique, si tempus autumni est, quo fere, qui cetera parte anni traxerunt, resolvuntur. Item pus exspuisse in hoc morbo, deinde ex toto spuere desiisse, mortiferum est. Solent etiam in adolescentibus ex eo morbo vomicæ fistulæve oriri ; quæ non facile sanescunt, nisi si multa signa bonæ valetudinis subsecuta sunt. Ex reliquis vero minime facile sanantur virgines , aut eæ mulieres, quibus super tabem menstrua suppressa sunt. Cui vero sano subitus dolor capitis ortus est, dein somnus oppressit , sic ut stertat, neque expergiscatur, intra septimum diem pereundum est ; magis , cum alvus cita non antecesserit, si palpebræ dormientis non coeunt , sed album oculorum apparet. Quos tamen ita mors sequitur, si id malum non est febre discussum. At aqua inter cutem , si ex acuto morbo cœpit , ad sanitatem raro perducitur : utique si

même couleur, soit qu'ils soient jaunes, sanglants, blancs, visqueux, pâles, écumeux. Les crachats noirs sont les plus mauvais de tous. Dans cette même maladie, la toux, le rhume de cerveau, l'éternument même , réputé salutaire dans d'autres cas, sont pernicieux. Le flux de ventre qui survient pendant tous ces accidents est des plus dangereux. Les signes qui donnent lieu de craindre ou d'espérer dans la pleurésie sont à peu près les mêmes que dans la péripneumonie. C'est un signe mortel, dans les suppurations du foie, que le pus en sorte mêlé de sang. Les abcès les plus pernicieux sont ceux qui s'étendent dans l'intérieur des chairs et qui font changer la couleur de la peau. Parmi ceux qui se portent à l'extérieur, les plus étendus et les moins élevés sont les plus mauvais. Le péril est extrême lorsqu'une vomique étant ouverte, ou le pus s'étant fait jour au-dehors, la fièvre ne cesse point, ou si elle revient après avoir cessé, si le malade est altéré, dégoûté, s'il a le dévoiement, si le pus qu'il rend est livide est pâle, ou s'il ne crache qu'une pituite écumeuse. Les vieillards périssent presque toujours de la suppuration qui survient à la suite de l'inflammation du poumon , et les jeunes gens de celle des autres viscères. Il y a beaucoup de danger dans la phthisie pour une personne maigre, lorsque les crachats sont mélangés et purulents, que la fièvre est continue, qu'elle ne laisse point de relâche pour faire prendre un peu de nourriture au malade, et que la soif est considérable. On ne tarde guère à mourir dans cette maladie, principalement en automne, qui est le temps où périssent ordinairement ceux qui en sont attaqués, et qui ont traîné pendant le reste de l'année, lorsque les cheveux commencent à tomber, que les urines déposent un sédiment qui ressemble à des toiles d'araignée et qu'elles sont d'une odeur fétide, surtout lorsqu'à tout cela il survient un dévoiement. On périt aussi lorsqu'ayant commencé à cracher le pus, les crachats se suppriment. Cette maladie produit souvent, chez les jeunes gens, des vomiques ou des fistules, dont on ne guérit pas ordinairement, à moins qu'il ne survienne beaucoup de signes favorables. Les personnes qui guérissent le plus difficilement de la phthisie sont les filles et les femmes chez lesquelles, à cette maladie, se joint la suppression des règles. Celui qui, étant en santé, est tout-à-coup attaqué d'une douleur de tête, et tombe ensuite dans un sommeil si profond, qu'il ronfle et qu'on ne peut l'éveiller, périt au bout de sept jours ; surtout s'il dort les paupières entr'ouvertes, de manière qu'on

contraria iis , quæ supra posita sunt , subsequuntur. Æque in ea quoque tussis spem tollit : item , si sanguis sursum deorsumque erupit , et aqua medium corpus implevit. Quibusdam etiam in hoc morbo tumores oriuntur, deinde desinunt, deinde rursus assurgunt. Hi tutiores quidem sunt, quam qui supra comprehensi sunt, si attendunt; sed fere fiducia secundæ valetudinis opprimuntur. Illud jure aliquis mirabitur, quomodo quædam simul et affligant nostra corpora, et parte aliqua tueantur. Nam, sive aqua inter cutem quem implevit, sive in magno abscessu multum puris coiit, simul id omne effudisse, æque mortiferum est, ac si quis sani corporis vulnere factus exsanguis est. Articuli vero cui sic dolent, ut super eos ex callo quædam tubercula innata sint, nunquam liberantur : quæque eorum vitia vel in senectute cœperunt, vel in senectutem ab adolescentia pervenerunt, ut aliquando leniri possunt, sic nunquam ex toto finiuntur. Morbus quoque comitialis post annum quintum et vicesimum ortus ægre curatur; multoque ægrius is , qui post quadragesimum annum cœpit; adeo ut in ea ætate aliquid in natura spei , vix quidquam in medicina sit. In eodem morbo, si simul totum corpus afficitur, neque ante in partibus aliquis venientis mali sensus est, sed homo ex improviso concidit, cujuscumque is ætatis est, vix sanescit : si vero aut mens læsa est, aut nervorum facta resolutio, medicinæ locus non est. Dejectionibus quoque si febris accessit; si inflammatio jócinoris, aut præcordiorum, aut ventris; si immodica sitis ; si longius tempus ; si alvus varia ; si cum dolore est, etiam mortis periculum subest: maximeque, si inter hæc, tormina vetera esse cœperunt. Isque morbus maxime pueros absumit usque ad annum decimum : ceteræ ætates facilius sustinent. Mulier quoque gravida ejusmodi casu rapi potest ; atque etiamsi ipsa convaluit, partum tamen perdit. Quin et jam tormina ab atra bile orsa mortifera sunt; aut si sub his, extenuato jam corpore , subito nigra alvus profluxit. At

aperçoive le blanc de l'œil , sans qu'il y ait eu de dévoiement qui ait précédé. Il n'y a que la fièvre qui puisse dissiper ce mal et empêcher le malade de mourir. L'hydropisie qui survient à la suite d'une maladie aiguë se guérit rarement, surtout si elle est accompagnée de signes contraires à ceux dont nous avons parlé plus haut. La toux ne laisse pas d'espérance dans cette maladie; et il en est de même lorsque le sang fait irruption par en haut ou par en bas et que l'eau occupe le milieu du corps. Pour les hydropiques auxquels il survient des tumeurs qui paraissent et disparaissent, ils sont moins en danger que ceux dont nous venons de parler, s'ils veillent sur eux-mêmes ; mais la trop grande confiance qu'ils ont de guérir leur est ordinairement funeste. Une chose dont on ne peut trop s'étonner , c'est que certaines maladies qui détruisent le corps lui sont en même temps favorables à d'autres égards ; car, dans l'hydropisie où il y a beaucoup d'eau épanchée , et dans les abcès considérables où il y a une grande quantité de pus accumulé , si on évacue le tout à la fois, le malade périt ; comme si , étant en santé , on venait à perdre tout son sang par une blessure. La goutte, accompagnée de petites tumeurs, ne se guérit jamais ; il en est de même de celle qui attaque les vieillards, ou qui dure depuis la jeunesse jusqu'à un âge avancé. On peut bien en adoucir la violence, mais on ne la guérit point. L'épilepsie se guérit aussi avec peine après vingt-cinq ans; il est encore bien plus difficile de guérir celle qui vient après quarante ans; de sorte qu'à cet âge il peut bien y avoir encore quelque ressource dans la nature, mais il n'en reste aucune dans la médecine. Il est aussi presque impossible de guérir de cette maladie, à quelque âge que l'on soit, si tout le corps est attaqué à la fois, et si l'on ne sent point venir le mal de quelque partie du corps, mais si l'on tombe tout-à-coup. Il n'y a point de remède si l'esprit est attaqué, ou s'il est survenu une paralysie. On est pareillement en danger de mort si l'on a un dévoiement accompagné de fièvre, de soif considérable et d'inflammation au foie, aux hypochondres ou au bas-ventre, si ce dévoiement dure depuis long-temps, si les matières que l'on rend sont diverses, si elles excitent de la douleur, et surtout si les tranchées commencent à être anciennes. Cette maladie fait périr beaucoup d'enfants jusqu'à l'âge de dix ans ; les autres âges y résistent plus aisément. Elle est dangereuse aussi pour les femmes enceintes, qui , si elles en réchappent, sont

intestinorum lævitas periculosior est, si frequens dejectio est; si venter omnibus horis et cum sono, et sine hoc profluit; si similiter noctu et interdiu; si, quod excernitur, aut crudum est, aut nigrum, et præter id, etiam læve, et mali odoris; si sitis urget; si post potionem urina non redditur (quod evenit, quia tunc liquor omnis non in vesicam, sed in intestina descendit); si os exulceratur, rubet facies, et quasi maculis quibusdam colorum omnium distinguitur; si venter est quasi fermentatus, pinguis atque rugosus; si et cibi cupiditas non est. Inter quæ cum evidens mors sit, multo evidentior est, si jam longum quoque id vitium est; maxime etiam, si in corpore senili est. Si vero in tenuiore intestino morbus est, vomitus, singultus, nervorum distentio, delirium, mala sunt. At in morbo arquato, durum fieri jecur, perniciosissimum est. Quos lienis male habet, si tormina prehenderunt, deinde versa sunt vel in aquam inter cutem, vel in intestinorum lævitatem, vix ulla medicina periculo subtrahit. Morbus intestini tenuioris nisi resolutus est, intra septimum diem occidit. Mulier ex partu, si cum febre vehementibus etiam et assiduis capitis doloribus premitur, in periculo mortis est. Si dolor atque inflammatio est in iis partibus, quibus viscera continentur, frequenter spirare, signum malum est. Si sine causa longus dolor capitis est, et in cervices ac scapulas transit, rursusque in caput revertitur, aut a capite ad cervices scapulasque pervenit, perniciosus est : nisi vomicam aliquam excitavit, sic ut pus extussiretur; aut nisi sanguis ex aliqua parte prorupit; aut nisi in capite multa porrigo, totove corpore pustulæ ortæ sunt. Æque magnum malum est, ubi torpor atque prurigo pervagantur, modo per totum caput, modo in parte; aut sensus alicujus ibi quasi frigoris est; eaque ad summam quoque linguam perveniunt. Et cum in iisdem abscessibus auxilium sit, eó tamen difficilior sanitas est, quo minus sæpe sub his malis illi subsequuntur. In coxæ vero doloribus, si vehemens torpor est,

au moins en danger d'avorter. La dysenterie qui est causée par une humeur atrabilaire est mortelle. C'est aussi un signe de mort dans la dysenterie, si l'on rend tout-à-coup, lorsque le corps est fort affaibli, des excréments noirs. La lienterie est très-dangereuse si les selles sont fréquentes, si l'on va à toute heure, la nuit comme le jour, soit que l'on rende des vents ou qu'on n'en rende point; si les matières sont crues, ou noires, lisses et de mauvaise odeur; si l'on est fort altéré; si l'on n'urine point après avoir bu : ce qui n'arrive que parce que la boisson que l'on prend ne va point jusqu'à la vessie, mais passe par les intestins ; s'il se forme des ulcères dans la bouche, si le visage est rouge et marqué de taches de toutes sortes de couleurs, si le ventre est comme ballonné, gras et rugueux; si le malade n'a point d'appétit. Ces signes annoncent une mort certaine; mais bien plus encore lorsque le mal dure depuis long-temps, et surtout si la personne qui en est attaquée est fort âgée. La passion iliaque qui est accompagnée de vomissement, de hoquet, de convulsions, de délire, est très-dangereuse. C'est un fort mauvais signe, dans la jaunisse, si le foie est dur. Il y a peu de secours à attendre de la médecine pour ceux chez qui, à une affection de rate, s'est jointe une dysenterie qui a dégénéré en hydropisie ou en lienterie. La passion iliaque fait périr le malade en sept jours, si elle ne se termine pas dans cet intervalle. Une femme à laquelle la fièvre survient à la suite de son accouchement, avec une douleur de tête violente et continue, est en danger de mort. Une respiration fréquente est un mauvais signe dans les douleurs et les inflammations des parties où les viscères sont contenus. Il y a lieu d'appréhender, si, sans cause, on ressent une douleur de tête qui dure depuis long-temps, si cette douleur passe dans le cou et les épaules, si elle remonte ensuite à la tête, ou si elle s'étend depuis la tête jusqu'au cou et aux épaules : dans ce cas, il y a tout sujet de craindre, à moins qu'il ne s'ensuive une vomique dont le pus s'évacue par l'expectoration, ou qu'il n'arrive une hémorrhagie par quelque partie, ou que la tête ne se couvre d'éruptions farineuses, ou qu'il ne s'élève des pustules par tout le corps. C'est aussi un très-mauvais signe lorsqu'on éprouve des engourdissements, des démangeaisons, ou comme un sentiment de froid qui se répand, tantôt sur toute la tête, tantôt seulement sur une partie, et qui s'étend jusqu'au bout de la langue; ce mal est d'autant plus difficile à guérir, qu'il est rarement suivi d'abcès, ce qui cependant ne manquerait pas d'y

frigescitque crus et coxa ; alvus nisi coacta non reddit, idque quod excernitur, mucosum est ; jamque ætas ejus hominis quadragesimum annum excessit ; is morbus erit longissimus , minimumque annuus : neque finiri poterit, nisi aut vere , aut autumno. Difficilis æque curatio est, in eadem ætate, ubi humerorum dolor vel ad manus pervenit, vel ad scapulas tendit, torporemque et dolorem creat, neque bilis vomitu levatur. Quacumque vero parte corporis membrum aliquod resolutum est, si neque movetur , et emacrescit, in pristinum habitum non revertitur ; eoque minus , quo vetustius id vitium est, et quo magis in corpore senili est. Omnique resolutioni nervorum ad medicinam non idonea tempora sunt hiems et autumnus : aliquid sperari potest vere et æstate. Isque morbus mediocris vix sanatur , vehemens sanari non potest. Omnis etiam dolor minus medicinæ patet, qui sursum procedit. Mulieri gravidæ si subito mammæ emacuerunt, abortus periculum est. Quæ neque peperit, neque gravida est, si lac habet , a menstruis defecta est. Quartana autumnalis fere longa est ; maximeque, quæ cœpit hieme appropinquante. Si sanguis profluxit, deinde secuta est dementia cum distentione nervorum, periculum mortis est : itemque, si medicamentis purgatum, et adhuc inanem, nervorum distentio oppressit ; aut si in magno dolore, extremæ partes frigent. Neque is ad vitam redit, qui ex suspendio, spumante ore, detractus est. Alvus nigra, sanguini atro similis, repentina, sive cum febre, sive etiam sine hac est, perniciosa est.

CAPUT IX. — DE MORBORUM CURATIONIBUS.

Cognitis indiciis, quæ nos vel spe consolentur, vel metu terreant , ad curationes morborum transeundum est. Ex his quædam communes sunt , quædam propriæ : communes, quæ pluribus morbis opitulantur; propriæ, quæ singulis. Ante

apporter du soulagement. La goutte sciatique dure très-long-temps, et pour le moins un an, et ne se termine qu'au printemps ou en automne, si l'engourdissement est considérable, si la cuisse et les hanches sont froides , si l'on ne va à la selle qu'avec effort , si les matières que l'on rend sont muqueuses, et si le malade a plus de quarante ans. Les rhumatismes du bras qui s'étendent jusqu'à la main, ou qui se portent vers les épaules et qui y causent de la douleur et un engourdissement , guérissent aussi très-difficilement à cet âge, surtout si l'on n'est point soulagé après avoir vomi de la bile. Aucune partie du corps, quelle qu'elle soit, qui est affectée de paralysie, si elle est entièrement privée du mouvement et si elle se dessèche, ne revient à son premier état ; et elle y revient d'autant moins que la paralysie dure depuis plus long-temps et que la personne paralytique est plus âgée. L'hiver et l'automne ne sont point des saisons propres pour le traitement de cette maladie : on peut espérer quelque chose des remèdes au printemps et en été. La paralysie imparfaite se guérit difficilement; celle qui est complète ne se guérit jamais. Toute douleur qui se porte vers les parties supérieures obéit moins facilement aux remèdes. Une femme enceinte dont les mamelles se dessèchent tout-à-coup est en danger d'avorter. Une femme qui n'est point accouchée depuis peu , ou qui n'est pas enceinte, si elle a du lait, éprouve une suppression de règles. La fièvre quarte, en été, dure peu, et en automne fort long-temps, principalement si elle a commencé aux approches de l'hiver. Si le délire survient pendant une hémorrhagie avec des convulsions, il y a danger de mort. Les convulsions qui surviennent à la suite d'une purgation, lorsqu'on n'a point encore mangé , et les extrémités froides dans une grande douleur, annoncent pareillement la mort. Il est impossible de rappeler à la vie une personne qu'on a détachée de la potence, lorsqu'elle commençait à écumer par la bouche. C'est un signe pernicieux de rendre tout-à-coup des excréments noirs, semblables à du sang caillé, soit qu'il y ait fièvre ou qu'il n'y en ait pas.

CHAPITRE IX. — DU TRAITEMENT DES MALADIES.

Après avoir parlé des signes qui nous donnent lieu d'espérer ou de craindre, il est à propos de passer au traitement des maladies. Les méthodes curatives sont générales ou particulières. Les générales sont celles qui conviennent à plusieurs maladies; et les particulières, celles qui

de communibus dicam : ex quibus tamen quædam non ægros solum, sed sanos quoque sustinent; quædam in adversa tantum valetudine adhibentur. Omne vero auxilium corporis, aut demit aliquam materiam, aut adjicit, aut evocat, aut reprimit, aut refrigerat, aut calefacit, simulque aut durat, aut mollit. Quædam non uno modo tantum, sed etiam duobus inter se non contrariis adjuvant. Demitur materia, sanguinis detractione, cucurbitula, dejectione, vomitu, frictione, gestatione, omnique exercitatione corporis, abstinentia, sudore. De quibus protinus dicam.

CAPUT X. — DE SANGUINIS DETRACTIONE PER VENAS.

Sanguinem, incisa vena, mitti novum non est : sed nullum pæne morbum esse, in quo non mittatur, novum est. Item, mitti junioribus, et feminis uterum non gerentibus, vetus est : in pueris vero idem experiri, et in senioribus, et in gravidis quoque mulieribus, vetus non est : siquidem antiqui, primam ultimamque ætatem sustinere non posse hoc auxilii genus, judicabant; persuaserantque sibi, mulierem gravidam, quæ ita curata esset, abortum esse facturam. Postea vero usus ostendit, nihil in his esse perpetuum, aliquasque potius observationes adhibendas esse, ad quas dirigi curantis consilium debeat. Interest enim, non quæ ætas sit, neque quid in corpore intus geratur, sed quæ vires sint. Ergo si juvenis imbecillus est, aut si mulier, quæ gravida non est, parum valet, male sanguis mittitur : emoritur enim vis, si qua supererat, hoc modo erepta. At firmus puer, et robustus senex, et gravida mulier valens, tuto curatur. Maxime tamen in his medicus imperitus falli potest : quia fere minus roboris illis ætatibus subest ; mulierique prægnanti post curationem quoque viribus opus est, non tantum ad se, sed etiam ad partum sustinendum. Non quidquid autem intentionem animi et prudentiam exigit, protinus ejiciendum est; cum præcipua in hoc ars sit, quæ non annos numeret, neque

sont propres à chaque espèce. Je parlerai d'abord des méthodes générales, parmi lesquelles il en est qui conviennent non-seulement aux malades, mais encore aux personnes en santé, et d'autres qu'on n'emploie que dans les maladies. Tous les remèdes dont on se sert en médecine ont pour effet de retrancher ou d'ajouter, d'attirer ou de réprimer, de rafraichir ou d'échauffer, de raffermir ou de relâcher. Il est même des remèdes qui agissent tout à la fois de deux façons qui ne sont point opposées entre elles. On retranche par la saignée, les ventouses, la purgation, le vomissement, les frictions, la gestation, par les différents exercices du corps, par l'abstinence et par la sueur. Je vais parler de chacun de ces articles.

CHAPITRE X. — DE LA SAIGNÉE.

L'usage de la saignée par l'ouverture de la veine n'est point une nouveauté; mais c'en est une d'employer ce remède dans presque toutes les maladies. Il y a long-temps aussi que l'on tire du sang aux jeunes gens et aux femmes qui ne sont point enceintes; mais ce n'est que depuis peu qu'on en tire aux enfants, aux vieillards et aux femmes enceintes. Les anciens pensaient que l'enfance et la vieillesse étaient également incapables de supporter la saignée, et ils étaient persuadés qu'une femme enceinte à laquelle on avait tiré du sang courait risque d'avorter. Mais l'expérience a fait connaitre par la suite des temps qu'il n'y avait aucune des règles prescrites par les anciens, au sujet de la saignée, qui dût être constamment observée, et qu'il fallait diriger les méthodes curatives d'après d'autres considérations. Car ce n'est ni à l'âge ni à la grossesse, mais aux forces qu'il faut avoir égard, et c'est mal à propos qu'on tirera du sang à un jeune homme, s'il est faible, ou à une femme qui n'est point enceinte, si elle est dans un état de langueur. Par la saignée, on emporte et on détruit le peu de forces qui pouvait lui rester. On saignera, au contraire, sans aucun danger, un enfant qui est fort, un vieillard qui est robuste, et une femme enceinte qui a de la vigueur. Cependant, un médecin ignorant peut aisément se tromper dans ces sortes de cas; car, dans l'enfance et dans la vieillesse, on a ordinairement peu de forces, et une femme enceinte, après être guérie, a besoin des siennes, non-seulement pour se soutenir, mais encore pour nourrir son enfant. Mais, de ce qu'un remède exige de la réflexion et de la prudence, il ne

conceptionem solam videat, sed vires
æstimet, et ex eo colligat, possit necne
superesse, quod vel puerum, vel senem,
vel in una muliere duo corpora sustineat. Interest etiam inter valens corpus,
et obesum; inter tenue, et infirmum :
tenuioribus magis sanguis, plenioribus
magis caro abundat. Facilius itaque illi
detractionem ejusmodi sustinent; cele-
riusque ea, si nimium est pinguis, aliquis affligitur. Ideoque vis corporis melius ex venis, quam ex ipsa specie æsti-
matur. Neque solum hæc consideranda
sunt, sed etiam morbi genus quod sit :
utrum superans, an deficiens materia
læserit; corruptum corpus sit, an integrum. Nam si materia vel deest, vel integra est, istud alienum est : at si vel
copia sui male habet, vel corrupta est,
nullo modo melius succurritur. Ergo vehemens febris, ubi rubet corpus, plenæ-
que venæ tument, sanguinis detractionem requirit : item viscerum morbi ner-
vorumque resolutio, et rigor, et distentio : quidquid denique fauces difficultate
spiritus strangulat ; quidquid subito supprimit vocem ; quisquis intolerabilis dolor est ; et quacumque de causa ruptum
aliquid intus atque collisum est : item
malus corporis habitus, omnesque acuti
morbi, qui modo, ut supra dixi, non
infirmitate, sed onere nocent. Fieri tamen potest, ut morbus quidem id desideret, corpus autem vix pati posse videatur : sed si nullum tamen appareat
aliud auxilium, periturusque sit qui laborat, nisi temeraria quoque via fuerit
adjutus ; in hoc statu boni medici est
ostendere, quam nulla spes sit sine sanguinis detractione, faterique, quantus in
hac ipsa metus sit : et tum demum, si
exigetur, sanguinem mittere. De quo
dubitare in ejusmodi re non oportet :
satius est enim anceps auxilium experiri,
quam nullum. Idque maxime fieri debet,
ubi nervi resoluti sunt ; ubi subito aliquis obmutuit ; ubi angina strangulatur ;
ubi prioris febris accessio pæne confecit,
paremque subsequi verisimile est, neque
eam videntur sustinere ægri vires posse.
Cum sit autem minime crudo sanguis

s'ensuit pas qu'il faille en bannir l'usage :
c'est alors, au contraire, le propre de l'art
de ne pas s'arrêter seulement au nombre
des années et à l'état de grossesse ; mais
encore d'examiner l'état des forces, et de
voir s'il en restera assez pour que l'enfant,
le vieillard, la femme enceinte et son fruit
puissent se soutenir. Il y a aussi une différence à faire entre une personne forte et
une personne grasse, entre une personne
maigre et une personne faible. Les personnes maigres ont plus de sang, et les
grasses plus de chair : aussi les premières
supportent-elles plus aisément la saignée
que les secondes. On juge donc mieux des
forces par la grosseur des vaisseaux que
par l'embonpoint du corps. Ce n'est point
assez de considérer ces circonstances, il
faut encore faire attention à l'espèce de la
maladie. On doit examiner si c'est par
excès ou par défaut que la matière pèche,
si les humeurs sont saines ou viciées :
car si le sang manque ou s'il est bien
constitué, la saignée est contraire ; mais
s'il y en a trop ou s'il est corrompu, il
n'y a point de meilleur remède que la
saignée. Il est donc nécessaire de tirer
du sang dans une fièvre violente, où la
peau est rouge et dans laquelle les veines
sont gonflées par la pléthore. Il en est de
même dans les maladies des viscères,
dans la paralysie, le tétanos et les convulsions ; dans les maux de gorge, où l'on
court risque d'être suffoqué par le défaut
de respiration ; dans la perte subite de
la voix, dans toutes les douleurs violentes,
dans tous les cas où il y a quelque chose
de froissé ou de brisé à l'intérieur, dans
la cachexie, dans toutes les maladies aiguës qui sont produites, comme je l'ai
dit ci-dessus, non par le défaut, mais par
l'abondance du sang. Il peut arriver pourtant que la maladie demande la saignée,
et que les forces du malade puissent à
peine la soutenir. Dans ce cas, s'il n'y a
point d'autre remède, et si le malade ne
peut en revenir sans être secouru par un
moyen même téméraire, il est d'un bon
médecin de faire voir qu'il n'y a point
de ressource sans la saignée, et combien
en même temps il y a de danger à l'employer. Alors, si on la demande, il faut
la faire sans balancer : car il vaut mieux
essayer un remède douleux que de n'en
faire aucun. C'est ce qu'on doit surtout
pratiquer dans la paralysie, dans la perte
subite de la voix, dans l'esquinancie où
l'on est menacé de suffocation, et lorsqu'on a eu un accès de fièvre si violent
qu'on a manqué d'en mourir ; qu'il est
probable que celui qui suivra sera pareil,
et que le malade ne sera point en état
d'y résister. Quoique ce soit une règle
de ne point saigner immédiatement après

mittendus, tamen ne id quidem perpetuum est : neque enim semper concoctionem res exspectat. Ergo si ex superiore parte aliquis decidit, si contusus est, si ex aliquo subito casu sanguinem vomit; quamvis paulo ante sumsit cibum, tamen protinus ei demenda materia est, ne, si subsederit, corpus affligat. Idemque etiam in aliis casibus repentinis, qui strangulabunt, dictum erit. At si morbi ratio patietur, tum demum, nulla cruditatis suspicione remanente, id fiet. Ideoque ei rei videtur aptissimus adversæ valetudinis dies secundus, aut tertius. Sed ut aliquando etiam primo die sanguinem mittere necesse est, sic nunquam utile post diem quartum est, cum jam spatio ipso materia et exhausta est, et corpus corrupit; ut detractio imbecillum id facere possit, non possit integrum. Quod si vehemens febris urget, in ipso impetu ejus sanguinem mittere, hominem jugulare est. Exspectanda ergo remissio est : si non decrescit, sed crescere desiit, neque speratur remissio, tum quoque, quamvis pejor, sola tamen occasio non omittenda est. Fere etiam ista medicina, ubi necessaria est, in biduum dividenda est : satius est enim, primum levare ægrum, deinde perpurgare, quam simul omni vi effusa fortasse præcipitare. Quod si in pure quoque aquaque, quæ inter cutem est, ita respondet; quanto magis necesse est in sanguine respondeat? Mitti vero is debet, si totius corporis causa fit, ex brachio; si partis alicujus, ex ea ipsa parte, aut certe quam proxima : quia non ubique mitti potest, sed in temporibus, in brachiis, juxta talos. Neque ignoro, quosdam dicere, quam longissime sanguinem inde, ubi lædit, esse mittendum : sic enim averti materiæ cursum; at illo modo in id ipsum, quod gravat, evocari. Sed id falsum est : proximum enim locum primo exhaurit; ex ulterioribus autem eatenus sanguis sequitur, quatenus emittitur; ubi is supressus est, quia non trahitur, ne venit quidem. Videtur tamen usus ipse docuisse, si caput fractum est, ex brachio potius sanguinem esse mitten-

qu'on a mangé, cette règle ne doit cependant pas toujours avoir lieu ; car il est des cas où l'on ne peut attendre que la digestion soit faite, comme lorsqu'on est tombé d'un lieu élevé, lorsqu'on a éprouvé une forte contusion, lorsqu'on vomit du sang par quelque accident subit : alors, quoiqu'on ait mangé depuis peu, il faut cependant tirer du sang sur-le-champ, de peur qu'il ne forme un dépôt et ne mette la vie en danger. On doit faire de même dans tous les cas où l'on est menacé d'une suffocation subite. Mais toutes les fois que la nature de la maladie le permet, on doit attendre, pour saigner, qu'il ne reste plus aucune trace de crudité. Le second ou le troisième jour de la maladie paraît donc le plus avantageux pour cela ; mais s'il est quelquefois nécessaire de tirer du sang dès le premier jour, il n'est jamais utile de le faire après le quatrième, lorsque la matière a eu le temps de se dissiper ou d'altérer la constitution du corps. La saignée, alors, au lieu de rétablir le malade, ne servirait qu'à l'affaiblir davantage. Saigner, dans le fort de l'accès, un homme qui a une fièvre violente, c'est l'égorger : il faut attendre qu'elle diminue. Si la fièvre ne tombe point, et qu'il n'y ait point de rémission à espérer, il faut saisir le moment où elle cesse d'aller en augmentant. Alors, quoiqu'il y ait beaucoup d'inconvénient, il ne faut point laisser échapper la seule occasion où la saignée puisse encore être pratiquée. Lorsqu'il est nécessaire de tirer du sang, il convient de partager cette évacuation en deux jours ; car il est plus prudent de soulager seulement d'abord le malade, pour le dégager tout-à-fait un peu plus tard, que de courir risque de le faire périr en lui retirant à la fois toutes ses forces. Si l'on se trouve bien de cette méthode, lorsqu'il est question d'évacuer une collection de pus ou les eaux des hydropiques, à plus forte raison doit-on s'en bien trouver dans la saignée. Si l'on tire du sang pour dégager tout le corps, il faut le tirer du bras ; si c'est pour débarrasser quelque partie, il faut le tirer de la partie même attaquée, ou de celle qui en est le plus proche, puisqu'on ne peut saigner à toutes les parties du corps, mais seulement aux tempes, aux bras et aux pieds. Je n'ignore pas qu'il est des médecins qui prétendent qu'il faut saigner le plus loin qu'il est possible de l'endroit qui est attaqué, parce qu'en suivant cette méthode, on détourne le cours du sang, au lieu que par l'autre on l'attire sur les parties mêmes qui en sont déjà surchargées; mais cette opinion est absolument fausse ; car les vaisseaux

lum ; si quod in humero vitium est, ex
altero brachio : credo, quia si quid parum cesserit, opportuniores eæ partes
injuriæ sunt, quæ jam male habent.
Avertitur quoque interdum sanguis, ubi
alia parte prorumpens, alia emittitur :
desinit enim fluere qua nolumus, inde
objectis quæ prohibeant, alio dato itinere.
Mittere autem sanguinem cum sit expeditissimum, usum habenti ; tamen ignaro
difficillimum est. Juncta enim est vena
arteriis, his nervi : ita, si nervum scalpellus attingit, sequitur nervorum distentio; eaque hominem crudeliter consumit. At arteria incisa neque coit, neque
sanescit; interdum etiam, ut sanguis
vehementer erumpat, efficit. Ipsius quoque venæ, si forte præcisa est, capita
comprimuntur, neque sanguinem emittunt. At si timide scalpellus demittitur,
summam cutem lacerat, neque venam
incidit. Nonnunquam etiam ea latet,
neque facile reperitur. Ita multæ res id
difficile inscio faciunt, quod perito facil-
limum est. Incidenda ad medium vena
est : ex qua cum sanguis erumpit, colorem ejus habitumque oportet attendere.
Nam si is crassus et niger est, vitiosus
est ; ideoque utiliter effunditur : si rubet
et pellucet, integer est ; eaque missio
sanguinis adeo non prodest, ut etiam noceat; protinusque is supprimendus est.
Sed id evenire non potest sub eo medico,
qui scit, ex quali corpore sanguis mittendus sit. Illud magis fieri solet, ut
æque niger assidue primo die profluat :
quod quamvis ita est, tamen si jam satis
fluxit, supprimendus est; semperque
ante finis faciendus est, quam anima deficiat. Deligandumque brachium superimposito expresso ex aqua frigida penicillo : et postero die adverso medio digito vena ferienda, ut recens coitus ejus
resolvatur, iterumque sanguinem fundat.
Sive autem primo, sive secundo die
sanguis; qui crassus et niger initio fluxe-
rat, et rubere, et pellucere cœpit, satis
materiæ detractum est, atque quod superest, sincerum est : ideoque protinus
brachium deligandum, habendumque
ita est, donec valens cicatricula sit;

les plus voisins de celui qui est ouvert se
vident d'abord, et ceux qui en sont plus
éloignés ne se dégagent qu'à proportion
qu'on laisse couler le sang, et cessent
absolument de se dégorger dès qu'on a
fermé la veine. L'usage néanmoins semble
avoir appris qu'il est plus à propos de
saigner du bras dans les blessures de la
tête, et du bras opposé lorsque le mal
attaque un bras. C'est apparemment parce
que, s'il survenait quelque accident par
la saignée, l'inconvénient serait plus
grand s'il avait lieu dans une partie déjà
malade. On détourne aussi quelquefois le
cours du sang, lorsque, coulant déjà par
une partie, on saigne d'une autre. Car
alors il cesse de couler par l'endroit que
nous ne voulons point, en lui opposant
des obstacles, et en lui ouvrant une autre
issue. Rien de plus aisé que la saignée
pour celui qui en a l'habitude; mais aussi
rien de plus difficile pour celui qui est
sans expérience. La veine se trouve jointe
aux artères, et les artères aux nerfs. La
piqûre d'un nerf est suivie de convulsions qui font périr le malade au milieu
des plus vives douleurs. L'artère coupée
ne se reprend point, et laisse même quelquefois échapper tout le sang avec impétuosité. Si l'on vient à couper la veine de
part en part, ses orifices se contractent
et ne laissent point couler le sang. Si l'on
pousse la lancette avec timidité, on ne
fait qu'effleurer la peau, et l'on n'ouvre
point la veine. Quelquefois aussi elle est
fort enfoncée, et il est difficile de la trouver. Toutes ces choses font que la saignée,
qui est très-aisée pour un homme ins-
truit, est très-difficile pour un ignorant.
Il faut ouvrir la veine par le milieu, et,
lorsque le sang en sort, on doit examiner
sa couleur et sa consistance : s'il paraît
épais et noir, il est mauvais, et il est
utile d'en tirer; s'il est rouge et clair, il
est bon : alors la saignée est plus nuisible qu'avantageuse, et il faut fermer la
veine sur-le-champ. Mais on ne court
point ce risque avec un médecin qui sait
quand il est à propos de saigner ou non.
Il arrive assez souvent que tout le sang
qu'on tire le premier jour est également
noir ; mais cela ne doit pas empêcher de
l'arrêter si on en a tiré suffisamment, et
il ne faut jamais attendre, pour finir, que
le malade tombe en faiblesse. On bande
le bras en appliquant sur l'ouverture de
la veine une compresse trempée dans
de l'eau froide. Le lendemain on frappe
la veine avec le doigt du milieu pour que
les lèvres de la piqûre, récemment unies,
se séparent et laissent de nouveau échapper le sang. Si le sang, qui d'abord était
noir et épais, commence à devenir rouge
et clair, soit que ce soit le premier ou le

quæ celerrime in vena confirmatur.

second jour, on en a assez tiré : ce qui reste est bon ; il faut sur-le-champ fermer le vaisseau et tenir le bras bandé jusqu'à ce que la cicatrice soit bien formée, ce qui arrive très-promptement dans les veines.

CAPUT XI. — DE SANGUINIS DETRACTIONE PER CUCURBITULAS.

Cucurbitularum vero duo genera sunt: æneum, et corneum. Ænea, altera parte patet ; altera, clausa est : cornea, altera parte æque patens, altera foramen habet exiguum. In æneum linamentum ardens conjicitur, ac sic os ejus corpori aptatur, imprimiturque, donec inhæreat. Cornea per se corpori imponitur; deinde, ubi ea parte, qua exiguum foramen est, ore spiritus adductus est, superque cera cavum id clausum est, æque inhærescit. Utraque non ex his tantum materiæ generibus, sed etiam ex quolibet alio recte fit. Ac si cetera defecerunt, caliculus quoque aut pultarius, oris compressioris, ei rei commode aptatur. Ubi inhæsit, si concisa ante scalpello cutis est, sanguinem extrahit ; si integra est, spiritum. Ergo ubi materia, quæ intus est, lædit, illo modo ; ubi inflatio, hoc imponi solet. Usus autem cucurbitulæ præcipuus est, ubi non in toto corpore, sed in parte aliqua vitium est, quam exhauriri ad confirmandam valetudinem satis est. Idque ipsum testimonium est, etiam scalpello sanguinem, ubi membro succurritur, ab ea potissimum parte, quæ jam læsa est, esse mittendum : quod nemo cucurbitulam diversæ parti imponit, nisi cum profusionem sanguinis eo avertit ; sed ei ipsi, quæ dolet, quæque liberanda est. Opus etiam esse cucurbitula potest in morbis longis, quamvis et iis jam spatium aliquod accessit ; sive corrupta materia, sive spiritu male habente : in acutis quoque quibusdam, si et levari corpus debet, et ex vena sanguinem mitti vires non patiuntur. Idque auxilium ut minus vehemens, ita magis tutum ; neque unquam periculosum est, etiamsi in medio febris impetu, etiamsi in cruditate adhibetur. Ideoque ubi sanguinem mitti opus est, si incisa vena præceps periculum est, aut si in parte corporis etiam

CHAPITRE XI. — DE LA MANIÈRE DE TIRER DU SANG PAR LES VENTOUSES.

Les ventouses sont de deux sortes : les unes sont de cuivre, et les autres de corne. La ventouse de cuivre est ouverte par un bout et fermée par l'autre ; celle de corne est fort ouverte à sa base, avec une petite ouverture en haut. On met, dans celle de cuivre, une mèche allumée ; on applique cette ventouse par sa base sur le corps, et on appuie dessus avec la main jusqu'à ce qu'elle tienne. La ventouse de corne s'applique sans feu ; on pompe l'air avec la bouche par la petite ouverture qui est en haut ; et, après l'avoir fermée avec un peu de cire, elle tient comme la première. Les ventouses de l'une et de l'autre espèce ne se font pas seulement avec du cuivre ou de la corne, mais encore avec toute sorte de matière : lors même qu'on n'a rien autre chose, on peut fort bien se servir d'un petit verre ou de tout autre vase dont l'ouverture soit étroite. Après l'application des ventouses, si l'on a fait des scarifications à la peau, il sort du sang ; si l'on n'en a point fait, la ventouse attire l'air artériel. On applique les ventouses avec scarifications lorsque le mal vient de l'abondance du sang à l'intérieur, et de la dernière façon lorsqu'il est occasionné par l'air artériel. On fait surtout usage des ventouses lorsque le mal n'est pas répandu par tout le corps, mais occupe seulement une partie, qu'il suffit d'en débarrasser pour rétablir la santé. La preuve qu'il faut que la saignée par la lancette, quand il s'agit d'un membre malade, soit faite de préférence à la partie affectée, c'est qu'on n'applique jamais les ventouses sur une partie différente de celle où est le mal, si ce n'est lorsqu'on veut par cette révulsion réprimer une hémorrhagie, mais toujours sur la partie malade que l'on se propose de rétablir. Il peut être nécessaire aussi d'employer les ventouses dans les maladies chroniques, quoiqu'il y ait déjà quelque temps qu'elles durent, soit que le mal réside dans les humeurs ou dans l'air artériel. De même, dans quelques maladies aiguës, lorsque le corps doit être allégé, et que les forces du malade ne permettent point de saigner. Ce genre de remède est moins violent et plus sûr ; il n'y a jamais de danger de l'employer, même dans le fort du redoublement de la fièvre,

uitium est, huc potius confugiendum est: cum eo tamen, ut sciamus, hic ut nullum periculum, ita levius præsidium esse; nec posse vehementi malo, nisi æque vehemens auxilium succurrere.

CAPUT XII. — DE DEJECTIONE.

1. Dejectionem autem antiqui variis medicamentis, crebraque alvi ductione in omnibus pæne morbis moliebantur : dabantque aut nigrum veratrum, aut filiculam, aut squamam æris, quam λεπίδα χαλϰοῦ Græci vocant ; aut lactucæ marinæ lac, cujus gutta pani adjecta abunde purgat ; aut lac vel asininum, vel bubulum, vel caprinum, eique salis paulum adjiciebant, decoquebantque id, et sublatis iis, quæ coierant, quod quasi serum supererat, bibere cogebant. Sed medicamenta stomachum fere lædunt : alvus si vehementius fluit, aut sæpius ducitur, hominem infirmat. Ergo nunquam in adversa valetudine medicamentum ejus rei causa recte datur, nisi ubi is morbus sine febre est ; ut cum veratrum nigrum aut atra bile vexatis, aut cum tristitia insanientibus, aut iis, quorum nervi parte aliqua resoluti sunt, datur. At ubi febres sunt, satius est ejus rei causa cibos potionesque assumere, qui simul et alant, et ventrem molliant. Suntque valetudinis genera, quibus ex lacte purgatio convenit.

De alvi ductione.

2. Plerumque vero alvus potius ducenda est ; quod, ab Asclepiade quoque sic temperatum, ut tamen servatum sit, video plerumque seculo nostro præteriri. Est autem ea moderatio, quam is secutus videtur, aptissima : ut neque sæpe ea medicina tentetur, et tamen semel, vel summum bis, non omittatur, si caput grave est ; si oculi caligant ; si morbus majoris intestini est, quod Græci ϰόλον nominant ; si in imo ventre, aut in coxa dolores sunt ; si in stomachum quædam

et lorsque la digestion n'est point encore faite. Ainsi, il vaut mieux appliquer les ventouses lorsque, la saignée étant nécessaire, il y aurait un danger évident à ouvrir la veine, ou bien lorsqu'il s'agit simplement d'une maladie locale. Cependant on ne doit point ignorer que, s'il n'y a point de danger à craindre de l'usage des ventouses, il y a aussi moins de secours à en attendre, et qu'aux grands maux il faut appliquer les grands remèdes.

CHAPITRE XII. — DE LA PURGATION.

1. Les anciens purgeaient et donnaient des lavements dans presque toutes les maladies. Ils employaient l'ellébore noir, le polypode, l'écaille de cuivre, que les Grecs appellent *lepida chalcou*, le suc de tithymale, dont une goutte mêlée avec du pain purge abondamment, le lait d'ânesse, de vache ou de chèvre, auquel ils ajoutaient un peu de sel ; ensuite ils le faisaient bouillir, et après en avoir ôté tout ce qui s'était caillé, ils faisaient boire le reste qui formait une espèce de petit-lait. Mais comme les médicaments dont il vient d'être parlé sont nuisibles à l'estomac, et que les évacuations par les selles, si elles sont trop copieuses ou trop fréquentes, affaiblissent, il ne faut jamais, dans les maladies, employer de purgatifs violents, à moins qu'il n'y ait point de fièvre. On peut, par exemple, donner dans celles qui sont produites par l'atrabile, l'ellébore noir, de même que dans la démence accompagnée de tristesse, et dans la paralysie partielle ; mais lorsqu'il y a fièvre, il est plus à propos, pour remplir cette indication, d'user d'aliments et de boissons qui nourrissent le malade, et qui lui procurent en même temps la liberté du ventre. Il est aussi des espèces de maladies où il est bon de purger avec le lait.

Du lavement.

2. On doit, dans la plupart des cas, tenir plutôt le ventre libre par le moyen des lavements. C'est une méthode qu'Asclépiade a suivie, quoique avec restriction, et dont on ne se sert presque pas dans ce siècle-ci. Néanmoins l'usage modéré qu'Asclépiade en a fait me paraît avoir de grands avantages : il consiste à ne pas employer cette sorte de remède trop souvent ; mais seulement une fois ou deux au plus, si la tête est pesante ; si les yeux sont chargés ; s'il y a mal à cette partie du gros intestin que les Grecs nomment *colon* ; si l'on sent des douleurs dans le bas-ventre ou dans les lombes ; s'il y a

biliosa concurrunt, vel etiam pituita eo se, humorve aliquis aquæ similis confert; si spiritus difficilius redditur; si nihil per se venter excernit; utique, si juxta quoque stercus est, et intus remanet; aut si stercoris odorem nihil dejiciens æger ex spiritu suo sentit; aut si corruptum est, quod excernitur; aut si prima inedia febrem non sustulit; aut si sanguinem mitti, cum opus sit, vires non patiuntur, tempusve ejus rei præteriit; aut si multum ante morbum aliquis potavit; aut si is, qui sæpe vel sponte, vel casu purgatus est, subito habet alvum suppressam. Servanda vero illa sunt : ne ante diem tertium ducatur; ne ulla cruditate substante; ne in corpore infirmo, diuque in adversa valetudine exhausto; neve in eo, cui satis alvus quotidie reddit, quive eam liquidam habet; neve in ipso accessionis impetu, quia, quod tum infusum est, alvo continetur, regestumque in caput, multo gravius periculum efficit. Pridie vero abstineri debet æger, ut aptus tali curationi sit : eodem die ante aliquot horas aquam calidam bibere, ut superiores ejus partes madescant. Tum immittenda in alvum est, si levi medicina contenti sumus, pura aqua; si paulo valentiori, mulsa; si leni, ea in qua fœnum græcum, vel ptisana, vel malva decocta sit; si reprimendi causa, ex verbenis. Acris autem est marina aqua, vel alia sale adjecto : atque utraque decocta commodior est. Acrior fit, adjecto vel oleo, vel nitro, vel melle : quoque acrior est, eo plus extrahit, sed minus facile sustinetur. Idque quod infunditur, neque frigidum esse oportet, neque calidum, ne alterutro modo lædat. Cum infusum est, quantum fieri potest, continere se in lectulo debet æger, nec primæ cupiditati dejectionis protinus cedere : ubi necesse est, tum demum desidere. Fereque eo modo demta materia, superioribus partibus levatis, morbum ipsum mollit. Cum vero, quoties res coegit, desidendo aliquis se exhausit, paulisper debet conquiescere; et, ne vires deficiant, utique eo die cibum assumere : qui plenior, an exiguus sit dandus, ex ratione ejus acces-

amas de bile, de pituite, ou de sérosité, dans l'estomac; si la sortie des vents est difficile; si l'on ne va point à la selle, et qu'il y ait des excréments amassés dans le rectum; si le malade se présente au bassin sans rien faire, et que pourtant les vents qu'il rend aient une odeur d'excréments; si les matières évacuées sont viciées; si la diète qu'on a gardée d'abord n'a point emporté la fièvre; si les forces ne permettent pas de saigner quoiqu'il en soit besoin, ou si le temps en est passé; si l'on a bu beaucoup avant de tomber malade; si l'on est tout-à-coup constipé, après avoir eu pendant long-temps naturellement, ou par incident, le ventre libre. On doit observer, à l'égard des lavements, de ne point en donner avant le troisième jour, ni lorsque la digestion n'est point entièrement faite, que le malade est faible, ou épuisé par une maladie qui dure depuis long-temps; lorsqu'on va tous les jours suffisamment à la selle, qu'on a un flux de ventre ou qu'on est dans le redoublement de la fièvre; car alors le fluide qu'on injecte reste dans les intestins, porte à la tête et augmente le danger. Le malade doit faire diète la veille, pour être plus en état de recevoir le lavement; boire le jour même, quelques heures avant, de l'eau tiède, pour humecter les intestins grêles. Ces précautions prises, si on n'a pas besoin d'un lavement qui agisse bien fortement, on ne se sert que d'eau pure; si l'on veut un lavement plus fort, on ajoute du miel à l'eau; si l'on veut un lavement adoucissant, on prend une décoction de fenugrec, d'orge, ou de mauve. Le lavement astringent se fait avec une décoction de verveine. Si l'on a besoin d'un lavement stimulant, on le prépare avec l'eau de mer, ou avec de l'eau commune, dans laquelle on a fait fondre du sel : on retire plus d'avantage de l'une et de l'autre, quand on les a fait bouillir. On rend encore le lavement plus actif, en y ajoutant, ou de l'huile, ou du nitre, ou même du miel. Plus il est âcre, plus il fait d'effet; mais il est aussi plus difficile à supporter. Le fluide que l'on injecte ne doit être ni froid, ni chaud, afin qu'il ne nuise, ni par l'une, ni par l'autre de ces qualités. Lorsqu'un malade a pris un lavement, il doit, autant qu'il est possible, se tenir au lit, et ne point aller à la selle à la première envie qu'il en ressent, mais attendre le plus qu'il peut. Il arrive fort souvent que, les matières superflues ayant été emportées de cette manière, les parties supérieures se dégagent, et que le mal se dispose à céder. Lorsqu'après avoir pris un lavement, on a été plusieurs fois à la selle, et qu'on est fatigué, il faut

...sionis, quæ exspectabitur, aut in metu non erit, æstimari oportebit.

se reposer un peu, et, de crainte que les forces ne manquent, prendre de la nourriture ce jour-là. On en prend plus ou moins, selon que l'on a à craindre le retour de la fièvre, ou que l'on est sans inquiétude à cet égard.

CAPUT XIII. — DE VOMITU.

At vomitus, ut in secunda quoque valetudine sæpe necessarius biliosis est, sic etiam in iis morbis, quos bilis concitavit. Ergo omnibus, qui ante febres horrore et tremore vexantur; omnibus, qui cholera laborant; omnibus etiam cum quadam hilaritate insanientibus; et comitiali quoque morbo oppressis, necessarius est. Sed si acutus morbus est, sicut in cholera; si febris est, ut inter horrores, asperioribus medicamentis opus non est; sicut in dejectionibus quoque supra dictum est : satisque est, ea vomitus causa sumi, quæ sanis quoque sumenda esse proposui. At ubi longi valentesque morbi sine febre sunt, ut comitialis aut insania, veratro quoque albo utendum est. Id neque hieme, neque æstate recte datur; optime, vere; tolerabiliter, autumno. Quisquis daturus erit, id agere ante debet, ut accepturi corpus humidius sit. Illud scire oportet, omne ejusmodi medicamentum, quod potui datur, non semper ægris prodesse, semper sanis nocere.

CHAPITRE XIII. — DU VOMISSEMENT.

Le vomissement qui est nécessaire aux personnes bilieuses, lors même qu'elles se portent bien, l'est aussi dans les maladies produites par la bile; et il est bon de faire vomir dans toutes les fièvres qui sont précédées de frissons et de tremblement. Le vomissement n'est pas moins avantageux aux personnes qui sont sujettes au choléra-morbus, et à celles qui ont une folie accompagnée de gaîté; dans les attaques d'épilepsie; mais dans les maladies aiguës, comme dans le choléra-morbus, dans les fièvres continues avec redoublement, il ne faut point faire vomir, comme je l'ai dit ci-dessus à l'article de la purgation, avec des vomitifs violents: il suffit de prendre, pour vomir, ce que j'ai conseillé aux personnes en santé. Mais dans les maladies chroniques qui sont fortes et non accompagnées de fièvre, comme l'épilepsie, ou la folie, on se sert même de l'ellébore blanc. Il n'est jamais avantageux d'en faire usage en hiver, ou en été; mais on s'en trouve très-bien au printemps, et passablement en automne. Avant de le donner, il est bon d'humecter beaucoup le malade. Enfin il ne faut pas ignorer que tous les médicaments de ce genre que l'on donne en boisson ne font pas toujours bien aux malades, et font toujours mal aux personnes en santé.

CAPUT XIV. — DE FRICTIONE.

De frictione vero adeo multa. Asclepiades, tanquam inventor ejus, posuit in eo volumine, quod Communium Auxiliorum inscripsit, ut, cum trium tantum faceret mentionem, hujus et aquæ et gestationis, tamen maximam partem in hac consumserit. Oportet autem neque recentiores viros in iis fraudare, quæ vel repererunt, vel recte secuti sunt; et tamen ea, quæ apud antiquiores aliquos posita sunt, auctoribus suis reddere. Neque dubitari potest, quin latius quidem, et dilucidius, ubi et quomodo frictione utendum esset, Asclepiades præceperit; nihil tamen repererit, quod non a vetustissimo auctore Hippocrate paucis verbis comprehensum sit : qui dixit,

CHAPITRE XIV. — DE LA FRICTION.

Asclépiade, dans le livre qu'il a intitulé *des Secours Généraux*, qu'il réduit à trois, qui sont la friction, dont il se donne pour l'inventeur, l'eau et la gestation, a employé la plus grande partie de ce livre, sur le seul article de la friction. Il y aurait de l'injustice à enlever aux médecins modernes la gloire des choses qu'ils ont découvertes, ou sagement imitées de leurs prédécesseurs; mais il est juste aussi de rendre à leurs auteurs ce qu'on trouve d'écrit là-dessus chez quelques anciens. On ne peut nier qu'Asclépiade n'ait parlé d'une façon beaucoup plus étendue et plus claire, que ceux qui l'ont précédé, sur la manière d'employer la friction, et des cas où il convient de l'employer; cependant il n'a rien imaginé qu'Hippocrate n'ait dit long-temps avant lui, en peu de mots. On trouve dans cet auteur, beaucoup plus ancien qu'Asclé-

frictione, si vehemens sit, durari corpus; si lenis, molliri; si multa, minui; si modica, impleri. Sequitur ergo, ut tum utendum sit, cum aut adstringendum corpus sit, quod hebes est; aut molliendum, quod induruit; aut digerendum in eo, quod copia nocet; aut alendum id, quod tenue et infirmum est. Quas tamen species si quis curiosius æstimet (quod jam ad medicum non pertinet), facile intelliget, omnes ex unâ causa pendere, quæ demit. Nam et adstringitur aliquid, eo demto, quod interpositum, ut id laxaretur, effecerat; et mollitur, eo detracto, quod duritiem creabat; et impletur, non ipsa frictione, sed eo cibo, qui postea usque ad cutem, digestione quadam relaxatam, penetrat. Diversarum vero rerum in modo causa est. Inter unctionem autem et frictionem multum interest. Ungi enim, leniterque pertractari corpus, etiam in acutis et recentibus morbis oportet; in remissione tamen, et ante cibum : longa vero frictione uti, neque in acutis morbis, neque increscentibus convenit; præterquam cum phreneticis somnus ea quæritur. Amat autem hoc auxilium valetudo longa, et jam a primo impetu inclinata. Neque ignoro, quosdam dicere, omne auxilium necessarium esse increscentibus morbis, non cum jam per se finiuntur. Quod non ita se habet. Potest enim morbus, etiam qui per se finem habiturus est, citius tamen adhibito auxilio tolli : quod duabus de causis necessarium est; et ut quam primum bona valetudo contingat; et ne morbus, qui remanet, iterum, quamvis levi de causa, exasperetur. Potest morbus minus gravis esse, quam fuerit, neque ideo tamen solvi, sed reliquiis quibusdam inhærere, quas admotum aliquod auxilium discutit. Sed ut, levata quoque adversa valetudine, recte frictio adhibetur; sic nunquam adhibenda est febre increscente : verum, si fieri poterit, cum ex toto corpus ea vacabit; sin minus, certe cum ea remiserit. Eadem autem modo in totis corporibus esse debet, ut cum infirmus aliquis implendus; modo in partibus, aut quia ipsius ejus membri imbecillitas id

piade, que la friction forte durcit le tissu des fibres; que la légère le ramollit; que celle qui est prolongée amaigrit; et que celle dont la durée est médiocre engraisse : il s'ensuit donc qu'on doit l'employer pour resserrer le tissu des fibres, lorsqu'il est trop lâche; pour le détendre, lorsqu'il est trop serré; pour évacuer le superflu des humeurs, lorsqu'elles surabondent; et pour donner de la consistance aux corps maigres et délicats. Lorsqu'on voudra faire réflexion à chacune de ces espèces de friction, ce qui cependant n'est point du ressort de la médecine, on verra qu'elles dépendent toutes de la même cause, qui consiste dans le retranchement. Car on ne resserre une chose, qu'en ôtant ce qui la rendait lâche : on n'en ramollit une autre, qu'en retranchant ce qui faisait la dureté; on engraisse, non pas par la friction, mais par la nourriture qui pénètre jusqu'à la peau qu'on a relâchée et comme disposée auparavant par la friction. La cause de ces différents effets ne dépend donc que de la manière de faire la friction. Il y a une grande différence entre la friction et l'onction : il est nécessaire d'oindre et de frotter légèrement le corps, même dans les maladies aiguës et récentes, pourvu que ce soit dans la rémission, et avant l'ingestion d'aucun aliment : il ne convient pas, au contraire, d'user de frictions prolongées, ni dans les maladies aiguës, ni dans celles qui croissent encore : si ce n'est dans la frénésie, lorsqu'on veut procurer du sommeil aux malades. On ne doit donc employer cette sorte de friction que dans les maladies chroniques, lorsqu'elles commencent à diminuer. Je n'ignore pas qu'il est des médecins qui prétendent que c'est surtout lorsque les maladies sont dans leur période d'accroissement, et non pas lorsqu'elles tirent à leur fin, qu'il est nécessaire de faire des remèdes; mais ils se trompent : car une maladie, même celle qui pourrait finir d'elle-même, se terminera plus tôt, si l'on emploie des remèdes; et c'est ce qu'il faut faire pour deux raisons : la première, afin que l'on soit rétabli le plus promptement possible; la seconde, afin que la maladie, en se prolongeant, ne vienne pas à empirer de nouveau, même par quelque cause légère. Il y a aussi des maladies qui, quoique moins graves qu'elles n'ont été, persistent cependant encore, parce qu'elles tiennent à certains reliquats qu'il appartient aux remèdes de dissiper. Autant donc les frictions sont utiles dans le déclin des maladies, autant il faut les éloigner, lorsque la fièvre augmente, et attendre qu'elle ait cessé tout-à-fait, ou au

requirit, aut quia alterius. Nam et capitis longos dolores ipsius frictio levat; non in impetu tamen doloris: et membrum aliquod resolutum ipsius frictione confirmatur. Longe tamen sæpius aliud perfricandum est, cum aliud dolet; maximeque cum a summis, aut a mediis partibus corporis evocare materiam volumus; ideoque extremas partes perfricamus. Neque audiendi sunt, qui numero finiunt, quoties aliquis perfricandus sit. Id enim ex viribus hominis colligendum est: et si is perinfirmus est, potest satis esse quinquagies; si robustior, potest ducenties esse faciendum; inter utrumque deinde, prout vires sunt. Quo fit, ut etiam minus sæpe in muliere, quam in viro; minus sæpe in puero, vel sene, quam in juvene, manus dimovendæ sint. Denique, si certa membra perfricantur, multa valentique frictione opus est. Nam neque totum corpus infirmari cito per partem potest, et opus est quam plurimum materiæ digeri, sive id ipsum membrum, sive per id aliud levamus. At ubi totius corporis imbecillitas hanc curationem per totum id exigit, brevior esse debet et lenior; ut tantummodo summam cutem emolliat, quo facilius capax ex recenti cibo novæ materiæ fiat. In malis jam ægrum esse, ubi exterior pars corporis friget, interior cum siti calet, supra posui. Sed tunc quoque unicum in frictione præsidium est; quæ si calorem in cutem evocavit, potest alicui medicinæ locum facere.

moins qu'elle ait beaucoup diminué. On fait des frictions tantôt par tout le corps, comme lorsqu'on veut redonner des forces à une personne affaiblie; tantôt on n'en fait que sur une partie, lorsque la faiblesse de cette partie même, ou de quelque autre, le demande. Par exemple, la friction calme les douleurs de tête qui durent depuis long-temps, pourvu néanmoins qu'on ne la fasse pas dans la violence de la douleur; de même, pratiquée sur un membre paralysé, elle lui rend le mouvement. Il est cependant beaucoup plus ordinaire de faire les frictions sur des parties autres que celles qui sont malades. C'est ainsi surtout que l'on fait des frictions sur les extrémités inférieures, lorsqu'on veut dégager les parties moyennes ou supérieures du corps. Il y a des médecins qui veulent fixer le nombre des frictions que l'on doit faire à une personne; mais ils ont tort. Cela dépend des forces du sujet que l'on doit traiter; car il suffira d'en faire cinquante à une personne très-faible, tandis qu'on pourra en faire jusqu'à deux cents à une personne robuste; la proportion entre ces deux extrêmes se règle sur l'état des forces. Ainsi on en fait moins à une femme qu'à un homme; moins à un enfant ou à un vieillard qu'à un jeune homme. Enfin, si l'on ne frotte que certaines parties, la friction doit être forte et durer longtemps; parce qu'il est impossible d'affaiblir promptement tout le corps, en ne frottant que sur une partie, et qu'il est nécessaire de dissiper beaucoup de matière, soit qu'on veuille dégager la partie même sur laquelle on fait les frictions, soit qu'on veuille en débarrasser une autre. Mais, si la faiblesse de tout le corps demande qu'on emploie également partout la friction, elle doit durer moins de temps, et être plus légère; il suffit alors de ramollir seulement la superficie de la peau, afin qu'elle soit plus en état de recevoir la nouvelle matière nutritive, qui lui sera fournie par les aliments que l'on fera prendre immédiatement après. Nous avons dit plus haut que le malade était fort en danger, lorsqu'il avait soif et qu'il ressentait une grande chaleur à l'intérieur, tandis que les parties extérieures étaient froides. Il n'y a de ressource alors que dans les frictions; si elles rappellent la chaleur à l'extérieur, elles faciliteront l'emploi d'autres moyens convenables.

CAPUT XV. — DE GESTATIONE.

Gestatio quoque longis et jam inclinatis morbis aptissima est: utilisque est et iis corporibus, quæ jam ex toto febre

CHAPITRE XV. — DE LA GESTATION.

La gestation est très-utile aussi dans les maladies qui durent depuis longtemps, et qui penchent vers leur déclin. Elle convient également aux personnes

carent, sed adhuc exerceri per se non possunt ; et iis, quibus lentæ morborum reliquiæ remanent, neque aliter eliduntur. Asclepiades etiam in recenti vehementique, præcipueque ardente febre, ad discutiendam eam, gestatione dixit utendum : sed id periculose fit ; meliusque quiete ejusmodi impetus sustinetur. Si quis tamen experiri volet, sic experiatur, si lingua non erit aspera, si nullus tumor, nulla durities, nullus dolor visceribus, aut capiti, aut præcordiis suberit. Et ex toto nunquam gestari corpus dolens debet, sive id in toto, sive in parte est ; nisi tamen solis nervis dolentibus ; neque unquam increscente febre, sed in remissione ejus. Genera autem gestationis plura sunt : quæ adhibenda sunt et pro viribus cujusque, et pro opibus, ne aut imbecillum hominem nimis digerant, aut humili desint. Lenissima est navi, vel in portu, vel in flumine ; vehementior vel in alto mari nave, vel lectica ; etiamnum acrior vehiculo. Atque hæc ipsa et intendi et leniri possunt. Si nihil horum est, suspendi lectus debet, et moveri : si ne id quidem est, at certe uni pedi subjiciendum fulmentum est, atque ita lectus huc et illuc manu impellendus. Et levia quidem genera exercitationis infirmis conveniunt : valentiora vero iis, qui jam pluribus diebus febre liberati sunt ; aut iis, qui gravium morborum initia sic sentiunt, ut adhuc febre vacent (quod et in tabe, et in stomachi vitiis, et cum aqua cutem subiit, et interdum in morbo regio fit), aut ubi quidam morbi, qualis comitialis, qualis insania est, sine febre, quamvis diu, manent. In quibus affectibus ea quoque genera exercitationum necessaria sunt, quæ comprehendimus eo loco, quo quemadmodum sani, neque firmi homines se gererent, præcepimus.

qui, quoique n'ayant plus de fièvre, ne sont point encore en état de s'exercer par elles-mêmes, et à celles chez qui il reste de longues traces de maladies que les autres remèdes n'ont pu effacer. Asclépiade a prétendu que, dans le commencement des fièvres violentes, et surtout de la fièvre ardente, il fallait employer la gestation pour les dissiper. Mais il y aurait du danger à tenter cette méthode, et le repos est alors plus convenable. Cependant, si on veut en essayer, on le peut, si la langue n'est point sèche ; s'il n'y a ni tumeur, ni dureté, ni douleur dans les viscères, à la tête ou aux hypochondres. En général, on ne doit jamais agiter un corps qui souffre, soit que l'on ressente de la douleur partout, soit qu'on n'en ressente que dans quelque partie, excepté dans la goutte. Il faut toujours s'en abstenir pendant le temps d'accroissement de la fièvre, et attendre le moment de son déclin. Il est plusieurs espèces de gestations, que l'on emploie selon les forces et les moyens de chacun, afin que cette sorte de remède n'épuise pas trop une personne faible, et ne manque point à une personne pauvre. La gestation la plus douce de toutes est celle d'un bateau dans le port ou sur un fleuve ; vient ensuite celle qui a lieu dans un vaisseau en pleine mer ou dans une litière ; enfin celle qui se fait dans une voiture est la plus rude. Chacune de ces gestations peut être rendue plus ou moins forte. Si l'on n'a aucun de ces moyens à sa disposition, il faut se servir d'un lit suspendu, que l'on fait agiter ; si cela ne se peut, il faut au moins tenir un des pieds du lit soulevé avec une cale, et lui donner avec la main une impulsion tantôt d'un côté, tantôt de l'autre. Quant aux genres d'exercices, ceux qui sont légers conviennent aux personnes très-faibles. Plus forts, ils sont bons pour les personnes qui n'ont plus de fièvre depuis plusieurs jours, ou qui, sans avoir encore de fièvre, commencent à ressentir les premières atteintes de certaines maladies graves ; comme cela arrive dans la phthisie, les affections de l'estomac, l'hydropisie, et quelquefois aussi dans la jaunisse, et dans d'autres maladies qui sont sans fièvre, quoiqu'elles durent longtemps, comme l'épilepsie et la démence. Dans ces sortes de maladies, il faut aussi mettre en usage les exercices que nous avons rapportés, à l'article où nous avons parlé de la manière dont les personnes bien portantes, mais délicates, doivent se conduire.

CAPUT XVI. — DE ABSTINENTIA.

Abstinentiæ vero duo genera sunt : alterum, ubi nihil assumit æger ; alterum, ubi non nisi quod oportet. Initia morborum primum famem, sitimque desiderant : ipsi deinde morbi, moderationem, ut neque aliud quam expedit, neque ejus ipsius nimium sumatur. Neque enim convenit juxta inediam protinus satietatem esse. Quod si sanis quoque corporibus inutile est, ubi aliqua necessitas famem fecit ; quanto inutilius est in corpore etiam ægro ? Neque ulla res magis adjuvat laborantem, quam tempestiva abstinentia. Intemperantes homines apud nos, ipsi cibi tempora curantibus dant. Rursus alii, tempora medicis pro dono remittunt, sibi ipsis modum vindicant. Liberaliter agere se credunt, qui cetera illorum arbitrio relinquunt, in genere cibi liberi sunt ; quasi quæratur, quid medico liceat, non quid ægro salutare sit. Cui vehementer nocet, quoties in ejus, quod assumitur, vel tempore, vel modo, vel genere peccatur.

CAPUT XVII. — DE SUDORE.

Sudor etiam duobus modis elicitur : aut sicco calore, aut balneo. Siccus calor est, et arenæ calidæ, et laconici, et clibani, et quarumdam naturalium sudationum, ubi terra profusus calidus vapor ædificio includitur, sicut super Baias in myrtetis habemus. Præter hæc, sole quoque, et exercitatione movetur. Utiliaque hæc genera sunt, quoties humor intus nocet, isque digerendus est. Ac nervorum quoque quædam vitia sic optime curantur. Sed cetera infirmis possunt convenire ; sol, et exercitatio tantum ro-

CHAPITRE XVI. — DE LA DIÈTE.

Il y a deux sortes de diète : l'une où le malade ne prend absolument rien, l'autre où il ne prend que ce qu'il faut. On ne doit prendre ni nourriture, ni boisson, au commencement des maladies ; ensuite, pendant leur durée, il faut tenir un certain milieu, de manière qu'on ne prenne que des aliments convenables, et pas plus qu'il n'en faut. Il ne serait pas à propos, par exemple, de se trop remplir immédiatement après avoir souffert la faim et la soif ; et s'il y a du danger à agir ainsi, pour les personnes qui se portent bien, lorsqu'elles ont été obligées par quelque nécessité de faire abstinence, combien n'y en aura-t-il pas pour les personnes infirmes et malades? Rien ne fait tant de bien à un malade que l'abstinence gardée à propos. Il est parmi nous des hommes intempérants, qui (1) laissent à leur médecin le soin de régler la quantité de leurs aliments, mais qui veulent fixer eux-mêmes le temps où ils doivent les prendre : il en est d'autres, au contraire, qui, comme par grâce, laissent au médecin à marquer le temps de leur manger, et qui prétendent en régler eux-mêmes la mesure : enfin il en est qui croient être généreux envers le médecin, s'ils veulent bien s'en rapporter à lui pour le reste du traitement, mais qui veulent être absolument libres dans le choix des aliments qu'ils prennent ; comme s'il s'agissait d'examiner jusqu'où vont les droits du médecin, et non de savoir ce qui peut être salutaire au malade. Cependant on ne peut disconvenir qu'il ne résulte pour celui-ci beaucoup d'inconvénient, lorsque l'on se trompe sur le temps où l'on doit lui donner à manger, et sur la quantité ou le choix des aliments.

CHAPITRE XVII. — DE LA SUEUR.

La sueur s'excite de deux façons, ou par la chaleur sèche, ou par le bain. La chaleur sèche est celle du sable chaud, des étuves, des fours et de certaines espèces d'étuves naturelles, où l'on retient renfermée dans un bâtiment la vapeur chaude qui s'élève de la terre, comme on en voit au-dessus de Baies, dans des endroits plantés de myrtes. On peut encore exciter la sueur par le soleil et l'exercice. Il est avantageux de faire suer par

____

(1) Cette traduction suppose qu'il y a dans le texte *sibi cibi tempora, modum curantibus dant* ; ce que le sens paraît exiger.

bustioribus ; qui tamen sine febre , vel inter initia morborum, vel etiam gravibus morbis tenentur. Cavendum autem est, ne quid horum vel in febre, vel in cruditate tentetur. At balnei duplex usus est. Nam modo, discussis febribus, initium cibi plenioris, vinique firmioris, valetudini facit ; modo febrem ipsam tollit. Fereque adhibetur, ubi summam cutem relaxari, evocarique corruptum humorem, et habitum corporis mutari expedit. Antiqui timidius eo utebantur : Asclepiades audacius. Neque terrere autem ea res, si tempestiva est, debet : ante tempus, nocet. Quisquis febre liberatus est, simulatque ea uno die non accessit, eo qui proximus est, post tempus accessionis, tuto lavari potest. At si circuitum habere ea febris solita est, sic ut tertio, quartove die revertatur, quandocumque non accessit, balneum tutum est. Manentibus vero adhuc febribus, si hæ sunt lentæ, lienesque jamdiu male habent, recte medicina ista tentatur : cum eo tamen, ne præcordia dura sint ; neve ea tumeant; neve lingua aspera sit, neve aut in medio corpore, aut in capite dolor ullus sit, neve tum febris increscat. Et in iis quidem febribus, quæ certum circuitum habent, duo balnei tempora sunt; alterum, ante horrorem ; alterum, febre finita : in iis vero, qui lentis febriculis diu detinentur, cum aut ex toto recessit accessio; aut, si id non solet, certe lenita est, jamque corpus tam integrum est, quam maxime esse in eo genere valetudinis solet. Imbecillus homo, iturus in balneum, vitare debet, ne ante frigus aliquod experiatur : ubi in balneum venit, paulisper resistere, experirique num tempora adstringantur, et an sudor aliquis oriatur : illud si incidit, hoc non secutum est, inutile eo die balneum est ; perungendusque is leniter, et auferendus est, vitandumque omni modo frigus, et abstinentia utendum. At si temporibus integris, primum ibi, deinde alibi sudor incipit, fovendum os aqua calida ; tum in solio desidendum est ; atque ibi quoque videndum, num sub primo contactu aquæ calidæ summa cutis inhorrescat :

les différentes manières que nous venons de rapporter, toutes les fois qu'il y a audedans du corps une humeur nuisible qu'il faut dissiper. On guérit aussi parfaitement certaines maladies de nerfs par ces différentes méthodes : on fait usage des premières pour les personnes délicates ; la chaleur du soleil et l'exercice ne conviennent qu'à de plus robustes qui se trouvent, sans fièvre toutefois, soit au début d'une maladie, soit dans le cours même de maladies graves. D'ailleurs, il faut éviter de faire suer d'aucune façon dans la fièvre, et lorsque la digestion n'est point encore faite. On se sert du bain dans deux cas différents. Tantôt on l'emploie au commencement de la convalescence, lorsque la fièvre est dissipée, et qu'on commence à passer à une nourriture un peu plus abondante et à un vin plus fort ; et tantôt on y a recours pour dissiper la fièvre même. On s'en sert ordinairement, quand on a besoin de relâcher la peau, d'attirer au dehors les humeurs corrompues, et de changer l'habitude du corps. Les anciens étaient fort réservés sur l'usage du bain. Asclépiade l'a été beaucoup moins. Il n'y a rien de mauvais à craindre du bain, si on l'emploie à propos : il n'est nuisible que lorsqu'on s'en sert à contre-temps. Tout malade qui n'a plus la fièvre depuis un jour peut se baigner en sûreté le lendemain, après que l'heure de l'accès est passée. Lorsque la fièvre est tierce ou quarte, on peut prendre le bain tous les jours où il n'y a point d'accès ; mais si la fièvre est lente et mine sourdement le malade, on peut se baigner dans le temps de la fièvre même : pourvu néanmoins que les hypochondres ne soient point durs ou gonflés ; que la langue ne soit point sèche ; que l'on ne ressente point de douleur, ni à la tête, ni à la poitrine, et que ce ne soit point dans le redoublement. Dans les fièvres réglées, on peut faire usage du bain dans deux temps différents, avant le frisson et après l'accès. Dans les fièvres lentes, on doit attendre que l'accès soit entièrement passé, ou, si elle est permanente, qu'elle soit au moins diminuée, et qu'on soit aussi bien qu'il est possible d'être dans ces sortes de fièvres. Les personnes faibles qui veulent prendre le bain, doivent éviter de s'exposer au froid avant de se baigner ; elles doivent, lorsqu'elles sont entrées dans le bain, demeurer un instant tranquilles, et examiner si leurs tempes se resserrent, et s'il en découle ensuite de la sueur. Si le premier effet a lieu sans le second, le bain leur ferait mal ce jourlà ; il faut les oindre légèrement, et les emporter chez elles, où elles auront soin de

quod vix tamen fieri potest, si priora recte cesserunt : certum id autem signum inutilis balnei est. Ante vero, quam in aquam calidam se demittat, an postea aliquis perungi debeat, ex ratione valetudinis suæ cognoscat. Fere tamen, nisi ubi nominatim, ut postea fiat, præcipietur, moto sudore leniter corpus perungendum; deinde in aquam calidam demittendum est. Atque hic quoque habenda virium ratio est, neque committendum, ut per æstum anima deficiat; sed maturius is auferendus, curioseque vestimentis involvendus est, ut neque ad eum frigus aspiret, et ibi quoque, antequam aliquid assumat, insudet. Fomenta quoque calida sunt, milium, sal, arena; quodlibet eorum calefactum, et in linteum conjectum; si minore vi opus est, etiam solum linteum; at si majore, exstincti titiones, involutique panniculis, et sic circumdati. Quin etiam calido oleo replentur utriculi; et in vasa fictilia, a similitudine quas lenticulas vocant, aqua conjicitur; et sal sacco linteo excipitur, demittiturque in aquam bene calidam, tum super id membrum, quod fovendum est, collocatur. Juxtaque ignem, ferramenta duo sunt, capitibus paulo latioribus : alterumque ex his demittitur in eum salem, et aqua super leviter aspergitur; ubi frigere cœpit, ad ignem refertur, et idem in altero fit; deinde invicem in utroque : inter quæ descendit salsus et calidus succus, qui contractis aliquo morbo nervis opitulatur. His omnibus commune est, digerere id, quod vel præcordia onerat, vel fauces strangulat, vel in aliquo membro nocet. Quando autem quoque utendum sit, in ipsis morborum generibus dicetur.

se tenir chaudement et de faire diète. Si la sueur, au contraire, découle des tempes sans qu'elles se soient resserrées, et si cette sueur se répand ensuite sur les autres parties du corps, on se fomentera la bouche avec de l'eau chaude ; on se mettra dans le bain, et on examinera pareillement si, au premier contact de l'eau chaude, on éprouve un frissonnement à la superficie de la peau; ce qui n'arrive presque jamais, lorsque les premiers signes ont été bons : mais si on éprouve le frissonnement, c'est une marque certaine que le bain serait pernicieux. C'est l'état particulier du malade qui fait connaître s'il est nécessaire de l'oindre avant ou après le bain tiède. Le plus ordinaire, cependant, à moins que le médecin n'ait recommandé expressément que le bain précède, est d'abord de se faire oindre doucement, lorsqu'on a un peu sué, et de se mettre ensuite dans le bain. On doit avoir égard aux forces du malade, pour la durée du bain ; il ne faut jamais attendre, pour l'en retirer, que la chaleur le fasse tomber en faiblesse, il faut l'en faire sortir avant, et lorsqu'il en est dehors, le bien couvrir, afin que le froid ne puisse pénétrer par aucun endroit, et le faire ensuite suer dans la salle même du bain, avant de lui rien donner à manger. On fait aussi différentes espèces de fomentations chaudes, avec le millet, le sel et le sable. On emploie chacune de ces matières chaudes et contenues dans un linge. Si l'on n'a pas besoin d'une grande chaleur, le linge seul suffit; si on a besoin d'une chaleur considérable, on se sert de tisons éteints, enveloppés d'un morceau d'étoffe, et appliqués dans cet état. On se sert aussi de vessies remplies d'huile chaude ; on verse de l'eau dans des vases de terre, qu'on appelle lentilles à cause de leur ressemblance avec la graine de cette plante : on met du sel dans un sac de toile; on trempe ce sac dans de l'eau bien chaude, et on l'applique sur la partie qu'on veut échauffer. Ou bien on fait rougir dans le feu deux morceaux de fer aplatis par leurs extrémités; on en enfonce un dans le sel dont il vient d'être parlé, et on verse de l'eau doucement par-dessus : lorsqu'il commence à se refroidir, on le met au feu, et on fait la même chose avec l'autre; ce qu'on réitère à différentes reprises. Il résulte de cette opération un suc salé et chaud qui fait très-bien dans les contractions de nerfs. L'effet de toutes ces fomentations est de dissiper les matières nuisibles qui gonflent les hypochondres, qui gênent la respiration ou les fonctions de quelque autre partie. Nous indiquerons, quand nous parlerons des mala-

CAPUT XVIII. — QUI CIBI, POTIONESVE, AUT VALENTIS, AUT MEDIÆ, AUT IMBECILLÆ MATERIÆ SINT.

Cum de iis dictum sit, quæ detrahendo juvant; ad ea veniendum est, quæ alunt, id est, cibum et potionem. Hæc autem non omnium tantum morborum, sed etiam secundæ valetudinis communia præsidia sunt : pertinetque ad rem, omnium proprietates nosse; primum, ut sani sciant, quomodo his utantur; deinde, ut exsequentibus nobis morborum curationes, liceat species rerum, quæ assumendæ erunt, subjicere, neque necesse sit subinde singulas eas nominare. Scire igitur oportet, omnia legumina, quæque ex frumentis panificia sunt, generis valentissimi esse (valentissimum voco, in quo plurimum alimenti est) : item omne animal quadrupes domi natum ; omnem grandem feram, quales sunt caprea, cervus, aper, onager; omnem grandem avem, quales sunt anser, et pavo, et grus; omnes belluas marinas, ex quibus cetus est, quæque his pares sunt : item mel, et caseum. Quo minus mirum est, opus pistorium valentissimum esse, quod ex frumento, adipe, melle, caseo constat. In media vero materia numerari ex oleribus debere ea, quorum radices, vel bulbos assumimus; ex quadrupedibus, leporem; aves omnes a minimis ad phœnicopterum; item pisces omnes, qui salem non patiuntur, solidive saliuntur. Imbecillissimam vero materiam esse, omnem caulem oleris, et quidquid in caule nascitur, qualis est cucurbita, et cucumis, et capparis; omnia poma, oleas, cochleas, itemque conchylia. Sed quamvis hæc ita discreta sint, tamen etiam, quæ sub eadem specie sunt, magna discrimina recipiunt; aliaque res alia vel valentior est, vel infirmior. Siquidem plus alimenti est in pane, quam in ullo alio : firmius est triticum, quam milium ; idipsum, quam hordeum ; et ex tritico firmissima siligo, deinde simula, deinde cui nihil ademtum est, quod αὐτόπυρον Græci vocant : infirmior est,

dies, les cas où il est à propos de faire usage de chacune de ces choses en particulier.

CHAPITRE XVIII. — QUELS SONT LES ALIMENTS SOLIDES, LIQUIDES; ET FORT MÉDIOCREMENT, OU PEU NOURRISSANTS.

Après avoir exposé les différents moyens dont on se sert pour évacuer, il convient d'en venir aux matières qui sont propres à nourrir; c'est-à-dire, aux aliments solides et liquides, dont on fait usage, non-seulement dans toutes les maladies, mais encore dans l'état de santé. Il est d'une grande importance de bien connaître les propriétés des différents aliments, pour deux raisons : la première, afin que les personnes en santé sachent comment elles doivent en user; la seconde, afin que les médecins puissent indiquer, dans le traitement des maladies, les espèces dont il est à propos de faire usage, sans être obligés de nommer chacune des substances alimentaires en particulier. Il faut savoir qu'on doit ranger parmi les aliments les plus forts (j'appelle ainsi ceux qui contiennent beaucoup de matière nutritive), tous les légumes, les diverses sortes de pain qu'on fait avec les graines céréales; de plus, tous les animaux quadrupèdes domestiques; les grandes bêtes fauves, comme le chevreuil, le cerf, le sanglier, l'âne sauvage; les gros oiseaux, comme l'oie, le paon et la grue; les gros poissons de mer, comme la baleine et les autres cétacées; le miel, le fromage. D'où il suit naturellement que la pâtisserie qui est faite avec le froment, la graisse, le miel et le fromage, est extrêmement nourrissante. Je range dans la classe moyenne les plantes potagères, dont on ne mange que les racines, ou les bulbes; certains quadrupèdes, comme le lièvre; tous les oiseaux, depuis les plus petits jusqu'au flamant inclusivement; les poissons qu'on ne sale point, ou qu'on sale en entier. Je place dans la dernière classe toutes les tiges des herbes potagères et ce qu'elles produisent, comme la citrouille, le concombre, les câpres; toutes les espèces de fruits; les olives; les limaçons, et tous les poissons à coquilles. Outre ces différences dans les classes des aliments, il y en a encore de très-grandes dans les espèces qui composent chaque classe. Les unes sont plus nourrissantes, et les autres le sont moins. Par exemple, le pain est ce qu'il y a de plus nourrissant; celui de froment l'est plus que celui de millet, et celui-ci plus que celui d'orge. La partie la plus nourrissante du froment est la première fleur de sa farine, ensuite, la seconde, puis la farine qu'on n'a point tamisée, que les Grecs appellent *autopuron*. Le pain fait

...ex polline ; infirmissimus, cibarius panis. Ex leguminibus vero valentior faba, vel lenticula, quam pisum. Ex oleribus valentior rapa, napique, et omnes bulbi (in quibus cepam quoque, et allium numero) quam pastinaca, vel quæ specialiter radicula appellatur : item firmior brassica, et beta, et porrum, quam lactuca, vel cucurbita, vel asparagus. At ex fructibus surculorum valentiores uvæ, ficus, nuces, palmulæ, quam quæ poma proprie nominantur : atque ex his ipsis firmiora, quæ succosa, quam quæ fragilia sunt. Item ex iis avibus, quæ in media specie sunt, valentiores eæ, quæ pedibus, quam quæ volatu magis nituntur ; et ex iis, quæ volatu fidunt, firmiores quæ grandiores aves, quam quæ minutæ sunt ; ut ficedula et turdus. Atque eæ quoque, quæ in aqua degunt, leviorem cibum præstant, quam quæ natandi scientiam non habent. Inter domesticas vero quadrupedes, levissima suilla est ; gravissima, bubula : itemque ex feris, quo majus quodque animal, eo robustior ex eo cibus est. Pisciumque eorum, qui ex media materia sunt, quibus maxime utimur, tamen gravissimi sunt ex quibus salsamenta quoque fieri possunt, qualis lacertus est ; deinde qui, quamvis teneriores, tamen duri sunt, ut aurata, corvus, sparus, oculata ; tum plani ; post quos etiamnum leviores lupi, mullique, et post hos, omnes saxatiles. Neque vero in generibus rerum tantummodo discrimen est, sed etiam in ipsis : quod et ætate fit, et membro, et solo, et cœlo, et habitu. Nam quadrupes omne animal, si lactens est, minus alimenti præstat ; itemque quo tenerior pullus cohortalis est : in piscibus quoque media ætas, quæ nondum summam magnitudinem implevit. Deinde ex eodem sue, ungulæ, rostrum, aures, cerebellum ; ex agno, hœdove, cum petiolis totum caput aliquanto, quam cetera membra, leviora sunt : adeo ut in media materia poni possint. Ex avibus, colla, alæve recte infirmissimis adnumerantur. Quod ad solum vero pertinet, frumentum quoque valentius est collinum, quam campestre : levior piscis

avec la farine passée au bluteau est moins nourrissant : le pain de ménage est celui de tous qui contient le moins de suc nourricier. Parmi les légumes, la fève, la lentille, sont plus nourrissantes que le pois ; et parmi les plantes potagères, la rave, les navets, et tous les bulbes, au nombre desquels je mets l'oignon et l'ail, sont plus nourrissants que le panais et le raifort. Le chou, la bette, le poireau nourrissent plus que la laitue, la citrouille et l'asperge. Parmi les fruits des plantes à tige ligneuse, les raisins, les figues, les noix, les dattes, contiennent plus de suc nourricier que les fruits charnus proprement dits ; et parmi ceux-ci, les fruits fondants en contiennent plus que ceux qui sont cassants. Parmi les oiseaux de la classe moyenne, ceux qui marchent plus qu'ils ne volent sont plus nourrissants que les autres ; et parmi ces derniers, les plus gros contiennent plus de sucs nourriciers que les médiocres, comme la grive et le bectigue. Les oiseaux qui vivent dans l'eau fournissent une nourriture plus légère que ceux qui vivent sur terre. Parmi les quadrupèdes domestiques, la viande de porc est la moins nourrissante, et celle de bœuf est tout le contraire. En général, les animaux sauvages fournissent une nourriture d'autant plus solide qu'ils sont plus gros. Parmi les poissons que j'ai rangés dans la classe moyenne, et dont nous faisons le plus d'usage, les plus nourrissants sont ceux qu'on peut employer pour les salaisons, comme le lésard de mer, ensuite ceux dont la chair plus tendre est néanmoins encore ferme, comme la dorade, le corbeau marin, l'oculata, le spare, le plane, puis tous les poissons plats ; après ceux-ci viennent le loup marin et le mulet, enfin tous les petits poissons de mer. Ce n'est pas seulement dans les espèces qu'il se rencontre des différences ; il en est aussi dans les individus, qui dépendent de l'âge, des parties, de la nature du lieu où ils habitent, et de leur conformation extérieure. Tout animal quadrupède qui tette encore est moins nourrissant que lorsqu'il est plus âgé. La volaille est aussi d'autant moins nourrissante, qu'elle est plus jeune ; il en est de même, parmi les poissons, de ceux qui sont d'un âge moyen et qui n'ont point encore acquis toute leur grosseur. Ensuite, quant aux diverses parties du même animal, dans le cochon, les parties qui nourrissent le moins sont les pieds, les bajoues, les oreilles et la cervelle. Dans l'agneau et le chevreau, c'est la tête et la queue, que l'on peut ranger dans la classe des aliments moyens. Chez les oiseaux, les parties que l'on regarde

inter saxa editus, quam in arena ; levior in arena, quam in limo : quo fit, ut ex stagno, vel lacu, vel flumine eadem genera graviora sint : leviorque, qui in alto, quam qui in vado vixit. Omne etiam ferum animal domestico levius ; et quodcumque humido cœlo, quam quod sicco natum est. Deinde eadem omnia pinguia, quam macra ; recentia, quam salsa ; nova, quam vetusta, plus alimenti habent. Tum res eadem magis alit jurulenta, quam assa ; magis assa, quam elixa. Ovum durum valentissimæ materiæ est ; molle, vel sorbile, imbecillissimæ. Cumque panificia omnia firmissima sint, clota tamen quædam genera frumenti, ut alica, oryxa, ptisana, vel ex iisdem facta sorbitio, vel pulticula, et aqua quoque madens panis, imbecillissimis adnumerari potest.

Ex potionibus vero, quæcumque ex frumento facta est, itemque lac, mulsum, defrutum, passum, vinum aut dulce, aut vehemens, aut mustum, aut magnæ vetustatis, valentissimi generis est. At acetum, et id vinum quod paucorum annorum, vel austerum, vel pingue est, in media materia est : ideoque infirmis nunquam generis alterius dari debet. Aqua omnium imbecillissima est. Firmiorque ex frumento potio est, quo firmius fuit ipsum frumentum : firmior ex eo vino, quod bono solo, quam quod tenui ; quodque temperato cœlo, quam quod aut nimis humido, aut nimis sicco, nimiumque aut frigido, aut calido natum est. Mulsum, quo plus mellis habet ; defrutum, quo magis incoctum ; passum, quo ex sicciore uva est, eo valentius

avec raison comme les moins nourrissantes sont le cou et les ailes. Pour ce qui est du terrain, le froment qui vient sur les collines nourrit plus que celui qui croît dans les plaines. Le poisson qui vit autour des rochers est plus léger que celui qui se tient dans les endroits sablonneux, et celui-ci l'est encore davantage que celui qui vit dans une eau bourbeuse ; c'est pourquoi les mêmes poissons sont plus pesants, selon qu'ils ont été pris dans un étang, un lac, ou une rivière, et ceux qui se tiennent dans des endroits où il y a beaucoup d'eau sont plus légers que ceux qui se retirent dans les bas-fonds. La chair des animaux sauvages est moins nutritive que celle des animaux domestiques : tous ceux qui vivent dans des endroits humides donnent une nourriture plus légère que ceux qui se tiennent dans des lieux secs. Ensuite les mêmes animaux nourrissent plus, lorsqu'ils sont gras, que lorsqu'ils sont maigres ; frais, que lorsqu'ils sont salés ; nouvellement tués, que lorsqu'ils le sont depuis long-temps. La même viande nourrit plus, lorsqu'elle est bouillie, que lorsqu'elle est rôtie ; plus, lorsqu'elle est rôtie, que lorsqu'elle est frite. Les œufs durs sont dans la classe des aliments les plus pesants ; les œufs frais ou mollets, dans la classe des plus légers. Quoique toutes les préparations panaires soient dans la classe des plus forts aliments, on doit mettre néanmoins dans la classe des plus faibles certaines préparations de graines céréales, comme le gruau, le riz, l'orge mondé, les crèmes et bouillies que l'on en fait, et le pain imbibé d'eau.

Quant aux boissons, celle que l'on fait avec le froment, de même que le lait, l'hydromel, le vin cuit, le vin fait avec des raisins séchés au soleil, le vin doux ou violent, non encore fermenté ou très-vieux, doivent être rangés dans la classe des aliments qui nourrissent beaucoup. Le vinaigre, et le vin qui n'a que quelques années, qui est austère ou épais, sont dans la classe moyenne ; ainsi on n'en doit jamais donner que de cette espèce aux personnes faibles : l'eau est la boisson la moins nourrissante de toutes. Une boisson faite avec le froment est d'autant plus nourrissante, que le froment qu'on a employé est meilleur. Le vin d'un bon terroir est plus nourrissant que celui qui vient d'un terrain médiocre, et celui qu'on a recueilli dans un endroit tempéré l'est plus que celui qui vient dans un lieu, ou trop humide, ou trop sec, ou trop froid, ou trop chaud. L'hydromel contient d'autant plus de suc nourricier, qu'il y a plus de miel ; le vin cuit, qu'il a

Jest. Aqua levissima pluvialis est; deinde fontana ; tum ex flumine; tum ex puteo; post hæc nive , aut glacie; gravior his , ex lacu; gravissima , ex palude. Facilis etiam, et necessaria cognitio est naturam ejus requirentibus. Nam levis, pondere apparet; et ex iis , quæ pondere pares sunt, eo melior quæque est, quo celerius et calefit et frigescit, quoque celerius ex ea legumina percoquuntur. Fere vero sequitur, ut, quo valentior quæque materia est , eo minus facile concoquatur ; sed si concocta est , plus alat. Itaque utendum est materiæ genere pro viribus; modusque omnium pro genere sumendus. Ergo imbecillis hominibus , rebus infirmissimis opus est; mediocriter firmos , media materia optime sustinet ; et robustis apta validissima est. Plus deinde aliquis assumere ex levioribus potest : magis in iis, quæ valentissima sunt, temperare sibi debet.

plus bouilli ; et le vin de raisins séchés au soleil, qu'il est fait avec des raisins plus desséchés. L'eau la plus légère est celle de pluie , ensuite celle de fontaine, puis celle de rivière , et enfin celle de puits. Après celle-ci , vient l'eau de neige ou de glace, puis celle de lac , et enfin celle de marais, qui est la plus pesante de toutes. S'il est nécessaire de s'assurer de la qualité de l'eau , rien n'est aussi facile , puisqu'il suffit de la peser pour constater sa légèreté. Parmi les eaux qui sont également légères, la meilleure de toutes est celle qui s'échauffe et qui se refroidit le plus vite , et qui cuit les légumes le plus promptement. Il arrive ordinairement que plus un aliment est fort, plus il est difficile à digérer, mais plus aussi il nourrit, quand on le digère. On doit donc avoir égard à l'état des forces dans le choix des aliments, et n'en prendre que la quantité qu'il convient dans chaque espèce. Ainsi, les personnes faibles doivent faire usage des moins nourrissants ; celles qui sont plus fortes se trouveront très-bien de ceux qui nourrissent médiocrement , et les personnes robustes s'accommoderont parfaitement de ceux qui nourrissent le plus. On peut prendre en plus grande quantité les aliments qui sont plus légers; mais il faut user sobrement de ceux qui sont plus pesants.

CAPUT XIX. — QUÆ NATURA AC PROPRIETAS CUJUSQUE REI SIT, QUÆ VESCIMUR.

Neque hæc sola discrimina sunt ; sed etiam aliæ res boni succi, aliæ mali sunt ; quæ εὐχύλους vel κακοχύλους Græci vocant ; aliæ lenes , aliæ acres ; aliæ crassiorem pituitam in nobis faciunt, aliæ tenuiorem ; aliæ idoneæ sunt stomacho , aliæ alienæ sunt : itemque aliæ inflant , aliæ ab hoc absunt; aliæ calefaciunt, aliæ refrigerant; aliæ facile in stomacho acescunt , aliæ non facile intus corrumpuntur; aliæ movent alvum , aliæ supprimunt; aliæ citant urinam , aliæ tardant; quædam somnum movent, quædam sensus excitant. Quæ omnia ideo noscenda sunt, quoniam aliud alii, vel corpori, vel valetudini, convenit.

CHAPITRE XIX. — DE LA NATURE ET DES PROPRIÉTÉS DE CHAQUE ESPÈCE D'ALIMENTS.

Ce ne sont pas là les seules différences que l'on observe dans les aliments ; il en est qui sont de bon, et d'autres de mauvais suc. Il est des aliments doux, il en est qui sont âcres; les uns épaississent la pituite , les autres l'atténuent; ceux-ci sont bons pour l'estomac, ceux-là lui sont contraires ; les uns causent des vents, les autres ne produisent pas cet effet; les uns échauffent, les autres rafraîchissent; ceux-ci s'aigrissent dans l'estomac, et ceux-là ne s'y corrompent pas si facilement; les uns lâchent le ventre, d'autres le resserrent; ceux-ci font couler l'urine, et ceux-là la suppriment; quelques-uns procurent le sommeil, quelques autres réveillent les sens. Il faut donc connaître les propriétés de chacun, parce que les uns conviennent à tel tempérament ou à telle maladie, et les autres à tel et telle autre.

CAPUT XX. — DE HIS, QUÆ BONI SUCCI SUNT.

Boni succi sunt, triticum, siligo, alica, oryza, amylum, tragum, ptisana, lac, caseus mollis, omnis venatio, omnes aves ,

CHAPITRE XX. — DES ALIMENTS DE BON SUC.

Les aliments de bon suc sont le froment, l'épeautre, la fromentée, le riz, l'amidon, le *tragum*, l'orge mondé, le

quæ ex media materia sunt ; ex majoribus quoque eæ, quas supra nominavi : medii inter teneros durosque pisces, ut mullus, et lupus : verna lactuca, urtica, malva, cucumis, cucurbita, ovum sorbile, portulaca, cochleæ, palmulæ : ex pomis quodcumque neque acerbum, neque acidum est : vinum dulce, vel lene, passum, defrutum, oleæ, quæ ex his duobus in alterutro servatæ sunt : vulvæ, rostra, trunculique suum, omnis pinguis caro, omnis glutinosa, omne jecur.

CAPUT XXI. —DE HIS, QUÆ MALI SUCCI SUNT.

Mali vero succi sunt, milium, panicum ; hordeum, legumina, caro domestica permacra, omnisque caro salsa, omne salsamentum, garum, vetus caseus, siser, radicula, rapa, napi, bulbi, brassica, magisque etiam cyma ejus, asparagus, beta, cucumis, porrum, eruca, nasturtium, thymum, nepeta, satureia, hyssopum, ruta, anethum, feniculum, cuminum, anisum, lapathum, sinapi, allium, cepa, lienes, renes, intestina, pomum quodcumque acidum vel acerbum est, acetum, omnia acria, acida, acerba, oleum, pisces quoque saxatiles, omnesque, qui ex tenerrimo genere sunt, aut qui rursus nimium duri virosique sunt, ut fere quos stagna, lacus, limosive rivi ferunt, quique in nimiam magnitudinem excesserunt.

CAPUT XXII. — QUÆ RES LENES, QUÆVE ACRES SINT.

Lenes autem sunt, sorbitio, pulticula, laganum, amylum, ptisana, pinguis caro, et quæcumque glutinosa est : quod fere quidem in omni domestica fit, præcipueque tamen in ungulis, trunculisque suum, in petiolis capitulisque hœdorum et vitulorum et agnorum, omnibusque cerebellis : item qui proprie bulbi nominantur, lac, defrutum, passum, nuclei pinei. Acria sunt, omnia nimis austera, omnia acida, omnia salsa, et mel quidem, quo melius est, eo magis : item allium,

lait, le fromage mou, le gibier, tous les petits oiseaux de la classe moyenne, et parmi les gros, ceux que nous avons nommés plus haut ; les poissons qui tiennent le milieu entre les durs et les tendres, comme le mulet et le loup marin ; la laitue de printemps, l'ortie, la mauve, le concombre, la citrouille, l'œuf mollet, le pourpier, les limaçons, les dattes ; les fruits qui ne sont ni acerbes ni acides ; le vin doux, comme est celui qui est fait de raisins séchés au soleil, et le vin cuit ; les olives qui ont été conservées dans l'une ou l'autre des deux liqueurs dont nous venons de parler ; les matrices, les bajoues, les pieds de cochon ; toute espèce de chair grasse ou gélatineuse ; tous les foies d'animaux.

CHAPITRE XXI. — DES ALIMENTS DE MAUVAIS SUC.

Les aliments de mauvais suc sont le millet, le panicum, l'orge, les légumes, la chair des animaux domestiques fort maigres, la viande salée et toutes les salaisons, le garum, le fromage vieux, le chervi, le raifort, la rave, les navets, les bulbes, le chou, ses rejetons surtout, l'asperge, la bette, le concombre, le poireau, la roquette, le cresson alénois, le thym, le calamant, la sarriette, l'hysope, la rue, l'anet, le fenouil, le cumin, l'anis, la patience, la moutarde, l'ail, l'ognon, la rate, les reins, les entrailles ; tous les fruits acerbes ou acides ; le vinaigre ; toutes les substances âcres, acides, acerbes ; l'huile ; les petits poissons de mer, et tous ceux qui sont fort tendres ou fort durs, et qui sentent mauvais, tels que sont la plupart de ceux qui vivent dans des étangs, des lacs et des ruisseaux bourbeux, ou qui sont d'un volume considérable.

CHAPITRE XXII.—DES ALIMENTS DOUX, ET DE CEUX QUI SONT ACRES.

Les aliments doux sont la crème d'orge, la bouillie, le beignet, l'amidon, l'orge mondé, la chair grasse, gélatineuse, telle que celle de presque tous les animaux domestiques, et surtout les pieds, les bajoues de cochon, les pieds et la tête de chevreau, d'agneau, de veau ; les cervelles, les bulbes proprement dits, le lait, le vin cuit, le vin de raisins séchés au soleil, les amandes de pin. Les aliments âcres sont toutes les substances fort austères ; tous les acides, les salaisons, le miel qui est d'autant plus âcre qu'il est meilleur ; l'ail, l'ognon, la roquette, la rue, le cresson alénois, le concombre,

cepa, eruca, ruta, nasturtium, cucumis, beta, brassica, asparagus, sinapi, radicula, intubus, ocimum, lactuca, maximaque olerum pars.

la bette, le choux, l'asperge, la moutarde, le raifort, l'endive, le basilic, la laitue, et la plus grande partie des herbes potagères.

CAPUT XXIII. — DE HIS, QUÆ CRASSIOREM, QUÆVE TENUIOREM PITUITAM FACIUNT.

CHAPITRE XXIII. — DES ALIMENTS QUI ÉPAISSISSENT, OU ATTÉNUENT LA PITUITE.

Crassiorem autem pituitam faciunt, ova sorbilia, alica, oryza, amylum, ptisana, lac, bulbi, omniaque fere glutinosa. Extenuant eamdem, omnia salsa, atque acria, atque acida.

Les aliments qui épaississent la pituite sont les œufs frais, la fromentée, le riz, l'amidon, l'orge mondé, le lait, les bulbes et presque toutes les substances glutineuses. Ceux qui l'atténuent sont toutes les choses salées, âcres et acides.

CAPUT XXIV. — DE HIS, QUÆ STOMACHO IDONEA SUNT.

CHAPITRE XXIV. — DES ALIMENTS BONS A L'ESTOMAC.

Stomacho autem aptissima sunt, quæcumque austera sunt, etiam quæ acida sunt, quæque contacta sale modice sunt: item panis sine fermento, et elota alica, vel oryza, vel ptisana; omnis avis, omnis venatio, atque utraque vel assa, vel elixa: ex domesticis animalibus bubula: si quid ex ceteris sumitur, macrum potius, quam pingue: ex sue, ungulæ, rostra, aures, vulvæque steriles: ex oleribus, intubus, lactuca, pastinaca, cucurbita elixa, siser: ex pomis, cerasum, morum, sorbum, pirum fragile, quale crustuminum vel nævianum est: item pira, quæ reponuntur, tarentina atque signina; malum orbiculatum, aut scandianum, vel amerinum, vel cotoneum, vel punicum, uvæ ex olla, molle ovum, palmulæ, nuclei pinei, oleæ albæ ex dura muria, eædem aceto intinctæ, vel nigræ, quæ in arbore bene permaturuerunt, vel quæ in passo, defrutove servatæ sunt: vinum austerum, licet etiam asperum sit, item resinatum: duri ex media materia pisces, ostrea, pectines, murices, purpuræ, cochleæ: cibi, potionesque frigidæ, vel ferventes: absinthium.

Les aliments bons à l'estomac sont toutes les choses austères, acides et médiocrement salées; le pain qui n'est point fermenté, le riz, l'orge mondé, la fromentée lavée; les oiseaux, le gibier, rôtis ou bouillis; parmi les animaux domestiques, la chair de bœuf; et si l'on fait usage de quelque autre, il vaut mieux que ce soit d'un animal maigre que d'un gras; les pieds, les bajoues, les oreilles de cochon, les matrices des femelles qui n'ont point porté. Parmi les herbes potagères, l'endive, la laitue, le panais, la citrouille bouillie, le chervi; parmi les fruits, la cerise, la mûre, la corme, la poire cassante, telles que celles de Crustume et de Névie; celles qui sont de garde, telles que celles de Tarente et de Signia, la pomme orbiculée, de Scandie, d'Amérine; le coing, la grenade, les raisins de caisse; les œufs frais, les dattes, les amandes de pin; les olives blanches gardées dans de la saumure forte; les mêmes trempées dans du vinaigre; les olives noires qu'on a bien laissé mûrir sur l'arbre, ou qu'on a conservées dans du vin cuit, ou dans du vin de raisins séchés au soleil; le vin austère, ou même âpre, le vin mêlé de résine; les poissons durs de la classe moyenne, les huîtres, les pétoncles, toutes les espèces de buccins, les limaçons; tous les aliments tant solides que liquides, froids ou très-chauds; l'absinthe.

CAPUT XXV. — QUÆ RES ALIENÆ STOMACHO SINT.

CHAPITRE XXV. — DES ALIMENTS NUISIBLES A L'ESTOMAC.

Aliena vero stomacho sunt, omnia tepida, omnia salsa, omnia jurulenta, omnia prædulcia, omnia pinguia, sorbitio, panis fermentatus, idemque vel ex milio, vel ex hordeo, oleum, radices olerum,

Les aliments nuisibles à l'estomac sont toutes les choses tièdes, salées, faites au jus ou à la sauce, fort douces, toutes les graisses, la crème d'orge, le pain fermenté, le pain de millet, d'orge, l'huile, les racines des herbes potagères, et tous

et quodcumque olus ex oleo gàrove estur, mel, mulsum, defrutum, passum, lac, omnis caseus, uva recens, ficus et viridis et arida, legumina omnia, quæque inflare consueverunt : item thymum, nepeta, satureia, hyssopum, nasturtium, lapathum, lapsana, juglandes. Ex his autem intelligi potest, non, quidquid boni succi est, protinus stomacho convenire, protinus boni succi esse.

les légumes accommodés avec l'huile ou le garum, le miel, l'hydromel, le vin cuit, le vin de raisins séchés au soleil, le lait, le fromage, le raisin frais, la figue verte ou sèche, tous les légumes venteux, le thym, le calament, la sarriette, l'hysope, le cresson alénois, la patience, la lampsane, la noix. On conçoit par le détail que nous venons de donner, qu'il ne suffit pas toujours que les aliments soient de bon suc pour convenir à l'estomac, et que pareillement tous ceux qui conviennent à l'estomac ne sont pas toujours de bon suc.

CAPUT XXVI. — DE HIS, QUÆ INFLANT.

Inflant autem, omnia fere legumina, omnia pinguia, omnia dulcia, omnia jurulenta, mustum, atque etiam id vinum, cui nihil adhuc ætatis accessit : ex oleribus, allium, cepa, brassica, omnesque radices, excepto sisere et pastinaca, bulbi, ficus etiam aridæ, sed magis virides, uvæ recentes, nuces omnes, exceptis nucleis pineis, lac, omnisque caseus, quidquid deinde subcrudum aliquis assumsit.

CHAPITRE XXVI.—DES ALIMENTS QUI CAUSENT DES VENTS.

Les aliments qui causent des vents sont presque tous les légumes, toutes les choses grasses, ou fort douces, ou succulentes, le moût, et le vin lui-même qui n'est pas encore vieux : parmi les plantes, on compte l'ail, l'ognon, le chou, toutes les racines, excepté celle du chervi et du panais; les bulbes, les figues sèches, et surtout les vertes, les raisins frais, toutes les espèces de noix, hormis celle de pin, le lait, les différentes sortes de fromage, et enfin tout ce qui n'est qu'à moitié cuit.

De his, quæ minime inflant.

Minima inflatio fit ex venatione, aucupio, piscibus, pomis, oleis, conchyliis, ovis vel mollibus vel sorbilibus, vino vetere. Feniculum vero, et anethum, inflationes etiam levant.

Des aliments qui ne sont point venteux.

Les aliments qui ne sont point venteux sont le gibier, les oiseaux que l'on prend à la chasse, les poissons, les fruits, les olives, les poissons à coquilles, les œufs frais ou mollets, le vin vieux. Le fenouil et l'anet chassent les vents, loin d'en produire.

CAPUT XXVII. — DE HIS, QUÆ CALEFACIUNT, AUT REFRIGERANT.

At calefaciunt, piper, sal, caro omnis jurulenta, allium, cepa, ficus arida, salsamentum, vinum, et quo meracius est, eo magis. Refrigerant olera, quorum crudi caules assumuntur, ut intubus, et lactuca ; item coriandrum, cucumis, elixa cucurbita, beta, mora, cerasa, mala austera, pira fragilia, caro elixa, præcipueque acetum, sive cibus ex eo, sive potio assumitur.

CHAPITRE XXVII.—DES ALIMENTS QUI ÉCHAUFFENT, OU QUI RAFRAÎCHISSENT.

Les aliments qui échauffent sont le poivre, le sel, toutes les espèces de chairs succulentes, l'ail, l'ognon, la figue sèche, les salaisons, et le vin, qui échauffe d'autant plus qu'il est plus pur. Les aliments qui rafraîchissent sont les herbes potagères, dont on mange les tiges crues, comme l'endive et la laitue, la coriandre, le concombre, la citrouille bouillie, la bette, la mûre, la cerise, les pommes acerbes, les poires cassantes, la chair bouillie, le vinaigre surtout, et les mets ou les boissons où on le fait entrer.

CAPUT XXVIII. — DE HIS, QUÆ INTUS FACILE CORRUMPUNTUR.

Facile autem intus corrumpuntur, panis fermentatus, et quisquis alius quam

CHAPITRE XXVIII.—DES ALIMENTS QUI SE CORROMPENT AISÉMENT DANS L'ESTOMAC.

Les aliments qui se corrompent aisément dans l'estomac sont le pain fer-

ex tritico est, lac, mel; ideoque etiam lactentia atque omne pistorium opus; teneri pisces, ostrea, olera, caseus et recens et vetus, crassa vel tenera caro, vinum dulce, mulsum, defrutum, passum; quidquid deinde vel jurulentum est, vel nimis dulce, vel nimis tenue.

De his, quæ intus minime vitiantur.

At minime intus vitiantur, panis sine fermento, aves, et eæ potius duriores, duri pisces; neque solum aurata puta, aut scarus, sed etiam lolligo, locusta, polypus: item bubula, omnisque dura caro; eademque aptior est, si macra, si salsa est; omniaque salsamenta; cochleæ, murices, purpuræ; vinum austerum, vel resinatum.

CAPUT XXIX. — DE HIS, QUÆ ALVUM MOVENT.

At alvum movent, panis fermentatus, magisque si cibarius vel hordeaceus est; brassica, si subcruda est, lactuca: anethum, nasturtium, ocimum, urtica, portulaca, radicula, capparis, allium, cepa, malva, lapathum, beta, asparagus, cucurbita, cerasa, mora, poma omnia mitia, ficus etiam arida, sed magis viridis, uvæ recentes, pingues minutæ aves, cochleæ, garum, salsamentum, ostrea, pelorides, echini, musculi, et omnes fere conchulæ, maximeque jus earum; saxatiles, et omnes, teneri pisces, sepiarum atramentum; si qua caro assumitur pinguis, eadem vel jurulenta, vel elixa; aves, quæ natant; mel crudum, lac, lactentia omnia, mulsum, vinum dulce vel salsum, aqua, tenera omnia, tepida, dulcia, pinguia, elixa, jurulenta, salsa, diluta.

CAPUT XXX. — DE HIS, QUÆ ALVUM ADSTRINGUNT.

Contra adstringunt, panis ex siligine, vel ex simila; magis, si sine fermento est; magis etiam si ustus est; intenditurque vis ejus etiam, si bis coquitur: puticula vel ex alica, vel ex panico, vel ex milio; itemque ex iisdem sorbitio; et

menté, le pain qui n'est point de froment, tous les ouvrages de pâtisserie, le lait, le miel, tout ce qu'on prépare avec le lait; les poissons tendres, les huîtres, les herbes potagères, le fromage soit nouveau, soit vieux, la chair compacte ou tendre; le vin doux, l'hydromel, le vin cuit, le vin de raisins séchés au soleil; enfin tout ce qui est succulent, trop doux, ou trop tendre.

Des aliments qui ne se corrompent point dans l'estomac.

Les aliments qui ne se corrompent point dans l'estomac sont le pain qui n'est pas fermenté; les oiseaux, surtout ceux qui sont fort durs; les poissons qui ont la chair dure, non-seulement comme la dorade, ou le scarus, mais même le calemar, la langouste, le polype; la chair de bœuf, et toute sorte de chair dure, principalement si elle est maigre ou salée; toutes les salaisons, les limaçons, le buret, la pourpre, le vin austère, ou mêlé de résine.

CHAPITRE XXIX. — DES ALIMENTS QUI LÂCHENT LE VENTRE.

Les aliments qui lâchent le ventre sont le pain fermenté, principalement le pain d'orge; le chou, lorsqu'il n'est qu'à demi cuit, la laitue, l'anet et le cresson, le basilic, l'ortie, le pourpier, le raifort, les câpres, l'ail, l'ognon, la mauve, la patience, la bette, l'asperge, la citrouille, la cerise, la mûre, tous les fruits doux, les figues sèches, et surtout les vertes, les raisins frais; les petits oiseaux bien gras, les limaçons, le garum, les salaisons, les huîtres, les pélorides, le hérisson, la moule, presque tous les petits poissons à coquilles, et surtout le suc de ces poissons; les petits poissons de mer, tous les poissons tendres, la liqueur de la sèche, la chair grasse, succulente, ou bouillie, les oiseaux qui nagent, le miel cru, le lait; tout ce qui est préparé avec le lait; l'hydromel, le vin doux ou salé, l'eau; toutes les choses tendres, tièdes, douces, grasses, bouillies, succulentes, salées, délayées.

CHAPITRE XXX. — DES ALIMENTS QUI RESSERRENT LE VENTRE.

Les aliments qui resserrent le ventre sont le pain fait avec la fleur de farine de froment, surtout s'il n'est point fermenté, ou si on l'a fait griller: on le rend encore plus astringent en le faisant cuire deux fois. Parmi les aliments qui ont la même propriété, on compte encore la bouillie

magis, si hæc antea fricta sunt : lenticula , cui vel beta , vel intubus, vel ambubeia , vel plantago adjecta est ; magisque etiam , si illa ante fricta est : per se etiam intubus , vel ex plantagine , vel ambubeia fricta : minuta olera, brassica bis decocta : dura ova , magisque si assa sunt : minutæ aves , merula, palumbus , magisque si in posca decoctus est ; grus, omnes aves , quæ magis currunt , quam volant ; lepus, caprea ; jecur ex iis , quæ sevum habent , maximeque bubulum , ac sevum ipsum : caseus , qui vehementior vetustate fit, vel ea mutatione, quam in eo transmarino videmus ; aut si recens est , ex melle , mulsove decoctus : item mel coctum, pira immatura, sorba , magisque ea, quæ torminalia vocantur, mala cotonea , et punica, oleæ vel albæ vel permaturæ, myrta , palmulæ, purpuræ, murices, vinum resinatum vel asperum, item meracum , acetum , mulsum quod inferbuit, item defrutum, passum , aqua vel tepida vel præfrigida , dura , id est ea , quæ tarde putrescit, ideoque pluvia potissimum : omnia dura, macra, austera, aspera , tosta , et in eadem carne , assa potius, quam elixa.

faite avec la farine de froment, de panicum ou de millet ; les crèmes préparées avec ces mêmes choses, surtout si on les a fait griller auparavant ; la lentille frite et mêlée avec la bette, l'endive, la chicorée sauvage, ou le plantain. L'endive elle-même frite , ou mêlée avec le plantin, ou la chicorée sauvage ; les petites herbes potagères, le chou cuit deux fois, les œufs durs, principalement lorsqu'ils ont été rôtis ; les oiseaux d'une médiocre grosseur, comme le merle, le ramier, surtout si on les a fait cuire dans de l'oxycrat ; la grue, tous les oiseaux qui courent plus qu'ils ne volent ; le lièvre, le chevreuil ; le foie des animaux qui ont du suif ; le foie et le suif du bœuf ; le fromage à qui la vétusté ou un transport par mer a donné plus de force ; le fromage nouveau cuit avec du miel ou de l'hydromel ; le miel cuit, les poires qui ne sont point mûres ; les cormes, surtout celles qu'on surnomme torminales; le coing, la grenade, les olives ou blanches ou trèsmûres ; le myrte, les dattes ; la pourpre, le buret ; le vin mêlé de résine, ou âpre , le vin pur, le vinaigre ; l'hydromel qui a bouilli , le vin cuit , le vin de raisins séchés au soleil ; l'eau ou chaude ou fort froide, qui est dure, c'est-à-dire, qui est long-temps sans se corrompre, comme l'eau de pluie ; toutes les choses dures, maigres, austères, âpres, grillées, et la viande rôtie, plutôt que celle qui a bouilli.

CAPUT XXXI. — DE HIS , QUÆ URINAM MOVENT.

CHAPITRE XXXI. — DES ALIMENTS QUI CHASSENT LES URINES.

Urinam autem movent , quæcumque in horto nascentia boni odoris sunt, ut apium, ruta, anethum, ocimum, mentha, hyssopum, anisum, coriandrum, nasturtium , eruca , feniculum : præter hæc , asparagus, capparis, nepeta, thymum , satureia , lapsana , pastinaca , magisque agrestis, radicula, siser, cepa ; ex venatione, maxime lepus ; vinum tenue, piper et rotundum et longum, sinapi, absinthium, nuclei pinei.

Les aliments qui chassent l'urine sont toutes les plantes odoriférantes qui croissent dans les jardins, comme l'ache, la rue, l'anet, le basilic, la menthe, l'hysope, l'anis, la coriandre, le cresson alénois, la roquette, le fenouil, l'asperge, les câpres , le calament, le thym, la sarriette, la lampsane, le panais, surtout le panais sauvage, le raifort, le chervi, l'ognon : parmi le gibier, le lièvre surtout ; le vin léger, le poivre long et rond, la moutarde, l'absinthe, les amandes de pin.

CAPUT XXXII. — DE HIS , QUÆ AD SOMNUM APTA SUNT.

CHAPITRE XXXII. — DES PLANTES QUI EXCITENT LE SOMMEIL.

Somno vero aptum est papaver, lactuca , maximeque æstiva , cujus cauliculus jam lacte repletus est, morum , porrum.

Les plantes qui excitent le sommeil sont le pavot, la laitue, surtout celle d'été, dont les tiges sont déjà remplies de lait ; la mûre, le poireau.

De his, quæ sensum excitant.

Des plantes qui réveillent les sens.

Sensus excitant , nepeta, thymum, sa-

Les plantes qui réveillent les sens sont

tureia, hyssopum, præcipueque pulegium, ruta, et cepa.

CAPUT XXXIII. — DE HIS, QUÆ MATERIAM EVOCANT.

Evocare vero materiam multa admodum possunt : sed ea, cum ex peregrinis
medicamentis maxime constent, aliisque
magis, quam quibus ratione victus succurritur, opitulentur, in præsentia differam : ponam vero ea, quæ promta, et iis
morbis, de quibus protinus dicturus sum,
apta, corpus erodunt, et sic eo, quod
mali est, extrahunt. Habent autem hanc
facultatem, semina erucæ, nasturtii, radiculæ ; præcipue tamen omnium, sinapi.
Salis quoque et fici eadem vis est.

De his, quæ reprimunt.

Leniter vero simul et reprimunt et
molliunt, lana succida ex aceto vel vino,
cui oleum adjectum est; contritæ palmulæ, furfures in salsa aqua vel aceto
decocti. At simul reprimunt et refrigerant, herba muralis, παρθένιον vel περδί-
κιον appellant, serpyllum, pulegium,
ocimum, herba sanguinalis, quam Græci
πολύγονον vocant, portulaca, papaveris
folia, capreolique vitium, coriandri folia, hyoscyamum, muscus, siser, apium,
solanum, quam στρύχνον Græci vocant,
brassicæ folia, intubus, plantago, feni-
culi semen, contrita pira vel mala, præcipueque cotonea, lenticula, aqua frigida, maximeque pluvialis, vinum, acetum,
et horum aliquo madens vel panis, vel
farina, vel spongia, vel cinis, vel lana
succida, vel etiam linteolum, creta Cimolia, gypsum, melinum, myrteum, rosa,
acerbum oleum, verbenarum contusa
cum teneris caulibus folia, cujus generis
sunt olea, cupressus, myrtus, lentiscus,
tamarix, ligustrum, rosa, rubus, laurus,
hedera, punicum malum. Sine frigore
autem reprimunt, cocta mala cotonea,
malicorium, aqua calida, in qua verbenæ
coctæ sunt, quas supra posui, pulvis vel
ex fæce vini, vel ex myrti foliis, amaræ
nuces.

Celse.

le calament, le thym, la sarriette, l'hysope, le pouliot surtout, la rue et l'o-
gnon.

CHAPITRE XXXIII. — DES REMÈDES ATTRACTIFS.

Il est plusieurs remèdes attractifs qui
attirent les humeurs au dehors; mais,
comme ils sont composés, pour la plus
grande partie, de drogues étrangères, et
qu'on ne les emploie guère que dans des
cas différents de ceux où le régime seul
suffit, je n'en parlerai pas pour le présent; je me contenterai d'indiquer ceux
qu'il est aisé de se procurer, et qui conviennent dans les maladies dont je vais
parler bientôt. Ces remèdes agissent en
détergeant fortement la texture du corps,
et en en faisant sortir les humeurs nuisibles. Telle est la vertu de la semence de
la roquette, du cresson, du raifort et surtout de la semence de moutarde; le sel et
la figue ont aussi cette propriété.

Des répercussifs.

Les remèdes qui sont en même temps
légèrement répercussifs et émollients sont
la laine grasse trempée dans du vinaigre
ou du vin auquel on a ajouté de l'huile;
les dattes écrasées, le son bouilli dans de
l'eau salée ou dans du vinaigre. Les répercussifs froids sont la pariétaire, le serpolet, le pouliot, le basilic, la renouée,
le pourpier, les feuilles de pavot, les vril-
les de la vigne, les feuilles de coriandre,
la jusquiame, la mousse, le chervi, l'ache,
le solanum, les feuilles de chou, l'endive, le
plantain, la semence de fenouil, les poires et les pommes écrasées; le coing surtout, la lentille, l'eau froide, principalement celle de pluie, le vin, le vinaigre;
le pain, la farine, l'éponge, la cendre, la
laine grasse, le linge, toutes ces choses
imprégnées de vin ou de vinaigre; la terre
cimolée, le plâtre, l'huile de coing ou de
myrthe, l'huile rosat; les feuilles de verveine pilées avec les tiges tendres de l'o-
livier, du cyprès, du myrte, du lentisque,
du tamarisc, du troène, du rosier, de la
ronce, du laurier, du lierre et du grenadier. Les répercussifs qui ne sont point
rafraîchissants sont les coings bouillis, l'é-
corce de grenade, l'eau chaude dans laquelle on a fait bouillir des feuilles de
verveine préparées, comme nous l'avons
dit ci-dessus; la poudre faite avec la
lie de vin ou les feuilles de myrte; l'a-
mande amère.

De his, quæ calefaciunt.

Calefacit vero, ex qualibet farina cataplasma, sive ex tritici, sive ex farris, sive hordei, sive ervi, vel lolii, vel milii, vel panici, vel lenticulæ, vel fabæ, vel lupini, vel lini, vel fœni græci, ubi **ea** deferbuit, calidaque imposita est. Valentior tamen ad id omnis farina est ex mulso, quam ex aqua cocta. Præterea cyprinum, irinum, medulla, adeps ex fele, oleum, magisque si vetus est, junctaque oleo sal, nitrum, gith, piper, quinquefolium.

De his, quæ durant, aut emolliunt.

Fereque, quæ vehementer et reprimunt et refrigerant, durant; quæ calefaciunt, digerunt et emolliunt : præcipueque ad emolliendum potest cataplasma ex lini vel fœni græci semine. His autem omnibus, et simplicibus, et permixtis, varie medici utuntur; ut magis, quid quisque persuaserit sibi, appareat, quam quid evidenter compererit.

LIBER TERTIUS.

CAPUT I. — DE MORBORUM GENERIBUS.

Provisis omnibus, quæ pertinent ad universa genera morborum, ad singulorum curationes veniam. Hos autem in duas species Græci diviserunt; aliosque ex his acutos, alios longos esse dixerunt : ideoque, quoniam non semper eodem modo respondebant, eosdem alii inter acutos, alii inter longos retulerunt. Ex quo, plura eorum genera esse, manifestum est. Quidam enim breves acutique sunt, qui cito vel tollunt hominem, vel ipsi cito finiuntur : quidam longi, sub quibus neque sanitas in propinquo, neque exitium est; tertiumque genus eorum est, qui modo acuti, modo longi sunt; idque non in febribus tantummodo, in quibus frequentissimum est, sed in aliis quoque fit. Atque etiam, præter hos,

Des remèdes qui échauffent.

Les remèdes qui échauffent sont les cataplasmes faits avec telle espèce de farine que ce puisse être, de froment, d'orge, de lentille, d'ivraie, de millet, de panicum, de fève, de lupin, de lin, de fenugrec : on fait bouillir ces farines, et ensuite on les applique chaudes. Les cataplasmes faits avec l'hydromel font beaucoup plus d'effet que ceux qu'on fait avec l'eau. Outre ces farines, nous avons encore l'huile de souchet ou d'iris, la moelle, la graisse mêlée avec le fiel, l'huile, surtout ancienne et salée, le nitre, la nielle, le poivre, la quintefeuille.

Des remèdes qui durcissent ou ramolissent le tissu de la peau.

La plupart des répercussifs violents et froids durcissent le tissu de la peau, mais ceux qui sont en même temps chauds et résolutifs le ramollissent. Il n'y a rien de plus émollient que le cataplasme fait avec la semence de lin ou de fenugrec. Tels sont les différents remèdes simples ou composés que les médecins emploient. Si l'on considère les manières diverses dont ils s'en servent, on croira qu'elles proviennent plutôt des idées particulières que chacun s'en est faite, que des données certaines qu'il peut en avoir acquises.

LIVRE TROISIÈME.

CHAPITRE I. — DES DIFFÉRENTES ESPÈCES DE MALADIES.

Après avoir parlé de tout ce qui concerne les maladies en général, je vais passer au traitement de chacune en particulier. Les Grecs les ont divisées en deux classes; savoir en aiguës et en chroniques; mais, comme les mêmes maladies ne se terminent pas toujours de la même façon, il est arrivé que les uns ont mis dans la classe des aiguës certaines maladies que les autres ont rangées dans la classe des chroniques; d'où il est aisé de voir qu'il en faut admettre plus de deux classes. Il est, en effet, des maladies courtes et aiguës qui se terminent promptement d'une maniere, soit funeste, soit favorable. Il en est de chroniques, dans lesquelles la santé ou la mort n'arrive qu'après un temps plus ou moins long. Une troisième classe se forme de celles qui sont tantôt aiguës et tantôt chroniques. C'est ce que l'on peut remarquer non-seulement dans les fièvres où cela ar-

quartum est, quod neque acutum dici potest , quia non perimit ; neque utique longum, quia, si occurritur, facile sanatur. Ego , cum de singulis dicam, cujus quisque generis sit , indicabo. Dividam autem omnes in eos , qui in totis corporibus consistere videntur , et eos , qui oriuntur in partibus. Incipiam a prioribus , pauca de omnibus præfatus. In nullo quidem morbo minus fortuna sibi vindicare, quam ars, potest ; utpote cum, repugnante natura, nihil medicina proficiat. Magis tamen ignoscendum medico est parum proficienti in acutis morbis, quam in longis. Hic enim breve spatium est, intra quod, si auxilium non profuit, æger exstinguitur : ibi et deliberationi, et mutationi remediorum tempus patet ; adeo ut raro, si inter initia medicus accessit, obsequens æger sine illius vitio pereat. Longus tamen morbus cum penitus insedit, quod ad difficultatem pertinet, acuto par est. Et acutus quidem, quo vetustior est ; longus autem, quo recentior, eo facilius curatur. Alterum illud ignorari non oportet, quod non omnibus ægris eadem auxilia conveniunt. Ex quo incidit, ut alia atque alia summi auctores, quasi sola, vindicaverint, prout cuique cesserant. Oportet itaque , ubi aliquid non respondet, non tanti putare auctorem , quanti ægrum , et experiri aliud atque aliud : sic tamen, ut in acutis morbis cito mutetur, quod nihil prodest ; in longis , quos tempus, ut facit, sic etiam solvit, non statim condemnetur, si quid non statim profuit ; minus vero removeatur, si quid paulum saltem juvat ; quia profectus tempore expletur.

rive très-fréquemment , mais encore dans d'autres maladies. Enfin , il en est encore une quatrième classe qu'on ne peut pas appeler aiguës, parce qu'elles ne font point mourir ; ni chroniques, parce que, si on y remédie dès le commencement, on les guérit facilement. Lorsque je traiterai de chacune en particulier, j'indiquerai la classe dans laquelle on doit la ranger. Je diviserai les maladies en celles qui semblent attaquer tout le corps, et en celles qui sont propres à chaque partie. Je commencerai par les premières , après avoir fait d'abord quelques réflexions sur ce qui les concerne toutes. Dans telle maladie que ce puisse être, la puissance de l'art est nécessairement partagée avec celle de la fortune, puisque, sans le concours de la nature , l'art ne peut rien. Un médecin qui ne guérit point est plus excusable dans les maladies aiguës que dans les maladies chroniques ; car dans celles-là on n'a que fort peu de temps pour faire des remèdes, et s'ils ne réussissent point, le malade périt. Dans celles-ci, au contraire, on a du temps, et pour réfléchir, et pour changer de remèdes ; de sorte qu'il est fort rare que le malade, s'il a été docile et s'il a appelé le médecin dès le commencement, périsse sans qu'il y ait de la faute de ce dernier. Mais, quand une maladie chronique est profondément enracinée, elle est aussi difficile à guérir qu'une maladie aiguë. On guérit d'autant plus facilement une maladie aiguë, qu'elle a déjà plus de durée , et une maladie chronique, qu'elle est plus récente. On ne doit point ignorer non plus, que les mêmes remèdes ne conviennent pas à tous les malades ; et c'est ce qui fait que les plus grands médecins ont vanté, comme uniques dans les mêmes maladies, les remèdes les plus différents, selon le succès qu'ils en avaient retiré chacun en particulier ; ainsi, lorsqu'un remède ne réussit point, il faut préférer à la réputation de l'auteur qui l'a indiqué, l'intérêt du malade , et changer de remède, en observant toutefois que dans les maladies aiguës, lorsqu'un remède ne réussit pas, il ne faut pas tarder à essayer d'un autre ; tandis que dans les maladies chroniques, qui ne se forment que lentement et qui se guérissent de même, il ne faut pas rejeter tout de suite un remède qui n'a pas réussi à la première épreuve ; pour peu même qu'il ait procuré de soulagement, il ne faut pas l'abandonner, parce qu'avec le temps, il produira toute l'efficacité dont il est susceptible.

CAPUT II. — QUOMODO MORBI COGNOSCANTUR, ET AN INCRESCANT, AN MINUANTUR ; ET QUA RATIONE AB INITIO , QUI LANGUERE INCIPIT , CURARI DEBEAT.

Protinus autem inter initia scire facile est, qui acutus morbus, quis longus sit : non in iis solum , in quibus semper ita se habet ; sed in iis quoque, in quibus variat. Nam ubi sine intermissionibus accessiones et dolores graves urgent, acutus morbus est : ubi lenti dolores, lentæve febres sunt, et spatia inter accessiones porriguntur, acceduntque ea signa , quæ in priore volumine exposita sunt, longum hunc futurum esse, manifestum est. Videndum etiam est, morbus an increscat, an consistat, an minuatur : quia quædam remedia increscentibus morbis, plura inclinatis conveniunt ; eaque, quæ crescentibus apta sunt, ubi acutus increscens urget , in remissionibus potius experienda sunt. Increscit autem morbus, dum graviores dolores, accessionesque veniunt ; hæque et ante , quam proximæ , revertuntur , et postea desinunt. Atque in longis quoque morbis , etiam tales notas non habentibus, scire licet, increscere , si somnus incertus est, si deterior concoctio, si fœdiores dejectiones, si tardior sensus, si pigrior mens, si percurrit corpus frigus aut calor , si id magis pallet. Ea vero , quæ contraria his sunt, decedentis ejus notæ sunt. Præter hæc, in acutis morbis serius æger alendus est , nec nisi jam inclinatis ; ut primo demta materia impetum frangat : in longis maturius, ut sustinere spatium affecturi mali possit. Ac si quando is non in toto corpore , sed in parte est ; magis tamen ad rem pertinet, vim totius corporis moliri, quam proprie partes ægræ sanentur. Multum etiam interest , ab initio quis recte curatus sit, an perperam ; quia curatio minus iis prodest , in quibus assidue frustra fuit. Si quis temere habitus, adhuc integris viribus vivit , admota curatione momento restituitur.

CHAPITRE II. — COMMENT ON DISTINGUE LES ESPÈCES DE MALADIES ; COMMENT ON VOIT SI ELLES AUGMENTENT OU DIMINUENT, ET DE LA MANIÈRE DONT IL FAUT LES TRAITER DÈS LE COMMENCEMENT.

Il est facile, dès le commencement des maladies, de connaître si elles seront aiguës ou chroniques, non-seulement dans les cas où elles le sont toujours, mais même dans ceux où elles varient. Si la fièvre est continue et la douleur violente, la maladie est aiguë ; mais, si la douleur est modérée, la fièvre peu considérable, s'il y a une intermission marquée entre les accès, et si l'on remarque les signes que nous avons rapportés dans le livre précédent, il est évident que la maladie sera chronique. On doit examiner aussi si la maladie augmente, si elle reste dans le même état , ou si elle diminue , parce que certains remèdes conviennent lorsque la maladie augmente, et d'autres en plus grand nombre lorsqu'elle diminue. Dans les maladies aiguës qui vont en augmentant, il est à propos d'attendre la rémission de la fièvre pour faire les remèdes qui conviennent. La maladie va en augmentant lorsque la douleur est violente, que les redoublements sont considérables, que l'un recommence avant que l'autre soit fini, ou qu'ils reviennent très-près les uns des autres. Quoique dans les maladies chroniques on n'ait point de signes aussi certains que ceux que nous venons de rapporter, on peut être sûr cependant que la maladie va en augmentant, si le sommeil est interrompu , si la digestion se fait mal , si les déjections sentent fort mauvais, si les sens sont appesantis, si l'esprit est plus paresseux que de coutume, si l'on éprouve un sentiment de froid ou de chaleur qui se répand par tout le corps, si l'on devient plus pâle. Les signes contraires à ceux-ci sont une preuve que la maladie tend à sa fin. Dans les maladies aiguës, on doit attendre, pour donner de la nourriture au malade, que la maladie aille en décroissant, afin de diminuer, par l'abstinence, le volume des liqueurs et la violence du mal. Dans les maladies chroniques, il est nécessaire de donner plus tôt de la nourriture, afin que le malade ait assez de forces pour résister à la maladie pendant tout le temps qu'elle durera. Lorsque la maladie n'affecte point tout le corps, mais seulement une partie, il est cependant toujours plus convenable de l'attaquer par des remèdes dont l'action soit générale, que par d'autres dont l'effet serait bornée à la partie affectée. Il y a aussi une grande différence à faire si le malade a été bien ou mal traité dès

Sed cum ab iis cœperim , quæ notas quasdam futuræ adversæ valetudinis exhibent, curationum quoque principium ab animadversione ejusdem temporis faciam. Igitur, si quid ex iis, quæ proposita sunt, incidit, omnium optima sunt , quies et abstinentia ; si quid bibendum , aqua ; idque interdum uno die fieri satis est ; interdum , si terrentia manent, biduo : proximeque abstinentiam sumendus est cibus exiguus , bibenda aqua ; postero die etiam vinum ; deinde invicem alternis diebus , modo aqua, modo vinum, donec omnis causæ metus finiatur. Per hæc enim sæpe instans gravis morbus discutitur. Plurimique falluntur , dum se primo die protinus sublaturos languorem, aut exercitatione, aut balneo, aut coacta dejectione , aut vomitu, aut sudationibus, aut vino sperant. Non quod interdum id incidat, aut non decipiat ; sed quod sæpius fallat, solaque abstinentia sine ullo periculo medeatur : cum præsertim etiam pro modo terroris moderari liceat ; et si leviora indicia fuerint, satis sit a vino tantum abstinere, quod subtractum plus, quam si cibo quid dematur, adjuvat : si paulo graviora, facile sit non aquam tantum bibere, sed etiam cibo carnem subtrahere ; interdum panis quoque minus, quam pro consuetudine assumere, humidoque cibo esse contentum, et olere potissimum : satisque sit, tum ex toto a cibo, a vino, ab omni motu corporis abstinere, cum vehementes notæ terruerunt. Neque dubium est, quin vix quisquam, qui non dissimulavit, sed per hæc mature morbo occurrit, ægrotet.

le commencement, parce que les remèdes font moins de bien à ceux sur qui on les a déjà employés inutilement. Cependant, si un malade n'a rien perdu de ses forces pour avoir été mal traité d'abord, il est bientôt rétabli lorsqu'on emploie les remèdes convenables.

Comme j'ai commencé par rapporter les signes qui annoncent que la santé est sur le point de se déranger, c'est aussi par les remèdes qu'il est à propos de faire dans ce temps, que je commencerai le traitement des maladies. Lors donc qu'on éprouve quelques-uns des accidents dont j'ai parlé ci-dessus, rien ne fait mieux que le repos et l'abstinence. Si l'on boit, il ne faut boire que de l'eau. Il suffit quelquefois, pour prévenir une maladie grave, de prendre ces précautions pendant un jour, et quelquefois pendant deux, s'il reste encore, après le premier jour, quelques accidents qui donnent lieu de craindre. On ne doit prendre que fort peu de nourriture après qu'on a fait diète, et il ne faut boire que de l'eau ; le jour suivant, on peut boire du vin, et ensuite on boit alternativement de l'eau un jour et du vin un autre ; on continue d'en user ainsi jusqu'à ce qu'on n'ait plus rien à appréhender. Souvent on prévient de cette manière une maladie fâcheuse prête à se déclarer. Beaucoup se trompent lorsqu'ils s'imaginent pouvoir emporter la maladie dès le premier jour, soit par l'exercice, soit par le bain, soit par la purgation, soit par les sueurs ou par l'usage du vin. Cette méthode, il est vrai, réussit quelquefois ; mais elle trompe plus souvent encore, et il n'y a que l'abstinence qui soit absolument sans danger, car on est toujours le maître de la proportionner à la grandeur du mal ; et si les symptômes sont légers, on peut se contenter de retrancher le vin au malade, ce qui lui fera beaucoup plus de bien que si l'on diminuait quelque chose de sa nourriture. Si les accidents sont un peu plus graves, on ne se contentera pas seulement de boire de l'eau, mais on se passera même de viande. Quelquefois aussi il sera à propos de manger moins de pain qu'à l'ordinaire et de n'user que d'aliments rafraîchissants, et principalement d'herbes potagères. Si les symptômes sont fâcheux, il sera nécessaire de ne faire usage d'aucun aliment solide, de ne pas boire de vin et de s'abstenir de tout exercice du corps. Il sera difficile assurément qu'un homme qui n'a pas voulu dissimuler son mal, mais qui a cherché à y remédier de bonne heure, en usant des précautions dont nous venons de parler, devienne sérieusement malade.

CAPUT III. — DE FEBRIUM GENERIBUS.

Atque hæc quidem sanis facienda sunt, tantum causam metuentibus. Sequitur vero curatio febrium, quod et in toto corpore, et vulgare maxime morbi genus est. Ex his una quotidiana, altera tertiana, altera quartana est : interdum etiam longiore circuitu quædam redeunt; sed id raro fit. In prioribus, et morbi sunt, et medicina. Et quartanæ quidem simpliciores sunt. Incipiunt fere ab horrore; deinde calor erumpit; finitaque febre biduum integrum est : ita quarto die revertitur. Tertianarum vero dua genera sunt. Alterum eodem modo, quo quartana, et incipiens, et desinens ; illo tantum interposito discrimine, quod unum diem præstat integrum, tertio redit. Alterum longe perniciosius, quod tertio quidem die revertitur, ex octo autem et quadraginta horis fere sex et triginta per accessionem occupat, interdum etiam vel minus, vel plus ; neque ex toto in remissione desistit, sed tantum levius est. Id genus plerique medici ἡμιτριταῖον appellant. Quotidianæ vero variæ sunt, et multiplices. Aliæ enim protinus a calore incipiunt, aliæ a frigore, aliæ ab horrore. Frigus voco, ubi extremæ partes membrorum inalgescunt : horrorem, ubi totum corpus intremit. Rursus aliæ sic desinunt, ut ex toto sequatur integritas : aliæ sic, ut aliquantum quidem minuatur ex febre, nihilominus tamen quædam reliquiæ remaneant, donec altera accessio accedat : ac sæpe aliæ vix quidquam aut nihil remittant, sed ita ut continuent. Deinde, aliæ fervorem ingentem habent, aliæ tolerabilem : aliæ quotidie pares sunt, aliæ impares ; atque invicem altero die leniores, altero vehementiores: aliæ tempore eodem postridie revertuntur, aliæ vel serius vel celerius : aliæ diem noctemque accessione et decessione implent, aliæ minus, aliæ plus : aliæ, cum decedunt, sudorem movent, aliæ non movent ; atque alias per sudorem ad integritatem venitur, alias corpus tantum imbecillius redditur. Accessiones etiam,

CHAPITRE III. — DES DIFFÉRENTES ESPÈCES DE FIÈVRES.

Telle est la manière dont doivent se gouverner les personnes en santé lorsqu'elles se sentent menacées de quelque maladie. Maintenant, je vais parler du traitement des différentes espèces de fièvres. La fièvre est une maladie qui attaque tout le corps, et qui est extrêmement commune. Il est plusieurs sortes de fièvres : l'une est quotidienne, l'autre tierce et l'autre quarte. Il en est même qui ne reviennent qu'après un plus long intervalle, mais elles sont fort rares, et rentrent dans les premières, tant par la nature de la maladie que par la méthode curative qui leur convient. La fièvre quarte est plus simple que les autres ; elle commence ordinairement par un frisson qui est suivi de chaleur ; l'accès étant fini, elle laisse deux jours de bons et revient le quatrième. Il est deux espèces de fièvres tierces : l'une qui commence et finit comme la fièvre quarte, avec cette différence cependant que le malade n'a qu'un jour de bon et que la fièvre revient le troisième. L'autre, qui est beaucoup plus dangereuse, ne revient à la vérité que le troisième jour, comme la première ; mais sur quarante-huit heures, l'accès en dure presque trente-six, quelquefois moins, quelquefois plus ; il n'y a pas même d'intermission parfaite entre les accès : ce n'est qu'une simple rémission. Presque tous les médecins appellent cette espèce de fièvre *hémitritée*. Il y a plusieurs espèces de fièvres quotidiennes fort différentes entre elles. Les unes commencent tout de suite par la chaleur, les autres par un frisson, et d'autres par un tremblement. Il y a frisson lorsque les extrémités du corps sont froides, tremblement lorsque tout le corps tremble. Il est aussi des fièvres quotidiennes dans lesquelles il y a une intermission marquée ; d'autres où il n'y a qu'une simple rémission et dans lesquelles il reste toujours quelque chose du premier accès, jusqu'à ce qu'il en revienne un autre. Enfin, il en est dans lesquelles on n'aperçoit presque point de rémission, et qui continuent comme elles ont commencé. On en voit aussi qui sont accompagnées d'une chaleur violente, d'autres dont la chaleur est supportable; dans les unes, les accès se répondent et sont pareils ; dans les autres, ils ne se suivent pas et sont différents : de sorte qu'ils seront modérés un jour, et un autre fort violents. Les unes reviennent le lendemain à la même heure, les autres plus tôt ou plus tard. Dans les unes, les accès durent un jour et une nuit ; dans les

modo singulæ singulis diebus fiunt, modo binæ pluresve concurrunt : ex quo sæpe evenit, ut quotidie plures accessiones remissionesque sint ; sic tamen, ut unaquæque alicui priori respondeat. Interdum vero accessiones quoque confunduntur, sic ut notari neque tempora earum, neque spatia possint. Neque verum est, quod dicitur a quibusdam, nullam febrem inordinatam esse, nisi aut ex vomica, aut ex inflammatione, aut ex ulcere : facilior enim semper curatio foret, si hoc verum esset. Sed quod evidentes causæ faciunt, facere etiam abditæ possunt. Neque de re, sed de verbo controversiam movent, qui, cum aliter aliterque in eodem morbo febres accedunt, non easdem inordinate redire, sed alias aliasque subinde oriri dicunt. Quod tamen ad curandi rationem nihil pertineret, etiamsi vere diceretur. Tempora quoque remissionum modo liberalia, modo vix ulla sunt.

CAPUT IV. — DE CURATIONUM DIVERSIS GENERIBUS.

Et febrium quidem ratio maxime talis est. Curationum vero diversa genera sunt, prout auctores aliquos habent. Asclepiades officium esse medici dicit, ut tuto, ut celeriter, ut jucunde curet. Id votum est : sed fere periculosa esse nimia et festinatio et voluptas solet. Qua vero moderatione utendum sit, ut, quantum fieri potest, omnia ista contingant, prima semper habita salute, in ipsis partibus curationum considerandum erit. Et ante omnia quæritur, primis diebus æger qua ratione continendus sit. Antiqui, medicamentis quibusdam datis, concoctionem moliebantur ; eo quod cruditatem maxime horrebant : deinde eam materiam, quæ lædere videbatur, ducendo sæpius alvum subtrahebant. Asclepiades medicamenta sustulit ; alvum non

autres plus, dans les autres moins. Dans quelques-unes, l'accès se termine par une sueur, et dans d'autres les malades ne suent pas. Dans celles-ci, c'est par la sueur que l'on revient à la santé, et dans celles-là elle ne sert qu'à rendre le corps plus faible. Tantôt on n'a qu'un accès par jour, tantôt on en a deux, et quelquefois plus ; ce qui fait que, dans le même jour, il y a plusieurs redoublements et plusieurs rémissions ; de façon néanmoins que chaque redoublement répond toujours à quelqu'un de ceux qui ont précédé. Quelquefois les accès sont tellement confondus qu'on ne peut remarquer ni le moment où ils commencent, ni celui où ils finissent. Il n'est pas vrai, ainsi que quelques-uns le prétendent, qu'il n'y a de fièvres irrégulières que celles qui sont occasionnées ou par une vomique, ou par une inflammation, ou par un ulcère. Si cela était, le traitement des fièvres serait fort aisé. Mais pourquoi des causes cachées ne pourraient-elles pas faire ce que font des causes évidentes ! C'est disputer sur les mots, et non pas sur les choses, que de dire, lorsque, dans une maladie, la fièvre revient tantôt d'une façon, tantôt d'une autre, que ce n'est pas la même qui revient irrégulièrement, mais que ce sont différentes fièvres qui se succèdent les unes aux autres. Au reste, que cela soit ainsi ou non, le traitement n'en doit pas être différent. Quelquefois le temps de la rémission est considérable, d'autres fois il dure fort peu.

CHAPITRE IV. — CURATIONS DES DIFFÉRENTES SORTES DE FIÈVRES.

Telle est la nature des fièvres ; mais il y a autant de traitements particuliers qu'il y a d'auteurs différents qui ont écrit sur cette matière. Asclépiade dit que le devoir du médecin est de guérir d'une manière sûre, prompte et agréable. Il serait à souhaiter que cela pût se faire ainsi ; mais il y a presque toujours du danger à se trop presser et à trop ménager la délicatesse des malades. Je ferai voir dans le détail du traitement des maladies quel milieu l'on doit tenir pour remplir, autant qu'il est possible, ces trois conditions, de manière cependant qu'on ait toujours principalement égard à la sûreté des jours du malade. On demande d'abord comment le malade doit être traité à l'époque de l'invasion de la maladie. Les anciens, qui redoutaient surtout l'état de crudité, tâchaient de procurer la coction par différents remèdes ; ils évacuaient ensuite l'humeur qui leur paraissait nuisible, en donnant

toties , sed fere tamen in omni morbo , subduxit, febre vero ipsa præcipue se ad remedium uti professus est. Convellendas enim vires ægri putavit, luce, vigilia , siti ingenti , sic , ut ne os quidem primis diebus elui sineret. Quo magis falluntur, qui perjucundam ejus disciplinam esse concipiunt. Is enim ulterioribus quidem diebus cubantis etiam luxuriæ subscripsit ; primis vero tortoris vicem exhibuit. Ego autem, medicamentorum dari potiones , et alvum duci non nisi raro debere , concedo : et id non ideo tamen agendum, ut ægri vires convellantur, existimo ; quoniam ex imbecillitate summum periculum est. Minui ergo tantum materiam superantem oportet , quæ naturaliter digeritur, ubi nihil novi accedit. Itaque abstinendus a cibo primis diebus est, in luce habendus æger, nisi infirmus, interdiu est, quoniam corpus ista quoque digerit ; isque cubare quam maximo conclavi debet. Quod ad sitim vero somnumque pertinet , moderandum est, ut interdiu vigilet ; noctu , si fieri potest, conquiescat : ac neque potet, neque nimium siti crucietur. Os etiam ejus elui potest, ubi et siccum est, et ipsi fœtet ; quamvis id tempus aptum potioni non est. Commodeque Erasistratus dixit, sæpe, interiore parte humorem non requirente, os et fauces requirere ; neque ad rem , male haberi ægrum, pertinere. Ac primo quidem sic tenendus est. Optimum vero medicamentum est , opportune cibus datus : qui quando primum dari debeat, quæritur. Plerique ex antiquis tarde dabant, sæpe quinto die , sæpe sexto : et id fortasse vel in Asia, vel in Ægypto, cœli ratio patitur. Asclepiades, ubi ægrum triduo per omnia fatigaverat, quarto die cibo destinabat. At Themison nuper, non quando cœpisset febris, sed quando desisset, aut certe levata esset, considerabat : et ab illo tempore exspectato die tertio, si non accesserat febris, statim ; si accesserat, ubi ea vel desierat, vel si assidue inhærebat, certe si se inclinaverat, cibum dabat. Nihil autem horum utique perpetuum est. Nam potest primo die primus cibus

beaucoup de lavements. Asclépiade retranchait tous les médicaments ; il faisait donner des lavements dans presque toutes les maladies, mais moins souvent, et prétendait que le principal remède de la fièvre était la fièvre même. Il croyait qu'il était à propos d'affaiblir les forces du malade par la lumière, la veille et par une soif immodérée ; en sorte que, dans le commencement de la maladie, il ne permettait pas même au malade de se rincer la bouche. On voit par là combien se trompent ceux qui prétendent que sa méthode de traiter les malades était agréable en tout point. Car si , dans la suite, il leur permettait même d'être intempérants, il n'en est pas moins vrai qu'il commençait par les traiter en bourreau pendant les premiers jours. Pour moi, je pense qu'on ne doit faire prendre des potions purgatives et des lavements que rarement, et que ce ne doit jamais être dans l'intention d'affaiblir le malade, parce que, dans son état, on n'a rien tant à craindre que la faiblesse. Il suffit donc de diminuer la quantité de la matière surabondante, laquelle ne manque pas de se dissiper d'elle-même lorsqu'on cesse de prendre de nouvelle nourriture. Ainsi, on ne doit point donner à manger au malade dans les premiers jours de la maladie, et ne point le laisser dans les ténèbres pendant le jour, à moins qu'il ne soit extrêmement faible, parce que la lumière dissipe elle-même les humeurs. Il faut aussi le mettre coucher dans une chambre très-spacieuse. Pour ce qui est de la soif et du sommeil, il faut faire en sorte que le malade veille pendant le jour, et qu'il dorme, s'il se peut, pendant la nuit ; qu'il ne boive ni trop ni trop peu. Il faut aussi lui permettre de se laver la bouche, lorsqu'elle est sèche et qu'elle a mauvais goût, quand même ce ne serait pas le moment de lui donner à boire. Car, comme Erasistrate l'a fort bien remarqué, la bouche et le gosier demandent souvent d'être humectés, sans que les parties intérieures en aient besoin ; et le tourment que la privation ferait, dans ce cas, éprouver au malade, ne servirait en rien pour sa guérison. Voilà donc comment il convient de le gouverner d'abord. La nourriture donnée à propos est le meilleur médicament qu'on puisse employer. Mais on demande quand on doit commencer à en donner. La plupart des anciens n'en donnaient que fort tard, et attendaient souvent au cinquième et même au sixième jour : peut-être que la nature du climat permet d'en user ainsi en Asie ou en Egypte. Asclépiade, après avoir épuisé pendant trois jours les forces de son ma-

dandus esse, potest secundo, potest tertio, potest non nisi quarto, aut quinto;
potest post unam accessionem, potest
post duas, potest post plures. Refert
enim, qualis morbus sit, quale corpus,
quale cœlum, quæ ætas, quod tempus
anni : minimeque, in rebus multum inter se differentibus, perpetuum esse præceptum temporis potest. In morbo, qui
plus virium aufert, celerius cibus dandus
est : itemque eo cœlo, quod magis digerit. Ob quam causam, in Africa nullo
die æger abstineri recte videtur. Maturius etiam puero, quam juveni; æstate,
quam hieme, dari debet. Unum illud est,
quod semper, quod ubique servandum
est, ut ægri vires subinde assidens medicus inspiciat, et quamdiu supererunt,
abstinentia pugnet; si imbecillitatem
vereri cœperit, cibo subveniat. Id enim
ejus officium est, ut ægrum neque supervacua materia oneret, neque imbecillitatem fame prodat. Idque apud Erasistratum quoque invenio : qui, quamvis parum
docuit, quando venter, quando corpus
ipsum exinaniretur, dicendo tamen, hæc
esse videnda, et tum cibum dandum,
cum corpori deberetur, satis ostendit,
dum vires superessent, dari non oportere; ne deficerent, consulendum esse.
Ex his autem intelligi potest, ab uno
medico multos non posse curari : eumque, si artifex est, idoneum esse, qui non
multum ab ægro recedit. Sed qui quæstui
serviunt, quoniam is major ex populo
est, libenter amplectuntur ea præcepta,
quæ sedulitatem non exigunt; ut in hac
ipsa re. Facile est enim dies vel accessiones numerare iis quoque, qui ægrum
raro vident : ille assideat necesse est,
qui, quod solum opus est, visurus est,
quando nimis imbecillus futurus sit, nisi
cibum acceperit. In pluribus tamen ad
initium cibi dies quartus aptissimus esse
consuevit.

lade par toutes sortes de voies, lui permettait de manger le quatrième. Thémison examinait, non pas quand avait commencé la fièvre, mais quand elle avait
fini ou quand elle avait diminué, et laissait écouler trois jours depuis ce temps;
alors si la fièvre n'était point revenue, il
faisait manger son malade sur-le-champ;
si elle était revenue, il attendait qu'elle fût
passée, ou, si elle était continue, qu'elle
fût diminuée pour donner à manger. Il
ne faut suivre constamment aucune de
ces méthodes. Il est des cas où l'on peut
donner à manger le premier, le second
et le troisième jour; il en est d'autres
où il faut attendre jusqu'au quatrième
et au cinquième; on peut en agir ainsi
après un accès, après deux ou après plusieurs. Il faut avoir égard à la nature de
la maladie, au tempérament, au climat,
à l'âge du malade, à la saison de l'année; et dans des choses si différentes
entre elles, il est impossible de fixer à
une même époque le temps de donner
de la nourriture au malade. Il faut en
accorder plus tôt dans une maladie qui
diminue considérablement les forces, ou
dans un climat où l'on transpire beaucoup. C'est pourquoi, en Afrique, il ne
serait pas prudent de laisser le malade
même un jour sans prendre de nourriture; il faut en donner aussi plus tôt à
un enfant qu'à un jeune homme, et plus
tôt en été qu'en hiver. La seule chose
qu'il faut observer toujours et partout,
c'est que le médecin soit attentif à examiner l'état du malade, et qu'il lui fasse
faire abstinence tant qu'il aura des forces
de reste; mais qu'il lui fasse prendre de
la nourriture dès qu'il s'apercevra qu'elles
commencent à s'affaiblir. Car il est du
devoir du médecin d'éviter également de
surcharger le malade, et de le jeter dans
la faiblesse par une diète trop rigoureuse.
C'est aussi le sentiment d'Erasistrate :
quoiqu'il n'ait pas marqué bien positivement le temps où il ne restait rien
dans l'estomac et dans tout le corps, des
humeurs superflues, il n'a pas laissé de
dire qu'il fallait y faire attention et donner au malade de la nourriture lorsqu'il
en était besoin; en quoi il a suffisamment expliqué qu'il n'en fallait point donner tant qu'il y avait des forces de reste,
mais qu'on devait prendre garde aussi
de ne pas les laisser trop s'affaiblir. On
peut voir par là qu'il est impossible qu'un
même médecin suive à la fois un grand
nombre de malades, et que celui-là est le
plus en état de réussir, s'il est praticien,
qui ne s'éloigne pas long-temps de son
malade. Mais ceux qui ne cherchent que
le profit, comme on gagne davantage à
se répandre beaucoup, embrassent vo-

Est autem alia etiam de diebus ipsis dubitatio ; quoniam antiqui potissimum impares sequebantur ; eosque , tanquam tunc de ægris judicaretur, χρισιμους nominabant. Hi erant dies tertius , quintus, septimus, nonus, undecimus, quartusdecimus,, unus et vicesimus ; ita ut summa potentia septimo, deinde quartodecimo, deinde uni et vicesimo daretur. Igitur sic ægros nutriebant, ut dierum imparium accessiones exspectarent; deinde postea cibum, quasi levioribus accessionibus instantibus , darent ; adeo ut Hippocrates, si alio die febris desisset, recidivam timere sit solitus. Id Asclepiades jure ut vanum repudiavit ; neque in ullo die, quia par imparve esset, iis vel majus vel minus periculum esse dixit. Interdum enim pejores dies pares fiunt ; et opportunius post eorum accessiones cibus datur. Nonnunquam etiam in ipso morbo dierum ratio mutatur ; fitque gravior , qui remissior esse consueverat. Atque ipse quartusdecimus par est, in quo esse magnam vim antiqui fatebantur. Qui cum octavum primi naturam habere contenderent , ut ab eo secundus septenarius inciperet, ipsi sibi repugnabant, non octavum, neque decimum, neque duodecimum, diem sumendo , quasi potentiorem : plus enim tribuebant nono , et undecimo. Quod cum fecissent sine ulla probabili ratione, ab undecimo, non ad tertiumdecimum, sed ad quartumdecimum transibant. Est etiam apud Hippocratem, ei, quem septimus dies liberaturus sit, quartum esse gravissimum. Ita , illo quoque auctore, in die pari et gravior febris esse potest, et certa futuri nota. Atque idem alio loco quartum

lontiers, dans cette vue, les maximes qui ne demandent point d'assiduité ; car il est aisé, même aux médecins qui ne voient pas souvent leurs malades , de nombrer les accès et les jours ; mais il faut de l'assiduité dans celui qui s'attache à la seule chose essentielle qui est de donner des aliments à son malade lorsqu'il en est temps, de crainte qu'il ne devienne trop faible. Dans la plupart des cas néanmoins, le quatrième jour est le plus convenable pour commencer à faire prendre de la nourriture.

Il s'élève encore un doute au sujet des jours mêmes dans lesquels on doit donner à manger aux malades ; les anciens avaient surtout égard aux jours impairs : ils les appelaient critiques, comme si ces jours-là dussent décider du sort des malades. Ces jours critiques étaient le troisième, le cinquième, le septième, le neuvième , le onzième, le quatorzième et le vingt-unième. Le septième, puis le quatorzième et enfin le vingt-unième étaient regardés comme les plus critiques. Ainsi, dans le régime qu'ils faisaient observer à leurs malades, ils laissaient passer les accès des jours impairs et donnaient ensuite de la nourriture, comme si les accès suivants eussent dû être moins considérables ; en sorte qu'Hippocrate craignait une rechute, si la fièvre cessait tout autre jour qu'un jour impair. Asclépiade regarda avec raison toutes ces idées comme vaines et chimériques ; et, selon lui , le malade n'est pas plus ou moins en danger parce que le jour est pair ou impair : au contraire , il est des jours pairs qui sont plus dangereux que les impairs, et il est plus à propos de ne donner à manger au malade que lorsque l'accès de ces jours est passé : quelquefois même, dans une maladie, l'ordre des jours change, et il arrive que celui où le malade a coutume de se trouver mieux est celui où il se trouve plus mal ; et le quatorzième même , auquel les anciens attribuaient tant de puissance, est un jour pair. Ils prétendaient que le huitième jour ressemblait au premier ; de sorte qu'ils commençaient à compter le second septennaire en partant de ce huitième jour ; en quoi ils se contredisaient eux-mêmes, puisqu'ils ne regardaient ni le huitième, ni le dixième, ni le douzième, mais bien le neuvième et le onzième, comme les jours qui influaient le plus sur le reste de la maladie. Comme ils n'avaient aucune raison plausible pour en agir de la sorte, du onzième ils passaient, non au treizième, mais au quatorzième. On trouve même, dans les ouvrages d'Hippocrate, que le quatrième jour était le plus fâcheux pour un malade

quemque diem, ut in utrumque efficacissimum apprehendit; id est, quartum, septimum, undecimum, quartumdecimum, decimumseptimum. In quo et ab imparis ad paris rationem transit, et ne hoc quidem propositum conservavit; cum a septimo die undecimus, non quartus, sed quintus sit. Adeo apparet, quacumque ratione ad numerum respexerimus, nihil rationis, sub illo quidem auctore, reperiri. Verum in his quidem antiquos tunc celebres admodum pythagorici numeri fefellerunt : cum hic quoque medicus non numerare dies debeat, sed ipsas accessiones intueri; et ex his conjectare, quando dandus cibus sit. Illud autem magis ad rem pertinet, scire, tum oporteat dari, cum jam bene venæ conquieverunt, an etiamnum manentibus reliquiis febris. Antiqui enim quam integerrimis corporibus alimentum offerebant : Asclepiades, inclinata quidem febre, sed adhuc tamen inhærente. In quo vanam rationem secutus est : non quod non sit interdum maturius cibus dandus, si mature timetur altera accessio; sed quod scilicet quam sanissimo dari debeat : minus enim corrumpitur, quod integro corpori infertur. Neque tamen verum est, quod Themisoni videbatur, si duabus horis integer futurus esset æger, satius esse tum dare; ut ab integro corpore potissimum diduceretur. Nam si diduci tam celeriter posset, id esset optimum : sed cum hoc breve tempus non præstet, satius est, principia cibi a decedente febre quam reliquias ab incipiente excipi. Ita, si longius tempus secundum est, quam integerrimo dandus est; si breve, etiam antequam ex toto integer fiat. Quo loco vero integritas est, eodem est remissio, quæ maxima in febre continua potest esse. Atque hoc quoque quæritur, utrum tot horæ exspectandæ sint, quot febrem habuerunt; an satis sit, primam partem earum præteriri, ut ægris jucundius insidat, quibus interdum non vacat. Tutissimum est autem, ante totius accessionis tempus præterire : quamvis, ubi longa febris fuit potest indulgeri ægro maturius, dum tamen

qui devait être guéri le septième. Ainsi, selon cet auteur même, la fièvre peut être plus violente dans un jour pair, et ce même jour peut fournir un pronostic assuré. Dans un autre endroit, il attribue, sans aucun doute, l'un et l'autre effet à chaque quatrième jour de la maladie, c'est-à-dire au quatrième, septième, onzième, quatorzième et dix-septième. En quoi il passe du nombre impair au nombre pair; ce qu'il n'a pas même constamment observé, puisqu'à compter du septième jour, ce n'est pas le quatrième, mais le cinquième, qui est le onzième. Tant il est évident que, de quelque manière qu'on envisage les nombres, on ne trouve rien de raisonnable à leur sujet dans cet auteur. Ce qui trompa surtout les anciens sur cet article, ce furent les nombres pythagoriques, qui étaient alors très-renommés. Mais ce ne sont point les jours que le médecin doit compter, ce sont les accès qu'il doit observer pour déterminer en conséquence l'époque où il conviendra de donner à manger au malade. Il est bien plus important de savoir s'il faut donner à manger lorsque la fièvre a entièrement cessé ou lorsqu'il en reste encore un peu. Les anciens n'en donnaient que lorsque le malade était absolument sans fièvre; Asclépiade, lorsque la fièvre avait encore pleinement lieu, seulement avec tendance à la diminution : en quoi il avait tort. Il est vrai qu'il faut quelquefois donner à manger plus tôt, lorsque l'on craint que le second accès ne se rapproche du premier; mais, en général, on n'en doit donner que lorsqu'il ne reste absolument plus de fièvre, parce que la nourriture que l'on prend alors se corrompt moins facilement. Nous n'adoptons pas néanmoins le sentiment de Thémison, qui prétendait que, si le malade était deux heures sans fièvre, c'était dans ce temps qu'il lui fallait donner à manger, afin que la digestion se fît surtout dans l'apyrexie. Il n'y aurait rien de mieux si la digestion pouvait se faire en si peu de temps; mais comme un si court espace ne suffit point, il vaut mieux commencer à donner à manger lorsque la fièvre diminue, afin que la digestion soit entièrement faite lorsque l'accès suivant recommence. Ainsi, s'il y a beaucoup d'espace entre les deux accès, il ne faut point donner de nourriture que lorsque la fièvre est entièrement passée; s'il y en a peu, il faut en donner lorsqu'elle commence à diminuer. Ce que nous disons ici de l'apyrexie des fièvres intermittentes doit s'entendre de la rémission des fièvres continues. On demande ensuite si, pour se rendre au désir du malade, il faut qu'il se soit écoulé au-

ante minimum pars dimidia prætereatur.
Idque non in ea sola febre, de qua proxime dictum est, sed in omnibus ita servandum est.

CAPUT V. — DE FEBRIUM SPECIEBUS, ET SINGULORUM CURATIONIBUS; ET PRIMO, QUANDO CIBUS FEBRICITANTIBUS DANDUS SIT.

Hæc magis per omnia genera febrium perpetua sunt ; nunc ad singulas earum species descendam. Igitur si semel tantum accessit, deinde desiit, eaque vel ex inguine, vel ex lassitudine, vel ex æstu, aliave simili re fuit, sic, ut interior nulla causa metum fecerit, postero die, cum tempus accessionis ita transiit, ut nihil moverit, cibus dari potest. At si ex alto calor venit, et gravitas vel capitis vel præcordiorum secuta est, neque apparet, quid corpus confuderit ; quamvis unam accessionem secuta integritas est ; tamen, quia tertiana timeri potest, exspectandus est dies tertius : et ubi accessionis tempus præteriit, cibus dandus est, sed exiguus ; quia quartana quoque timeri potest : et die quarto demum, si corpus integrum est, eo cum fiducia utendum. Si vero postero, tertiove, aut quarto die secuta febris est ; scire licet, morbum esse. Sed tertianarum, quartanarumque, quarum et certus circuitus est, et finis integer, et liberaliter quieta tempora sunt, expeditior ratio est : de quibus suo loco dicam. Nunc vero eas explicabo, quæ quotidie urgent. Igitur tertio quoque die cibus ægro commodissime datur : ut alter febrem minuat, alter viribus subveniat. Sed is dari debet, si quotidiana febris est, quæ ex toto desinat, simulatque corpus integrum factum est : si quamvis non accessiones, febres tamen junguntur, et quotidie quidem increscunt, sed sine integritate tamen remit-

tant d'heures que la fièvre en aura duré ; ou si, cela n'étant pas toujours possible, il suffit qu'il se soit passé une partie de ces heures. Le plus sûr est de laisser passer un temps égal à l'accès entier ; cependant, si cet accès était fort long, on pourrait satisfaire plus tôt à la demande d'aliments formée par le malade, pourvu qu'il se fût écoulé un intervalle au moins égal à la moitié de la durée de l'accès ; et c'est ce qu'il faut observer, non-seulement dans la fièvre dont nous venons de parler, mais encore dans toutes les autres.

CHAPITRE V. — DES DIFFÉRENTES ESPÈCES DE FIÈVRES, DE LEURS CURATIONS, ET PREMIÈREMENT DU TEMPS OU IL FAUT DONNER A MANGER AUX FÉBRICITANTS.

Telle est la méthode qu'il faut suivre dans le traitement des fièvres en général ; je vais maintenant parler de celle qui est propre à chaque espèce. Si l'on n'a eu qu'un accès de fièvre, occasionné par une tumeur dans l'aine, par lassitude, chaleur, ou autre chose semblable, sans qu'aucune cause intérieure y ait contribué ; le lendemain, si l'heure de l'accès est passée sans que la fièvre soit revenue, on peut donner à manger ; mais si la chaleur a été profonde, si l'on a ressenti de la pesanteur à la tête ou aux hypochondres, sans que l'on connaisse bien la cause qui a produit ce dérangement, alors, quoiqu'il n'y ait eu qu'un accès suivi d'une parfaite apyrexie, comme on peut craindre la fièvre tierce, il faut attendre au troisième jour, et, lorsque l'heure de l'accès sera passée, on pourra donner à manger, mais en petite quantité, parce qu'on a aussi à craindre la fièvre quarte. Mais si la fièvre n'est point revenue le quatrième jour, on peut prendre de la nourriture en toute sûreté. Si, au contraire, la fièvre est revenue le lendemain, le troisième ou le quatrième jour, c'est une vraie maladie. La curation des fièvres tierces et quartes, dont les retours sont réglés et dans lesquelles les intervalles entre les deux accès sont absolument sans fièvre, est plus aisée : je parlerai de ces fièvres en leur place. Maintenant je vais traiter de la fièvre qui revient tous les jours. Dans cette fièvre, le meilleur est de ne donner à manger que tous les trois jours, ce qui suffit, et pour diminuer la fièvre, et pour soutenir les forces du malade. Mais si c'est une fièvre quotidienne qui cesse entièrement, il faut donner à manger dès que l'accès est passé. Si la fièvre a lieu, non par accès décidés, mais par redoublements chaque jour et avec des rémissions incomplètes,

tunt, cum corpus ita se habet, ut major remissio non exspectetur : si altero die gravior, altero levior accessio est, post graviorem. Fere vero graviorem accessionem levior nox sequitur : quo fit, ut graviorem accessionem nox quoque tristior antecedat. At si continuatur febris, neque levior unquam fit, et dari cibum necesse est, quando dari debeat, magna dissentio est. Quidam, quia fere remissius matutinum tempus ægris est, tunc putant dandum. Quod si respondet, non quia mane est, sed quia remissio est ægris, dari debet. Si vero ne tunc quidem ulla requies ægris est, hoc ipso pejus id tempus est, quod cum sua natura melius esse debeat, morbi vitio non est : simulque insequitur tempus meridianum, a quo cum omnis æger fere pejor fiat, timeri potest, ne ille magis etiam, quam ex consuetudine, urgeatur. Igitur alii vespere tali ægro cibum dant. Sed cum eo tempore fere pessimi sint, qui ægrotant, verendum est, ne, si quid tunc moverimus, fiat aliquid asperius. Ob hæc, ad mediam noctem decurro ; id est, finito jam gravissimo tempore, eodemque longissime distante : secuturis vero antelucanis horis, quibus omnes fere maxime dormiunt ; deinde matutino tempore, quod natura sua levissimum est. Si vero febres vagæ sunt, quia verendum est, ne cibum statim subsequantur, quandocumque quis ex accessione levatus est, tunc debet assumere. At si plures accessiones eodem die veniunt, considérare oportet, paresne per omnia sint, quod vix fieri potest, an impares. Si per omnia pares sunt, post eam potius accessionem cibus dari debet, quæ non inter meridiem et vesperem desinit : si impares sunt, considerandum est, quo distent. Nam si altera gravior, altera levior est, post graviorem dari debet : si altera longior, altera brevior, post longiorem : si altera gravior, altera longior est, considerandum est, utra magis affligat, illa vi, an hæc tempore, et post eam dandus est. Sed plane plurimum interest, quantæ qualesque inter eas remissiones sint. Nam si post alteram febrem motio manet, post

il ne faut faire prendre de la nourriture que lorsque la fièvre est dans sa plus grande rémission. Si l'accès est plus violent un jour que l'autre, on donnera à manger immédiatement après le plus violent ; car il arrive presque toujours que la nuit qui suit cet accès est plus tranquille que les autres, comme celle qui le précède est ordinairement plus fâcheuse. Mais si la fièvre est continue, et toujours également violente, et qu'il soit nécessaire de donner à manger, les sentiments sont extrêmement partagés sur le temps où l'on doit le faire. Les uns pensent qu'il faut choisir le matin, parce qu'il y a presque toujours alors un peu de rémission. Si la chose arrive ainsi, il faut donner à manger, non parce que c'est le matin, mais parce qu'il y a rémission. Mais si le malade n'éprouve pas même alors un peu de relâche, cela est d'autant plus fâcheux que ce temps, par sa nature, est ordinairement celui où il y a un peu de mieux : ce n'est donc qu'au mauvais caractère de la maladie qu'on peut attribuer l'effet contraire, et l'on doit appréhender que l'après-midi, où le mal est presque toujours plus violent, ne soit plus mauvais que de coutume. Il est des médecins qui, en pareil cas, ne donnent à manger que le soir ; mais comme assez communément c'est alors que les malades se trouvent plus mal, on doit craindre, si l'on donne quelque chose, que le mal n'augmente encore. C'est pour cette raison que j'attends jusqu'au milieu de la nuit, parce qu'alors le temps le plus fâcheux de la journée est passé, que son retour est le plus éloigné qu'il est possible, et que le moment que j'ai choisi doit être suivi des heures qui précèdent immédiatement le jour, temps où les malades reposent principalement, et de la matinée qui est, dans les maladies, l'époque la moins pénible de toutes. Si la fièvre n'est point réglée, comme il serait à craindre qu'elle ne revînt immédiatement après que le malade a mangé, il faut lui donner des aliments dès que l'accès est passé. Mais si l'on a plusieurs accès dans un même jour, il faut voir si les accès sont semblables en tout, ce qui n'est presque pas possible, ou s'ils sont différents. Si les accès sont semblables en tout, il est plus à propos de ne donner de la nourriture qu'après l'accès qui ne cesse point entre midi et le soir. S'ils sont différents, il faut voir en quoi ils diffèrent ; car si l'un est plus violent et l'autre plus léger, il faut donner à manger après l'accès le plus violent. Si l'un est plus long, l'autre plus court, il faut en donner après le plus long ; si l'un est plus violent et l'autre plus long, il faut

alteram integrum corpus est ; integro corpore, cibo tempus aptius est : si semper febricula manet , sed alterum tamen longius tempus remissionis est, id potius eligendum est ; adeo ut, ubi accessiones continuantur, protinus, inclinata priore, dandus cibus sit. Etenim perpetuum est, ad quod omne consilium dirigi potest, cibum quam maxime semper ab accessione futura reducere ; et , hoc salvo , dare quam integerrimo corpore. Quod non inter duas tantum , sed etiam inter plures accessiones servabitur. Sed cum sit aptissimum , tertio quoque die cibum dare ; tamen , si corpus infirmum est , quotidie dandus est , multoque magis , si continentes febres sine remissione sunt, quanto magis corpus affligunt ; aut si duæ pluresve accessiones eodem die veniunt. Quæ res efficit, ut et a primo die protinus cibus dari quotidie debeat , si protinus venæ conciderunt ; et sæpius eodem die , si inter plures accessiones subinde vis corpori deest. Illud tamen in his servandum est , ut post eas febres minus cibi detur, post quas, si per corpus liceret , omnino non daretur. Cum vero febris instet , incipiat , augeatur , consistat, decedat, deinde in decessione consistat , aut finiatur ; scire licet , optimum cibo tempus esse febre finita ; deinde, cum decessio ejus consistit ; tertium , si necesse est , quandocumque decedit ; cetera omnia periculosa esse. Si tamen propter infirmitatem necessitas urget, satius esse, consistente jam incremento febris, aliquid offerre , quam increscente ; satius esse , instante , quam incipiente : cum eo tamen, ut nullo tempore is, qui deficit, non sit sustinendus. Neque hercule satis est, ipsas tantum febres medicum intueri , sed etiam totius corporis habitum , et ad eum dirigere curationem : seu supersunt vires , seu desunt, seu quidam alii affectus interveniunt. Cum vero semper ægros securos agere conveniat, ut corpore tantum, non etiam animo laborent : tum præcipue, ubi cibum sumserunt. Itaque , si qua sunt , quæ exasperatura eorum animos sunt, optimum est, ea, dum ægrotant ,

examiner celui qui fatigue le plus le malade, l'un par sa violence, l'autre par sa longueur, et en donner après celui qui fatigue le plus. Il est extrêmement important de considérer quelle est la nature de la rémission qui succède à chacun de ces accès ; car si, après l'un, il reste toujours un peu d'agitation dans le pouls , et si , après l'autre, il y a une apyrexie parfaite, c'est après celui-ci qu'il est plus à propos de donner à manger ; mais s'il reste également après tous les deux un peu de fièvre, il vaut mieux n'en donner qu'après l'accès qui est suivi d'une plus longue rémission ; en sorte que si les accès sont subintrants, la règle est d'en donner dès que le premier accès commence à diminuer. Car c'est une règle constante de laquelle il ne faut jamais s'écarter, que le moment où l'on donne à manger au malade soit le plus éloigné possible de l'accès qui doit suivre, et, cette précaution prise, de lui en donner lorsqu'il est aussi bien qu'il se peut : ce qu'il faut observer, non-seulement lorsqu'il y a deux accès, mais même lorsqu'il y en a plusieurs. Quoique j'aie dit plus haut qu'il était à propos de ne donner à manger que tous les trois jours, cependant, si le malade est faible, il faut lui en donner tous les jours, surtout si la fièvre est continue et sans rémission, et qu'elle affaiblisse considérablement le malade, ou s'il y a deux ou plusieurs accès par jour. C'est pourquoi il est bon de donner à manger tous les jours dès le premier accès, si le pouls est affaissé dès le commencement, et d'en donner même plusieurs fois par jour si les forces manquent à cause de la multiplicité des accès : il faut observer seulement d'en donner moins dans les fièvres où l'on n'en donnerait point du tout si les forces le permettaient. Comme la fièvre s'annonce, commence, augmente, reste dans le même état , diminue, ensuite demeure dans cet état de rémission, ou cesse entièrement, le meilleur temps de tous, pour faire prendre de la nourriture au malade, est celui où la fièvre a entièrement cessé ; ensuite lorsqu'elle demeure dans son état de rémission, et enfin s'il est absolument nécessaire de faire prendre quelque chose lorsqu'elle diminue ; tous les autres temps sont dangereux. Cependant, si le malade était très-faible, et qu'il y eût un besoin pressant de lui donner à manger, il vaut mieux le faire lorsque la fièvre est parvenue à son dernier degré d'accroissement que lorsqu'elle va en augmentant, mieux lorsqu'elle s'annonce que lorsqu'elle commence. Il faut observer néanmoins que, lorsque les forces manquent tout-à-fait à un malade, il n'y a point de

corum notitiæ subtrahere : si id fieri non potest, sustinere tamen post cibum usque somni tempus, et cum experrecti sunt, tum exponere.

CAPUT VI. — QUANDO POTIONES FEBRICITANTIBUS DARI EXPEDIAT.

Sed de cibo quidem facilior cum ægris ratio est ; quorum sæpe stomachus hunc respuit, etiamsi mens concupiscit : de potione vero ingens pugna est ; eoque magis, quo major febris est. Hæc enim sitim accendit, et tum maxime aquam exigit, cum illa periculosissima est. Sed docendus æger est, ubi febris quieverit, protinus sitim quoque quieturam ; longioremque accessionem fore, si quod ei datum fuerit alimentum : ita celerius eum desinere sitire, qui non bibit. Necesse est tamen, quanto facilius etiam sani famem, quam sitim sustinent, tanto magis ægris in potione, quam in cibo indulgere. Sed primo quidem die nullus humor dari debet ; nisi subito sic venæ conciderunt, ut cibus quoque dari debeat : secundo vero, ceterisque etiam, quibus cibus non dabitur, tamen, si magna sitis urgebit, potio dari potest. Ac ne illud quidem, ab Heraclide Tarentino dictum, ratione caret : ubi aut bilis ægrum, aut cruditas male habet, expedire quoque per modicas potiones misceri novam materiam corruptæ. Illud videndum est, ut qualia tempora cibo legantur, talia potioni quoque, ubi sine illo datur, deligantur ; aut cum ægrum dormire cupiemus ; quod fere sitis prohibet. Satis

temps où on ne doive lui faire prendre quelque chose pour le soutenir. Ce n'est point assez que le médecin fasse attention aux accès, il faut qu'il ait égard encore à toute l'habitude du corps, et qu'il y donne ses soins, qu'il examine s'il y a des forces de reste, ou si elles manquent, et s'il ne survient point de complication. Il est toujours à propos de rassurer les malades, afin que le mal n'attaque pas en même temps le corps et l'esprit ; mais c'est surtout après qu'on leur a donné à manger qu'il convient de les tranquilliser. C'est pourquoi, s'il survient quelque chose qui pourrait les troubler, il faut le leur cacher pendant tout le temps qu'ils sont malades ; si on ne peut point attendre jusqu'à ce temps, il faut différer jusqu'à ce qu'ils aient pris de la nourriture et du sommeil, et ne leur en faire part qu'après qu'ils sont éveillés.

CHAPITRE VI. — DU TEMPS OU IL EST A PROPOS DE FAIRE PRENDRE DE LA BOISSON AUX FÉBRICITANTS.

Il est assez facile ordinairement de faire entendre raison aux malades au sujet des aliments, parce que, quand même ils en auraient envie, leur estomac y répugne ; mais il n'en est pas de même de la boisson : on a d'autant plus de peine avec eux sur cet article, que la fièvre est plus violente. Car la fièvre allume la soif, et demande du rafraîchissement, lors même qu'il serait fort dangereux d'en donner. Il faut représenter au malade, que, dès que l'accès aura cessé, la soif cessera aussi ; que l'accès sera plus long, si on lui donne quelque aliment, et que celui qui ne boit point cesse plutôt d'avoir soif. Mais de même que, dans la santé, il est plus facile de supporter la faim que la soif, de même aussi il faut être plus indulgent à l'égard du malade, sur la boisson que sur le manger. On ne doit jamais le premier jour donner aucune sorte de boisson au malade, à moins que le pouls ne tombe tout-à-coup, de façon qu'il soit même nécessaire aussi de lui donner à manger. On peut le second jour, et même dans ceux où l'on ne donne point de nourriture, si la soif est violente, donner de la boisson au malade. Et ce n'est pas sans raison qu'Héraclide de Tarente a dit que, lorsqu'il y a un amas de bile et de crudité dans l'estomac, il est à propos de délayer ces matières corrompues par une légère quantité de boisson qu'on fait prendre au malade. Ordinairement, il faut lui donner à boire lorsqu'on lui donne de la nourriture ; et lorsqu'on lui donne de la boisson, sans lui

autem convenit , cum omnibus febricitantibus nimius humor alienus sit, tum
præcipue esse feminis, quæ ex partu in
febres inciderunt.

Sed cum tempora cibo potionique febris et remissionis ratio det, non est
expeditissimum scire, quando æger febri-
citet, quando melior sit, quando deficiat;
sine quibus dispensari illa non possunt.
Venis enim maxime credimus, fallacissi-
mæ rei ; quia sæpe istæ leniores celc-
rioresve sunt, et ætate, et sexu , et corporum natura : et plerumque satis sano
corpore, si stomachus infirmus est, nonnunquam etiam incipiente febre, subeunt
et quiescunt ; ut imbecillus is videri possit, cui facile laturo gravis instat accessio. Contra sæpe eas concitat et resolvit
sol, et balneum, et exercitatio, et metus,
et ira , et quilibet alius animi affectus :
adeo ut, cum primum medicus venit,
sollicitudo ægri dubitantis, quomodo illi
se habere videatur, eas moveat. Ob quam
causam, periti medici est , non protinus
ut venit, apprehendere manu brachium :
sed primum residere hilari vultu, per-
contarique, quemadmodum se habeat,
et si quis ejus metus est, eum probabili
sermone lenire ; tum deinde ejus corpori
manum admovere. Quas venas autem
conspectus medici movet, quam facile
mille res turbant ! Altera res est, cui
credimus, calor, æque fallax ; nam hic
quoque excitatur æstu , labore , somno,
metu , sollicitudine. Igitur intueri quidem etiam ista oportet ; sed his non omnia credere. Ac protinus quidem scire,
non febricitare eum, cujus venæ naturaliter ordinatæ sunt, teporque talis est ,
qualis esse sanis solet : non protinus
autem sub calore motuque febrem esse
concipere ; sed ita , si summa quoque
arida inæqualiter cutis est; si calor et in
fronte est , et ex imis præcordiis oritur ;
si spiritus ex naribus cum fervore prorumpit ; si color, aut rubore, aut pallore
novo mutatus est ; si oculi graves, et aut
persicci , aut subhumidi sunt ; si sudor ,

donner à manger, il faut que ce soit dans
le temps où l'on veut qu'il repose, parce
que la soif empêche presque toujours le
sommeil. On convient assez communément
que la trop grande quantité de boisson
est nuisible aux personnes qui ont la fièvre , mais principalement aux femmes,
chez qui cette maladie survient après leur
accouchement.

Mais si la présence de la fièvre et sa rémission suffisent, pour fixer le moment
de donner des aliments et des boissons au
malade, il n'est pas aussi facile de savoir
quand il a de la fièvre, quand il est en
meilleur état, et quand il tombe dans
l'affaiblissement ; connaissance sans laquelle on ne peut le régler pour le boire
et le manger. Nous nous en rapportons au
battement des artères, qui est la chose du
monde la plus trompeuse ; car souvent ce
battement est plus fréquent ou plus lent,
selon l'âge, le sexe et le tempérament. Il
arrive assez ordinairement que , chez les
personnes qui sont d'une santé passable ,
si elles ont l'estomac faible, leur pouls
est si petit et si affaissé, lorsque la fièvre
commence , qu'elles paraissent sans forces , quoiqu'elles soient en état de supporter l'accès violent dont elles sont menacées. Au contraire, le pouls devient
plus vif et plus développé par la chaleur
du soleil , par le bain, l'exercice, la
crainte, la colère, et par tout autre affection de l'âme : à l'approche même du
médecin, la crainte et l'incertitude du
malade, sur le jugement qui va être porté
de son état, lui causent une agitation dans
le pouls. C'est pourquoi, il est d'un médecin versé dans son art, de ne pas y
porter la main dès en arrivant, mais de
s'asseoir d'abord à côté de son malade, en
lui montrant un visage ouvert ; de lui demander comment il se trouve ; s'il craint
de chercher à calmer ses alarmes, et ensuite de lui tâter le pouls. Mais si la présence seule du médecin émeut le pouls
du malade, combien-n'y a-t-il pas de
choses qui peuvent le déranger ! Un autre
signe auquel nous nous en rapportons
encore et qui est également trompeur,
c'est la chaleur, que l'ardeur du soleil,
le travail , le sommeil, la crainte, l'inquiétude peuvent augmenter. Il faut donc
avoir égard à ces choses, mais ne pas s'y
fier entièrement. On peut être sûr qu'il
n'y a point de fièvre, lorsque le pouls est
bien réglé , et que la chaleur est comme
dans l'état de santé ; mais il ne faut pas
tout de suite, parce qu'il y aura fréquence
dans le pouls, et chaleur, croire qu'il y a
de la fièvre. Il faut voir si la peau est inégalement sèche ; s'il y a au front un sentiment de chaleur , qui provienne de
l'intérieur même du corps ; si l'air qui

cum fit, inæqualis est; si venæ non æquis intervallis moventur. Ob quam causam, medicus neque in tenebris, neque a capite ægri debet residere; sed illustri loco adversus eum, ut omnes notas, ex vultu quoque cubantis perspiciat. Ubi vero febris fuit, atque decrevit, exspectare oportet, num tempora, partesve corporis aliæ paulum madescant, quæ sudorem venturum esse testentur : ac si qua nota est, tunc demum dare potui calidam aquam ; cujus salubris effectus est, si sudorem per omnia membra diffundit. Hujus autem rei causæ, continere æger sub veste satis multa manus debet; eademque crura pedesque contegere : qua mole plerique ægros in ipso febris impetu, potissimeque ubi ardens ea est, male habent. Si sudare corpus cœpit, linteum tepefacere oportet, paulatimque singula membra detergere. At ubi sudor omnis finitus est, aut si is non venit, ubi quam maxime potuit, idoneus esse cibo æger videtur, sub veste leniter ungendus est, tum detergendus, deinde ei cibus dandus. Is autem febricitantibus humidus est aptissimus, aut humori certe quam proximus : utique ex materia quam levissima, maximeque sorbitio ; eaque, si magnæ febres fuerint, quam tenuissima esse debet. Mel quoque despumatum huic recte adjicitur, quo corpus magis nutriatur : sed id, si stomachum offendit, supervacuum est; sicut ipsa quoque sorbitio. Dari vero in vicem ejus potest, vel intrita ex aqua calida, vel alica elota; si firmus est stomachus, et compressa alvus, ex aqua mulsa; si vel ille languet, vel hæc profluit, ex posca. Et primo quidem cibo id satis est. Secundo vero aliquid adjici potest, ex eodem tamen genere materiæ, vel olus, vel conchylium, vel pomum. Et dum febres quidem increscunt, hic solus idoneus cibus est. Ubi vero aut desinunt, aut levantur, semper quidem incipiendum est ab aliquo ex materia levissima, adjiciendum vero aliquid ex media, ratione habita subinde et virium hominis, et morbi. Ponendi vero ægro varii cibi, sicut Asclepiades præcepit,

Celse.

sort par les narines est fort échauffé; si la couleur du malade est changée; s'il est plus rouge ou plus pâle qu'à son ordinaire; si les yeux sont pesants, fort secs, ou un peu humides; si la sueur, lorsqu'elle survient, ne se répand pas également partout; si le pouls est inégal. C'est pourquoi le médecin ne doit point se tenir au chevet du lit, ni dans les ténèbres, mais se placer vis-à-vis du malade, dans un lieu bien éclairé, afin d'observer ces différents signes sur son visage. Lorsqu'on a eu la fièvre et qu'elle est diminuée, il faut examiner si les tempes ou quelques autres parties du corps ne sont point en moiteur; ce qui annonce une sueur prochaine; si l'on en aperçoit quelque marque, il faut faire boire de l'eau chaude, dont le malade se trouvera bien, si elle fait répandre la sueur également partout le corps. Pour la même raison, il est bon que le malade ait alors les mains, les jambes et les pieds bien couverts; procédé dont on use trop souvent à contre-temps, quand on étouffe le malade sous le poids des couvertures dans le fort même de la fièvre, fût-ce même une fièvre ardente. Lorsque la sueur commence, il faut, avec un linge chaud, essuyer doucement tous les membres, les uns après les autres; lorsque la sueur a entièrement cessé, ou lorsqu'elle n'est point venue, et que le malade est dans la meilleure disposition pour prendre de la nourriture, il le faut oindre légèrement sous ses couvertures, ensuite l'essuyer et puis lui faire prendre quelque chose. Les aliments liquides, ou ceux qui en approchent le plus et qui sont peu nourrissants, sont les meilleurs pour les fébricitants; telles sont surtout les crêmes farineuses; mais elles doivent être très-légères, si la fièvre est considérable. On peut y ajouter le miel bouilli et écumé, pour les rendre plus nourrissantes. Si l'estomac ne s'en accommodait pas, non plus que des crêmes elles-mêmes, il faudrait y renoncer. On peut donner à la place, du pain émié et dissous dans de l'eau chaude; ou de la fromentée bouillie dans de l'eau miellée, si l'estomac est en bon état et que le ventre soit resserré; ou préparée avec de l'oxycrat, si i'estomac est faible et le ventre relâché. Il ne faut rien de plus pour la première fois; la seconde, on peut ajouter quelque chose, mais toujours du même genre de nourriture, comme des légumes, quelques petits poissons à coquille, ou des fruits. Il faut se borner à cela pendant la période d'accroissement des fièvres. Lorsqu'elles cessent ou qu'elles se ralentissent, on commence par faire usage des aliments les plus légers; ensuite on en ajoute quelques-uns qui le soient un peu moins;

tum demum sunt, ubi fastidio urgetur, neque satis vires sufficiunt; ut paulum ex singulis degustando, famem vitet. At si neque vis, neque cupiditas deest, nulla varietate sollicitandus æger est; ne plus assumat, quam concoquat. Neque verum est, quod ab eo dicitur, facilius concoqui cibos varios. Eduntur enim facilius : ad concoctionem autem materiæ genus et modus pertinent. Neque inter magnos dolores, neque increscente morbo, tutum est, ægrum cibo impleri; sed ubi inclinata jam in melius valetudo est.

Sunt aliæ quoque observationes in febribus necessariæ. Atque id quoque videndum est, quod quidam solum præcipiunt, adstrictum corpus sit, an profluat; quorum alterum strangulat, alterum digerit. Nam si adstrictum est, ducenda alvus est, movenda urina, eliciendus omni modo sudor. In hoc genere morborum sanguinem etiam misisse, concussisse vehementibus gestationibus corpus, in lumine habuisse, imperasse famem, sitim, vigiliam prodest. Utile est etiam ducere in balneum, prius demittere in solium, tum ungere, iterum ad solium redire, multaque aqua fovere inguina, interdum etiam oleum in solio cum aqua calida miscere; uti cibo serius et rarius, tenui, simplici, molli, calido, exiguo; maximeque oleribus, qualia sunt, lapathum, urtica, malva; vel jure etiam concharum, musculorumve, aut locustarum : neque danda caro, nisi elixa, est. At potio esse debet magis liberalis, et ante cibum, et post hunc, et cum hoc, ultra quam sitis coget; poteritque a balneo etiam pinguius, aut dulcius dari vinum; poterit semel, aut bis interponi Græcum salsum. Contra vero, si corpus profluet, sudor coercendus, quies adhibenda erit; tenebris, somnoque, quandocumque volet, utendum; non nisi leni gestatione corpus agitandum, et pro genere mali subveniendum. Nam si venter

ayant toujours égard aux forces du malade et à la nature de la maladie. Quand le malade est dégoûté et qu'il manque de forces, il faut lui présenter des aliments de différente espèce, ainsi qu'Asclépiade le prescrit, afin qu'en goûtant un peu de chacun, il se garantisse de la faim : mais s'il a des forces et de l'appétit, il est inutile de l'exciter par la variété des mets, de peur qu'il n'en prenne plus qu'il n'en peut digérer. Asclépiade s'est trompé, lorsqu'il a dit que la variété des aliments facilitait la digestion. Il est vrai que, dans ce cas, on mange davantage; mais la digestion dépend uniquement de la quantité et de la nature des aliments. Il est toujours dangereux de faire prendre beaucoup de nourriture à un malade, lorsque la douleur est violente et que la maladie va en augmentant. Il faut attendre pour cela que la santé commence à se rétablir.

il y a encore d'autres observations qu'il est nécessaire de faire dans les fièvres. Il faut, par exemple, examiner ce que quelques-uns regardent comme la seule chose nécessaire; savoir, si le corps est resserré ou relâché. Dans le premier cas, on court risque d'être suffoqué; dans le second, on peut périr d'épuisement. Si le corps est resserré, il faut lâcher le ventre par des lavements, faire couler les urines, exciter la sueur par toutes sortes de moyens. Il est avantageux alors de tirer du sang, d'agiter le corps par de violentes gestations, de laisser le malade exposé au grand jour; de lui faire souffrir la faim, la soif, la veille; de le conduire au bain, de le baigner et ensuite de l'oindre, et de le baigner de nouveau; de lui fomenter les aines avec beaucoup d'eau tiède; de mêler de l'huile avec l'eau tiède du bain; de manger rarement et plus tard; de n'user que d'aliments légers, simples, tendres; de les prendre chauds et en petite quantité; de faire surtout usage de légumes, par exemple de patience, d'ortie, de mauve, de bouillons de poissons à coquille, de rats de mer, de crabes, et de ne point donner de viande, à moins qu'elle ne soit bouillie. La boisson doit être plus 'abondante; il faut en donner avant, après et avec le manger; en prendre même au-delà de la soif. On peut, lorsqu'il sort du bain, donner au malade quelque vin onctueux ou doux; il n'y a même pas d'inconvénient à lui donner une fois ou deux du vin grec salé (1). Au contraire, si le corps est relâché, il faut arrêter la sueur, tenir le malade dans un

(1) Vin dans lequel les Grecs faisaient entrer de l'eau de mer.

fluit, aut si stomachus non continet, ubi febris decrevit, liberaliter oportet aquam tepidam potui dare, et vomere cogere ; nisi aut fauces, aut præcordia, aut latus dolet, aut vetus morbus est. Si vero sudor exercet, duranda cutis est nitro, vel sale, quæ cum oleo miscentur : ac si levius id vitium est, oleo corpus ungendum ; si vehementius, rosa, vel melino, vel myrteo, cui vinum austerum sit adjectum. Quisquis autem fluore æger est, cum venit in balneum, prius ungendus, deinde in solium demittendus est. Si in cute vitium est, frigida quoque, quam calida aqua melius utetur. Ubi ad cibum ventum est, dari debet is valens, frigidus, siccus, simplex, qui quam minime corrumpi possit, panis tostus, caro assa, vinum austerum, vel certe subausterum; si venter profluit, calidum; si sudores nocent, vomitusve sunt, frigidum.

parfait repos et dans l'obscurité, le laisser dormir tant qu'il voudra, ne l'agiter que le plus légèrement qu'il est possible, et approprier les moyens à la nature du mal. Car s'il y a flux de ventre ou vomissement, il faut, lorsque la fièvre est diminuée, lui faire boire beaucoup d'eau tiède et le faire vomir; à moins que la gorge, la région épigastrique ou la plèvre ne soient douloureuses, ou que la maladie ne soit ancienne. Si le malade sue, il faut resserrer le tissu de la peau avec du nitre et du sel qu'on mêle avec de l'huile; si la sueur n'est pas considérable, il suffit d'oindre le corps avec de l'huile; mais si elle est fort abondante, il faut le frotter avec de l'huile de coing, de roses ou de myrte, à laquelle on aura ajouté du vin austère. Dans tous ces cas de maladie avec évacuation et relâchement, il faut, lorsqu'on est arrivé dans l'endroit du bain, d'abord se faire oindre, et ensuite se baigner. Si l'évacuation se fait par la peau, il vaut mieux se servir d'eau froide que d'eau tiède. Quant à la nourriture, elle doit être forte, froide, sèche, simple, et très-peu corruptible; il faut user de pain grillé, de viande rôtie, de vin plus ou moins austère; si le ventre est relâché, il faut boire tiède ; mais, si l'on sue trop ou si l'on vomit, on doit plutôt boire froid.

CAPUT VII. — QUOMODO PESTILENTES FEBRES CURARI DEBEANT.

1. Desiderat etiam propriam animadversionem in febribus pestilentiæ casus. In hac minime utile est, aut fame, aut medicamentis uti, aut ducere alvum. Si vires sinunt, sanguinem mittere optimum est; præcipue, si cum dolore febris est : si id parum tutum est; ubi febris levata est, vomitu pectus purgare. Sed in hoc maturius, quam in aliis morbis, ducere in balneum opus est; vinum calidum, et meracius dare, et omnia glutinosa; inter quæ carnem quoque generis ejusdem. Nam quo celerius ejusmodi tempestates corripiunt, eo maturius auxilia, etiam cum quadam temeritate, rapienda sunt. Quod si puer est, qui laborat, neque tantum robur ejus est, ut sanguis mitti possit, cucurbitulis ei utendum est ; ducenda alvus vel aqua vel ptisanæ cremore ; tum demum levibus cibis nutriendus. Et ex toto non sic pueri, ut viri, curari debent. Ergo, ut in alio quoque genere morborum, parcius in his agendum est; non

CHAPITRE VII. — DE LA CURATION DE LA FIÈVRE PESTILENTIELLE.

1. La fièvre pestilentielle exige un traitement particulier : dans cette fièvre, il ne convient nullement de mettre en usage la diète absolue, les boissons purgatives ou les lavements; mais il n'y a rien de mieux, si les forces le permettent, que de tirer du sang, surtout si la fièvre est ardente. S'il y a contre-indication, lorsque la fièvre est diminuée, on fait vomir. Il faut avoir recours au bain plus promptement que dans les autres maladies, donner du vin chaud et pur, n'user que d'aliments glutineux et de chair de même espèce : car il est nécessaire de recourir d'autant plus vite aux remèdes, et même avec une espèce de témérité, que cette terrible maladie emporte plus rapidement le malade. Si c'est un enfant qui en est attaqué et que ses forces ne permettent pas qu'on lui tire du sang, il faut employer les ventouses, lui donner des lavements avec l'eau simple, ou une décoction d'orge, et ne lui faire prendre que des aliments très-légers. En général, le traitement des enfants est tout-à-fait différent de celui des personnes faites, et il faut dans cette maladie, de même que dans toutes les autres, être fort réservé sur les remèdes, à

facile sanguinem mittere, non facile ducere alvum, non cruciare vigilia, fameve, aut nimia siti, non vino curare. Vomitus post febrem eliciendus est : deinde dandus cibus ex levissimis ; tum is dormiat ; posteroque die, si febris manet, abstineatur ; tertio, ad similem cibum redeat. Dandaque opera est, quantum fieri potest, ut inter opportunam abstinentiam cibosque opportunos, omissis ceteris, nutriatur.

Curatio ardentis febris.

2. Si vero ardens febris extorret, nulla medicamenti danda portio est ; sed in ipsis accessionibus oleo et aqua refrigerandus est, quæ miscenda manu sunt, donec albescant ; eo conclavi tenendus, quo multum et purum aerem trahere possit ; neque multis vestimentis strangulandus, sed admodum levibus tantum velandus est. Possunt etiam super stomachum imponi folia vitis in aqua frigida tincta. Ac ne siti quidem nimia vexandus est. Alendus maturius est, id est, a die tertio ; et ante cibum iisdem perungendus. Si pituita in stomacho coiit, inclinata jam accessione, vomere cogendus est ; tum dandum frigidum olus, aut pomum, ex iis, quæ stomacho conveniunt. Si siccus manet stomachus, protinus vel ptisanæ, vel alicæ, vel oryzæ cremor dandus est, cum qua recens adeps cocta sit. Cum vero in summo incremento morbus est, utique non ante quartum diem, magna siti antecedente, frigida aqua copiose præstanda est, ut bibat etiam ultra satietatem ; et cum jam venter et præcordia ultra modum repleta, satisque refrigerata sunt, vomere debet. Quidam ne vomitum quidem exigunt ; sed ipsa aqua frigida tantum, ad satietatem data, pro medicamento utuntur. Ubi utrumlibet factum est, multa veste operiendus est, et collocandus, ut dormiat. Fereque post longam sitim et vigiliam, post multam satietatem, post infractum calorem, plenus somnus venit, perquem

l'égard des enfants : il ne faut point se déterminer facilement à les saigner, ou à leur donner des lavements ; il serait dangereux de les tourmenter par la veille, la faim, ou la trop grande soif, et de leur donner du vin dans le traitement de leurs maladies. Lorsque la fièvre est passée, il est à propos de les faire vomir, de leur donner une nourriture très-légère, ensuite de les faire reposer. Le lendemain, si la fièvre subsiste, on leur fait faire diète ; le troisième jour, on leur rend la même nourriture que le premier, et il faut avoir soin, autant qu'il est possible, que leur traitement se borne tant à la diète, observée à propos, qu'à l'usage opportun des aliments.

Curation de la fièvre ardente.

2. Si le malade est consumé par une fièvre ardente, il ne faut lui faire prendre aucune boisson évacuante ; mais il faut l'oindre, pour le rafraîchir dans le temps même des redoublements, avec de l'eau et de l'huile qu'on agite ensemble avec la main, jusqu'à ce qu'elles blanchissent. Il faut le mettre dans une grande chambre, afin qu'il puisse respirer beaucoup d'air pur et frais ; ne point l'étouffer par trop de couvertures, mais n'en mettre sur lui que de fort légères. On peut lui appliquer sur la région de l'estomac des feuilles de vigne trempées dans de l'eau froide, et ne pas trop le fatiguer par la soif ; il faut l'alimenter moins tardivement, c'est-à-dire, dès le troisième jour, et l'oindre avant de lui donner de la nourriture, comme nous l'avons dit ci-dessus. S'il y a amas de crudités dans l'estomac, il faut, lorsque l'accès est diminué, le faire vomir, et ensuite lui faire prendre quelques légumes ou quelques fruits rafraîchissants, convenables à l'estomac. Si, malgré tout cela, la région de l'estomac est toujours fort échauffée, il faut sur-le-champ lui faire prendre une crème de riz, de fromentée ou d'orge, dans laquelle on aura fait bouillir de la graisse nouvelle. Lorsque la fièvre est dans toute sa force, et que le malade est tourmenté d'une violente soif, il faut, pourvu que ce soit seulement après le quatrième jour, lui faire boire une grande quantité d'eau froide, au-delà même de la soif, et lorsque le ventre et l'estomac sont suffisament pleins et rafraîchis, le faire vomir. Il est des médecins qui ne font pas même vomir et qui se contentent de faire prendre de l'eau froide, jusqu'à ce que le malade n'en veuille plus. Lorsqu'on a fait l'une ou l'autre de ces choses, il faut bien couvrir le malade et le faire dormir. Cette quantité d'eau froide qu'on fait avaler au malade,

ingens sudor effunditur ; idque præsentissimum auxilium est : sed in iis tamen, in quibus præter ardorem, nulli dolores, nullus præcordiorum tumor ; nihil prohibens, vel in thorace, vel in pulmone, vel in faucibus ; non ulcus, non dejectio, non profluvium alvi fuit. Si quis autem in hujusmodi febre leviter tussit, is neque vehementi siti conflictatur, neque bibere aquam frigidam debet ; sed eo modo curandus est , quo in ceteris febribus præcipitur.

même au-delà de la soif, diminue la chaleur et fait ordinairement succéder un sommeil plein à la longue veille et à la soif violente qu'il a endurées. Ce sommeil est accompagné d'une sueur des plus considérables, qui est le remède le plus efficace qu'on puisse employer dans cette maladie. Mais il ne faut pratiquer cette méthode que dans la fièvre ardente , qui n'est point accompagnée de douleurs, ni de gonflements aux hypochondres ; lorsqu'il n'y a rien dans la poitrine, le poumon, ou dans la gorge qui s'y oppose ; qu'il n'y a ni ulcère, ni faiblesse, ni flux de ventre. Si cette fièvre est accompagnée d'une petite toux , le malade ne doit point trop résister à la soif ni boire d'eau froide ; il faut le traiter comme dans les autres espèces de fièvres.

CAPUT VIII. — CURATIO SEMITERTIANÆ FEBRIS , QUÆ ἡμιτριταῖον DICITUR.

At ubi id genus tertianæ est, quod ἡμιτριταῖον medici appellant, magna cura opus est, ne id fallat. Habet enim plerumque frequentiores accessiones decessionesque, ut aliud morbi genus videri possit : porrigiturque febris inter horas viginti quatuor, et triginta sex ; ut, quod idem est, non idem esse videatur. Et magnopere necessarium est, neque dari cibum , nisi in ea remissione, quæ vera est ; et ubi ea venit, protinus dari : plurimique sub alterutro curantis errore subito moriuntur. Ac , nisi magnopere aliqua res prohibet, inter initia sanguis mitti debet : tum dari cibus, qui neque incitet febrem , et tamen longum ejus spatium sustineat.

CHAPITRE VIII. — CURATION DE LA FIÈVRE DEMI-TIERCE QU'ON APPELLE HÉMITRITÉE.

Il faut beaucoup d'attention pour n'être point trompé dans l'espèce de fièvre tierce que les médecins appellent *hémitritée*. Les accès d'ordinaire reviennent si près les uns des autres, qu'on pourrait quelquefois la prendre pour une toute autre maladie. Ils durent quelquefois vingt-quatre ou trente-six heures ; en sorte qu'on croirait que c'est un accès différent, tandis que c'est le même. Or, il est d'une conséquence extrême de ne donner à manger que dans la vraie rémission, et de ne pas manquer d'en donner sitôt qu'elle commence. Car beaucoup de malades périssent brusquement par la faute du médecin, lorsqu'il se trompe sur l'un ou l'autre de ces points. Il est nécessaire, à moins qu'il n'y ait quelque forte raison qui en empêche, de tirer du sang dès le commencement, et après la saignée, de donner une nourriture qui n'augmente point la fièvre , mais qui puisse soutenir le malade pendant la longue durée de cette espèce de fièvre.

CAPUT IX. — CURATIO LENTARUM FEBRIUM.

Nonnunquam etiam lentæ febres sine ulla remissione corpus tenent ; ac neque cibo, neque ulli remedio locus est. In hoc casu medici cura esse debet, ut morbum mutet : fortasse enim curationi opportunior fiet. Sæpe igitur ex aqua frigida, cui oleum sit adjectum, corpus ejus pertractandum est, quoniam interdum sic evenit, ut horror oriatur , et fiat initium quoddam novi motus ; exque eo ,

CHAPITRE IX. — CURATION DES FIÈVRES LENTES.

Il y a des fièvres lentes qui n'ont aucune rémission , et dans lesquelles on ne peut trouver de temps propre pour donner de la nourriture et faire des remèdes au malade. Alors les vues du médecin doivent tendre à changer la maladie ; par là il la rendra peut-être plus susceptible de guérison. A cet effet, il est à propos de frotter souvent le corps du malade avec de l'eau froide, à laquelle on aura ajouté de l'huile. Ce frottement occasionne quelquefois un frisson qui excite un nouveau genre de mouvement dans le malade. La

cum magis corpus incaluit, sequatur etiam remissio. In his frictio quoque ex oleo et sale salubris videtur. At si diu frigus est, et torpor, et jactatio corporis, non alienum est, in ipsa febre dare mulsi tres aut quatuor cyathos, vel cum cibo vinum bene dilutum. Intenditur enim sæpe ex eo febris; et major ortus calor simul et priora mala tollit, et spem remissionis, inque ea curationis ostendit. Neque, Hercules, ista curatio nova est, qua nunc quidam traditos sibi ægros, qui sub cautioribus medicis trahebantur, interdum contrariis remediis sanant. Siquidem apud antiquos quoque ante Herophilum et Erasistratum, maximeque post Hippocratem fuit Petro quidam, qui febricitantem hominem ubi acceperat, multis vestimentis operiebat, ut simul calorem ingentem, sitimque excitaret : deinde, ubi paulum remitti cœperat febris, aquam frigidam potui dabat ; ac, si moverat sudorem, explicuisse se ægrum judicabat ; si non moverat, plus etiam aquæ frigidæ ingerebat, et tum vomere cogebat. Si alterutro modo febre liberaverat, protinus suillam assam, et vinum homini dabat : si non liberaverat, decoquebat aquam sale adjecto, eamque bibere cogebat, ut movendo ventrem purgaret. Et intra hæc omnis ejus medicina erat : eaque non minus grata fuit iis, quos Hippocratis successores non refecerant, quam nunc est iis, quos Herophili vel Erasistrati æmuli diu tractos non expedierunt. Neque ideo tamen non est temeraria ista medicina ; quia plures, si protinus a principiis excepit, interimit. Sed cum eadem omnibus convenire non possint, fere, quos ratio non restituit, temeritas adjuvat. Ideoque ejusmodi medici melius alienos ægros, quam suos, nutriunt. Sed est circumspecti quoque hominis, et novare interdum, et augere morbum, et febres accendere ; quia curationem, ubi id, quod est, non recipit, potest recipere id, quod futurum est.

chaleur devient plus forte qu'à l'ordinaire, et elle est suivie d'une rémission. Les frictions faites avec de l'huile et du sel paraissent aussi devoir produire un bon effet dans cette espèce de fièvre. Mais si le froid, l'engourdissement et l'agitation durent trop long-temps, il est à propos de donner, dans la fièvre même, trois ou quatre verres d'hydromel, ou bien un peu de nourriture avec du vin bien trempé. Par là on augmente la fièvre, et la chaleur plus considérable qui s'ensuit emporte souvent le premier mal, et donne lieu à une rémission dans laquelle on peut espérer la guérison du malade. La méthode que suivent aujourd'hui certains praticiens, pour guérir, par des remèdes contraires, des maladies que d'autres médecins plus circonspects qu'eux n'on pu guérir, n'est assurément pas nouvelle ; puisque parmi les anciens mêmes, avant Hérophile et Erasistrate, et après Hippocrate, il y a eu un certain Pétron qui traitait les personnes attaquées de la fièvre, à peu près de cette façon : il faisait couvrir beaucoup le malade pour exciter en même temps une violente chaleur et une grande soif ; lorsque la fièvre commençait à diminuer un peu, il lui faisait boire de l'eau froide ; s'il survenait une abondante sueur, il regardait son malade comme guéri ; s'il n'en survenait point, il lui faisait avaler encore une plus grande quantité d'eau froide, et après il le faisait vomir. S'il avait réussi par l'une ou l'autre de ces manières à chasser la fièvre, il faisait manger aussitôt de la viande de porc rôtie à son malade et lui donnait du vin. Si la fièvre n'avait pas cédé à ce traitement, il faisait bouillir du sel dans de l'eau et donnait ensuite cette décoction à boire, pour produire une purgation par la voie des intestins. Voilà en quoi consistait toute sa médecine, et elle n'était pas moins avantageuse autrefois à ceux que les disciples d'Hippocrate n'avaient pu guérir, qu'elle ne l'est maintenant à ceux que les sectateurs d'Hérophile et d'Erasistaste ont traités pendant long-temps sans succès. Ce n'est pas que cette méthode curative ne soit véritablement téméraire, et qu'elle ne fasse périr bien des malades quand elle leur est appliquée dès le commencement ; mais comme les mêmes remèdes ne peuvent pas convenir à tout le monde, il arrive quelquefois que ceux que la témérité emploie obtiennent un succès que le traitement le plus rationel ne peut avoir. Aussi voit-on que ces médecins-là réussissent mieux sur les malades des autres, que sur ceux qui leur sont propres. Il est donc d'un médecin prudent de changer quelquefois de remèdes, d'augmenter la maladie, d'allu-

CAPUT X. — REMEDIA IN FEBRIBUS AD CAPI-
TIS DOLOREM, ET PRÆCORDIORUM INFLAM-
MATIONEM, ET ARIDITATEM, ET SCABRI-
TIEM LINGUÆ.

Considerandum est etiam, febresne solæ sint, an alia quoque his mala accedant; id est, num caput doleat, num lingua aspera, num præcordia intenta sint. Si capitis dolores sunt, rosam cum aceto miscere oportet, et in id ingerere : deinde habere duo pittacia, quæ frontis latitudinem, longitudinemque æquent; ex his invicem alterum in aceto et rosa habere, alterum in fronte; aut intinctam iisdem lanam succidam imponere. Si acetum offendit, pura rosa utendum est; si rosa ipsa lædit, oleo acerbo. Si ista parum juvant, teri potest vel iris arida, vel nuces amaræ, vel quælibet herba ex refrigerantibus : quorum quidlibet ex aceto impositum, dolorem minuit; sed magis aliud in alio. Juvat etiam panis cum papavere injectus; vel cum rosa, cerussa, spumave argenti. Olfacere quoque vel serpyllum, vel anethum, non alienum est. At si in præcordiis inflammatio et dolor est, primo superimponenda sunt cataplasmata reprimentia; ne, si calidiora fuerint, plus eo materiæ concurrat : deinde, ubi prima inflammatio se remisit, tunc demum ad calida et humida veniendum est; ut ea, quæ remanserunt, discutiant. Notæ vero inflammationis sunt quatuor, rubor, et tumor, cum calore, et dolore. Quo magis erravit Erasistratus, qui febrem nullam sine hac esse dixit. Ergo si sine inflammatione dolor est, nihil imponendum est : hunc enim statim ipsa febris solvet. At si neque inflammatio, neque febris, sed tantum præcordiorum dolor est, protinus calidis et siccis fomentis uti licet. Si vero lingua sicca et scabra est, detergenda primum penicillo est ex aqua calida : deinde ungenda mixtis inter se rosa et melle. Mel purgat, rosa reprimit, simulque siccescere non sinit. At si scabra

mer la fièvre; parce que, si la situation présente du malade n'est pas susceptible de guérison, celle où on le mettra de cette manière pourra le devenir.

CHAPITRE X. — RÉMÈDES DANS LES FIÈVRES, CONTRE LA DOULEUR DE TÊTE, L'INFLAMMATION DES HYPOCHONDRES, LA SÉCHERESSE, ET L'APRETÉ DE LA LANGUE.

Il faut aussi examiner si la fièvre est seule, ou si elle est accompagnée d'accidents, c'est-à-dire, s'il y a des maux de tête, si la langue est sèche et raboteuse, si les hypochondres sont tendus. S'il y a douleur de tête, il faut mêler de l'huile rosat avec du vinaigre, avoir deux linges de la grandeur du front, les tremper tour à tour dans ce mélange, et les appliquer sur le front. Au lieu de linge, on peut se servir de laine grasse trempée dans la même liqueur. Si le vinaigre incommode, on n'emploie que l'huile rosat; et si celle-ci fait mal, on se sert d'huile acerbe. Si l'on éprouve peu de soulagement de ces remèdes, il faudra piler de l'iris sec, ou des amandes amères, ou quelqu'une des herbes rafraîchissantes : l'une ou l'autre de ces drogues, trempée dans du vinaigre et appliquée sur le front, ne manque pas de diminuer la douleur de tête; l'une plus, l'autre moins, selon les personnes. On se trouve bien aussi d'appliquer sur le front du pain bouilli avec des feuilles de pavot ou de rose, de la céruse ou de la litharge. On peut aussi respirer du serpolet ou de l'anet. Si les hypochondres sont enflammés et douloureux, il faut d'abord appliquer dessus des cataplasmes résolutifs; car, si on en appliquait d'échauffants, ils pourraient attirer sur ces parties une plus grande quantité de matière. Lorsque la première violence de l'inflammation est apaisée, on en vient aux cataplasmes chauds et humectants, pour achever d'en dissiper le reste. Il y a quatre signes qui caractérisent l'inflammation : la rougeur, la tumeur, la chaleur, et la douleur; ce qui fait voir combien Erasistrate s'est trompé quand il a dit qu'il n'y avait point de fièvre sans inflammation. Si donc il y a douleur sans inflammation, il ne faut rien appliquer, car la douleur est bientôt emportée par la fièvre; mais s'il n'y a ni fièvre ni inflammation, mais seulement douleur dans les hypochondres, on peut employer tout de suite les cataplasmes chauds et desséchants. Si la langue est sèche et raboteuse, il faut la nettoyer d'abord avec une compresse trempée dans l'eau chaude, ensuite la frotter avec un mélange de miel et d'huile rosat; le miel déterge, l'huile rosat ré-

non est, sed arida, ubi penicillo detersa est; ungi rosa debet, cui ceræ paulum sit adjectum.

percute et empêche la sécheresse. Si la langue n'est point raboteuse, mais seulement aride, lorsqu'on l'a nettoyée avec une compresse, il suffit de la frotter avec l'huile rosat, dans laquelle on a fait fondre un peu de cire.

CAPUT XI. — REMEDIA CONTRA FRIGUS, QUOD FEBREM PRÆCEDIT.

CHAPITRE XI. — REMÈDES CONTRE LE FRISSON QUI PRÉCÈDE LA FIÈVRE..

Solet etiam ante febres esse frigus ; idque vel molestissimum morbi genus est. Ubi id exspectatur, omni potione prohibendus æger est : hæc enim paulo ante data, multum malo adjicit. Item maturius veste multa tegendus est : admovenda partibus iis, pro quibus metuimus, sicca et calida fomenta, sic, ne statim vehementissimi calores incipiant, sed paulatim increscant : perfricandæ quoque cæ partes manibus unctis ex vetere oleo sunt, eique adjiciendum aliquid ex calefacientibus ; contentique medici quidam una frictione, etiam ex quolibet oleo, sunt. In harum febrium remissionibus nonnulli tres aut quatuor sorbitionis cyathos, etiamnum manente febre, dant; deinde, ea bene finita, reficiunt stomachum cibo frigido et levi. Ego tum hoc puto tentandum, cum parum cibus, semel et post febrem datus, prodest. Sed curiose prospiciendum est, ne tempus remissionis decipiat : sæpe enim in hoc quoque genere valetudinis jam minui febris videtur, et rursus intenditur. Itaque ei remissioni credendum est, quæ etiam immoratur, et jactationem, fœtoremque quemdam oris, quem ὄζην Græci vocant, minuit. Illud satis convenit, si quotidie pares accessiones sunt, quotidie parvum cibum dandum : si impares, post graviorem, cibum ; post leviorem, aquam mulsam.

La fièvre est ordinairement précédée d'un frisson, qui est lui-même un mal des plus fâcheux. Lors donc qu'on l'attend, il ne faut absolument prendre aucune boisson, parce qu'elle augmenterait le frisson considérablement. Il faut tenir de bonne heure le malade bien couvert, appliquer sur les parties pour lesquelles on craint, des fomentations sèches et chaudes, de façon cependant qu'on n'excite pas d'abord une chaleur trop violente, mais qui aille peu à peu en augmentant. Il faut frotter ces parties avec les mains imbibées de vieille huile, à laquelle on aura ajouté quelques ingrédients échauffants. Quelques médecins se contentent d'une seule friction faite avec telle espèce d'huile que ce soit. Quelques-uns sont d'avis de donner dans la rémission de ces fièvres, avant la fin de l'accès, trois ou quatre tasses de crème d'orge ; ensuite, lorsque l'accès est entièrement fini, ils font prendre au malade, pour le fortifier, une nourriture légère et rafraîchissante. Pour moi, je crois qu'il ne faut faire cette épreuve que lorsque la nourriture qu'on donne en une seule fois au malade, après l'accès, lui profite peu. Mais on ne peut être trop attentif pour n'être point trompé au sujet de la rémission. Car souvent, dans cette maladie, la fièvre paraît être diminuée, et elle augmente de nouveau. On ne peut donc être sûr qu'il y a rémission, que lorsque cette rémission persiste, que l'agitation diminue, et que la fétidité de l'haleine se fait moins ressentir. Si, chaque jour, les accès sont semblables, il n'y a point d'inconvénient à faire prendre un peu de nourriture tous les jours ; s'ils sont différents, on donne de la nourriture après le plus fort, et de l'eau miellée après le plus léger.

CAPUT XII. — CURATIO HORRORIS IN FEBRIBUS.

CHAPITRE XII. — CURATION DU TREMBLEMENT QUI PRÉCÈDE LA FIÈVRE.

Horror autem eas fere febres antecedit, quæ certum habent circuitum, et ex toto remittuntur; ideoque tutissimæ sunt, maximeque curationes admittunt. Nam ubi incerta tempora sunt, neque alvi ductio, neque balneum, neque vinum,

Les fièvres qui sont précédées de tremblement ont ordinairement des retours réglés et des apyrexies parfaites ; et, par cela même, elles sont les moins dangereuses et les plus faciles à guérir. Car lorsque les retours de la fièvre ne sont point fixes, on ne peut employer avec sûreté, ni les lavements, ni le bain, ni

neque medicamentum aliud recte datur. Incertum est enim, quando febris ventura sit : ita fieri potest, ut, si subito venerit, summa in eo pernicies sit, quod auxilii causa sit inventum. Nihilque aliud fieri potest, quam ut primis diebus bene abstineatur æger ; deinde, sub decessu febris ejus, quæ gravissima est, cibum sumat. At ubi certus circuitus est, facilius omnia illa tentantur ; quia magis proponere nobis et accessionum et decessionum vices possumus. In his autem, cum inveteraverunt, utilis fames non est : primis tantummodo diebus ea pugnandum est ; deinde dividenda curatio est, et ante horror, tum febris discutienda. Igitur cum primum aliquis inhorruit, et ex horrore incaluit, dare ei oportet potui tepidam aquam subsalsam, et vomere eum cogere : nam fere talis horror ab iis oritur, quæ biliosa in stomacho resederunt. Idem faciendum est, si proximo quoque circuitu æque accessit : sæpe enim sic discutitur. Jamque, quod genus febris sit, scire licet. Itaque sub exspectatione proximæ accessionis, quæ instare tertia potest, deducendus in balneum est ; dandaque opera, ut per tempus horroris in solio sit. Si ibi quoque senserit, nihilominus idem sub exspectatione quartæ accessionis faciat : siquidem eo quoque modo sæpe is discutitur. Si ne balneum quidem profuit, ante accessionem allium edat, aut bibat calidam aquam cum pipere ; siquidem ea quoque assumta calorem movent, qui horrorem non admittit. Deinde eodem modo, quo in frigore præceptum est, antequam inhorrescere possit, operiatur : fomentisque, sed protinus validioribus, totum corpus circumdare convenit, maximeque involutis exstinctis testis et titionibus. Si nihilominus horror perruperit, multo oleo calefacto inter ipsa vestimenta perfundatur, cui æque ex calefacientibus aliquid sit adjectum ; adhibeaturque frictio, quantam is sustinere poterit, maximeque in manibus et pedibus ; et spiritum ipse contineat. Neque desistendum est, etiamsi horror est : sæpe enim pertinacia juvantis malum corporis vincit.

faire avec succès usage de vin, ou de quelque autre médicament que ce puisse être. On est incertain de l'heure à laquelle la fièvre commencera, et, par là, il peut arriver, si l'accès revient tout-à-coup, que les remèdes mêmes deviennent très-pernicieux. Il faut se contenter de faire observer une diète exacte au malade, pendant les premiers jours, et ne lui faire prendre de la nourriture qu'après la fin du plus violent accès. Mais lorsque les retours sont réglés, on fait usage de tous les remèdes avec plus de facilité, parce que l'on connaît beaucoup mieux le commencement et la fin des accès. La diète n'est plus utile dans ces fièvres, lorsqu'elles ont duré un certain temps ; ce n'est que dans les premiers jours que l'on s'en trouve bien. Dans la curation, on doit se proposer deux objets ; d'abord de guérir le tremblement, et ensuite de chasser la fièvre ; pour cela, il faut, dès que le tremblement est passé, et que la chaleur commence, faire prendre au malade de l'eau tiède, un peu salée, pour le faire vomir ; car le tremblement est presque toujours occasionné par un amas de bile dans l'estomac. Il faut répéter la même chose, si le tremblement revient à l'accès suivant, car on le guérit souvent de cette façon. Comme on sait alors de quelle espèce est la fièvre, il faut, un peu avant le retour du troisième accès, mener le malade au bain, et faire en sorte qu'il soit dans la cuve à se baigner, dans le temps même du tremblement ; si, malgré cela, le tremblement ne se fait pas moins sentir, il faut essayer de nouveau le bain, un peu avant le commencement du quatrième accès, parce que cette seconde épreuve prévient souvent encore le tremblement. Mais si le bain n'y fait rien, il faut, avant l'accès, faire avaler de l'ail au malade, ou lui faire boire de l'eau tiède mêlée avec du poivre ; car ces choses, prises intérieurement, excitent une chaleur qui empêche le tremblement : il faut aussi couvrir le malade avant que le tremblement commence, ainsi que nous l'avons prescrit à l'article du frisson ; faire des fomentations bien chaudes par tout le corps, et l'environner de briques et de tisons éteints, enveloppés dans du linge. Si, malgré ces précautions, le tremblement survient, on mêle dans beaucoup d'huile, qu'on a fait tiédir, quelques drogues chaudes dont on oint le corps du malade sous ses couvertures ; on lui fait ensuite des frictions aussi fortes qu'il peut les supporter, surtout aux pieds et aux mains ; pendant cette opération, le malade doit retenir son haleine. On continue d'en agir ainsi, quand même le tremblement reviendrait, car il n'y a souvent que l'opiniâtreté à se

Si quid evomuit, danda aqua tepida, iterumque vomere cogendus est; utendumque eisdem est, donec horror finiatur. Sed præter, hæc ducenda alvus est, si tardius horror quiescet : siquidem id quoque exonerato corpore prodest. Ultimaque post hæc auxilia sunt, gestatio et frictio. Cibus autem in ejusmodi morbis maxime dandus est, qui mollem alvum præstet ; caro glutinosa ; vinum, cum dabitur, austerum.

servir d'un remède salutaire, qui emporte le mal. Si le malade vomit, on lui fait prendre de l'eau tiède, et on le fait vomir de nouveau. On continue ces remèdes jusqu'à ce que le tremblement soit entièrement fini ; s'il dure trop long-temps, il est à propos de donner un lavement, qui ne manque pas de soulager, en évacuant les matières contenues dans les intestins. Enfin les derniers remèdes qu'on emploie après ceux-ci sont la gestation et les frictions. Il faut faire choix, dans ces fièvres, d'une nourriture qui tienne le ventre libre ; ne manger que des viandes gélatineuses, et ne faire usage que de vin austère.

CAPUT XIII. — CURATIO QUOTIDIANÆ FEBRIS.

CHAPITRE XIII. — CURATION DE LA FIÈVRE QUOTIDIENNE.

Hæc ad omnes circuitus febrium pertinent : discernendæ tamen singulæ sunt, sicut rationem habent dissimilem. Si quotidiana est, triduo primo magnopere abstinere oportet ; tum cibis altero quoque die uti. Si res inveteraverit, post febrem experiri balneum et vinum ; magisque si, horrore sublato, hæc superest.

Telle est la méthode que l'on doit suivre dans les accès des fièvres en général ; cependant il est à propos d'en distinguer les différentes espèces, parce qu'elles demandent chacune un traitement différent. Si c'est une fièvre quotidienne, il faut garder une diète exacte les trois premiers jours, et ensuite donner à manger de deux jours l'un. Si la fièvre subsiste depuis long-temps, il faut essayer le bain après l'accès, et donner du vin au malade, surtout si la fièvre persiste après qu'on a guéri le tremblement.

CAPUT XIV. — CURATIO TERTIANÆ FEBRIS.

CHAPITRE XIV. — CURATION DE LA FIÈVRE TIERCE.

Si vero tertiana, quæ ex toto intermittit, aut quartana est ; mediis diebus, et ambulationibus uti oportet, aliisque exercitationibus, et unctionibus. Quidam ex antiquioribus medicis Cleophantus, in hoc genere morborum, multo ante accessionem, per caput ægrum multa calida aqua perfundebat, deinde vinum dabat. Quod, quamvis pleraque ejus viri præcepta secutus est Asclepiades, recte tamen præteriit : est enim anceps. Ipse, si tertiana febris est, tertio die post accessionem dicit alvum duci oportere ; quinto, post horrorem vomitum elicere ; deinde post febrem, sicut illi mos erat, adhuc calidis dare cibum et vinum ; sexto die, in lectulo detineri : sic enim fore, ne septimo die febris accedat. Id sæpe fieri posse, verisimile est. Tutius tamen est, ut hoc ipso ordine utamur, tria remedia, vomitus, alvi ductionis, vini, per triduum, id est, die tertio, et quinto, et

Si c'est une fièvre tierce ou quarte qui soit parfaitement intermittente, il faut, les jours qu'on n'a pas la fièvre, se promener, faire d'autres exercices, et se faire oindre. Il s'est trouvé, parmi les anciens médecins, un certain Cléophante, qui, dans cette espèce de fièvre, faisait répandre, long-temps avant l'accès, beaucoup d'eau tiède sur la tête du malade, et lui faisait ensuite donner du vin. Quoiqu'Asclépiade ait presque suivi en tout les préceptes de ce Cléophante, il a cependant négligé, et avec raison, de faire usage de ce remède, car il est douteux. Asclépiade est d'avis, si la fièvre est tierce, de faire donner le troisième jour, après l'accès, un lavement au malade ; de le faire vomir le cinquième, lorsque le tremblement est passé ; et immédiatement après l'accès, lors même qu'il reste encore de la chaleur, de lui donner à manger et du vin à boire, ainsi qu'il avait coutume de faire dans les autres maladies. Il voulait que le malade gardât le lit le sixième jour : il prétendait qu'avec ces précautions, la fièvre ne revenait pas le septième. Il est vraisemblable que cela peut

septimo tentare : nec vinum, nisi post accessionem, die septimo bibat. Si vero primis diebus discussus morbus non est, inciditque in vetustatem, quo die febris exspectabitur, in lectulo se contineat : post febrem perfricetur ; tum, cibo assumto, bibat aquam ; postero die, qui vacat, ab exercitatione unctioneque aqua, tantum contentus, conquiescat. Et id quidem optimum est. Si vero imbecillitas urgebit, et post febrem vinum, et medio die paulum cibi debebit assumere.

CAPUT XV. — CURATIO QUARTANÆ FEBRIS.

Eadem in quartana facienda sunt. Sed cum hæc tarde admodum finiatur, nisi primis diebus discussa est, diligentius ab initio præcipiendum est, quid in ea fieri debeat. Igitur si cui cum horrore febris accessit, eaque desiit, eodem die et postero tertioque continere se debet, et aquam tantummodo calidam primo die post febrem sumere ; biduo proximo, quantum fieri potest, ne hanc quidem. Si quarto die cum horrore febris revertitur, vomere, sicut ante præceptum est ; deinde post febrem, modicum cibum sumere, vini quadrantem ; postero tertioque die abstinere, aqua tantummodo calida, si sitis est, assumta. Septimo die balneo frigus prævenire ; si febris redierit, ducere alvum ; ubi ex eo corpus conquieverit, in unctione vehementer perfricari ; eodem modo sumere cibum et vinum ; biduo proximo se abstinere, frictione servata. Decimo die rursus balneum experiri ; et, si postea febris accessit, æque perfricari, vinum copiosius bibere. Ac sic proximum est, ut quies tot dierum, et abstinentia cum ceteris, quæ præcipiuntur, febrem tollant. Si vero nihilominus remanet, aliud ex toto sequendum est curationis genus ; idque agendum, ut, quod diu sustinendum est, corpus facile sustineat. Quo minus etiam curatio probari Heraclidis Tarentini de-

arriver souvent ainsi ; cependant il me paraît plus sûr de suivre, dans l'administration de ces remèdes, l'ordre suivant : de faire vomir le troisième jour, de donner un lavement le cinquième, et de ne faire boire du vin au malade que le septième, et seulement après l'accès. Si la fièvre n'est pas guérie dans les premiers jours, et si elle traîne en longueur, le jour qu'on attendra l'accès, il faut que le malade se tienne au lit, et qu'il se fasse frotter lorsque l'accès sera fini, qu'il boive de l'eau ensuite, après avoir mangé ; que le lendemain, jour d'intermission, il ne fasse aucun exercice, et ne se fasse pas oindre ; qu'il se contente seulement de prendre de l'eau : cette méthode est la meilleure. S'il est très-faible, il peut prendre du vin après l'accès, et un peu de nourriture vers le milieu du jour.

CHAPITRE XV. — CURATION DE LA FIÈVRE QUARTE.

La fièvre quarte demande le même traitement ; mais comme elle dure ordinairement très-long-temps, à moins qu'on ne la guérisse dès les premiers jours, il faut, dès le commencement, ordonner avec beaucoup de soin les remèdes qu'il est à propos de faire. Si donc la fièvre quarte est accompagnée de frisson, lorsque l'accès est fini, le malade doit se tenir tranquille le jour même de l'accès, le lendemain et le surlendemain ; ne prendre que de l'eau chaude, le premier jour après l'accès, et les deux suivants, s'en passer même s'il est possible : le quatrième jour, si la fièvre revient avec tremblement, il faut le faire vomir de la façon que nous avons prescrite ci-dessus. Après l'accès, il faut prendre un peu de nourriture et un demi-septier de vin ; le lendemain et le surlendemain de l'accès, faire encore diète, et ne boire que de l'eau chaude, si l'on a soif. Le septième jour, prévenir le frisson par le bain ; et si l'accès revient, prendre un lavement, et, lorsqu'il aura produit son effet, se faire oindre et se faire frotter fortement ; prendre de la nourriture et du vin comme auparavant, et garder l'abstinence les deux jours suivants, sans négliger de faire les frictions ; le dixième, essayer de nouveau le bain, et, si la fièvre revient encore, se faire frotter comme auparavant, et boire du vin plus abondamment qu'à l'ordinaire. De cette manière, le repos et la diète gardés pendant tant de jours, ainsi que les autres remèdes que nous avons conseillés, ont coutume d'emporter la fièvre. Si, malgré tous ces moyens, la fièvre subsiste, il faut suivre une méthode absolument différente, et régler le régime

bet, qui primis diebus ducendam alvum, deinde abstinendum in septimum diem dixit. Quod, ut sustinere aliquis possit, tamen, etiam febre liberatus, vix refectioni valebit : adeo, si febris sæpius accesserit, concidet. Igitur si tertio decimo die morbus manebit, balneum neque ante febrem, neque post eam tentandum erit; nisi interdum jam horrore discusso : horror ipse per ea, quæ supra scripta sunt, expugnandus. Deinde post febrem oportebit ungi, et vehementer perfricari; cibum et validum, et fortiter assumere; vino uti quantum libebit : postero die, cum satis quieverit, ambulare, exerceri, ungi, perfricari fortiter, cibum capere sine vino : tertio die abstinere. Quo die vero febrem exspectabit, ante surgere, et exerceri, dareque operam, ut in ipsam exercitationem febris tempus incurrat : sic enim sæpe illa discutitur. At si in opere occupavit, tum demum se recipere. In ejusmodi valetudine medicamenta sunt, oleum, frictio, exercitatio, cibus, vinum. Si venter adstrictus est, solvendus est. Sed hæc facile validiores faciunt : si imbecillitas occupavit, pro exercitatione gestatio est : si ne hanc quidem sustinet, adhibenda tamen frictio est : si hæc quoque vehemens onerat, intra quietem et unctionem et cibum sistendum est; dandaque opera est, ne qua cruditas in quotidianam id malum vertat. Nam quartana neminem jugulat : sed si ex ea facta quotidiana est, in malis æger est : quod tamen, nisi culpa vel ægri vel curantis, nunquam fit.

du malade, de façon qu'il puisse supporter facilement un mal qui doit durer long-temps. D'où il suit que la manière dont Héraclide de Tarente traitait la fièvre quarte est tout-à-fait à rejeter : il faisait donner des lavements, les premiers jours, au malade, et l'empêchait de rien prendre jusqu'au sept. Quand on supposerait qu'un malade pût tenir à une pareille abstinence, toujours est-il vrai que, même délivré de la fièvre, il aurait toutes les peines du monde à se refaire, et qu'il tomberait épuisé, si les accès se reproduisaient long-temps. Si donc la fièvre reparaît le treizième jour, il ne faut point essayer le bain ni avant ni après l'accès, à moins que le tremblement ne soit absolument passé. On attaque ce dernier symptôme avec les remèdes que nous avons conseillés plus haut. Après l'accès, il est à propos d'oindre le malade et de le frotter fortement; de lui faire prendre des aliments fort nourrissants et en abondance, et de lui laisser boire du vin à discrétion. Le lendemain, lorsqu'il se sera suffisamment reposé, il doit se promener, s'exercer, se faire oindre, se faire donner une forte friction, et manger, sans boire de vin; le troisième jour ne rien prendre. Le jour de la fièvre, il doit se lever avant que l'accès commence, s'exercer, et faire en sorte que ce soit dans le temps même où la fièvre a coutume de revenir. Par là, on prévient souvent l'accès : si, malgré cela, il revient pendant que le malade est à s'exercer, celui-ci doit cesser et se livrer au repos. Les médicaments que l'on peut employer dans cette sorte de fièvre sont l'huile, les frictions, l'exercice, la nourriture, et le vin : si le ventre est resserré, il faut le tenir libre par des lavements. Les personnes un peu robustes supportent très-bien ces remèdes; mais si le malade est faible, il doit, au lieu de s'exercer, avoir recours à la gestation; s'il n'est pas même en état de la supporter, il doit au moins faire usage de la friction; et si les frictions un peu fortes l'incommodent, il faut se borner au repos, à l'onction et à l'usage des aliments. On doit surtout éviter de changer cette fièvre en quotidienne, par quelque indigestion, car la fièvre quarte ne fait mourir personne; mais le malade est en danger, si de quarte elle devient quotidienne; ce qui n'arrive jamais que par la faute du malade ou par celle du médecin.

CAPUT XVI. — CURATIO DUARUM QUARTANARUM.

At si duæ quartanæ sunt, neque eæ, quas proposui, exercitationes adhiberi

CHAPITRE XVI. — CURATION DE LA FIEVRE DOUBLE-QUARTE.

Si la fièvre est double-quarte et si l'on ne peut mettre en usage les exercices que

possunt ; aut ex toto quiescere opus est, aut, si id difficile est, leniter ambulare ; considere diligenter involutis pedibus et capite ; quoties febris accessit et desiit, cibum modicum sumere, et vinum ; reliquo tempore, nisi imbecillitas urget, abstinere. At si duæ febres pæne junguntur, post utramque cibum sumere : deinde vacuo tempore, et moveri aliquid, et post unctionem cibo uti. Cum vero vetus quartana raro, nisi vere, solvatur; utique eo tempore attendendum est, ne quid fiat, quod valetudinem impediat. Prodestque in vetere quartana, mutare subinde victus genus; a vino ad aquam, ab aqua ad vinum, a lenibus cibis ad acres, ab acribus ad lenes transire ; esse radicem, deinde vomere; jureve pulli gallinacei ventrem resolvere; oleo ad frictiones adjicere calefacientia ; ante accessionem sorbere, vel aceti cyathos duos, vel unum sinapis cum tribus græci vini salsi, vel mixta paribus portionibus, et in aqua diluta, piper, castoreum, laser, myrrham. Per hæc enim similiaque corpus agitandum est, ut moveatur ex eo statu, quo detinetur. Si febris quievit, diu meminisse ejus dici convenit ; coque vitare frigus calorem, cruditatem, lassitudinem. Facile enim revertitur, nisi a sano aliquamdiù timetur.

CAPUT XVII. — CURATIO QUOTIDIANÆ FEBRIS, QUÆ EX QUARTANA FACTA SIT.

At si ex quartana, quotidiana facta est; cum id vitio inciderit, per biduum abstinere oportet, et frictione uti; aquam tantummodo vespere potui dare. Tertio die sæpe fit, ne febris accedat : sed sive fuit, sive non fuit, cibus post accessionis tempus est dandus ; et si manet, per biduum abstinentia, quanta maxima imperari corpori potest, et frictione quotidie utendum est.

---

nous avons proposés, le malade doit garder un repos parfait ; ou, s'il ne le peut que difficilement, il faut qu'il se contente de se promener doucement, et, quand il se reposera, qu'il se tienne la tête et les pieds bien couverts ; qu'il prenne un peu de nourriture et de vin à la fin de chaque accès, et qu'il ne mange pas dans d'autres temps, à moins qu'il ne soit très-faible. Mais si les deux accès se touchent, pour ainsi dire, il ne doit rien prendre que lorsque tous les deux sont passés. Il faut qu'il s'exerce un peu lorsqu'il n'y a plus de fièvre, qu'il se fasse oindre et qu'il mange ensuite. Comme il est fort rare qu'une fièvre quarte invétérée se termine avant le printemps, il faut bien prendre garde de rien faire dans ce temps qui empêche la guérison. Il est à propos, dans ces fièvres anciennes, de varier le régime, de passer du vin à l'eau, de l'eau au vin, d'une nourriture douce à une nourriture âcre et réciproquement; de manger des racines de raifort, ensuite de vomir ; de se tenir le ventre libre avec du bouillon de poulet; d'ajouter à l'huile qu'on emploie pour les frictions quelques ingrédients échauffants; de boire avant l'accès, ou deux verres de vinaigre, ou un de moutarde étendue dans trois verres de vin grec salé, ou de prendre en égale quantité, et délayés dans de l'eau, du poivre, du castoreum, du laser et de la myrrhe. C'est avec ces moyens ou d'autres semblables, qu'il faut imprimer au corps une secousse pour le faire sortir de l'état où il est fixé. Lorsque cette fièvre est passée, on doit se souvenir long-temps du jour de l'accès, et éviter ce jour-là le froid, le chaud, les indigestions et la fatigue : car elle revient facilement, à moins qu'on ne prenne des précautions, lors même qu'on est guéri, pour s'en garantir.

CHAPITRE XVII. — CURATION DE LA FIÈVRE QUI EST DEVENUE QUOTIDIENNE, DE QUARTE QU'ELLE ÉTAIT.

Mais si la fièvre, de quarte qu'elle était, devient quotidienne, et que ce changement soit la suite de quelque imprudence, il faut s'abstenir de tout aliment pendant deux jours, se faire frotter et ne prendre le soir que de l'eau pour toute boisson : de cette manière, il arrive souvent que la fièvre ne revient pas le troisième jour; mais soit qu'elle revienne, ou qu'elle ne revienne pas, il faut donner à manger après l'accès; si elle persiste, il faut garder pendant deux jours la diète la plus sévère qu'il est possible, et se faire frotter tous les jours.

CAPUT XVIII. — DE TRIBUS INSANIÆ GENE-
RIBUS : ET PRIMO DE EJUS CURATIONE,
QUÆ A GRÆCIS φρένησιν DICITUR.

Et febrium quidem curatio exposita
est. Supersunt vero alii corporis affectus,
qui huic superveniunt : ex quibus eos,
qui certis partibus assignari non possunt,
protinus jungam. Incipiam ab insania,
primamque hujus ipsius partem aggrediar, quæ et acuta, et in febre est :
φρένησιν Græci appellant. Illud ante omnia scire oportet, interdum in accessione
ægros desipere, et loqui aliena. Quod
non quidem leve est; neque incidere potest, nisi in febre vehementi : non tamen
æque pestiferum est; nam plerumque
breve esse consuevit, levatoque accessionis impetu, protinus mens redit. Neque id genus morbi remedium aliud desiderat, quam quod in curanda febre
præceptum est. Phrenesis vero tum demum est, cum continua dementia esse
incipit; aut cum æger, quamvis adhuc
sapiat, tamen quasdam vanas imagines
accipit : perfecta est, ubi mens illis imaginibus addicta est. Ejus autem plura
genera sunt; siquidem ex phreneticis
alii hilares, alii tristes sunt; alii facilius
continentur, et intra verba desipiunt,
alii consurgunt, et violenter quædam
manu faciunt; atque ex his ipsis alii nihil nisi impetu peccant, alii etiam artes
adhibent, summamque speciem sanitatis
in captandis malorum operum occasioni-
bus præbent; sed exitu deprehenduntur.
Ex his autem eos, qui intra verba desipiunt, aut leviter etiam manu peccant,
onerare asperioribus coercitionibus supervacuum est : eos vero, qui violentius
se gerunt, vincire convenit, ne vel sibi
vel alteri noceant. Neque credendum est,
si vinctus aliquis, dum levari vinculis
cupit, quamvis prudenter et miserabiliter
loquitur; quoniam is dolus insanientis
est. Fere vero antiqui tales ægros in tenebris habebant; eo quod illis contrarium esset, exterreri, et ad quietem animi
tenebras ipsas conferre aliquid judicabant. At Asclepiades, tanquam tenebris
ipsis terrentibus, in lumine habendos eos

CHAPITRE XVIII. — DES TROIS ESPÈCES DE
FOLIES, ET PREMIÈREMENT DE LA CURATION
DE LA FOLIE QUE LES GRECS APPELLENT
FRÉNÉSIE.

Nous venons de donner le traitement
des fièvres; il nous reste à indiquer celui
des autres maladies auxquelles le corps
est exposé. Je parlerai d'abord de celles
qui ne sont pas particulières à certaines
parties du corps. Je commencerai par la
démence et traiterai en premier lieu de
celle qui est aiguë et accompagnée de fièvre : les Grecs la nomment *frénésie*. Avant
toutes choses, il est bon de savoir que,
dans certains accès de fièvre, les malades
extravaguent et tiennent des discours où
il n'y a point de sens. Ce symptôme est
toujours grave, et il n'arrive jamais sans
que la fièvre ne soit très-violente; cependant il n'est pas toujours également dangereux, car ordinairement il dure peu, et la
raison revient aux malades dès que la violence de l'accès est passée. Cet accident ne
demande pas d'autres remèdes que ceux
que nous avons prescrits pour la fièvre
même. Mais c'est une vraie frénésie,
lorsque le malade extravague continuellement, ou bien lorsqu'il se livre à certaines idées vaines et chimériques, quoiqu'il conserve encore sa raison. La frénésie est parfaite, lorsque l'esprit du
malade est entièrement fixé sur ces idées.
Cette maladie présente plusieurs variétés:
on voit des frénétiques qui sont gais,
d'autres qui sont tristes, d'autres qu'il
est plus aisé de contenir et qui n'extravaguent que dans leurs discours, d'autres
qui sont furieux et qui s'agitent violemment. Parmi ceux-ci, il en est qui ne font
rien que par emportement, d'autres qui
emploient la ruse et qui font paraître tout
le bon sens possible pour trouver les occasions de venir à bout de mauvais des-
seins dont la tentative les décèle. Quant
à ceux dont la démence se borne à des
paroles ou qui ne s'agitent que légèrement, on ne doit pas leur imposer une
gêne inutile; mais il faut lier soigneusement ceux qui sont furieux, de crainte
qu'ils ne se fassent mal à eux-mêmes ou
aux autres. Il ne faut point en croire un
frénétique qu'on a lié, et qui feint d'a-
voir recouvré sa raison afin qu'on le délie : on ne doit pas se laisser toucher de
compassion, tel bon sens qu'il puisse
faire paraître dans ses discours. C'est une
ruse que son délire même lui suggère.
Les anciens tenaient ordinairement de
pareils malades dans les ténèbres, parce
qu'ils pensaient qu'il était dangereux
qu'un frénétique aperçût quelque objet
qui pût l'épouvanter, et qu'ils croyaient
que l'obscurité même contribuait, en

dixit. Neutrum autem perpetuum est : alium enim lux, alium tenebræ magis turbant ; reperiunturque, in quibus nullum discrimen deprehendi, vel hoc, vel illo modo possit. Optimum itaque est, utrumque experiri ; et habere eum, qui tenebras horret, in luce ; eum, qui lucem, in tenebris. At ubi nullum tale discrimen est, æger, si vires habet, loco lucido ; si non habet, obscuro continendus est. Remedia vero adhibere, ubi maxime furor urget, supervacuum est : simul enim febris quoque increscit. Itaque tum nihil nisi continendus æger est : ubi vero res patitur, festinanter subveniendum est. Asclepiades perinde esse dixit, his sanguinem mitti, ac si trucidentur ; rationem hanc secutus, quod neque insania esset, nisi febre intenta ; neque sanguis, nisi in remissione ejus, recte mitteretur. Sed ipse in his somnum multa frictione quæsivit ; cum et intentio febris somnum impediat, et frictio non nisi in remissione ejus utilis sit. Itaque hoc quoque auxilium debuit præterire. Quid igitur est ? Multa in præcipiti periculo recte fiunt, alias omittenda. Et continua quoque febris habet tempora, quibus, etsi non remittit, non tamen crescit : estque hoc, ut non optimum, sic tamen secundum remediis tempus. Quod si vires ægri patiuntur, sanguis quoque mitti debet. Minus deliberari potest, an alvus ducenda sit. Tum, interposito die, convenit caput ad cutem tondere ; deinde aqua fovere, in qua verbenæ aliquæ decoctæ sint ex reprimentibus ; aut prius fovere, deinde tondere, et iterum fovere ; ac novissime rosa caput naresque implere ; offerre etiam naribus rutam, ex aceto contritam ; movere sternutamenta medicamentis in id efficacibus. Quæ tamen facienda sunt in iis, quibus vires non desunt. Si vero imbecillitas est, rosa tantum caput, adjecto serpyllo, similive aliquo, madefaciendum est. Utiles etiam in quibuscumque viribus herbæ duæ sunt, solanum et muralis, si simul ex utraque succo expresso caput impletur. Cum se febris remiserit, frictione utendum est : parcius tamen in iis, qui nimis

quelque chose, à la tranquillité de l'esprit. Mais Asclépiade prétend qu'il n'y a rien de plus capable d'épouvanter ces malades que les ténèbres, et qu'ainsi on doit toujours les laisser exposés à la lumière. Ni l'une ni l'autre de ces méthodes ne doit être constamment observée. Il est des frénétiques que la clarté épouvante, d'autres que les ténèbres troublent ; il en est enfin sur lesquels ni la clarté ni les ténèbres ne font aucune impression marquée. Ainsi donc, le plus sage parti que l'on puisse prendre est d'éprouver l'une et l'autre de ces manières, et de tenir dans un endroit éclairé un frénétique que les ténèbres épouvantent, et dans les ténèbres, celui qui a horreur de la lumière. Mais s'il y a indifférence pour la lumière et les ténèbres, il faut, si le malade a des forces, le tenir dans un lieu bien éclairé, et dans l'obscurité, s'il est faible. Il est inutile de faire aucun remède lorsque la frénésie est dans toute sa violence, car la fièvre est aussi alors dans toute sa force : il faut se borner à contenir le malade. Mais dès que l'état de la maladie le permet, on doit y remédier sans perdre de temps. Asclépiade a prétendu que c'était égorger les frénétiques que de les saigner, parce que la frénésie est toujours accompagnée d'une fièvre aiguë, et qu'il pensait qu'il n'était jamais avantageux de saigner, que dans la rémission de la fièvre. Il tâchait de les faire dormir en leur faisant faire beaucoup de frictions, mais la violence de la fièvre empêche le sommeil, et les frictions ne font bien que lorsque la fièvre est diminuée. Ainsi Asclépiade ne devait pas non plus prescrire ce remède. Que faire donc ? Lorsque le danger est pressant, on fait avec raison bien des choses dont il faudrait s'abstenir dans d'autres circonstances. Il est des temps même dans la fièvre continue, où, si elle ne diminue pas, du moins elle ne va pas en augmentant, et si ce moment n'est pas extrêmement avantageux pour faire des remèdes, on ne peut disconvenir qu'il ne soit pourtant assez favorable. On doit donc même saigner alors, si les forces du malade le permettent. On ne doit donc pas mettre en doute s'il faut donner des lavements. Il convient ensuite de laisser passer un jour et de raser la tête ; après quoi, on fait dessus des fomentations, avec de l'eau dans laquelle on a fait bouillir quelques feuilles de verveine et des plantes astringentes, ou bien on commence par les fomentations, on rase ensuite la tête et on répète les fomentations. Enfin on répand sur la tête de l'huile rosat, on en met dans les narines, on fait respirer au malade de la rue qu'on a pilée dans du vinaigre ; on

hilares, quam in iis, qui nimis tristes sunt. Adversus omnium autem sic insanientium animos gerere se pro cujusque natura necessarium est. Quorumdam enim vani metus levandi sunt; sicut in homine prædivite famem timente incidit, cui subinde falsæ hereditates nuntiabantur : quorumdam audacia coercenda est ; sicut in iis fit, in quibus continendis plagæ quoque adhibentur : quorumdam etiam intempestivus risus objurgatione et minis finiendus : quorumdam discutiendæ tristes cogitationes ; ad quod symphoniæ, et cymbala, strepitusque proficiunt. Sæpius tamen assentiendum, quam repugnandum est ; paulatimque, et non evidenter, ab iis, quæ stulte dicentur, ad meliora mens adducenda. Interdum etiam elicienda ipsius intentio ; ut fit in hominibus studiosis litterarum, quibus liber legitur, aut recte, si delectantur, aut perperam, si id ipsum eos offendit : emendando enim convertere animum incipiunt. Quin etiam recitare, si qua meminerunt, cogendi sunt. Ad cibum quoque quosdam non desiderantes reduxerunt ii, qui inter epulantes eos collocarunt. Omnibus vero sic affectis somnus et difficilis, et præcipue necessarius est : sub hoc enim plerique sanescunt. Prodest ad id, atque etiam ad mentem ipsam componendam, crocinum unguentum cum irino in caput datum. Si nihilominus vigilant, quidam somnum moliuntur potui dando aquam, in qua papaver aut hyoscyamus decocta sit : alii mandragoræ mala pulvino subjiciunt : alii vel amomum, vel sycamini lacrymam fronti inducunt. Hoc nomen apud medicos reperio ; sed cum Græci morum συκάμινον appellant, mori nulla lacryma est. Sic vero significatur lacryma arboris in Ægypto nascentis, quam ibi μοροσύκον appellant. Plurimi decoctis papaveris corticibus, ex ea aqua spongia os et caput subinde fovent. Asclepiades ea supervacua esse dixit ; quoniam in lethargum sæpe converterent. Præcepit autem, ut primo die, a cibo, potione, somno abstineretur ; vesperé ei daretur potui aqua ; tum frictio admoveretur lenis, ut ne manum

excite l'éternument par les moyens qui y sont propres. On ne doit faire tous ces remèdes que lorsque le malade a des forces ; mais s'il est faible, il faut se contenter d'humecter seulement la tête avec de l'huile rosat, à laquelle on aura ajouté du serpolet ou quelque autre plante semblable. Dans quelque état que soient les forces, on se sert avec avantage de la morelle et de la pariétaire ; on exprime le suc de ces plantes et on le répand sur toute la tête. Lorsque la fièvre est diminuée, on emploie les frictions ; on les fait moins fortes sur les frénétiques qui sont très-gais, que sur ceux qui sont fort tristes. Pour agir sur l'esprit de ces malades, il faut employer des moyens différents, selon la nature de chacun d'eux. Il est des frénétiques dont il faut bannir les vaines terreurs, comme l'on fit dans la frénésie d'un homme fort riche, qui avait peur de mourir de faim et auquel on annonçait, de temps en temps, de fausses successions : il en est dont il faut réprimer l'audace et qu'on est même obligé de frapper pour pouvoir les contenir. Il faut arrêter les ris insensés de quelques-uns, par les réprimandes et les menaces ; chasser la tristesse de l'esprit de quelques autres par la symphonie, le son des cymbales et autres moyens bruyants. On doit cependant se prêter plus souvent à leurs idées, qu'on ne doit y résister, et il faut tâcher de ramener peu-à-peu, et non pas brusquement, leur esprit de la démence à la raison. Quelquefois aussi il faut exciter leur attention ; si c'est un homme de lettres, par exemple, on lui lira quelque ouvrage correctement, si cela lui fait plaisir, ou bien on le lui lira mal si cela le choque ; le malade alors est obligé de réfléchir pour corriger. On force même ces sortes de malades à réciter par cœur s'ils se souviennent de quelque chose. On en a vu qui ne voulaient pas manger et qu'on a guéris de cette manie, en les mettant au milieu de gens qui étaient à table. Les frénétiques ne dorment que difficilement ; cependant le sommeil leur est très-nécessaire, car la plupart ne guérissent que par là. On se sert pour procurer le sommeil et pour remédier en même temps au dérangement de l'esprit, de l'onguent de safran que l'on mêle avec celui d'iris et que l'on applique sur la tête. Si ce remède ne fait pas dormir, quelques-uns donnent pour boisson au malade de l'eau dans laquelle on a fait bouillir du pavot ou de la jusquiame ; d'autres mettent sous l'oreiller des pommes de mandragore ; quelques-uns appliquent sur le front l'amome ou le suc gommeux qui distille du *Sycaminum*. Je trouve ce nom dans les auteurs de méde-

quidem, qui perfricaret, vehementer imprimeret; postero deinde die, iisdem omnibus factis, vespere ei daretur sorbitio et aqua, rursusque frictio adhiberetur : per hanc enim nos consecuturos, ut somnus accedat. Id interdum fit, et quidem adeo, ut, illo confitente, nimia frictio etiam lethargi periculum afferat. Sed si sic somnus non accessit, tum demum illis medicamentis arcessendus est : habita scilicet eadem moderatione, quæ hic quoque necessaria est, ne, quem obdormire volumus, excitare postea non possimus. Confert etiam aliquid ad somnum silanus juxta cadens; vel gestatio post cibum, et noctu; maximeque suspensi lecti motus. Neque alienum est, si neque sanguis ante missus est, neque mens constat, neque somnus accedit, occipitio inciso cucurbitulam admovere; quæ quia levat morbum, potest etiam somnum facere. Moderatio autem in cibo quoque adhibenda est : nam neque implendus æger est, ne insaniat; neque jejunio utique vexandus, ne imbecillitate in cardiacum incidat. Opus est cibo infirmo, maximeque sorbitione, potione aquæ mulsæ, cujus ternos cyathos bis hieme, quater æstate dedisse satis est.

Alterum insaniæ genus est, quod spatium longius recipit; quia fere sine febre incipit, leves deinde febriculas excitat. Consistit in tristitia, quam videtur bilis atra contrahere. In hac utilis detractio sanguinis est : si quid hanc prohibet,

Celse.

cine; mais comme les Grecs appellent le mûrier *Sycaminum*, et qu'il n'en coule point de suc gommeux, il faut qu'on prenne ce terme pour exprimer le suc qui distille d'un arbre qui croît en Egypte et qu'on appelle dans le pays *Sycomore*. Plusieurs mettent bouillir l'écorce du pavot dans de l'eau, et font avec cette décoction des fomentations sur la tête et sur le visage, au moyen d'une éponge. Asclépiade a prétendu que ces remèdes étaient dangereux, parce qu'ils changent souvent la frénésie en léthargie. Il veut que le malade ne boive, ne mange, ni ne dorme le premier jour; qu'on lui donne de l'eau pour boisson, le soir; qu'ensuite on lui fasse une légère friction, de façon que la main de celui qui frotte ne fasse pas une forte impression sur la peau; que le lendemain, après avoir réitéré les mêmes choses, on donne une crème d'orge et de l'eau au malade, et qu'on répète de nouveau la friction qui est le plus sûr moyen de procurer le sommeil. Cela arrive en effet quelquefois, et même le sommeil est si profond, qu'Asclépiade convient que la friction trop violente peut faire tomber en léthargie. Si, malgré tous ces moyens, le sommeil n'arrive point, il faut le faire venir en employant les remèdes dont nous avons parlé plus haut. Mais il faut en user avec la modération convenable, de crainte que l'on ne puisse plus éveiller un malade que l'on ne voulait que faire dormir. Le bruit de l'eau qui tombe d'un tuyau qu'on place à côté du malade; l'agitation que l'on éprouve lorsqu'on se fait porter, si c'est le soir après avoir mangé, et principalement le balancement d'un lit suspendu, contribuent pour quelque chose au sommeil. Il convient aussi, si l'on n'a pas saigné le malade, s'il est sans raison et s'il ne peut dormir, de lui appliquer à l'occiput des ventouses scarifiées. Ce remède diminue la violence du mal, et peut, par conséquent, procurer le sommeil. Il faut aussi tenir un juste milieu pour le manger; il ne faut pas trop nourrir le malade, de crainte que la frénésie n'augmente; il ne faut pas non plus le trop fatiguer par l'abstinence, de peur que la faiblesse ne le jette dans la défaillance. Il ne faut donner qu'une nourriture légère et surtout de la crème. On donne pour boisson de l'eau miellée, dont trois verres suffisent en hiver et quatre en été.

Il est une autre espèce de démence qui dure plus long-temps, qui commence ordinairement sans fièvre, et qui ensuite est accompagnée d'un petit mouvement fébrile. Cette folie consiste dans une tristesse qui paraît dépendre de l'atrabile; la saignée est utile dans ce mal : si quel-

prima est abstinentia ; secunda , per album veratrum vomitumque purgatio. Post utrumlibet, adhibenda bis die frictio est ; si magis valet, frequens etiam exercitatio ; in jejuno vomitus : cibus, sinc vino, dandus ex media materia est. Quam quoties posuero, scire licet , etiam ex infirmissima dari posse ; dum ne ea sola quis utatur : valentissima tantummodo esse removenda. Præter hæc , servanda alvus est quam tenerrima ; removendi terrores, et potius bona spes afferenda ; quærenda delectatio ex fabulis ludisque, quibus maxime capi sanus assueverat ; laudanda , si qua sunt, ipsius opera , et ante oculos ejus ponenda ; leviter objurganda vana tristitia ; subinde admonendus , in iis ipsis rebus, quæ sollicitant, cur non potius lætitiæ, quam sollicitudinis causa sit. Si febris quoque accessit, sicut aliæ febres curanda est.

Tertium genus insaniæ est ex his longissimum ; adeo ut vitam ipsam non impediat : quod robusti corporis esse consuevit. Hujus autem ipsius species duæ sunt. Nam quidam imaginibus , non mente falluntur ; quales insanientem Ajacem vel Orestem percepisse poetæ ferunt : quidam animo desipiunt. Si imagines fallunt, ante omnia videndum est, tristes an hilares sint. In tristitia, nigrum veratrum dejectionis causa ; in hilaritate, album, ad vomitum excitandum, dari debet : idque, si in potione non accipit, pani adjiciendum est, quo facilius fallat. Nam si bene se purgaverit, ex magna parte morbum levabit. Ergo etiam si semel datum veratrum parum profecerit, interposito tempore iterum dari debet. Neque ignorare oportet, leviorem esse morbum cum risu, quam serio insanientium. Illud quoque perpetuum est in omnibus morbis, ubi ab inferiore parte purgandus aliquis est, ventrem ejus ante solvendum esse ; ubi a superiore, comprimendum. Si vero consilium insanientem fallit, tormentis quibusdam optime curatur. Ubi perperam aliquid dixit, aut fecit ; fame, vinculis, plagis coercendus est. Cogendus est et attendere , et edis-

que chose s'y oppose, il faut d'abord prescrire la diète, ensuite purger, et faire vomir avec l'ellébore blanc ; après qu'on a fait l'une ou l'autre de ces choses, on donne au malade deux frictions par jour. S'il est fort et vigoureux, on le fait exercer souvent, on le fait vomir à jeun, on lui donne, sans vin, pour nourriture, des aliments de classe moyenne. Toutes les fois que je dirai qu'on peut employer les aliments tirés de cette classe, on pourra aussi se servir de ceux de la dernière, pourvu qu'on ne les donne pas seuls ; il n'y a que ceux de la première classe qu'il faut retrancher. On doit aussi , outre ces précautions, tenir le ventre très-libre ; bannir la crainte de l'esprit du malade ; lui donner toute sorte de bonnes espérances ; l'amuser par des contes et des jeux qui lui faisaient beaucoup de plaisir lorsqu'il était en santé ; louer ses ouvrages, s'il en a fait quelques-uns, et les lui mettre devant les yeux ; lui reprocher doucement sa tristesse qui n'est pas fondée ; lui faire sentir qu'il devrait plutôt se réjouir que s'attrister des choses qui l'occupent. Si la fièvre survient, il faut la traiter comme les autres fièvres.

La troisième espèce de démence est très-longue, et n'est point un obstacle à la vie du malade ; elle n'attaque que les personnes très-robustes. Elle est de deux sortes : car les uns sont trompés par de vains fantômes, sans avoir l'esprit aliéné : telle était, au rapport des poètes, la folie d'Ajax et d'Oreste : d'autres ont l'esprit aliéné. Si ce sont des fantômes qui frappent l'imagination du malade, il faut, avant toutes choses, voir si ces objets sont tristes ou gais : s'ils sont tristes, on purge avec l'ellébore noir ; s'ils sont gais, on fait vomir avec l'ellébore blanc. Si le malade ne veut pas prendre ces remèdes en boisson , on les mêle avec son pain pour les lui faire avaler, sans qu'il s'en aperçoive : si on réussit à le bien purger, on est sûr de diminuer considérablement la maladie ; ainsi donc, si, après avoir donné une fois l'ellébore, on s'aperçoit qu'il n'a pas suffisamment agi, on le donne de nouveau au bout d'un certain temps. La folie qui est accompagnée de gaîté est moins dangereuse que celle qui porte le caractère de la tristesse. C'est une règle constante, dans toutes les maladies, de tenir le ventre libre par des lavements, lorsqu'on se dispose à la purgation, et de le resserrer, lorsqu'on veut faire vomir. Si l'esprit du malade est aliéné, on emploie avec succès certaines corrections. S'il lui arrive de dire ou de faire quelque chose mal-à-propos, on le fait jeûner, on le lie, on le bat même pour l'empêcher de recommencer. On le force

cere aliquid, et meminisse : sic enim fiet, ut paulatim metu cogatur considerare, quid faciat. Subito etiam terreri, et expavescere, in hoc morbo prodest; et fere quidquid animum vehementer perturbat. Potest enim quædam fieri mutatio, cum ab eo statu mens, in quo fuerat, abducta est. Interest etiam, is ipse sine causa subinde rideat, an mœstus demississusque sit : nam demens hilaritas terroribus iis, de quibus supra dixi, melius curatur : si nimia tristitia est, prodest lenis, sed multa bis die frictio ; item per caput aqua frigida infusa, demissumque corpus in aquam et oleum. Illa communia sunt : insanientes vehementer exerceri deberi ; multa frictione uti ; neque pinguem carnem, neque vinum assumere ; cibis uti post purgationem, ex media materia, quam levissimis ; non oportere esse vel solos, vel inter ignotos, vel inter eos, quos aut contemnant, aut negligant ; mutare debere regiones, et si mens redit, annua peregrinatione esse jactandos.

Raro, sed aliquando tamen, ex metu delirium nascitur. Quod genus insanientium, specie simile, similique victus genere curandum est : præterquam quod in hoc insaniæ genere solo recte vinum datur.

CAPUT XIX. — DE CARDIACIS.

His morbis præcipue contrarium est id genus, quod καρδιακόν a Græcis nominatur ; quamvis sæpe ad eum phrenetici transeunt : siquidem mens in illis labat, in hoc constat. Id autem nihil aliud est, quam nimia imbecillitas corporis, quod, stomacho languente, immodico sudore digeritur. Licetque protinus scire id esse, ubi venarum exigui imbecillique pulsus sunt ; sudor autem supra consuetudinem, et modo, et tempore, ex toto thorace, et cervicibus, atque etiam capite prorumpit, pedibus tantummodo et cruribus siccioribus, atque frigentibus. Acutique morbi genus est. Curatio prima est, supra præcordia imponere, quæ reprimant, cataplasmata : secunda, sudo-

d'être attentif, d'apprendre par cœur certaines choses et de les réciter. C'est ainsi qu'on l'oblige peu à peu par la crainte à réfléchir sur ce qu'il fait. Les terreurs, les craintes subites, en un mot, tout ce qui peut troubler considérablement l'esprit, est utile dans cette maladie. Car il peut se faire un changement en mieux, lorsqu'on retire l'âme de la situation où elle était auparavant. Il est important aussi d'examiner si le malade rit sans sujet, ou s'il est triste et abattu. Dans le premier cas, il est à propos de l'effrayer ; dans le second, on lui fait de douces frictions, que l'on continue pendant longtemps deux fois le jour ; on lui répand sur la tête de l'eau froide ; on le baigne dans un bain d'eau et d'huile. Voici les remèdes généraux. Il faut faire exercer beaucoup les insensés, employer fréquemment les frictions, ne leur pas laisser manger de viande grasse, leur interdire le vin, ne leur donner pour nourriture, après qu'ils ont été bien purgés, que les aliments les plus légers de la seconde classe ; ne les point laisser seuls, ou avec des gens qu'ils méprisent ou qui leur sont indifférents ; leur faire changer de climat, et, si la raison leur revient, les faire voyager tous les ans.

Le délire naît quelquefois, quoique rarement, de la crainte. Ce genre de folie est de la même espèce que ceux dont nous venons de parler, et se traite de la même façon ; la seule différence qu'il y a, c'est que cette espèce de démence est la seule dans laquelle on puisse donner du vin avec sûreté.

CHAPITRE XIX. — DE LA CARDIALGIE.

La cardialgie, ainsi nommée par les Grecs, est une maladie tout-à-fait opposée à la frénésie, puisque, dans celle-ci, l'esprit est aliéné, et qu'il ne l'est point dans celle-là : seulement, les frénétiques y sont fort sujets. Ce mal consiste dans une débilité extrême de tout le corps, qui est épuisé par des sueurs immodérées, accompagnées de langueur et de faiblesse d'estomac. On est sûr de l'existence de cette maladie, lorsque le pouls est petit et faible, et qu'on sue plus que de coutume, tant pour la durée que pour la quantité de la sueur, dans toute la région de la poitrine, du cou, de la tête, tandis que les jambes et les pieds sont secs et froids. Cette maladie est dans la classe des maladies aiguës. On doit en commencer le traitement, par appliquer des cataplasmes répercussifs sur la région de l'estomac, ensuite arrêter la sueur : on remplit cette indication avec de l'huile

8.

rem prohibere. Id præstat acerbum oleum, vel rosa, vel melinum, aut myrteum : quorum aliquo corpus leniter perungendum, ceratumque ex aliquo horum tum imponendum est. Si sudor vincit, delinendus homo est vel gypso, vel argenti spuma, vel cimolia creta, vel etiam subinde horum pulvere respergendus. Idem præstat pulvis ex contritis aridi myrti vel rubi foliis, aut ex austeri et boni vini arida fæce : pluraque similia sunt, quæ si desunt, satis utilis est quilibet ex via pulvis injectus. Super hæc vero, quo minus corpus insudet, levi veste debet esse contectus, loco non calido, fenestris patentibus, sic, ut perflatus quoque aliquis accedat. Tertium auxilium est, imbecillitati jacentis cibo vinoque succurrere. Cibus non multus quidem, sed sæpe tamen nocte ac die dandus est, ut nutriat, neque oneret. Is esse debet ex infirmissima materia, et stomacho aptus. Nisi si necesse est, ad vinum festinare non oportet : si verendum est, ne deficiat, tum et intrita ex hoc, et hoc ipsum austerum quidem, sed tamen tenue, meraculum, egelidum subinde et liberaliter dandum est ; adjecta polenta, si modo is æger parum cibi assumit : idque vinum esse debet, neque nullarum virium, neque ingentium ; recteque tota die ac nocte, vel tres heminas æger bibet ; si vastius corpus est, plus etiam. Si cibum non accipit, perunctum ante perfundere aqua frigida convenit, et tum dare. Quod si stomachus resolutus parum continet, et ante cibum, et post eum sponte vomere oportet ; rursusque post vomitum cibum sumere. Si ne id quidem manserit, sorbere vini cyathum, interpositaque hora sumere alterum. Si id quoque stomachus reddiderit, totum corpus bulbis contritis superillinendum est : qui, ubi inaruerunt, efficiunt, ut vinum in stomacho contineatur, exque eo toti corpori calor, venisque vis redeat. Ultimum auxilium est, in alvum ptisanæ vel alicæ cremorem ex inferioribus partibus indere : siquidem id quoque vires tuetur. Neque alienum est, naribus quoque æstuantis admovere, quod refi-

astringente de rose, de coing ou de myrte : on frotte doucement le corps avec l'une ou l'autre de ces huiles, et on applique par-dessus du cérat composé des mêmes ingrédiens. Si les sueurs ne cessent point, on frotte légèrement le corps du malade avec du plâtre, de la litharge d'argent, de la terre cimolée, ou l'on répand sur lui de la poudre faite avec l'une ou l'autre de ces matières. La poudre préparée avec les feuilles sèches de myrte, de ronce, ou de lie desséchée de bon vin austère, produit le même effet, ainsi que quantité d'autres choses semblables. Si l'on n'a rien de tout cela, il suffit de jeter sur le corps de la poussière que l'on trouve dans les chemins. On ne couvre que très-légèrement le malade, pour qu'il sue moins ; on le met dans une chambre qui ne soit pas chaude, et dont on laisse les fenêtres ouvertes, afin que l'air puisse y entrer. En troisième lieu, il faut remédier à la faiblesse du malade, par le vin et les aliments convenables. On donne à manger le jour et la nuit au malade, mais peu et souvent, dans la vue de réparer ses forces, sans le surcharger. La nourriture doit être des plus légères, et propre pour l'estomac. Il ne faut pas trop se presser de recourir au vin, à moins que cela ne soit nécessaire. Si l'on craint que les forces ne manquent, on fait prendre du pain trempé dans du vin qui soit austère, léger, pur et tiède ; on en donne abondamment : on y ajoute de la farine de froment séché au feu, si le malade prend peu de nourriture. Le vin qu'on lui donne ne doit être ni trop fort, ni trop faible : on peut, sans aucun inconvénient, lui en faire prendre, tant le jour que la nuit, jusqu'à deux ou trois hémines, et même davantage si c'est un corps d'un volume considérable. Si le malade répugne à la nourriture, il faut le frotter d'huile, puis lui répandre sur le corps de l'eau froide, et lui donner ensuite à manger. Si l'estomac est affaibli au point qu'il ne puisse garder les aliments, le malade doit se faire vomir avant et après le manger, et prendre de nouveau de la nourriture, lorsqu'il a vomi. Si, malgré cela, il la rend, il faut qu'il prenne un verre de vin, et une heure après un second ; s'il rejette même le vin, il faut qu'il se fasse enduire tout le corps d'ognons pilés. Lorsque les ognons seront desséchés, l'estomac gardera sûrement le vin, qui ne manquera pas de rendre de la chaleur et de la force à tout le corps, et de relever le pouls. Pour dernière ressource, on fait prendre en lavement de la crème d'orge mondé ou de fromentée, ce qui est aussi un bon moyen pour rétablir les forces. On fait respirer au malade quelque chose de res-

ciat ; id est, rosam et vinum : et si qua in extremis partibus frigent , unctis et calidis manibus fovere. Per quæ si consequi potuimus , ut et sudoris impetus minuatur, et vita prorogetur, incipit jam tempus ipsum esse præsidio. Ubi in tuto esse videtur, verendum tamen est, ne in eamdem imbecillitatem cito recidat : itaque, vino tantum remoto, quotidie validiorem cibum debet assumere, donec satis virium corpori redeat.

CAPUT XX. — DE LETHARGICIS.

Alter quoque morbus est , aliter phrenetico contrarius. In eo difficilior somnus , promta ad omnem audaciam mens est ; in hoc marcor , et inexpugnabilis pæne dormiendi necessitas. Λήθαργον Græci nominant. Atque id quoque genus acutum est, et nisi succurritur, celeriter jugulat. Hos ægros quidam subinde excitare nituntur, admotis iis , per quæ sternutamenta evocantur, et iis, quæ odore fœdo movent ; qualis est pix cruda, lana succida, piper, veratrum, castoreum, acetum, allium, cepa. Juxta etiam galbanum incendunt , aut pilos, aut cornu cervinum : si id non est, quodlibet aliud. Hæc enim cum comburuntur , odorem fœdum movent. Tharrias vero quidam, accessionis id malum esse dixit, levarique, cum ea decessit : itaque eos , qui subinde excitant, sine usu male habere. Interest autem , in decessione expergiscatur æger, an, cum febris non levetur, aut levata quoque ea somnus urgeat. Nam si expergiscitur, adhibere ei , ut sopito, supervacuum est : neque enim vigilando melior fit; sed per se , si melior est, vigilat. Si vero continens ei somnus est, utique excitandus est ; sed iis temporibus , quibus febris levissima est, ut et excernat aliquid, et sumat. Excitat autem validissime repente aqua frigida infusa. Post remissionem itaque , peruunctum oleo multo corpus, tribus aut quatuor amphoris totum per caput perfundendum est. Sed hoc utemur, si æqualis ægro spiritus erit, si mollia præcordia : sin aliter hæc erunt, ea potiora,

taurant, comme du vin ou de l'huile rosat : s'il a les extrémités froides , on les lui frotte avec les mains grasses et chaudes. Si l'on réussit par tous ces remèdes à modérer la sueur et à prolonger la vie, le temps qu'on gagne devient lui-même un remède. Lorsque le malade paraît être en sûreté, il est cependant à craindre qu'il ne retombe tout-à-coup dans son premier état. C'est pourquoi , il faut se contenter de lui retrancher le vin, et lui faire prendre , tous les jours , des aliments fort nourrissants, jusqu'à ce que ses forces soient suffisamment revenues.

CHAPITRE XX. — DE LA LÉTHARGIE.

Il est encore une autre maladie opposée à la frénésie. Dans celle-ci , les malades ne dorment que très-difficilement ; leurs pensées se portent vivement vers tous actes d'audace : dans la maladie dont il est ici question, il y a un assoupissement profond et une nécessité presque insurmontable de dormir : les Grecs l'appellent *léthargie*. Elle est aussi dans la classe des maladies aiguës, et fait périr le malade en fort peu de temps, si l'on n'y apporte un prompt remède. Les uns s'efforcent de tirer les malades de leur assoupissement, par les sternutatoires et par les médicaments qui ont la propriété, par leur mauvaise odeur, de mettre les esprits en mouvement. Telle est la poix crue, la laine grasse, le poivre, l'ellébore, le castoreum, le vinaigre, l'ail, l'ognon. On brûle aussi, à côté du malade, du galbanum, des poils ou de la corne de cerf; si l'on n'en a point, quelque autre chose fétide. La mauvaise odeur que ces drogues répandent, lorsqu'on les brûle, réveille les esprits (1). Il s'est trouvé un certain Tharrias qui a prétendu que la léthargie n'était que l'effet d'un accès de fièvre, et que cette maladie finissait avec l'accès; qu'ainsi c'était mal-à-propos qu'on s'efforçait de faire revenir les léthargiques de leur assoupissement. Il est important d'examiner si le malade s'éveille à la fin de l'accès de fièvre, ou s'il continue de dormir, soit pendant la continuation de la fièvre, soit même après sa rémission. Car s'il s'éveille, il est inutile de lui donner aucun remède pour le tirer de son assoupissement : il ne se trouvera certainement pas mieux, parce qu'il sera éveillé, et s'il est mieux, il s'éveillera de lui-même. Mais s'il éprouve un sommeil continuel ,

____

(1) Cette traduction suppose qu'il y a dans le texte *odore fœdo*, comme le sens paraît l'exiger.

quæ supra comprehensa sunt. Et, quod ad somnum quidem pertinet, commodissima hæc ratio est. Medendi autem causa, caput radendum ; deinde posca fovendum est, in qua laurus, aut ruta decocta sit : altero die imponendum castoreum , aut ruta ex aceto contrita , aut lauri baccæ, aut hedera cum rosa et aceto. Præcipueque proficit, et ad excitandum hominem, naribus admotum , et ad morbum ipsum depellendum , capiti frontive impositum sinapi. Gestatio etiam in hoc morbo prodest; maximeque opportune cibus datus, id est, in remissione, quanta maxima inveniri poterit. Aptissima autem sorbitio est, donec morbus decrescere incipiat : sic , ut si quotidie gravis accessio est, hæc quotidie detur ; si alternis, post graviorem, sorbitio, post leviorem, mulsa aqua. Vinum quoque cum tempestivo cibo datum non mediocriter adjuvat. Quod si post longas febres ejusmodi torpor accessit, cetera eadem servanda sunt : ante accessionem autem, tribus quatuorve horis , castoreum , si venter adstrictus est, mixtum cum scammonia ; si non est, per se ipsum cum aqua dandum est. Si præcordia mollia sunt, cibis utendum est plenioribus ; si dura , in iisdem sorbitionibus sustinendum ; imponendumque præcordiis , quod simul et reprimat et emolliat.

il faut employer des moyens propres à le réveiller : observant seulement d'attendre que la fièvre soit extrêmement diminuée , afin que le malade puisse vaquer à ses excrétions et prendre quelque chose. Le remède le plus efficace , pour faire revenir ces malades de leur assoupissement , est de leur répandre tout-à-coup de l'eau froide sur le corps. Ainsi donc , lorsque la fièvre est dans sa rémission , on oint tout le corps du malade avec beaucoup d'huile , et on lui verse sur la tête trois ou quatre pots d'eau froide. On ne doit néanmoins employer ce remède qu'autant que la respiration est égale et que les hypochondres sont souples; sinon, il faut préférer les remèdes que nous avons prescrits plus haut. Voilà ce qu'on peut faire de mieux contre l'assoupissement. Quant au traitement de la maladie, il faut raser la tête et ensuite faire dessus des fomentations avec de l'oxycrat, dans lequel on a fait bouillir du laurier ou de la rue. Le lendemain, on y applique du castoreum, ou de la rue qu'on a pilée dans du vinaigre , ou des baies de laurier, ou du lierre pilé dans de l'huile rosat et du vinaigre. On emploie principalement avec succès, contre l'assoupissement, la moutarde qu'on fait respirer au malade, et qu'on lui applique aussi sur le front ou sur la tête, pour chasser la maladie elle - même. On retire pareillement un soulagement marqué de la gestation, et surtout de la nourriture donnée à propos, c'est-à-dire, lorsque la fièvre est dans sa plus grande rémission. Il n'y a rien de mieux qu'une légère crème d'orge, tant que la maladie ne va pas en diminuant : s'il y a tous les jours un accès de fièvre violent , il faut en donner tous les jours : si l'accès violent ne revient que de deux jours l'un, on donne cette crème après l'accès le plus violent, et l'eau miellée après le plus léger. Le vin que l'on donne avec une nourriture convenable est aussi d'un grand secours. Si la léthargie ne vient qu'à la suite d'une fièvre qui a duré long-temps, on emploie les mêmes remèdes. Si le ventre est resserré, on donne, trois ou quatre heures avant l'accès, du castoreum seul dans de l'eau. Si les hypochondres sont souples, on donne plus à manger ; s'ils sont durs, on s'en tient à la crème d'orge, et on applique dessus quelque chose qui soit, en même temps, résolutif et émollient.

CAPUT XXI. — DE HYDROPICIS.

Sed hic quidem acutus est morbus. Longus vero fieri potest eorum , quos aqua inter cutem male habet ; nisi primis

CHAPITRE XXI. — DE L'HYDROPISIE.

La léthargie est une maladie aiguë : au contraire, l'eau épanchée sous la peau, que les Grecs nomment *hydropisie* (si l'on n'y remédie dès le commencement), est

diebus discussus est : ὕδρωπα Græci vc-
cant. Atque ejus tres species sunt. Nam
modo, ventre vehementer intento, creber intus ex motu spiritus sonus est :
modo corpus inæquale est, tumoribus
aliter aliterque per totum id orientibus :
modo intus in uterum aqua contrahitur,
et moto corpore ita movetur, ut impetus
ejus conspici possit. Primum τυμπανίτην :
secundum, λευκοφλεγματίαν vel ὑπὸ
σάρκα : tertium, ἀσκίτην Græci nominarunt. Communis tamen omnium est humoris nimia abundantia ; ob quam ne
ulcera quidem in his ægris facile sanescunt. Sæpe vero hoc malum per se incipit ; sæpe alteri vetusto morbo, maximeque quartanæ, supervenit. Facilius in
servis, quam in liberis tollitur : quia,
cum desideret famem, sitim, mille alia
tædia, longamque patientiam, promtius
iis succurritur, qui facile coguntur,
quam quibus inutilis libertas est. Sed ne
ii quidem, qui sub alio sunt, si ex toto
sibi temperare non possunt, ad salutem
perducuntur. Ideoque non ignobilis medicus, Chrysippi discipulus, apud Anti-
gonum regem, amicum quemdam ejus,
notæ intemperantiæ, mediocriter eo
morbo implicitum, negavit posse sanari.
Cumque alter medicus Epirotes Philip-
pus se sanaturum polliceretur ; respon-
dit, illum ad morbum ægri respicere ; se,
ad animum. Neque eum res fefellit. Ille
enim cum summa diligentia non medici
tantummodo, sed etiam regis custodire-
tur, tamen malagmata sua devorando,
bibendoque suam urinam, in exitium
sese præcipitavit. Inter initia tamen, non
difficillima curatio est, si imperata sunt
corpori quies, sitis, inedia : at si malum
inveteravit, non nisi magna mole discutitur. Metrodorum tamen, Epicuri disci-
pulum, ferunt, cum hoc morbo tentare-
tur, neque æquo animo necessariam sitim sustineret, ubi diu abstinuerat,
bibere solitum, deinde evomere. Quod
si redditur, quidquid receptum est, multum tædio demit ; si a stomacho retentum
est, morbum auget : ideoque in quolibet
tentandum non est. Sed si febris quoque
est, hæc in primis submovenda est per

une maladie chronique. Il y a trois sortes d'hydropisie ; car tantôt le ventre est
considérablement tendu, et l'on entend à
l'intérieur un son qui y est produit par
l'agitation de l'air : tantôt toute l'habitude du corps est inégale, et il s'élève de
tous côtés différentes tumeurs : tantôt
l'eau s'amasse dans l'intérieur du ventre,
de manière que, lorsqu'on agite le corps,
on aperçoit la fluctuation de l'eau. Les
Grecs ont appelé la première espèce
d'hydropisie, *tympanite* ; la seconde,
leucophlegmatie ou *hyposarque*, et la troisième, *ascite*. La cause commune de toutes est la trop grande abondance d'humeurs : ce qui fait que les ulcères ne se
guérissent que très-difficilement chez ces
sortes de malades. L'hydropisie commence souvent d'elle - même ; souvent
aussi elle survient à une ancienne maladie et principalement à la fièvre quarte.
Cette maladie se guérit plus facilement
chez les esclaves que chez les hommes
libres, parce que la curation demande
qu'on supporte la faim, la soif, et mille
autres dégoûts qui exigent beaucoup de
patience. On guérit donc bien plus vite les
personnes qu'il n'est pas difficile d'as-
treindre à toutes ces choses, que celles qui
jouissent d'une liberté qui leur est nuisible. On ne guérit pas même ceux qui sont
sous la puissance d'autrui, s'ils ne
sont assez maîtres d'eux-mêmes pour se
refuser tout. Voici un exemple qui le
prouve. Un médecin d'un mérite distin-
gué, disciple de Chrysippe, et qui suivait
la cour du roi Antigone, soutint qu'un
ami du roi, qui n'était que légèrement
attaqué de cette maladie, mais dont l'intempérance était connue, ne guérirait
point : un autre médecin d'Epire, nommé
Philippe, promit au contraire de guérir
le malade. Le disciple de Chrysippe dit
que son collègue ne faisait attention qu'à
la maladie, mais que pour lui, il consi-
dérait le caractère du malade. L'évène-
ment justifia ce qu'il avait prédit ; car,
quoique le malade fût gardé avec un soin
extrême, non-seulement de la part du
médecin, mais encore de la part du roi,
il trouva le moyen d'avaler ses cataplasmes, de boire son urine, et par là il se
perdit lui-même. Quand l'hydropisie ne
fait que commencer, si le malade peut
dormir, s'il supporte avec constance la
faim et la soif, il n'est pas très-difficile
de le guérir ; mais si le mal est invétéré,
on n'en vient à bout qu'avec beaucoup
de peine. On rapporte que Métrodore,
disciple d'Epicure, étant attaqué de cette
maladie, et ne pouvant supporter la soif
qui était nécessaire, après y avoir résisté
pendant long-temps, se mettait à boire, et
vomissait ensuite la boisson qu'il avait

eas rationes, per quas huic succurri posse propositum est : si sine febre æger est, tum demum ad ea veniendum est , quæ ipsi morbo mederi solent. Atque hic quoque quæcumque species est, si nondum nimis occupavit, iisdem auxiliis opus est : multum ambulandum, currendum aliquid est ; superiores maxime partes sic perfricandæ, ut spiritum ipse contineat ; evocandus est sudor, non per exercitationem tantum, sed etiam in arena calida , vel laconico, vel clibano , similibusque aliis ; maximeque utiles naturales , et siccæ sudationes sunt, quales super Baias in myrtis habemus. Balneum, atque omnis humor alienus est. Jejuno recte catapotia dantur, facta ex absinthii duabus, myrrhæ tertia parte. Cibus esse debet ex media quidem materia, sed tamen generis durioris : potio non ultra danda est, quam ut vitam sustineat ; optimaque est quæ urinam movet. Sed id ipsum tamen moliri cibo, quam medicamento melius est. Si tamen res coget, ex iis aliquid, quæ id præstant, erit decoquendum, eaque aqua potui danda. Videntur autem hanc facultatem habere iris , nardum , crocum , cinnamum, amomum , casia , myrrha, balsamum, galbanum, ladanum, œnanthe, panaces, cardamomum , hebenus , cupresssi semen , uva taminia , στκφίδα ἀγρίαν Græci nominant, abrotonum, rosæ folia, acorum , amaræ nuces, tragoriganum , styrax , costum , junci quadrati et rotundi semen ; illum κύπειρον , hunc σχοῖνον Græci vocant : quæ quoties posuero, non quæ hic nascuntur, sed , quæ inter aromata afferuntur, significabo. Primo tamen , quæ levissima ex his sunt, id est, rosæ folia, vel nardi spica , tentanda sunt. Vinum quoque utile est austerum, sed quam tenuissimum. Commodum est etiam, lino quotidie ventrem metiri, et, qua comprehendit alvum , notam imponere ; posteroque die videre, plenius corpus sit, an extenuetur : id enim, quod extenuatur, medicinam sentit. Neque alienum est , metiri et potionem ejus, et urinam : nam si plus humoris excernitur, quam assumitur, ita demum secundæ valetudinis spes est.

prise. Si l'estomac rend tout ce qu'il a reçu, on s'épargne bien du malaise en buvant ; mais s'il ne rend pas tout, on augmente sûrement son mal ; ainsi , il ne faut point conseiller cette méthode à tout le monde. Si la fièvre a lieu en même temps, il faut la combattre par les moyens que nous avons rapportés ci-dessus : si le malade est sans fièvre, il faut attaquer la cause du mal même. De quelque espèce que soit l'hydropisie, si elle ne fait que commencer, elle se guérit par les mêmes remèdes. Il faut se promener beaucoup, courir quelquefois, se faire faire principalement, sur les parties supérieures, des frictions réitérées, pendant lesquelles le malade doit retenir son haleine. Il faut exciter la sueur, non-seulement par l'exercice, mais encore par le bain de sable chaud, les poêles, les fours, et autres choses semblables. Les sueurs que l'on excite par le moyen des étuves sèches et naturelles, telles que celles qui sont situées au-dessus de Baies, dans des endroits plantés de myrtes, sont très-avantageuses dans cette maladie. Le bain dans l'eau, et généralement tout ce qui est humide, est contraire dans l'hydropisie ; on donne avec succès, à jeun, des pilules faites avec deux parties d'absinthe et une partie de myrte. Les aliments que l'on donne au malade doivent être tous tirés de la seconde classe ; il faut même choisir les plus fermes : il ne faut donner de boisson qu'autant qu'il en faut pour entretenir la vie : la meilleure dont on puisse faire usage est celle qui fait couler les urines. Mais il vaut mieux chercher à produire cet effet par les aliments que par les médicaments. Cependant, s'il est nécessaire de recourir à ceux-ci , on fera une décoction aqueuse de quelques substances diurétiques, et on la fera boire au malade. Les médicaments qui paraissent avoir cette propriété sont l'iris, le nard, le safran, la cannelle, le cassia lignea, la myrrhe, le baume, le galbanum, le ladanum, la lambrusque, le panax, le cardamone, l'ébène, la semence de cyprès, la staphisaigre des Grecs , l'aurone, les feuilles de rose, l'acorus, l'amande amère, le marum, le styrax, le costus, la fleur du jonc tant carré que rond. Toutes les fois que je parlerai de ces plantes, j'entendrai, non pas celles qui viennent dans ce pays-ci, mais celles qu'on nous apporte avec les aromates. On commence par employer les plus doux de ces remèdes, comme sont les feuilles de rose, les gousses du nard. Le vin austère fait encore un bon effet, mais il faut qu'il soit fort léger. Il est bon aussi d'avoir la précaution de mesurer le ventre tous les jours avec un fil,

Asclepiades in eo , qui ex quartana in
hydropa deciderat, se abstinentia bidui ,
et frictione usum ; tertio die, jam et febre
et aqua liberato, cibum et vinum dedisse,
memoriæ prodidit.

Hactenus communiter de omni specie
præcipi potest : si vehementius malum
est, diducenda ratio curandi est. Ergo si
inflatio, et ex ea dolor creber est, utilis
quotidianus, aut altero quoque die post
cibum, vomitus est : fomentis siccis calidisque utendum est. Si per hæc dolor
non finitur, necessariæ sunt sine ferro
cucurbitulæ : si ne per has quidem tormentum tollitur, incidenda cutis est , et
tum his utendum. Ultimum auxilium est,
si cucurbitulæ nihil profuerunt, per alvum infundere copiosam aquam calidam,
eamque recipere. Quin etiam quotidie
ter quaterve opus est uti frictione vehementi , cum oleo et quibusdam calefacientibus : sed in hac frictione a ventre
abstinendum est. Imponendum vero in
eum crebrius sinapi , donec cutem ero-
dat ; ferramentisque candentibus pluribus locis venter exulcerandus est , et
servanda ulcera diutius. Utiliter etiam
scilla cocta delingitur. Sed diu post has
inflationes abstinendum est ab omnibus
inflantibus.

At si id vitium est, cui λευχοφλεγματία
nomen est, eas partes, quæ tument, subjicere soli oportet ; sed non nimium , ne
febriculam incendat : si is vehementior
est, caput velandum est : utendumque
frictione , madefactis tantum manibus
aqua, cui sal et nitrum et olei paulum
sit adjectum ; sic, ut aut pueriles aut mu-
liebres manus adhibeantur, quo mollior

et d'en marquer la grosseur : on fait la
même chose le lendemain, et on voit si
le ventre est plus enflé, ou s'il l'est moins :
s'il est diminué, c'est une marque que
les remèdes font effet. On doit aussi mesurer la quantité de boisson que l'on
donne au malade, et la quantité d'urine
qu'il rend : s'il rend plus d'urine qu'il ne
prend de boisson, il y a lieu d'espérer qu'il guérira. Asclépiade rapporte
qu'il guérit une hydropisie , qui était
survenue à la suite d'une fièvre quarte,
en faisant observer la diète et faire des
frictions pendant deux jours, et que, le
troisième , son malade, délivré de la fièvre et de l'hydropisie , était en état de
prendre du vin et de la nourriture.

Jusqu'à présent nous n'avons fait que
donner le traitement général pour toutes
les hydropisies ; mais si le mal est considérable , il faut un traitement particulier pour chaque espèce. Si c'est une
tympanite, et qu'elle soit accompagnée de
douleurs fréquentes, il est bon de faire
vomir le malade tous les jours, ou de
deux jours l'un , après qu'on lui a donné
à manger. On fait des fomentations chaudes et sèches : si la douleur ne cède point
à ce remède, il est nécessaire d'en venir
aux ventouses sèches ; si les ventouses
sèches ne font rien, on emploie les ventouses avec scarifications. Enfin , si l'une
et l'autre espèce de ventouses n'ont point
soulagé le malade, pour dernière ressource, on injecte beaucoup d'eau chaude
dans le bas-ventre, en forme de lavement :
on fait de plus trois ou quatre fortes
frictions par jour, avec de l'huile et
quelques drogues échauffantes ; mais on
évite de frictionner sur le ventre. On applique à différentes reprises, sur cette
partie du corps, de la graine de moutarde , jusqu'à ce qu'il y ait érosion à
la peau ; on la cautérise sur divers points
par le moyen d'un fer chaud, et on
laisse suppurer pendant long-temps les
ulcères qui en résultent. Il est utile encore de sucer de la scille cuite. On applique aussi avec succès sur la peau de
l'ognon de scille bouilli. Lorsqu'on a été
attaqué de la tympanite, il faut s'abstenir pendant long-temps de tout ce qui
peut produire des vents.

Mais s'il y a leucophlegmatie, il faut
exposer au soleil les parties qui sont tuméfiées, et ne point les y laisser trop
long-temps, de crainte d'allumer la fièvre :
si la chaleur du soleil est considérable,
il faut bien couvrir la tête, faire des
frictions avec les mains, trempées seulement dans de l'eau à laquelle on ait
ajouté un peu d'huile et de nitre, et n'employer à ces frictions que des femmes ou
des enfants, comme ayant la main plus

carum tactus sit : idque si vires patiuntur, ante meridiem, tota hora ; post meridiem , semihora fieri oportet. Utilia etiam sunt cataplasmata, quæ reprimunt; maximeque si corpora teneriora sunt. Incidendum quoque est super talum, quatuor fere digitis , ex parte interiore , qua per aliquot dies frequens humor feratur ; atque ipsos tumores incidere altis plagis oportet : concutiendumque multa gestatione corpus est : atque, ubi inductæ vulneribus cicatrices sunt, adjiciendum et exercitationibus et cibis, donec corpus ad pristinum habitum revertatur. Cibus valens esse debet, et glutinosus, maximeque caro : vinum , si per stomachum licet, dulcius ; sed ita , ut invicem biduo triduove, modo aqua , modo id bibatur. Prodest etiam lactucæ marinæ, quæ grandis juxta mare nascitur, semen, cum aqua potui datum. Si valens est , qui id accipit, et scilla cocta, sicut supra dixi, delingitur. Auctoresque multi sunt, inflatis vesicis pulsandos tumores esse.

Si vero id morbi genus est, quo in uterum multa aqua contrahitur, ambulare, sed magis modice oportet ; malagma , quod digerat, impositum habere , idque ipsum superimposito triplici panno, fascia , non nimium tamen vehementer , adstringere : quod a Tharria profectum , servatum esse a pluribus video. Si jecur, aut lienem affectum esse , manifestum est, ficum pinguem contusam, adjecto melle , superponere. Si per talia auxilia venter non siccatur, sed humor nihilominus abundat, celeriori via succurrere, ut is per ventrem ipsum emittatur. Neque ignoro , Erasistrato displicuisse hanc curandi viam : morbum enim hunc jocinoris putavit : ita illum esse sanandum ; frustraque aquam emitti, quæ, vitiato illo, subinde nascatur. Sed primum , non hujus visceris unius hoc vitium est : nam et liene affecto , et in totius corporis malo habitu fit. Deinde, ut

douce. Si les forces le permettent, il faut faire, avant midi, une friction pendant une heure, et l'après-midi on en fait une seconde pendant une demi-heure. On se trouve bien aussi des cataplasmes répercussifs, surtout si l'on a affaire à des malades délicats. Il faut faire au bas de la jambe, du côté interne, une ouverture d'environ quatre doigts, et laisser échapper le plus possible de sérosité par cette ouverture, pendant plusieurs jours. On fait même des ouvertures considérables sur les tumeurs ; on agite violemment le corps par la gestation, et, lorsque les cicatrices des plaies qu'on a faites commencent à se fermer, on augmente l'exercice et la nourriture, jusqu'à ce que le corps soit remis dans son premier état. Les aliments que l'on donne doivent être fort nourrissants et glutineux, principalement les viandes. Si l'estomac permet qu'on donne du vin, il doit être fort doux. Le malade même ne doit point en boire continuellement ; mais il faut qu'il boive alternativement pendant deux ou trois jours, tantôt de l'eau, tantôt du vin. La semence de laitue marine, qui croit à une grande hauteur le long des rivages de la mer, donnée en boisson dans de l'eau , est aussi fort utile. Si le malade est robuste, on peut lui faire sucer de la scille cuite, comme je l'ai déjà dit. Plusieurs auteurs prétendent qu'il faut essayer de dissiper ces enflures en les frappant avec des vessies remplies d'air.

S'il y a beaucoup d'eau épanchée dans la cavité du bas-ventre, il faut aussi se promener, mais avec plus de modération. On applique sur le ventre un cataplasme résolutif, et on met par-dessus un morceau d'étoffe plié en trois, qu'on assujettit par le moyen d'un bandage qu'il faut avoir la précaution de ne pas trop serrer. C'est un conseil donné par Tharrias, et que bien des médecins ont suivi. S'il paraît manifestement que le foie ou la rate est affecté, on fait avec des figues grasses et du miel un cataplasme qu'on applique dessus. Si , malgré ces remèdes, les eaux ne se dissipent point, mais sont toujours en aussi grande quantité, on en vient à une voie plus courte, qui est d'évacuer les eaux par la ponction que l'on fait au bas-ventre. Je sais que cette méthode n'était pas du goût d'Erasistrate ; il croyait que l'hydropisie ascite dépendait toujours d'un vice du foie qu'il fallait guérir, et que c'était inutilement qu'on évacuait les eaux, qui ne manquaient pas de revenir, tant que le foie restait malade. Mais premièrement, cette maladie ne dépend pas toujours uniquement d'un vice du foie, car elle

inde cœperit, tamen aqua nisi emittitur, quæ contra naturam ibi substitit, et jocinori, et ceteris interioribus partibus nocet. Convenitque, corpus nihilominus esse curandum. Neque enim sanat emissus humor, sed medicinæ locum facit, quam intus inclusus impedit. Ac ne illud quidem in controversiam venit, quin non omnes in hoc morbo sic curari possint, sed juvenes robusti, qui vel ex toto carent febre, vel cérte satis liberales intermissiones habent. Nam quorum stomachus corruptus est, quive ex atra bile huc deciderunt, quive malum corporis habitum habent, idonei huic curationi non sunt. Cibus autem, quo die primum humor emissus est, supervacuus est, nisi si vires desunt : insequentibus diebus, et is, et vinum meracius quidem, sed non ita multum dari debet, paulatimque evocandus æger est ad exercitationes, frictiones, solem, sudationes, fatigationes, et idoneos cibos, donec ex toto convalescat. Balneum rarum res amat; frequentiorem in jejuno vomitum. Si ætas est, in mari natare commodum est. Ubi convaluit aliquis, diu tamen alienus ei veneris usus est.

peut dépendre aussi d'un vice de la rate, ou de la mauvaise disposition de tout le corps ; d'ailleurs, quand elle reconnaîtrait pour principe le mauvais état du foie, si l'on n'évacue l'eau qui séjourne contre nature dans la cavité du bas-ventre, elle nuira au foie et à toutes les autres parties intérieures, et cela n'empêche pas qu'il ne faille corriger la mauvaise disposition du corps : car ce n'est pas l'écoulement des eaux qui guérit ; il ne fait que disposer à la guérison, qui serait impossible si les eaux n'étaient point évacuées. On ne prétend pas non plus qu'il faille employer cette méthode à l'égard de tous les malades ; mais seulement à l'égard des jeunes gens qui sont vigoureux, qui sont absolument sans fièvre, ou dont la fièvre a des intermissions très-marquées. Il est bien sûr qu'on ne pourrait guérir par la ponction les hydropiques qui auraient l'estomac vicié, qui seraient tombés dans l'hydropisie, à la suite de l'atrabile ou de la cachexie. Il ne faut point donner de nourriture le jour qu'on a évacué les eaux pour la première fois, à moins que les forces ne manquent. Les jours suivants, il faut donner du vin pur, mais en petite quantité, remettre peu à peu le malade à l'usage des frictions, le faire exercer, l'exposer au soleil, le faire suer, le fatiguer même, et lui donner des aliments convenables, jusqu'à ce qu'il soit entièrement guéri. Il ne faut user du bain que fort rarement, et se faire vomir souvent à jeun. Si c'est en été, on se trouve bien de se baigner dans la mer. Lorsqu'un hydropique est rétabli, il doit s'abstenir pendant long-temps du commerce des femmes.

CAPUT XXII.—DE TABE, ET EJUS SPECIEBUS.

Diutius sæpe et periculosius tabes eos male habet, quos invasit. Atque hujus quoque plures species sunt. Una est, qua corpus non alitur, et naturaliter semper aliquibus decedentibus, nullis vero in eorum locum subeuntibus, summa macies oritur; et, nisi occurritur, tollit. Ἀτροφίαν hanc Græci vocant. Ea duabus fere de causis incidere consuevit. Aut enim nimio timore aliquis minus, aut aviditate nimia plus, quam debet, assumit : ita vel, quod deest, infirmat; vel, quod superat, corrumpitur. Altera species est, quam Græci καχεξίαν appellant: ubi malus corporis habitus est; ideoque

CHAPITRE XXII. — DE LA CONSOMPTION ET DE SES ESPÈCES.

La consomption est une maladie qui dure souvent fort long-temps et qui est très-dangereuse. Il y en a de plusieurs espèces. Il en est une où le corps ne prend point de nourriture, et dans laquelle, rien ne réparant les pertes continuelles que nous faisons naturellement de notre propre substance, le malade devient d'une maigreur extrême, et meurt, si on ne lui donne du secours. Les Grecs ont appelé cette espèce *atrophie.* Elle provient ordinairement de deux causes; car, ou le malade, par un excès de crainte, ne prend point assez de nourriture, ou, par un excès contraire, il en prend plus qu'il ne doit. Dans le premier cas, ce qu'il prend de moins l'affaiblit; dans le second, ce qu'il prend de trop se corrompt. Les Grecs appellent l'autre

omnia alimenta corrumpuntur. Quod fere fit, cum longo morbo vitiata corpora, etiamsi illo vacant, refectionem tamen non accipiunt; aut cum malis medicamentis corpus affectum est; aut cum diu necessaria defuerunt; aut cum inusitatos et inutiles cibos aliquis assumsit, aliquidve simile incidit. Huic, præter tabem, illud quoque nonnunquam accidere solet, ut per assiduas pustulas, aut ulcera, summa cutis exasperetur, vel aliquæ corporis partes intumescant. Tertia est, longeque periculosissima species, quam Græci φθίσιν nominarunt. Oritur fere a capite; inde in pulmonem destillat; huic exulceratio accedit; ex hac febricula levis fit, quæ etiam, cum quievit, tamen repetit; frequens tussis est; pus exscreatur; interdum cruentum aliquid. Quidquid exscreatum est, si in ignem impositum est, mali odoris est : itaque, qui de morbo dubitant, hac nota utuntur.

Cum hæc genera tabis sint, animadvertere primum oportet, quid sit, in quo laboretur. Deinde, si tantum non ali corpus apparet, causam ejus attendere; et si cibi minus aliquis, quam debet, assumsit, adjicere, sed paulatim; ne si corpus insuetum subita multitudine oneraverit, concoctionem impediat. Si vero plus justo quis assumere solitus est, abstinere uno die; deinde ab exiguo cibo incipere; quotidie adjicere, donec ad justum modum perveniat. Præter hæc convenit ambulare locis quam minime frigidis, sole vitato; per manus quoque exerceri : si infirmior est, gestari, ungi, perfricari, si potest, maxime per se ipsum, sæpius eodem die, et ante cibum, et post eum, sic, ut interdum oleo quædam adjiciantur calefacientia, donec insudet. Prodestque jejuno prehendere per multas partes cutem, et attrahere, ut relaxetur; aut, imposita resina et abducta, subinde idem facere. Utile est etiam interdum balneum, sed post cibum exiguum. Atque in ipso solio recte cibi aliquid assumitur; aut, si sine hoc frictio

espèce *cachexie*; elle dépend de l'habitude défectueuse de tout le corps, en sorte que tous les aliments que l'on prend se corrompent : ce qui arrive ordinairement, lorsqu'à la suite d'une longue maladie, le corps a été tellement affaibli que, quoique la maladie soit passée, la nutrition ne peut plus se faire; ou bien parce qu'on a employé des médicaments pernicieux, ou parce qu'on a manqué long-temps du nécessaire, ou parce qu'on a fait usage d'aliments extraordinaires et nuisibles, ou qu'il est arrivé quelque chose de semblable. Cette espèce de consomption est aussi quelquefois accompagnée de pustules, ou d'ulcères qui défigurent la superficie de la peau, ou de tumeurs qui attaquent certaines parties du corps. La troisième et la plus dangereuse espèce de consomption est celle que les Grecs appellent *phthisie*; elle commence ordinairement par attaquer la tête, et se jette ensuite sur le poumon, où elle produit un ulcère qui est accompagné d'une petite fièvre lente qui cesse et qui recommence. Le malade tousse beaucoup, crache du pus et quelquefois du sang. Si l'on jette sur le feu les crachats du malade, ils sentent mauvais. C'est une marque à laquelle on reconnaît la phthisie, lorsqu'on a des doutes sur son existence.

Puisqu'il y a trois sortes de consomptions, il faut d'abord examiner de quelle nature est celle dont on est attaqué. S'il paraît qu'il n'y a que défaut de nutrition, il faut en rechercher la cause; si c'est parce que le malade prend moins de nourriture qu'il ne le doit, il faut l'augmenter, mais peu à peu, de peur que, si l'on en donnait trop tout d'un coup, l'estomac ne se trouvât chargé et que la digestion ne se fît pas bien. Si, au contraire, c'est parce que le malade mange trop, il faut lui faire faire diète un jour; le lendemain lui rendre un peu de nourriture, et augmenter tous les jours, jusqu'à ce qu'on soit parvenu à un juste milieu. Outre cela, le malade doit se promener dans des lieux qui ne soient pas trop frais, éviter le soleil, et faire aussi quelque exercice de la main. S'il est faible, il faut qu'il fasse usage de la gestation, de l'onction, et qu'il se fasse lui-même, s'il le peut, le même jour, des frictions à différentes reprises, avant et après les repas; qu'il ajoute quelquefois à l'huile dont il se sert quelques drogues chaudes, et qu'il continue de se frotter jusqu'à ce qu'il sue. Il se trouvera bien aussi de se prendre, à jeun, la peau en différents endroits, et de la tirer afin qu'elle se relâche, ou d'étendre dessus, de temps en temps, de la poix,

...fuit, post eam protinus. Cibi vero esse debent ex iis, qui facile concoquuntur, qui maxime alunt. Ergo vini quoque, sed austeri, necessarius usus est. Movenda urina.

At si malus corporis habitus est, primum abstinendum est; deinde alvus ducenda, tum paulatim cibi dandi, adjectis exercitationibus, unctionibus, frictionibus. Utilius his frequens balneum est, sed jejunis; etiam usque sudorem. Cibis vero opus est copiosis, variis, boni succi, quique etiam minus facile corrumpantur, vino austero. Si nihil reliqua proficiunt, sanguis mittendus est; sed paulatim, quotidieque pluribus diebus, cum eo, ut cetera quoque eodem modo serventur.

Quod si mali plus est, et vera phthisis est, inter initia protinus occurrere necessarium est : neque enim facile is morbus, cum inveteraverit, evincitur. Opus est, si vires patiuntur, longa nagivatione, cœli mutatione, sic ut densius quam id est, ex quo discedit æger, petatur : ideoque aptissime Alexandriam ex Italia itur. Fereque id posse inter principia corpus pati debet, cum hic morbus ætate firmissima maxime oriatur, id est, ab anno duodevicesimo ad annum quintum et tricesimum. Si id imbecillitas non sinit, nave tamen non longe gestari commodissimum est : si navigationem aliqua res prohibet, lectica, vel alio modo corpus movendum est. Tum a negotiis abstinendum est, omnibusque rebus, quæ sollicitare animum possunt; somno indulgendum; cavendæ destillationes, ne, si quid cura levarit, exasperent; et ob id vitanda cruditas, simulque et sol et frigus; os obtegendum, fauces velandæ, tussicula suis remediis finienda : et, quamdiu quidem febricula incursat, huic

et ensuite de l'ôter, pour tirer la peau comme nous venons de le dire. Le bain fait aussi quelquefois assez de bien, pourvu que ce soit après un léger repas. Le malade peut même en toute sûreté, lorsqu'il est dans le bain, prendre quelque aliment; s'il n'a rien pris avant de se frotter, il faut qu'il prenne quelque chose immédiatement après la friction. Les aliments doivent être du genre de ceux qui se digèrent facilement et qui nourrissent beaucoup; ainsi, il faut nécessairement faire usage de vin, mais qui soit d'une qualité austère. Il faut aussi provoquer le cours des urines.

Si c'est cachexie, on doit commencer par la diète, faire prendre ensuite des lavements, donner peu à peu de la nourriture, et joindre à tout cela l'exercice, les onctions et les frictions. Le bain fréquent fait bien dans cette espèce de consomption; mais il faut que les malades le prennent à jeun, et qu'ils y restent jusqu'à ce qu'ils suent. Il faut donner une plus grande quantité d'aliments, les varier, les choisir de bon suc, et de nature à ne point se corrompre aisément, et faire usage de vin austère. Si les autres remèdes ne font rien, il faut tirer du sang pendant plusieurs jours de suite, mais peu à la fois, et employer, avec la saignée, les autres remèdes que nous avons prescrits ci-dessus.

Enfin, si le mal est plus grand, et si c'est une vraie phthisie, il faut y remédier dès le commencement; car cette maladie ne se guérit pas facilement, lorsqu'elle est invétérée. Il faut, si les forces le permettent, entreprendre de longues navigations, changer de climat, et passer dans un air plus épais que celui que l'on quitte. On se trouve, par exemple, très-bien de passer d'Italie à Alexandrie; les malades sont presque toujours en état, dans les commencements, de faire un pareil voyage, parce que cette maladie ne survient ordinairement que dans l'âge le plus robuste, c'est-à-dire depuis dix-huit ans jusqu'à trente-cinq. Si les forces ne permettent pas d'entreprendre de longues courses sur mer, on se trouve toujours très-bien de naviguer à proximité des côtes. Si quelque chose s'oppose à la navigation, il faut se faire porter en litière ou autrement; on doit renoncer aux affaires et à tout ce qui peut causer de l'inquiétude; il faut dormir beaucoup, prendre garde de s'enrhumer, de peur que le rhume ne détruise le bien que les précautions qu'on a prises peuvent avoir apporté; éviter, par la même raison, les indigestions, le trop grand chaud et le trop grand froid; se tenir la bouche et le cou couverts,

interdum abstinentia , interdum etiam tempestivis cibis medendum ; eoque tempore bibenda aqua. Lac quoque , quod in capitis doloribus, et in acutis febribus, et per eas facta nimia siti, ac, sive præcordia tument, sive biliosa urina est, sive sanguis fluxit, pro veneno est ; in phthisi tamen, sicut in omnibus longis difficillibusque febriculis , recte dari potest. Quod si febris aut nondum incursat, aut jam remisit, decurrendum est ad modicas exercitationes, maximeque ambulationes; item lenes frictiones. Balneum alienum est. Cibus esse debet primo acer , ut allium, porrum idque ipsum ex aceto , vel ex eodem intubus, ocimum , lactuca : deinde lenis, ut sorbitio ex ptisana , vel ex alica , vel ex amylo , lacte adjecto. Idem oryza quoque , et , si nihil aliud est, far præstat. Tum invicem modo his cibis , modo illis utendum est ; adjiciendaque quædam ex media materia , præcipueque (vel ex prima) cerebellum , vel pisciculus, et his similia. Farina etiam cum sevo ovillo caprinove mixta , deinde incocta, pro medicamento est. Vinum assumi debet leve , austerum. Hactenus non magna mole pugnatur : si vehementior noxa est, ac neque febricula , neque tussis quiescit , tenuariique corpus apparet, validioribus auxiliis opus est. Exulcerandum est ferro candenti, uno loco sub mento, altero in gutture , duobus ad mammam utramque ; item sub imis ossibus scapularum, quas ὠμοπλάτας Græci vocant, sic, ne sanescere ulcera sinamus, nisi tussi finita : cui per se quoque medendum esse , manifestum est. Tunc ter quaterve die vehementer extremæ partes perfricandæ, thorax levi manu pertractandus, post cibum intermittenda hora , et perfricanda crura, brachiaque : interpositis denis diebus, demittendus est æger in solium, in quo sit aqua calida et oleum : ceteris diebus bibenda aqua ; tum vinum, si tussis non est, potui frigidum dandum ; si est, egelidum. Utile est etiam in remissionibus, quotidie cibos dari : frictiones gestationesque similiter adhiberi : eadem aeria quarto, aut quinto die sumere : interdum herbam sanguina-

calmer la toux par les remèdes appropriés, et tâcher de faire cesser la fièvre, tantôt par la diète, tantôt par des aliments convenables et donnés à propos. Pendant tout ce temps-là , il ne faut boire que de l'eau. Le lait, que l'on peut regarder comme un poison dans les douleurs de tête , dans les fièvres aiguës, dans la soif vive qui les accompagne, et toutes les fois que les hypochondres sont gonflés, que l'urine est bilieuse, ou qu'il y a flux de sang , peut se donner avec avantage dans la phthisie , de même que dans toutes les fièvres de longue durée et qui résistent aux remèdes. S'il n'y a point encore eu de fièvre, ou si elle est passée, il faut avoir recours aux exercices modérés, surtout à la promenade et aux légères frictions. Le bain est contraire. Les aliments doivent être d'abord âcres , comme l'ail, le poireau, préparés avec le vinaigre, ou la chicorée, le basilic , la laitue que l'on prépare de même. On donne ensuite une crème adoucissante, faite avec de l'orge mondé, ou la fromentée, ou l'amidon et le lait. Le riz, ou tout autre graine céréale mondée, si on n'a pas autre chose, fait le même effet. On emploie ces aliments âcres et adoucissants alternativement les uns après les autres : on en ajoute quelques-uns de la seconde classe (ou bien de la première), et l'on fait principalement usage de cervelle, de petits poissons, et d'autres choses semblables. La farine mêlée avec la graisse de brebis ou de chèvre, puis soumise à la cuisson, sert aussi de remède. Le vin qu'on boit doit être austère et léger. Tant que la phthisie demeure dans cet état, on s'oppose à ses progrès sans beaucoup de peine; mais si le mal est plus considérable, si la fièvre et la toux sont continuelles, si le corps commence à se décharner, il faut avoir recours à des remèdes plus efficaces. Il faut faire avec un fer chaud un ulcère artificiel sous le menton, un autre à la gorge, deux vers les mamelles, un pareil nombre au bas des os des épaules , que les Grecs appellent *omoplates*; et l'on ne laisse pas fermer ces ulcères, que la toux ne soit entièrement finie. Ce dernier symptôme exige aussi un traitement particulier. On fait donc, par jour, trois ou quatre fortes frictions sur les extrémités; on en fait aussi sur la poitrine, mais seulement d'une main légère ; une heure après le repas, on frictionne sur les jambes et sur les bras, et, dix jours après, on met le malade dans un bain d'eau tiède et d'huile. Pendant tout ce temps, il ne faut boire que de l'eau ; ensuite on prend du vin froid pour boisson, s'il ne reste plus de toux; s'il en reste,

lem ex aceto , vel plantaginem esse. Medicamentum est etiam vel plantaginis
succus per se , vel marrubii cum melle
incoctus ; ita ut illius cyathus sorbeatur,
hujus cochleare plenum paulatim delin-
gatur ; vel inter se mixta, et incocta resinæ terebinthinæ pars dimidia , butyri
et mellis pars altera. Præcipua tamen ex
his omnibus sunt victus, vehiculum , et
navis ; et sorbitio. Alvus cita utique vitanda est. Vomitus in hoc morbo frequens, perniciosus est , maximeque sanguinis. Qui meliusculus esse cœpit, adjicere debet exercitationes , frictiones ,
cibos : deinde ipse se, suppresso spiritu,
perfricare ; diu abstinere a vino, balneo,
venere.

CAPUT XXIII. — DE COMITIALI MORBO.

Inter notissimos morbos est etiam is ,
qui comitialis , vel major nominatur.
Homo subito concidit ; ex ore spumæ
moventur ; deinde interposito tempore
ad se redit , et per se ipse consurgit. Id
genus sæpius viros, quam feminas , occupat. Ac solet quidem etiam longum
esse, usque ad mortis diem , et vitæ non
periculosum ; interdum tamen cum recens est , hominem consumit : et sæpe
eum, si remedia non sustulerunt, in pueris veneris , in puellis menstruorum initium tollit. Modo cum distentione nervorum prolabitur aliquis, modo sine illa.
Quidam hos quoque iisdem, quibus le-
thargicos , excitare conantur : quod admodum supervacuum est; et quia ne
lethargicus quidem his sanatur ; et quia,
cum possit ille nunquam expergisci , atque ita fame interire, hic ad se utique
revertitur. Ubi concidit aliquis, si nulla
nervorum distentio accessit, utique sanguis mitti debet : si accessit, non utique
mittendus est, nisi alia quoque hortantur.

on le boit tiède. On se trouve bien de
donner tous les jours de la nourriture
dans la rémission de la fièvre , et de
faire également usage des frictions et de
la gestation. Tous les quatre ou cinq
jours, on revient aux aliments âcres désignés plus haut ; et , de temps en temps,
on use de la pimprenelle ou du plantain,
trempés dans du vinaigre. Le suc de
plantain seul , ou celui de marrube cuit
avec du miel , sert aussi de remède : la
dose du premier est d'un verre , celle du
second est d'une cuillerée, qu'on laisse
couler lentement dans le gosier ; ou bien
on mêle et on fait cuire ensemble une
demi-partie de résine de térébenthine et
une partie de beurre et de miel. Mais
les moyens qui tiennent le premier rang
sont le régime, l'exercice en voiture, la
navigation, et les crèmes farineuses. Il
faut surtout veiller à ce qu'il n'arrive
point de dévoiement ; le vomissement
fréquent , principalement le vomissement de sang, est pernicieux dans cette
maladie. Lorsqu'on commence à se trouver un peu mieux, il faut augmenter
l'exercice , les frictions , et la nourriture ; ensuite se frotter soi-même, en
retenant son haleine, et s'abstenir pendant long-temps du vin , du bain et des
plaisirs de l'amour.

CHAPITRE XXIII. — DE L'ÉPILEPSIE.

L'épilepsie, ou le haut mal, est une
maladie des plus connues. Le malade
tombe tout-à-coup, rend de l'écume par
la bouche, revient ensuite à lui au bout
d'un certain temps, et se relève de lui-
même. Cette maladie attaque plus souvent les hommes que les femmes ; elle a
coutume d'être fort longue, et de durer
jusqu'à la mort, sans abréger pour cela
la vie. Elle fait cependant périr quelquefois celui qui en est attaqué, lorsqu'elle
est récente ; souvent aussi, si elle n'a pas
cédé aux remèdes, elle se guérit chez les
jeunes garçons, lorsqu'ils commencent à
jouir du commerce des femmes, et chez
les jeunes filles, lorsqu'elles commencent
à avoir leurs règles. L'épilepsie est quelquefois accompagnée de mouvements
convulsifs, quelquefois aussi il n'y en a
point. Quelques personnes tâchent de
faire revenir les épileptiques par les mêmes remèdes qu'on emploie dans la léthargie, ce qui est absolument inutile ;
car, outre qu'on ne guérit pas ainsi la léthargie, on peut craindre, dans cette dernière maladie, que le malade, ne se ré-
veillant jamais, ne finisse par mourir de
faim ; au lieu que l'épileptique revient
toujours à lui. Lorsque quelqu'un est
tombé en épilepsie, s'il n'y a point de

Necessarium autem est, ducere alvum, vel nigro veratro purgare, vel utrumque facere, si vires patiuntur : tunc caput tondere, oleoque et aceto perungere, cibum post diem tertium, simul transiit hora, qua concidit, dare. Neque sorbitiones autem his, aliique molles et faciles cibi, neque caro, minimeque suilla convenit ; sed mediæ materiæ : nam et viribus opus est, et cruditates cavendæ sunt. Cum quibus fugere oportet solem, balneum, ignem, omniaque calefacientia, item frigus, vinum, venerem, loci præcipitis conspectum, omniumque terrentium, vomitum, lassitudinem, sollicitudines, negotia omnia. Ubi tertio die cibus datus est, intermittere quartum, et invicem alterum quemque, eadem hora cibi servata, donec quatuordecim dies transeant. Quos ubi morbus excessit, acuti vim deposuit : ac, si manet, curandus jam ut longus est. Quod si, non quo die primum id incidit, medicus accessit, sed is, qui cadere consuevit, ei traditus est ; protinus eo genere victus habito, qui supra comprehensus est, exspectandus est dies, quo prolabatur ; utendumque tum vel sanguinis missione, vel ductione alvi, vel nigro veratro, sicut præceptum est : insequentibus deinde diebus, per eos cibos, quos proposui, vitatis omnibus, quæ cavenda dixi, nutriendus est. Si per hæc morbus finitus non fuerit, confugiendum erit ad album veratrum ; ac ter quoque aut quater eo utendum, non ita multis interpositis diebus ; sic tamen, ne iterum unquam sumat, nisi conciderit. Mediis autem diebus vires ejus erunt nutriendæ ; quibusdam, præter ea, quæ supra scripta sunt, adjectis. Ubi mane experrectus est, corpus ejus leniter ex oleo vetere, cum capite excepto ventre, permulceatur : tum ambulatione quam maxime longa et recta utatur : post ambulationem loco tepido vehementer et diu, ac non minus ducenties, nisi infirmus erit, perfricetur : deinde per caput multa aqua frigida perfundatur ; paulum cibi assumat ; conquiescat rursus ante noctem ambulatione utatur : iterum vehementer

mouvements convulsifs, il faut saigner ; s'il y en a, il faut s'abstenir de la saignée, à moins qu'elle ne soit indiquée par quelque autre motif. Il est nécessaire de donner des lavements, ou de purger avec l'ellébore noir, ou de faire l'un et l'autre, si les forces le permettent. Il faut raser la tête, la frotter avec de l'huile et du vinaigre, et ne donner à manger que le troisième jour, lorsque l'heure à laquelle le malade a coutume de tomber est passée. Les crèmes farineuses, les autres aliments doux et légers, la chair, principalement celle de porc, ne conviennent point dans cette maladie ; il ne faut que des aliments tirés de la classe moyenne, parce qu'on a besoin de forces, et qu'on doit redouter les indigestions. Les épileptiques doivent fuir l'ardeur du soleil, le bain, le feu, et tout ce qui échauffe ; ils doivent pareillement éviter le froid, le vin, les plaisirs de Vénus, de même que l'aspect d'un précipice et tous les objets effrayants. Le vomissement, la fatigue, les inquiétudes, les affaires de toute espèce, leur sont contraires. Lorsqu'on leur a donné à manger le troisième jour, il ne faut leur rien donner le quatrième ; ne leur rendre ensuite de la nourriture que de deux jours l'un, et toujours à la même heure, jusqu'à ce que le quatorze soit passé. Quant la maladie a passé ce terme, elle n'est plus aiguë, et, si elle subsiste encore, il faut la traiter comme une maladie chronique. Si le médecin n'a point été appelé le jour que le malade est tombé pour la première fois, et si celui-ci ne s'est mis entre ses mains qu'après plusieurs attaques, le médecin doit se contenter d'ordonner d'abord le genre de vie que nous venons de prescrire, et attendre le jour auquel le malade tombera, pour ordonner ou la saignée, ou les lavements, ou la purgation avec l'ellébore noir. Les jours suivants, il faut donner au malade les aliments que nous avons conseillés, et éviter tout ce que nous avons dit lui être contraire. Si la maladie ne cède pas à ces remèdes, il faut en venir à l'ellébore blanc ; le donner trois ou quatre fois, à peu de jours de distance l'un de l'autre, et ne le plus faire prendre ensuite, à moins qu'il n'y ait une rechute. Les jours qu'on ne le donne pas, il faut soutenir les forces du malade, et ajouter même quelque chose aux moyens que nous avons déjà indiqués. Le matin, lorsqu'il est éveillé, il faut lui frotter légèrement tout le corps, à la réserve de la tête et du ventre, avec de la vieille huile ; le faire ensuite promener pendant longtemps et en ligne droite, et, après la promenade, le frotter dans un lieu tiède, fortement et long-temps, au moins deux

perfricetur, sic ut neque venter, neque caput contingatur : post hæc cœnet; interpositisque tribus aut quatuor diebus, uno aut altero acria assumat. Si ne per hæc quidem fuerit liberatus, caput radat; ungatur oleo vetere, adjecto aceto et nitro; perfundatur aqua salsa; bibat jejunus ex aqua castoreum; nulla aqua, nisi decocta, potionis causa utatur. Quidam jugulati gladiatoris calido sanguine epoto tali morbo se liberarunt : apud quos miserum auxilium tolerabile miserius malum fecit. Quod ad medicum vero pertinet, ultimum est, juxta talum, ex utroque crure paulum sanguinis mittere; occipitium incidere, et cucurbitulas admovere; ferro candenti in occipitio quoque et infra, qua summa vertebra cum capite committitur, adurere duobus locis, ut per ea perniciosus humor evadat. Quibus si finitum malum non fuerit, prope est, ut perpetuum sit. Ad levandum id, tantummodo utendum erit exercitatione multa, frictione, cibisque iis, qui supra comprehensi sunt : præcipueque vitanda omnia, quæ ne fierent, excepimus.

CAPUT XXIV. — DE REGIO MORBO.

Æque notus est morbus, quem interdum arquatum, interdum regium nominant. Quem Hippocrates ait, si post septimum diem febricitante ægro supervenit, tutum esse, mollibus tantummodo præcordiis substantibus : Diocles, ex toto, si post febrem oritur, etiam prodesse; si post hunc febris, occidere. Color autem eum morbum detegit, maxime oculorum, in quibus, quod album esse debet, fit luteum. Soletque accedere et sitis, et dolor capitis, et frequens singultus, et præcordiorum dextra parte durities, et, ubi corporis vehemens motus est, spiritus difficultas, membrorumque resolutio; atque, ubi diutius manet morbus, totum corpus cum pallore quodam inalbescit. Primo die abstinere ægrum oportet; secundo ducere alvum

Celse.

cents fois, à moins qu'il ne soit faible; lui répandre ensuite sur la tête beaucoup d'eau froide; lui donner un peu de nourriture, lui laisser prendre du repos, et le faire promener de nouveau avant la nuit; puis réitérer les frictions avec la même force et les mêmes précautions; après quoi, on le fait souper, et au bout de trois ou quatre jours, on lui fait prendre, pendant un jour ou deux, des aliments âcres. Si le mal résiste à ces remèdes, il faut raser la tête, l'oindre avec de la vieille huile à laquelle on ait ajouté du vinaigre et du nitre; verser dessus de l'eau salée; faire prendre à jeun du castoreum dans de l'eau, et ne donner pour boisson que de l'eau bouillie. Il en est qui se sont délivrés de cette maladie, en buvant du sang chaud d'un gladiateur qui venait d'être égorgé, et qui se sont rendu supportable, par ce remède affreux, un mal plus affreux encore. Pour revenir à la médecine, en dernier lieu, on fait tirer un peu de sang aux deux pieds; on applique à la région occipitale des ventouses scarifiées; on fait aussi à cette même région, et plus bas à l'endroit où la première vertèbre du cou s'unit avec les os de la tête, deux brûlures avec un fer ardent, pour donner issue à l'humeur pernicieuse qui occasionne la maladie. Lorsque celle-ci persiste, malgré ces remèdes, il est rare qu'elle guérisse jamais; on emploie seulement pour l'adoucir l'exercice et les aliments que nous avons prescrits plus haut, et il est surtout important d'éviter les choses que nous avons dit être nuisibles.

CHAPITRE XXIV. — DE LA JAUNISSE.

La jaunisse est aussi une maladie fort connue : Hippocrate a dit qu'elle était sans danger, si elle survenait après le septième jour de la fièvre, et si les hypochondres n'étaient point tendus. Dioclès soutient qu'elle n'est nullement à craindre; qu'elle est même salutaire, pourvu qu'elle ne commence pas avant la fièvre, mais qu'elle est mortelle, si la fièvre ne vient qu'après. La couleur et surtout celle des yeux, dont le blanc devient jaune, fait connaître cette maladie. Elle est accompagnée de soif, de douleur de tête, d'un hoquet fréquent, de dureté dans l'hypochondre droit, de difficulté de respirer quand le corps est mu fortement, et de paralysie. Lorsque cette maladie a duré un certain temps, tout le corps devient d'un jaune pâle. Le malade doit faire diète le premier jour, le lendemain prendre un lavement : ensuite, s'il y a fièvre, il faut la combattre par le régime; s'il n'y en a pas, on donne de la

tum, si febris est, eam victus genere discutere ; si non est , scammoniam potui dare, vel cum aqua betam albam contritam, vel cum aqua mulsa nuces amaras, absinthium , anisum , sic ut pars hujus minima sit. Asclepiades aquam quoque salsam, et quidem per biduum , purgationis causa bibere cogebat, iis , quæ urinam movent, rejectis. Quidam, superioribus omissis , per hæc , et per eos cibos , qui extenuant, idem se consequi dicunt. Ego utique, si satis virium est, validiora ; si parum, imbecilliora auxilia præfero. Si purgatio fuit , post eam triduo primo modice cibum oportet assumere ex media materia , et vinum bibere græcum salsum, ut resolutio ventris maneat : tum altero triduo validiores cibos, et carnis quoque aliquid esse, intraque aquam manere : deinde ad superius genus victus reverti, cum eo, ut magis satietur; omisso græco vino bibere integrum , austerum ; atque ita per hæc variare, ut interdum acres quoque cibos interponat, interdum ad salsum vinum redeat. Per omne vero tempus utendum est exercitatione, frictione ; si hiems est, balneo ; si æstas, frigidis natationibus ; lecto etiam, et conclavi cultiore , lusu, joco , ludis , lascivia , per quæ mens exhilaretur : ob quæ regius morbus dictus videtur. Malagma quoque, quod digerat, super præcordia datum prodest ; vel arida ibi ficus imposita , si jecur aut lienis affectus est.

CAPUT XXV. — DE ELEPHANTIA.

Ignotus autem pæne in Italia, frequentissimus in quibusdam regionibus is morbus est, quem ἐλεφαντίασιν Græci vocant; isque longis adnumeratur. Totum corpus afficitur ita, ut ossa quoque vitiari dicantur. Summa pars corporis crebras maculas crebrosque tumores habet : rubor earum paulatim in atrum colorem convertitur ; summa cutis inæqualiter crassa, tenuis, dura, mollisque, quasi squamis quibusdam exasperatur ; corpus emacrescit, os, suræ, pedes intumescunt : ubi vetus morbus est , digiti in manibus pe-

scammonée en lavage , ou du suc de poirée blanche, étendu d'eau, ou une infusion d'amandes amères , d'absinthe et d'une très-petite quantité d'anis dans de l'eau miellée. Asclépiade purgeait , pendant deux jours, son malade avec de l'eau salée qu'il lui faisait boire, et rejetait les diurétiques. Quelques médecins n'usent point des remèdes dont nous venons de parler, emploient les diurétiques et les aliments atténuants, et prétendent parvenir au même but. Pour moi , je pense que, si le malade a beaucoup de forces, il faut préférer les remèdes actifs ; s'il en a peu , il faut en employer de plus faibles. Si l'on a purgé le malade, il doit prendre, les trois jours suivants, peu de nourriture tirée des aliments de la classe moyenne, et boire du vin grec salé, pour entretenir la liberté du ventre : les trois autres jours, il faut qu'il use d'aliments plus nourrissants ; qu'il mange même un peu de viande, et qu'il s'en tienne à l'eau pour toute boisson. Il doit ensuite revenir à son premier régime, mais manger davantage ; quitter le vin grec pour se mettre au vin sans mélange, et austère ; varier aussi sa façon de vivre, et, de plus, tantôt faire usage d'aliments âcres, et tantôt revenir au vin salé. Pendant tout ce temps , le malade doit mettre en pratique l'exercice et les frictions , se baigner dans l'étuve, si c'est en hiver, et dans l'eau froide, si c'est en été. Il faut le placer dans un lit et dans une chambre bien ornés ; le dissiper par la campagnie, par les ris, les jeux, le plaisir, et autres moyens propres à égayer l'esprit. Il paraît que c'est la raison pour laquelle on a appelé ce mal la maladie royale. On applique aussi avec succès un cataplasme résolutif sur les hypochondres , ou bien des figues sèches , s'il y a affection au foie ou à la rate.

CHAPITRE XXV. — DE L'ÉLÉPHANTIASIS.

L'éléphantiasis, comme l'appellent les Grecs, est une maladie chronique, qui est à peine connue en Italie , et qui est très-fréquente en certains pays. Ce mal affecte le corps au point que les os mêmes sont viciés. Toute l'habitude du corps est couverte de taches et de tumeurs ; leur couleur rouge se change peu à peu en une couleur noirâtre ; la peau est inégale, épaisse, mince, dure, molle, raboteuse, comme écailleuse ; le corps devient maigre, tandis que le visage, les jambes et les pieds s'enflent. Lorsque la maladie a duré un certain temps, les doigts des pieds et des mains s'enfoncent, et se cachent sous les tumeurs de ces parties. Il survient ensuite une petite fièvre

dibusque sub tumore conduntur , febricula oritur , quæ facile tot malis obrutum hominem consumit. Protinus ergo inter initia sanguis per biduum mitti debet, aut nigro veratro venter solvi : adhibenda tum , quanta sustineri potest, inedia est : paulum deinde vires reficiendæ, et ducenda alvus : post hæc, ubi corpus levatum est, utendum est exercitatione, præcipueque cursu : sudor primum labore ipsius corporis , deinde etiam siccis sudationibus evocandus : frictio adhibenda : moderandumque inter hæc, ut vires conserventur. Balneum rarum esse debet; cibus sine pinguibus, sine glutinosis, sine inflantibus : vinum, præterquam primis diebus , recte datur. Corpus contrita plantago et illita optime tueri videtur.

CAPUT XXVI. — DE ATTONITIS.

Attonitos quoque raro videmus, quorum et corpus et mens stupet. Fit interdum ictu fulminis , interdum morbo : ἀποπληξίαν hunc Græci appellant. His sanguis mittendus est : veratro quoque albo, vel alvi ductione utendum. Tum adhibendæ frictiones, et ex media materia minime pingues cibi ; quidam etiam acres ; et a vino abstinendum.

CAPUT XXVII.—DE RESOLUTIONE NERVORUM.

1. At resolutio nervorum frequens ubique morbus est : sed interdum tota corpora, interdum partes infestat. Veteres auctores illud ἀποπληξίαν, hoc παράλυσιν nominaverunt : nunc utrumque παράλυσιν, appellari video. Solent autem, qui per omnia membra vehementer resoluti sunt, celeriter rapi : ac si correpti non sunt, diutius quidem vivunt; sed raro tamen ad sanitatem perveniunt, et plerumque miserum spiritum trahunt, memoria quoque amissa. In partibus vero nunquam acutus, sæpe longus, fere sanabilis morbus est. Si omnia membra vehementer resoluta sunt, sanguinis detractio vel occidit , vel liberat : aliud curationis genus vix unquam sanitatem restituit , sæpe mortem tantum differt ,

qui emporte, en peu de temps, le malade accablé de tant de maux. Il faut, dès le commencement, tirer du sang deux jours de suite , ou purger avec l'ellébore noir ; garder ensuite la plus grande abstinence qu'il est possible; puis , on rétablit peu à peu les forces, et on donne des lavements : après quoi, lorsque la maladie est diminuée, il convient de s'exercer et surtout à la course. Il faut exciter la sueur, d'abord par le travail du corps, et ensuite par les méthodes sèches appropriées; mettre en pratique les frictions, et garder en tout cela une telle modération, que l'on conserve les forces du malade. On n'use du bain que rarement; les aliments ne doivent être ni gras , ni glutineux, ni venteux. Il est à propos de donner du vin, excepté dans les premiers jours; le plantain pilé, et appliqué sur le corps, paraît faire, dans cette maladie, un fort bon remède.

CHAPITRE XXVI. — DE L'APOPLEXIE.

L'apoplexie, mal dans lequel l'esprit et le corps sont frappés de stupeur, est aussi une maladie rare en Italie. Elle est produite, quelquefois par un coup de foudre, quelquefois par une maladie. Il faut tirer du sang, purger avec l'ellébore blanc, ou donner des lavements. Ensuite on met en usage les frictions; on fait choix d'aliments tirés de la seconde classe, qui ne soient point gras, et que l'on mêle avec quelques substances âcres; enfin l'on s'abstient de boire du vin.

CHAPITRE XXVII. — DE LA PARALYSIE.

1. La paralysie, au contraire, est une maladie très-fréquente dans tous les pays. Elle attaque quelquefois tout le corps, quelquefois aussi elle n'en affecte qu'une partie. Les Grecs ont appelé la première apoplexie, et la seconde paralysie; mais je vois qu'aujourd'hui on appelle paralysie l'une et l'autre. Celle qui attaque tout le corps emporte ordinairement le malade en peu de temps : s'il ne meurt pas tout de suite, il peut vivre encore un certain temps; mais il est rare qu'on guérisse jamais parfaitement : on mène ordinairement une vie languissante, et la mémoire reste entièrement perdue. La paralysie qui affecte quelques parties seulement n'est jamais une maladie aiguë; elle dure souvent long-temps, mais elle est ordinairement curable. Si la paralysie affecte considérablement tous les membres, la saignée tue ou guérit : on ne guérit presque jamais par toute autre méthode; on ne fait souvent que différer

vitam interim infestat. Post sanguinis missionem, si non redit et motus et mens, nihil spei superest ; si redit, sanitas quoque prospicitur. At ubi pars resoluta est, pro vi et malo corporis , vel sanguis mittendus , vel alvus ducenda. Cetera eadem in utroque casu facienda sunt : siquidem vitare præcipue convenit frigus ; paulatimque ad exercitationes revertendum est, sic , ut ingrediatur ipse protinus, si potest : si id crurum imbecillitas prohibet , vel gestetur , vel motu lecti concutiatur : tum id membrum , quod deficit , si potest, per se ; sin minus , per alium moveatur, et vi quadam ad consuetudinem suam redeat. Prodest etiam torpentis membri summam cutem exasperasse , vel urticis cæsam , vel imposito sinapi, sic ut, ubi rubere cœperit corpus, hæc removeantur. Scilla quoque contrita , bulbique contriti cum thure recte imponuntur. Neque alienum est , resina cutem tertio quoque die diutius vellere, pluribus etiam locis ; aliquando sine ferro cucurbitulas admovere. Unctioni vero aptissimum est vetus oleum , vel nitrum aceto et oleo admixtum. Quin etiam fovere aqua calida marina, vel , si ea non est , tamen salsa, magnopere necessarium est. Ac si quo loco vel naturales , vel etiam manu factæ tales nationes sunt, iis potissimum utendum est ; præcipueque in his agitanda membra , quæ maxime deficiunt : si id non est , balneum tamen prodest. Cibus esse debet ex media materia, maximeque ex venatione ; potio, sine vino, aquæ calidæ : si tamen vetus morbus est , interponi quarto vel quinto die purgationis causa vinum græcum salsum potest. Post cœnam utilis vomitus est.

la mort, et, en attendant, on porte atteinte à la vie. Si le mouvement et la raison ne reviennent pas après la saignée, le malade est sans ressource ; s'ils reviennent, on peut espérer de guérir. Lorsque la paralysie n'affecte qu'une partie, il faut saigner, ou donner des lavements, selon les forces du corps et la violence du mal. On doit prendre les mêmes précautions dans les deux espèces de paralysie ; car il est d'une grande importance, dans l'une et l'autre, d'éviter le froid. Il faut reprendre peu à peu de l'exercice et marcher le plus tôt qu'on peut ; si la faiblesse des jambes s'y oppose, on doit se faire porter, ou se faire agiter dans son lit. Il faut tâcher de mouvoir par soi-même le membre qui est affecté ; si on ne le peut, il faut recourir à l'aide d'un autre, et faire, pour ainsi dire, violence à la partie, afin qu'elle revienne à son premier état. On se trouve bien aussi de produire une vive excitation à la peau du membre engourdi, soit par le contact des orties, soit par l'application de la moutarde ; ayant soin d'éloigner ces topiques dès qu'ils occasionnent de la rougeur. On applique aussi dessus, avec succès, de l'ognon de scille pilé et des bulbes écrasés , dans lesquels on incorpore de l'encens. Il est bon aussi, chaque troisième jour, de pratiquer, pendant long-temps et en plusieurs endroits, des tractions à la peau, par le moyen de la poix qu'on y colle : il convient quelquefois d'y appliquer des ventouses sèches. La meilleure chose qu'on puisse employer pour les onctions est la vieille huile, ou le nitre mêlé avec de l'huile et du vinaigre. Il est aussi très-nécessaire de faire des fomentations avec de l'eau de mer chaude, et, à son défaut, avec de l'eau salée ; et si l'on trouve quelque part des bains naturels ou artificiels de cette espèce, il est bon d'y aller, et, lorsqu'on y est, ce sont surtout les parties affectées qu'on doit agiter. Si l'on n'a point de ces sortes de bains, on use avec succès du bain ordinaire. Les aliments doivent être tirés de la seconde classe ; il faut surtout faire usage de gibier. On ne doit boire que de l'eau chaude sans vin. Cependant, si la maladie dure depuis long-temps, on peut, dans la vue de tenir le ventre libre au malade, lui donner, tous les quatre ou cinq jours, du vin grec salé. Il est avantageux de le faire vomir après souper.

De dolore nervorum.

De la douleur des nerfs.

2. Interdum vero etiam nervorum dolor oriri solet. In hoc casu non vomere, non medicamentis urinam movere, non

2. La douleur attaque aussi quelquefois les nerfs ; dans ce cas, on ne doit point, comme quelques-uns le prétendent, employer ni les vomitifs, ni les diurétiques,

exercitatione sudorem, ut quidam præcipiunt, expedit. Bibenda aqua est bis die : in lectulo leniter satis diu corpus perfricandum est, deinde retento spiritu : ab ipsa exercitatione potius superiores partes movendæ : balneo raro utendum : mutandum subinde peregrinationibus cœlum. Si dolor est, ea ipsa pars sine oleo, nitro ex aqua perungenda est ; deinde involvenda, et subjicienda pruna lenis, et sulphur, atque ita id suffumigandum ; idque aliquandiu faciendum, sed jejuno, cum bene jam concoxerit. Cucurbitulæ quoque sæpe dolenti parti admovendæ sunt, pulsandusque leniter inflatis vesicis bubulis is locus est. Utile est etiam sevum miscere cum hyoscyami et urticæ contritis seminibus, sic, ut omnium par modus sit, idque imponere : fovere aqua, in qua sulphur decoctum sit. Utriculi quoque recte imponuntur aqua calida repleti, aut bitumen cum hordeacea farina mixtum. Atque in ipso potissimum dolore, utendum gestatione vehementi est : quod in aliis doloribus pessimum est.

De tremore nervorum.

3. Tremor autem nervorum æque vomitu medicamentisque urinam moventibus interditur. Inimica etiam habet balnea, assasque sudationes. Bibenda aqua est : acri ambulatione utendum ; item unctionibus, frictionibusque, maxime per se ipsum : pila, similibusque superiores partes dimovendæ : cibo quolibet utendum, dummodo concoctioni utique studeatur : secundum cibum, curis abstinendum ; rarissima venere utendum est. Si quando quis in eam prolapsus est, tum oleo leniter diuque in lectulo perfricari manibus puerilibus potius, quam virilibus, debet.

De suppurationibus internis.

4. Suppurationes autem, quæ in aliqua interiori parte oriuntur, ubi notæ fuerint, primum id agere oportet per ea cataplasmata, quæ reprimunt, ne coitus inutilis materiæ fiat ; deinde, si hæc

ni exciter la sueur par l'exercice du corps. Il faut boire de l'eau deux fois par jour, et se faire frotter légèrement dans le lit, pendant quelque temps, puis continuer les frictions en retenant son haleine. Lorsqu'on s'exerce, on doit mouvoir surtout les parties supérieures. Il ne faut user que rarement du bain, et, après tout cela, changer d'air. Si la douleur se fait sentir actuellement, on se contente de frotter la partie avec de l'eau nitrée, sans huile ; on l'enveloppe ensuite et on la met au-dessus d'un petit brasier, sur lequel on jette du soufre, pour qu'elle en reçoive la vapeur ; on continue ces fumigations pendant quelque temps, mais à jeun, et après que la digestion est faite. On applique souvent aussi des ventouses sur la partie douloureuse, et on la frappe légèrement avec des vessies de bœuf remplies d'air. On se trouve bien également de faire un amalgame avec parties égales de suif, de semence de jusquiame et d'orties pilées, et de l'appliquer sur la partie ; on la fomente aussi avec de l'eau dans laquelle on a fait bouillir du soufre. On met encore dessus avec succès, de petites outres remplies d'eau tiède, ou du bitume mêlé avec de la farine d'orge. C'est surtout dans le fort de ce mal qu'il faut user d'une gestation très-vive : ce qui serait très-pernicieux dans toute autre sorte de douleur.

Du tremblement.

3. Les vomitifs, les diurétiques, sont également contraires au tremblement, de même que le bain et les sueurs que l'on excite par une chaleur sèche. Il faut boire de l'eau, se promener beaucoup, s'oindre et frotter soi-même autant qu'on le peut. On doit se fortifier les parties supérieures par le jeu de paume, et autres choses semblables. On peut user de toutes sortes d'aliments, pourvu qu'on les digère. Après le repas, il faut s'abstenir de toute occupation sérieuse, n'user que très-rarement des plaisirs de l'amour, et lorsqu'on s'y est livré, se faire frotter légèrement et pendant long-temps, dans le lit, avec de l'huile, plutôt par un enfant que par un homme fait.

Des suppurations internes.

4. Lorsqu'on s'aperçoit qu'il se forme à l'intérieur une suppuration, il faut employer les cataplasmes répercussifs, afin de ne pas laisser former un amas de matière nuisible. Si ces premiers cataplasmes ne font rien, il faut avoir recours aux

victa sunt, per ea malagmata, quæ digerunt, ut dissipetur. Quod si consecuti non sumus , sequitur, ut evocetur : deinde, ut maturescat. Omnis tum vomicæ finis est, ut rumpatur, indiciumque est, pus vel alvo vel ore redditum. Sed nihil facere oportet, quo minus, quidquid est puris, excedat. Utendum maxime sorbitionibus est, et aqua calida. Ubi pus ferri desiit, transeundum ad faciles quidem, sed tamen validiores, et frigidos cibos, frigidamque aquam, sic ut ab egelidis tamen initium fiat. Primoque cum melle quædam edenda, ut nuclei pinei, vel græcæ nuces, vel avellanæ : postea submovendum id ipsum, quo maturius induci cicatrix possit. Medicamentum eo tempore ulceri est, succus assumtus vel porri vel marrubii, et omni cibo porrum ipsum adjectum. Oportebit autem uti in iis partibus, quæ non afficiuntur, frictionibus; item ambulationibus lenibus : vitandumque erit, ne vel luctando, vel currendo, vel alia ratione sanescentia ulcera exasperentur. In hoc enim morbo perniciosus, ideoque omni modo cavendus sanguinis vomitus est.

cataplasmes résolutifs ; si par leur moyen on ne peut procurer la résolution, il ne reste d'autre parti que d'attirer la matière à l'extérieur, et de faire mûrir l'abcès ; alors la vomique ne manque pas de s'ouvrir : le pus qu'on rend par les selles ou par la bouche est une preuve qu'elle est ouverte. Il ne faut rien faire qui empêche le pus de sortir. On doit surtout user de crèmes farineuses et d'eau chaude. Lorsque le pus ne coule plus, il faut se mettre à l'usage d'aliments à la vérité faciles à digérer, mais qui soient fort nourrissants et froids, boire de l'eau froide, de façon cependant qu'on commence par faire un peu dégourdir toutes ces choses. On mêle d'abord du miel avec quelques aliments, comme avec les amandes de pin, les noix grecques, ou les avelines : ensuite on le retranche pour que la cicatrice puisse se former plus promptement. On se trouve bien de prendre alors du suc de poireau ou du marrube, et de mêler même du poireau avec tous les aliments que l'on prend , pour conduire l'ulcère à guérison. Il faut se promener doucement et se faire faire de légères frictions sur les parties qui ne sont pas affectées. On doit surtout éviter de se livrer à l'exercice de la lutte, de la course, ou autre qui pourrait ranimer les ulcères lorsqu'ils commencent à se guérir ; car dans cette maladie le vomissement de sang est très-pernicieux , et il faut prendre toutes sortes de précautions pour s'en garantir.

LIBER QUARTUS.

CAPUT I. — DE HUMANI CORPORIS INTERIORIBUS SEDIBUS.

Hactenus reperiuntur ea genera morborum, quæ in totis corporibus ita sunt, ut iis certæ sedes assignari non possint : nunc de iis dicam, quæ sunt in partibus. Facilius autem omnium interiorum morbi curationesque in notitiam venient, si prius eorum sedes breviter ostendero. Caput igitur eaque, quæ in ore sunt, non lingua tantummodo palatoque terminantur; sed etiam, quatenus oculis nostris exposita sunt. In dextra sinistraque circa guttur venæ grandes ; quæ σφαγίτιδες nominantur; itemque arteriæ, quas καρωτίδας vocant, sursum procedentes ultra aures feruntur. At in ipsis cervicibus glandulæ positæ sunt, quæ

LIVRE QUATRIÈME.

CHAPITRE Ier. — DE LA POSITION DES PARTIES INTÉRIEURES DU CORPS.

Jusqu'à présent j'ai exposé celles de nos maladies qui affectent tellement le corps entier, qu'il est impossible de leur assigner un siége déterminé : maintenant je vais parler de celles qui sont propres à chaque partie interne ; mais auparavant je crois qu'il est à propos, pour faciliter la connaissance et la curation de ces maladies, de faire connaître, en peu de mots, les parties où elles résident. La tête et les parties situées dans la bouche ne se bornent pas simplement à la langue et au palais : voici ce que nos yeux y découvrent encore. On trouve à droite et à gauche, auprès du gosier, de grandes veines qu'on appelle *sphagitides*, et des artères qu'on nomme *carotides*, qui se dirigent supérieurement au-dessus des oreilles. Dans l'arrière-bouche , sont situées des glandes qui se gonflent quel-

ol interdum cum dolore intumescunt. Deinde duo itinera incipiunt : alterum, asperam arteriam nominant ; alterum, stomachum. Arteria exterior ad ventriculum fertur : illa spiritum, hic cibum recipit. Quibus cum diversæ viæ sint, qua coeunt, exigua in arteria sub ipsis faucibus lingua est : quæ, cum spiramus, attollitur ; cum cibum potionemque assumimus, arteriam claudit. Ipsa autem arteria, dura et cartilaginosa, in gutture assurgit ; ceteris partibus residit. Constat ex circulis quibusdam, compositis ad imaginem earum vertebrarum, quæ in spina sunt : ita tamen, ut ex parte exteriore aspera ; ex interiore, stomachi modo lævis sit : eaque descendens ad præcordia cum pulmone committitur. Is spongiosus, ideoque spiritus capax, et a tergo spinæ ipsi junctus, in duas fibras, ungulæ bubulæ modo, dividitur. Huic cor annexum est, natura musculosum, in pectore sub sinisteriore mamma situm ; duosque quasi ventriculos habet. At sub corde atque pulmone, transversum ex valida membrana septum eat, quod a præcordiis uterum diducit ; idque nervosum, multis etiam venis per id discurrentibus, a superiore parte, non solum intestina, sed jecur quoque lienemque discernit. Hæc viscera proxime, sed infra tamen posita, dextra sinistraque sunt. Jecur a dextra parte sub præcordiis ab ipso septo orsum, intrinsecus cavum, extrinsecus gibbum est : quod prominens leviter ventriculo insidet, et in quatuor fibras dividitur. Ex inferiore vero parte ei fel inhæret. At lienis sinistra, non eidem septo, sed intestino innexus est, natura mollis et rarus, longitudinis crassitudinisque modicæ ; isque paulum a costarum regione in uterum excedens, ex maxima parte sub his conditur. Atque hæc quidem juncta sunt. Renes vero diversi ; qui lumbis sub imis costis inhærent, a parte earum rotundi, ab altera resini ; qui et venosi sunt, et ventriculos habent, et tunicis super conteguntur. Ac viscerum quidem hæ sedes sunt. Stomachus vero, qui intestinorum principium est, nervosus a septima spinæ vertebra incipit ; circa

quefois avec douleur ; ensuite on rencontre deux conduits : l'un s'appelle la trachée-artère et l'autre l'œsophage ; la trachée-artère, qui est en devant, va au poumon ; l'œsophage, qui est derrière, conduit à l'estomac. La trachée donne passage à l'air et l'œsophage aux aliments. Dans l'endroit où ces deux tuyaux accolés commencent, comme ils mènent dans des lieux différents, il y a dans la trachée, au fond du gosier, une languette qui s'élève lorsque nous respirons, qui s'abaisse et ferme l'ouverture lorsque nous buvons ou mangeons. La trachée est dure et cartilagineuse ; elle se porte en haut dans le gosier, et va toujours ensuite en s'enfonçant ; elle est composée de cercles placés, en quelque sorte, à la manière des vertèbres de l'épine, mais de façon qu'elle est inégale et raboteuse antérieurement, lisse et polie postérieurement comme l'œsophage même : descendue dans la poitrine, elle vient s'unir au poumon. Ce viscère est spongieux, capable par conséquent de contenir de l'air ; il est joint postérieurement à l'épine, et se divise en deux lobes qui ressemblent à un pied de bœuf. Au poumon est attaché le cœur qui est musculeux : il est situé dans la poitrine, sous la mamelle gauche ; il a deux ventricules. Au-dessous du cœur et du poumon, est le diaphragme qui sépare le bas-ventre de la poitrine, et qui est composé d'une forte membrane nerveuse, parcourue par un grand nombre de vaisseaux. Il sépare non-seulement les intestins, mais encore le foie et la rate, des parties supérieures. L'un et l'autre de ces viscères est situé immédiatement sous le diaphragme, l'un à droite, l'autre à gauche. Le foie est à droite ; il est attaché au diaphragme, il est concave intérieurement et convexe extérieurement. Il forme une éminence, et appuie légèrement sur le ventricule ; il se divise en quatre lobes. A sa partie inférieure, se trouve la vésicule du fiel. La rate est à gauche : elle n'est point attachée au diaphragme, mais aux intestins ; elle est d'une substance molle et peu compacte, d'une longueur et d'une épaisseur médiocre ; elle s'avance un peu de la région des côtes, qui la couvrent en grande partie, vers le bas-ventre. Ces viscères ne forment qu'une masse, dont les reins sont distincts et séparés ; ceux-ci adhèrent aux lombes, au-dessous des dernières côtes ; vers ce point, ils sont de figure ronde, et échancrés vers le point opposé. Leur texture est vasculeuse, pourvue de cavités, et recouverte de tuniques. Telle est la position de ces viscères. L'œsophage, que l'on peut regarder comme le commencement des in-

præcordia cum ventriculo committitur. Ventriculus autem , qui receptaculum cibi est , constat ex duobus tergoribus ; isque inter lienem et jecur positus est , utroque ex his paulum super eum ingrediente. Suntque etiam membranulæ tenues , per quas inter se tria ista connectuntur , jungunturque ei septo , quod transversum esse , supra posui. Inde ima ventriculi pars paulum in dexteriorem partem conversa, in summum intestinum coarctatur. Hanc juncturam πυλωρὸν Græci vocant , quoniam portæ modo in inferiores partes ea , quæ excreturi sumus , emittit. Ab ea jejunum intestinum incipit , non ita implicitum : cui tale vocabulum est , quia nunquam, quod accipit, continet ; sed protinus in inferiores partes transmittit. Inde tenuius intestinum est, in sinus vehementer implicitum : orbes vero ejus per membranulas singuli cum interioribus connectuntur ; qui in dexteriorem partem conversi, et e regione dexterioris coxæ finiti, superiores tamen partes magis complent. Deinde id intestinum cum crassiore altero transverso committitur, quod a dextra parte incipiens, in sinisteriorem pervium et longum est , in dexteriorem non est ; ideoque cæcum nominatur. At id , quod pervium est, late fusum atque sinuatum , minusque quam superiora intestina nervosum, ab utraque parte huc atque illuc volutum , magis tamen sinisteriores inferioresque partes tenens, contingit jecur atque ventriculum : deinde cum quibusdam membranulis a sinistro rene venientibus jungitur ; atque hinc dextra recurvatum in imo dirigitur, qua excernit ; ideoque id ibi rectum intestinum nominatur. Contegit vero universa hæc omentum, ex inferiore parte læve et strictum , ex superiore mollius ; cui adeps quoque innascitur ; quæ sensu , sicut cerebrum quoque et medulla , caret. At a renibus singulæ venæ , colore albæ ad vesicam feruntur : οὐρητῆρας Græci vocant, quod per eas inde descendentem urinam in vesicam destillare concipiunt. Vesica autem in ipso sinu nervosa et duplex , cervice plena atque carnosa , jungitur

testins, est nerveux ; il commence à la septième vertèbre de l'épine et s'unit au ventricule , vers la région précordiale. Le ventricule , dans lequel sont reçus les aliments, est composé de deux membranes. Il est situé entre le foie et la rate, qui le couvrent un peu l'un et l'autre. Ces trois viscères sont joints ensemble et au diaphragme par des membranes fort déliées. La partie inférieure du ventricule se porte un peu du côté droit, et va , en se rétrécissant, former le premier intestin ; les Grecs appellent ce point de jonction *pylore*, parce qu'il transmet , comme par une espèce de porte, dans les intestins qui sont placés plus bas, les matières que nous devons rendre. Après ce premier intestin, vient le *jejunum* , qui ne fait pas beaucoup de circonvolutions, et qui est ainsi appelé parce qu'il ne retient jamais les matières qu'il reçoit , mais les laisse passer sur-le-champ dans les parties inférieures. Du *jejunum* part l'intestin grêle, qui forme beaucoup de circonvolutions, lesquelles s'unissent toutes aux parties intérieures par de petites membranes. Cet intestin se porte de là au côté droit, où il se termine vers la région des îles , occupant cependant plus la partie supérieure du ventre que l'inférieure. Il se joint là au gros intestin, qui est situé transversalement, et qui, partant du côté droit, où il est court et sans ouverture, ce qui lui a fait donner le nom de *cæcum*, s'ouvre pour se diriger à gauche, où il se prolonge. Le côté qui est ouvert est très-étendu, sinueux et moins nerveux que les intestins supérieurs ; il forme quantité de plis et de replis qui se portent à droite et à gauche, mais cependant plus à gauche et vers la partie inférieure du ventre : il touche le foie et le ventricule ; il se joint à certaines petites membranes qui partent du rein gauche, se courbe ensuite vers la droite, et se termine perpendiculairement, d'où lui est venu le nom de *rectum*, dans l'endroit où il livre passage aux matières fécales. Toutes ces parties sont recouvertes par l'épiploon, qui est lisse et serré en dessous, et d'un tissu plus écarté dans sa partie supérieure. C'est dans l'épiploon que se forme la graisse, laquelle est insensible, de même que le cerveau et la moelle. De chaque rein part un vaisseau d'une couleur blanche, que les Grecs appellent *uretère*, parce que l'urine, selon eux, est portée par ces canaux, des reins dans la vessie où ils aboutissent. La vessie est membraneuse et composée de deux feuillets ; son col, épais et charnu, s'unit par des veines avec l'intestin et l'os pubis. Pour son corps, il est libre et flottant dans le bas-ventre. La vessie n'est

per venas cum intestino , eoque osse , quod pubi subest : ipsa soluta atque liberior est : aliter in viris atque in feminis posita. Nam in viris juxta rectum intestinum est , potius in sinistram partem inclinata; in feminis super genitale earum sita est , supraque lapsa , ab ipsa vulva sustinetur. Tum in masculis iter urinæ spatiosius et compressius a cervice hujus descendit ad colem : in feminis brevius et plenius , super vulvæ cervicem se ostendit. Vulva autem in virginibus quidem admodum exigua est : in mulieribus vero, nisi ubi gravidæ sunt , non multo major , quam ut manu comprehendatur. Ea, recta tenuataque cervice, quem canalem, vocant, contra mediam alvum orsa, inde paulum ad dexteriorem coxam convertitur ; deinde super rectum intestinum progressa, iliis feminæ latera sua innectit. Ipsa autem ilia inter coxas et pubem imo ventre posita sunt. A quibus ac pube abdomen sursum versus ad præcordia pervenit; ab exteriore parte , evidenti cute , ab interiore levi membrana inclusum, quæ omento jungitur; περιτόναιος autem a Græcis nominatur.

CAPUT II. — DE CURATIONIBUS MORBORUM , QUI NASCUNTUR A CAPITE.

1. His veluti in conspectum quemdam, quatenus scire curanti necessarium est, adductis, remedia singularum laborantium partium exsequar, orsus a capite : sub quo nomine nunc significo eam partem, quæ capillo tegitur : nam oculorum, aurium, dentium dolor, et si quis similis, alias erit explicandus.

De capitis dolore.

2. In capite autem interdum acutus et pestifer morbus est, quam κεφαλαίαν Græci vocant: cujus notæ sunt, horror validus, nervorum resolutio, oculorum caligo, mentis alienatio, vomitus, sic, ut vox supprimatur; vel sanguinis ex naribus cursus, sic, ut corpus frigescat, anima deficiat : præter hæc, dolor intolerabilis, maxime circa tempora, vel occipitium. Interdum

---

pas placée chez les hommes comme chez les femmes ; car, chez les premiers, elle est située près de l'intestin *rectum*, et se porte un peu vers la gauche ; chez les femmes , elle est placée sur les parties de la génération, s'étend supérieurement , et est soutenue par la matrice. D'ailleurs le conduit de l'urine est plus long et plus étroit chez les hommes, dans lesquels il part du col de la vessie, et s'étend jusqu'à l'extrémité de la verge : il est plus court et plus large chez les femmes, et vient s'ouvrir au-dessus de l'orifice du vagin. La matrice est fort petite chez les vierges; chez les femmes, à moins qu'elles ne soient enceintes, elle n'est pas d'un volume qui excède de beaucoup celui que la main peut contenir. Elle part d'un col qui est droit et mince, qui s'apelle vagin , remonte vers le milieu du ventre, se porte ensuite un peu vers la hanche droite, s'étend sur le *rectum*, et s'attache par ses côtés aux os des îles. La situation des îles est au bas du ventre entre les hanches et le pubis. Des îles et du pubis l'*abdomen* va en remontant vers les hypochondres ; il est couvert extérieurement par la peau, et intérieurement par une membrane lisse, qui touche à l'épiploon, et que les Grecs appellent *péritoine*.

CHAPITRE II. — DU TRAITEMENT DES MALADIES DE LA TÊTE.

1. Après avoir mis, en quelque sorte, ce tableau sous les yeux, en me bornant à ce qu'il est nécessaire de savoir pour la pratique de la médecine, je vais donner le traitement des maladies qui sont propres à chaque partie , et je commencerai par celles de la tête. Sous ce nom, je ne désigne présentement que la partie qui est recouverte par le cuir chevelu; car je parlerai ailleurs des maladies des yeux, des oreilles, des dents, et autres qui peuvent leur être assimilées.

De la douleur de tête.

2. Il se forme quelquefois dans la tête une maladie aiguë et périlleuse, que les Grecs appellent *céphalée*. Les signes de cette maladie sont un frisson considérable, la paralysie, l'obscurcissement de la vue, l'aliénation de l'esprit, le vomissement, la suppression de la voix, une hémorrhagie par le nez, si considérable, que tout le corps devient froid, et que le malade tombe en défaillance. A tous ces accidents se joint encore une douleur in-

autem in capite longa imbecillitas, sed neque gravis, neque periculosa, per hominis ætatem est : interdum gravior dolor, sed brevis, neque tamen mortiferus ; qui vel vino, vel cruditate, vel frigore, vel igne, aut sole contrahitur. Iique omnes dolores modo in febre, modo sine hac sunt; modo in toto capite, modo in parte; interdum sic, ut oris quoque proximam partem excrucient. Præter hæc etiamnum invenitur genus, quod potest longum esse ; ubi humor cutem inflat, eaque intumescit, et prementi digito cedit : ὑδροκέφαλον Græci appellant. Ex his id, quod secundo loco positum est, dum leve est, qua sit ratione curandum, dixi, cum persequerer ea, quæ sani homines in imbecillitate partis alicujus facere deberent. Quæ vero auxilia sint capitis, ubi cum febre dolor est, eo loco explicitum est, quo febrium curatio exposita est. Nunc de ceteris dicendum est. Ex quibus id, quod acutum est, et id, quod supra consuetudinem intenditur, idque, quod ex subita causa, etsi non pestiferum, tamen vehemens est, primam curationem habet, qua sanguis mittatur. Sed id, nisi intolerabilis dolor est, supervacuum est : satiusque est abstinere a cibo ; si fieri potest, etiam a potione ; si non potest, aquam bibere. Si postero die dolor remanet, alvum ducere, sternutamenta evocare, nihil assumere, nisi aquam. Sæpe enim dies unus aut alter totum dolorem hac ratione discutit; utique si ex vino vel cruditate origo est. Si vero in his auxilii parum est, tonderi oportet ad cutem : deinde considerandum est, quæ causa dolorem excitarit. Si calor, aqua frigida multa perfundere caput expedit; spongiam concavam imponere, subinde in aqua frigida expressam ; ungere rosa et aceto, vel potius his tinctam lanam succidam imponere, aliave refrigerantia cataplasmata. At si frigus nocuit, caput oportet perfundere aqua calida marina, vel certe salsa, aut in qua laurus decocta sit : tum caput vehementer perfricare : deinde calido oleo implere et veste velare. Quidam etiam id devinciunt; alii cervicalibus vestimen-

supportable, principalement aux environs des tempes ou de l'*occiput*. On éprouve aussi quelquefois, pendant long-temps, une faiblesse de tête, mais qui n'est ni considérable ni dangereuse, et qui dure pendant toute la vie. Quelquefois aussi on ressent dans cette partie une douleur violente, mais qui n'est point mortelle, qui dure peu et qui est occasionnée par le vin, ou par une indigestion, ou par le froid, où par la chaleur du feu ou du soleil. Toutes ces douleurs sont sans fièvre ou avec fièvre, attaquent tantôt toute la tête, et tantôt se fixent sur une partie ; elles se font aussi quelquefois sentir violemment jusque sur les parties voisines de la bouche. Outre ces maladies, la tête est encore sujette à une autre qui peut durer long-temps, et que les Grecs appellent *hydrocéphale ;* elle provient d'une sérosité épanchée sous les téguments qui sont gonflés, et qui cèdent au doigt lorsqu'on les presse. J'ai indiqué les remèdes qu'il est à propos de faire dans la seconde espèce de douleur, lorsqu'elle est légère, à l'article où j'ai donné la méthode que les personnes en santé doivent suivre, pour remédier à la faiblesse de quelque partie. On trouvera pareillement dans le chapitre des fièvres les remèdes qu'il convient d'employer dans les douleurs de tête, avec fièvre. Il me reste à parler maintenant des autres. Lorsque la douleur est aiguë, qu'elle se fait sentir plus vivement que de coutume, ou qu'elle survient tout-à-coup d'une façon violente, mais qui cependant n'est point mortelle, il n'y a rien de mieux à faire que de tirer du sang. Il faut observer néanmoins que la saignée n'est nécessaire qu'autant que la douleur est insupportable, et qu'il vaut mieux s'abstenir de manger et même de boire, si cela est possible, ou si on ne le peut, ne boire que de l'eau. Le lendemain, si la douleur continue, il faut prendre des lavements, employer des sternutatoires, ne boire que de l'eau. Par cette méthode, souvent au bout d'un jour ou de deux, on chasse entièrement la douleur, surtout si elle vient d'indigestion, ou d'avoir bu du vin. Si l'on éprouve peu de soulagement de ces moyens, il faut faire raser la tête, ensuite examiner quelle est la cause de la douleur. Si elle vient de chaleur, il faut répandre sur la tête beaucoup d'eau froide, y appliquer une éponge concave qu'on a trempée auparavant dans de l'eau froide, faire des fomentations avec de l'huile rosat et du vinaigre, ou, ce qui est encore mieux, mettre dessus de la laine grasse trempée dans l'une et l'autre de ces liqueurs, ou enfin quelques autres topiques rafraîchissants. Si l'on a.

tisque onerant, et sic levantur ; alios calida cataplasmata adjuvant. Ergo etiam, ubi causa incognita est, videre oportet, refrigerantia magis, an calefacientia leniant, et iis uti, quæ experimentum approbarit. At si parum causa discernitur, perfundere caput, primum aqua calida, sicut supra præceptum est, vel salsa, vel ex lauro decocta ; tum frigida posca. Illa in omni vetusto capitis dolore communia sunt : sternutamenta excitare, inferiores partes vehementer perfricare ; gargarizare iis, quæ salivam movent, cucurbitulas temporibus et occipitio admovere, sanguinem ex naribus detrahere, resina subinde tempora pervellere, et imposito sinapi exulcerare ea, quæ male habent ante linteolo subjecto, ne vehementer arrodat ; candentibus ferramentis, ubi dolor est, ulcera excitare ; cibum permodicum cum aqua sumere : ubi levatus est dolor, in balneum ire, ibi multa aqua, prius calida, deinde frigida per caput perfundi : si discussus ex toto dolor est, etiam ad vinum reverti ; sed postea semper, antequam quidquam aliud, aquam bibere. Dissimile est id genus, quod humorem in caput contrahit. In hoc tonderi ad cutem necessarium est ; deinde imponere sinapi, sic, ut exulceret : si id parum profuit, scalpello utendum est. Illa cum hydropicis communia sunt, ut exerceatur, insudet, vehementer perfricetur, cibis potionibusque utatur urinam præcipue moventibus.

De morbo, qui circa faciem nascitur.

2. Circa faciem vero morbus innascitur, quem Græci χυνιχὸν σπασμὸν nominant. Is cum acuta fere febre oritur ; os cum motu quodam pervertitur ; ideoque nihil aliud est, quam distentio oris. Accedit crebra coloris in facie totoque corpore mutatio ; somnus in promtu est. In hoc

eu froid, il faut verser sur la tête de l'eau de mer chaude, ou de l'eau salée, ou une décoction de feuilles de laurier ; ensuite faire de fortes frictions sur la tête, puis verser dessus de l'huile chaude, et la bien couvrir : quelques-uns même l'enveloppent avec des bandes. Il est des malades qui se trouvent bien de s'entourer la tête avec des oreillers et d'autres couvertures ; d'autres sont soulagés par l'application de cataplasmes chauds. Mais, lorsque la cause du mal est inconnue, il faut essayer des remèdes chauds et froids, et s'en tenir à ceux qui font le mieux. Si cette cause est difficile à distinguer, il faut commencer par répandre sur la tête, comme nous l'avons dit, de l'eau chaude salée, ou dans laquelle on ait fait bouillir des feuilles de laurier, et ensuite de l'oxycrat froid. En général, dans toutes les douleurs de tête invétérées, il faut employer les sternutatoires ; faire de fortes frictions sur les parties inférieures ; gargariser avec des matières propres à faire couler la salive ; appliquer les ventouses aux tempes ou à l'occiput ; faire couler le sang par les narines ; placer sur les tempes un emplâtre de résine ; ulcérer les parties douloureuses avec de la moutarde, en mettant auparavant dessus un linge, afin que ce rubéfiant ne ronge pas trop ; faire dans l'endroit où l'on ressent la douleur des ulcères artificiels avec un fer rouge ; prendre peu de nourriture, et s'en tenir à l'eau. Lorsque la douleur est apaisée, on doit se baigner, et se faire verser sur la tête, pendant qu'on est dans le bain, d'abord beaucoup d'eau tiède, ensuite de l'eau froide. Si la douleur est totalement passée, on peut se remettre au vin, mais boire par la suite toujours de l'eau, avant toute autre chose. L'hydrocéphale est une maladie d'une espèce différente. Pour la guérir, il est nécessaire de raser la tête, et d'appliquer dessus de la moutarde, afin de produire une ulcération. Si ce remède ne fait rien, il faut employer le bistouri. On doit aussi, comme dans l'hydropisie, mettre en usage l'exercice, les sueurs, les frictions violentes, et l'usage des aliments et des boissons qui font surtout couler les urines.

Des maladies qui attaquent la face.

2. La face est sujette à une maladie que les Grecs appellent *spasme cynique*. Cette maladie commence ordinairement par une fièvre aiguë ; les lèvres sont agitées et contournées, de sorte que ce n'est autre chose qu'une convulsion de la bouche. Il s'y joint une fréquente altération dans la couleur du visage et de tout le corps, et le malade est

sanguinem mittere optimum est : si finitum eo malum non est, ducere alvum; si ne sic quidem discussum est, albo veratro vomitum movere. Præter hæc, necessarium est vitare solem, lassitudinem, vinum. Si discussum his non est , utendum est cursu; frictione in eo, quod læsum est, leni et multa ; in reliquis partibus breviore , sed vehementi. Prodest etiam movere sternutamenta ; caput radere ; idque perfundere aqua calida, vel marina, vel salsa, sic ut ei sulphur quoque adjiciatur; post perfusionem iterum perfricari; sinapi manducare ; eodemque tempore affectis oris partibus ceratum , integris idem sinapi, donec arrodat, imponere. Cibus aptissimus ex media materia est.

De resolutione linguæ.

3. At si lingua resoluta est, quod interdum per se, interdum ex morbo aliquo fit, sic, ut sermo hominis non explicetur; oportet gargarizare ex aqua , in qua vel thymum , vel hyssopum , vel nepeta decocta sit ; aquam bibere ; caput, et os, et ea, quæ sub mento sunt , et cervicem vehementer perfricare ; lasere linguam ipsam linere; manducare, quæ sunt acerrima , id est , sinapi, allium , cepam ; magna vi luctari, ut verba exprimantur; exerceri retento spiritu ; caput sæpe aqua frigida perfundere; nonnunquam multam esse radiculam , deinde vomere.

De destillatione ac gravedine.

4. Destillat autem humor de capite interdum in nares, quod leve est; interdum in fauces, quod pejus est; interdum etiam in pulmonem, quod pessimum est. Si in nares destillavit, tenuis per has pituita profluit, caput leviter dolet, gravitas ejus sentitur , frequentia sternutamenta sunt. Si in fauces, has exasperat, tussiculam movet. Si in pulmonem, præter sternutamenta , et tussim , est etiam capitis gravitas , lassitudo, sitis, æstus, biliosa urina. Aliud autem, quamvis non

assoupi. La saignée est le meilleur remède qu'on puisse employer dans ce cas : si la maladie n'y cède pas, il faut donner des lavements, et faire vomir ensuite avec l'ellébore blanc, si le mal n'est pas dissipé. Outre cela , il est nécessaire d'éviter l'ardeur du soleil, la fatigue et le vin. Si, malgré ces moyens, cette convulsion subsiste, il faut s'exercer à la course , se faire faire de douces, mais de longues frictions sur l'endroit affecté, et de plus courtes, mais plus fortes, sur les autres parties. On se trouve bien aussi de faire usage des sternutatoires, de raser la tête, et de verser ensuite dessus de l'eau de mer chaude, ou de l'eau salée , dans laquelle on ait mis du soufre : après ces fomentations, il est à propos de se faire frotter de nouveau ; de mâcher de la moutarde ; d'appliquer, en même temps, sur les parties affectées du cérat , et sur celles qui ne le sont pas de la moutarde, qu'on y laisse jusqu'à ce qu'elle fasse érosion. Les aliments qui conviennent le mieux sont ceux de la classe moyenne.

De la paralysie de la langue.

5. Dans la paralysie de la langue, qui tantôt vient d'un vice de cette partie, et tantôt est la suite d'une autre maladie, si le malade est dans l'impossibilité de s'énoncer, il faut avoir recours à des gargarismes faits avec une décoction de thym, d'hysope ou de calament; lui faire avaler de l'eau ; lui frictionner fortement la tête, la bouche, le cou et les parties qui sont situées sous le menton; lui frotter la langue avec le suc de laser; lui faire mâcher les substances les plus âcres, comme la moutarde, l'ail. l'ognon; l'engager à faire tous ses efforts pour articuler ses mots. Il doit s'exercer en retenant son haleine, se laver souvent la tête avec de l'eau froide, manger quelquefois beaucoup de raifort, et ensuite vomir.

Du catarrhe et de l'enchifrenement.

4. Il arrive souvent qu'une humeur séreuse, provenant de la tête, se jette tantôt sur les narines, ce qui est léger, tantôt sur le gosier, ce qui est plus mauvais, tantôt aussi sur le poumon, ce qui est le plus mauvais de tout : si cette humeur s'est portée sur les narines, il en découle une pituite ténue; on sent une pesanteur et une légère douleur de tête; on éternue fréquemment : si c'est sur le gosier, elle y excite une irritation qui donne lieu à une petite toux; si c'est sur le poumon, outre la toux et les éternuments fréquents, le malade éprouve une pesanteur de tête; il se sent altéré, fatigué, échauffé, et rend

multum distans , malum , gravedo est. Hæc nares claudit, vocem obtundit, tussim siccam movet : sub eadem salsa est saliva, sonant aures, venæ moventur in capite, turbida urina est. Hæc omnia χορύζας Hippocrates nominat : nunc video apud Græcos in gravedine hoc nomen servari; destillationem, χαταστχγμόν appellari. Hæc autem et brevia , et, si neglecta sunt , longa esse consuerunt. Nihil pestiferum est, nisi quod pulmonem exulceravit. Ubi aliquid ejusmodi sensimus, protinus abstinere a sole, balneo, vino, venere debemus ; inter quæ unctione, et assueto cibo nihilominus uti licet. Ambulatione tantum acri, sed tecta utendum est, et post eam, caput atque os supra quinquagies perfricandum. Raroque fit , ut si biduo, vel certe triduo nobis temperavimus , id vitium non levetur. Quo levato , si in destillatione crassa facta pituita est, vel in gravedine nares magis patent, balneo utendum est, multaque aqua prius calida, post egelida, fovendum os, caputque; deinde cum cibo pleniore vinum bibendum. At si æque tenuis quarto die pituita est, vel nares æque clausæ videntur assumendum est vinum aminæum austerum ; deinde rursus biduo aqua; post quæ, ad balneum et ad consuetudinem revertendum est. Neque tamen illis ipsis diebus, quibus aliqua omittenda sunt , expedit tanquam ægros agere ; sed cetera omnia quasi sanis facienda sunt, præterquam si diutius aliquem , et vehementius ista sollicitare consuerunt : huic enim quædam curiosior observatio necessaria est. Igitur huic, si in nares vel in fauces destillavit, præter ea , quæ supra retuli, protinus primis diebus multum ambulandum est; perfricandæ vehementer inferiores partes ; levior frictio adhibenda thoraci erit, levior capiti ; demenda assueto cibo pars dimidia ; sumenda ova, amylum, similiaque , quæ pituitam faciunt crassiorem ; siti contra, quanta maxima sustineri potest , pugnandum. Ubi per hæc idoneus aliquis balneo factus , eoque usus est, adjiciendus est cibo pisciculus, aut caro, sic tamen , ne protinus justus modus

des urines bilieuses. L'enchifrenement est une autre espèce de mal , mais peu différent de ce dernier : les malades ont les narines bouchées, la voix rauque, et une toux sèche. La salive parait salée; il y a tintement d'oreilles; les artères de la tête battent fortement; l'urine est trouble. Hippocrate a désigné toutes ces maladies sous le nom de *coryza*; mais je vois qu'aujourd'hui les Grecs entendent seulement par ce mot l'enchifrenement, et qu'ils appellent *catarrhe* toutes les fluxions d'humeurs séreuses. Ces incommodités sont fort ordinaires , et durent peu ; cependant, si on les néglige, elles peuvent se prolonger; elles ne sont jamais mortelles, à moins qu'elles n'occasionnent un ulcère au poumon. Dès que l'on est attaqué de ces fluxions , il faut sur-le-champ éviter l'ardeur du soleil, et s'abstenir du bain, du vin et des plaisirs de Vénus, sans qu'il faille, pour cela, se priver de se faire oindre, et de se nourrir comme à son ordinaire ; il faut se promener vivement, mais à couvert, et après la promenade, se faire frictionner au moins cinquante fois la tête et le visage. Il est rare que le mal n'aille point en diminuant, si l'on s'est ménagé pendant deux ou trois jours. Au bout de ce temps, si la pituite est plus épaisse, lorsque c'est un catarrhe ; ou si les narines sont moins bouchées, lorsque c'est un enchifrenement, il faut se baigner, se fomenter la bouche et la tête, d'abord avec beaucoup d'eau chaude, ensuite avec de l'eau tiède ; prendre plus de nourriture, et boire du vin. Mais si la pituite est également ténue le quatrième jour, et les narines également bouchées, il faut prendre du vin d'Amine austère ; boire ensuite, pendant deux jours, de l'eau ; après quoi, on se remet au bain et à la vie ordinaire. Il n'est pas nécessaire, les jours où l'on est obligé de se retrancher certaines choses, de se conduire comme si l'on était malade; il faut, à ces choses près, vivre comme si l'on était en santé. Les personnes, cependant , chez lesquelles ces sortes d'incommodités ont coutume d'être plus longues et plus violentes, doivent prendre plus de précautions. Lors donc qu'elles s'en trouvent attaquées, si l'humeur s'est jetée sur les narines ou sur le gosier, elles doivent d'abord faire ce que nous avons dit plus haut; se promener beaucoup les premiers jours ; se faire frotter fortement les parties inférieures, plus légèrement la poitrine et la tête; diminuer leur nourriture de moitié; prendre des œufs, de l'amidon, et autres choses semblables, qui épaississent la pituite ; résister à la soif le plus qu'il leur est possible. Lorsque par là elles se sont

cibi sumatur : vino meraco copiosius utendum est. At si in pulmonem quoque destillat, multo magis et ambulatione et frictione opus est, eademque adhibita ratione in cibis, si non satis illi proficiunt, acrioribus utendum est ; magis somno indulgendum, abstinendumque a negotiis omnibus; aliquando, sed serius, balneum tentandum. In gravedine autem, primo die quiescere, neque esse, neque bibere, caput velare, fauces lana circumdare : postero die surgere, abstinere a potione, aut, si res coegerit, non ultra heminam aquæ assumere : tertio die panis non ita multum ex parte interiore cum pisciculo, vel levi carne sumere, aquam bibere : si quis sibi temperare non potuerit, quo minus pleniore victu utatur, vomere : ubi in balneum ventum est, multa calida aqua caput et os fovere usque ad sudorem : tum ad vinum redire. Post quæ vix fieri potest, ut idem incommodum maneat : sed si manserit, utendum erit cibis frigidis, aridis, levibus, humore quam minimo, servatis frictionibus exercitationibusque, quæ in omni tali genere valetudinis necessariæ sunt.

CAPUT III. — DE CERVICIS MORBIS.

A capite transitus ad cervicem est; quæ gravibus admodum morbis obnoxia est. Neque tamen alius importunior acutiorque morbus est, quam is, qui quodam rigore nervorum, modo caput scapulis, modo mentum pectori innectit, modo rectam et immobilem cervicem intendit. Priorem Græci ὀπισθότονον, insequentem ἐμπροσθότονον, ultimum τέτανον appellant : quamvis minus subtiliter quidam indiscretis his nominibus utuntur. Ea sæpe intra quartum diem tollunt : si hunc evaserunt, sine periculo sunt. Eadem omnia ratione curantur ; idque convenit. Sed Asclepiades utique mittendum sanguinem credidit : quod quidam utique vitandum esse dixerunt,

mises en état de prendre le bain, et qu'elles en ont fait usage, elles peuvent ajouter à leurs aliments quelques petits poissons, ou de la viande, observant, cependant, de ne pas manger d'abord autant qu'elles faisaient auparavant ; mais elles peuvent boire du vin pur plus abondamment. Si c'est sur le poumon que l'humeur s'est jetée, il faut insister bien davantage sur la promenade et sur les frictions, et user des mêmes aliments ; et s'ils ne réussissent pas suffisamment, il faut en employer de plus âcres, dormir plus long-temps, et renoncer à toutes sortes d'affaires ; essayer du bain de temps en temps, mais plus tard. Dans l'enchifrenement, il faut, le premier jour, se tenir couché ; s'abstenir de manger et de boire ; se couvrir la tête ; s'entourer le cou de laine ; se lever le lendemain ; rester long-temps sans boire, ou, si l'on ne peut supporter la soif, ne boire qu'une hémine d'eau ; le troisième jour, manger un peu de mie de pain, avec un petit poisson, ou un peu de viande légère, et boire de l'eau ; si le malade ne peut s'empêcher de manger davantage, il faut qu'il vomisse après avoir mangé. Il doit, lorsqu'il est dans le bain, se fomenter la tête et la bouche avec beaucoup d'eau tiède, jusqu'à se faire suer, et ensuite se remettre au vin. Après ce traitement, il est presque impossible que cette incommodité ne cesse pas ; si cependant elle résiste, il faut user d'aliments froids, secs, légers, boire le moins qu'il est possible, et insister sur les frictions et l'exercice, qui sont de rigueur dans toutes les indispositions de ce genre.

CHAPITRE III. — DES MALADIES DU COU.

De la tête nous passons au cou, qui est sujet à des maladies fort graves. La plus fâcheuse et la plus aiguë de toutes est celle dans laquelle, par suite d'une certaine tension des nerfs, la tête se trouve tantôt renversée en arrière, tantôt fléchie sur la poitrine, et tantôt tenue droite et immobile. Les Grecs ont appelé la première de ces rigidités convulsives *opisthotonos*; la seconde, *emprosthotonos*, et la dernière *tétanos* : ceux qui se piquent moins de précision se servent indistinctement de l'un ou de l'autre de ces mots. Cette maladie cause souvent la mort dans les quatre premiers jours ; passé ce terme, on est hors de danger. Le même traitement convient dans les diverses formes de la maladie ; tout le monde en convient, mais l'on n'est pas d'accord sur le choix des remèdes. Asclépiade veut que l'on saigne dans tous les cas ; d'autres disent qu'on doit s'en abstenir, parce que, dans

eo quod maxime tum corpus calore egeret ; isque esset in sanguine. Verum hoc quidem falsum est. Neque enim natura sanguinis est, ut utique caleat ; sed ex iis, quæ in homine sunt, hic celerrime vel calescit, vel refrigescit. Mitti vero necne debeat, ex iis intelligi potest, quæ de sanguinis missione præcepta sunt. Utique autem recte datur castoreum, et cum hoc piper, vel laser : deinde opus est fomento humido et calido : itaque plerique aqua calida multa cervices sub· inde perfundunt. Id in præsentia levat ; sed opportuniores nervos frigori reddit : quod utique vitandum est. Utilius igitur est, cerato liquido primum cervicem perungere ; deinde admovere vesicas bubulas vel utriculos oleo calido repletos, vel ex farina calidum cataplasma, vel piper rotundum cum ficu contusum. Utilissimum tamen est, humido sale fovere : quod quomodo fieret, jam ostendi. Ubi eorum aliquid factum est, admovere ad ignem, vel si æstas est, in sole ægrum oportet : maximeque oleo vetere ; si id non est, syriaco ; si ne id quidem est, adipe quam vetustissima cervicem, et scapulas, et spinam perfricare. Frictio cum omnibus in homine vertebris utilis sit, tum iis præcipue, quæ in collo sunt. Ergo die nocteque, interpositis tamen quibusdam temporibus, hoc remedio utendum est : dum intermittitur, imponendum malagma aliquod ex calefacientibus. Cavendum vero præcipue frigus : ideoque in eo conclavi, in quo cubabit æger, ignis continuus esse debebit, maximeque tempore antelucano, quo præcipue frigus intenditur. Neque inutile erit, caput attonsum habere, idque irino vel cyprino calido madefacere, et superimposito pileo velare ; nonnunquam etiam in calidum oleum totum descendere, vel in aquam calidam, in qua fœnum græcum decoctum sit, et adjecta olei pars tertia. Alvus quoque ducta sæpe superiores partes resolvit. Si vero etiam vehementius dolor crevit, admovendæ cervicibus cucurbitulæ sunt, sic, ut cutis incidatur : eadem aut ferramentis aut sinapi adurenda. Ubi levatus est

cette maladie, le corps a surtout besoin de chaleur, et que la chaleur réside dans le sang. Ce sentiment est mal fondé ; car la nature du sang n'est pas qu'il soit constamment chaud ; il est seulement, parmi les substances dont l'homme se compose, celle qui s'échauffe ou se refroidit le plus vite. Au reste, ce que j'ai recommandé précédemment, au sujet de la saignée, doit faire connaître s'il est à propos, ou non, de l'employer dans la circonstance présente. Dans tous les cas, on se trouve bien de donner le castoreum, avec du poivre ou du laser ; ensuite il faut faire des fomentations humides et chaudes ; c'est pourquoi plusieurs sont dans l'usage de répandre, de temps en temps, beaucoup d'eau chaude sur le cou : ce remède soulage pour le moment, mais il rend les nerfs plus susceptibles du froid, ce qu'il faut absolument éviter. Il est donc plus avantageux de commencer par oindre le cou avec un cérat liquide, et ensuite d'appliquer dessus des vessies de bœuf, ou de petites outres remplies d'huile chaude, ou des cataplasmes de farine chauds, ou du poivre rond broyé avec des figues. Mais ce qui est plus utile encore, c'est de faire des fomentations avec du sel humide : j'ai déjà expliqué comment cela se pratique. Lorsqu'on a fait quelques-uns de ces remèdes, il faut mettre le malade auprès du feu ; ou, si c'est en été, l'exposer au soleil, et lui frotter ensuite fortement le cou, les épaules et l'épine, avec de la vieille huile, ou, à son défaut, avec de l'huile de Syrie, ou, si l'on n'en a pas, avec de la graisse très-vieille. Ces frictions se font avec avantage sur toutes les vertèbres, mais principalement sur celles du cou ; il faut donc les continuer jour et nuit, en observant néanmoins quelques intervalles, pendant lesquels on applique des cataplasmes faits avec quelques substances échauffantes. On doit surtout éviter le froid ; pour cela il doit y avoir continuellement du feu dans la chambre du malade, principalement quelques heures avant le jour, qui est le temps où le froid se fait le plus sentir. Il est à propos aussi de raser la tête au malade, et de l'oindre avec de l'huile chaude d'iris, ou de souchet, et de la couvrir ensuite avec un bonnet. Il est bon aussi quelquefois de mettre le malade dans un bain d'huile chaude, ou d'eau chaude, dans laquelle on ait fait bouillir du fenugrec, et à laquelle on ait ajouté une troisième partie d'huile. Les lavements dégagent souvent aussi les parties supérieures. Si la douleur a pris beaucoup d'intensité, il faut appliquer sur le cou des ventouses scarifiées, le cautériser avec un fer chaud, ou avec la moutarde.

dolor, moverique cervix cœpit, scire licet, cedere remediis morbum. Sed diu vitandus cibus, quisquis mandendus est. Sorbitionibus utendum, itemque ovis sorbilibus, aut mollibus; jus aliquod assumendum. Id si bene processerit, jamque ex toto recte se habere cervices videbuntur, incipiendum erit a pulticula, vel intrita bene madida. Celerius tamen etiam panis mandendus, quam vinum gustandum : siquidem hujus usus præcipue periculosus; ideoque in longius tempus differendus est.

CAPUT IV. — DE FAUCIUM MORBIS, ET PRIMUM DE ANGINA.

Ut hoc autem morbi genus circa totam cervicem; sic alterum, æque pestiferum acutumque, in faucibus esse consuevit. Nostri anginam vocant : apud Græcos nomen, prout species est. Interdum enim neque rubor, neque tumor ullus apparet ; sed corpus aridum est, vix spiritus trahitur, membra solvuntur : id συνάγχην vocant. Interdum lingua faucesque cum rubore intumescunt, vox nihil significat, oculi vertuntur, facies pallet, singultusque est : id κυνάγχη vocatur. Illa communia sunt : æger non cibum devorare, non potionem potest; spiritus ejus intercluditur. Levius est, ubi tumor tantummodo et rubor est, cetera non sequuntur : id παρασυνάγχην appellant. Quidquid est, si vires patiuntur, sanguis mittendus est, si non abundat; secundum est, ducere alvum. Cucurbitula quoque recte sub mento, et circa fauces admovetur, ut id, quod strangulat, evocet. Opus est deinde fomentis humidis : nam sicca spiritum elidunt. Ergo admovere spongias oportet, quæ melius in calidum oleum, quam in calidam aquam subinde demittuntur : efficacissimusque est hic queque, salis calidus succus. Tum commodum est, hyssopum, vel nepetam, vel thymum, vel absinthium, vel etiam furfures, aut ficus aridas, cum mulsa aqua decoquere, eaque gargarizare : post hæc, palatum ungere vel felle taurino, vel eo medicamento, quod ex moris est. Polline etiam piperis id recte respergitur. Si per

Lorsque la douleur est diminuée, et que le malade commence à remuer le cou, c'est une preuve que la maladie cède aux remèdes. Mais il faut s'abstenir long-temps des aliments qui demandent à être mâchés. On doit s'en tenir aux légéres crèmes farineuses, aux œufs mollets, à quelques bouillons. Si l'on se trouve bien de ce régime, et si le cou paraît être absolument en bon état, on prendra une nourriture un peu plus forte ; on commencera par des potages, ou des panades fort délayées ; on se remettra cependant plus tôt au pain qu'au vin, dont l'usage est fort pernicieux dans cette maladie : ainsi l'on doit s'en priver pendant long-temps.

CHAPITRE IV. — DES MALADIES DE LA GORGE, ET PREMIÈREMENT DE L'ANGINE.

Le danger et la célérité de la maladie dont je viens de parler, et qui attaque tout le cou, se retrouvent également dans une autre qui a son siége ordinaire dans le gosier. Nous appelons cette maladie *angine*. Les Grecs lui donnent différents noms, selon l'espèce : car quelquefois il ne paraît ni rougeur, ni tumeur ; mais la peau est sèche, le malade peut à peine respirer, les membres sont comme paralysés. Les Grecs appellent cette espèce *synanche*. Quelquefois la langue et le gosier sont gonflés et enflammés ; le malade ne peut articuler, les yeux se renversent, le visage est pâle, il y a hoquet. Ils nomment cette seconde espèce *cynanche*. Les signes communs à l'un et à l'autre sont la difficulté de respirer, et l'impossibilité d'avaler ni solide, ni liquide. Le mal est moins dangereux, lorsqu'il n'y a que rougeur et tumeur, sans les autres symptômes : cette espèce se nomme *parasynanche*. De quelque nature que soit l'angine, il convient de saigner, si les forces le permettent, quand même il n'y aurait pas pléthore. Il faut ensuite donner des lavements ; on applique aussi avec succès les ventouses sous le menton et autour de la gorge, pour attirer au dehors la matière qui cause l'étranglement. On emploie ensuite des fomentations humides, car les sèches coupent la respiration. On doit donc appliquer sur la gorge des éponges qu'il vaut mieux tremper dans de l'huile chaude que dans de l'eau chaude ; le suc chaud de sel est aussi, dans ce cas, de la plus grande utilité. Ensuite, on emploie avec avantage des gargarismes, que l'on compose en faisant bouillir dans de l'eau miellée de l'hysope, du calament, du thym ou de l'absinthe, ou même du son, ou des figues sèches. Après ces remèdes, il est bon d'oindre le palais avec du fiel de taureau,

hæc parum proficitur, ultimum est, incidere satis altis plagis sub ipsis maxillis supra collum, et in palato circa uvam, vel eas venas, quæ sub lingua sunt; ut per ea vulnera morbus erumpat. Quibus si non fuerit æger adjutus, scire licet, malo victum esse. Si vero his morbus levatus est, jamque fauces et cibum et spiritum capiunt, facilis ad bonam valetudinem recursus est. Atque interdum natura quoque adjuvat, si ex angustiore sede vitium transit in latiorem : itaque rubore et tumore in præcordiis orto, scire licet fauces liberari. Quidquid autem eas levarit, incipiendum est ab humidis, maximeque aqua mulsa decocta : deinde assumendi molles et non acres cibi sunt, donec fauces ad pristinum habitum revertantur. Vulgo audio, si quis pullum hirundinis ederit, angina toto anno non periclitari; servatumque cum ex sale, cum is morbus urget, comburi, carbonemque ejus contritum in aquam mulsam, quæ potui datur, infriari, et prodesse. Id cum idoneos auctores ex populo habeat, neque habere quidquam periculi possit, quamvis in monumentis medicorum non legerim, tamen inserendum huic operi meo credidi.

De difficultate spirandi.

2. Est etiam circa fauces malum, quod apud Græcos aliud aliudque nomen habet, prout se intendit. Omne in difficultate spirandi consistit : sed hæc dum modica est, neque ex toto strangulat, δύσπνοια appellatur : cum vehementior est, ut spirare æger sine sono et anhelatione non possit, ἄσθμα : cum accessit id quoque, ne nisi recta cervice spiritus trahatur, ὀρθόπνοια. Ex quibus id, quod primum est, potest diutius trahi; duo insequentia acuta esse consuerunt. His communia sunt : quod propter angustias,

ou avec quelque préparation de mûres; on se trouve bien aussi de le saupoudrer avec du poivre. Si ces remèdes procurent peu de soulagement, il faut, pour dernière ressource, faire de profondes scarifications sur le col, au-dessous de la mâchoire même, et au palais, aux environs de la luette, ou sur les veines qui sont placées sous la langue; on donne par là issue à la matière de la maladie. Si ces scarifications ne font rien non plus, le malade est perdu; mais si le mal diminue, si la déglutition et la respiration se rétablissent, le malade ne tardera pas à être guéri. La nature s'aide quelquefois elle-même, lorsque le mal qui occupait peu de place, s'étend davantage. C'est une preuve, par exemple, que le gosier se dégage, s'il s'établit de la rougeur et du gonflement dans la région précordiale. Quelque remède qu'on ait employé avec succès, pour la cure de l'angine, lorsque le malade se trouve en état de prendre quelque chose, il faut commencer par les substances les plus humectantes, surtout par l'eau miellée bouillie : on en vient ensuite aux aliments un peu plus consistants; on évite tous ceux qui sont âcres, et on continue de la même façon, jusqu'à ce que le gosier soit remis dans son premier état. J'entends dire communément que si l'on mange un petit d'hirondelle, on est exempt d'angine pour toute l'année; on peut encore, dit-on, le conserver dans du sel, et lorsqu'on est attaqué de cette maladie, on le brûle; on le réduit ensuite en poudre, que l'on mêle dans de l'eau miellée, et on fait avaler le tout au malade, qui ne manque pas d'en être soulagé. Quoique les médecins ne disent rien de ce remède, j'ai cru devoir le rapporter dans mon ouvrage, parce qu'il n'a pas d'inconvénient, et qu'il est vanté parmi le peuple par des gens dignes de foi.

De la difficulté de respirer.

2. La gorge est encore sujette à une autre maladie à laquelle les Grecs donnent différents noms, selon qu'elle a plus ou moins d'intensité. Cette maladie consiste, en général, dans une difficulté de respirer. Si cette difficulté n'est que médiocre, et ne menace pas de suffoquer le malade, on l'appelle *dyspnée*; si elle est plus violente, et que la respiration soit accompagnée de bruit et d'essoufflement, on l'appelle *asthme*, et *orthopnée* si le malade ne peut respirer qu'en se tenant droit sur son séant. La première de ces trois espèces peut durer long-temps; les deux autres sont ordinairement aiguës. Voici ce que ces maux ont de commun. La respiration est accompagnée de siffle-

per quas spiritus evadit, sibilum edit, dolor in pectore præcordiisque est, interdum etiam in scapulis, isque modo decedit, modo revertitur; ad hæc tussicula accedit. Auxilium est, nisi aliquid prohibet, in sanguinis detractione. Neque id satis est, sed lacte quoque venter solvendus est. Liquanda alvus, interdum etiam ducenda ; quibus extenuatum corpus incipit spiritum trahere commodius. Caput autem in lecto sublime habendum est : thorax fomentis, cataplasmatisque calidis, aut siccis, aut etiam humidis adjuvandus est ; et postea vel malagma superimponendum, vel certe ceratum ex cyprino, vel irino unguento. Sumenda deinde jejuno potui mulsa aqua, cum qua vel hyssopus cocta, vel contrita capparis radix sit. Delingitur etiam utiliter aut nitrum, aut nasturtium album frictum, deinde contritum et cum melle mixtum : simulque coquuntur mel, galbanum, resina terebinthina, et ubi coierunt, ex his, quod fabæ magnitudinem habet, quotidie sub lingua liquatur : aut sulphuris ignem non experti p. ˙ ⹀, abrotoni p. ˙. in vini cyatho teruntur, idque tepefactum sorbetur. Est etiam non vana opinio, vulpinum jecur, ubi siccum et aridum factum est, contundi oportere, polentamque ex eo potioni aspergi ; vel ejusdem pulmonem quam recentissimum assum, sed sine ferro coctum, edendum esse. Præter hæc, sorbitionibus et lenibus cibis utendum est; interdum vino tenui austero ; nonnunquam vomitu. Prosunt etiam, quæcumque urinam movent : sed nihil magis, quam ambulatio lenta pene usque ad lassitudinem ; frictio multa, præcipue inferiorum partium, vel in sole, vel ad ignem, et per se ipsum, et per alios, usque ad sudorem.

ment, à cause du resserrement du conduit par lequel l'air passe ; on sent à la poitrine et dans les environs des douleurs qui s'étendent quelquefois jusqu'aux épaules ; ces douleurs cessent et reviennent. A ces symptômes il se joint une petite toux. Le traitement consiste dans la saignée ; à moins qu'il n'y ait quelque raison qui en empêche : mais ce moyen seul ne suffit pas ; il faut encore relâcher le ventre par l'usage du lait, purger et donner quelques lavements. Ces remèdes emportent les humeurs, et rendent la respiration plus aisée ; lorsque le malade est au lit, il doit avoir la tête élevée ; on applique sur la poitrine des fomentations, des épithèmes chauds, secs ou humides, que l'on recouvre d'un cataplasme émollient, ou, au moins, d'un cérat fait avec de l'onguent de souchet ou d'iris ; on prend pour boisson, à jeun, de l'eau miellée, ou de l'eau dans laquelle on a fait bouillir de l'hysope, ou de la racine de caprier pilée. On se trouve bien aussi de sucer une préparation faite avec le nitre ou le cresson blanc frit, et ensuite broyé, et mêlé avec le miel. En même temps, on fait bouillir ensemble du miel, du galbanum et de la térébenthine, et lorsque ces drogues se sont bien mêlées, on en prend tous les jours la grosseur d'une fève, qu'on laisse fondre doucement sous la langue ; ou bien on prend de soufre qui n'a point été au feu p.˙⹀, et d'aurone p.˙ ; on les pile dans la quantité d'un verre de vin, que l'on boit ensuite, après l'avoir fait tiédir. Le foie de renard desséché, et ensuite mis en poudre, que l'on donne dans une potion, est un remède qui est vanté, et avec raison. On peut aussi manger le poumon frais de cet animal, rôti, mais cuit sans le secours du fer. Outre ces remèdes, il est nécessaire de ne vivre que de crèmes farineuses et d'aliments adoucissants ; il est à propos de prendre, de temps en temps, un peu de vin austère léger, et quelquefois aussi de se faire vomir. Tous les remèdes qui poussent par les urines font encore un bon effet; mais rien ne soulage plus que de se promener à petits pas, jusqu'à ce qu'on se sente, pour ainsi dire, fatigué; et de se faire frotter, ou de se frotter soi-même au soleil ou au feu, les parties inférieures, jusqu'à ce que l'on sue.

De faucium exulceratione.

3. In interiore vero faucium parte interdum exulceratio esse consuevit. In hac plerique extrinsecus cataplasmatis calidis, fomentisque humidis utuntur : vo-

De l'ulcère du gosier.

5. Il se forme quelquefois des ulcères dans l'intérieur du gosier. Dans ce cas, la plupart des médecins emploient à l'extérieur des cataplasmes chauds et des fomentations humides, et font aussi respirer par

lunt etiam vaporem calidum ore recipi : per quæ molliores alii partes eas fieri dicunt, opportunioresque vitio jam hærenti. Sed, si bene vitari frigus potest, tuta illa præsidia : si metus ejus est, supervacua sunt. Utique autem perfricare fauces periculosum est : exulcerat enim. Neque utilia sunt, quæ urinæ movendæ sunt ; quia possunt, dum transeunt, ibi quoque pituitam extenuare, quam supprimi melius est. Asclepiades multarum rerum, quas ipsi quoque secuti sumus, auctor bonus, acetum ait quam acerrimum esse sorbendum : hoc enim sine ulla noxa comprimi ulcera. Sed id supprimere sanguinem potest ; ulcera ipsa sanare non potest. Melius huic rei lycium est ; quod idem quoque æque probat : vel porri, vel marrubii succus, vel nuces græcæ cum tragacantho contritæ et cum passo mixtæ, vel lini semen contritum et cum dulci vino mixtum. Exercitatio quoque ambulandi currendique necessaria est : frictio a pectore vehemens toti inferiori parti adhibenda. Cibi vero esse debent neque nimium acres, neque asperi ; mel, lenticula, tragum, lac, ptisana, pinguis caro, præcipueque porrum, et quidquid cum hoc mixtum est. Potionis quam minimum esse convenit. Aqua dari potest, vel pura, vel in qua malum cotoneum, palmulæve decoctæ sunt. Gargarizationes quoque lenes : sin hæ parum proficiunt, reprimentes utiles sunt. Hoc genus neque acutum est, et potest esse non longum : curationem tamen maturam, ne vehementer et diu lædat, desiderat.

la bouche des vapeurs chaudes. Il en est d'autres qui prétendent que ces remèdes ne font que ramollir davantage les parties qui sont attaquées, et augmenter la disposition qu'elles ont à s'ulcérer. Mais si l'on est sûr d'éviter le froid, ces moyens n'ont pas d'inconvénient ; dans le cas contraire, ils seraient nuisibles. Il serait très-imprudent de faire sur la gorge des frictions qui ne pourraient que l'ulcérer davantage. Les remèdes qui font couler les urines ne doivent pas non plus être employés dans ce cas, parce que, par leur passage dans le gosier, ils exciteraient la pituite, dont il faut plutôt arrêter le cours. Asclépiade, qui est l'auteur de beaucoup de choses que nous avons nous-mêmes suivies, est d'avis qu'on fasse avaler au malade le vinaigre le plus concentré ; il prétend que ce remède dessèche, sans aucun danger, les ulcères. Le vinaigre peut à la vérité étancher le sang ; mais il ne peut guérir les ulcères. Il vaut mieux employer alors le lycium, que le même auteur conseille aussi ; ou bien le suc de poireau ou de marrube, ou les noix grecques pilées avec la gomme adragant et incorporées dans du moût, ou la graine de lin broyée et délayée dans du vin doux. Il est nécessaire aussi de se promener, de courir, et de se faire faire de fortes frictions sur toutes les parties inférieures, à partir de la poitrine. Les aliments dont on fait usage ne doivent être ni trop âcres, ni acerbes ; ceux qui conviennent le mieux sont le miel, la lentille, la décoction de froment, le lait, l'orge mondé, la viande grasse, le poireau surtout, et tous les mets dont il fait partie. Il faut boire le moins qu'il est possible, et ne boire que de l'eau pure, ou bien de l'eau dans laquelle on ait fait bouillir des coins ou des dattes. On fait usage aussi des gargarismes adoucissants ; s'ils procurent peu de soulagement, il faut en employer d'astringents. Cette maladie n'est point aiguë, et peut n'être point chronique ; elle demande cependant à être traitée sans retard, si l'on veut qu'elle dure peu et qu'elle ne devienne pas considérable.

De tussi.

4. Tussis vero fere propter faucium exulcerationem molesta est ; quæ multis modis contrahitur. Itaque, illis restitutis, ipsa finitur. Solet tamen interdum per se quoque male habere ; et vix, cum vetus facta est, eliditur. Ac modo arida est, modo pituitam citat. Oportet hyssopum altero quoque die bibere ; spiritu retento

De la toux.

4. La toux qui accompagne ordinairement les ulcérations du gosier, que l'on contracte de beaucoup de manières, est incommode ; mais elle cesse dès que ces ulcérations sont guéries. La toux essentielle peut aussi avoir quelquefois par elle-même des suites fâcheuses, et on a bien de la peine à la guérir, lorsqu'elle est invétérée. Elle est tantôt sèche, et tantôt humide. Il faut boire, de deux

currere, sed minime in pulvere ; ac lectione uti vehementi, quæ primo impeditur a tussi, post eam vincit : tum ambulare : deinde per manus quoque exerceri, et pectus diu perfricare : post hæc, quam pinguissimæ ficus uncias tres ; super prunam incoctas, esse. Præter hæc, si humida est, prosunt frictiones validæ, cum quibusdam calefacientibus, sic, ut caput quoque simul vehementer perfricetur ; item cucurbitulæ pectori admotæ ; sinapi ex parte exteriore faucibus impositum, donec leviter exulceret ; potio ex mentha, nucibusque græcis et amylo ; primoque assumtus panis aridus, deinde aliquis cibus lenis. At si sicca tussis est, cum ea vehementissime urget, adjuvat vini austeri cyathus assumtus ; dum ne amplius id, interposito tempore aliquo, quam ter aut quater fiat : item laseris quam optimi paulum devorare opus est ; porri vel marrubii succum assumere ; scillam delingere ; acetum ex ea, vel certe acre sorbere, aut cum spica allii contriti duos vini cyathos. Utilis etiam in omni tussi est peregrinatio, navigatio longa, loca maritima, natationes : cibus iterdum mollis, ut malva, ut urtica ; interdum acer, ut lac cum allio coctum : sorbitiones, quibus laser sit adjectum, aut in quibus porrum incoctum tabuerit : ovum sorbile, sulphure adjecto : potui primum aqua calida, deinde invicem aliis diebus hæc, aliis vinum.

jours l'un, une décoction d'hysope ; courir en retenant son haleine, mais dans un endroit où il n'y ait point de poussière ; lire à haute voix : on en est d'abord empêché par la toux, dont on se délivre après par ce moyen. On se promène ensuite, on s'exerce des mains, on se fait frotter pendant long-temps la poitrine. Après ces remèdes, on prend trois onces de figues très-grasses, cuites sur la braise. Si la toux est humide, il faut, outre ces remèdes, se faire faire de fortes frictions avec quelques drogues échauffantes, et en faire même sur la tête ; on applique les ventouses sur la poitrine ; on met à l'extérieur de la gorge de la moutarde que l'on y laisse jusqu'à ce qu'il y ait une légère excoriation : on donne une potion faite avec la menthe, les noix grecques et l'amidon ; on commence par manger du pain bien sec, et on prend ensuite quelque aliment adoucissant. Si la toux est sèche, on se trouve bien de prendre, dans le temps même de ses quintes les plus violentes, un verre de vin austère ; mais il ne faut pas y revenir plus de trois ou quatre fois, et on laisse toujours une certaine distance entre chaque verre. Il faut aussi avaler un peu du meilleur laser, et prendre du suc de poireau, ou de marrube ; il faut sucer un morceau d'ognon de scille, prendre même du vinaigre scillitique, ou de quelque autre fort âcre ; ou bien deux verres de vin, dans lesquels on aura écrasé une gousse d'ail. Il est bon, dans toutes sortes de toux, de voyager, de faire de longues navigations, d'habiter les bords de la mer, de nager. Il faut tantôt user d'aliments adoucissants, comme la mauve, l'ortie ; tantôt d'aliments âcres, comme le lait qu'on a fait bouillir avec de l'ail ; on met dans les décoctions d'orge du laser, ou on y fait cuire des poireaux jusqu'à ce que tout le suc en soit exprimé ; on fait prendre des œufs frais, dans lesquels on met du soufre ; on donne pour boisson, d'abord de l'eau chaude, ensuite, de jour à autre, de l'eau et du vin, alternativement.

De sanguinis sputo.

5. Magis terreri potest aliquis, cum sanguinem exspuit : sed id modo minus, modo plus periculi habet. Exit modo ex gengivis modo ex ore : et quidem ex hoc interdum etiam copiose, sed sine tussi, sine ulcere, sine gingivarum ullo vitio : ita ut nihil exscreetur : verum ut ex naribus aliquando, sic ex ore prorumpit. Atque interdum sanguis profluit, interdum simile aquæ

Du crachement de sang.

5. On a plus sujet de s'alarmer, si l'on crache du sang ; mais cet accident est quelquefois moins, quelquefois plus dangereux. Car tantôt le sang vient des gencives, et tantôt de la bouche, et quelquefois même assez abondamment de cette dernière partie ; sans qu'il y ait ni toux, ni ulcère, ni aucun vice dans les gencives, et sans aucune expectoration, et l'hémorrhagie a lieu alors, comme celle qui arrive par les narines. Quelque-

quiddam, in qua caro recens lota est. Nonnunquam autem is a summis faucibus fertur, modo exulcerata ea parte, modo non exulcerata ; sed aut ore venæ alicujus adaperto, aut tuberculis quibusdam enatis, exque his sanguine erumpente. Quod ubi incidit, neque lædit potio aut cibus, neque quidquam, ut ex ulcere, exscreatur. Aliquando vero, gutture et arteriis exulceratis, frequens tussis sanguinem quoque extundit : interdum etiam fieri solet, ut aut ex pulmone, aut ex pectore, aut ex latere, aut ex jocinore feratur : sæpe feminæ, quibus sanguis per menstrua non respondet, hunc exspuunt. Auctoresque medici sunt, vel exesa parte aliqua sanguinem exire, vel rupta, vel ore alicujus venæ patefacto. Primam διάβρωσιν, secundam ῥῆξιν, tertiam ἀναστόμωσιν appellant. Ultima minime nocet ; prima gravissime. Ac sæpe quidem evenit, uti sanguinem pus sequatur. Interdum autem, qui sanguinem ipsum suppressit, satis ad valetudinem profuit. Sed si secuta ulcera sunt, si pus, si tussis est, prout sedes ipsa est, ita varia et periculosa genera morborum sunt. Si vero sanguis tantum fluit, expeditius et remedium et finis est. Neque ignorari oportet, eis, quibus fluere sanguis solet, aut quibus spina dolet, coxæve, aut post cursum vehementem vel ambulationem, dum febris absit, non esse inutile sanguinis mediocre profluvium : idque per urinam redditum ipsam quoque lassitudinem solvere : ac ne in eo quidem terribile esse, qui ex superiore loco decidit; si tamen in ejus urina nihil novavit : neque vomitum hujus afferre periculum, etiam cum repetit, si ante confirmare et implere corpus licuit : et ex toto nullum nocere, qui in corpore robusto, neque nimius est, neque tussim aut calorem movet. Hæc pertinent ad universum : nunc ad ea loca, quæ proposui, veniam. Si ex gingivis exit, portulacam manducasse satis est. Si ex ore, continuisse eo merum vinum : si id parum proficit, acetum. Si inter hæc quoque graviter erumpit, quia consumere hominem potest, commodissimum est, impetum ejus, ad-

fois on rend le sang tout pur ; d'autres fois il ressemble à de l'eau dans laquelle on aurait lavé de la chair fraîche. Quelquefois même le sang vient du fond du gosier ; soit qu'il y ait ulcère ou non ; mais toujours parce qu'il y a quelque vaisseau ouvert, ou parce qu'il s'est formé des tubercules qui laissent échapper le sang. Lorsque ce sont des tubercules, la boisson et les aliments que l'on prend n'incommodent point ; on ne crache pas comme lorsqu'il y a ulcère. La toux violente qui est produite par l'ulcère du gosier ou de la trachée, fait aussi quelquefois cracher le sang. Enfin il est des cas où le sang que l'on rend vient ou du poumon, ou de la poitrine, ou de la plèvre, ou du foie. On voit souvent aussi des femmes chez lesquelles la suppression des règles produit le crachement de sang. Les auteurs en médecine disent que le sang ne peut s'échapper que de trois façons, ou par l'érosion, ou par la crevasse des vaisseaux, ou par l'ouverture de leurs extrémités. Les Grecs appellent la première *diabrosis*, la seconde *rhexis*, la troisième *anastomose;* cette dernière n'est nullement dangereuse ; la première est très-grave. Il arrive souvent que l'on crache du pus, après avoir craché du sang. Il suffit quelquefois, pour guérir, d'arrêter le crachement de sang. Mais si ce crachement a été suivi d'ulcère, si l'on rend du pus, s'il y a toux, il survient des maladies dangereuses, et qui ne diffèrent entre elles que par la différence de la partie qui est attaquée. Si le crachement de sang est seul, on guérit plus vite et plus aisément. Il est bon d'observer néanmoins qu'un crachement de sang modéré, pourvu qu'il n'y ait point de fièvre, n'est pas nuisible aux personnes qui sont accoutumées à en cracher, ou qui ressentent des douleurs dans l'épine, ou dans les lombes, après avoir couru, ou après s'être promenées beaucoup ; le sang même qu'on rend alors par les urines apaise la lassitude. Le crachement de sang même qui survient à la suite d'une chute n'a rien qui doive épouvanter, s'il ne paraît pas quelque autre mauvais signe dans les urines. Il en est de même du vomissement de sang, qui est sans danger, quand même il paraîtrait à différentes reprises, pourvu qu'on ait eu le temps auparavant de rétablir et de remettre le corps en bon état. Enfin le crachement de sang ne peut avoir aucune mauvaise suite, s'il n'est accompagné ni de toux, ni de chaleur ; s'il est modéré, et si le malade est d'un bon tempérament. Voilà pour ce qui concerne le crachement de sang en général. Maintenant, quant aux lieux d'où il part et que

mota occipitio cucurbitula, sic, ut cutis quoque incidatur, avertere. Si id mulieri, cui menstrua non feruntur, evenit, eamdem cucurbitulam , incisis inguinibus ejus, admovere. At si ex faucibus, interioribusve partibus processit, et metus major est, et cura major adhibenda. Sanguis mittendus est ; et si nihilominus ex ore processit, iterum tertioque, et quotidie paulum aliquid : protinus autem debet sorbere vel acetum, vel cum thure plantaginis aut porri succum ; imponendamque extrinsecus supra id, quod dolet, lana succida ex aceto est, et id spongia subinde refrigerandum. Erasistratus horum crura quoque et femora brachiaque pluribus locis deligabat. Id Asclepiades, adeo non prodesse, etiam inimicum esse proposuit. Sed id sæpe commode respondere experimenta testantur. Neque tamen pluribus locis deligari necesse est : sed sat est infra inguina, et super talos, summosque humeros , etiam brachia. Tum, si febris urget, danda est sorbitio, et potui aqua, in qua aliquid ex iis, quæ alvum adstringunt, decoctum sit : at, si abest febris, vel elota alica, vel panis ex aqua frigida , et molle quoque ovum dari potest, potui, vel idem, quod supra scriptum est, vel vinum dulce, vel aqua frigida. Sed sic bibendum erit, ut sciamus, huic morbo sitim prodesse. Præter hæc , necessaria sunt quies, securitas, silentium. Caput hujus quoque cubantis sublime esse debet ; recteque tondetur. Facies sæpe aqua frigida fovenda est. At inimica sunt vinum , balneum, venus, in cibo oleum, acria omnia, item calida fomenta, conclave, calidum et inclusum, multa vestimenta corpori injecta, etiam frictiones. Ubi bene sanguis conquievit, tum vero incipiendum est a brachiis, cruribusque ; a thorace abstinendum. In hoc casu per hiemem, locis maritimis ; per æstatem, mediterraneis opus est.

j'ai mentionnés plus haut, si ce sont les gencives, il suffira de mâcher du pourpier ; s'il vient de la bouche, il faut se la gargariser avec du vin pur ; si le vin fait peu d'effet, il faut prendre du vinaigre ; si malgré cela le sang continue de couler abondamment, comme le malade pourrait en périr, il n'y a rien de mieux que de détourner le cours du sang qui se porte avec violence à la bouche , en appliquant des ventouses scarifiées à l'occiput. Si c'est chez une femme dont les règles soient supprimées , il faut appliquer sur les aines des ventouses, aussi avec scarifications. Si le sang vient du gosier ou des parties intérieures, il y a plus lieu de craindre, et il faut prendre plus de précautions. On doit commencer par saigner ; si , malgré la saignée, le sang continue à se montrer, il faut la réitérer le lendemain et le surlendemain, et même tirer un peu de sang chaque jour. On fait avaler de bonne heure au malade du vinaigre, ou du suc de plantain, ou de poireau dans lequel on a fait dissoudre de l'encens. On applique ensuite sur l'endroit auquel répond la douleur, de la laine grasse trempée dans du vinaigre, et on la rafraîchit, de temps en temps, avec une éponge. Erasistrate faisait faire en différents endroits des ligatures aux jambes, aux cuisses et aux bras. Asclépiade a prétendu que cela faisait plus de mal que de bien ; mais l'expérience fait voir le contraire. Il n'est pas nécessaire de multiplier ces ligatures ; il suffit d'en faire au-dessous des aines et au-dessus des malléoles, au haut des épaules, et aux bras. S'il y a fièvre, il ne faut donner que de la crème d'orge légère pour nourriture , et pour boisson que de l'eau dans laquelle on aura fait bouillir quelques astringents. S'il n'y a point de fièvre, on donne au malade, ou de la fromentée bouillie , ou du pain trempé dans de l'eau froide, ou quelques œufs frais. La boisson est la même que celle que nous avons prescrite plus haut, ou bien du vin doux, ou de l'eau froide. Mais, pour en régler la quantité, il faut savoir que, dans cette maladie, la soif elle-même est un remède. Outre ces moyens, le repos, la sécurité, le silence sont absolument nécessaires. Lorsque le malade est au lit , il doit avoir la tête élevée ; il est bon de la faire raser. Il est à propos de faire souvent des fomentations sur le visage, avec de l'eau froide. Le vin, le pain, l'usage des plaisirs de Vénus, les aliments préparés avec l'huile, toutes les choses âcres, les fomentations chaudes, sont contraires. Il ne faut pas trop couvrir le malade, ni le tenir dans une chambre exactement fermée, et où il fasse chaud. On doit at-

CAPUT V. — DE STOMACHI MORBIS.

Faucibus subest stomachus; in quo plura longa vitia incidere consuerunt. Nam modo ingens calor, modo inflatio, hunc, modo inflammatio, modo exulceratio afficit : interdum pituita, interdum bilis oritur : frequentissimumque ejus malum est, quo resolvitur; neque ulla re magis aut afficitur, aut corpus afficit. Diversa autem, ut vitia ejus, sic etiam remedia sunt. Ubi exæstuat, aceto cum rosa extrinsecus subinde fovendus est; imponendusque pulvis cum oleo; et ea cataplasmata, quæ simul et reprimunt, et emolliunt. Potui, nisi quid obstat, egelida aqua præstanda. Si inflatio est, prosunt admotæ cucurbitulæ; neque incidere cutem necesse est : prosunt sicca et calida fomenta, sed non vehementissima. Interponenda abstinentia est. Utilis in jejuno potio est absinthii, aut hyssopi, aut rutæ. Exercitatio primo lenis, deinde major adhibenda est; maximeque, quæ superiores partes moveat : quod genus in omnibus stomachi vitiis aptissimum est. Post exercitationem opus est unctione, frictione; balneo quoque nonnunquam, sed rarius; interdum alvi ductione; cibis deinde calidis neque inflantibus; eodemque modo calidis potionibus, primo aquæ, post, ubi resedit inflatio, vini austeri. Illud quoque in omnibus stomachi vitiis præcipiendum est, ut quo modo se quisque æger refecerit, eo sanus utatur : nam redit huic imbecillitas sua, nisi iisdem defenditur bona valetudo, quibus reddita est. At si inflammatio aliqua est, quam fere tumor et dolor sequitur, prima sunt quies et abstinentia, lana sulphurata circumdata, jejuno absinthium. Si ardor stomachum urget, aceto cum rosa subinde fovendus est : deinde cibis quidem utendum est modi-

CHAPITRE V. — DES MALADIES DE L'ESTOMAC.

Au-dessous de la poitrine, est situé l'estomac qui est sujet à plusieurs maladies chroniques; car tantôt on y éprouve une chaleur brûlante, tantôt un gonflement considérable; tantôt il s'enflamme, tantôt il s'y forme un ulcère. Une autre fois, c'est un amas de pituite, ou bien un amas de bile qui en trouble les fonctions; mais le relâchement de l'estomac est la maladie qui l'attaque le plus souvent, qui le dérange davantage, et qui porte un plus grand désordre dans toute l'économie animale. Toutes ces maladies sont différentes, et demandent chacune un traitement particulier. Dans l'ardeur d'estomac, il faut faire dessus, à l'extérieur, des fomentations avec des feuilles de roses trempées dans du vinaigre; y appliquer la poudre de ces mêmes feuilles incorporées dans de l'huile; employer des cataplasmes qui soient en même temps répressifs et émollients; donner pour boisson de l'eau à la glace, à moins qu'il n'y ait quelque raison qui s'y oppose. Le gonflement se dissipe par l'application des ventouses non scarifiées, par les fomentations sèches et chaudes, mais qui cependant ne soient pas trop actives, par la diète : on fait prendre à jeun une infusion d'absinthe, d'hysope ou de rue; on fait faire au malade, dans les commencements, des exercices légers, et ensuite un peu plus forts; on a soin qu'il s'exerce surtout les parties supérieures; ce qui est très-avantageux dans toutes les maladies de l'estomac. Lorsque le malade s'est ainsi exercé, il est à propos de l'oindre, et de lui faire des frictions; il peut user quelquefois du bain, mais rarement, et prendre, de temps en temps, quelques lavements; il faut qu'il mange chaud, et qu'il fasse usage d'aliments qui ne soient point venteux; qu'il boive pareillement chaud, d'abord de l'eau, et lorsque le gonflement est passé, qu'il prenne du vin austère. Une chose qui est encore à observer dans toutes les maladies de l'estomac, c'est qu'il faut, lorsqu'on est guéri, continuer le même régime qui a servi à ramener la santé; car le mal ne tarde pas à revenir, si l'on n'emploie, pour se maintenir en bon état, les moyens qu'on a employés pour se ré-

cis; imponenda vero extrinsecus quæ simul et reprimunt et emolliunt : deinde, his detractis, utendum calidis ex farina cataplasmatis, quæ reliquias digerant : interdum alvus ducenda : adhibenda exercitatio, et cibus plenior. At si exulceratio stomachum infestat, eadem fere facienda sunt, quæ in faucibus exulceratis præcepta sunt. Exercitatio, frictio inferiorum partium adhibenda ; adhibendi lenes et glutinosi cibi, sed citra satietatem : omnia acria atque acida removenda; vino, si febris non est, dulci, aut, si id inflat, certe leni utendum ; sed neque præfrigido, neque nimis calido. Si vero pituita stomachus impletur, necessarius modo jejuno, modo post cibum vomitus est : utilis exercitatio, gestatio, navigatio, frictio : nihil edendum, bibendumque, nisi calidum ; vitatis tantum iis, quæ pituitam contrahere consuerunt. Molestius est, si stomachus bile vitiosus est. Solent autem ii, qui sic tentantur ; interpositis quibusdam diebus, hanc, et quidem, quod pessimum est, atram vomere. His recte alvus ducitur : potiones ex absinthio dantur : necessaria gestatio, navigatio est ; si fieri potest, ex nausea vomitus : vitanda cruditas : sumendi cibi faciles et stomacho non alieni, vinum austerum. Vulgatissimum vero pessimumque stomachi vitium est resolutio, id est, cum cibi non tenax est, soletque desinere ali corpus, ac sic tabe consumi. Huic generi inutilissimum balneum est ; lectiones, exercitationesque superioris partis necessariæ; item unctiones, frictionesque. His perfundi frigida, atque in eadem natare ; canalibus ejusdem subjicere etiam stomachum ipsum, et magis etiam a scapulis id quod contra stomachum est; consistere in frigidis, medicatisque fontibus, quales Cutiliarum Sumbruinarumque sunt, salutare est. Cibi quoque assumendi sunt frigidi, qui potius difficulter coquuntur, quam facile vitiantur. Ergo plerique, qui nihil aliud concoquere possunt ; bubulam coquunt. Ex quo colligi potest, neque avem, neque venationem, neque piscem dari debere, nisi generis durioris. Potui quidem aptissimum est

tablir. Dans l'inflammation de l'estomac, qui est presque toujours accompagnée de douleur et de tumeur, il faut commencer par le repos et la diète ; entourer l'estomac de laine soufrée ; faire prendre au malade à jeun de l'absinthe ; s'il y a chaleur, on fait des fomentations avec les feuilles de roses et le vinaigre, et ensuite on donne un peu de nourriture ; on applique des cataplasmes à la fois répercussifs et émollients, auxquels ensuite on en substitue d'autres préparés avec la farine, qu'on applique bien chauds pour dissiper le reste de l'inflammation ; on donne, de temps en temps, des lavements, et on fait prendre plus d'exercice et plus de nourriture au malade. S'il y a ulcère à l'estomac, il faut faire à peu près les mêmes remèdes que nous avons prescrits pour les ulcères du gosier ; il faut s'exercer, se faire frictionner les parties inférieures ; user d'aliments adoucissants et glutineux, mais en restant sur son appétit ; éviter toutes les choses âcres et acides ; boire du vin doux, s'il n'y a point de fièvre, ou si le vin doux gonfle, user d'un vin léger, et ne boire ni trop chaud, ni trop froid. S'il y a amas de pituite dans l'estomac, il est nécessaire de faire vomir, tantôt à jeun, et tantôt après le repas. L'exercice, la gestation, la navigation, les frictions font un bon effet. Il ne faut rien boire ni manger qui ne soit chaud ; éviter tout ce qui peut former de la pituite. L'amas de bile dans l'estomac est plus dangereux. Les personnes qui sont attaquées de cette maladie ont coutume, au bout de quelques jours, de vomir de la bile, et ce qui est beaucoup plus mauvais, de vomir de la bile noire. Les lavements sont très-utiles, de même que les boissons dans lesquelles il entre de l'absinthe ; la gestation est nécessaire, ainsi que la navigation où il est bon que le vomissement soit produit, s'il est possible, par l'agitation du vaisseau. On doit éviter les crudités ; user d'aliments faciles à digérer, et qui ne soient pas contraires à l'estomac, et boire du vin austère. La maladie la plus ordinaire et la plus fâcheuse de l'estomac est le relâchement. J'entends par là cet état de l'estomac dans lequel il ne retient plus les aliments ; de sorte que le corps cesse de prendre de la nourriture, et périt de consomption. Rien n'est plus contraire à ce mal que le bain. Il faut lire, s'exercer les parties supérieures; user d'onctions, de frictions, d'aspersions d'eau froide ; prendre des bains froids, se faire faire des douches de la même espèce sur l'estomac même, et principalement depuis les épaules jusqu'à la hauteur de l'estomac. Les bains d'eaux minérales froides, telles que cel-

vinum frigidum, vel certe bene calidum, meracum, potissimum rheticum, vel allobrogicum, aliudve, quod et austerum et resina conditum est ; si id non est, quam asperrimum, maximeque signinum. Si cibus non continetur, danda aqua, et eliciendus plenior vomitus est, iterumque dandus cibus ; et tum admovendæ duobus infra stomachum digitis cucurbitulæ, ibique duabus aut tribus horis continendæ sunt. Si simul et vomitus, et dolor est, imponenda supra stomachum est lana succida, vel spongia ex aceto, vel cataplasma, quod refrigeret : perfricanda vero non diu, sed vehementer brachia et crura, et calefacienda. Si plus doloris est, infra præcordia quatuor digitis cucurbitula utendum est ; et protinus dandus panis ex posca frigida : si non continuit, post vomitum leve aliquid ex iis, quæ non aliena stomacho sint : si ne id quidem tenuit, singuli cyathi vini, singulis interpositis horis, donec stomachus consistat. Valens etiam medicamentum est, radiculæ succus : valentius, acidi punici mali, cum pari modo succi, qui ex dulci punico malo est, adjecto etiam intubi succo, et menthæ, sed hujus minima parte ; quibus tantumdem, quantum in his omnibus est, aquæ frigidæ quam optime miscetur. Id enim plus quam vinum ad comprimendum stomachum potest. Supprimendus autem vomitus est, qui per se venit, etsi nausea est. Sed si coacuit intus cibus, aut computruit, quorum utrumlibet ructus ostendit, ejiciendus est ; protinusque, cibis assumtis iisdem, quos proxime posui, stomachus restituendus. Ubi sublatus est præsens metus, ad ea redeundum est, quæ supra præcepta sunt.

les de Cutilies et de Sumbruine, sont salutaires. Dans cette maladie, il faut faire usage d'aliments froids, et qui soient plutôt difficiles à digérer, que trop sujets à se corrompre : c'est pour cela que la plupart de ceux qui ne peuvent rien digérer autre chose digèrent fort bien la viande de bœuf ; d'où il suit qu'on ne doit donner ni oiseaux, ni gibier, ni poisson, à moins qu'ils ne soient d'une chair fort dure. On ne peut rien boire de mieux que du vin froid, ou du vin pur bien chaud, principalement du vin rhétique ou allobroge, ou de quelque autre qui soit austère, et dans lequel on ait mêlé de la résine. Si l'on n'en a point de cette sorte, il faut boire le vin le plus dur, et principalement du vin de Signia. Si le malade rend la nourriture qu'il a prise, il faut lui faire boire de l'eau, et le faire vomir un peu fortement ; lui donner de nouveau à manger, lorsqu'il aura vomi ; lui appliquer les ventouses, deux doigts au-dessous de l'estomac, et les y laisser deux ou trois heures. S'il y a vomissement avec douleur, il faut lui mettre sur l'estomac de la laine grasse, ou une éponge trempée dans du vinaigre, ou bien un cataplasme rafraîchissant, lui faire de fortes, mais de courtes frictions sur les jambes, et lui échauffer ces parties. Si la douleur augmente, on appliquera au malade les ventouses quatre doigts au-dessous de l'estomac ; on lui fera prendre sur-le-champ du pain trempé dans de l'oxycrat froid. S'il vomit le pain, on lui donnera, lorsque le vomissement sera arrêté, quelque aliment léger et convenable à l'estomac ; s'il rend même cette nourriture, on lui fera prendre, d'heure en heure, un verre de vin, jusqu'à ce qu'il ne vomisse plus. Le suc de raifort est aussi un fort bon remède ; un meilleur encore se compose avec le suc de grenade aigre, mêlé avec partie égale de suc de grenade douce, auquel on ajoute celui de chicorée, et de menthe (celui-ci à moindre dose que les autres), le tout délayé dans une quantité d'eau froide égale à celle de ces divers sucs réunis. Cette potion est plus propre que le vin pour raffermir l'estomac. On doit arrêter le vomissement qui survient de lui-même, quand il y aurait des nausées. Si les aliments s'aigrissent ou se pourrissent dans l'estomac, ce que l'on connaît par la nature des éructations, il faut faire vomir le malade, et lui faire prendre aussitôt les aliments dont nous venons de parler, pour lui rétablir l'estomac : lorsque toute crainte est dissipée, on remet le malade à l'usage des choses que nous avons conseillées plus haut.

CAPUT VI. — DE LATERUM DOLORIBUS.

Stomachus lateribus cingitur; atque in his quoque vehementes dolores esse consuerunt. Et initium vel ex frigore, vel ex ictu, vel ex nimio cursu, vel ex morbo est : sed interdum id malum intra dolorem est, isque modo tarde, modo celeriter solvitur; interdum ad perniciem quoque procedit, oriturque acutus morbus, qui πλευριτικός a Græcis nominatur. Huic dolori lateris, febris et tussis accedit : et per hanc exscreatur, si tolerabilis morbus est, pituita; si gravis, sanguis. Interdum etiam sicca tussis est, quæ nihil emolitur : idque primo vitio gravius, secundo tolerabilius est. Remedium vero est magni et recentis doloris, sanguis missus. At, sive levior, sive vetustior casus est, vel supervacuum, vel serum id auxilium est; confugiendumque ad cucurbitulas est, ante summa cute incisa. Recte etiam sinapi ex aceto super pectus imponitur, donec ulcera pustulasque excitet; et tum medicamentum, quod humorem illuc citet. Præter hæc, circumdare primum oportet latus hapso lanæ sulphuratæ : deinde, cum paulum inflammatio se remisit, siccis et calidis fomentis uti. Ab his transitus ad malagmata est. Si vetustior dolor remanet, novissime resina imposita discutitur. Utendum cibis potionibusque calidis; vitandum frigus : inter hæc tamen non alienum est extremas partes oleo et sulphure perfricare. Si levata tussis est, leni lectione uti; jamque et acres cibos, et vinum meracius assumere. Quæ a medicis præcipiuntur, ut tamen sine his rusticos nostros epota ex aqua herba trixago satis adjuvet. Hæc in omni lateris dolore communia sunt : plus negotii est, si acutus quoque morbus is factus est. In hoc, præter ea, quæ supra posita sunt, hæc animadvertenda sunt : ut cibus sit quam maxime tenuis et lenis, præcipueque sorbitio, eaque ex ptisana potissimum, aut jus in quo porrus cum pullo gallinaceo coctus sit; idque non nisi tertio quoque die detur, si tamen per vires licebit : potui vero aqua mulsa, in qua

CHAPITRE VI. — DES DOULEURS DE CÔTÉS.

L'estomac est environné des côtés, où souvent aussi on ressent des douleurs considérables, qui proviennent ou du froid, ou de quelque coup, ou d'une course outrée, ou d'une affection morbifique. Le malade en est quelquefois quitte pour la douleur, qui se termine plus ou moins promptement. Quelquefois aussi ce mal donne lieu à une maladie aiguë des plus pernicieuses, que les Grecs appellent *pleurésie*. Alors, au point de côté se joignent la fièvre, et la toux dans laquelle les crachats sont pituiteux, si la maladie est peu considérable, et sanguinolents, si le mal est plus grave. La toux est aussi quelquefois sèche, et le malade ne crache point; ce dernier cas est plus mauvais que le premier, et moins dangereux que le second. Si la douleur est récente et considérable, le meilleur remède est la saignée; mais si la douleur est légère ou invétérée, la saignée est inutile, ou il n'est plus temps de l'employer; il faut avoir recours aux ventouses avec scarifications. On se trouve bien aussi d'appliquer sur la poitrine de la moutarde macérée dans du vinaigre; on l'y laisse jusqu'à ce qu'elle ait excité des ulcérations, et élevé des phlyctènes : on y met ensuite un médicament propre à attirer l'humeur au dehors. Outre ces remèdes, on entoure d'abord le côté avec une bande de laine soufrée; et, lorsque l'inflammation commence à diminuer un peu, on emploie des fomentations sèches et chaudes, et on en vient ensuite aux cataplasmes. Si la douleur qui est invétérée ne cède pas à ces remèdes, on la dissipe en appliquant, en dernier lieu, de la poix sur le côté. La boisson et les aliments doivent être chauds; il faut éviter le froid. Pendant l'usage de ces remèdes, il est bon de se faire frotter les extrémités avec de l'huile et du soufre. Quand la toux est apaisée, on peut lire doucement; on peut prendre des aliments d'une saveur piquante, et boire son vin plus pur. C'est ainsi que les médecins traitent cette maladie, dont nos paysans guérissent néanmoins fort bien sans tous ces remèdes, en buvant simplement une décoction de germandrée. Telle est la méthode qu'on doit suivre dans toute douleur de côté; mais si cette douleur se trouve être une maladie aiguë, le traitement est plus difficile. Il faut dans ce cas, outre les remèdes que nous venons d'indiquer, ne prendre qu'une nourriture fort légère et en petite quantité; vivre principalement de crèmes farineuses, faites surtout avec l'orge mondé, ou de bouillons de poulet, dans lesquels on

hyssopum , aut ruta decocta sit. Quæ quibus temporibus danda sint, ex ratione vel adauctæ, vel levatæ febris apparebit, sic , ut in remissione quam maxima dentur : cum eo tamen, ut sciamus, non esse ejus generis tussi aridas fauces committendas : sæpe enim , ubi nihil est , quod exscreetur, continuatur, et strangulat. Ob quam causam, dixi etiam pejus id genus esse tussis, quod nihil, quam quod pituitam moveret. Sed hic vinum sorbere, ut supra præcepimus, morbus ipse non patitur : in vicem ejus, cremor ptisanæ sumendus est. Ut his autem in ipso morbi fervore sustinendus æger est, sic , ubi paulum is se remisit, alimenta pleniora , et vini quoque aliquid dari potest ; dum nihil detur, quod aut refrigeret corpus , aut fauces asperet. Si in refectione quoque manserit tussis, intermittere oportebit uno die ; posteroque , cum cibo vini paulo plus assumere. Atque incipiente quoque tussi , tum non erit alienum , ut supra quoque positum est , vini cyathos sorbere : sed in hoc genere valetudinis, dulce, vel certe lene commodius est. Si malum inveteravit , athletico victu corpus firmandum est.

CAPUT VII. — DE VISCERUM MORBIS : ET PRIMO, DE PULMONE.

A compagine corporis ad viscera transeundum est , et in primis ad pulmonem veniendum ; ex quo vehemens et acutus morbus oritur , quem περιπνευμονικόν Græci vocant. Ejus hæc conditio est : pulmo totus afficitur : hunc casum ejus subsequitur tussis, bilem vel pus trahens , præcordiorum totiusque pectoris gravitas, spiritus difficultas , magnæ febres, continua vigilia , cibi fastidium , tabes. Id genus morbi plus periculi , quam doloris , habet. Oportet , si satis validæ vires sunt, sanguinem mittere : sin minores, cucurbitulas sine ferro præ-

fait cuire quelques poireaux, et ne faire usage de ces aliments que chaque troisième jour ; pourvu que les forces le permettent ; donner pour boisson de l'eau miellée, dans laquelle on a fait bouillir de l'hysope ou de la rue. L'état de la fièvre diminuée ou augmentée, sera connaître l'instant où l'on peut prendre ces aliments : ce doit être dans le temps de la plus grande rémission ; néanmoins il est bon d'observer qu'il ne faut pas laisser le gosier desséché en proie à cette sorte de toux ; parce que souvent, tant qu'il n'y a rien à expectorer, elle ne discontinue pas, et l'on est en danger de suffoquer ; c'est pour cette raison que j'ai dit qu'une toux sèche était plus dangereuse que celle dans laquelle on rend des crachats pituiteux. La maladie ne permettant pas de boire du vin, comme nous l'avons prescrit plus haut, il faut y substituer de la crème d'orge mondé. Voilà le régime que l'on doit suivre dans la violence du mal : lorsqu'il commence à s'apaiser, on peut accorder un peu plus de nourriture, et tant soit peu de vin ; il ne faut cependant rien donner qui puisse refroidir le malade, ou causer une irritation dans le gosier. Si la toux subsiste dans la convalescence, il faut faire diète pendant un jour, le lendemain reprendre de la nourriture, et boire un peu plus de vin ; et lorsque la toux commence, il sera bon de faire boire , comme nous l'avons dit plus haut, quelques verres de vin ; mais dans cette espèce de maladie, le vin le plus convenable est un vin doux, ou du moins qui ne soit point dur. Si le mal est invétéré , il faut fortifier le malade , en le faisant vivre à la manière des athlètes.

CHAPITRE VII. — DES MALADIES DES VISCÈRES, ET PREMIÈREMENT DES MALADIES DU POUMON.

Des parties qui contiennent les viscères, nous passerons aux viscères mêmes, et nous commencerons par les maladies du poumon. Ce viscère est sujet à une maladie violente et aiguë, que les Grecs appellent *péripneumonie*. Voici en quoi elle consiste : tout le poumon est affecté ; il y a toux , avec expectoration de crachats bilieux ou purulents ; pesanteur dans la région précordiale et dans toute la poitrine ; la respiration est difficile ; il s'allume une fièvre considérable ; le malade ne peut dormir ; il est dégoûté ; la consomption survient. Cette maladie est plus dangereuse que douloureuse. Il faut , si les forces le permettent, tirer du sang ; si elles ne le permettent pas, on applique des ventouses sèches sur la poi-

cordiis admovere. Tum, si satis valet, gestando ægrum, digerere : si parum, intra domum tamen dimovere. Potionem autem hyssopi dare, cum quo ficus arida sit incocta ; aut aquam mulsam, in qua vel hyssopum vel ruta decocta sit ; frictione uti diutissime in scapulis, proxime ab his in brachiis et pedibus et cruribus, leniter contra pulmonem ; idque bis quotidie facere. Quod ad cibum vero pertinet, huic nec salsis opus est, neque acribus, neque amaris, neque alvum adstringentibus, sed paulo lenioribus. Ergo primis diebus danda est sorbitio ptisanæ, vel alicæ, vel oryzæ, cum qua recens adeps cocta sit : cum hac, sorbile ovum, nuclei pinei ex melle, panis vel elota alica ex aqua mulsa : potui deinde non solum pura aqua, sed etiam mulsa egelida, aut, si æstas est, etiam frigida ; nisi quid obstat. Hæc autem altero quoque die, increscente morbo, dare satis est : ubi in incremento constitit, quantum res patitur, ab omnibus abstinendum est, præterquam aqua egelida. Si vires desunt, adjuvandæ sunt aqua mulsa. Prosuntque adversus dolores imposita calida fomenta, vel ea, quæ simul et reprimunt et emolliunt : prodest impositus super pectus sal bene contritus, cum cerato mixtus ; quia leviter cutem erodit, eoque impetum materiæ, quo pulmo vexatur, evocat. Utile etiam aliquod malagma est ex iis, quæ materiam trahunt. Neque alienum est, dum premit morbus, clausis fenestris ægrum continere : ubi paulum levatus est, ter aut quater die, fenestris aliquantum apertis, parvum aerem recipere. Deinde in refectione pluribus diebus a vino abstinere ; gestatione, frictione uti ; sorbitionibus et prioribus cibis adjicere, ex oleribus porrum, ex carne ungulas, et summa trunculorum, atque pisciculos, sic, ut diu nihil nisi molle et lene sumatur.

trine. Si le malade est assez fort, il faut tenter de résoudre la maladie par la gestation ; mais s'il est trop faible, il faut se contenter de le mouvoir chez lui d'une place à l'autre. On lui donne pour boisson une décoction d'hysope et de figues sèches, ou de l'eau miellée, dans laquelle on a fait bouillir de l'hysope ou de la rue. On fait de longues frictions sur les épaules, ensuite sur les bras, puis sur les pieds et les jambes ; on frotte légèrement la poitrine ; on réitère ces frictions deux fois par jour. Pour ce qui concerne les aliments, ils ne doivent être ni salés, ni âcres, ni amers, ni de nature à resserrer le ventre, mais plutôt doux et humectants. On donne donc, dans les premiers jours, une crème légère d'orge mondé, de fromentée, ou de riz, dans laquelle on a fait cuire de la graisse nouvelle. On y ajoute un œuf frais, des pignons incorporés dans du miel, du pain, ou de la fromentée bouillie dans de l'eau miellée. On donne pour boisson, non-seulement de l'eau pure, mais encore de l'eau miellée, tiède et même froide, si c'est en été, à moins que quelque raison ne s'y oppose. On ne permet ces aliments au malade que de deux jours l'un, tant que la maladie croit ; lorsqu'elle est à son plus haut point, il faut, autant qu'il est possible, faire une diète rigoureuse, et s'en tenir à l'eau tiède ; si les forces manquent, il est à propos de les soutenir par l'usage de l'eau miellée. La douleur s'apaise par l'application de cataplasmes chauds, ou qui soient en même temps répercussifs et émollients ; on se trouve bien aussi d'appliquer sur la poitrine du sel bien broyé, mêlé dans du cérat ; il excite une légère érosion dans l'endroit où on l'applique, et y attire l'afflux de la matière qui engorge le poumon ; des cataplasmes révulsifs produisent aussi un bon effet. Tant que le mal est dans sa violence, il convient de tenir le malade dans une chambre dont les fenêtres soient fermées ; mais lorsque la maladie commence à diminuer, il faut entr'ouvrir les fenêtres trois ou quatre fois par jour, pour renouveler un peu l'air. Dans la convalescence, il faut se priver de vin pendant plusieurs jours ; avoir recours à la gestation et aux frictions. On ajoute aux crèmes farineuses et aux aliments que nous avons prescrits, de préférence, parmi les légumes, le poireau ; parmi les viandes, les pieds et les tendrons d'animaux, et quelques petits poissons ; de façon qu'on soit long-temps à ne vivre que d'aliments légers et doux.

CAPUT VIII. — DE HEPATITIDE.

Alterius quoque visceris morbus, id est, jocinoris, æque modo longus, modo acutus esse consuevit; ἡπατικόν Græci vocant. Dextra parte sub præcordiis vehemens dolor est; idemque ad latus dextrum, et ad jugulum, humerumque partis ejusdem pervenit: nonnunquam manus quoque dextra torquetur: horror validus est: ubi male est, bilis evomitur: interdum singultus prope strangulat. Et hæc quidem acuti morbi sunt. Longioris vero, ubi suppuratio in jocinore est; dolorque modo finitur, modo intenditur; dextra parte præcordia dura sunt, et tument; post cibum major spiritus difficultas est; accedit maxillarum quædam resolutio. Ubi inveteravit malum, venter et crura pedesque intumescunt; pectus atque humeri, circaque jugulum utrumque extenuatur. Initio sanguinem mittere optimum est: tum venter solvendus est, si non potest aliter, per nigrum veratrum: imponenda extrinsecus cataplasmata, primum quæ reprimant, deinde calida, quæ diducant; quibus recte iris vel absinthium adjicitur: post hæc, malagma. Dandæ vero sorbitiones sunt, omnesque cibi, et calidi, et qui non multum alunt, et fere qui pulmonis quoque dolori conveniunt; præterque eos, qui urinam movent, potionesque ad id efficaces. Utilia in hoc morbo sunt thymum, satureia, hyssopum, nepeta, amylum, sesamum, lauri baccæ: pini flos, herba sanguinalis, mentha, ex malo cotoneo medium, colombæ jecur recens et crudum: ex quibus quædam per se esse, quædam adjicere vel sorbitioni vel potioni licet; sic tamen, ut parce assumantur. Neque alienum est, absinthium contritum ex melle et pipere, ejusque catapotium quotidie devorare. Abstinendum utique est ab omnibus frigidis: neque enim res ulla magis jecur lædit. Frictionibus utendum in extremis partibus: vitandus omnis labor, omnis vehementior motus: ne spiritus quidem diutius continendus est. Ira, trepidatio, pondus, ictus, cursus, inimica

CHAPITRE VIII. — DE L'HÉPATITE.

La maladie qui attaque le foie, et que les Grecs appellent *hépatite*, est également tantôt aiguë et tantôt chronique. On éprouve une douleur violente à l'hypochondre droit; cette douleur s'étend du même côté jusqu'à l'épaule et à la gorge, et même quelquefois jusqu'au bras entier: un violent frisson se fait sentir; lorsque la maladie est grave, le malade vomit de la bile; il est tourmenté d'un hoquet qui le met en danger de suffoquer. Tels sont les symptômes qui annoncent que la maladie est aiguë. On reconnaît qu'elle est chronique et qu'il y a suppuration au foie, lorsque la douleur tantôt disparaît et tantôt redouble, que l'hypochondre droit est dur et tuméfié, que la difficulté de respirer est plus grande après qu'on a mangé, que les mâchoires sont en quelque façon paralysées. Lorsque ce mal a duré pendant un certain temps, le ventre, les jambes et les pieds s'enflent, tandis que la poitrine, les épaules et la région des clavicules tombent dans le marasme. Il est très-utile de tirer du sang dès le commencement; ensuite, on purge, même avec l'ellébore, si les autres purgatifs ne font rien; on pose à l'extérieur des topiques d'abord répercussifs et ensuite résolutifs; ces derniers s'appliquent chauds: on se trouve bien d'y ajouter l'iris ou l'absinthe; après ces topiques, on met un cataplasme. On fait prendre des crèmes farineuses légères; on donne, chauds, des aliments qui nourrissent peu, et qui sont presque les mêmes que ceux dont on fait usage dans l'inflammation du poumon: on y ajoute ceux qui poussent par les urines, de même que les boissons qui ont aussi cette propriété. Le thym, la sarriette, l'hysope, le calament, l'anis (1), le sésame, les baies de laurier, les fleurs de pin, la pimprenelle, la menthe, la pulpe de coin, le foie de pigeon, frais et cru, conviennent dans cette maladie. On donne seules quelques-unes de ces drogues, et on en mêle d'autres dans les crèmes farineuses, ou dans les boissons, mais en petite quantité. On se trouve bien de prendre tous les jours un bol composé d'absinthe et de poivre pulvérisés et incorporés dans du miel. Il faut éviter de prendre froid quoi que ce soit, parce que rien n'est plus contraire au foie. On doit se faire frictionner les extrémités, éviter

---

(1) Le texte porte *amylum*; mais on pense que ce mot, qui ne convient pas ici, est corrompu, et doit être remplacé par *anisum*.

sunt. Perfusio corporis multa prodest ex aqua, si hiems est, calida; si æstas, tepida : item liberalis unctio, et in balneo sudor. Si vero jecur vomica laborat, eadem facienda sunt, quæ in ceteris interioribus suppurationibus. Quidam etiam contra id scalpello aperiunt, et ipsam vomicam adurunt.

CAPUT IX. — DE LIENOSIS.

At lienis ubi affectus est, intumescit, simulque cum eo pars sinistra ; eaque dura est, et prementi renititur · venter intentus est : aliquis etiam cruribus tumor est : ulcera aut omnino non sanescunt, aut certe cicatricem vix recipiunt : in intenta ambulatione cursuque dolor et quædam difficultas est. Hoc vitium quies auget : itaque exercitatione et labore opus est ; habita tamen ratione, ne febrem ista, si nimium processerint, excitent. Unctiones, frictionesque, et sudores necessarii sunt. Dulcia omnia inimica sunt ; item lac et caseus : acida autem maxime conveniunt. Ergo acetum acre per se sorbere, et magis etiam, quod scilla conditum est, expedit. Edenda sunt salsamenta, vel oleæ ex muria dura ; tinctæ in aceto lactucæ, intubique ex eodem, betæ ex sinapi, asparagus, armoracia, pastinaca, ungulæ, rostra, aves macræ, ejusdem generis venatio. Potui vero jejuno dari debet absinthium incoctum : at post cibum, aqua a ferrario fabro, in qua candens ferrum subinde tinctum sit : hæc enim vel præcipue lienem coercet. Quod animadversum est in iis animalibus, quæ apud hos fabros educata exiguos lienes habent. Potest etiam dari vinum tenue, austerum ; omniaque in cibis et potionibus, quæ urinæ movendæ sunt. Præcipueque ad id valet vel trifolii semen, vel cuminum, vel apium, vel serpyllum, vel cytisus, vel portulaca, vel nepeta, vel thymum, vel hyssopum, vel satureia : hæc enim inde com-

toute sorte de travail et tout mouvement violent ; on ne doit pas même retenir long-temps son haleine. La colère, la frayeur, l'action de porter quelque chose de pesant, de lancer, de courir, sont nuisibles dans cette maladie. Il est utile de se faire répandre sur le corps beaucoup d'eau, qui doit être chaude si c'est en hiver, et tiède si c'est en été. Il est bon aussi de se faire de fortes onctions et de suer beaucoup dans le bain. S'il se forme un abcès dans le foie, il faut suivre la même méthode que dans les autres suppurations internes. Quelques-uns néanmoins ouvrent la vomique avec le bistouri, et la cautérisent.

CHAPITRE IX. — DES MALADIES DE LA RATE.

Lorsque la rate est affectée, elle se gonfle, ainsi que l'hypochondre gauche, qui est dur et rénitent quand on le presse. Le ventre est tendu, les jambes sont un peu enflées ; si le malade a des ulcères, ils ne se guérissent point, ou du moins ils ne peuvent qu'à peine se cicatriser. L'action de marcher vite et de courir cause de la douleur et du malaise dans l'endroit affecté. Le repos augmente ce mal. Il faut donc se livrer à l'exercice et au travail, en observant toutefois de ne pas les pousser trop loin, de peur qu'ils n'allument la fièvre. Il est nécessaire de faire usage des onctions, des frictions, et d'exciter la sueur. Toutes les choses douces sont contraires, de même que le lait et le fromage. Les acides conviennent parfaitement ; on se trouve donc bien de boire du vinaigre bien fort, et principalement du vinaigre de scille. Il faut manger des salaisons, des olives conservées dans de la saumure forte, de la laitue, de la chicorée trempées dans du vinaigre, de la poirée assaisonnée de moutarde, des asperges, du raifort, du panais. Parmi les viandes, on choisit les pieds et les bajoues ; les oiseaux maigres et le gibier de la même nature. On donne à jeun, pour boisson, une décoction d'absinthe. Après le repas, on fait boire de l'eau de forge dans laquelle on éteint un fer rouge ; cette eau est très-bonne pour diminuer le volume de la rate ; car on remarque que les animaux nourris chez les forgerons ont cet organe très-petit. On peut faire usage d'un vin léger et austère ; on fait choix d'aliments et de boissons qui poussent par les urines. La semence de trèfle, le cumin, l'ache, le serpolet, le cythise, le pourpier, le calament, le thym, l'hysope, la sarriette, conviennent principalement, comme jouissant à un grand degré de cette propriété diurétique. On se trouve aussi fort bien de manger de la

t medissime videntur humorem educere.
Lienis quoque bubulus utiliter esui datur; præcipueque eruca et nasturtium lienem extenuant. Imponenda quoque extrinsecus sunt, quæ levent. Fit ex unguento et palmulis, quod μυροβάλανον Græci vocant : fit ex lini et nasturtii semine, quo vinum et oleum adjicitur : fit ex cupresso viridi, et arida ficu : fit ex sinapi, cui sevi hircini a renibus quarta pars ponderis adjicitur, teriturque in sole, et protinus imponitur. Multisque modis huic rei cappari aptum est : nam et ipsum cum cibo assumere, et muriam ejus cum aceto sorbere commodum est. Quin etiam extrinsecus radicem contritam, vel corticem ejus cum furfuribus, aut ipsum cappari cum melle contritum imponere expedit. Malagmata quoque huic rei aptantur.

CAPUT X. — DE RENUM MORBIS.

At renes ubi affecti sunt, diu male habent. Pejus est, si frequens biliosus vomitus accedit. Oportet conquiescere : cubare molliter : solvere alvum ; si aliter non respondet, etiam ducere : sæpe desidere in aqua calida : neque cibum, neque potionem frigidam assumere : abstinere ab omnibus salsis, acribus, acidis, pomis : bibere liberaliter : adjicere modo cibo, modo potioni piper, porrum, ferulam, album papaver, quæ maxime inde urinam movere consuerunt. Auxilio quoque his exulceratis sunt, si adhuc ulcera purganda sunt, cucumeris semina detractis corticibus sexaginta, nuclei ex pinu silvestri duodecim, anisi quod tribus digitis sumi possit, croci paulum, contrita et in duas mulsi potiones divisa. Si vero dolor tantum levandus est, ejusdem cucumeris semina triginta, iidem nuclei viginti, nuces græcæ quinque, croci paululum, contrita et cum lacte potui data. Ac super quoque recte quædam malagmata injiciuntur ; maximeque ea, quæ humori extrahendo sunt.

CAPUT XI. — DE INTESTINORUM MORBIS : ET PRIMO CHOLERA.

A visceribus ad intestina veniendum est, quæ sunt et acutis et longis morbis

rate de bœuf, et surtout de la roquette et du cresson, qui fondent puissamment les tumeurs de la rate. On doit aussi, pour dissiper ce mal, faire usage des remèdes extérieurs ; on applique un mélange d'onguent et de dattes, que les Grecs nomment *myrobalanon* ; ou bien un topique fait avec la semence de lin et de cresson, avec addition d'huile et de vin ; on fait aussi une préparation avec le cyprès vert et les figues sèches ; on use encore d'un onguent fait avec la moutarde et une quatrième partie de suif de bouc, pris autour des reins ; on triture ces deux substances au soleil, et on en fait aussitôt l'application sur la rate. On peut employer dans cette maladie les câpres de plus d'une façon ; car il est utile d'en mêler avec les aliments que l'on prend, et on peut en avaler la saumure avec du vinaigre. Il est à propos même de broyer la racine ou l'écorce du câprier avec du son, ou la câpre elle-même avec du miel, et de l'appliquer extérieurement. Les onguents conviennent aussi dans ce cas.

CHAPITRE X. — DES MALADIES DES REINS.

Les maladies des reins une fois survenues sont de longue durée ; les plus mauvaises sont celles où l'on vomit fréquemment de la bile. Le malade doit rester tranquille, se coucher dans un lit mollet ; on doit purger, donner des lavements, si les purgatifs ne font rien ; faire prendre souvent des demi-bains tièdes ; ne prendre froids ni les aliments, ni les boissons ; s'abstenir de toutes les choses salées, âcres, acides ; ne pas manger de fruits, boire copieusement : ajouter tantôt à la nourriture, tantôt à la boisson que l'on prend, du poivre, du poireau, de la férule, du pavot blanc ; tous moyens qui sont très-propres pour faire couler les urines. S'il y a ulcère aux reins, et si cet ulcère a encore besoin d'être détergé, on prend soixante graines de concombre, dont on a ôté l'écorce, douze pignons de pin sauvage, une pincée d'anis et un peu de safran ; on pile le tout ensemble, et on le fait prendre dans deux verres d'hydromel. S'il ne s'agit simplement que d'adoucir la douleur, on pile trente graines de concombre, vingt pignons de pin sauvage, cinq noix grecques, et un tant soit peu de safran : et on fait avaler le tout dans du lait. On se trouve aussi fort bien d'appliquer des cataplasmes, principalement de ceux qui attirent l'humeur au-dehors.

CHAPITRE XI. — DES MALADIES DES INTESTINS, ET PREMIÈREMENT DU CHOLÉRA-MORBUS.

Des viscères nous passerons aux intestins, qui sont sujets à des maladies tant

obnoxia. Primoque facienda mentio est choleræ; quia commune id stomachi atque intestinorum vitium videri potest. Nam simul et dejectio et vomitus est : præterque hæc inflatio est, intestina torquentur, bilis supra infraque erumpit, primum aquæ similis, deinde ut in ea recens caro lota esse videatur, interdum alba, nonnunquam nigra, vel varia. Ergo eo nomine morbum hunc χολέραν Græci nominarunt. Præter ea vero, quæ supra comprehensa sunt, sæpe etiam crura manusque contrahuntur, urget sitis, anima deficit : quibus concurrentibus, non mirum est , si subito quis moritur. Neque tamen ulli morbo minori momento succurritur. Protinus ergo , ubi ista cœperunt, aquæ tepidæ quam plurimum bibere oportet, et vomere. Vix unquam sic non vomitus sequitur ; sed etiamsi non incidit, miscuisse tamen novam materiam corruptæ prodest ; parsque sanitatis est, vomitum esse suppressum. Si id incidit, protinus ab omni potione abstinendum est. Si vero tormina sunt, oportet frigidis et humidis fomentis stomachum fovere ; vel, si venter dolet, iisdem egelidis, sic, ut venter ipse mediocriter calentibus juvetur. Quod si vehementer et vomitus, et dejectio, et sitis vexant, et adhuc subcruda sunt, quæ vomuntur, nondum vino maturum tempus est : aqua , neque ea ipsa frigida , sed potius egelida danda est : admovendumque naribus est pulegium ex aceto, vel polenta vino aspersa, vel mentha secundum naturam est. At cum discussa cruditas est, tum magis verendum est, ne anima deficiat. Ergo tum confugiendum est ad vinum. Id esse oportet tenue, odoratum, cum aqua frigida mixtum ; vel polenta adjecta , vel melle quoque assumere expedit : quotiesque aliquid aut stomachus , aut venter effudit , toties per hæc vires restituere. Erasistratus primo tribus vini guttis, aut quinis aspergendam potionem esse dixit ; deinde paulatim merum adjiciendum. Is, si et ab initio vinum dedit , et metum cruditatis secutus est , non sine causa fecit ; si vehementem infirmitatem adjuvari posse tribus guttis putavit, erravit.

aiguës que chroniques. Nous commencerons par le choléra-morbus , qui paraît être une maladie commune à l'estomac et aux intestins ; car le malade va par haut et par bas ; outre cela, il y a gonflement et des tranchées dans les intestins ; la bile qu'on rend est d'abord semblable à de l'eau ; ensuite à de la lavure de chair récente ; quelquefois elle est blanche, quelquefois noire, ou de différentes couleurs. C'est à cause de ces évacuations bilieuses que les Grecs ont appelé cette maladie *choléra*. Outre les symptômes dont nous venons de parler, souvent les jambes et les mains se contractent ; le malade est pressé par la soif ; il tombe en défaillance ; lorsque tous ces accidents se rencontrent, il n'est pas étonnant que l'on périsse promptement. Cependant il n'est point de maladie à laquelle on remédie avec moins d'apprêt. Dès que les symptômes que nous venons de rapporter commencent à paraître, il faut boire beaucoup d'eau tiède, et vomir. Il est très-rare que, par cette méthode, on n'excite pas le vomissement ; mais quand bien même il n'aurait pas lieu, c'est toujours un avantage que de mêler une nouvelle matière avec celles qui sont corrompues dans l'estomac ; et d'ailleurs on est en partie guéri , lorsque le vomissement est arrêté ; il faut, dans ce dernier cas, retrancher sur-le-champ toute sorte de boisson. S'il y a des tranchées, il faut appliquer sur l'estomac des épithèmes froids et humides, ou tièdes , si le ventre est douloureux ; il est bon, même en ce cas, de tenir le ventre médiocrement chaud. Si la soif, les selles, le vomissement tourmentent considérablement le malade, et si les matières que l'on vomit ne sont qu'à demi digérées, il n'est pas encore temps de donner du vin ; on ne doit donner que de l'eau qui ne soit point froide, mais tiède ; il faut faire respirer du pouliot trempé dans du vinaigre, ou de la farine d'orge grillée et arrosée de vin, ou de la menthe pure et sans mélange. Lorsqu'il ne paraît plus d'indice de crudité, c'est alors que l'on doit appréhender que le malade ne tombe en faiblesse. Il faut donc pour lors avoir recours au vin. Celui dont on fait usage doit être léger, odoriférant, et coupé avec de l'eau froide, ou mêlé avec de la farine d'orge grillée, ou avec du miel. Toutes les fois qu'on a rendu quelque chose, soit par les selles, soit par le vomissement, il est inutile de redonner des forces par les remèdes que nous venons d'indiquer. Erasistrate prétendait qu'il fallait commencer par prendre trois ou cinq gouttes de vin dans sa boisson, ensuite il en augmentait peu à peu la dose. Si Erasistrate a donné du vin dès

At si inanis est homo, et crura ejus contrahuntur, interponenda potio absinthii est. Si extremæ partes corporis frigent, ungendæ sunt calido oleo, cui ceræ paulum sit adjectum, calidisque fomentis nutriendæ. Si ne sub his quidem quies facta est, extrinsecus contra ventriculum ipsum cucurbitula admovenda est, aut sinapi superimponendum. Ubi is constitit, dormire oportet : postero die utique a potione abstinere : die tertio in balneum ire : paulatim se cibo reficere ; somno quisquis facile adquiescit ; itemque lassitudine et frigore. Si post suppressam choleram febricula manet, alvum duci necessarium est : tum cibis vinoque utendum est.

le commencement en si petite quantité, parce qu'il craignait l'indigestion, il a eu raison ; mais il s'est trompé, s'il a cru qu'il pouvait remédier à une grande faiblesse avec trois gouttes de vin. Si le malade est très-faible, et si ses jambes se retirent, il faut ajouter à ce que nous venons de dire une infusion d'absinthe. Si les extrémités sont froides, il faut les oindre avec de l'huile chaude, à laquelle on ait ajouté un peu de cire ; il faut y rappeler la chaleur par des fomentations chaudes. Si, malgré ces remèdes, les accidents ne cessent pas, il faut appliquer une ventouse sur la région de l'estomac, ou y mettre de la moutarde. Lorsque le vomissement est passé, le malade doit tâcher de dormir ; ne point boire le lendemain ; prendre un bain le troisième jour ; réparer peu à peu ses forces par une bonne nourriture et un long sommeil, s'il dort facilement, et (1) éviter le froid et la lassitude. Si, après que le choléra-morbus a cessé, il reste un peu de fièvre, il est nécessaire de donner des lavements, et de prendre ensuite du vin et de la nourriture.

CAPUT XII. — DE CÆLIACO VENTRICULI MORBO.

Sed hic quidem morbus et acutus est, et inter intestina stomachumque versatur sic, ut, cujus potissimum partis sit, non facile dici possit. In ipsius vero ventriculi porta consistit is, qui et longus esse consuevit : κοιλιακός a Græcis nominatur. Sub hoc venter indurescit, dolorque ejus est : alvus nihil reddit, ac ne spiritum quidem transmittit : extremæ partes frigescunt : difficulter spiritus redditur. Commodissimum est inter initia calida cataplasmata toti ventri imponere, ut dolorem leniant : post cibum vomere, atque ita ventrem exinanire : proximis deinde diebus cucurbitulas sine ferro ventri et coxis admovere : ventrem ipsum liquare dato lacte, et vino salso, frigido ; si tempus anni patitur, etiam viridibus ficis ; sic tamen, ne quis aut cibus, aut humor universus detur, sed paulatim. Ergo per intervalla temporis sat est cyathos binos ternosve sumere, et cibum pro portione hujus : commodeque facit cyatho lactis cyathus aquæ mixtus, et sic datus : cibique inflantes et acres utiliores sunt ; adeo ut lacti quoque recte

CHAPITRE XII. — DE LA PASSION COELIAQUE DU VENTRICULE.

La maladie dont je viens de parler est aiguë ; et elle est tellement commune aux intestins et à l'estomac, qu'il serait difficile de dire à quelle partie elle appartient le plus ; mais la maladie que les Grecs nomment *cœliaque*, réside dans l'orifice même de l'estomac, et est de nature chronique. Dans cette maladie, le ventre est dur et douloureux ; le malade ne va pas à la selle, il ne peut même rendre de vents ; les extrémités sont froides ; la respiration est difficile. Il n'y a rien de mieux dans le commencement, que d'appliquer sur tout le ventre des cataplasmes chauds, pour apaiser la douleur. On doit faire vomir après le manger, et évacuer ainsi le ventre. Les jours suivants, on applique sur l'abdomen et sur les lombes des ventouses sèches. On procure la liberté du ventre, en faisant boire du lait et du vin salé froid ; ou en faisant manger des figues vertes, si l'on est dans la saison. Mais on ne doit donner ni beaucoup de nourriture, ni beaucoup de boisson à la fois ; il faut, en cela, procéder par degrés. Il suffit donc de faire prendre par intervalle deux ou trois verres de boisson, et de la nourriture à proportion ; on se trouve bien de mêler un

---

(1) Cette traduction suppose dans le texte *vitataque* au lieu de *itemque*, qui fait violence au sens, et qui paraît corrompu.

contritum allium adjiciatur. Procedente vero tempore, opus est gestari ; maximeque navigare ; perfricari ter aut quater die, sic, ut nitrum oleo adjiciatur ; perfundi aqua calida post cibum : deinde sinapi imponere per omnia membra, excepto capite, donec arrodatur et rubeat ; maximeque si corpus durum et virile est : paulatim deinde faciendus est transitus ad ea, quæ ventrem comprimunt. Assa caro danda, valens, et quæ non facile corrumpatur : potui vero, pluvialis aqua decocta, sed quæ per binos ternosve cyathos bibatur. Si vetus vitium est, oportet laser quam optimum ad piperis magnitudinem devorare : altero quoque die vinum vel aquam bibere : interdum interposito cibo, singulos vini cyathos sorbere : ex inferiori parte infundere pluviatilem egelidam aquam, maximeque, si dolor in imis partibus remanet.

Les intestins sont sujets à deux maladies, dont l'une attaque les intestins grêles, et l'autre les gros intestins. La première est aiguë, la seconde peut être chronique. Dioclès de Caryste a appelé la maladie des intestins grêles *chordapse*, et celle des gros intestins *iléon*. Mais aujourd'hui la plupart des médecins appellent celle-là *iléon*, et celle-ci *colique*. La première excite des douleurs tantôt au-dessus, et tantôt au-dessous de l'ombilic ; il y a inflammation dans l'un ou l'autre endroit. Il ne passe ni vents ni matières par bas. Si c'est la partie supérieure qui est affectée, on vomit les aliments ; si c'est l'inférieure, on rend les excréments par la bouche ; quand c'est l'une et l'autre, la maladie est ancienne. Le danger devient plus grand, lorsque le vomissement est bilieux, de mauvaise odeur, de diverses couleurs, ou noir. Le traitement consiste dans la saignée ou l'application des ventouses, sans cependant faire de scarifications dans tous les endroits où on les applique ; il suffit d'en faire dans deux ou trois, et d'attirer l'air des autres. Il faut alors examiner où est le mal ; il s'y forme ordinairement une tumeur. S'il a son siége au-dessus de l'ombilic,

CAPUT XIII. — DE TENUIORIS INTESTINI MORBO.

Inter ipsa vero intestina consistunt duo morbi ; quorum alter in tenuiore, alter in pleniore est. Prior acutus est ; insequens esse longus potest. Diocles Carystius tenuioris intestini morbum χόρδαψον, plenioris εἰλεόν nominavit. A plerisque video nunc illum priorem εἰλεόν, hunc κολικόν nominari. Sed prior modo supra umbilicum, modo sub umbilico dolorem movet. Fit alterutro loco inflammatio : nec alvus, nec spiritus infra transmittitur : si superior pars affecta est, cibus, si inferior, stercus per os redditur ; si utrumlibet, vetus est. Adjicit periculo vomitus biliosus, mali odoris, aut varius, aut niger. Remedium est, sanguinem mittere ; vel cucurbitulas pluribus locis admovere, non ubique cute incisa : id enim duobus aut tribus locis satis est : ex ceteris spiritum evocare abunde est. Tum animadvertere oportet, quo loco malum sit : solet enim contra id tumere. Et si supra umbilicum

verre de lait avec un verre d'eau, et de les faire prendre ensemble. On doit faire choix d'aliments flatueux et âcres ; au point même que l'ail pilé, mêlé avec le lait, produit un bon effet. Au bout de quelque temps, il est nécessaire d'employer la gestation, et surtout de naviguer ; de se faire frictionner trois ou quatre fois par jour avec de l'huile, à laquelle on ait ajouté du nitre ; de se faire répandre sur le corps de l'eau chaude après les repas ; puis appliquer sur tous les membres, excepté la tête, de la moutarde, qu'on laisse jusqu'à ce qu'il y ait rougeur et érosion ; surtout si l'on a affaire à un homme qui soit robuste. On passe ensuite peu à peu aux choses qui peuvent resserrer le ventre : on ne mange que de la viande rôtie, qui soit fort nourrissante, et qui ne se corrompe pas facilement. On prend, pour toute boisson, deux ou trois verres d'eau de pluie qu'on a fait bouillir. Si le mal est invétéré, il faut avaler environ la grosseur d'un grain de poivre, d'excellent laser, et boire alternativement un jour du vin, et un jour de l'eau ; quelquefois on boit un verre de vin après chaque repas. On fait enfin prendre des lavements d'eau de pluie dégourdie, principalement s'il reste de la douleur vers le bas-ventre.

CHAPITRE XIII. — DE LA MALADIE DE L'INTESTIN GRÊLE.

est, alvi ductio utilis non est : si infra est, alvum ducere, ut Erasistrato placuit, optimum est ; et sæpe id auxilii satis est. Ducitur autem percolato ptisanæ cremore, cum oleo et melle, sic, ut præterea nihil adjiciatur. Si nihil tumet, duas manus imponere oportet supra summum ventrem, paulatimque deducere : invenietur enim mali locus, qui necesse est renitatur ; et ex eo deliberari poterit, ducenda, necne, alvus sit. Illa communia sunt : calida cataplasmata admovere, eaque imponere a mammis usque ad inguina et spinam, ac sæpe mutare : brachia cruraque perfricare : demittere totum hominem in calidum oleum : si dolor non quiescit, etiam in alvum ex parte inferiore tres aut quatuor cyathos calidi olei dare. Ubi per hæc consecuti sumus, ut jam ex inferiore parte spiritus transmittatur, offerre potui mulsum tepidum non multum : nam ante magna cura vitandum est, ne quid bibat. Si id commode cessit, adjicere sorbitionem. Ubi dolor et febricula quierunt, tum demum uti cibo pleniore ; sed neque inflante, neque duro, neque valido, ne intestina adhuc imbecilla lædantur. Potui vero nihil, præterquam puram aquam. Nam sive quid vinolentum sive acidum est, id huic morbo alienum est. Ac postea quoque vitare oportet balneum, ambulationem, gestationem, ceterosque corporis motus. Nam facile id malum redire consuevit ; et sive cum frigus subit, sive aliqua jactatio, nisi bene jam confirmatis intestinis, revertitur.

CAPUT XIV. — DE MORBO INTESTINI PLENIORIS.

Is autem morbus, qui in intestino pleniore est, in ea maxime parte est, quam cæcam esse proposui. Vehemens fit inflatio, vehementes dolores, dextra magis parte : intestinum, quod verti videtur, prope spiritum elidit. In plerisque post frigora cruditatesque oritur, deinde quiescit ; et per ætatem sæpe repetens sic cruciat, ut vitæ spatio nihil demat. Ubi is dolor cœpit, admovere sicca et

les lavements sont inutiles ; mais s'il est au-dessous, c'est un excellent moyen à employer, ainsi qu'Erasistrate le pratiquait ; et souvent même il ne faut pas d'autre remède pour amener la guérison. On prépare ces lavements avec une crème d'orge mondé passée par la chausse ; on y ajoute de l'huile et du miel, et rien de plus. S'il ne paraît à l'extérieur aucune tumeur, il faut placer les deux mains sur le bas-ventre, et parcourir doucement cette région de haut en bas ; on trouvera ainsi le siége du mal, car il sera sûrement rénitent au toucher. On saura alors s'il convient ou non de donner des lavements. Les remèdes généraux sont d'appliquer des cataplasmes chauds, et d'en mettre depuis les mamelles jusqu'aux aines et à l'épine ; il faut changer souvent ces cataplasmes, faire des frictions sur les bras et les jambes ; mettre le malade dans un bain d'huile chaude, et donner même un lavement avec trois ou quatre verres de cette même huile, si la douleur ne s'apaise pas. Lorsqu'à l'aide de ces remèdes, le malade commence à rendre des vents par bas, on peut lui donner pour boisson de l'hydromel tiède, mais en petite quantité ; et avant ce temps, il faut bien se garder de lui rien laisser boire ; s'il se trouve bien de l'hydromel, on y ajoute la crème d'orge légère. On ne donne une nourriture plus forte que lorsque la fièvre et la douleur sont apaisées ; les aliments ne doivent être ni venteux, ni fort nourrissants ; ils pourraient nuire aux intestins qui sont encore très-faibles. La boisson doit être de l'eau pure ; car tout ce qui est vineux ou acide, est contraire à cette maladie. Il faut renoncer pour quelque temps au bain, à la promenade, à la gestation, et à tous les autres exercices du corps, car ce mal revient facilement, et l'on retombe, à moins que les intestins ne soient parfaitement rétablis, pour peu qu'on s'expose au froid, ou que l'on s'agite.

CHAPITRE XIV. — DE LA MALADIE DES GROS INTESTINS.

La maladie qui attaque les gros intestins, est située principalement dans les environs du *cæcum*. Il y a dans cet endroit un gonflement considérable, accompagné de douleurs fort vives, surtout dans le côté droit ; l'intestin semble se tordre, ce qui coupe presque la respiration. Cette maladie est ordinairement occasionnée par le froid ou par quelque indigestion ; elle s'apaise ensuite, et revient souvent dans le cours de la vie, sans cependant abréger pour cela les jours. Lorsqu'on commence à se ressentir de la douleur, il

calida fomenta oportet; sed primo lenta, deinde validiora; simulque frictione ad extremas partes, id est, crura brachiaque materiam evocare : si discussus non est, qua dolet, cucurbitulas sine ferro defigere. Est etiam medicamentum ejus rei causa comparatum , quod κολικόν nominatur. Id se reperisse Cassius gloriabatur. Magis prodest potui datum : sed impositum quoque extrinsecus, digerendo spiritum , dolorem levat. Nisi finito vero tormento , recte neque cibus neque potio assumitur. Quo victu sit utendum iis, qui hoc genere tentantur , jam mihi dictum est. Confectio medicamenti, quod κολικόν nominatur, ex his constat. Costi, anisi , castorei , singulorum p. * iii. petroselini den. iii. piperis longi, et rotundi , singulorum p. * ii. papaveris lacrymæ, junci rotundi, myrrhæ, nardi , singulorum p. * vi. quæ melle excipiuntur. Id autem et devorari potest, et ex aqua calida sumi.

CAPUT XV. — DE TORMINIBUS.

Proxima his inter intestinorum mala tormina esse consueverunt : δυσεντερία Græce vocatur. Intus intestina exulcerantur : ex his cruor manet ; isque modo cum stercore aliquo semper liquido, modo cum quibusdam quasi mucosis excernitur : interdum simul quædam carnosa descendunt : frequens dejiciendi cupiditas, dolorque in ano est : cum eodem dolore exiguum aliquid emittitur : atque eo quoque tormentum intenditur; idque post tempus aliquod levatur; exiguaque requies est : somnus interpellatur : febricula oritur : longoque tempore id malum, cum inveteravit, aut tollit hominem, aut etiamsi finitur, excruciat. Oportet in primis conquiescere ; siquidem omnis agitatio exulcerat : deinde jejunum sorbere vini cyathum, cui contrita radix quinque folii sit adjecta : imponere cataplasmata super ventrem , quæ reprimunt; quod in superioribus ventris morbis non expedit : quotiesque desidit, subluere aqua calida, in qua decoctæ verbenæ sint : portulacam vel

faut appliquer sur le ventre des épithèmes secs et chauds; on commence par les plus doux, ensuite on en applique de plus forts. On dérive en même temps la matière, en faisant des frictions sur les extrémités, c'est-à-dire sur les bras et les jambes. Si le mal ne cède point à ces remèdes, il faut appliquer les ventouses sèches sur l'endroit douloureux. On se sert aussi d'un médicament fait exprès pour cette maladie, et qu'on appelle *colicon*. Cassius se vantait d'en être l'auteur. Ce médicament est plus utile en boisson; il apaise cependant aussi la douleur, étant appliqué extérieurement, parce qu'il dissipe les flatuosités. A moins que la douleur ne soit entièrement passée, on ne doit donner ni à manger ni à boire au malade. J'ai déjà dit quel est le régime qui convient aux personnes attaquées de cette maladie. Voici quelle est la composition du médicament qu'on appelle *colicon* : Prenez de costus, d'anis, de castoréum, de chacun p. iii. *; de persil p. iv. *; de poivre long et rond, de chacun p. ii. *; de larmes de pavot, de jonc rond, de myrrhe, de nard, de chacun p. vi. * : incorporez le tout dans du miel. On peut avaler ce médicament sous forme de bol, ou le délayer dans de l'eau chaude.

CHAPITRE XV. — DE LA DYSENTERIE.

La maladie des intestins qui approche le plus de celles dont nous venons de parler, ce sont les tranchées, que les Grecs appellent *dysenterie.* La membrane interne des intestins est ulcérée ; les malades rendent du sang qui est mêlé tantôt avec quelques matières fécales toujours liquides, et tantôt avec des mucosités; ils rendent aussi quelquefois comme des débris de chair; on a des envies fréquentes d'aller à la selle; on ressent de la douleur à l'anus, et l'on ne rend que peu de chose à la fois; chaque selle donne lieu à l'augmentation des tranchées, qui s'apaisent ensuite pendant quelque temps, mais elles reviennent bientôt et ne laissent que peu d'intervalle; le sommeil est interrompu; il y a une petite fièvre. Cette maladie, lorsqu'elle est invétérée, se termine enfin, après bien du temps, par la mort, ou fait souffrir encore long-temps, après même qu'elle est passée. Il faut commencer par garder un parfait repos, car on ne peut s'agiter sans irriter les ulcérations : on prend ensuite à jeun un verre de vin, dans lequel on a mêlé de la racine de quintefeuille pilée. On applique sur l'abdomen des cataplasmes répercussifs; ce qui ferait un mauvais effet dans les autres maladies du ventre, dont nous avons parlé plus haut. Toutes les fois qu'on a

coctam, vel ex dura muria edisse ; cibos potionesque eas, quæ adstringunt alvum. Si vetustior morbus est , ex inferioribus partibus tepidum infundere vel ptisanæ cremorem, vel lac, vel adipem liquatam, vel medullam cervinam , vel oleum, vel cum rosa butyrum, vel cum eadem album crudum ex ovis, vel aquam, in qua lini semen decoctum sit ; vel , si somnus non accedit, vitellos cum aqua , in qua rosæ floris folia cocta sint. Levant enim dolorem hæc, et mitiora ulcera efficiunt ; maximeque utilia sunt , si cibi quoque secutum fastidium est. Themison muria dura quam asperrima sic utendum memoriæ prodidit. Cibi vero esse debent, qui leniter ventrem adstringant. At ea , quæ urinam movent, si id consecuta sunt, in aliam partem humorem avertendo , prosunt ; si non sunt consecuta , noxam augent : itaque nisi in quibus promte id facere consuerunt, non sunt adhibenda. Potui, si febricula est, aqua pura calida , vel ea , quæ ipsa quoque adstringat, dari debet : si non est, vinum leve, austerum. Si pluribus diebus nihil remedia alia juverunt, vetusque jam vitium est, aquæ bene frigidæ potio assumta ulcera adstringit, et initium secundæ valetudinis facit. Sed ubi venter suppressus est, protinus ad calidam potionem revertendum est. Solet autem interdum etiam putris sanies, pessimique odoris descendere : solet purus sanguis profluere. Si superius vitium est, alvus aqua mulsa duci debet ; tum deinde eadem infundi , quæ supra comprehensa sunt. Valensque est etiam adversus cancerem intestinorum , minii glêba cum salis hemina contrita, si mixta his aqua in alvum datur. At si sanguis profluit , cibi potionesque esse debent, quæ adstringant.

été à la selle, il faut se laver avec de l'eau chaude dans laquelle on a fait bouillir de la verveine. On mange du pourpier ou cuit ou confit dans de la saumure forte. Les aliments et la boisson doivent être propres à resserrer le ventre. Si la maladie est déjà un peu ancienne, il faut donner des lavements ou de crême d'orge mondé, ou de lait, ou de graisse fondue, ou de moelle de cerf, ou d'huile, ou de beurre avec l'huile rosat, ou de blancs d'œufs crus, mêlés avec la même huile, ou d'eau dans laquelle on a fait bouillir de la graine de lin, ou de jaunes d'œufs délayés dans une décoction de fleurs de roses, si le malade est privé de sommeil. Ces remèdes apaisent la douleur, et rendent les ulcères plus bénins ; ils produisent surtout un bon effet, si le malade est dégoûté d'aliments. Thémison faisoit prendre de la saumure forte et très-âcre. On doit faire choix d'aliments qui resserrent légèrement le ventre ; ceux qui poussent par les urines, s'ils produisent leur effet, sont très-bien dans cette maladie, en détournant ailleurs les humeurs: autrement ils augmentent le mal ; c'est pourquoi il ne faut les donner qu'aux malades chez lesquels il ont coutume d'agir promptement. S'il y a un peu de fièvre, on ne doit donner pour toute boisson que de l'eau pure chaude, ou de l'eau qui resserre le ventre ; s'il n'y a point de fièvre, on donne un vin léger, austère. Si, au bout de plusieurs jours, on ne s'aperçoit pas que ces remèdes fassent effet, et si le mal dure déjà depuis un certain temps, on fait boire de l'eau bien froide ; cette eau dessèche les ulcères, et commence à rétablir la santé ; mais il faut se remettre à l'eau chaude, dès que les évacuations alvines sont arrêtées. Quelquefois les déjections sont mêlées de sanie putride et de très-mauvaise odeur ; quelquefois aussi on ne rend que du sang tout pur. Si les déjections sont sanieuses, il faut déterger l'ulcère avec des lavements d'eau miellée ; ensuite on emploie ceux dont nous avons parlé plus haut. Le vermillon en substance, pilé avec une hémine de sel, puis étendu dans de l'eau, fait un lavement très-utile contre l'ulcère des intestins. Si c'est du sang que l'on rend, il faut user de boissons et d'aliments qui resserrent.

CAPUT XVI. — DE LEVITATE INTESTINORUM.

Ex torminibus interdum intestinorum lævitas oritur; qua continere nihil possunt et quidquid assumtum est, imperfectum protinus reddunt. Id interdum ægros trahit, interdum præcipitat. In hoc utique ad-

CHAPITRE XVI. — DE LA LIENTERIE.

La dysenterie est quelquefois suivie de la lienterie, maladie dans laquelle les intestins ne retiennent rien, et où l'on rend presque sur-le-champ les aliments tels qu'on les a pris et sans être digérés. Cette maladie traîne quelquefois en longueur ;

hibere oportet comprimentia ; quo facilius tenendi aliquid intestinis vis sit. Ergo et super pectus ponatur sinapi ; exulcerataque cute, malagma, quod humorem evocet : et ex verbenis decocta in aqua desidat ; et cibos potionesque assumat, quæ alvum adstringunt ; et frigidis utatur perfusionibus. Oportet tamen prospicere , ne , simul his omnibus admotis, vitium contrarium per immodicas inflationes oriatur. Paulatim ergo firmari intestina debebunt , aliquibus quotidie adjectis. Et cum in omni fluore ventris , tum in hoc præcipue necessarium est , non quoties libet desidere , sed quoties necesse est ; ut hæc ipsa mora in consuetudinem ferendi oneris intestina deducat. Alterum quoque, quod æque ad omnes similes affectus pertinet, in hoc maxime servandum est ; ut, cum pleraque utilia insuavia sunt, qualis est plantago, et rubi, et quidquid malicorio mixtum est, ea potissimum ex his dentur, quæ maxime æger volet : deinde, si omnia ista fastidiet, ad excitandam cibi cupiditatem , interponatur aliquid minus utile, sed magis gratum. Exercitationes et frictiones huic quoque morbo necessariæ sunt : et cum his sol, ignis, balneum, vomitus, ut Hippocrati visum est, etiam albo veratro, si cetera parum proficient, evocatus.

elle fait aussi quelquefois périr brusquement le malade. On doit employer les astringents pour rendre de la force aux intestins, et les mettre en état de retenir les aliments. On applique sur la poitrine de la moutarde, et lorsqu'elle a produit de l'érosion, on y met un cataplasme qui attire l'humeur au dehors. On baigne le malade dans une décoction de verveine ; on ne lui donne que des aliments et des boissons capables de resserrer le ventre ; on lui répand sur le corps de l'eau froide. Il ne faut cependant pas faire tous ces remèdes à la fois, de crainte de produire un mal contraire, en donnant lieu à des distensions intestinales considérables ; mais il faut raffermir peu à peu les intestins, en ajoutant chaque jour quelque chose aux moyens déjà employés. Il est nécessaire, dans tous les flux de ventre, mais surtout dans la lienterie, de ne point aller à la selle toutes les fois qu'on en a envie, mais seulement lorsqu'on ne peut s'en dispenser ; il faut, en faisant des efforts pour se retenir, accoutumer les intestins à garder les aliments qu'ils contiennent. Une autre attention qu'il faut aussi avoir dans toutes les affections semblables, et principalement dans celle-ci, c'est que la plupart des remèdes dont on y fait usage, étant désagréables, comme le plantain, les mûres sauvages, et tout ce qui est préparé avec l'écorce de grenade, on doit surtout faire choix de ceux qui sont le plus du goût du malade ; et s'il arrivait que tous lui déplussent, il vaudrait mieux, pour réveiller en lui l'appétit, lui en donner qui fissent moins d'effet, mais qui le flattassent davantage. Les frictions, l'exercice, sont nécessaires aussi dans cette maladie, ainsi que la chaleur du soleil et celle du feu, le bain, et, comme Hippocrate le conseille, le vomissement qu'il faut même provoquer avec l'ellébore blanc, si les autres vomitifs font trop peu d'effet.

CAPUT XVII — DE LUMBRICIS ALVUM OCCUPANTIBUS.

CHAPITRE XVII. — DES VERS QUI S'ENGENDRENT DANS LES INTESTINS.

Nonnunquam autem lumbrici quoque occupant alvum ; hique modo ex inferioribus partibus, modo fœdius ore redduntur : atque interdum latos eos, qui pejores sunt, interdum teretes videmus. Si lati sunt, aqua potui dari debet, in qua lupinum, aut cortex mori decoctus sit ; aut cui adjectum sit contritum vel hyssopum, vel piperis acetabulum, vel scammoniæ paulum. Vel etiam pridie, cum multum allium ederit, vomat : pos-

Il se trouve quelquefois des vers dans les intestins ; on les rend tantôt par les selles, et tantôt, ce qui est plus dégoûtant, par la bouche. Ces vers sont quelquefois plats, et ce sont les plus mauvais ; quelquefois ils sont ronds. Si les vers sont plats, il faut donner pour boisson de l'eau dans laquelle on aura fait bouillir du lupin ou de l'écorce de mûrier ; ou dans laquelle on aura mêlé, après l'avoir concassé, de l'hysope, ou quelques pincées de poivre, ou un peu de scammonée ; ou bien on fait manger un jour beaucoup d'ail ; et ensuite on fait vomir ; le jour

teroque die mali punici tenues radiculas colligat , quantum manu comprehendet ; eas contusas in aquæ tribus sextariis decoquat , donec tertia pars supersit ; huc adjiciat nitri paulum , et jejunus bibat. Interpositis deinde tribus horis, duas potiones sumat , aut aquæ, vel muriæ duræ sit adjecta : tum desidat, subjecta calida aqua in pelve. Si vero teretes sunt , qui pueros maxime exercent , et eadem dari possunt, et quædam leviora ; ut contritum semen urticæ, aut brassicæ, aut cumini cum aqua , vel mentha cum eadem , vel absinthium decoctum , vel hyssopum ex aqua mulsa , vel nasturtii semen cum aceto contritum. Edisse etiam et lupinum , et allium prodest ; vel in alvum oleum subter dedisse.

CAPUT XVIII. — DE TENESMO.

Est autem aliud levius omnibus proximis , de quibus supra dictum est , quod τεινεσμόν Græci vocant. Id neque acutis neque longis morbis adnumerari debet , cum et facile tollatur , neque unquam per se jugulet. In hoc æque atque in torminibus frequens desidendi cupiditas est ; æque dolor , ubi aliquid excernitur. Descendunt autem pituitæ mucisque similia , interdum etiam leviter subcruenta : sed his interponuntur nonnunquam ex cibo quoque recte coacta. Desidere oportet in aqua calida ; sæpiusque ipsum anum nutrire ; cui plura medicamenta idonea sunt : butyrum cum rosa ; acacia ex aceto liquata ; emplastrum id , quod τετραφάρμακον Græci vocant, rosa liquatum; alumen lana circumdatum , et ita appositum ; eademque ex inferiore parte indita , quæ torminum auxilia sunt ; eædem verbenæ decoctæ, ut inferiores partes foveantur. Alternis vero diebus aqua, alternis leve et austerum vinum bibendum est. Potio esse debet egelida et frigidæ propior ; ratio victus talis , qualem ad tormina supra præcepimus.

d'après, on prend une poignée de petites racines de grenadier ; on les écrase ; on les fait bouillir dans trois setiers d'eau , jusqu'à diminution des deux tiers ; on y ajoute alors un peu de nitre, et on boit à jeun cette décoction. Trois heures après, on prend deux doses (1) de la même boisson, ou de saumure épaisse , mêlée avec cette décoction ; ensuite on se met sur un bassin rempli d'eau chaude. Si les vers sont ronds, espèce qui attaque surtout les enfants, on peut faire les mêmes remèdes et en employer aussi qui soient moins forts, comme la semence écrasée d'ortie ou de chou, ou celle de cumin ou de menthe, dans de l'eau, ou une décoction d'absinthe , ou l'hysope dans de l'eau miellée, ou la semence de cresson écrasée et mêlée dans du vinaigre ; on se trouve aussi fort bien de manger du lupin et de l'ail , ou de prendre de l'huile en lavement.

CHAPITRE XVIII. — DU TÉNESME.

Il est une autre maladie plus légère que toutes celles dont nous venons de parler, et que les Grecs appellent *ténesme*. On ne doit la ranger ni dans la classe des maladies aiguës, ni dans celle des chroniques, puisqu'elle se guérit facilement, et qu'elle ne fait jamais mourir le malade, s'il ne survient quelque autre accident. On a dans le ténesme, comme dans la dysenterie, des envies fréquentes d'aller à la selle , et l'on n'y va pareillement qu'avec douleur. Les selles sont pituiteuses et ressemblent à de la mucosité ; elles sont aussi quelquefois légèrement sanguinolentes ; mais de fois à autres, il en survient qui sont moulées et conformes à la nature des aliments que l'on a pris. Il faut prendre des bains tièdes, et appliquer souvent des remèdes à l'anus ; il y en a plusieurs qui sont propres pour cela, comme le beurre avec l'huile rosat ; le suc d'acacia dissous dans le vinaigre ; l'emplâtre que les Grecs appellent *tetrapharmacon* , ramolli avec l'huile rosat ; l'alun étendu sur la laine, et appliqué de cette façon. On donne les mêmes lavements que dans la dysenterie ; on fait pareillement des fomentations sur les parties inférieures, avec une décoction de verveine ; on boit alternativement de l'eau pendant un jour, et du vin léger et austère pendant un autre ; la boisson doit être tiède, et même plus froide que tiède. Le régime est le même

(1) Ici le texte est très-altéré , et ne peut être restitué, sans le secours de manuscrits qui n'aient pas encore été consultés.

que celui que nous avons prescrit dans la dysenterie.

CAPUT XIX. — DE VENTRIS FLUXU.

Levior etiam , dum recens , dejectio est, ubi et liquida alvus; et sæpius, quam ex consuetudine, fertur : atque interdum tolerabilis dolor est , interdum gravissimus ; idque pejus est. Sed uno die fluere alvum sæpe pro valetudine est ; atque etiam pluribus, dum febris absit, et intra septimum diem id conquiescat. Purgatur enim corpus, et, quod intus læsurum erat, utiliter effunditur. Verum spatium periculosum est : interdum enim tormina ac febriculas excitat, viresque consumit. Primo die quiescere satis est ; neque impetum ventris prohibere. Si per se desiit, balneo uti, paulum cibi capere : si mansit, abstinere non solum a cibo, sed etiam a potione. Postero die, si nihilominus liquida alvus est, æque conquiescere; paulum adstringentis cibi sumere. Tertio die in balneum ire : vehementer omnia præter ventrem perfricare : ad ignem lumbos, scapulasque admovere : cibis uti, sed ventrem contrahentibus ; vino non multo , meraco. Si postero quoque die fluet, plus edisse, sed vomere etiam. Ex toto , donec conquiescat, contra siti , fame, vomitu niti. Vix enim fieri potest, ut , post hanc animadversionem , alvus non contrahatur. Alia via est, ubi velis supprimere : cœnare , deinde vomere : postero die in lecto conquiescere ; vespere ungi , sed leniter : deinde panis circa selibram ex vino aminæo mero sumere ; tum assum aliquid , maximeque avem ; et postea vinum idem bibere aqua pluviali mixtum : idque usque quintum diem facere , iterumque vomere. Frigidam autem assidue potionem esse debere, contra priores auctores Asclepiades affirmavit , et quidem quam frigidissimam. Ego experimentis quemque in se credere debere existimo, calida potius, an frigida utatur. Interdum autem evenit , ut id pluribus diebus neglectum, curari difficilius possit. A vomitu oportet incipere : deinde postero die vespere tepido loco ungi ; cibum modicum assumere, vinum

CHAPITRE XIX. — DU FLUX DE VENTRE.

La diarrhée, maladie dans laquelle les déjections sont liquides, et où l'on va à la selle plus souvent que de coutume, n'est qu'une incommodité légère, lorsqu'elle est récente. Elle est quelquefois accompagnée d'une douleur supportable ; quelquefois aussi la douleur est des plus vives, et alors le cas est plus grave. C'est souvent un bien pour la santé, que d'avoir un flux de ventre pendant un jour, et même pendant quelques jours, pourvu qu'il n'y ait point de fièvre, et que ce flux ne dure pas plus de sept jours. Le corps par là se nettoie et se débarrasse avec avantage de matières qui, retenues au-dedans, auraient pu lui nuire ; mais lorsqu'il dure davantage, il est dangereux, parce qu'il cause quelquefois la dysenterie, allume la fièvre, et consume les forces. Il suffit de rester tranquille le premier jour, sans rien faire qui puisse arrêter le flux : s'il s'arrête de lui-même, on prend un bain et un peu de nourriture ; s'il subsiste, on s'abstient non-seulement de manger, mais même de boire. Le lendemain, si le ventre continue d'être relâché, on se tient tranquille encore, et on prend quelques aliments astringents. Le troisième jour, on se baigne, on se fait faire de fortes frictions sur toutes les parties, à l'exception du ventre ; on se tourne le dos au feu ; on use d'aliments astringents ; on boit un peu de vin pur ; si le flux dure encore le quatrième jour, on prend plus de nourriture, mais on se fait vomir. Enfin les seuls remèdes qu'on emploie jusqu'à ce qu'il soit passé, sont la soif, la faim et le vomissement. Il est presque impossible qu'avec ces précautions, on n'arrête pas le flux de ventre. Il est une autre voie pour l'arrêter, c'est de souper, ensuite de se faire vomir ; le lendemain, de se tenir au lit ; le soir, de se faire oindre, mais légèrement ; après quoi on mange environ une demi-livre de pain , trempé dans du vin d'Amine pur, puis quelque chose de rôti, surtout un oiseau. Après cela, on boit du même vin, mêlé dans de l'eau de pluie ; on continue de vivre de cette façon jusqu'au cinq, et on se fait vomir de nouveau. Asclépiade a prétendu, contre le sentiment des anciens, que la boisson devait être froide, et très-froide ; pour moi, je pense que chacun doit se décider là-dessus selon qu'il s'est bien ou mal trouvé de boire chaud ou froid. Il arrive quelquefois que ce mal, pour avoir été négligé pendant plusieurs jours , devient très-difficile à

meracum quam asperrimum ; impositam super ventrem habere cum cerato rutam. In hoc autem affectu corporis neque ambulatione, neque frictione opus est : vehiculo sedisse, vel magis etiam equo, prodest : neque enim ulla res magis intestina confirmat. Si vero etiam medicamentis utendum est, aptissimum est id, quod ex pomis fit. Vindemiæ tempore in grande vas conjicienda sunt pira atque mala silvestria : si ea non sunt, pira tarentina viridia, vel signina, mala scandiana, vel amerina, myrapia ; hisque adjicienda sunt cotonea, et cum ipsis corticibus suis punica, sorba, et, quibus magis utimur, etiam torminalia, sic, ut hæc tertiam ollæ partem teneant : tum deinde ea musto implenda est ; coquendumque id, donec omnia, quæ indita sunt, liquata, in unitatem quamdam coeant. Id gustui non insuave est ; et quandocumque opus est, assumtum leniter, sine ulla stomachi noxa, ventrem tenet. Duo aut tria cochlearia uno die sumsisse, satis est. Alterum valentius genus : myrti baccas legere, ex his vinum exprimere, id decoquere, ut decima pars remaneat, ejusque cyathum sorbere. Tertium, quod quandocumque fieri potest : malum punicum excavare, exemtisque omnibus seminibus, membranas, quæ inter ea fuerunt, iterum conjicere : tum infundere cruda ova, rudiculaque miscere : deinde malum ipsum super prunam imponere ; quod, dum humor intus est, non aduritur : ubi siccum esse cœpit, removere oportet, extractumque cochleari, quod intus est, edisse. Aliquibus adjectis, majus momentum habet : itaque etiam in piperatum conjicitur, misceturque cum sale et pipere, est quid ex his edendum est. Pulticula etiam, cum qua paulum ex favo vetere coctum sit, et lenticula cum malicorio cocta, rubique cacumina in aqua decocta, et ex oleo atque aceto assumta, efficacia sunt : atque ea aqua, in qua vel palmulæ, vel malum cotoneum, vel arida sorba, vel rubi decocti sunt, potata : quod genus significo, quoties potionem dandam esse dico, quæ adstringat. Tritici quoque hemina in vino

guérir. On doit commencer par se faire vomir ; on se fait oindre ensuite, le lendemain au soir, dans un lieu chaud ; on prend peu de nourriture ; on boit pur, le vin le plus dur qu'on peut trouver ; on se fait appliquer sur le ventre de la rue avec du cérat. Il n'est pas nécessaire, dans la diarrhée, de se promener, ni de se faire faire des frictions ; on se trouve bien d'aller en voiture, et encore mieux d'aller à cheval ; il n'y a rien qui raffermisse davantage les intestins, que l'exercice du cheval. S'il est nécessaire d'employer pour la guérison, des médicaments, le meilleur est celui qui se prépare avec des fruits. Dans le temps de la vendange, on ramasse des poires et des pommes sauvages, on les met dans un grand vase ; au défaut de poires et de pommes sauvages, on prend des poires de Tarente vertes, ou de Segni, des pommes de Scandie ou d'Amérine, et de Myrapie ; on y ajoute des coins, des grenades avec leur écorce, des cormes, et même celles que l'on nomme torminales, et qui sont le plus en usage : on met tous ces fruits ensemble, de façon qu'ils tiennent la troisième partie du vase, qu'on achève de remplir avec du moût : on fait bouillir le tout, jusqu'à ce qu'il soit entièrement fondu, et réduit en un seul et même corps. Ce remède n'est point désagréable au goût, et pris modérément toutes les fois qu'il en est besoin, il resserre le ventre, sans nuire en aucune façon à l'estomac. Il suffit d'en prendre deux ou trois cuillerées par jour. Un second remède plus fort que le premier, c'est de choisir des baies de myrte, d'en faire du vin, de le faire bouillir jusqu'à ce qu'il n'en reste que la deuxième partie, et d'en boire un verre. Un troisième que l'on peut faire en tout temps, c'est d'ôter tous les pepins d'une grenade, d'y remettre ensuite les zestes qui séparent chaque grain : d'y ajouter des œufs crus, et de mêler le tout avec une spatule : après cela on met la grenade sur un brasier ; elle ne se brûle pas tant qu'il reste de la liqueur en dedans ; lorsqu'elle commence à se sécher, on l'ôte de dessus le feu ; on tire ensuite avec une cuillère ce qui reste au-dedans, et on le mange. Ce remède, en y ajoutant quelques autres ingrédiens, est plus efficace que les deux premiers ; c'est pourquoi on le mêle avec du poivre et du sel, et on l'avale de cette façon. On peut aussi prendre une bouillie dans laquelle on ait fait cuire un peu de vieux rayon de miel. La lentille cuite avec l'écorce de grenade, les sommités de mûrier sauvage, bouillies dans de l'eau, et mangées avec de l'huile et du vinaigre, font un bon effet ; on se trouve bien aussi de boire de l'eau dans

aminæo austero decoquitur ; idque triticum jejuno ac sitienti datur ; superque id, vinum id sorbetur : quod jure valentissimis medicamentis adnumerari potest. Atque etiam potui datur vinum signinum, vel resinatum austerum, vel quodlibet austerum. Contunditurque cum corticibus, seminibusque suis punicum malum, vinoque tali miscetur : idque vel merum sorbet aliquis, vel bibit mixtum. Sed medicamentis uti, nisi in vehementibus malis, supervacuum est.

CAPUT XX. — DE VULVÆ MORBO.

1. Ex vulva quoque feminis vehemens malum nascitur : proximeque ab stomacho, vel afficitur hæc, vel corpus afficit. Interdum etiam sic exanimat, ut tanquam comitiali morbo prosternat. Distat tamen hic casus, eo quod neque oculi vertuntur, nec spumæ profluunt, nec nervi distenduntur : sopor tantum est. Idque quibusdam feminis crebro revertens perpetuum est. Ubi incidit, si satis virium est, sanguis missus adjuvat : si parum est, cucurbitulæ tamen deligendæ sunt in inguinibus. Si diutius aut jacet aut alioqui jacere consuevit, admovere oportet naribus exstinctum ex lucerna linamentum, vel aliud ex iis, quæ fœdioris esse odoris retuli, quod mulierem excitet. Idemque aquæ quoque frigidæ perfusio efficit. Adjuvatque ruta contrita cum melle, vel ex cyprino ceratum, vel quodlibet calidum et humidum cataplasma, naturalibus pube tenus impositum. Inter hæc etiam, perfricare coxas et poplites oportet. Deinde, ubi ad se rediit, circumcidendum vinum est in totum annum, etiamsi casus idem non revertitur : frictione quotidie utendum totius quidem corporis, præcipue vero ventris, et poplitum : cibus ex media materia dandus : sinapi super imum ventrem tertio quoque aut quarto die imponendum, donec corpus rubeat. Si durities manet, mollire

laquelle on ait fait bouillir ou des dattes, ou des coins, ou des cormes sèches, ou des mûres sauvages. C'est cette décoction que j'entends, toutes les fois que je dis qu'il faut faire usage d'une boisson astringente. On fait aussi bouillir une hémine de froment dans du vin austère d'Amine ; on fait avaler à jeun ce froment au malade, lorsqu'il a soif, et on lui fait boire le vin par-dessus. Ce remède mérite d'être mis au rang des plus efficaces. On donne encore pour boisson du vin de Segni, ou du vin mêlé de résine. ou tel autre qu'on voudra, pourvu qu'il soit austère : ou bien on pile, avec son écorce et ses semences, une grenade, et on la met dans du vin austère ; on fait prendre au malade ce vin ou pur ou avec de l'eau. Mais il est inutile de faire aucun remède, à moins que le flux de ventre ne soit considérable.

CHAPITRE XX. — DU MAL DE MATRICE.

La matrice est, pour les femmes, le siége d'une grande maladie : c'est, après l'estomac, l'organe le plus sujet à être affecté, et dont les affections influent le plus sur le reste du corps. Les personnes qui sont attaquées de ce mal, éprouvent quelquefois une telle faiblesse, qu'elles tombent par terre comme dans l'épilepsie. Cette maladie en diffère cependant, en ce que les yeux ne se renversent point, et qu'il n'y a pas d'écume à la bouche, ni de mouvements convulsifs ; la malade paraît seulement plongée dans un assoupissement profond. Il y a des femmes chez qui cette maladie revient fréquemment, et se perpétue pendant toute leur vie. Dès qu'une femme est dans cet état, on doit la saigner, si ses forces le permettent ; si elle est faible, il faut au moins lui appliquer les ventouses aux aines ; si elle demeure ou si elle a coutume de demeurer fort long-temps en faiblesse, on lui fait respirer, pour la faire revenir, la vapeur d'une mèche de lampe éteinte, ou quelque autre des mauvaises odeurs dont j'ai parlé précédemment. L'eau froide, répandue sur le corps, produit le même effet ; la rue pilée avec le miel, le cérat mêlé avec l'huile de souchet, ou tout cataplasme chaud et humide, appliqué sur les parties naturelles jusqu'au mont de Vénus, font aussi très-bien. On doit, en même temps qu'on use de ces remèdes, faire des frictions sur les lombes et aux jarrets. Lorsque la malade est revenue à elle-même, il faut lui interdire, pendant un an, l'usage du vin, quand même elle n'éprouverait pas de rechute ; il faut faire des frictions sur tout le corps, mais principalement sur le

commode videtur solanum in lac demissum, deinde contritum ; et cera alba atque medulla cervina cum irino, aut sevum taurinum vel caprinum cum rosa mixtum. Dandum etiam potui vel castoreum est, vel gith, vel anethum. Si parum pura est, purgetur junco quadrato. Si vero vulva exulcerata est, ceratum ex rosa fiat, et recens suilla adeps, et ex ovis album misceatur, idque apponatur ; vel album ex ovo cum rosa mixtum, adiecto, quo facilius consistat, contritæ rosæ pulvere. Dolens vero ea sulphure suffumigari debet. At si purgatio nimia mulieri nocet, remedio sunt cucurbitulæ, cute incisa, inguinibus vel etiam sub mammis admotæ. Si maligna purgatio est, subjicienda sunt . . . . coeuntia. Id faciunt etiam albæ olivæ, et nigrum papaver cum melle assumtum, et gummi cum trito semine apii liquatum, et cum cyatho passi datum. Praeter hæc, in omnibus vesicæ doloribus idoneæ potiones sunt, quæ ex odoribus fiunt, id est, spica nardi, croco, cinnamo, casia, similibusque : idemque etiam decocta lentiscus præstat. Si tamen intolerabilis dolor est, et sanguis profluit, etiam sanguinis detractio apta est ; aut certe coxis admotæ cucurbitulæ cute incisa.

ventre et aux jarrets. On n'use que d'aliments de la classe moyenne ; on applique, tous les trois ou quatre jours, de la moutarde sur le bas-ventre, jusqu'à ce qu'elle y excite de la rougeur. S'il reste quelque dureté, on se sert, pour ramollir les parties, du solanum qu'on trempe d'abord dans du lait, qu'on broie ensuite, et qu'on mêle avec de la cire blanche, de la moelle de cerf, et de la pommade d'iris : le suif de taureau ou de chèvre, malaxé avec l'huile rosat, est aussi un fort bon remède. On mêle dans les boissons du castoreum, de la nielle ou de l'anet. S'il y a amas d'humeurs, on purge avec le jonc carré ; si la matrice est ulcérée, on se sert d'un cérat fait avec l'huile rosat, et l'axonge récente de porc, qu'on mêle avec des blancs d'œufs ; ou de blancs d'œufs battus avec l'huile rosat : à quoi on ajoute des fleurs de roses pulvérisées, afin que le tout prenne plus facilement consistance. Si la matrice est douloureuse, il faut faire des fumigations avec le soufre. Si le flux menstruel est trop abondant, on doit appliquer sur les aines ou sous les mamelles des ventouses avec scarifications. Si ce flux est de mauvaise nature, il faut placer sous...(1) C'est ce que font aussi les olives blanches, le pavot noir, pris avec du miel, la gomme dissoute avec la semence d'ache pilée, et prise dans un verre de vin fait avec des raisins secs. Outre ces remèdes, il est à propos d'employer, dans toutes les douleurs de vessie, des boissons faites avec les substances odorantes, comme le nard, le safran, la canelle, la cassialignea, et autres semblables. La décoction de lentisque produit le même effet. Si la douleur est insupportable, et s'il y a hémorrhagie, il faut, sans hésiter, recourir à la saignée ; il est même à propos de tirer du sang, ou au moins, d'appliquer sur les lombes des ventouses scarifiées.

De urinæ nimia profusione.

2. At cum urina super potionum modum etiam sine dolore profluens maciem et periculum facit, si tenuis est, opus est exercitatione et frictione, maximeque in sole, vel ad ignem : balneum rarum esse debet, neque longa in eo mora : cibus comprimens : vinum austerum meracum, per æstatem, frigidum, per hiemem, egelidum ; sed tantum, quantum minimum sit. Infima alvus quoque vel ducenda, vel lacte purganda est. Si crassa urina est, vehementior esse debet et

Du flux d'urine.

2. Lorsque l'urine, excédant la quantité de boisson qu'on a prise, et quoique rendue sans douleur, fait maigrir le malade, et le met en danger, il faut, si cette urine est ténue, prendre de l'exercice et se faire frictionner, principalement au soleil, ou au feu ; on ne doit aller au bain que rarement, et y rester fort peu. Il faut user d'aliments astringents, boire pur

------

(1) Il y a ici dans le texte une grande lacune, qui devait comprendre la fin des maladies de la matrice, et le commencement de celles de la vessie.

exercitatio, et frictio : longior in balneo mora : cibis opus est teneris : vinum idem. In utroque morbo vitanda omnia sunt, quæ urinam movere consuerunt.

d'un vin austère, qui sera froid en été, et tiède en hiver, et en prendre toujours le moins qu'il est possible ; on doit faire usage des lavements, ou se purger avec le lait. Si l'urine est épaisse, l'exercice doit être plus fort , ainsi que les frictions; on restera plus long-temps dans le bain ; on usera d'aliments tendres ; le vin sera le même que dans le premier cas. Dans l'un et l'autre, on doit s'abstenir de toutes les choses qui ont coutume de pousser par les urines.

CAPUT XXI. — DE SEMINIS NIMIA EX NATURALIBUS PROFUSIONE.

Est etiam circa naturalia vitium, nimia profusio seminis, quod sine venere, sine nocturnis imaginibus sic fertur, ut , interposito spatio, tabe hominem consumat. In hoc affectu salutares sunt vehementes frictiones, perfusiones, natationesque quam frigidissimæ : neque cibi, nec potio , nisi frigida assumta. Vitare autem oportet cruditates , et omnia inflantia : nihil ex iis assumere, quæ contrahere semen videntur ; qualia sunt, siligo, simila , ova , alica, amylum , omnis caro glutinosa , piper, eruca, bulbi, nuclei pinei. Neque alienum est , fovere inferiores partes aqua decocta ex verbenis comprimentibus ; ex iisdem aliqua cataplasmata imo ventri inguinibusque circumdare; præcipuequc ex aceto rutam : vitare et ne supinus obdormiat.

CHAPITRE XXI. — DU FLUX IMMODÉRÉ DE SEMENCE PAR LES PARTIES NATURELLES.

Une autre maladie des parties naturelles, est un flux immodéré de semence, qui a lieu sans prurit vénérien et sans illusions nocturnes. Ce mal, au bout d'un certain temps, fait périr le malade de consomption. Ceux qui en sont attaqués doivent se faire faire de fortes frictions ; se baigner dans l'eau la plus froide, s'en faire répandre sur le corps ; ne rien boire, ni manger qui ne soit froid ; ne faire aucun usage des aliments indigestes et venteux ; ne rien prendre de tout ce qui peut augmenter la quantité de la semence ; tels que sont la fleur de farine de froment, les œufs, la fromentée, l'amidon, les chairs glutineuses, le poivre, la roquette, les bulbes , les pignons. Il est bon aussi de se faire faire des fomentations astringentes sur les parties inférieures , avec une décoction de verveine, et de se faire appliquer sur le bas-ventre et les aines des cataplasmes faits avec la même plante, et surtout avec la rue infusée dans du vinaigre. Le malade doit éviter de rester, en dormant, couché sur le dos.

CAPUT XXII. — DE COXARUM MORBIS.

Superest, ut ad extremas partes corporis veniam, quæ articulis inter se conseruntur. Initium a coxis faciam. Harum ingens dolor esse consuevit : isque hominem sæpe debilitat, et quosdam non dimittit. Eoque id genus difficillime curatur, quod fere post longos morbos vis pestifera huc se inclinat : quæ ut alias partes liberat, sic hanc ipsam quoque affectam prehendit. Fovendum primum aqua calida est; deinde utendum calidis cataplasmatis. Maxime prodesse videtur, aut cum hordeacea farina, aut cum ficu ex aqua decocta mixtus capparis cortex concisus; vel lolii farina ex vino diluto

CHAPITRE XXII. — DES MALADIES DES HANCHES.

Il me reste à parler des extrémités du corps, qui sont unies entre elles par le moyen des articulations; je commencerai par les hanches. On est sujet à y ressentir une douleur des plus vives, qui souvent affaiblit certains malades, et ne se passe point chez d'autres ; ce mal est d'autant plus difficile à guérir, qu'il ne se jette ordinairement sur ces parties qu'à la suite de longues maladies; de sorte que si le reste du corps est débarrassé, c'est aux dépens des membres sur lesquels le principe morbifique vient de se fixer. On commence par faire des fomentations sur les hanches avec de l'eau chaude ; on y applique ensuite des cataplasmes chauds. L'écorce de câprier concassée, et mêlée avec de la farine d'orge, ou avec des figues bouillies dans de l'eau, fait un fort

cocta , et mixta cum arida fæce : quæ
quia refrigescunt, imponere noctu malagmata commodius est. Inulæ quoque
radix contusa, et postea ex vino austero
cocta, et late super coxam imposita, inter valentissima auxilia est. Si ista non
solverunt, sale calido et humido utendum
est. Si nec sic quidem finitus dolor est ,
aut tumor ei accedit, incisa cute admovendæ sunt cucurbitulæ ; movenda urina ; alvus, si compressa est , ducenda.
Ultimum est , et in veteribus quoque
morbis efficacissimum, tribus aut quatuor
locis super coxam , cutem candentibus
ferramentis exulcerare. Frictione quoque
utendum est, maxime in sole, et eodem
die sæpius ; quo facilius ea, quæ coeundo
nocuerunt, digerantur : eaque, si nulla
exulceratio est, etiam ipsis coxis : si est ,
ceteris partibus adhibenda est. Cum vero
sæpe aliquid exulcerandum candenti ferramento sit, ut materia inutilis evocetur,
illud perpetuum est, non , ut primum
fieri potest, hujus generis ulcera sanare;
sed ea trahere, donec id vitium , cui per
hæc opitulamur, conquiescat.

CAPUT XXIII. — DE GENUUM DOLORE.

Coxis proxima genua sunt ; in quibus
ipsis nonnunquam dolor esse consuevit.
In iisdem autem cataplasmatis cucurbi-
tulisque præsidium est : sicut etiam, cum
in humeris, aliisve commissuris dolor
aliquis exortus est. Equitare ei, cui genua
dolent, inimicissimum est. Omnes autem
ejusmodi dolores, ubi inveteraverunt ,
vix citra ustionem finiuntur.

CAPUT XXIV. — DE MANUUM ET PEDUM ARTICULORUMQUE VITIIS.

In manibus pedibusque articulorum
vitia frequentiora longioraque sunt ; quæ
in podagris chiragrisve esse consuerunt.
Ea raro vel castratos , vel pueros ante

bon effet; il en est de même de la farine
d'ivraie, qu'on fait bouillir dans du vin
et de l'eau, et qu'on mêle avec de la lie
sèche ; mais comme ces drogues se refroidissent aisément , il vaut mieux appliquer des cataplasmes pendant la nuit.
La racine d'aunée broyée, et bouillie
dans du vin austère, qu'on applique ensuite tout le long des hanches, est un des
meilleurs moyens qu'on puisse employer.
Si le mal ne cède point, il faut employer
le sel chaud et humide; si la douleur résiste encore, ou s'il survient du gonflement, on doit avoir recours aux ventouses
avec scarifications, on donne des remèdes
propres à pousser par les urines ; et si le
ventre est resserré , on fait prendre des
lavements. Le dernier remède qu'on doit
tenter, et qui est aussi très-efficace dans
les maladies invétérées, c'est de faire
sur les hanches des ulcères artificiels
avec un fer rouge, dans trois ou quatre
endroits. Il faut aussi faire des frictions,
surtout au soleil, et plusieurs fois chaque
jour, afin de dissiper les humeurs qui,
par leur engorgement, ont donné lieu à
la maladie ; on doit faire ces frictions
sur les hanches mêmes, si elles ne sont
point ulcérées ; et si elles le sont, il faut
les faire sur les autres parties. Une règle
générale qu'on doit suivre, c'est que,
lorsqu'on a été obligé d'ulcérer une partie avec un fer rouge, pour donner issue
à une humeur nuisible, on ne doit jamais
guérir ces sortes d'ulcères aussitôt qu'on
le peut, mais les laisser durer jusqu'à ce
que la maladie pour laquelle on les a
faits soit entièrement passée.

CHAPITRE XXIII. — DE LA DOULEUR DES GE- NOUX.

Après l'articulation des hanches, vient
celle des genoux où la douleur établit
aussi quelquefois son siége. Ce mal se
guérit pareillement par l'application des
ventouses, et l'usage des cataplasmes,
dont nous venons de parler : il en est de
même des douleurs du bras , ou des autres jointures. Il n'y a rien de plus contraire pour un homme qui ressent de la
douleur dans les genoux que d'aller à
cheval. Lorsque ces douleurs sont invétérées, il est presque impossible de les
guérir sans le secours du feu.

CHAPITRE XXIV. — DES MALADIES DES ARTI- CLES DES MAINS ET DES PIEDS.

Les accidents qui affectent les articles
des mains et des pieds, et qui résultent
de la goutte fixée sur ces parties, sont
plus fréquents et plus longs. Il est rare
que la goutte attaque les eunuques, les

feminæ coitum, vel mulieres, nisi quibus menstrua suppressa sunt, tentant. Ubi sentiri cœperunt, sanguis mittendus est : id enim inter initia statim factum, sæpe annuam, nonnunquam perpetuam valetudinem bonam præstat. Quidam etiam, cum asinino lacte epoto sese eluissent, in perpetuum hoc malum evaserunt. Quidam, cum toto anno a vino, mulso, venere sibi temperassent, securitatem totius vitæ consecuti sunt. Idque utique post primum dolorem servandum est, etiamsi quievit. Quod si jam consuetudo ejus facta est, potest quidem aliquis esse securior iis temporibus, quibus dolor se remisit : majorem vero curam adhibere debet iis, quibus id revertitur ; quod fere vere autumnove fieri solet. Cum vero dolor urget, mane gestari debet ; deinde ferri, inambulatione leni se dimovere, et, si podagra est, interpositis temporibus exiguis, invicem modo sedere, modo ingredi ; tum, antequam cibum capiat, sine balneo, loco calido leniter perfricari, sudare, perfundi aqua egelida ; deinde cibum sumere ex media materia, interpositis rebus urinam moventibus ; quotiesque plenior est, evomere. Ubi dolor vehemens urget, interest, sine tumore is sit, an tumor cum calore, an tumor jam etiam obcalluerit. Nam si tumor nullus est, calidis fomentis opus est. Aquam marinam, vel muriam duram fervefacere oportet, deinde in pelvem conjicere, et, cum jam homo pati potest, pedes demittere, superque pallam dare, et vestimento tegere ; paulatim deinde juxta labrum ipsum ex eadem aqua leniter infundere, ne calor intus destituat ; ac deinde noctu cataplasmata calefacientia imponere, maximeque hibisci radicem ex vino coctam. Si vero tumor calorque est, utiliora sunt refrigerantia, recteque in aqua quam frigidissima articuli continentur ; sed neque quotidie, neque diu, ne nervi lædantur. Imponendum vero est cataplasma, quod refrigeret : neque tamen in hoc ipso diu permanendum ; sed ad ea transeundum, quæ sic reprimunt, ut emolliant. Si major est dolor, papaveris cortices in vino co-

garçons avant l'usage du commerce des femmes, et celles-ci à moins que leurs règles ne soient supprimées. Lorsqu'on en ressent les premières atteintes, il faut saigner. La saignée pratiquée ainsi dès le début de la maladie, préserve souvent de la goutte pour toute l'année, et quelquefois même pour toute la vie. Il en est aussi qui, s'étant purgés à fond, en prenant le lait d'ânesse, se sont garantis de ce mal pour toujours. D'autres se sont procuré le même avantage, en renonçant, pendant toute une année, au vin, aux liqueurs et aux femmes. Mais il est absolument nécessaire d'insister sur ces précautions dès la première attaque, et après même que la douleur est passée. Lorsque la goutte est tournée en habitude, on peut, à la vérité, se moins ménager dans les temps où la douleur est assoupie, mais on ne peut trop prendre de précautions dans ceux où elle a coutume de revenir ; ce qui arrive presque toujours au printemps et en automne. Lorsque la douleur se fait sentir, on doit recourir à la gestation le matin, ensuite se faire porter, ou se promener doucement ; si c'est une podagre, on doit, après de courts intervalles, tantôt rester assis, et tantôt marcher : ensuite il faut, sans prendre le bain, et avant de manger, se faire faire de légères frictions dans un lieu chaud, y suer, se faire répandre de l'eau tiède sur le corps, puis prendre des aliments qui soient médiocrement nourrissants ; faire usage, en même temps, des diurétiques, et se faire vomir toutes les fois qu'il y a plénitude. Lorsque la douleur est dans toute sa violence, il est important d'examiner si elle n'est point accompagnée de tumeur, ou s'il y a tumeur avec chaleur, ou si la tumeur est déjà calleuse ; car, s'il n'y a point de tumeur, il faut employer des fomentations chaudes. On doit faire bouillir de l'eau de mer, ou de la saumure forte, la verser ensuite dans un bassin, et mettre dedans les pieds du malade, dès qu'il le peut supporter ; on met par-dessus un manteau et une couverture ; on a soin ensuite de répandre peu à peu, et fort doucement, de la même eau par-dessus les bords du vase, pour entretenir la chaleur au-dedans ; on applique pendant la nuit des cataplasmes propres à entretenir la chaleur ; on se sert principalement pour cela de la racine de guimauve bouillie dans du vin. Mais s'il y a tumeur et chaleur, les rafraîchissants valent mieux, et l'on se trouve bien de faire plonger l'articulation affectée dans l'eau la plus froide ; ce qu'il ne faut pas faire néanmoins tous les jours, ni long-temps chaque fois, de peur qu'il n'en résulte quel-

pquendi , miscendique cum cerato sunt ,
quod ex rosa factum sit : vel ceræ et adipis suillæ tantumdem una liquandum ,
deinde his vinum miscendum, atque ubi;
quod ex eo impositum est, incaluit, de-
trahendum , et subinde aliud imponendum est. Si vero tumores etiam obcal-
luerunt, et dolent, levat spongia imposita, quæ subinde ex oleo, et aceto, vel
aqua frigida exprimitur ; aut pari portione
inter se mixta pix, cera, alumen. Sunt
etiam plura idonea manibus pedibusque
malagmata. Quod si nihil superimponi
dolor patitur, id, quod sine tumore est,
fovere oportet spongia, quæ in aquam
calidam demittatur, in qua vel papaveris
cortices, vel cucumeris silvestris radix
decocta sit ; tum inducere articulis crocum cum succo papaveris et ovillo lacte.
At si tumor est, foveri quidem debet
aqua egelida, in qua lentiscus, aliave
verbena ex reprimentibus decocta sit :
induci vero medicamentum ex nucibus
amaris cum aceto tritis ; aut ex cerussa ,
cui contritæ herbæ muralis succus sit
adjectus. Lapis etiam, qui carnem exedit,
quem σαρκοφάγον Græci vocant, excisus,
sic, ut pedes capiat, demissos eos, cum
dolent, retentosque ibi levare consuevit.
Ex quo in Asia lapidi asio gratia est.
Ubi dolor et inflammatio se remiserunt
(quod intra dies quadraginta fit , nisi
vitium hominis accessit) modicis exercitationibus, abstinentia, unctionibus lenibus utendum est; sic, ut etiam acopo,
vel liquido cerato cyprino articuli per-
fricentur. Equitare podagricis quoque
alienum est. Quibus vero articulorum
dolor certis temporibus revertitur, hos
ante et curioso victu cavere oportet, ne
inutilis materia corpori supersit, et cre-
briore vomitu ; et , si quis ex corpore
metus est, vel alvi ductione uti, vel lacte
purgari. Quod Erasistratus in podagricis
expulit, ne in inferiores partes factus
cursus pedes repleret : cum evidens sit ,
omni purgatione non superiora tantummodo, sed etiam inferiora exinaniri.

que lésion dans les nerfs. Il faut aussi
appliquer des cataplasmes rafraichissants ; mais ne pas les continuer long-
temps, et passer ensuite à l'usage de ceux
qui sont, en même temps, répercussifs et
émollients. Si la douleur est des plus vives, on fait bouillir des têtes de pavot
dans du vin, qu'on mêle avec un cérat
fait avec l'huile rosat ; ou bien on prend
parties égales de cire et d'axonge de porc,
qu'on fait fondre ensemble ; on mêle ensuite le tout avec le vin, et on l'applique
en cataplasme, que l'on ôte lorsqu'il s'est
échauffé, pour lui en substituer un semblable. Si les tumeurs sont calleuses et
douloureuses, on se trouve bien d'appliquer dessus une éponge qu'on a trempée
auparavant dans de l'huile, du vinaigre,
ou de l'eau froide ; on peut se servir aussi
d'un emplâtre fait avec parties égales de
cire, de poix et d'alun. Il est plusieurs
autres topiques qui font un fort bon
effet dans la goutte des pieds ou des
mains. Mais si la violence de la douleur
ne permet pas qu'on applique rien sur la
partie affectée, et s'il n'y a point de tumeur, on fait dessus des fomentations
avec une éponge trempée dans de l'eau
chaude, où l'on a fait bouillir des têtes
de pavot, ou de la racine de concombre
sauvage ; on couvre ensuite les articles
avec un mélange de safran, de suc de pavot et de lait de brebis. S'il y a tumeur,
il faut la fomenter avec de l'eau tiède ,
dans laquelle on aura fait bouillir du lentisque , ou de la verveine, avec quelques
autres astringents. On couvre la tumeur
d'un cataplasme fait avec les amandes
amères pilées dans du vinaigre, ou bien
avec la céruse délayée dans du suc de
pariétaire. La pierre qui consume les
chairs, et que les Grecs appellent *sarco-
phage*, adoucit aussi ce mal : on fait,
avec cette pierre, une espèce de cuvette,
dans laquelle on met et on laisse les
pieds, lorsqu'on y ressent de la douleur;
ce qui, en Asie, a mis la pierre asienne
en grande faveur. Lorsque la douleur et
l'inflammation sont apaisées, ce qui arrive ordinairement dans les quarante
jours, à moins que le malade n'ait encore avec la goutte quelque maladie particulière, on doit s'exercer modérément,
vivre d'abstinence, se faire de légères
onctions, se frictionner les articles affectés avec des topiques, des anodins,
ou le cérat liquide de souchet. Quant à
l'exercice du cheval, il est contraire à
ceux qui ont la goutte aux pieds. Ceux
chez lesquels la goutte a coutume de revenir dans des temps marqués, doivent,
avant son retour, empêcher, par un régime exact et par l'emploi des vomitifs,
qu'il ne se forme un amas d'humeurs nui-

sibles ; et si l'on a lieu de soupçonner que le corps ne soit pas en bon état, il faut prendre des lavements et se purger avec le lait. Erasistrate a banni cette méthode du traitement de la goutte aux pieds ; il a prétendu que c'était attirer l'humeur sur ces parties ; mais il s'est trompé, puisqu'il est évident que toute purgation désemplit les parties inférieures comme les supérieures.

CAPUT XXV. — DE REFECTIONE CONVALES-CENTIUM A MORBO.

Ex quocumque autem morbo quis convalescit, si tarde confirmatur, vigilare prima luce debet ; nihilominus in lecto conquiescere : circa tertiam horam leniter unctis manibus corpus permulcere : deinde delectationis causa, quantum juvat, ambulare, circumcisa omni negotiosa actione : tum gestari diu : multa frictione uti : loca, cœlum, cibos sæpe mutare : ubi triduo quatriduove vinum bibit, uno aut etiam altero die interponere aquam. Per hæc enim fiet, ne in vitia tabem inferentia incidat, et ut mature vires suas recipiat. Cum vero ex toto convaluerit, periculose vitæ genus subito mutabit, et inordinate aget. Paulatim ergo debebit, omissis his legibus, eo transire, ut arbitrio suo vivat.

CHAPITRE XXV. — DE LA MANIÈRE DE RÉTABLIR LES CONVALESCENTS.

Lorsque la convalescence de quelque maladie que ce soit est longue et difficile, il faut se faire éveiller dès le matin, et cependant rester au lit ; se frotter doucement le corps vers la troisième heure du jour, avec les mains imprégnées d'huile ; ensuite se promener tant qu'on le juge à propos, pour se récréer, et sans songer à aucune affaire. A la promenade, il faut faire succéder la gestation, qui doit durer long-temps : il faut aussi se faire faire beaucoup de frictions ; changer souvent de lieu, d'air et d'aliments ; boire, pendant un jour ou deux, de l'eau, après avoir bu du vin pendant trois ou quatre. Avec ces précautions, on ne courra point risque de tomber dans quelque maladie qui pourrait produire la consomption, et l'on recouvrera promptement les forces. Lorsqu'on sera entièrement rétabli, il y aurait du danger et de l'imprudence à changer tout-à-coup cette façon de vivre : ce n'est que peu à peu qu'on peut négliger ces attentions, et en venir au point de reprendre sa vie ordinaire.

LIBER QUINTUS.

Dixi de iis malis corporis, quibus victus ratio maxime subvenit : nunc transcundum est ad eam medicinæ partem, quæ magis medicamentis pugnat. His multum antiqui auctores tribuerunt, et Erasistratus, et ii qui se ἐμπειρικούς nominaverunt ; præcipue tamen Herophilus, duductique ab illo viri ; adeo ut nullum morbi genus sine his curarent. Multaque etiam de facultatibus medicamentorum memoriæ prodiderunt, qualia sunt vel Zenonis, vel Andreæ, vel Apollonii, qui Mys cognominatus est. Horum autem usum ex magna parte Asclepiades non sine causa sustulit ; et, cum omnia

LIVRE CINQUIÈME.

Jusqu'ici je n'ai parlé que des maladies du corps, auxquelles on remédie principalement par le secours du régime. J'en viens maintenant à cette partie de la médecine qui guérit surtout par les médicaments. Les anciens médecins, Erasistrate et les empiriques ont attribué de grands effets à ces remèdes ; mais personne n'en a fait plus d'usage qu'Hérophile et ses sectateurs : car il n'y avait pas de maladie où ils ne les employassent. Aussi trouve-t-on beaucoup de volumes écrits par eux, sur les propriétés des médicaments. Tels sont les ouvrages de Zénon, d'André, d'Apollonius qui fut surnommé le Rat. Mais Asclépiade a presque banni entièrement de la médecine, et non sans raison, l'usage des médicaments ; car, comme la plupart sont

t fere medicamenta stomachum lædant,
malique succi sint, ad ipsius victus rationem potius omnem curam suam transtu-
lit. Verum, ut illud in plerisque morbis
utilius est, sic multa admodum corporibus nostris incidere consuerunt; quæ
sine medicamentis ad sanitatem pervenire non possunt. Illud ante omnia scire
convenit, quod omnes medicinæ partes
ita innexæ sunt, ut ex toto separari non
possint; sed ab eo nomen trahant, a quo
plurimum petunt. Ergo et illa, quæ victu
curat, aliquando medicamentum adhibet,
et illa, quæ præcipue medicamentis pugnat, adhibere etiam rationem victus
debet; quæ multum admodum in omnibus malis corporis proficit. Sed cum
omnia medicamenta proprias facultates
habeant, ac sæpe simplicia opitulentur,
sæpe mixta; non alienum videtur ante
proponere et nomina, et vires, et mixtu-
ras eorum; quo minor ipsas curationes
exsequentibus mora sit.

Sanguinem supprimunt, atramentum
sutorium, quod Græci χάλκανθον appellant, chalcitis, acacia, et ex aqua lycium,
thus, aloe, gummi, plumbum combustum, porrum, herba sanguinalis, creta
vel cimolia vel figularis, misy, frigida
aqua, vinum, acetum, alumen, melinum,
squama et ferri et æris; atque hujus
quoque duæ species sunt, alia tantum
æris, alia rubri æris.

Glutinant vulnus, myrrha, thus, gummi, præcipueque acanthinum, psyllium,
tragacantha, cardamomum, bulbi, lini
semen, nasturtium, ovi album, gluten,
ichthyocolla, vitis alba, contusæ cum
testis suis cochleæ, mel coctum, spongia
vel ex aqua frigida, vel ex vino, vel ex
aceto expressa; ex iisdem lana succida;
si levis plaga est, etiam aranea. Repri-

Celse.

contraires à l'estomac, et de mauvais
suc, il a mieux aimé porter toutes ses
vues du côté du régime. On ne peut disconvenir néanmoins que, quoique le régime procure de plus grands avantages
dans la plupart des maladies, il en est
cependant un grand nombre qu'on ne
peut guérir sans le secours des médicaments. Il faut savoir, avant tout, que les
diverses parties de la médecine sont tellement liées entre elles, qu'il est impossible de les séparer entièrement; et que
leurs dénominations indiquent seulement
le moyen dont elles font surtout, mais
non exclusivement, usage. Ainsi celle
qui guérit à l'aide du régime a quelquefois recours aux médicaments, et celle à
qui les médicaments sont le plus fami-
liers ne peut se dispenser d'y joindre le
régime, qui est de la plus grande utilité
dans toutes les maladies du corps. Or,
comme tous les médicaments ont leurs
propriétés particulières, et qu'on les emploie tantôt séparément, et tantôt com-
binés entre eux, je crois qu'il ne sera pas
hors de propos de rapporter d'abord
leurs noms, leurs vertus, et leurs mélanges; par là nous abrégerons la route à
ceux qui se livrent au traitement des maladies.

Les médicaments qui ont la propriété
d'arrêter le sang sont le vitriol que les
Grecs appellent *chalcanthe*, le chalcitis,
l'acacia, le lycium mêlé dans de l'eau,
l'encens, l'aloès, la gomme, le plomb
brûlé, le poireau, la renouée, la terre
cimolée, ou la terre à potier, le misy,
l'eau froide, le vin, le vinaigre, l'alun,
le melinum, l'écaille de fer et de cuivre;
cette dernière est de deux espèces; car
il y a celle de l'airain simple, et celle du
cuivre rouge.

Les cicatrisants sont la myrrhe, l'encens, la gomme, principalement la gomme
arabique, le psyllium, la gomme adragant, le cardamome, les bulbes, la semence de lin, le cresson, le blanc d'œuf,
la colle-forte, la colle de poisson, la vigne blanche, les limaçons pilés avec
leurs coquilles, le miel cuit, l'éponge
trempée dans de l'eau froide, dans du
vin ou dans du vinaigre; la laine grasse
trempée dans les mêmes liqueurs; la toile

munt, alumen et scissile, quod σχιστόν vocatur, et liquidum, melinum, auripigmentum, ærugo, chalcitis, atramentum sutorium.

d'araignée même, si la blessure est légère. Les répercussifs sont l'alun, soit de plume, soit liquide; le melinum, l'orpiment, le vert de gris, le chalcitis et le vitriol.

CAPUT III. — QUÆ CONCOQUANT, ET MOVEANT PUS.

CHAPITRE III. — DES MATURATIFS.

Concoquunt et movent pus, nardum, myrrha, costum, balsamum, galbanum, propolis, styrax, thuris et fuligo et cortex, bitumen, pix, sulphur, resina, sevum, adeps, oleum.

Les maturatifs sont le nard, la myrrhe, le costus, le baume, le styrax, la suie et l'écorce du bois qui porte l'encens, le bitume, la poix, le soufre, la résine, le suif, la graisse et l'huile.

CAPUT IV. — QUÆ APERIANT VULNERA.

CHAPITRE IV. — DES APÉRITIFS QU'ON EMPLOIE DANS LES BLESSURES.

Aperiant tanquam ora in corporibus, quod στόμα græce dicitur, cinnamomum, balsamum, panaces, juncus quadratus, pulegium, flos albæ violæ, bdellium, galbanum, resina terebinthina et pinea, propolis, oleum vetus, piper, pyrethrum, chamæpitys, uva taminia, sulphur, alumen, rutæ semen.

Les apéritifs qu'on emploie pour ouvrir les bouches des vaisseaux sont le baume, le panax, le jonc carré, le pouliot, la fleur de violette blanche, le bdellium, le galbanum, la résine du térébinthe et du pin; le propolis, la vieille huile, le poivre, la pyrèthre, l'ivette, la staphisaigre, le soufre, l'alun, la semence de rue.

CAPUT V. — QUÆ PURGENT.

CHAPITRE V. — DES DÉTERSIFS.

Purgant, ærugo, auripigmentum, quod ὀρσενικόν a Græcis nominatur (huic autem et sandarachæ in omnia eadem vis, sed validior est); squama æris, pumex, iris, balsamum, styrax, thus, thuris cortex, resina, et pinea, et terebinthina liquida, œnanthe, lacerti stercus, sanguis columbæ, et palumbi, et hirundinis, ammoniacum, bdellium (quod in omnia idem, quod ammoniacum, potest; sed valentius est); abrotonum, ficus arida, coccum gnidium, scobis eboris, omphacium, radicula, coagulum, sed maxime leporinum (cui eadem, quæ ceteris coagulis, facultas, sed utique validior est); fel, vitellus crudus, cornu cervinum, gluten taurinum, mel crudum, misy, chalcitis, crocum, uva taminia, spuma argenti, galla, squama æris, lapis hæmatites, minium, costum, sulphur, pix cruda, sevum, adeps, oleum, ruta, porrum, lenticula, ervum.

Les détersifs sont la rouille, l'orpiment appelé par les Grecs *arsenic*; il est, de propriété, en tout semblable à la sandaraque, excepté qu'il est plus violent; l'écaille de cuivre, la pierre ponce, l'iris, le baume, le styrax, l'encens, l'écorce de l'arbre qui porte l'encens; la résine du pin et du térébinthe liquide; l'œnanthe, la fiente de lézard, le sang de pigeon, de ramier et d'hirondelle; la gomme ammoniaque, le bdellium dont la propriété est absolument pareille à celle de la gomme ammoniaque, mais à un degré supérieur; l'aurone, la figue sèche, les baies de l'auréole, la raclure d'ivoire, le verjus, le raifort, la présure, principalement la présure de lièvre, qui a les mêmes propriétés que les autres présures, mais qui est plus forte; le fiel, le jaune d'œuf cru, la corne de cerf, la colle-forte de taureau, le miel cru, le misy, le chalcitis, le safran, la staphisaigre, la litharge, la noix de galle, l'écaille d'airain, la pierre hématite, le vermillon, le costus, le soufre, la poix crue, le saindoux, la graisse, l'huile, la rue, le poireau, la lentille et l'orobe.

CAPUT VI. — QUÆ RODANT.

CHAPITRE VI. — DES CORROSIFS.

Rodunt, alumen liquidum, sed magis rotundum, ærugo, chalcitis; misy, squa-

Les corrosifs sont l'alun liquide, mais surtout l'alun rond; le vert de gris, le

ma æris, sed magis rubri, æs combustum, sandaracha, minium sinopicum, galla, balsamum, myrrha, thus, thuris cortex, galbanum, resina terebenthina humida, piper utrumque, sed rotundum magis, cardamomum, auripigmentum, calx, nitrum, et spuma ejus, apii semen, narcissi radix, omphacium, alcyonium, oleum ex amaris nucibus, allium, mel crudum, vinum, lentiscus, squama ferri, fel taurinum, scammonia, uva taminia, cinnamomum, styrax, ciculæ semen, resina, narcissi semen, fel, nuces amaræ, oleumque earum, atramentum sutorium, chrysocolla, veratrum, cinis.

chalcitis, le misy, l'écaille de cuivre, mais principalement du cuivre rouge; l'airain brûlé, l'arsenic rouge, la mine de plomb rouge, la noix de galle, le baume, la myrrhe, l'encens, l'écorce du bois qui porte l'encens, le galbanum, la résine du térébinthe liquide; l'un et l'autre poivre, mais surtout le rond; le cardamome, l'orpiment, la chaux, le nitre, l'écume de nitre, la semence d'ache, la racine de narcisse, le verjus, l'écume de mer, l'huile d'amandes amères, l'ail, le miel cru, le vin, le lentisque, l'écume de fer, le fiel de taureau, la scammonée, la staphisaigre, la cannelle, le styrax, la semence de ciguë, la résine, la semence de narcisse, le fiel, les amandes amères, de même que leur huile; le vitriol, le borax, l'ellébore blanc, la cendre.

CAPUT VII. — QUÆ EXEDANT CORPUS.

Exedunt corpus, acaciæ succus, hebenus, ærugo, squama æris, chrysocolla, cinis cyprius, nitrum, cadmia, spuma argenti, hypocistis, diphryges, sal, auripigmentum, sulphur, cicuta, sandaracha, salamandra, alcyonium, æris flos, chalcitis, atramentum sutorium, ochra, calx (acetum), galla, alumen, lac caprifici, vel lactucæ marinæ quæ τιθύμαλλος a Græcis nominatur, fel, thuris fuligo, spodium lenticula, mel, oleæ folia, marrubium, lapis hæmatites, et phrygius, et asius, et scissilis, misy, vinum, acetum.

CHAPITRE VII. — DES MÉDICAMENTS QUI RONGENT.

Les médicaments qui rongent sont le suc d'acacia, l'ébène, le vert de gris, l'écaille d'airain, le borax, la cendre de Chypre, le nitre, la calamine, la litharge, l'hypociste, le diphryge, le sel, l'orpiment, le soufre, la ciguë, la sandaraque, la salamandre, l'écume de mer, les fleurs d'airain, le chalcitis, le vitriol, l'ochre, la chaux, le vinaigre, la noix de galle, l'alun, le lait du figuier sauvage, ou de la laitue marine, que les Grecs appellent *tithymale*; le fiel, la suie d'encens, le spode, la lentille d'eau, le miel, les feuilles d'olivier, le marrube, la pierre hématite, la pierre phrygienne, la pierre asienne et la pierre scissile; le misy, le vin, le vinaigre.

CAPUT VIII. — QUÆ ADURANT.

Adurunt, auripigmentum, atramentum sutorium, chalcitis, misy, ærugo, calx, charta combusta, sal, squama æris, fæx combusta, myrrha, stercus et lacerti, et columbæ, et palumbi, et hirundinis, piper, coccum gnidium, allium, diphryges, lac utrumque, quod proximo capite supra comprehensum est, veratrum et album et nigrum, cantharides, corallium, pyrethrum, thus, salamandra, eruca, sandaracha, uva taminia, chrysocolla, ochra, alumen scissile, ovillum stercus, œnanthe.

CHAPITRE VIII. — DES CAUSTIQUES.

Les caustiques sont l'orpiment, le vitriol, le chalcitis, le misy, le verdet, la chaux, le papier brûlé, le sel, l'écaille de cuivre, la lie brûlée, la myrrhe, la fiente de lézard, de pigeon, de ramier, d'hirondelle; le poivre, les baies de lauréole, l'ail, le diphryge; l'une et l'autre espèce de lait dont nous avons parlé dans l'article précédent, l'ellébore blanc et noir, les cantharides, le corail, la pyrèthre, l'encens, la salamandre, la roquette, la sandaraque, la staphisaigre, le borax, l'ochre, l'alun de plume, la fiente de brebis, l'œnanthe.

CAPUT IX. — QUÆ CRUSTAS ULCERIBUS INDUCANT.

Eadem fere crustas ulceribus tanquam igne adustis inducunt ; sed præcipue chalcitis , utique si cocta est, flos æris , ærugo, auripigmentum, misy , et id quoque magis coctum.

CAPUT X. — QUÆ CRUSTAS ULCERIBUS RESOLVANT.

Crustas vero has resolvit farina triticea cum ruta , vel porro, aut lenticula, cum mellis aliquid adjectum est.

CAPUT XI. — QUÆ DISCUTANT EA , QUÆ IN ALIQUA PARTE CORPORIS COIERUNT.

Ad discutienda vero ea, quæ in corporis parte aliqua coierunt, maxime possunt, abrotonum , helenium , amaracus, alba viola, mel , lilium , sampsuchus cyprius, lac, sertula campana , serpyllum , cupressus, cedrus, iris, viola purpurea , narcissus, rosa, crocum, passum, juncus quadratus, nardum, cinnamomum, casia, ammoniacum, cera, resina, uva taminia, spuma argenti, styrax, ficus arida, tragoriganus, lini et narcissi semen, bitumen, sordes ex gymnasio , pyrites lapis , aut molaris, crudus vitellus , amaræ nuces , sulphur.

CAPUT XII. — QUÆ EVOCENT, ET EDUCANT.

Evocat et educit ladanum , alumen rotundum, hebenus, lini semen , omphacium , fel, chalcitis, bdellium, resina terebinthina et pinea , propolis , ficus arida decocta, stercus columbæ, pumex, farina lolii , grossi in aqua cocti , elaterium, lauri baccæ, nitrum, sal.

CAPUT XIII. — QUÆ EXASPERATA LÆVENT.

Lævat id , quod exasperatum est, spodium, hebenus, gummi, ovi album, lac, tragacanthum.

CHAPITRE IX. — DES ESCAROTIQUES.

Ces mêmes médicaments produisent des croûtes sur les ulcères , comme si on les avait touchés avec le feu ; mais principalement le chalcitis, surtout si on l'a fait bouillir ; la fleur d'airain , le verdet, l'orpiment, le misy, surtout lorsqu'il a bouilli.

CHAPITRE X. — DES MÉDICAMENTS QUI FONT TOMBER LES CROUTES DES ULCÈRES.

Les médicaments qui font tomber les croûtes des ulcères sont la farine de froment, mêlée avec de la rue ou du poireau ; la lentille , à laquelle on a ajouté un peu de miel.

CHAPITRE XI. — DES RÉSOLUTIFS.

Les médicaments résolutifs sont ceux qui ont la vertu de dissiper les humeurs arrêtées dans quelque partie du corps. Les principaux sont l'aurone, l'aunée, la marjolaine, la violette blanche, le miel, le lis , le marum , le lait, le mélilot, le serpolet, le cyprès, le cèdre, l'iris, la violette pourpre, le narcisse, la rose, le safran, le marrube, le jonc carré, le nard, la canelle, le cassia, la gomme ammoniaque , la cire, la résine, la staphisaigre, la litharge, le styrax, la figue sèche, l'origan , la semence de lin , et de narcisse , le bitume, les ordures qu'on ramasse dans les lieux où s'exercent les lutteurs, la pyrite, la pierre de meule , le jaune d'œuf cru, les amandes amères, le soufre.

CHAPITRE XII. — DES ATTRACTIFS ET DES DIGESTIFS.

Les médicaments qui sont, en même temps, attractifs et digestifs, sont le ladanum, l'alun rond, l'ébène, la semence de lin, le verjus, le fiel, le chalcitis, le bdellium , la résine du térébinthe , et du pin ; le propolis, la figue sèche bouillie, la fiente de pigeon, la pierre ponce, la farine d'ivraie, les figues qui ne sont point mûres, bouillies dans de l'eau, l'élatérium , les baies de laurier, le nitre, le sel.

CHAPITRE XIII. — DES REMÈDES QUI RENDENT LISSE CE QUI EST APRE ET RABOTEUX.

Les moyens propres à enlever les aspérités sont l'ivoire brûlé, l'ébène , la gomme, le blanc d'œuf, le lait, la gomme adragant.

CAPUT XIV. — QUÆ CARNEM NUTRIANT, ET ULCUS IMPLEANT.

Carnem alit et ulcus implet resina pinea, ochra attice, vel asterace, cera, butyrum.

CAPUT XV. — QUÆ MOLLIANT.

Molliunt, æs combustum, terra cretria, nitrum, papaveris lacryma, ammoniacum, bdellium, cera, sevum, adeps, oleum, ficus arida, sesamum, sertula campana, narcissi et radix et semen, rosæ folia, coagulum, vitellus crudus, amaræ nuces, medulla omnis, stibi, pix, cochlea cocta, cicutæ semen, plumbi recrementum (σκωρίαν μολύβδου Græci vocant), panaces, cardamomum, galbanum, resina, uva taminia, styrax, iris, balsamum, sordes ex gymnasio, sulphur, butyrum, ruta.

CAPUT XVI. — QUÆ CUTEM PURGENT.

Cutem purgat mel, sed magis, si est cum galla, vel ervo, vel lenticula, vel marrubio, vel iride, vel ruta, vel nitro, vel ærugine.

CAPUT XVII. — DE MIXTURIS SIMPLICIUM RERUM, ET DE RATIONE PONDERUM.

1. Expositis simplicibus facultatibus, dicendum est quemadmodum misceantur, quæque ex his fiant. Miscentur autem varie, neque hujus ullus modus est; cum ex simplicibus alia demantur, alia adjiciantur; iisdemque servatis, ponderum ratio mutetur. Itaque, cum facultatum materia non ita multiplex sit, innumerabilia mixturarum genera sunt: quæ comprehendi si possent, tamen esset supervacuum. Nam et iidem effectus intra paucas compositiones sunt, et mutare eas cuilibet, cognitis facultatibus, facile est. Itaque contentus iis ero, quas accepi velut nobilissimas. In hoc autem volumine eas explicabo, quæ vel desiderari in prioribus potuerunt, vel ad eas curationes pertinent, quas protinus hic comprehendam; sic, ut tamen, quæ magis communia sunt, simul jungam. Si qua

CHAPITRE XIV. — DES SARCOTIQUES.

Ceux qui facilitent la régénération des chairs dans les plaies et les ulcères sont la résine de pin, l'ochre attique, ou la pierre étoilée, la cire, le beurre.

CHAPITRE XV. — DES ÉMOLLIENTS.

Les émollients sont l'airain brûlé, la terre d'Erétrie, le nitre, la larme du pavot, la gomme ammoniaque, le bdellium, la cire, le suif, la graisse, l'huile, la figue sèche, le sésame, le mélilot, la semence et la racine de narcisse, les feuilles de roses, la présure, le jaune d'œuf cru, les amandes amères, toutes les espèces de moelles, l'antimoine, la poix, le limaçon bouilli, la semence de ciguë, les scories de plomb, le panax, le cardamome, le galbanum, la résine, la staphisaigre, le styrax, l'iris, le baume, les ordures ramassées dans un endroit où s'exercent les lutteurs, le soufre, le beurre, la rue.

CHAPITRE XVI. — DES MÉDICAMENTS QUI NÉTTOIENT LA PEAU.

La propriété de mondifier la peau se trouve dans le miel, surtout lorsqu'il est mêlé avec la noix de galle, l'orobe, la lentille, le marrube, l'iris, la rue, le nitre, ou le verdet.

CHAPITRE XVII. — DU MÉLANGE DES MÉDICAMENTS SIMPLES ET DE LEURS POIDS.

1. Après avoir parlé de la vertu des médicaments simples, il nous reste à traiter de leur mélange, duquel résultent les médicaments composés. Ce mélange se fait diversement, et l'on ne peut donner là-dessus de règles certaines; puisque tantôt on retranche les uns, tantôt on ajoute les autres, et que, lors même que l'on conserve les mêmes espèces, il y a encore quelques différences par rapport au poids. C'est ce qui fait que les propriétés des remèdes, sans être fort multipliées, donnent, par leurs différents mélanges, un nombre presque infini de compositions, qu'il serait inutile de rapporter ici, quand même on le pourrait; parce qu'avec peu de remèdes, on remplit les mêmes indications, et qu'il est facile, lorsqu'on connaît bien les propriétés des médicaments, de faire les changements nécessaires. Je me contenterai donc de rapporter les compositions qui sont les plus en vogue, et d'indiquer dans ce livre celles qui manquent dans les premiers, ou qui sont d'usage dans

singulis, vel etiam paucis accommodata sunt, in ipsarum locum differam. Sed et ante sciri volo, in uncia pondus denariorum septem esse : unius deinde denarii pondus dividi a me in sex partes, id est, sextantes; ut idem in sextante denarii habeam, quod Græci habent in eo, quem ὀβολόν appellant. Id ad nostra pondera relatum paule plus dimidio scripulo facit.

Quid malagma, et emplastrum, et pastillus inter se differant.

2. Malagmata vero, atque emplastra, pastillique, quos τροχίσκους Græci vocant, cum plurima eadem habeant, differunt eo, quod malagmata maxime ex odoribus eorumque etiam surculis, emplastra pastillique magis ex quibusdam metallicis fiunt. Deinde malagmata contusa abunde mollescunt; nam super integram cutem injiciuntur : laboriose vero conteruntur ea, ex quibus emplastra pastillique fiunt, ne lædant vulnera, cum imposita sunt. Inter emplastrum autem et pastillum hoc interest, quod emplastrum utique liquati aliquid accipit : in pastillo tantum arida medicamenta aliquo humore junguntur. Tum emplastrum hoc modo fit : arida medicamenta per se teruntur; deinde mixtis his instillatur aut acetum, aut si quis alius non pinguis humor accessurus est, et ea rursus ex eo teruntur : ea vero, quæ liquari possunt, ad ignem simul liquantur; et si quid olei misceri debet, tum infunditur : interdum etiam aridum aliquod ex oleo prius coquitur. Ubi facta sunt, quæ separatim fieri debuerunt, in unum omnia miscentur. At pastilli hæc ratio est : arida medicamenta contrita humore non pingui, ut vino vel aceto, coguntur, et rursus coacta, inarescunt, atque, ubi utendum est, ejusdem generis humore diluuntur. Tum emplastrum imponitur, pastillus illinitur, aut alicui molliori, ut cerato, miscetur.

les maladies dont je vais parler; j'aurai soin néanmoins de rapprocher celles qui sont les plus générales; et s'il en est quelques-unes qui soient appropriées à certaines maladies en particulier, ou à un petit nombre de cas, je n'en parlerai que lorsque je traiterai de ces maladies mêmes. Mais, avant tout, il est bon de savoir que l'once pèse sept deniers; que je divise le denier en six parties, c'est-à-dire en sixièmes, et que chaque sixième équivaut à l'obole des Grecs, qui fait, dans notre mesure, un peu plus qu'un demi-scrupule.

En quoi diffèrent le cataplasme, l'emplâtre, et le pastille.

2. Quoique l'onguent, l'emplâtre et le pastille, que les Grecs appellent trochisque, aient plusieurs choses communes, ils diffèrent néanmoins, en ce que l'onguent est principalement composé de fleurs aromatiques, et de leurs tiges, au lieu qu'il entre plus de parties métalliques dans la composition de l'emplâtre et du trochisque. D'ailleurs l'onguent se ramollit facilement; il suffit, pour cela, de le battre; on l'applique sur la peau qui n'est point entamée; au contraire, les matières qui entrent dans la composition de l'emplâtre et du trochisque ont besoin d'être broyées avec plus de soin et d'exactitude; sans quoi elles feraient mal aux blessures sur lesquelles on les applique. Il y a ensuite cette différence entre l'emplâtre et le trochisque, qu'il entre toujours quelque chose de liquéfié dans l'emplâtre, au lieu que dans le trochisque on ne fait entrer que des matières sèches, qu'on lie par le moyen de quelque liqueur. Il y a encore cette différence dans la manière dont se fait l'emplâtre; c'est qu'on broie séparément les drogues sèches qui entrent dans sa composition, et qu'ensuite on les mêle, et on verse dessus du vinaigre, ou quelque autre liqueur qui ne soit point grasse, s'il doit y en entrer de cette sorte; après quoi, on les broie de nouveau dans cette liqueur; on fait, en même temps, fondre au feu toutes les drogues qui peuvent se fondre; et c'est alors qu'on verse l'huile, lorsqu'il est nécessaire qu'il y en entre : on commence aussi quelquefois par faire bouillir dans l'huile quelques drogues sèches. Lorsqu'on a achevé tout ce qui devait se faire sur chaque substance en particulier, on mêle le tout ensemble. Voici maintenant la manière dont se font les trochisques; on broie les drogues sèches, ensuite on les lie par le moyen d'une liqueur qui ne soit point grasse, comme le vinaigre ou le vin; et après les avoir ainsi

CAPUT XVIII. — DE MALAGMATIS.

Malagma adversus calidas podagras.

1. His cognitis, primum malagmata subjiciam, quæ fere non sunt refrigerandi, sed calefaciendi causa reperta. Est tamen, quod refrigerare possit, ad calidas podagras aptum. Habet gallæ et immaturæ et alterius, coriandri seminis, cicutæ, lacrymæ aridæ, gummi, singulorum plenum acetabulum, cerati cloti, quod πεπλυμένον Græci vocant, selibram. Reliqua fere calefaciunt : sed quædam digerunt materiam, quædam extrahunt, quæ ἐπισπαστικά vocantur ; pleraque certis magis partibus membrorum accommodata sunt.

Malagma ad materiam extrahendam.

2. Si materia extrahenda est, ut in hydropico, in lateris dolore, in incipiente abscessu, in suppuratione quoque mediocri, aptum est id, quod habet resinæ aridæ, nitri, ammoniaci, galbani, singulorum pondo, ceræ pondo. Aut in quo hæc sunt : æruginis rasæ, thuris, singulorum p. *. ii. ammoniaci salis p. *. vi. squamæ æris, ceræ, singulorum p. *. viii. resinæ aridæ p. *. xii. aceti cyathus. Idem præstat cumini farina cum struthio, et melle.

Malagma ad jecur dolens.

3. Si jecur dolet, id in quo est balsami lacrymæ p. * xii. costi, cinnamomi, casiæ corticis, myrrhæ, croci, junci rotundi, balsami seminis, iridis illyricæ, cardamomi, amomi, nardi, singulorum p. * xvi. quibus adjicitur nardinum unguentum, donec cerati crassitudo sit. Et hujus quidem recentis usus est ; si vero servandum est, resinæ terebinthinæ p. * xvi. ceræ p. * x. ex vino leni contunduntur, tum eo miscentur.

liées, on les laisse sécher de nouveau, et on les délaie avec une liqueur de la même espèce, lorsqu'on veut s'en servir. On applique l'emplâtre, on enduit le trochisque, ou on le mêle avec quelque autre matière plus molle, comme le cérat.

CHAPITRE XVIII. —DES CATAPLASMES.

Cataplasme contre la goutte chaude.

1. Après ces notions générales, je vais passer aux onguens, dont on ne se sert presque jamais pour rafraîchir, mais pour échauffer. Il en est cependant un qui est rafraîchissant, et qui convient dans la goutte chaude. Il est composé d'un acétabule de noix de galle mûres et non mûres, d'autant de semence de coriandre, de ciguë, de larmes de pavot séchées, de gomme, et d'une demi-livre de cérat lavé. Presque tous les autres échauffent ; quelques-uns néanmoins sont résolutifs, et d'autres attractifs ; on appelle ces derniers *épispastiques*. La plupart sont appropriés à certaines parties du corps.

Cataplasme attractif.

2. S'il est nécessaire d'attirer la matière, comme dans l'hydropisie et la pleurésie, dans un abcès qui se forme, dans une légère suppuration, on se sert d'un onguent composé de résine sèche, de nitre, de gomme ammoniaque, de galbanum, de chacun p.*; de cire p.*; ou de verdet ratissé, d'encens, de chacun p. ii.*; de sel ammoniac p. vi.*; d'écaille de cuivre, de cire, de chacun p. viii.*; de résine sèche p. xii.*, et d'un verre de vinaigre. La farine de cumin mêlée avec l'herbe au foulon et le miel, fait le même effet.

Cataplasme contre la douleur du foie.

3. Dans la douleur du foie, on se sert d'un onguent fait avec des larmes de baume, p. xii.*; de costus, de cannelle, d'écorce de cassia, de myrrhe, de safran, de jonc rond, de semence de l'arbrisseau dont on tire le baume, d'iris d'Illyrie, de cardamome, d'amome, de nard, de chacun p. xvi.*; on y ajoute une quantité suffisante d'onguent de nard, pour lui donner la consistance de cérat. Il faut employer cet onguent nouvellement fait ; si l'on en veut un qui puisse se conserver, on le prépare avec de térébenthine p. xvi.*; de cire p. x.*; qu'on broie et qu'on mêle dans un vin léger.

Malagma ad lienem.

4. At si lienis torquet, glandis, quam
βάλανον μυρεψικήν Græci vocant , cortex
et nitrum paribus portionibus contunduntur , respergunturque aceto quam
acerrimo : ubi cerati crassitudinem habet, linteo , ante in aqua frigida madefacto, illinitur, et sic imponitur , supraque farina hordeacea injicitur : sed manere ibi non amplius sex horis debet, ne
lienem consumat; satiusque est id bis ,
aut ter fieri.

Malagma commune pluribus.

5. Commune autem et jocinori , et
lieni, et abscessibus, et strumæ, paroti-
dibus, articulis, calcibus quoque suppu-
rantibus , aut aliter dolentibus , etiam
concoctioni ventris, Lysias composuit ex
his : opopanacis, styracis , galbani, resinæ, singulorum p. ˙ ɪɪ. ammoniaci, bdellii , ceræ , sevi taurini , iridis aridæ p. *
ɪv. cachryos acetabulo , piperis granis
quadraginta : quæ contrita irino unguento temperantur.

Malagma ad laterum dolorem.

6. Ad laterum autem dolores compositio est Apollophanis : in qua sunt resinæ terebinthinæ, thuris fuliginis, singulorum p. * ɪv. bdellii, ammoniaci, iridis,
sevi vitulini, aut caprini a renibus, visci,
singulorum p. ˙ ɪv. Hæc autem eadem
omnem dolorem levant, dura emolliunt,
mediocriter calefaciunt.

Ad idem Andreæ.

7. Ad idem Andreæ quoque malagma
est ; quod etiam resolvit, humorem educit , pus maturat ; ubi id maturum est ,
cutem rumpit, et ad cicatricem perducit.
Prodest impositum minutis majoribusque
abscessibus : item articulis , ideoque et
coxis , et pedibus dolentibus : item , si
quid in corpore collisum est , reficit ,
præcordia quoque dura et inflata emol-

Cataplasme pour la rate.

4. Si on a mal à la rate , on prépare
un onguent avec parties égales de myro-
balans et de nitre, qu'on broie ensemble ; on verse ensuite dessus du vinaigre
fort âcre , pour lui donner la consistance
du cérat ; on l'étend sur un linge trempé
auparavant dans de l'eau froide ; on l'applique de cette façon , et on répand par-
dessus de la farine d'orge. On ne doit
point le laisser appliqué pendant plus de
six heures ; de crainte qu'il ne détruise la
rate , il vaut mieux en réitérer l'usage
deux ou trois fois.

Cataplasme pour différentes maladies.

5. Lysias a donné la composition d'un
onguent qui est bon dans les maladies du
foie, de la rate , dans les abcès, les
écrouelles, le gonflement des parotides ,
dans les suppurations des articles, du talon , ou dans les autres maladies de ces
parties ; ce cataplasme facilite aussi la digestion ; il est composé d'opopanax , de
styrax, de galbanum, de résine, de chacun p. ɪɪ.˙ ; de gomme ammoniaque, de
bdellium, de cire, de suif de taureau, d'iris sec, p. ɪv. * ; d'un acétabule de graine de romarin , de quarante
grains de poivre ; on broie toutes ces drogues ensemble, et on en tempère l'activité , en les incorporant dans de la pommade d'iris.

Cataplasme contre les douleurs de côté.

6. On se sert dans les douleurs de côté
d'un onguent dont la composition est due
à Apollophane : il entre dans cet onguent,
de résine , de térébenthine, de suie d'encens , de chacun p. ɪv.* ; de bdellium,
de gomme ammoniaque, d'iris , de suif
de veau ou de chèvre pris sur les reins,
de gui , de chacun p. ɪv.* ; cet onguent
adoucit toutes sortes de douleurs, amollit ce qui est dur, et échauffe modérément.

*Cataplasme d'André , qui a les mêmes pro-
priétés que le précédent.*

7. L'onguent d'André a les mêmes propriétés que le précédent ; de plus, il est
résolutif ; il chasse les humeurs, fait mûrir le pus, ouvre les téguments lorsque le
pus est mûr, et procure ensuite la réunion
des chairs. Il fait bien sur les petits et les
grands abcès. Il soulage dans les douleurs
des articles , des hanches et des pieds. Il
rétablit ce qu'il peut y avoir de froissé à
l'intérieur ; il amollit les hypochondres
lorsqu'ils sont durs et gonflés ; il détache

lit; ossa extrahit; ad omnia denique valet, quæ adjuvare calor potest. Id habet
ceræ p. *xi. visci, sycamini, quam alias
sycomorum vocant, lacrymæ, singulorum
p. *i. piperis et rotundi, et longi, ammoniaci thymiamatis, bdellii, iridis illyricæ, cardamomi, amomi, xylobalsami,
thuris masculi, myrrhæ, resinæ aridæ,
singulorum p. *x. pyrethri, cocci gnidii,
spumæ nitri, salis ammoniaci, aristolochiæ creticæ, radicis ex cucumere agresti,
resinæ terebinthinæ liquidæ, singulorum
p. *xx. quibus adjicitur unguenti irini,
quantum satis est ad ea mollienda, atque
cogenda.

*Malagmata ad resolvenda, quæ ads-
tricta sunt, et mollienda, quæ dura
sunt, et digerenda, quæ coeunt.*

8. Præcipium vero est ad resolvenda,
quæ adstricta sunt, mollienda, quæ dura
sunt, digerenda, quæ coeunt, id, quod
ad Polyarchum auctorem refertur. Habet
junci quadrati, cardamomi, thuris fuliginis, amomi, ceræ, resinæ liquidæ pares
portiones.

Aliud malagma ad eadem.

9. Aliud ad eadem Nilei : crocomagmatis, quod quasi recrementum ejus est,
p. *iv. ammoniaci thymiamatis, ceræ,
singulorum p. *xx. ex quibus duo priora
ex aceto teruntur, cera cum rosa liquatur, et tum omnia junguntur.

Malagma Moschi ad molliendum.

10. Proprie etiam dura emollit id,
quod Moschi esse dicitur. Habet galbani
unciam, thuris fuliginis p. ⸗. ceræ, ammoniaci thymiamatis trientes, picis aridæ
p. ii. aceti heminas tres.

*Malagma. Medi ad digerenda, quæ
coeunt.*

11. Fertur etiam ad digerenda, quæ
coeunt, sub auctore Medio, quod habet
ceræ p. ⸗. panacis p. *s. squamæ æris,
aluminis rotundi, item scissilis, singulorum p. *i. plumbi combusti p. *i. s.

les esquilles d'os; enfin il est bon dans
tous les cas où la chaleur peut être utile.
Il est composé de cire, p. xi.*: de gui,
de suc de sycaminum, ou autrement de
sycomore, de chacun p. i.*; de poivre
rond et long, de gomme ammoniaque en
larmes, de bdellium, d'iris d'Illyrie, de
cardamome, d'amome, de bois de baume, d'encens mâle, de myrrhe, de résine sèche, de chacun p. x*; de pyrèthre,
de baies de lauréole, d'écume de nitre,
de sel ammoniac, de racine d'aristoloche de Crète, de racine de concombre
sauvage, de térébenthine liquide, de
chacun p. xx.*; on ajoute à ces drogues
une quantité suffisante d'onguent d'iris,
pour les amollir et les lier ensemble.

*Cataplasme relâchant, émollient, et réso-
lutif.*

8. Un des meilleurs onguents qu'on
puisse employer pour relâcher, amollir
et résoudre en même temps, est celui
dont on attribue la composition à Polyarque. Il est fait avec parties égales de jonc
carré, de cardamome, de suie d'encens, d'amome, de cire, et de résine liquide.

Autre semblable.

9. L'onguent de Nilée produit les mêmes effets. Il est composé de la substance
la plus grossière du safran, et qui en est,
pour ainsi dire, le marc, p. ix.*; de
gomme ammoniaque en larmes, de cire,
de chacun p. xx.*; on broie les deux
premiers ingrédients dans du vinaigre, et
on fait fondre la cire dans de l'huile rosat; on mêle ensuite le tout ensemble.

Cataplasme émollient de Moschus.

10. L'onguent de Moschus est, aussi,
émollient. Il entre dans sa composition,
de galbanum une once, de suie d'encens
p.⸗; de cire, de gomme ammoniaque
en larmes, un tiers; de poix sèche, p. ii.;
de vinaigre, trois hémines.

Cataplasme résolutif de Medius.

11. L'onguent de Medius est résolutif.
Il est composé de cire p.⸗; de panax
p.* demi; d'écaille d'airain, d'alun rond,
d'alun de plume, de chacun p. i.*; de
plomb brûlé, p. i.* et demi.

Malagma Panthémi ad eadem.

12. Ad eadem Panthemus utebatur, calcis p. **s.** sinapis contriti, item fœni græci, aluminis, singulorum p. ı. sevi bubuli p. ıı. **s.**

Malagma ad strumas.

13. 14. Ad strumam multa malagmata invenio. Credo autem, quo pejus id malum est, minusque facile discutitur, eo plura esse tentata, quæ in personis varie responderunt. Andreas auctor est, ut hæc misceantur : urticæ seminis p. * ı. piperis rotundi, bdellii, galbani, ammoniaci thymiamatis, resinæ aridæ, singulorum p. * ıv. resinæ liquidæ, ceræ, pyrethri, piperis longi, lactucæ marinæ seminis, sulphuris ignem non experti, quod ἄπυρον vocatur, fæcis aridæ aceti, spumæ nitri, salis ammoniaci, sinapis, cardamomi, radicis ex cucumere silvestri, resinæ, singulorum p. * vııı. quæ ex leni vino contunduntur.

Aliud malagma ad idem valens.

15. Expeditius ad idem fit, quod habet visci seminis, stercoris, resinæ, sulphuris ignem non experti pares portiones. Et in quo est sulphuris p. * ı. lapidis, quem πυρίτην vocant, p. * ıv. cumini acetabulum. Item in quo est lapidis ejusdem pars una, sulphuris duæ partes, resinæ terebinthinæ partes tres.

Malagma ad strumam, et phymata.

16. Arabis autem cujusdam est ad strumam, et orientia tubercula, quæ φύματα vocantur, quod hæc digerit. Habet myrrhæ, salis ammoniaci, thuris, resinæ et liquidæ et aridæ, crocomagmatis, ceræ singulorum p. * ı. lapidis ejus, quem πυρίτην vocant, p. *. ıv. quibus quidam adjiciunt sulphuris p. * ıı.

Malagma ad strumam, et tubera, et καρκινώδη.

17. Est etiam proficiens in struma, et in iis tuberibus, quæ difficiliter conco-

Autre appareil de Panthème.

12. L'onguent de Panthème était aussi résolutif. Il entrait dans sa composition de chaux p. demi; de graine de moutarde broyée, de fenugrec, d'alun, de chacun p. ı., de suif de bœuf p. ıı. et demi.

Cataplasme contre les écrouelles.

13. 14. On trouve dans les auteurs plusieurs onguents contre les écrouelles. Le mauvais caractère de cette maladie, la difficulté qu'il y a de la guérir, ont été cause, à ce que je crois, qu'on a tenté beaucoup de remèdes, qui ont eu des succès divers selon les personnes qui étaient attaquées de ce mal. André conseille de se servir d'un onguent fait avec de semence d'ortie p. ı.*; de poivre rond, de bdellium, de galbanum, de gomme ammoniaque en larmes, de résine sèche, de chacun p. ıv.*; de résine liquide, de cire, de pyrèthre, de poivre long, de semence du tithymale, de soufre qui n'a point passé par le feu, de lie de vinaigre sèche, d'écume de nitre, de sel ammoniac, de moutarde, de cardamome, de racine de concombre sauvage, de résine, de chacun p. vııı.*; on broie toutes ces drogues dans un vin doux.

Autre cataplasme contre le même mal.

15. On prépare encore contre les écrouelles un onguent plus efficace que les précédents, et qui est fait avec parties égales de semence de gui, de fiente de.., de résine, de soufre qui n'a point passé par le feu; ou bien avec de soufre p. ı.*; de pierre nommée pyrite p. ıv.*; de cumin un acétabule : ou bien encore avec une partie de la même pierre, deux de soufre, et trois de résine de térébenthine.

Cataplasme contre les écrouelles et le phyma.

16. L'onguent d'un certain Arabe résout les écrouelles et le phyma. Il est composé de myrrhe, de sel ammoniac, d'encens, de résine sèche et liquide, d'onguent de safran, de cire p. ı.*; de pyrite p. ıv.; quelques-uns ajoutent à ces ingrédients, de soufre p. ıı.*.

Cataplasme contre les écrouelles, les tubérosités, et le cancer.

17. Un onguent qui est bon contre les écrouelles, les tumeurs qui suppurent dif-

quuntur, et in iis, quæ καρκινώδη vocantur, quod ex his constat : sulphuris p. ˙ II. nitri p. * IV. myrrhæ p.* VI. fuliginis thuris p. s. salis ammoniaci p. ═. ceræ p. I.

Malagma Protarchi ad parotidas, et favum, et mala ulcera.

18. Protarchus autem ad παρωτίδας, eaque tubercula, quæ μελικήρια, id est, favi, vel φύματα nominantur, item mala ulcera, pumicis, resinæ pineæ liquidæ, thuris fuliginis, spumæ nitri, iridis, singulorum p. * VIII. cum ceræ p. ˙ IX. miscebat, hisque olei cyathum et dimidium adjiciebat.

Malagma adversus panum, et phymata.

19. At adversus panum, tum primum orientem, quod φύγεθλον Græci vocant, et omne tuberculum, quod φῦμα nominatur, miscetur ochra, quæ attice nominatur, cum duabus partibus similæ, hisque, dum contunduntur, subinde mel instillatur, donec malagmatis crassitudo sit.

Malagma adversus phymata.

20. Discutit etiam omne tuberculum, quod φῦμα vocatur, id, quod habet calcis, nitri spumæ, piperis rotundi, singulorum p. ˙ I. galbani p. * II. salis p. ˙ IV. quæ excipiuntur cerato ex rosa facto.

Malagma ad supprimendum omne, quod abscedit.

21. Supprimitque omne, quod abscedit, id, in quo est galbani, fabæ fressæ singulorum p. * I. myrrhæ, thuris, ex radice capparis corticis, singulorum p. * IV. Satisque omnia abscedentia digerit murex combustus, et bene contritus, aceto subinde adjecto.

Malagma ad sanguinem supprimendum.

22. At si satis sanguis subit, recte imponitur, quod adversus phymata quoque potest. Constat ex his : bdellii, styracis, ammoniaci, galbani, resinæ et aridæ et

ficilement, et les cancers, est celui qui est fait avec de soufre p. II.˙; de nitre p. IV.; de myrrhe p. VI.˙; de suie d'encens p. demi; de sel ammoniac p.═; de cire p. I.

Cataplasme de Protarchus, contre les parotides, le méliceris ou favus, et les ulcères malins.

18. Protarchus employait dans la tumeur des parotides, le méliceris ou le favus, et les ulcères malins, un onguent composé avec de pierre ponce, de résine de pin liquide, de suie d'encens, d'écume de nitre, d'iris, de chacun p. VIII.˙; de cire p. IX.˙; et un verre et demi d'huile.

Cataplasme contre le panus, et le phyma.

19. On se sert contre le panus, dès qu'il commence à paraître, et contre le phyma, d'un onguent fait avec l'ochre attique, deux parties de fleur de farine de froment, qu'on broie ensemble, et auxquelles on ajoute une quantité suffisante de miel, pour leur donner la consistance d'onguent.

Cataplasme contre le phyma.

20. On emploie, pour résoudre toutes les espèces de phyma, un onguent qu'on prépare avec de chaux, d'écume de nitre, de poivre rond, de chacun p. I.˙; de galbanum p. II.˙; de sel p. IV.˙; qu'on incorpore dans un cérat fait avec l'huile rosat.

Cataplasme pour arrêter la suppuration.

21. L'onguent qui arrête la suppuration est fait avec de galbanum, de fève écrasée, de chacun p. I.˙; de myrrhe, d'encens, d'écorce de la racine du câprier, de chacun p. IV.˙. Il suffit aussi d'appliquer sur les abcès, pour en opérer la résolution, de la poudre de buret brûlé, à laquelle on ajoute du vinaigre.

Cataplasme pour arrêter le sang.

22. Si le sang s'est extravasé abondamment, on emploie avec succès un onguent qui convient aussi dans le phyma, et qui est composé de bdellium, de styrax, de gomme ammoniaque, de galbanum, de

liquidæ pineæ, item ex lentisco, thuris, iridis, singulorum p. ' II.

Malagma ad carcinomata et phymata lenienda.

23. Καρκινώδη vero phymata commode his leniuntur : galbani, visci, ammoniaci, resinæ terebinthinæ, singulorum p. ' I. sevi taurini p. s. fæcis combustæ quam maxima portione, dum id siccius non faciat, quam esse malagma oportet.

Malagma ad faciem contusam ejusque livorem.

24. Quod si facie contusa livor subcruentus est, hæc compositio nocte et die imposita tollit. Aristolochiæ, thapsiæ, singulorum p. ' II. bdellii, styracis, ammoniaci thymiamatis, galbani, resinæ aridæ, et ex lentisco liquidæ, thuris masculi, iridis illyricæ, ceræ, singulorum p. ' IV. Idem faba quoque imposita proficit.

Malagmata στομωτικά ad aperiendum.

25. Sunt etiam quædam malagmata, quæ στομωτικά Græci vocant, quoniam aperiendi vim habent. Quale est, quod ex his constat : piperis longi, spumæ nitri, singulorum p. * II. erysimi p. * IV. quæ cum melle miscentur. Idoneaque etiam strumæ aperiendæ sunt. Ejus generis, vehementiusque ex his est id, quod habet calcis p. * IV. piperis grana sex, nitri, ceræ, singulorum p. * X. mellis p. ⚌. olei heminam.

Miconis malagma , ad resolvendum aperiendumque ac purgandum.

26. Miconis quoque est, quod resolvit, aperit, purgat. Habet alcyonium, sulphur, nitrum, pumicem, paribus portionibus; quibus tantum picis et ceræ adjicitur, ut fiat cerati crassitudo.

Malagma ad ossa et nervos.

27. Ad ossa autem Aristogenis, fit ex his : sulphuris p. * I. resinæ terebinthinæ, nitri spumæ, et ex scilla partis interioris,

---

résine de pin, sèche et liquide, de lentisque, d'encens, d'iris, de chacun p. II.*.

Cataplasme pour adoucir la violence du carcinome et du phyma.

23. On adoucit la violence du carcinome et du phyma avec un onguent composé de galbanum, de gui, de gomme ammoniaque, de résine de térébenthine, de chaque p. I.*; de suif de taureau p. demi, de lie brûlée, la plus grande quantité qu'on peut en faire entrer, sans cependant rendre l'onguent plus sec qu'il ne doit être.

Cataplasme qu'on emploie dans la contusion et la meurtrissure du visage.

24. On guérit la contusion et la meurtrissure du visage avec l'onguent suivant, qu'on laisse appliqué le jour et la nuit. On prend d'aristoloche, de thapsie, de chacun p. II.*; de bdellium, de styrax, de gomme ammoniaque en larmes, de galbanum, de résine sèche, et de résine liquide de lentisque, d'encens mâle, d'iris d'Illyrie, de cire, de chacun p. IV.*. Le cataplasme de fève convient aussi dans ce cas.

Cataplasmes stomotiques, pour ouvrir.

25. Il est aussi des onguents que les Grecs appellent stomotiques, parce qu'ils ont la propriété d'ouvrir. Tel est le cataplasme qui est composé de poivre long, d'écume de nitre, de chacun p. II.*; de vélar p. IV.*; qu'on incorpore avec du miel. Ces cataplasmes sont aussi propres pour faire ouvrir les écrouelles. Un des plus efficaces qu'il y ait dans ce genre est celui qui est fait avec de chaux p. IV.*. de poivre six grains, de nitre, de cire, de chacun p. X.*; de miel p.⚌; et une hémine d'huile.

Cataplasme de Micon, pour résoudre, ouvrir et déterger.

26. L'onguent de Micon est bon pour résoudre, ouvrir et déterger; il est composé avec parties égales d'écume de mer, de soufre, de nitre, de pierre ponce, et d'une quantité de poix et de cire suffisante, pour lui donner la consistance de cérat.

Cataplasme pour les os et les nerfs.

27. Voici comment se fait l'onguent d'Aristogène pour les os; on prend de soufre p. I.*; de résine de térébenthine, d'écume de nitre, de la partie inférieure

plumbi eloti, singulorum p. * ii. thuris fuliginis p. * viii. ficus aridæ quam pinguissimæ, sevi taurini, singulorum p. * viii. ceræ p. * xii. iridis macedonicæ p. * vi. sesami fricti acetabulum.

Malagma Euthyclei ad articulos, et ad omnem dolorem.

28. Maximeque nervis et articulis malagma convenit. Igitur Euthyclei est, et ad articulos, et ad omnem dolorem, et ad vesicæ, et ad recenti cicatrice contractos articulos, quas ἀγκύλας Græci nominant, conveniens, quod habet fuliginis thuris acetabulum, resinæ tantumdem, galbani sine surculis sescunciam, ammoniaci, bdellii, singulorum p. ⹀. ceræ p. s. Ad eosdem digitos : iridis, ammoniaci, galbani, nitri, singulorum p. * xiv. resinæ liquidæ p. * vi. ceræ p. * xvi.

Malagma Sosagoræ ad dolores articulorum.

29. Ad dolores articulorum Sosagoræ: plumbi combusti, papaveris lacrymæ, corticis hyoscyami, styracis, peucedani, sevi, resinæ, ceræ pares portiones.

Chrysippi malagma, ad idem valens.

30. Chrysippi : resinæ liquidæ, sandarachæ, piperis, singulorum p. * xii. quibus ceræ paululum adjicitur.

Ctesiphontis malagma ad idem valens, et ad parotidas, et phymata, et strumam.

31. Ctesiphontis : ceræ creticæ, resinæ terebinthinæ, nitri quam ruberrimi, singulorum p. s. olei cyathi tres. Sed id nitrum ante per triduum, instillata aqua, teritur, et cum sextario ejus incoquitur, donec omnis humor consumatur. Potest vero ea compositio etiam ad parotidas, phymata, strumam, omnemque coitum humoris emolliendum.

de l'ognon de scille, de plomb lavé, de chacun p. ii.*; de suie d'encens p. viii.*; de figue sèche très-grasse, de suif de taureau, de chacun p. viii.*; de cire p. xii.*; d'iris de Macédoine p. vi.*; de sésame grillé, un acétabule.

Cataplasme d'Euthyclée, contre les maladies des articles, et toute sorte de douleurs.

28. C'est surtout aux maladies des tendons et des articles que les onguents conviennent. Voici celui d'Euthyclée, qui est indiqué dans toutes les douleurs de ce genre (1), et dans le resserrement des articles, occasionné par une cicatrice récente, ce que les Grecs appellent *ankylose*. Il est composé d'un acétabule de suie d'encens, d'autant de résine, de galbanum en larmes une demi-once, d'ammoniac, de bdellium, de chacun p.⹀; de cire p. demi. On en fait encore un autre avec d'iris, d'ammoniac, de galbanum, de nitre, de chacun p. xiv.*; de résine liquide p. vi.*; de cire p. xvi.*.

Cataplasme de Sosagore, contre les douleurs des articles.

29. Il est un onguent de Sosagore contre les douleurs des articles; il est composé de plomb brûlé, de larmes de pavot, d'écorce de jusquiame, de styrax, de pain de pourceau, de suif, de résine, de cire, parties égales.

Cataplasme de Chrysippe, qui a la même vertu que le précédent.

30. Il entre dans l'onguent de Chrysippe, de résine liquide de sandaraque, de poivre, de chaque p. xii.*, et un peu de cire.

Cataplasme de Ctésiphon, qui est aussi contre les douleurs des articles, la tumeur des parotides, le phyma et les écrouelles.

31. L'onguent de Ctésiphon est composé de cire de crête, de résine de térébenthine, de nitre très-rouge, de chacun p.* demi, et trois verres d'huile. Mais on doit répandre auparavant sur ce nitre, pendant trois jours de suite, de l'eau, le broyer, et le faire ensuite bouillir avec un setier de cette eau, jusqu'à ce qu'elle soit toute consommée. Cet onguent convient aussi dans la tumeur des paro-

_____

(1) On n'a pas traduit les mots *et ad vesicæ*, parce qu'ils paraissent ne pas appartenir au texte dans lequel ils se sont glissés, ou être tout-à-fait corrompus.

Malagma ad articulos.

32. Ad articulos, fici quoque aridi partem nepetæ mixtam ; vel uvam taminiam sine seminibus cum pulegio recte aliquis imponit.

Malagma Aristoni, adversus podagras et recentia phymata, et omnes dolores.

33. Eadem podagræ præsidio sunt. Sed ad eam fit Aristonis quoque, quod habet nardi, cinnamomi, casiæ, chamæleontis, junci rotundi, singulorum p. *viii. sevi caprini ex irino liquati p. * xx. iridis p. * i. quæ in aceto quam acerrimo jacere per xx. dies debet. Idem autem etiam recentia phymata doloresque omnes discutit.

Theoxeni malagma ad pedum dolores.

34. At Theoxenus ad pedum dolores, sevi a renibus partem tertiam, salis partes duas miscebat, hisque membranulam, illitam imponebat ; tum superinjiciebat ammoniacum thymiama in aceto liquatum.

Numenii malagma ad podagram, cæterosque articulos induratos.

35. At Numenius podagram, ceterosque articulos induratos hoc molliebat : abrotoni, rosæ aridæ, papaveris lacrymæ, singulorum p. * iii. resinæ terebinthinæ p. * iv. thuris, spumæ nitri, singulorum p. * viii. iridis, aristolochiæ, singulorum p. * xii. ceræ p. iii. quibus adjicitur cedri cyathus unus, olei laurei cyathi tres, olei acerbi sextarius.

Dexii malagma, si quando callus in articulos increvit.

36. Si quando autem in articulis cal-

---

tides dans le phyma et les écrouelles, et pour rendre de la fluidité aux humeurs qui se sont arrêtées et épaissies.

Cataplasme dont on se sert dans les maladies des articles.

52. On se trouve bien aussi d'appliquer dans les maladies des articles un onguent fait d'une partie de figues sèches, mêlée avec le calament, ou bien de staphisaigre dépouillée de ses semences, et mêlée avec le pouliot.

Cataplasme d'Ariston, dont on se sert dans la goutte, le phyma récent, et les différentes espèces de douleurs.

53. Les onguents dont nous venons de parler procurent aussi du soulagement dans la goutte ; mais Ariston se servait, dans cette maladie, d'un onguent particulier, fait avec de nard, de cassia, de cannelle, de chamæléon, de jonc rond, de chacun p. viii.*; de suif de chèvre, fondu dans l'onguent d'iris, p. xx.*; d'iris p. i.*; qu'on a fait macérer auparavant pendant vingt jours dans du vinaigre très-fort. Ce même onguent résout le phyma récent, et dissipe toutes sortes de douleurs.

Cataplasme de Théoxène, contre les douleurs des pieds.

54. Théoxène employait, dans les douleurs des pieds, un onguent fait avec un tiers de suif pris de dessus les reins, et deux parties de sel, dont il frottait une membrane qu'il mettait sur les pieds ; il appliquait par-dessus cette membrane de la gomme ammoniaque en larmes, dissoute dans du vinaigre.

Cataplasme de Numenius, contre la goutte des pieds et des autres articles, accompagnée de dureté.

55. Dans la goutte des pieds et des autres articles, accompagnée de dureté, Numénius rendait de la souplesse et de la mollesse à ces parties, avec l'onguent suivant : il prenait d'aurone, de fleurs de roses sèches, de larmes de pavot, de chacun p. iii.*; de résine de térébenthine p. iv.*; d'encens, d'écume de nitre, de chacun p. viii.*; d'iris, d'aristoloche, de chacun p. xii.*; de cire p. iii.; auxquels il ajoutait un verre d'huile de cèdre, trois verres d'huile de laurier, et un setier d'huile acerbe.

Cataplasme de Dexius contre le cal des articles

56. Dexius employait contre le cal des

lus increvit, Dexius docuit imponere, calcis p. * iv. cerussæ p. * viii. resinæ pineæ p. * xx. piperis grana xxx. ceræ p. ⚌. quibus, dum contunduntur, hemina vini lenis instillatur.

CAPUT XIX. — DE EMPLASTRIS.

Ex emplastris autem nulla majorem usum præstant, quam quæ cruentis protinus vulneribus injiciuntur : ἔναιμα Græci vocant. Hæc enim reprimunt inflammationem, nisi magna vis eam cogit, atque illius quoque impetum minuunt ; tum glutinant vulnera, quæ id patiuntur, cicatricem iisdem inducunt. Constant autem ex medicamentis non pinguibus, ideoque ἀλιπαίνη nominantur.

Barbarum emplastrum nigrum, quod cruentis protinus vulneribus injicitur.

1. Optimum ex his est, quod barbarum vocatur. Habet æruginis rasæ p. * xii. spumæ argenti p. * xx. aluminis, picis aridæ, resinæ pineæ aridæ, singulorum p. * i. quibus adjiciuntur olei et aceti singulæ heminæ.

Choacon emplastrum nigrum, ad idem valens.

2. Alterum ad idem, quod Coacon vocant, habet spumæ argenti p. * c. resinæ aridæ tantumdem : sed spuma prius ex tribus olei heminis coquitur. His duobus emplastris color niger est, qui fere talis fit ex pice atque resina : at ex bitumine nigerrimus ; ex ærugine, aut æris squama, viridis ; ex minio ruber ; ex cerussa albus.

Basilicon emplastrum nigrum ad idem.

3. Paucæ admodum compositiones sunt, in quibus aliquid mixturæ varietas novat. Ergo id quoque nigrum est, quod βασιλικόν nominatur. Habet panacis p. * i. galbani p. * ii. picis, et resinæ, singulorum p. * x. olei dimidium cyathum.

CHAPITRE XIX.—DES EMPLÂTRES.

Il n'est point d'emplâtres dont on retire plus d'avantage que de ceux qu'on applique sur les blessures, lorsqu'elles sont encore sanglantes. Les Grecs appellent ces emplâtres *enæma;* ils arrêtent les progrès de l'inflammation, à moins qu'elle ne soit fort considérable ; et, dans ce cas-là même, ils en diminuent la violence. Ils réunissent aussi les lèvres des plaies qui ne sont point accompagnées d'hémorrhagie, et les font cicatriser. Il n'entre aucune sorte de graisse dans leur composition ; c'est pourquoi les Grecs les appellent *alipœne.*

Emplâtre barbare noir, qu'on applique sur les plaies lorsqu'elles sont encore sanglantes.

1. Un des meilleurs emplâtres de cette espèce est celui qu'on appelle barbare ; il est composé de verdet, p. xii. * ; de litharge, p. xx. * ; d'alun, de poix sèche, de résine de pin sèche, de chacun p. 1. * ; auxquels on ajoute une hémine d'huile, et autant de vinaigre.

Emplâtre choacon noir, qui a la même propriété.

2. L'emplâtre coaque a la même propriété. Il est fait avec de litharge p. c. * ; et autant de résine sèche ; on doit faire bouillir auparavant la litharge dans trois hémines d'huile. La couleur de ces deux emplâtres est noire ; couleur que donne presque toujours la poix et la résine, de même que le bitume donne une couleur très-noire ; le verdet ou l'écaille de cuivre, une verte ; le minium, une rouge ; la céruse, une blanche.

Emplâtre basilic noir, qui produit le même effet.

3. Il est peu de ces compositions dans lesquelles la variété du mélange produise quelque changement de couleur ; c'est pourquoi l'emplâtre basilic est aussi de couleur noire. Cet emplâtre est fait avec de panax, p. i. * ; de galbanum, p. ii. * ; de poix et de résine, de chacun p. x. * et d'un demi-verre d'huile.

Smaragdinum smplastrum ad idem.

4. At quod perviride est, smaragdinum appellatur : in quo sunt resinæ pineæ p. ˚ iii. ceræ p. ˚ i. æruginis p. s. thuris fuliginis p. =. olei tantumdem, aceti, quo fuligo et ærugo in unum cogantur.

Emplâtre smaragdin , qui convient dans le même cas.

4. On appelle smaragdin un emplâtre qui est très-vert, et qui est composé de résine de pin, p. iii. ˚ ; de cire, p. i. ˚ ; de verdet , demi-p. ; de poudre très-fine d'encens, p.=; d'autant d'huile et de vinaigre , pour lier ensemble la poudre d'encens et le verdet.

Emplastrum rufum ad idem.

5. Est etiam coloris fere rufi , quod celeriter ad cicatricem vulnera perducere videtur. Habet thuris p. ˚ i. resinæ p. ˚ ii. squamæ æris p. ˚ iv. spumæ argenti p. ˚ xx. ceræ p. ˚. c. olei heminam.

Emplâtre roux , qui a la même vertu que les précédents.

5. Il est aussi un emplâtre d'une couleur presque rousse , qui amène très-promptement les plaies à cicatrice. Il est composé d'encens, p. i. ˚ ; de résine, p. ii. ˚ ; d'écaille d'airain, p. iv. ˚ ; de litharge, p. xx. ˚ ; de cire, p. c. ˚ , et d'une hémine d'huile.

Παρακολλητικον *emplastrum ad idem.*

6. Præterea est, quam παρακολλητικήν a glutinando vocant. Constat ex his : bituminis, aluminis scissilis, p. ˚ iv. spumæ argenti p. ˚ xl. olei veteris hemina.

Emplâtre paracollétique , pour la même chose.

6. Il y a encore un emplâtre qu'on appelle *paracollétique*, parce qu'il est agglutinatif. Il est fait avec de bitume, d'alun de plume, p. iv. ˚ ; de litharge, p. xl. ˚ ; et une hémine de vieille huile.

Cephalicum emplastrum Philotæ , capiti conveniens.

7. Præterea sunt quædam generis ejusdem, quæ , quia capitibus fractis maxime conveniunt, κεφαλικά a Græcis nominantur. Philotæ compositio habet terræ Eretriæ , chalcitidis , singulorum p. ˚ iv. myrrhæ, æris combusti, singulorum p. ˚ x. ichthyocollæ p. ˚ vi. æruginis rasæ ; aluminis rotundi, misy crudi, aristolochiæ, singulorum p. ˚ viii. squamæ æris p. ˚ x. thuris masculi p. ˚ ii. ceræ p. i. rosæ, et olei acerbi, ternos cyathos, aceti quantum satis est, dum arida ex eo conteruntur.

Emplâtre céphalique de Philotas, qui convient dans les blessures de tête.

7. Outre les emplâtres dont nous venons de parler, il en est encore de la même espèce, que les Grecs ont appelés *céphaliques*, parce qu'ils conviennent dans les maladies de la tête. L'emplâtre de Philotas est composé de terre d'Érétrie, de chalcitis, de chacun p. iv. ˚ ; de myrrhe, d'airain brûlé, de chaque p. x. ˚ ; de colle de poisson, p. vi. ˚ ; de verdet ratissé, d'alun rond, de misy cru, d'aristoloche, de chaque, p. viii. ˚ ; d'écaille de cuivre, p. x. ˚ ; d'encens mâle, p. ii. ˚ ; de cire, p. i. ; d'huile rosat et d'huile acerbe, trois verres ; et d'une quantité suffisante de vinaigre , pour pouvoir broyer toutes les matières sèches qui entrent dans cet emplâtre.

Emplastrum viride ad idem valens.

8. Aliud ad idem viride : æris combusti, squamæ æris, myrrhæ, ichthyocollæ, singulorum p. ˚ vi. misy crudi, æruginis rasæ , aristolochiæ, aluminis rotundi, singulorum p. ˚ viii. ceræ p. ˚ i. olei hemina, aceti quod satis sit.

Emplâtre vert, qui convient aussi dans les blessures de tête.

8. L'emplâtre vert convient aussi dans les blessures de la tête ; il est fait avec de cuivre brûlé , d'écaille de cuivre, de myrrhe, de colle de poisson, de chaque p. v. ˚ ; de misy cru, d'alun rond, de chaque, p. viii. ˚ , de ciré, p. i. ˚ ; d'huile une hémine, et une quantité suffisante de vinaigre.

Tetrapharmacum , ad pus movendum.

9. Puri autem movendo non aliud me-

Emplâtre tétrapharmaque suppuratif.

9. Un des meilleurs emplâtres suppu-

lius , quam quod expeditissimum est :
τετραφάρμαχον a Græcis nominatur. Habet pares portiones ceræ, picis, resinæ ,
sevi taurini ; si id non est, vitulini.

*Enneapharmacum emplastrum, ad pus
movendum, et ad purgandum valens.*

18. Alterum ad idem, ἐννεαφάρμαχον
nominatur ; quod magis purgat. Constat
ex novem rebus, cera, melle, sevo, resina , myrrha , rosa, medulla vel cervina
vel vitulina vel bubula, œsypo, butyro :
quorum ipsorum quoque pondera paria
miscentur.

*Emplastra , quibus utriusque rei
facultas est.*

11. Sunt autem quædam emplastra ,
quibus utriusque rei facultas est : quæ
si singula habenda sunt, meliora sunt ;
sed in copia rejicienda sunt, iis potius
adhibitis, quæ proprie id , quod eo tempore opus est, consequuntur. Exempli
causa duo proponam.

Attalum emplastrum ad vulnera.

Est igitur ad vulnera Attalum ; quod
habet spumæ æris p. * xvi. thuris fuliginis p. * xv. ammoniaci tantumdem, resinæ
terebinthinæ liquidæ p. xxv. sevi taurini
tantumdem, aceti heminas tres, olei sextarium.

*Judæi emplastrum , fracto capiti
accommodatum.*

At inter ea , quæ fracto capiti accommodantur, habent quidam id , quod ad
auctorem Judæum refertur. Constat ex
his : salis p. ' iv. squamæ æris rubri, æris
combusti, singulorum p. * xii. ammoniaci
thymiamatis, thuris fuliginis, resinæ aridæ, singulorum p. ' xvi. resinæ colophoniacæ, ceræ, sevi vitulini curati, singulorum p. * xx. aceti sesquicyatho , olei
minus cyatho. Τεθεραπευμένα Græci appellant, quæ curata vocant ; cum ex sevo
puta omnes membranulæ diligenter exemp-
tæ sunt, aut ex alio medicamento.

ratifs qu'on puisse employer , et qui est
très-facile à préparer, est l'emplâtre que
les Grecs appellent *tétrapharmaque*, Il est
fait avec parties égales de cire, de poix,
de résine, de suif de taureau ou de veau,
si l'on n'a point du premier.

*Emplâtre ennéapharmaque suppuratif et
détersif.*

10. L'emplâtre *ennéapharmaque* est
aussi suppuratif mais plus détersif que
le premier. Il entre neuf drogues dans sa
composition : la cire, le miel, le suif, la
résine, la myrrhe, l'huile rosat, la moelle
de cerf, de veau , ou de bœuf, la laine
grasse et le beurre, qu'on mêle en pareille
quantité.

*Emplâtres qui sont en même temps suppu-
ratifs et détersifs.*

11. Il est certains emplâtres qui sont,
en même temps, suppuratifs et détersifs.
Si l'on ne peut avoir qu'une sorte de ces
topiques, il vaut mieux les avoir tels ;
mais, si l'on a à choisir, il est préférable
de n'employer que ceux qui sont propres
à produire l'effet particulier dont on a
besoin dans le moment. Je vais en proposer deux exemples. Le premier est
l'emplâtre d'Attale pour les plaies : il est
composé d'écaille d'airain, p. xvi. * ; de
suie d'encens, p. xv. * ; d'autant d'ammoniac ; de résine liquide de térébenthine, p. xxv. * ; d'autant de suif de taureau ; de trois hémines de vinaigre, et
d'un setier d'huile. Parmi les emplâtres
qui conviennent dans les fractures du
crâne, il en est un dont on attribue la
composition à Judée : il est fait avec de
sel, p. iv. * ; d'écaille d'airain rouge, d'airain brûlé, de chacun p. vii. * ; de gomme
ammoniaque en larmes, de suie d'encens,
de résine sèche, de chaque p. xvi. * ; de
résine de colophane, de cire, de suif de
veau préparé, de chacun p. xx. * ; on y
ajoute un demi verre de vinaigre et un
peu moins d'un verre d'huile : nous (1) appelons drogues préparées celles que les
Grecs appellent *tetherapeumena*, comme
lorsqu'on ôte avec soin du suif ou de
quelque autre médicament toutes les pel-
licules.

---

(1) Le texte portait très-probablemen
quæ curata nostri vocant.

Emplastra ἐπισπαστικά.

12. Sunt etiam quædam emplastra no-
bilia ad extrahendum ; quæ ipsa quoque
ἐπισπαστικά nominantur : quale est ,
quod, quia lauri baccas habet, διὰ δαφνίδων appellatur. In eo est, resinæ terebinthinæ p. * x. nitri, ceræ, picis aridæ,
baccarum lauri, singulorum p. * xx. olei
paulum. Quoties aut baccam, aut nucem,
aut simile aliquid posuero, scire oportebit, antequam expandatur, ei summam
pelliculam esse demendam.

*Aliud, διὰ δαφνίδων, ad extrahendum,
et pus movendum.*

13. Aliud eodem nomine, quod puri
quoque movendo est. Sevi vitulini, ammoniaci thymiamatis, picis, ceræ; nitri,
baccarum lauri, resinæ aridæ , aristolochiæ, pyrethri, pares portiones.

*Philocratis emplastrum , ad extrahen-
dum et pus movendum.*

14. Præter hæc, est Philocratis : quod
habet salis ammoniaci p. ' vii. aristolochiæ p. ' viii. ceræ, resinæ terebinthinæ,
fuliginis thuris, singulorum p. ' xv. spumæ argenti p. * xxxii. Quibus , ut pus
quoque moveant, iridis p. ' iv. et galbani p. ' vi adjiciuntur.

ῬΥπῶδες *emplastrum, ad extrahendum.*

15. Optimum tamen ad extrahendum
est id , quod a similitudine sordium
ῥυπῶδες Græci appellant. Habet myrrhæ,
croci , iridis, propolis, bdellii, capitulorum punici mali , aluminis et scissilis et
rotundi, misy, chalcitidis, atramenti sutorii cocti , panacis, salis ammoniaci ,
visci , singulorum p. * iv. aristolochiæ
p. * viii. squamæ æris p. xvi. resinæ terebinthinæ p. * lxxv. ceræ, et sevi vel
taurini vel hircini, singulorum p. * c.

*Emplastrum Hecatæi , ad
extrahendum.*

16. Hecatæo quoque auctore emplastrum generis ejusdem fit ex his : galbani
p. * ii. fuliginis thuris p. * iv. picis p. *

Emplâtres épispastiques.

12. Il est aussi des emplâtres renommés pour être attractifs ; on les appelle
épispastiques. Tel est celui qu'on nomme
diadaphnidon, à cause des baies de laurier
qui entrent dans sa composition. Il est
fait avec de résine de térébenthine,
p. x. *, et un peu d'huile. Toutes les fois
que je dirai qu'on doit employer, ou des
baies, ou des amandes, ou quelque chose
de semblable , il est bon de savoir que
j'entends toujours qu'on doit, avant de
les peser, ôter la pellicule dont elles sont
recouvertes.

*Autre de la même espèce, attractif et sup-
puratif.*

13. On donne aussi le nom de *diadaphnidon* à un autre emplâtre qui est attractif et suppuratif. Il est fait avec parties égales de suif de veau , de gomme
ammoniaque en larmes, de poix, de cire,
de nitre, de baies de laurier, de résine
sèche, d'aristoloche et de pyrèthre.

*Emplâtre de Philocrate, attractif et suppu-
ratif.*

14. L'emplâtre de Philocrate a les mêmes vertus que les précédents ; il est composé de sel ammoniac, p. vii. *; d'aristoloche, p. viii. *; de cire, de résine de
térébenthine, de suie d'encens, de chaque p. xv. *; de litharge d'argent, p. xxxii.
*; on ajoute à cet emplâtre, pour le ren-
dre suppuratif, d'iris, p. iv. *; de galbanum, p. vi.

Emplâtre attractif.

15. Un des meilleurs emplâtres attractifs est l'emplâtre que les Grecs appellent *rhypodes,* à cause de sa ressemblance
avec des ordures. Il est composé de myrrhe , de safran, d'iris, de propolis ,
de bdelium, de grains de grenade ,
d'alun de plume et d'alun rond, de
misy, de chalcitis, de vitriol bouilli ,
de panax, de sel ammoniac , de gui,
de chacun p. iv. *; d'aristoloche, p.
viii. *; d'écaille d'airain, p. xvi. *; de résine de térébenthine. p. lxxv. *; de cire,
et de suif de taureau ou de bouc, de
chacun p. c. *.

Emplâtre d'Hécatée, attractif.

16. Hécatée faisait aussi un emplâtre
attractif avec de galbanum, p. ii. *; de
suie d'encens, p. iv. *; de poix, p. vi.*;
de cire, et de résine de térébenthine, de

VI. ceræ, et resinæ terebinthinæ, singulorum p. * VIII. quibus paulum irini unguenti miscetur.

chaque p. VIII. *. On ajoute à ces drogues un peu de pommade d'iris.

Alexandrinum emplastrum viride, ad extrahendum.

Emplâtre alexandrin vert, attractif.

17. Valensque ad idem emplastrum viride alexandrinum est. Habet aluminis scissilis p. * VIII. salis ammoniaci p. * VIII. ☰. squamæ æris p. * XVI. myrrhæ, thuris, singulorum p. * XVIII. ceræ p. *. CL. resinæ colophoniacæ aut pineæ p. * CC. olei heminam, aceti sextarium.

17. L'emplâtre alexandrin vert est aussi attractif; il est composé d'alun de plume, p. VIII. *; de sel d'écaille d'airain, p. XVI.*; de myrrhe, d'encens, de chaque p. XVIII.*; de cire, p. CL. *; de résine de colophane ou de pin, p. CC. *; d'huile une hémine, et d'un setier de vinaigre.

De emplastris exedentibus.

Des emplâtres rongeants.

18. Quædam autem sunt emplastra exedentia, quæ σηπτά Græci vocant : quale est id, quod habet resinæ terebinthinæ, fuliginis thuris, singulorum p. ☰. squamæ æris p. * I. ladani p. * II. aluminis tantumdem, spumæ argenti p. * IV.

18. Il est aussi quelques emplâtres rongeants, que les Grecs appellent *septiques*. Tel est celui qui est composé de résine de térébenthine, de suie d'encens, de chaque p. ☰; d'écaille d'airain, p. I. *; de ladanum, p. II. *; d'autant d'alun; de litharge d'argent, p. IV. *.

Emplastrum, quod exest corpus, ossa resolvit, et supercrescentem carnem coercet.

Emplâtre qui ronge les parties molles, détruit la texture des os, et consume les chairs fongueuses.

19. Exest etiam vehementer corpus, atque ossa quoque resolvit, et supercrescentem carnem coercet id, quod habet spumæ argenti, squamæ æris, uncias singulas, nitri ignem non experti, lapidis asii, aristolochiæ p. sextantes, ceræ, resinæ terebinthinæ, thuris, olei veteris, atramenti sutorii, salis ammoniaci p. s. æruginis rasæ p. bessem, aceti scillitici heminam, vini aminæi tantumdem.

19. Il est un emplâtre qui ronge puissamment les parties molles du corps, qui détruit la texture des os, et consume les chairs fongueuses. Cet emplâtre est fait avec une once de litharge d'argent, une once d'écaille d'airain; de nitre qui n'a point passé par le feu : de pierre asienne, d'aristoloche, de chaque un sixième; de cire, de résine de térébenthine, d'encens, de vieille huile, de vitriol, de sel ammoniac, p. demi; de verdet ratissé, huit onces; d'une hémine de vinaigre de scille, et d'autant de vin d'Amine.

Emplastra adversus morsus, et alia recentiora vulnera, emplastrum Diogenis nigrum.

Emplâtre contre les morsures et les autres plaies récentes.

20. Sunt etiam adversus morsus quædam accommodata ; quale est Diogenis nigrum, quod habet bituminis, ceræ, resinæ pineæ aridæ, singulorum p. * XX. spumæ argenti p. * C. olei sextarium. Aut in quo sunt squamæ æris p. * IV. cerussæ, et æruginis rasæ, singulorum p. * VIII. ammoniaci p. * XII. ceræ, resinæ pineæ, singulorum p. * XXV. spumæ argenti p. * C. olei sextarium. Aut in quo sunt squamæ æris p. * XIV. galbani p. * VI. cerussæ, et æruginis rasæ, singulorum

20. Il est aussi des emplâtres contre les morsures. Tel est l'emplâtre noir de Diogène, qui est composé de bitume, de cire, de résine de pin sèche, de chaque p. XX. *; de litharge d'argent, p. C. *, et d'un setier d'huile ; ou bien d'écaille d'airain, p. IV. *; de céruse et de verdet ratissé, de chaque p. VIII.*; d'ammoniac, p. XII. *; de cire, de résine de pin, de chaque p. XXV. *; de litharge d'argent, p. C. *, et d'un setier d'huile; ou bien enfin d'écaille d'airain, p. XIV. *; de galbanum, p. VI. *; de céruse et de verdet ratissé, de chaque p. VIII.*; d'ammoniac, p. XII. *; de cire, de résine de pin, de

p. * viii. ammoniaci p. ' xii. ceræ, resinæ pineæ, singulorum p. * xxxv spuma argenti concoquitur......

Ephesium emplastrum rubrum , ad idem valens.

21. Rubrum quoque emplastrum, quod ephesium vocatur, huc aptum est. Habet resinæ terebinthinæ p. * ii. galbani p. * iv. minii sinopici p. * vi. thuris fuliginis p. * vi. ceræ p. ' viii. spumæ argenti p. * xxxvi. olei veteris heminam.

Aliud emplastrum , ad idem valens.

22. Item id , quod ex his constat : squamæ æris , thuris fuliginis , singulorum p. '. iv. galbani p. * vi. salis ammoniaci p. *. xii. =. ceræ p. ' xxv. olei tribus heminis. Hæc autem aliis quoque recentioribus vulneribus recte imponuntur.

Λευκά emplastra, non gravibus vulneribus accommodata , et maxime senilibus.

23. Sunt etiam alba lenia (λευκά Græci vocant) fere non gravibus vulneribus accommodata , præcipueque senilibus : quale est , quod habet cerussæ p. * xxxii. sevi vitulini curati, et ceræ, singulorum p. * xlviii. olei heminas tres , ex quibus cerussa coquitur.

Elephantinum emplastrum.

24. Aliud, quod habet cerussæ p. * xx. ceræ p. * xxxv. olei heminam, aquæ sextarium. Quæ quoties adjiciuntur cerussæ vel spumæ argenti, scire licet, illa ex his coquenda esse. Est autem ea percandida compositio , quæ supra posita est , ideoque ἐλεφαντίνη nominatur.

Lenia emplastra.

25. Lenia quoque quædam emplastra sunt, quas λιπαράς fere Græci nominant; ut id, quod habet minii p. * iv. spumæ argenti p. * xxv. ceræ, et adipis suillæ , singulorum p. * xxxvii. vitellos quatuor.

---

chaque p. xxxv. *. On fait bouillir la litharge d'argent... (1)

Emplâtre d'Éphèse rouge, qu'on emploie dans le même cas.

21. L'emplâtre rouge, d'Éphèse, convient dans les mêmes cas ; il est fait avec de résine de térébenthine, p. ii. * ; de galbanum , p. iv. * ; de minium de Sinope, p. vi. * ; de suie d'encens, p. vi. * ; de cire, p. viii. * ; de litharge d'argent, p. xxxvi. * , et d'une hémine de vieille huile.

Autre emplâtre dont on se sert aussi dans le même cas.

22. On se sert aussi , dans le même cas , de l'emplâtre suivant, qui est fait avec d'écaille d'airain, de suie d'encens, de chaque p. iv. * ; de galbanum, p. v. * ; de sel ammoniac, p. xii. * ; de cire , p. xxv. * , et de trois hémines d'huile. On applique aussi avec succès ces emplâtres sur les autres blessures récentes.

Emplâtres blancs, qui conviennent dans les blessures légères et récentes.

23. Il est aussi des emplâtres blancs, adoucissants, qu'on appelle en grec *leuca*, qui conviennent presque dans toutes les blessures légères et récentes. Tel est l'emplâtre qui est fait avec de céruse, p. xxxii. * ; de suif de veau préparé, et de cire , de chacun p. xlviii. * ; de trois hémines d'huile , dans laquelle on fait bouillir la céruse.

Emplâtre d'éléphant.

24. Il est encore un autre emplâtre du même genre, qui est fait avec de céruse, p. xx. * ; de cire, p. xxxv. * ; d'une hémine d'huile , et d'un setier d'eau. Il faut remarquer que toutes les fois qu'on ajoute ces liquides à la céruse ou à la litharge, elles doivent y subir l'ébullition. L'emplâtre dont nous venons de donner la composition, est très-blanc ; c'est pourquoi on l'appelle l'emplâtre éburné.

Emplâtres adoucissants.

25. Il est aussi certains emplâtres adoucissants, qu'on appelle en grec *lipares*. Tel est celui qui est fait avec de

---

(1) Il manque ici quelque chose dans le texte.

Emplastrum lene.

26. Alia compositio generis ejusdem :) ceræ resinæ terebinthinæ, singulorum [p. * vi. cerussæ p. * viii. spumæ argenti, plumbi recrementi, σκωρίαν μολύβδου Græci vocant, singulorum p. ˙ xx. cicini olei, et myrtei, singulorum heminæ.

Archagathi emplastrum lene.

27. Tertia, quæ ad auctorem Archagathum refertur : misy cocti, æris combusti, singulorum p. * iv. cerussæ coctæ p. ˙ viii. resinæ terebinthinæ p. ˙ x. spumæ argenti p. ˙ vi.

Emplastra ejusdem generis, ad leniendum apta.

28. Etiamnum generis ejusdem : spumæ argenti, ceræ, adipis suillæ, singulorum p. ˙ xxvii. vitelli cocti quatuor, rosæ hemina. Aut, cerati ex oleo myrteo facti partes tres, adipis suillæ pars quarta, paulum ex plumbi recremento. Aut, spumæ argenti selibra, ex olei hemina, et aquæ marinæ altera, cocta, donec bullire desierit, cui paulum ceræ sit adjectum. Aut, pares portiones ceræ, sevi, stibis, spumæ argenti, cerussæ

CAPUT XX. — DE PASTILLIS.

Et primo de his, qui ad recentia vulnera glutinanda, sanandaque apti sunt.

1. Pastilli quoque facultates diversas habent. Sunt enim ad recentia vulnera glutinanda sanandaque apti : qualis est, qui habet chalcitidis, misy, spumæ nitri, floris æris, gallæ, aluminis scissilis modice cocti, singulorum p. * i. æris combusti, capitulorum mali punici, singulorum p. * iii. Hunc oportet diluere aceto, ac sic, ubi vulnus glutinandum est, illi-

minium, p. iv. *; de litharge d'argent p. xxv. *; de cire et de graisse de porc, de chaque p. xxxvii. *; et de quatre jaunes d'œufs.

Emplâtre adoucissant.

26. Voici un autre emplâtre de la même espèce. Prenez de cire, de résine de térébenthine, de chaque p. vi. *; de céruse, p. viii. *; de litharge d'argent, de scorie de plomb, de chaque p. xx. *: d'huile de ricin et de myrte, de chaque * une hémine.

Emplâtre adoucissant d'Archagathus.

27. Archagathus a aussi donné la composition d'un troisième emplâtre adoucissant, qui est fait avec de misy bouilli, d'airain brûlé, de chacun p. iv. *; de céruse bouillie, p. viii. *; de résine de térébenthine, p. x.*; de litharge d'argent, p. vi. *.

Emplâtres de la même espèce, qui sont aussi propres pour adoucir.

28. Les emplâtres suivants sont aussi de la même espèce. Ils sont faits avec de litharge d'argent, de cire, de graisse de porc, de chaque p. xxvii. *; de jaunes d'œufs cuits, et une hémine d'huile rosat; ou bien avec de cérat préparé avec l'huile de myrte, trois parties ; de graisse de porc, un quart, et un peu de scorie de plomb. Tel est encore l'emplâtre fait avec une demi-livre de litharge d'argent, qu'on fait bouillir dans une hémine d'huile et autant d'eau de mer, jusqu'à ce que la liqueur soit entièrement réduite; ou y ajoute un peu de cire. On peut aussi faire un emplâtre de la même nature, avec parties égales de cire, de suif, d'antimoine, de litharge d'argent, et de céruse.

CHAPITRE XX. — DES PASTILLES.

Et premièrement des pastilles qui sont propres pour cicatriser et guérir les blessures récentes.

1. Les trochisques ont aussi différentes propriétés ; il en est qui conviennent pour cicatriser et guérir les blessures récentes. Tel est celui qui est fait avec de chalcitis, de misy, d'écume de nitre, de fleurs d'airain, de noix de galle, d'alun de plume qu'on fait bouillir légè-

(1) Le texte paraîtrait devoir porter *singulæ heminæ* ou *singulorum hemina*.

nire. At, si nervosus aut musculosus is locus est, commodius est cerato miscere, sic, ut illius octo partes, nona hujus sit.

Alius pastillus ad glutinanda vulnera.

Alius ad idem constat ex his : bituminis, aluminis scissilis, singulorum p. ' i. æris combusti p. iv. spumæ argenti p. ' xi. olei sextario.

De sphragide pastillo , quem Polyidas confecit ad glutinandum vulnus.

2. Sed longe Polybi celeberrimus est; σφραγίς autem nominatur : qui habet aluminis scissilis p. * i. ═. atramenti sutorii p. * ii. myrrhæ p. * v. aloes tantumdem , capitulorum punici mali, fellis taurini singulorum p. * vi. quæ contrita vino austero excipiuntur.

Pastillus ad ulcera sordida, et nigritiem in auribus, naribus, et in obscœnis partibus , inflammationesque corum.

3. Ad ulcera sordida , et nigritiem in auribus, naribus, obscœnis partibus, inflammationesque corum : chrysocollæ p. ' i. atramenti sutorii , aluminis scissilis, singulorum p. * ii. halicacabi corticis p. * iv. minii p. * vi. spumæ argenti p. * xii. cerussæ p. * xvi. quæ ex aceto et coguntur, et, ubi utendum est, diluuntur.

Pastillus Andronis ad uvam inflammatam , ad naturalia sordida , etiam cancro laborantia.

4. Andronis vero est ad uvam inflammatam, ad naturalia sordida, etiam cancro laborantia : gallæ, atramenti sutorii, myrrhæ, singulorum p. * i. aristolochiæ, aluminis scissilis, singulorum p. * ii. capitulorum punici mali p. * xxv. ex passo coacta, et cum usus exigit, aceto vel vino diluta, prout valentius aut levius vitium est, cui medendum est.

---

ment, de chaque p. i. *; d'airain brûlé, de grains de grenade, de chacun p. iii. *. On délaie ce trochisque dans du vinaigre, et on l'étend ainsi sur la plaie lorsqu'il est temps de la cicatriser. Mais si la partie blessée est nerveuse ou musculeuse, il est plus à propos de mêler ce trochisque avec du cérat, dont on met un neuvième, avec huit parties du premier.

Autre pastille qui fait le même effet.

1. Voici un autre trochisque de la même espèce : prenez de bitume, d'alun de plume , de chacun p. i. *; d'airain brûlé , p. iv. *; de litharge d'argent, p. xi. *, et un setier d'huile.

Du pastille sphragis, propre à cicatriser les plaies , et dont la composition est due à Polyidas.

2. Mais le plus renommé de beaucoup est celui dont Polybe est l'auteur : on l'appelle en grec *sphragis.* Il est fait avec d'alun de plume, p. i. ' ═; de vitriol, p. ii. *; de myrrhe, p. v. *; autant d'aloès; de grains de grenade, de fiel de taureau, de chacun p. vi. *. On broie ensemble toutes ces drogues, et on les mêle dans du vin austère.

Pastille qu'on emploie dans les ulcères sordides et gangréneux des oreilles , des narines, des parties honteuses, et dans l'inflammation de ces mêmes parties.

3. On emploie dans les ulcères sordides et gangréneux des oreilles , des narines, des parties honteuses, et dans l'inflammation de ces mêmes parties, un trochisque fait avec de borax, p. i. *; de vitriol, d'alun de plume, de chaque, p. ii. *; d'écorce de physalis, p. iv. *; de minium, p. vi. *; de litharge d'argent, p. xii. *; de céruse, p. xvi. *, qu'on lie avec le vinaigre, et qu'on délaie dans la même liqueur, lorsqu'on veut s'en servir.

Pastille d'Andron , contre l'inflammation de la luette, les ulcères sordides et le chancre des parties honteuses.

4. On emploie le trochisque d'Andron dans l'inflammation de la luette, les ulcères sordides, et le chancre des parties obscènes. Il est composé avec de noix de galle, de vitriol, de myrrhe, de chaque p. i. *; d'aristoloche , d'alun de plume, de chaque p. ii. *; de grains de grenade, p. xxv. *. On incorpore toutes ces drogues ensemble avec du vin cuit, et lorsqu'on veut s'en servir, on les délaie dans du vin ou du vinaigre, selon que le mal qu'on a à traiter est plus ou moins grave.

Pastillus ad fissa ani, vel ora venarum fundentia sanguinem, vel cancrum.

5. Proprie autem ad ani fissa, vel ora venarum fundentia sanguinem, vel cancrum : æruginis p. * ii. myrrhæ p. * xii. stibis, lacrymæ papaveris, acaciæ, singulorum p. ` xvi. quæ ex vino et teruntur, et in ipso usu deliquantur.

Pastillus ad expellendum calculum ex vesica.

6. Expellere autem ex vesica cum urina calculum videtur hæc compositio : casiæ, croci, myrrhæ, costi, nardi, cinnamomi, dulcis radicis, balsami, hyperici pares portiones conteruntur; deinde vinum lene instillatur, et pastilli fiunt, qui singuli habeant p. * ==. hique singuli quotidie mane jejuno dantur.

CAPUT XXI. — DE PESSIS.

Hæc tria compositionum genera, id est, quæ in malagmatis, emplastris, pastillisque sunt, maximum præcipueque varium usum præstant. Sed alia quoque utilia sunt; ut ea, quæ feminis subjiciuntur : πεσσούς Græci vocant. Eorum hæc proprietas est : medicamenta composita molli lana excipiuntur, eaque lana naturalibus conditur.

Ad sanguinem evocandum.

1. Ad sanguinem autem evocandum, cauneis duabus adjicitur nitri p. * i. aut allii semen conteritur, adjicitur myrrhæ paululum, et unguento susino miscetur : aut cucumeris silvestris pars interior ex lacte muliebri diluitur.

Ad vulvam molliendam.

2. Ad vulvam molliendam, ovi vitellus, et fœnum græcum, et rosa, et crocum temperantur. Aut elaterii p. * ==. salis tantumdem, uvæ taminiæ p. vi melle excipiuntur.

Pastille contre les fissures de l'anus, la rupture des vaisseaux sanguins, et le chancre.

5. Il est un trochisque dont on se sert spécialement dans les fissures de l'anus, la rupture des vaisseaux sanguins et le chancre; il est fait avec de verdet, p. ii. *; de myrrhe, p. xii. *; d'antimoine, de larmes de pavot, d'acacia, de chacun p. xvi. *; qu'on broie dans du vin, et qu'on délaie aussi dans la même liqueur, lorsqu'on veut en faire usage.

Pastille pour faire sortir la pierre de la vessie.

6. Le trochisque suivant parait propre pour faire sortir avec l'urine la pierre de la vessie; il est composé avec parties égales de cassia, de safran, de myrrhe, de costus, de nard, de canelle, de réglisse, de baume, d'hypericum; on broie toutes ces drogues ensemble, on verse dessus du vin doux, et on en forme des pastilles qui pèsent chacune p. * ==; on en fait prendre un tous les matins à jeun.

CHAPITRE XXI. — DES PESSAIRES.

Les trois genres de compositions dont nous venons de parler, le cataplasme, l'emplâtre et le trochisque, sont d'un usage aussi varié qu'étendu. Mais il en est d'autres encore qui ont également leur utilité; tels que ceux qui sont destinés à l'usage des femmes. On les appelle en grec *pessaires*. Voici la manière dont on s'en sert : lorsqu'ils sont faits, on les étend sur une laine fort douce, et on introduit cette laine dans les parties naturelles.

Pessaire pour faire venir les règles.

1. Pour provoquer les menstrues, on fait un pessaire avec deux figues de Caunus, auxquelles on ajoute de nitre, p. i. *; ou bien avec la semence d'ail broyée, à laquelle on ajoute un peu de myrrhe qu'on incorpore avec l'onguent de lis; ou bien avec la pulpe de concombre sauvage qu'on délaie dans du lait de femme.

Pessaire émollient.

2. Le pessaire émollient se prépare avec un jaune d'œuf, le fenugrec, l'huile rosat, et le safran qu'on mêle ensemble. On peut aussi le préparer avec d'élatérium, p. *==; autant de sel, de staphisaigre, p. vi. *; qu'on incorpore avec du miel.

Alia pessi compositio, ad idem valens.

3. Aut Boetho auctore : croci, resinæ terebenthinæ, singulorum p. ˙ ɪᴠ. myrrhæ p. * ═ ═. rosæ p. ˙ ɪ. sevi vitulini p. * ɪ. ═. ceræ p. * ɪɪ. miscentur.

Ad inflammationes vulvæ Numenii pessus.

4. Optima autem adversus inflammationes vulvæ Numenii compositio est, quæ habet croci p. * ═. ceræ p. * ɪ. butyri p. ˙ ᴠɪɪɪ. adipis anserinæ p. * xɪɪ. vitellos coctos duos, rosæ minus cyatho.

Ad ejiciendum e vulva infantem mortuum.

5. Si vero infans intus decessit, quo facilius ejiciatur, malicorium ex aqua terendum, eoque utendum est.

Si mulier vitio locorum concidit, qua curatione utendum sit.

6. Si concidere vitio locorum mulier solet, cochleæ cum testis suis comburendæ, conterendæque, deinde his mel adjiciendum est.

Si mulier non comprehendit.

7. Si non comprehendit, adeps leonina ex rosa mollienda est.

CAPUT XXII. — DE MEDICAMENTIS, QUIBUS ARIDIS UTIMUR.

Ad carnem supercrescentem exedendam.

1. Quædam autem mixturæ medicamentorum sunt, quibus aridis neque coactis utimur, sic, ut inspergamus, aut cum aliquo liquido mixta illinamus : quale est, ad carnem supercrescentem exedendam, quod habet squamæ æris, fuliginis thuris, singulorum p. * ɪ. æruginis p. * ɪɪ. Hæc autem eadem cum melle purgant ulcera ; cum cera, implent. Misy quoque et galla, si paribus portionibus misceantur, corpus consumunt : eaque

Autre pessaire qui fait le même effet.

3. Le pessaire de Boëthus produit le même effet ; il est fait avec de safran, de résine, de térébenthine, de chaque p. ɪᴠ. * ; de myrrhe, p. * ═ ═ ; d'huile rosat p. ɪ. * ; de suif de veau, p. ɪ. * ; de cire, p. ɪɪ. *. On mêle toutes ces drogues ensemble.

Pessaire de Numenius, dont on se sert dans l'inflammation de la matrice.

4. Un des meilleurs pessaires qu'on puisse employer dans l'inflammation de la matrice est celui de Numenius ; il est ; fait avec de safran, p. * ═ ; de cire p. ɪ. * ; de beurre, p. ᴠɪɪɪ. * ; de graisse d'oie, p. xɪɪ. * ; deux jaunes d'œufs cuits, et un peu moins d'un verre d'huile rosat.

Pessaire pour faire sortir de la matrice l'enfant mort.

5. Si l'enfant est mort dans la matrice, il faut, pour le faire sortir plus facilement, faire usage d'un pessaire préparé avec l'écorce de grenadier pilée dans de l'eau.

Pessaire qu'il faut employer dans la suffocation de matrice.

6. Si une femme est sujette à avoir des suffocations de matrice, on se sert d'un pessaire fait avec les limaçons broyés et brûlés avec leurs coquilles, qu'on incorpore dans du miel.

Pessaire contre la stérilité.

7. Si une femme est stérile, on a recours à un pessaire fait avec la graisse de lion, mêlée avec l'huile rosat.

CHAPITRE XXII. — DES MÉDICAMENTS QU'ON EMPLOIE SOUS UNE FORME SÈCHE ; ET EN PREMIER LIEU, DE CEUX QUI SONT PROPRES POUR RONGER LES CHAIRS FONGUEUSES.

1. Il est des médicaments qu'on emploie sous forme sèche, et dont les parties ne sont point liées entre elles ; on les répand alors en forme d'aspersion ; ou bien les parties sont unies entre elles par l'intermède de quelque liquide, et on s'en sert en manière d'onction. Tel est un mélange qui est propre pour consumer les chairs baveuses, et qui est fait avec d'écaille de cuivre, de suie d'encens, de chaque, p. ɪ. * ; de verdet, p. ɪɪ. *. Ces mêmes ingrédients mêlés avec du miel détergent les ulcères, et procurent la régénération des chairs, lorsqu'ils sont mê-

v vel arida inspergere licet, vel excepta
o cadmia illinire.

Ad putrem carnem continendam, ne ultra serpat, eamque leniter exedendam, plures compositiones.

2. Putrem vero carnem continet, neque ultra serpere patitur, et leniter exest, mel vel cum lenticula, vel cum marrubio, vel cum oleæ foliis, ante ex vino decoctis : item sertula campana in mulso cocta, deinde contrita : aut calx cum cerato : aut amaræ nuces cum allio, sic, ut hujus pars tertia sit, paulumque his croci adjiciatur : aut quod habet spumæ argenti p. * vi. cornu bubuli combusti p. * xii. olei myrtei, et vini cyathos ternos : aut quod ex his constat : floris punici mali, atramenti sutorii, aloes, singulorum p. ' ii. aluminis scissilis, thuris, singulorum p. * iv. gallæ p. ' viii. aristolochiæ p. * x. Vehementius idem facit, etiam adurendo, auripigmentum cum chalcitide, et aut nitro, aut calce, aut charta combusta : item sal cum aceto : vel ea compositio, quæ habet chalcitidis, capitulorum punici mali, aloes, singulorum p. ' ii. aluminis scissilis, thuris, singulorum p. * iv. gallæ p. ' viii. aristolochiæ p. * x. mellis quantum satis sit ad ea cogenda : vel cantharides p. ' i. sulphuris p. * i. lolii p. * iii. quibus adjicitur picis liquidæ quantum satis est ad jungendum : vel chalcitis quoque cum resina et ruta mixta : aut cum eadem resina diphryges : aut uva taminia cum pice liquida. Idem vero possunt et fæces vini combustæ, et calcis et nitri pares portiones : vel aluminis scissilis p. * ==
==. thuris, sandarachæ, nitri, singulorum p. ' i. gallæ p. * viii. aristolochiæ p. ' x. mellis quantum satis est.

Heræ compositio.

3. Est etiam Heræ compositio, quæ habet myrrhæ, chalcitidis, singulorum p. * ii. aloes, thuris, aluminis scissilis,

lés avec la cire. Le misy et la noix de galle mêlés ensemble en parties égales, consument aussi les chairs. On peut s'en servir sous une forme sèche, ou bien en forme d'onction, en les incorporant dans de la calamine.

Différentes compositions pour ronger doucement les chairs, s'opposer à leur pourriture, et l'empêcher de s'étendre.

2. On se sert avec succès pour consumer doucement les chairs, s'opposer à leur pourriture, et l'empêcher de s'étendre, du miel mêlé avec la lentille, ou le marrube, ou les feuilles d'olivier, qu'on a fait bouillir auparavant dans du vin; du mélilot bouilli dans de l'hydromel et ensuite écrasé; de la chaux incorporée dans du cérat; des amandes amères mêlées avec de l'ail, mais de façon qu'il n'y ait qu'un tiers d'ail, et auxquelles on ajoute un peu de safran; on emploie aussi une composition faite avec de litharge d'argent, p. vi. *; de corne de bœuf brûlée, p. xii. *; d'huile de myrte et de vin trois verres; ou bien avec de fleurs de grenade, de vitriol, d'aloès, de chaque p. ii. *: d'alun de plume, d'encens, de chaque p. iv. *; de noix de galle p. viii. *; d'aristoloche, p. x. *. On peut aussi faire usage de l'orpiment mêlé avec le chalcitis, ou le nitre, ou la chaux, ou le papier brûlé; mais il agit plus puissamment, car il brûle même les parties sur lesquelles on l'applique; on se sert encore du sel mêlé avec du vinaigre, ou de la composition suivante. Prenez de chalcitis, de grains de grenade, d'aloès, de chaque p. ii. *; d'alun de plume, d'encens, de chaque p. iv. *; de noix de galle, p. viii. *; d'aristoloche, p. x. *; de miel quantité suffisante pour lier ensemble tous les ingrédients. Ou bien prenez de cantharides, de soufre, de chaque p. i. *; d'ivraie, p. iii. *: incorporez-les avec une quantité suffisante de poix liquide, ou bien faites un mélange de chalcitis, de résine, et de rue, ou de diphryge et de résine ou de staphisaigre avec la poix liquide. La lie de vin brûlée, la chaux et le nitre mêlés en parties égales, produisent les mêmes effets; de même qu'une composition faite avec d'alun de plume, p. ' ==; d'encens, de sandaraque, de nitre, de chaque p. i. *; de noix de galle, p. viii. *; d'aristoloche, p. x. *; et d'une quantité suffisante de miel.

[Composition d'Héra.

3. La composition d'Héra est faite avec de myrrhe, de chalcitis, de chaque p. ii. *; d'aloès, d'encens, d'alun de plume, de chaque p. iv. *; d'aristoloche, de noix

singulorum p. * iv. aristolochiæ, gallæ immaturæ, singulorum p. * viii. malicorii contriti p. * x.

Judæi compositio.

4. Est Judæi, in qua sunt calcis partes duæ, nitri quam ruberrimi pars tertia : quæ urina impuberis pueri coguntur, donec strigmenti crassitudo sit. Sed subinde is locus, cui id illinitur, madefaciendus est.

Iollæ compositio.

5. At Iollas chartæ combustæ, sandarachæ, singulorum p. * i. calcis p. * ii. auripigmenti tantumdem miscebat.

Ad sanguinis profluvia vel ex membrana cerebri ; vel aliis locis ; et ad cancrum, et ad inducendam cicatricem, et ad coercendam carnem increscentem.

6. Si vero ex membrana, quæ super cerebrum est, profluit sanguis, vitellus combustus et contritus inspergi debet : si alio loco sanguinis profluvium est, auripigmenti, squamæ æris, singulorum p. * i. sandarachæ p. * ii. marmoris cocti p. * iv. inspergi debet. Eadem cancro quoque obsistunt. Ad inducendam cicatricem, squamæ æris, thuris fuliginis, singulorum p. * ii. calcis p. * iv. Eadem increscentem quoque carnem coercent.

Timæi compositio ad ignem sacrum, vel cancrum.

7. Timæus autem ad ignem sacrum, et ad cancrum his utebatur : myrrhæ p. * ii. thuris, atramenti sutorii, singulorum p. iii. sandarachæ, auripigmenti, squamæ æris, singulorum p. * iv. gallæ p. * vi. cerussæ combustæ p. * viii. Ea vel arida inspersa, vel melle excepta idem præstant.

Ad sternutamenta excitanda.

8. Sternutamenta vero vel albo veratro, vel struthio conjecto in nares excitantur, vel his mixtis ; piperis, veratri

de galle non mûres, de chaque p. viii. *; d'écorce de grenade pilée, p. x. *.

Composition de Judée.

4. Nous avons encore la composition de Judée, dans laquelle il entre deux parties de chaux, un tiers de nitre fort rouge, qu'on lie ensemble avec de l'urine d'un jeune enfant, pour leur donner la consistance de râclure de peau. Mais on doit, avant de s'en servir, mouiller la partie sur laquelle on veut l'appliquer.

Composition d'Iolle.

5. Iolle faisait un mélange avec de papier brûlé, de sandaraque, de chaque p. i. * ; de chaux, p. ii. *, et autant d'orpiment.

Mélange pour arrêter l'hémorrhagie des membranes du cerveau, ou des autres parties, et dont on se sert aussi pour guérir le chancre, cicatriser les plaies, et consumer les chairs fongueuses.

6. Si le sang coule de la membrane qui enveloppe le cerveau, il faut répandre dessus un jaune d'œuf brûlé et mis en poudre. Mais si l'hémorrhagie vient de quelque autre partie, on se sert d'une poudre faite avec d'orpiment, d'écaille d'airain, de chaque p. i. * ; de sandaraque, p. ii. * ; et de marbre calciné, p. iv. * ; ces mêmes ingrédients font aussi un bon effet dans le chancre. On emploie pour cicatriser les plaies, une composition faite avec l'écaille d'airain, de suie d'encens, de chaque p. ii. * ; de chaux, p. iv. *. Cette même composition est aussi propre pour consumer les chairs fongueuses.

Composition de Timée contre le feu sacré et le chancre.

7. Timée employait dans le feu sacré et dans le chancre une composition faite avec de myrrhe, p. ii. * ; d'encens, de vitriol, de chaque p. iii. * ; de sandaraque, d'orpiment, d'écaille d'airain, de chaque p. iv. * : de noix de galle, p. vi. * ; de céruse brûlée, p. viii. *. Ces ingrédiens font le même effet, soit qu'on les emploie en poudre, soit qu'on les incorpore avec du miel.

Mélanges pour exciter l'éternument.

8. On excite l'éternument en faisant respirer par les narines de l'ellébore blanc, ou de l'herbe au foulon. On fait aussi éternuer avec un mélange de poi-

s albi, singulorum p. * ==. castorei p. * i.
2 spumæ nitri p. ` i. struthii p. * iv.

> *Gargarizationes quibus fieri debeant.*

9. Gargarizationes autem aut lævandi
causa fiunt, aut reprimendi, aut evocandi.
Lævant, lac, cremor vel ptisanæ, vel
furfurum : reprimit aqua, in qua vel lenticula, vel rosa, vel rubus, vel cotoneum
malum, vel palmulæ decoctæ sunt : evo-
cant, sinapi, piper.

CAPUT XXIII. — DE ANTIDOTIS, ET QUIBUS
MALIS OPITULENTUR.

Antidota raro, sed præcipue interdum
necessaria sunt, quia gravissimis casibus
opitulantur. Ea recte quidem dantur col-
lisis corporibus vel per ictus, vel ubi ex
alto deciderunt, vel in viscerum, laterum,
faucium, interiorumque partium doloribus : maxime autem desideranda sunt
adversus venena, vel per morsus, vel
per cibos, aut potiones nostris corporibus inserta.

Compositio antidoti.

1. Unum est, quod habet lacrymæ papaveris p. * ===. acori, malobathri p. *
v. iridis illyricæ, gummi, singulorum p.
* ii. anisi p. * iii. nardi gallici, foliorum
rosæ aridorum, cardamomi, singulorum
p. * iv. petroselini p. * iv. == ==. trifolii
p. * v. casiæ nigræ, silis, bdellii, balsami
seminis, piperis albi, singulorum p. * v.
== ==. styracis p. * v. == ==. myrrhæ,
opopanacis, nardi syri, thuris masculi,
hypocistidis succi, singulorum p. * vi.
castorei p. * vi. costi, piperis albi, galbani, resinæ terebinthinæ, croci, floris
junci rotundi, singulorum p. * vi. ==.
dulcis radicis p. * viii. == ==. quæ vel
melle vel passo excipiuntur.

*Aliud antidotum, Ambrosia nomina-
tum, quod Zopyrus Ptolemæo regi
composuit.*

2. Alterum, quod Zopyrus regi Ptolemæo dicitur composuisse, atque Ambro-

vre, d'ellébore blanc, de chaque p. `==;
de castoreum, p. i. `; d'écaille de nitre,
p. i. `; et d'herbe au foulon, p. iv. `.

*Des ingrédiens qu'on doit employer dans les
gargarismes.*

9. On emploie les gargarismes ou pour
adoucir, ou pour répercuter, ou pour
faire couler l'humeur. Les gargarismes
adoucissants se font avec le lait, la crème
d'orge, ou de son; les astringents, avec
de l'eau dans laquelle on a fait bouillir
ou de la lentille, ou des fleurs de roses,
ou de ronces, ou des coings, ou des dattes. Les attractifs se préparent avec la
moutarde et le poivre.

CHAPITRE XXIII. — DES ANTIDOTES, ET DES
MALADIES OÙ IL CONVIENT DE LES EM-
PLOYER.

On se sert rarement des antidotes; mais
leur usage est quelquefois fort nécessaire,
parce qu'ils remédient à de très-grands
maux. On les emploie avec succès toutes
les fois qu'il y a quelque chose de froissé
dans le corps, soit parce qu'on a reçu
quelque coup, soit parce qu'on est tombé
de quelque endroit élevé. On s'en sert
aussi dans les douleurs des viscères, de
la plèvre, du gosier et des parties intérieures. On en fait surtout usage lorsqu'on a été mordu par une bête veni-
meuse, ou lorsqu'on a avalé du poison
dans les aliments ou les boissons.

Composition de l'antidote.

1. Il est une espèce d'antidote qui se
fait avec de larmes de pavot, p. * ===;
d'acorus, de feuille indienne, p. v. `;
d'iris d'Illyrie, de gomme, de chaque p.
ii. `; d'anis, p. iii. `; de nard des Gaules,
de feuilles de roses sèches, de cardamome, de chaque p. iv. `; de persil, p.
iv. ` ==== de trèfle, p. v. `; de casse
noire, de sil, de bdellium, du fruit de
baume, de semence de pavot blanc, de
chaque p. ` v. ==== i. de styrax, p. v. `==
== de myrrhe, d'opopanax, de nard de
Syrie, d'encens mâle, de suc d'hypociste,
de chaque p. vi. `; de castoreum, p. vi. `;
de costus, de poivre blanc, de galbanum,
de résine de térébenthine, de safran, de
fleurs de jonc rond, de chaque p. vi. `
== ==. de réglisse, p. viii. ` == ==. On
mêle toutes ces drogues dans du miel ou
dans du vin de raisins secs.

*Autre antidote qu'on appelle ambrosie, que
Zopyrus fit pour le roi Ptolémée.*

2. Il est une autre espèce d'antidote
que Zopyrus fit pour le roi Ptolémée, et

siam nominasse , ex his constat : costi , thuris masculi, singulorum p. * v. piperis albi p. * =. floris junci rotundi p. * ii. cinnamomi p. * iii. casiæ nigræ p. * iv. croci cilicii p. * iv. =. myrrhæ, quam στακτήν nominant, p. * v. nardi Indici p. * v. =. quæ singula contrita melle cocto excipiuntur ; deinde, ubi utendum est , id , quod Ægyptiæ fabæ magnitudinem impleat , in potione vini diluitur.

Antidotum Mithridatis.

3. Nobilissimum autem est Mithridatis, quod quotidie sumendo rex ille dicitur adversus venenorum pericula tutum corpus suum reddidisse : in quo hæc sunt : costi p. * ꝯ. = acori p. * v. hyperici, gummi, sagapeni, acaciæ succi, iridis illyricæ, cardamomi, singulorum p. * ii. anisi p. * iii. nardi gallici, gentianæ radicis, aridorum rosæ foliorum, singulorum p. * iv. papaveris lacrymæ, petroselini, singulorum p. * iv. = casiæ, silis, polii, piperis longi, singulorum p. * vi. styracis p. * v. = castorei, thuris, hypocistidis succi, myrrhæ, opopanacis, singulorum p. * vi. malobathri folii p. * vi. floris junci rotundi, resinæ terebinthinæ, galbani, dauci cretici seminis, singulorum p. * vi. =. nardi, opobalsami, singulorum p. * vi. =. thlaspis p. * v. = =. radicis ponticæ p. * vii. croci, zingiberis, cinnamomi, singulorum p. viii. Hæc contrita melle excipiuntur, et adversus venenum, quod magnitudinem nucis græcæ impleat, ex vino datur : in ceteris autem affectibus corporis pro modo eorum, vel quod ægyptiæ fabæ, vel quod ervi magnitudinem impleat, satis est.

CAPUT XXIV. — DE ACOPIS.

Acopum nervis utile.

1. Acopa quoque utilia nervis sunt : quale est, quod habet floris junci rotundi p. * ii. = =. costi, junci quadrati, lauri baccarum, ammoniaci, cardamomi, singulorum p. * iv. =. myrrhæ, æris combusti, singulorum p. * vii. iridis illyricæ, ceræ, singulorum p. * xiv. alexandrini calami, junci rotundi, aspalathi, xylo-

qu'il nomma ambrosie, dit-on : il se prépare avec les drogues suivantes. Prenez de costus, d'encens mâle, de chaque p. v. * ; de poivre blanc, p. * = ; de fleurs de jonc rond. p. ii. * ; de canelle, p. iii. * : de casse noire, p. iv. * ; de safran de Cilicie, p. iv. * = ; de myrrhe, qu'on appelle *en larmes*, p. v. * ; de nard d'Inde, p. * v. =. On broie tous ces ingrédients, et on les incorpore dans du miel cuit ; et, lorsqu'on veut s'en servir, on en prend la grosseur d'une fève d'Égypte, qu'on délaie dans du vin.

Antidote de Mithridate.

3. L'antidote de Mithridate est des plus renommés. On dit que ce roi était dans l'usage d'en prendre tous les jours, et que par là il se mit à l'abri de tous les poisons. Il entre dans la composition du mithridate, de costus, p. * = ; d'acorus, p. v. * : d'hypericum, de gomme, de sagapenum, de suc d'acacia, d'iris d'Illyrie, de cardamome, de chaque p. ii. * ; d'anis, p. iii. * : de nard des Gaules, de racine de gentiane, de feuilles de roses sèches, de chaque p. iv. * ; de larmes de pavot, de persil, de chaque p. iv. * =. de cassia, de livêche, de polium, de poivre long, de chaque p. vi. * ; de styrax, p. v. = ; de castoreum, d'encens, de suc d'hypociste, de myrrhe, d'opopanax, de chaque p. vi. * , de feuilles de malobathre, p. vi. * ; de fleurs de jonc rond, de résine de térébenthine, de galbanum, de semence de carotte de Crète, de chaque p. * vi. = ; de nard, de baume, de chaque p. * vi =. de thlaspi, p. v. = = ; de racine de Pont, p. vii. * ; de safran, de gingembre, de canelle, de chaque p. viii. *. On broie toutes ces drogues et on les incorpore dans du miel. On en fait prendre contre le poison, la grosseur d'une noix grecque délayée dans du vin. Dans les autres maladies du corps, il suffit d'en donner selon leur violence, ou la grosseur d'une fève d'Égypte, ou d'une semence d'orobe.

CHAPITRE XXIV. — DES ACOPES.

Acope bon pour les nerfs.

1. Les *acopes* sont bons pour les nerfs. Tel est celui qui est fait avec de fleurs de jonc rond, p. * ii. = ; de costus, de jonc carré, de baies de laurier, d'ammoniac, de cardamone, de chaque p. * iv. = ; de myrrhe, d'airain brûlé, de chaque p. vii. * ; d'iris d'Illyrie, de cire, de chaque p. xiv. * ; de calamus d'Alexandrie, de jonc rond, d'aspalath, de bois de

l balsami, singulorum p. xxviii. sevi p. i.
unguenti irini cyathum.

Acopum euodes, nervis utile.

2. Alterum, quod εὐῶδες vocant, hoc modo fit : ceræ p. ⹂. olei tantumdem , resinæ terebinthinæ ad nucis juglandis magnitudinem, simul incoquuntur ; deinde in mortario teruntur, instillaturque subinde quam optimi mellis acetabulum, tum irini unguenti, et rosæ terni cyathi.

Ἔγχριστα adulcera purganda et implenda.

3. Ἔγχριστα autem Græci vocant liquida, quæ illinuntur : quale est, quod fit ad ulcera purganda et implenda, maxime inter nervos, paribus portionibus inter se mixtis, butyri, medullæ vitulinæ, sevi vitulini, adipis anserinæ, ceræ, mellis, resinæ terebinthinæ, rosæ, olei cicini : quæ separatim omnia liquantur, deinde liquida miscentur, et tum simul teruntur. Et hoc quidem magis purgat : magis vero emollit , si pro rosa cyprus infunditur.

Ad sacrum ignem.

4. Ad sacrum ignem : spumæ argenti p. * vi. cornu bubuli combusti p. * xii. conteruntur , adjiciturque invicem vinum, et id, quod specialiter sic vocatur, et myrteum , donec utriusque terni cyathi conficiantur.

CAPUT XXV. — DE CATAPOTIIS.

Catapotium ad somnum accersendum, et levationem doloris , et simul ad coquendum.

1. Catapotia quoque multa sunt, variisque de causis fiunt. Ἀνώδυνα vocant, quæ somno dolorem levant : quibus uti, nisi nimia necessitas urget alienum est. Sunt enim ex vehementibus medicamentis , et stomacho alienis. Prodest tamen etiam ad concoquendum, quod habet papaveris lacrymæ, galbani , singulorum p. * i. myrrhæ, castorei, piperis, singulorum p. * ii. ex quibus, quod ervi magnitudinem habet, satis est devorasse.

baume, de chaque p. xxviii. *; de suif p. i. * et d'un verre d'huile d'iris.

Acope euodes, bon pour les nerfs.

2. Il est un autre acope qu'on appelle *euodes*, et qui se prépare de la manière suivante. Prenez de cire, p. ⹂; d'huile autant; de résine de térébenthine, de la grosseur d'une noix; faites bouillir le tout ensemble; broyez-le ensuite dans un mortier, et versez par-dessus un acétabule d'excellent miel, d'huile d'iris, et d'huile rosat trois verres.

Encristes pour déterger les ulcères et procurer la régénération des chairs.

3. Les Grecs appellent *enchristes* des liquides dont on se sert pour faire des onctions. Tel est celui qu'on emploie pour déterger et incarner les ulcères situés dans les environs des nerfs, et qui se fait avec parties égales de beurre, de moelle de veau, de suif de veau, de graisse d'oie, de cire, de miel, de résine de térébenthine, d'huile rosat, et d'huile de ricin. On fait fondre tous ces ingrédients séparément; et lorsqu'ils sont fondus, on les mêle et on les broie ensemble. Ce médicament est fort détersif : si on veut le rendre plus émollient, on substitue à l'huile rosat l'huile de souchet.

Enchriste contre l'érysipèle.

4. On emploie contre l'érysipèle un enchriste fait avec de litharge d'argent, p. vi. *; de corne de bœuf brûlée, p. xii. *. On broie ces deux drogues, et on verse dessus, alternativement, du vin (1) et de l'huile de myrte, la valeur de chacun trois verres.

CHAPITRE XXV. — DES PILULES.

Pilule pour procurer le sommeil, calmer la douleur, et faciliter la digestion.

1. Il est beaucoup de sortes de pilules dont on fait usage dans différents cas. On appelle pilules anodynes celles qui calment la douleur, en procurant le sommeil. On ne doit les employer que dans une extrême nécessité; parce qu'elles sont composées de remèdes violents, et

---

(1) Les mots *et id quod specialiter sic vocatur* paraissent être une explication marginale erronée, qui a passé dans le texte. Comme ils nuisent au sens, on ne les a pas traduits.

Catapotium valentius ad somnum.

2. Alterum , stomacho pejus, ad somnum valentius, ex his fit : mandragoræ p? * ᴣ. apii seminis , idem hyoscyami seminis, singulorum p. * ɪᴠ. quæ ex vino teruntur. Unum autem ejusdem magnitudinis , quæ supra posita est, abunde est sumsisse.

Catapotium ad plurimos dolores per somnum leniendos.

3. Sive autem capitis dolores , sive ulcera , sive lippitudo, sive dentes, sive spiritus difficultas , sive intestinorum tormenta , sive inflammatio vulvæ est , sive coxa, sive jecur, aut lienis, aut latus torquet, sive vitio locorum aliqua prolabitur et obtumescit, occurrit dolori per quietem ejusmodi catapotium. Silis, acori , rutæ silvestris seminis , singulorum p. * ɪ. castorei cinnamomi, singulorum p. *. ɪɪ. papaveris lacrymæ, panacis radicis , mandragoræ malorum aridorum , junci rotundi floris, singulorum p. * ɪɪɪ. piperis grana ʟᴠɪ. Hæc per se contrita, rursus instillato subinde passo simul omnia teruntur, donec crassitudo sordium fiat. Ex eo paulum aut devoratur , aut aqua diluitur, et potui datur.

Catapotium aliud ad multa valens.

4. Quin etiam silvestris papaveris , cum jam ad excipiendam lacrymam maturum est , manipulus , qui manu comprehendi potest , in vas demittitur , et superinfunditur aqua, quæ id contegat , atque ita coquitur. Ubi jam bene manipulus is coctus est, ibidem expressus projicitur, et cum eo humore passum pari mensura miscetur, infervetque, donec crassitudinem sordium habeat. Cum infrixit, catapotia ex eo fiunt, ad nostræ fabæ magnitudinem , habentque usum multiplicem. Nam et somnum faciunt,

contraires à l'estomac. Il en est une néanmoins qui aide à la digestion , et qui se fait avec de larmes de pavot, de galbanum , de chacun p. ɪ.*; de myrrhe, de castoreum, de poivre , de chaque p. ɪɪ.*: il suffit d'en prendre la grosseur d'une semence d'orobe.

Pilule plus forte pour procurer le sommeil.

2. Il est une autre pilule moins bonne à l'estomac, mais plus sûre pour procurer le sommeil : elle se fait avec de mandragore, p.*ᴣ; de semence d'ache et de jusquiame, de chaque p. ɪᴠ.*, broyées dans du vin : elle se donne à la même dose que la précédente.

Pilules pour apaiser différentes sortes de douleurs, en procurant le sommeil.

3. Dans les douleurs de tête, dans les ulcères, l'ophthalmie, les maux de dents, la difficulté de respirer, les tranchées, l'inflammation de la matrice, les douleurs des hanches, de la rate, du foie, dans le point de côté, dans les attaques hystériques avec chute et perte de la parole, on se sert avec succès de la pilule suivante, qui calme la douleur, en procurant le sommeil. Prenez de sil, d'acorus, de semence de rue sauvage, de chaque p. ɪ.*; de castoreum , de cannelle, de chaque p. ɪɪ.*; de larmes de pavot, de racine de panax , de pommes de mandragore sèches, de fleurs de jonc rond, de chaque p. ɪɪɪ.*; et de ʟᴠɪ. grains de poivre. On broie ces drogues séparément ; on verse dessus, du vin de raisins secs, ensuite on les broie toutes ensemble, jusqu'à ce qu'elles aient la consistance convenable ; on en prend un peu, ou en substance, ou délayé dans de l'eau.

Autre pilule , bonne contre différents maux.

4. On fait aussi des pilules de coquelicot de la manière suivante. Prenez de coquelicot bien mûr, une bonne poignée que vous mettrez dans un vase; versez dessus de l'eau, de façon que le coquelicot soit entièrement couvert; faites-le ensuite bouillir, et lorsqu'il aura suffisamment bouilli, après l'avoir exprimé, jetez-le hors du vase, et ajoutez à la liqueur qui reste dedans une pareille quantité de vin de raisins secs; faites bouillir de nouveau le tout, jusqu'à ce qu'il soit réduit à une consistance convenable; laissez-le ensuite refroidir, et faites-en des pilules de la grosseur d'une fève ordinaire. Ces pilules conviennent dans diffé-

7 vel per se assumta, vel ex aqua data : et
aurium dolores levant , adjectis exiguo
modo rutæ succo, ac passo : et tormina
supprimunt ex vino liquata : et inflammationem vulvæ coercent , mixta cerato
ex rosa facto, cum paulum his croci quoque accessit : et ex aqua fronti inducta,
pituitam in oculos decurrentem tenent.

Catapotium ad inducendum somnum, quem vulva dolens prohibet.

5. Item, si vulva dolens somnum prohibet : croci p. * = =- anisi, myrrhæ,
singulorum p. * I. papaveris lacrymæ p. *
III. cicutæ seminis p. * VIII. miscentur ,
excipiunturque vino vetere, et, quod lupini magnitudinem habet, in tribus cyathis aquæ diluitur. Id tamen in febre
periculose datur.

Ad jecur sanandum.

6. Ad sanandum jecur : nitri p. * =.
croci , myrrhæ, nardi Gallici , singulorum p. * I. melle excipiuntur, daturque,
quod Ægyptæ fabæ magnitudinem habeat.

Ad finiendos dolores lateris.

7. Ad lateris dolores finiendos : piperis , aristolochiæ , nardi , myrrhæ pares
portiones.

Ad thoracis dolores finiendos.

8. Ad thoracis : nardi p. * I. thuris ,
casiæ, singulorum p. * III. myrrhæ , cinnamomi , singulorum p. * VI. croci p. *
VIII. resinæ terebinthinæ quadrans, mellis heminæ-tres.

Catapotium Athenionis ad tussim.

9. Ad tussim , Athenionis : myrrhæ ,
piperis, singulorum p. I. castorei , papaveris lacrymæ, singulorum p. * I. quæ
separatim contusa postea junguntur, et
ad magnitudinem fabæ nostræ, bina catapotia mane, bina noctu dormituro dantur.

rents cas. Elles procurent le sommeil ,
étant prises seules , ou délayées dans de
l'eau ; elles apaisent les douleurs d'o-
reilles, lorsqu'on y ajoute un peu de suc
de rue , et de vin de raisins secs. Elles arrêtent la dysenterie, étant prises dans du
vin. Elles guérissent l'inflammation de
matrice, étant mêlées avec du cérat
d'huile rosat, et un peu de safran ; étant
détrempées dans de l'eau , et appliquées
sur le front, elles détournent le cours des
humeurs qui se jettent sur les yeux.

Pilules pour faire cesser l'insomnie occa- sionnée par les douleurs de matrice.

5. On emploie , contre l'insomnie occasionnée par des douleurs de matrice ,
des pilules faites avec de safran, p.*===;
d'anis, de myrrhe , de chaque p. I*; de
larmes de pavot p. III.*; de semence de
ciguë p. VIII.*. On mêle le tout ensemble
dans du vin vieux ; en en prend la grosseur d'un grain de lupin, délayé dans
trois verres d'eau. Il serait dangereux de
faire usage de ces pilules dans la fièvre.

Pilules pour guérir les obstructions du foie.

6. Pour guérir les obstructions du foie,
on fait des pilules avec de nitre p.*==; de
myrrhe , de nard de Gaule , de chaque
p. I*, qu'on incorpore dans du miel, et
dont on fait prendre la grosseur d'une
fève d'Egypte.

Pilules contre le point de côté.

7. On se sert, contre le point de côté,
de pilules faites avec parties égales de
poivre, d'aristoloche, de nard et de
myrrhe.

Pilules pour apaiser les douleurs de poi- trine.

8. Dans les douleurs de poitrine, on
fait usage de pilules composées de nard
p I.*; d'encens, de cassia, de chaque
p. III.*; de myrrhe, de cannelle, de chaque p. VI.*; de safran p. VIII.*; d'un
quart de résine de térébenthine , et de
trois hémines de miel.

Pilule d'Athénion contre la toux.

9. On se sert, contre la toux, des pilules d'Athénion, qui sont faites avec de
myrrhe, de poivre, de chaque p. I.*; de
castoreum, de larmes de pavot, de chaque p. I.*. On broie ces drogues séparément, et ensuite on les mêle. On prend,
le matin, deux de ces pilules de la grosseur d'une fève ordinaire, et autant le soir
en se couchant.

Catapotium Heraclidis Tarentini ad tussim et somnum.

10. Si tussis somnum prohibet, ad utrumque Heraclidis Tarentini : croci p. * =. myrrhæ, piperis longi, costi, galbani, singulorum p. . =. cinnamomi, castorei, papaveris lacrymæ, singulorum p. * ı.

Catapotium ad purganda ulcera in faucibus tussientibus.

11. Quod si purganda ulcera in faucibus tussientibus sunt, panacis, myrrhæ, resinæ terebinthinæ, singulorum p. uncia, galbani p. * =. hyssopi p. * =. conterenda sunt, hisque hemina mellis adjicienda, et quod digito excipi potest, devorandum est.

Colice Cassii medici.

12. Colice vero Cassii ex his constat : croci, anisi, castorei, singulorum p. * ııı. petroselini. p. * ıv. piperis et longi et rotundi; singulorum p. * v. papaveris lacrymæ, junci rotundi, myrrhæ, nardi, singulorum p. * vı. quæ melle excipiuntur. Id autem et devorari potest, et ex aqua calida sumi.

Ad infantem mortuum aut secundas expellendas.

13. Infantem vero mortuum, aut secundas expellit aquæ potio, cui salis ammoniaci p. * ı. aut cui dictamni cretici p. * ı. adjectum est.

Laborantibus ex partu quid dari debeat.

14. Ex partu laboranti erysimum ex vino tepido jejunis dari debet.

Ad adjuvandum vocem.

15. Vocem adjuvat thuris p. * ı. in duobus cyathis vini datum.

Adversus difficultatem urinæ.

16. Adversus urinæ difficultatem : piperis longi, castorei, myrrhæ, galbani,

Pilule d'Héraclide de Tarente, pour apaiser la toux, et procurer le sommeil.

10. Si la toux empêche de dormir, il faut avoir recours aux pilules d'Héraclide de Tarente. Ces pilules se font avec de safran p.*=; de cannelle, de castoreum, de larmes de pavot, de chaque p.ı*; de myrrhe, de poivre long, de costus, de galbanum, de chaque p.*=; de cannelle, de castoreum, de larmes de pavot, de chaque p. ı *.

Pilules pour déterger les ulcères du gosier, occasionnés par la toux.

11. On déterge les ulcères du gosier occasionnés par la toux avec les pilules suivantes. Prenez de panax, de myrrhe, de résine de térébenthine, de chaque p. une once ; de galbanum p,*-=; d'hysope p.*=. On broie ces ingrédients, et on les mêle dans une hémine de miel. La dose est ce qu'on peut prendre avec le bout du doigt.

Colice du médecin *Cassius.*

12. Le remède de Cassius contre la colique est fait avec les drogues suivantes : prenez de safran, d'anis, de castoreum, de chaque p. ııı.*; de persil p. ıv.*; de poivre long et rond, de chacun p. v.*; de larmes de pavot, de jonc rond, de myrrhe, de nard, de chaque p. vı.*; incorporez le tout dans du miel. On peut prendre ce remède en substance, ou délayé dans de l'eau chaude.

Potion pour faire sortir le fœtus mort et l'arrière-faix de la matrice.

13. Pour faire sortir l'enfant mort, ou l'arrière-faix, de la matrice, on fait une potion avec de l'eau, dans laquelle on a fait dissoudre du sel ammoniac p. ı.*; ou à laquelle on a ajouté de dictame de Crète, p. ı.*.

Potion dont on doit se servir dans l'accouchement difficile.

14. Dans l'accouchement difficile, on doit faire prendre, à jeun, à la malade une infusion de vélar dans du vin tiède.

Potion pour fortifier la voix.

15. On peut prendre, pour se fortifier la voix, d'encens p. ı.*, dans deux verres de vin.

Pilules contre la difficulté d'uriner.

16. On emploie, dans la difficulté d'uriner, des pilules faites avec de poivre

papaveris lacrymæ, croci, costi, unciæ singulæ, styracis, resinæ terebinthinæ, pondo sextantes, mellis, absinthii, cyathi singuli : ex quibus ad magnitudinem fabæ ægyptiæ et mane et cœnato dari debet.

Arteriaces compositio quomodo fiat.

17. Arteriace vero hoc modo fit : casiæ, iridis, cinnamomi, nardi, myrrhæ, thuris, singulorum p. * ɪ. croci p. *ɪ. ═. piperis grana xxx. ex passi tribus sextariis decoquuntur; donec mellis crassitudo his fiat; aut croci, myrrhæ, thuris, singulorum p. * ɪ. conjiciuntur in passi eumdem modum, eodem modo decoquuntur : aut ejusdem passi heminæ tres usque eo coquuntur, donec extracta inde gutta indurescat : eo adjicitur tritæ casiæ p. * ɪ.

CAPUT XXVI. — DE QUINQUE GENERIBUS NOXARUM CORPORIS.

Cum facultates medicamentorum proposuerim, genera, in quibus noxa corpori est, proponam. Ea quinque sunt : cum quid extrinsecus læsit, ut in vulneribus ; cum quid intra se ipsum corruptum est, ut in cancro ; cum quid innatum est, ut in vesica calculus; cum quid increvit, ut vena, quæ intumescens in varicem convertitur; cum quid deest, ut cum curta pars aliqua est. Ex his alia sunt, in quibus medicamenta, alia in quibus plus manus proficit. Ergo, dilatis iis, quæ præcipue scalpellum et manum postulant, nunc de iis dicam, quæ maxime medicamentis egent. Dividam autem hanc quoque curandi partem, sicut priorem : et ante dicam de iis, quæ in quamlibet partem corporis incidunt; tum de iis, quæ certas partes infestant. Incipiam a vulneribus.

De vulneribus, quæ per tela inferuntur.

1. In his autem ante omnia scire medicus debet, quæ insanabilia sint, quæ

Celse.

long, de castoreum, de myrrhe, de galbanum, de larmes de pavot, de safran, de costus, de chaque une once ; de styrax, de résine de térébenthine, deux onces : de miel, d'absinthe, de chaque un verre. On en prend, le matin et après le souper, la grosseur d'une fève d'Egypte.

Manière dont se fait l'artériace.

17. Voici comment se fait l'antidote contre les maladies de la trachée-artère. Prenez de cassia, d'iris, de cannelle, de nard, de myrthe, d'encens, de chaque p. ɪ.*; de safran p. ɪ.*; de poivre, gr. xxx. Faites bouillir le tout dans trois setiers de *passum*, jusqu'à ce qu'il soit réduit en consistance de miel. Ou bien, prenez de safran, de myrrhe, d'encens, de chaque p. ɪ.*, mêlés avec la même quantité de *passum*, et bouillis comme ci-dessus. Ou bien enfin, faites bouillir trois hémines de *passum*, jusqu'à ce que les gouttes qu'on en retire se durcissent, et ajoutez-y de cassia broyé, p. ɪ.*.

CHAPITRE XXVI. — DES CINQ MANIÈRES DONT LE CORPS PEUT ÊTRE DÉRANGÉ.

Après avoir traité de la vertu des médicaments, je vais parler des diverses manières dont le corps peut être dérangé. Il peut l'être de cinq façons différentes ; 1° lorsque quelque chose en lèse les fonctions à l'extérieur, comme dans les blessures; 2° lorsque quelque chose se corrompt au-dedans, comme dans le cancer; 3° lorsqu'il se forme quelque corps étranger, comme dans la pierre de la vessie; 4° lorsque quelque partie augmente contre nature, comme les veines qui deviennent variqueuses ; 5° lorsqu'il manque quelque chose, ou qu'une partie est trop courte. Parmi ces dérangements, il en est qu'on guérit par les médicaments, et d'autres où le secours de la main est plus utile. Je parlerai dans un autre endroit des dérangements qui ont surtout besoin du secours de la main et de l'instrument tranchant; je me bornerai, pour le présent, à ceux qu'on guérit principalement par le moyen des médicaments. Je suivrai, dans cette partie de l'art de guérir, le même ordre que j'ai suivi dans la première; je parlerai d'abord des maladies qui attaquent indistinctement toutes les parties du corps; ensuite j'en viendrai à celles qui sont propres à chaque partie. Je commencerai par les blessures.

Des blessures faites par les traits.

1. La première chose que le médecin doit savoir au sujet des blessures, c'est

difficilem curationem habeant, quæ prom-tiorem. Est enim prudentis hominis, primum eum, qui servari non potest, non attingere, nec subire speciem ejus, ut occisi, quem sors ipsius interemit : deinde, ubi gravis metus sine certa tamen desperatione est, indicare necessariis periclitantis, in difficili rem esse ; ne, si victa ars malo fuerit, vel ignorasse, vel fefellisse videatur. Sed ut hæc prudenti viro conveniunt; sic rursus histrionis est, parvam rem attollere, quo plus præstitisse videatur. Obligari æquum est confessione promtæ rei, quo curiosius etiam circum-spiciat, ne, quod per se exiguum est, majus curantis negligentia fiat.

Quæ vulnera insanabilia sint.

2. Servari non potest, cui basis cerebri, cui cor, cui stomachus, cui jocinoris portæ, cui in spina medulla percussa est; cuique aut pulmo medius, aut jejunum, aut tenuius intestinum, aut ventriculus, aut renes vulnerati sunt ; cuive circa fauces grandes venæ, vel arteriæ præcisæ sunt.

Quæ vulnera difficilem curationem habeant.

3. Vix autem ad sanitatem perveniunt, quibus ulla parte pulmo, aut jocinoris crassum, aut membrana, quæ continet cerebrum, aut lienis, aut vulva, aut vesica, aut ullum intestinum, aut septum transversum vulneratum est. Ii quoque in præcipiti sunt, in quibus usque ad grandes intusque conditas venas in alis vel poplitibus mucro desedit. Periculosa etiam vulnera sunt, ubicumque venæ majores sunt, quoniam exhaurire hominem profusione sanguinis possunt: idque evenit non in alis tantum, atque poplitibus ; sed etiam in iis venis, quæ ad anum testiculosque perveniunt. Præter hæc, malum vulnus est, quodcumque in alis vel feminibus, vel inanibus locis, vel in articulis, vel inter digitos est : item

---

de connaître celles qui sont incurables, celles qui ne se guérissent que difficilement, et celles qui se guérissent aisément. Il est d'un médecin prudent de ne pas entreprendre un malade qui ne peut guérir ; de crainte qu'on ne l'accuse d'avoir tué un homme qui n'est mort que parce qu'il devait mourir. Lorsque le danger est grand, mais quand le mal n'est pas absolument sans ressource, on doit faire connaître aux amis du malade combien la cure est difficile ; car s'il arrivait que le mal fût plus fort que les remèdes, on pourrait soupçonner le médecin, ou d'avoir ignoré le danger, ou d'en avoir imposé. Mais s'il est d'un sage médecin de se comporter ainsi, il n'appartient qu'à un charlatan de grossir le mal, pour se faire valoir davantage : on doit, au contraire, promettre au malade un prompt rétablissement ; afin d'être obligé par là de mettre tous ses soins à empêcher qu'un mal, léger par lui-même, ne devienne plus grand par la négligence de celui qui le traite.

Quelles sont les blessures incurables.

2. Les blessures de la base du crâne, du cœur, de l'œsophage, de la veine porte, de la moelle épinière, du milieu du poumon, des intestins grêles, de l'estomac, des reins, sont incurables ; de même que celles des veines ou artères qui sont situées dans les environs du gosier.

Quelles sont les blessures difficiles à guérir.

3. On ne guérit que très-difficilement les blessures du poumon, du foie, de la membrane qui enveloppe le cerveau, de la rate, de la matrice, de la vessie, des gros intestins, du diaphragme, en quelque endroit de ces viscères qu'elles puissent être situées. Le danger est extrême aussi, si la pointe du trait a pénétré jusqu'aux gros vaisseaux, qui sont renfermés en dedans, aux environs des aisselles et des jarrets ; enfin toutes les blessures dans lesquelles il y a quelque gros vaisseau ouvert sont fort dangereuses, parce que l'hémorrhagie peut faire périr le malade ; ce qui arrive, non-seulement lorsque les veines placées sous les aisselles et les jarrets sont ouvertes, mais encore celles qui vont aux testicules et à l'anus. De plus, toutes les blessures aux aisselles, au périnée; celles des parties qui sont situées entre les os des îles et les côtes, dans les articulations ou entre les

quodcumque musculum, aut nervum, aut arteriam, aut membranam, aut os, aut cartilaginem læsit. Tutissimum omnium, quod in carne est.

Quæ vulnera tutiorem curationem habeant.

4. Et hæc quidem loco vel pejora, vel meliora sunt. Modo vero periculum facit, quodcumque magnum est.

Observationes in vulneris genere et figura.

5. Aliquid etiam in vulneris genere figuraque est. Nam pejus est, quod etiam collisum, quam quod tantum discissum est : adeo ut acuto quoque, quam retuso telo, vulnerari commodius sit. Pejus etiam vulnus est, ex quo aliquid excisum est, ex quove caro alia parte abscissa, alia dependet. Pessimaque plaga in orbem est; tutissima, quæ lineæ modo recta est. Quo deinde propius huic illive figuræ vulnus est, eo vel deterius, vel tolerabilius est.

Ætatis observatio, et corporis, et vitæ, et temporis.

6. Quin etiam confert aliquid et ætas, et corpus, et vitæ propositum, et anni tempus : quia facilius sanescit puer vel adolescens, quam senior; valens, quam infirmus; neque nimis tenuis, neque nimis plenus, quam si alterum ex his est; integri habitus, quam corrupti; exercitatus, quam iners; sobrius et temperans, quam vino Venerique deditus. Opportunissimumque curationi tempus vernum est, aut certe neque fervens, neque frigidum : siquidem vulnera et nimius calor et nimium frigus infestant; maxime tamen horum varietas : ideoque perniciosissimus autumnus est.

doigts, sont d'un mauvais caractère, de quelque nature qu'elles puissent être; il en est de même des blessures des muscles, des tendons, des artères, des membranes des os, et des cartilages. Les blessures qui se guérissent le plus facilement sont celles qui sont situées dans les chairs.

Quelles sont les blessures qui se guérissent aisément.

4. Ces blessures sont plus ou moins dangereuses, selon la nature de la partie qu'elles occupent. En général, il y a du danger dans toutes celles qui sont considérables.

Différences qui se tirent de l'espèce et de la figure même de la blessure.

5. Le danger varie encore par rapport à l'espèce et à la figure même de la blessure; car une blessure qui est accompagnée de contusion, est plus mauvaise que celle où il n'y a que solution de continuité; de sorte qu'il vaut mieux avoir été blessé par un trait pointu que par un trait obtus. La plaie où il y a déperdition de substance, ou dans laquelle les chairs ont été emportées d'un côté et sont pendantes de l'autre, est aussi plus fâcheuse. Les blessures les plus mauvaises sont celles qui sont en ligne courbe; les moins mauvaises, celles qui sont en ligne droite; et le danger est plus ou moins grand, selon que la blessure approche le plus de l'une ou de l'autre de ces figures.

Différences prises de l'âge, du tempérament, de la façon de vivre du blessé, et de la saison de l'année.

6. L'âge, le tempérament, la manière de vivre du blessé, la saison, rendent aussi le traitement des plaies plus ou moins difficile. Un enfant ou un jeune homme guérit plus facilement qu'un vieillard; un homme qui est d'un tempérament vigoureux, plus aisément que celui qui est d'un tempérament délicat; une personne qui n'est ni trop maigre ni trop grasse, plus aisément que celle qui est l'un ou l'autre. On guérit aussi plus tôt lorsque toute l'habitude du corps est en bon état que lorsqu'elle est viciée; lorsque l'on s'exerce que lorsqu'on reste oisif, lorsqu'on est sobre et tempérant que lorsqu'on est adonné au vin et aux femmes. La saison la plus propre de l'année pour la cure des plaies est le printemps, ou du moins un temps qui ne soit ni très-chaud ni très-froid; car la trop grande chaleur et le trop grand froid

Signa eorum, quæ intus læsa sunt.

7. Sed pléraque ex vulneribus oculis subjecta sunt : quorumdam ipsæ sedes indices sunt ; quas alio loco demonstravimus, cum positus interiorum partium ostendimus. Verumtamen, quia quædam vicina sunt, interestque, vulnus in summa parte sit, an penitus penetraverit, necessarium est notas subjicere, per quas quid intus ictum sit, scire possimus : et ex quibus vel spes, vel desperatio oriatur.

Signa percussi cordis.

8. Igitur, corde percusso, sanguis multus fertur, venæ languescunt, color pallidissimus, sudores frigidi, malique odoris tanquam irrorato corpore oriuntur : extremisque partibus frigidis matura mors sequitur.

Signa pulmonis icti.

9. Pulmone vero icto, spirandi difficultas est ; sanguis ex ore spumans, ex plaga rubens, simulque etiam spiritus cum sono fertur : in vulnus inclinari juvat : quidam sine ratione consurgunt : multi, si in ipsum vulnus inclinati sunt, loquuntur ; si in aliam partem, obmutescunt.

Signa jocinoris vulnerati.

10. Jocinoris autem vulnerati notæ sunt : multus sub dextra parte præcordiorum profusus sanguis ; ad spinam reducta præcordia ; in ventrem cubandi dulcedo ; punctiones, doloresque usque ad jugulum, junctumque ei latum scapularum os, intenti : quibus nonnunquam etiam biliosus vomitus accedit.

Signa percussorum renum.

11. Renibus vero percussis, dolor ad inguina testiculosque descendit ; difficul-

---

sont nuisibles aux plaies', et bien plus encore le passage rapide et alternatif de l'une à l'autre température : c'est pourquoi l'automne est si pernicieux pour les blessés.

Signes qui font connaitre que la blessure pénètre à l'intérieur.

7. La plupart des blessures sont exposées à la vue : il en est qu'on apprécie par le siège même qu'elles occupent ; comme nous l'avons démontré ailleurs, lorsque nous avons décrit la position des parties internes. Cependant, comme il il est certains cas qui se ressemblent, et qu'il est important de distinguer si la blessure est superficielle ou pénétrante, nous rapporterons ici les signes qui font connaitre quelle est la partie intérieure qui a été frappée, et qui donnent lieu d'espérer la guérison, ou de craindre la mort du blessé.

Signes de la blessure du cœur.

8. Lorsque le cœur est blessé, le sang coule par la plaie avec abondance ; le battement des artères s'affaiblit, la couleur est très-pale, le malade est comme arrosé par une sueur froide et de mauvaise odeur, les extrémités se refroidissent, et la mort ne tarde pas à suivre.

Signes de la blessure du poumon.

9. Si le poumon est blessé, il y a difficulté de respirer ; le sang qui sort par la bouche est écumeux ; celui qui coule par la plaie est vermeil ; en même temps, la respiration est accompagnée de sifflement ; le blessé se trouve mieux lorsqu'il est penché sur sa plaie ; on en voit qui se lèvent sans raison ; plusieurs parlent, étant couchés sur la blessure, et ne peuvent plus parler dès qu'ils sont dans une autre situation.

Signes de la blessure du foie.

10. Les signes de la blessure du foie sont un épanchement considérable de sang sous l'hypochondre droit ; la dépression des flancs vers l'épine ; le soulagement qu'on éprouve lorsqu'on est couché sur le ventre ; des douleurs pongitives qui s'étendent depuis le foie jusqu'aux clavicules et à l'omoplate. A ces symptômes il se joint quelquefois un vomissement bilieux.

Signes de la blessure des reins.

11. Dans la blessure des reins, on sent une douleur dans les aines et aux testi-

J ter urina redditur : eaque aut est cruenta,
s aut cruor fertur.

Signa vulneratis lienis.

12. At liene icto, sanguis niger a sinistra parte prorumpit, præcordia cum ventriculo ob eadem parte indurescunt ; sitis ingens oritur ; dolor ad jugulum, sicut jocinore vulnerato, venit.

Signa percussæ vulvæ.

13. At cum vulva percussa est, dolor in inguinibus, et coxis, et femoribus est ; sanguinis pars per vulnus, pars per naturale descendit ; vomitus bilis insequitur ; quædam obmutescunt ; quædam mente labuntur ; quædam, sui compotes, nervorum oculorumque dolore urgeri se confitentur ; morientesque eadem, quæ corde vulnerato, patiuntur.

Signa percussi cerebri, vel membranæ ejus.

14. Sin cerebrum membranave ejus vulnus accepit, sanguis per nares, quibusdam etiam per aures exit ; fereque bilis vomitus insequitur ; quorumdam sensus obtunduntur, appellatique ignorant ; quorumdam trux vultus est ; quorumdam oculi, quasi resoluti, huc atque illuc moventur : fereque tertio, vel quinto die delirium accedit ; multorum etiam nervi distenduntur : ante mortem autem plerique fascias, quibus caput deligatum est, lacerant, ac nudum vulnus frigori objiciunt.

Signa stomachi percussi.

15. Ubi stomachus autem percussus est, singultus, et bilis vomitus insequitur ; si quid cibi vel potionis assumtum est, id redditur cito ; venarum motus elanguescunt ; sudo ··· tenues oriuntur, per quos extremæ partes frigescunt.

cules ; on n'urine qu'avec peine, et l'urine que l'on rend est teinte de sang ; quelquefois même on ne rend que du sang.

Signes de la blessure de la rate.

12. Quand la rate est blessée, il s'écoule par la plaie, du côté gauche, un sang noir ; l'hypochondre et l'estomac se tendent et se durcissent du même côté ; le malade éprouve une grande soif ; il ressent, comme dans la blessure du foie, des douleurs qui se propagent jusqu'aux clavicules.

Signes de la blessure de la matrice.

13. Si la matrice est blessée, il y a douleur dans les aines, dans les anches, et aux cuisses. Le sang s'écoule en partie par la plaie et en partie par le vagin ; il survient un vomissement bilieux. Il est des femmes qui perdent l'usage de la parole ; d'autres, celui de la raison. Il en est aussi qui sont entièrement à elles-mêmes, et qui disent ressentir de vives douleurs dans les nerfs et dans les yeux. Elles meurent enfin, en éprouvant les mêmes symptômes que dans la blessure du cœur.

Signes de la blessure du cerveau ou de la dure-mère.

14. Dans la blessure du cerveau ou de la dure-mère, le sang sort par les narines et quelquefois aussi par les oreilles ; il y a presque toujours un vomissement de bile. Certains blessés ont tous les sens engourdis, et n'entendent point lorsqu'on les appelle ; il en est qui ont le regard furieux ; chez quelques-uns, les yeux, comme relâchés, se meuvent de côté et d'autre ; le délire survient presque toujours le troisième ou le cinquième jour de la blessure. Beaucoup ont des mouvements convulsifs ; la plupart, avant de mourir, déchirent les bandages dont leur tête est enveloppée, et exposent leur plaie nue au froid.

Signes de la blessure de l'œsophage.

15. Lorsque l'estomac est blessé, il survient un hoquet et un vomissement bilieux. On rend sur-le-champ la nourriture ou la boisson qu'on peut avoir prise. Le battement des artères est languissant ; il y a de petites sueurs, qui occasionnent le refroidissement des extrémités.

Signa jejuni intestini, et ventriculi vulnerati, et aliorum intestinorum.

16. Communes vero jejuni intestini et ventriculi vulnerati notæ sunt : nam cibus et potio per vulnus excunt ; præcordia indurescunt ; nonnunquam biis per os redditur : intestino tantum sedes inferior est. Cetera intestina icta vel stercus, vel odorem ejus exhibent.

Signa percussæ medullæ, quæ in spina est.

17. Medulla vero, quæ in spina est, percussa, nervi resolvuntur, aut distenduntur ; sensus intercidit ; interposito tempore aliquo sine voluntate inferiores partes vel semen, vel urinam, vel etiam stercus excernunt.

Signa septi transversi percussi.

18. At si septum transversum percussum est, præcordia sursum contrahuntur ; spina dolet ; spiritus rarus est ; sanguis spumans fertur.

Signa vesicæ vulneratæ.

19. Vesica vero vulnerata, dolent inguina ; quod super pubem est, intenditur ; pro urina, sanguis ; at ex ipso vulnere urina descendit ; stomachus afficitur ; itaque aut bilem vomunt, aut singultiunt ; frigus et ex eo mors sequitur.

De sanguine, et sanie, et pure, et corum speciebus : quandoque meliora deteriorave sint.

20. His cognitis, etiamnum quædam alia noscenda sunt, ad omnia vulnera ulceraque, de quibus dicturi sumus, pertinentia. Ex his autem exit sanguis, sanies, pus. Sanguis omnibus notus est ; sanies et tenuior hoc, varie crassa, et glutinosa, et colorata ; pus crassissimum albidissimumque, glutiniosius et sanguine et sanie. Exit autem sanguis ex vulnere recenti aut jam sanescente ; sanies est in-

---

Signes de la blessure de l'estomac, du jejunum et des autres intestins.

16. Les signes de la blessure de l'estomac sont communs à celle du *jejunum* : les aliments et les boissons sortent par la plaie ; les hypochondres se tendent ; on rend quelquefois de la bile par la bouche. La seule différence qu'il y a, c'est que la blessure est située plus bas, lorsque c'est le *jejunum* qui est blessé. Lorsque les autres intestins le sont, on rend ou les matières stercorales, ou des exhalaisons qui en ont l'odeur.

Signes de la blessure de la moelle de l'épine.

17. Si la moelle de l'épine est blessée, les nerfs tombent en paralysie, ou bien il survient des mouvements convulsifs ; il y a privation du sentiment ; au bout d'un certain temps, la semence, l'urine, les matières stercorales même s'échappent involontairement.

Signes de la blessure du diaphragme.

18. Lorsque le diaphragme est blessé, les hypochondres se retirent par en haut ; on sent des douleurs dans l'épine ; la respiration est lente ; le sang qui sort par la plaie est écumeux.

Signes de la blessure de la vessie.

19. Dans les plaies de la vessie, on sent des douleurs aux aines : il y a tension au-dessus du pubis ; le sang sort par l'urètre, au lieu de l'urine, qui s'écoule par la plaie ; l'estomac est affecté sympathiquement ; ce qui occasionne un vomissement de bile, ou le hoquet ; les extrémités deviennent froides, et la mort s'ensuit.

Du sang, de la sanie, du pus ; de leurs différentes espèces, et quelles sont les meilleures ou les plus mauvaises.

20. Outre les signes que nous venons de rapporter, il est encore plusieurs choses qu'il faut connaître, et qui ont rapport à toutes les plaies et à tous les ulcères dont nous parlerons. Il découle des plaies et des ulcères du sang, de la sanie, du pus. Le sang est connu de tout le monde ; la sanie est plus ténue que le sang, plus ou moins épaisse, gluante et colorée. Le pus est très-épais, très-blanc, et plus gluant que le sang et la sanie. Le sang découle d'une plaie récente, ou qui commence à se cicatriser. La sanie en sort entre l'un et l'autre de

ter utrumque tempus; pus ex ulcere jam ad sanitatem spectante. Rursus et sanies et pus quasdam species Græcis nominibus distinctas habent. Est enim quædam sanies, quæ vel ὕδρωψ, vel μελίκηρα nominatur: est pus, quod ἐλαιῶδες appellatur. Ὕδρωψ tenuis, subalbidus, ex malo ulcere exit, maximeque ubi, nervo læso, inflammatio secuta est. Μελίκηρα cratior est, glutinosior, subalbida, mellique albo subsimilis. Fertur hæc quoque ex malis ulceribus, ubi nervi circa articulos læsi sunt; et inter hoc loca, maxime ex genibus. Ἐλαιῶδες tenue, subalbidum, quasi unctum, colore atque pinguitudine oleoalbo non dissimile apparet in magnis ulceribus sanescentibus. Malus autem est sanguis, nimium aut tenuis, aut crassus, colore vel lividus, vel niger, aut pituita mixtus, aut varius: optimus calidus, rubens, modice crassus, non glutinosus. Itaque protinus ejus vulneris expedita magis curatio est, ex quo sanguis bonus fluxit; itemque postea spes in iis major est, ex quibus melioris quæque proveniunt. Sanies igitur mala est, multa, nimis tenuis, livida, aut pallida, aut nigra, aut glutinosa, aut mali odoris, aut quæ et ipsum ulcus, et junctam ei cutem erodit: melior est non multa, modice crassa, subrubicunda aut subalbida. Ὕδρωψ autem pejor est multus, crassus, sublividus aut subpallidus, glutinosus, ater, calidus, mali odoris: tolerabilior est subalbidus, qui cetera omnia contraria prioribus habet. Μελίκηρα autem mala est, multa et percrassa: melior, quæ et tenuior, et minus copiosa est. Pus inter hæc optimum est. Sed id quoque pejus est, multum, tenue, dilutum; magisque, si ab initio tale est: itemque, si colore sero simile, si pallidum, si lividum, si fæculentum est: præter hæc, si male olet; nisi tamen locus hunc odorem excitat. Melius est quo minus est, quo crassius, quo albidius: itemque si læve est, si nihil olet, æquale est. Modo tamen convenire et magnitudini vulneris, et tempori debet: nam plus ex majore, plus nondum solutis inflammatio-

ces temps; le pus coule d'un ulcère qui tend à la guérison. Le pus et la sanie sont de différentes espèces; les Grecs leur ont donné des noms particuliers; il est une espèce de sanie qu'ils appellent *ichor* (1); une autre qu'ils nomment *mélicère*; il est aussi un genre de pus qu'ils désignent sous le nom d'*élæode*. L'ichor est ténu, tirant sur le blanc; il découle des ulcères malins, surtout dans les blessures des tendons qui ont été suivies d'inflammation. Le *mélicère* est plus épais, plus gluant, et un peu semblable à du miel blanc. Il découle aussi des ulcères malins, dans les blessures des tendons aux environs des articles, et principalement dans l'articulation du genou. L'*élæode* est ténu, tirant sur le blanc, onctueux, ressemblant assez, par sa couleur et sa consistance graisseuse, à de l'huile blanche; il parait dans les grands ulcères qui commencent à se cicatriser. Le sang qui est trop ténu ou trop épais, qui est livide ou noir, mêlé de pituite, et de diverses couleurs, est mauvais. Le meilleur est celui qui est chaud, rouge, médiocrement épais et non glutineux. Aussi guérit-on plus aisément une blessure de laquelle il découle un sang louable; et on peut dire, en général, qu'il est d'autant plus aisé de guérir les plaies et les ulcères que les différentes humeurs qui en découlent sont d'une meilleure qualité. La sanie est d'un mauvais caractère lorsqu'elle est abondante, fort ténue, livide, pâle ou noire, gluante, de mauvaise odeur, qu'elle ronge l'ulcère et les téguments qui l'environnent. Il vaut mieux qu'elle soit en petite quantité, peu épaisse, tirant sur le rouge ou sur le blanc. L'*ichor* est fort mauvais lorsqu'il est en grande quantité, épais, un peu livide ou pâle, qu'il est gluant, noir, chaud, de mauvaise odeur: il est moins dangereux lorsqu'il tire sur le blanc, et qu'il a les qualités opposées à celles que nous venons d'indiquer. C'est aussi un mal que le *mélicère* soit abondant et fort épais; c'est un bien, au contraire, lorsqu'il est en petite quantité et plus ténu. La meilleure matière qui puisse découler des plaies et des ulcères est le pus; mais il est mauvais lorsqu'il est abondant, ténu, délayé; surtout s'il est tel dès le commencement; de même s'il a la couleur du petit-lait; s'il est pâle, livide, bourbeux; de plus s'il est fétide, à moins qu'il ne tienne cette odeur de l'endroit d'où il sort. Il est au contraire d'autant meilleur, qu'il est en plus petite quan-

---

(1) Ce mot parait plus convenable que celui d'ὕδρωψ, qui est dans le texte.

nibus naturaliter fertur. Ἑλκώδες quoque pejus est multum, et parum pingue: quo minus ejus, quoque id ipsum pinguius, eo melius est.

Curatio adversus profusionem sanguinis in vulneribus.

21. Quibus exploratis, ubi aliquis ictus est, qui servari potest, protinus prospicienda duo sunt : ne sanguinis profusio, neve inflammatio interimat. Si profusionem timemus (quod ex sede vulneris, et magnitudine ejus, et ex impetu ruentis sanguinis intelligi potest) siccis linamentis vulnus implendum est, supraque imponenda spongia ex aqua frigida expressa, ac manu super comprimenda. Si parum sic sanguis conquiescit, sæpius linamenta mutanda sunt; et, si sicca parum valent, aceto madefacienda sunt. Id vehemens ad sanguinem supprimendum est : ideoque quidam id vulneri infundunt. Sed alius rursus metus subest ; ne, nimis valenter ibi retenta materia, magnam inflammationem postea moveat. Quæ res efficit, ut neque rodentibus medicamentis, neque adurentibus, et ob id ipsum inducentibus crustam, sit utendum ; quamvis pleraque ex his sanguinem supprimunt ; sed, si semel ad ea decurritur, iis potius, quæ mitius idem efficiunt. Quod si illa quoque profluvio vincuntur, venæ, quæ sanguinem fundunt , apprehendendæ , circaque id, quod ictum est, duobus locis diligandæ intercidendæque sunt, ut et in se ipsæ coeant, et nihilominus ora præclusa habeant. Ubi ne id quidem res patitur, possunt ferro candenti aduri. Sed etiam satis multo sanguine effuso ex eo loco, quo neque nervus, neque musculus est, ut puta in fronte, vel superiore capitis parte, commodissimum tamen est, cucurbitulam admovere a diversa parte, ut illuc sanguinis cursus revocetur.

tité, plus épais et plus blanc ; qu'il est lisse, qu'il ne sent point mauvais, et qu'il est égal. Sa quantité doit cependant répondre à la grandeur et à la durée de la plaie ; car il en doit naturellement couler davantage d'une plaie plus considérable, et de celle qui est enflammée. L'*élæode* est aussi d'autant plus mauvais, qu'il est en plus grande quantité et moins gras ; et d'autant meilleur, qu'il est moins abondant et plus onctueux.

Curation de l'hémorrhagie dans les blessures.

21. Lorsqu'on s'est assuré, par les signes que nous venons de rapporter, que la blessure est guérissable, il faut sur-le-champ donner tous ses soins pour empêcher que l'hémorrhagie ou l'inflammation ne fasse périr le blessé. Lorsque l'hémorrhagie est à craindre (ce que l'on connaît par le siége et l'étendue de la blessure, et par l'impétuosité avec laquelle le sang coule), il faut remplir la plaie de charpie sèche : mettre par-dessus une éponge trempée dans de l'eau froide, et appuyer dessus avec la main. Si le sang continue de couler presque aussi fort, il faut renouveler souvent la charpie ; et si elle fait peu d'effet, il faut la tremper dans le vinaigre, qui est un très-bon moyen pour arrêter le sang ; c'est pourquoi certains médecins en versent dans la plaie même. Mais il est à craindre d'un autre côté, que, si on ne laisse point dégorger suffisamment les vaisseaux , il ne survienne une inflammation considérable. On ne doit donc employer ni rongeants, ni caustiques, ni escharotiques , pour arrêter l'hémorrhagie , quoique la plupart soient très-propres pour cela ; et si l'on est forcé d'y avoir recours, il ne faut se servir que des plus doux. Si l'hémorrhagie ne cède point à ces remèdes, il faut saisir les vaisseaux qui laissent échapper le sang, faire deux ligatures à l'endroit de la blessure, et couper ce qui est renfermé entre ces deux ligatures, afin que les vaisseaux s'oblitèrent, et que leurs ouvertures demeurent fermées. On peut les brûler avec un fer rouge, s'il est impossible de faire la ligature. On peut aussi, lorsqu'on a laissé écouler une quantité suffisante de sang d'une plaie située dans un endroit où il n'y a ni muscle, ni tendon, comme au front, ou à la partie supérieure de la tête, appliquer des ventouses sur la partie opposée, pour déterminer le cours du sang vers cet endroit.

*) Curationes adversus vulnerum inflam-
mationem.*

22. Et adversus profusionem quidem
in his auxilium est : adversus inflammationem autem, in ipso sanguinis cursu.
Ea timeri potest, ubi læsum est vel os,
vel nervus, vel cartilago, vel musculus ;
aut ubi parum sanguinis pro modo vulneris fluxit. Ergo quoties quid tale
erit, sanguinem mature supprimere non
oportebit ; sed pati fluere, dum tutum
erit, adeo ut, si parum fluxisse videbitur,
mitti quoque ex brachio debeat ; utique
si corpus juvenile, et robustum, et exer-
citatum est : multoque magis, si id vulnus ebrietas præcessit. Quod si musculus læsus videbitur, præcidendus erit :
nam percussus, mortiferus est ; præcisus,
sanitatem recipit.

De glutinatione vulnerum.

23. Sanguine autem vel suppresso, si
nimius erumpit ; vel exhausto, si per se
parum fluxit : longe optimum est, vulnus
glutinari. Potest autem id, quod vel in
cute, vel etiam in carne est, si nihil ei
præterea mali accedit : potest caro, alia
parte dependens, alia inhærens ; si tamen etiamnum integra est, et conjunc-
tione corporis fovetur. In iis vero, quæ
glutinantur, duplex curatio est. Nam si
plaga in molli parte est, sui debet ;
maximeque si discissa auris ima est, vel
imus nasus, vel frons, vel bucca, vel palpebra, vel labrum, vel circa guttur cutis,
vel venter. Si vero in carne vulnus est,
hiatque, neque in unum ore facile attrahuntur, sutura quidem aliena est ;
imponendæ vero fibulæ sunt (ἀγκτῆρας
Græci nominant) quæ oras, paulum tamen, contrahant, quo minus lata postea
cicatrix sit. Ex his autem colligi potest,
id quoque, quod alia parte dependens,
alia inhærebit, si alienatum adhuc non
est, suturam, an fibulam postulet. Ex
quibus neutra ante debet imponi, quam
intus vulnus purgatum est ; ne quid ibi
concreti sanguinis relinquatur. Id enim

*Traitement de l'inflammation qui survient
aux blessures.*

22. Voilà ce qu'il convient de faire
pour arrêter le sang ; mais on trouve
dans l'hémorrhagie même le remède de
l'inflammation. Il est à craindre que
celle-ci ne survienne toutes les fois qu'un
os, un tendon, un cartilage, un muscle
a été blessé ; ou bien qu'il ne s'est pas
écoulé, eu égard à la grandeur de la plaie,
une quantité de sang suffisante. On ne doit
donc pas, dans les cas dont nous venons
de parler, se presser d'arrêter le sang ;
mais il faut le laisser couler tant que les
forces le permettent ; de sorte que si l'on
trouvait qu'il n'a pas coulé suffisamment, il faudrait saigner du bras, surtout si le blessé est jeune, robuste et accoutumé à faire de l'exercice. C'est encore une raison de plus pour saigner,
lorsque l'ivresse a précédé la blessure.
Si un tendon est lésé, il faut le couper ;
car la blessure de cette partie est mortelle, et ce n'est qu'en la coupant que le
blessé peut guérir.

De la réunion des plaies.

23. Lorsqu'on a arrêté le sang, s'il coulait trop abondamment, ou qu'on a désempli les vaisseaux, s'il ne coulait pas
assez, il faut songer à réunir les lèvres de
la plaie. Cette réunion peut se faire dans
les blessures qui attaquent la peau, ou
même qui pénètrent jusque dans les
chairs, s'il n'y a point de fâcheux symptômes ; il en est de même des plaies dans
lesquelles les chairs sont pendantes d'un
côté, et adhérentes de l'autre ; pourvu
cependant que ces chairs ne soient pas
corrompues, et que la vie y soit conservée par leur union avec les parties qui
sont saines. La réunion des plaies se fait
de deux façons ; car si la plaie occupe
une partie molle, il faut la coudre, surtout dans les blessures du lobe de l'o-
reille, du nez, du front. des joues, des
lèvres, des paupières, la peau qui environne le gosier, et dans les plaies du ventre : mais si la plaie est dans les chairs,
si elle est béante et qu'il soit difficile d'en
réunir les lèvres. la suture ne convient
pas ; il faut se servir de boucles, qu'on
appelle en grec *anktères*, pour rapprocher
un peu les lèvres de la plaie, et afin que
la cicatrice qui se formera par la suite
soit moins large. On voit, par ce que je
viens de dire, à laquelle des deux méthodes il faut donner la préférence. dans
les plaies ou les chairs qui ne sont point
encore viciées, sont pendantes d'un côté.
et adhérentes de l'autre. Au reste, soit

et in pus vertitur, et inflammationem movet, et glutinari vulnus probibet. Ne linamentum quidem, quod suprimendi sanguinis causa inditum est, inibi relinquendum est : nam id quoque inflammat. Comprehendi vero sutura, vel fibula, non cutem tantum, sed etiam aliquid ex carne, ubi suberit hæc, oportebit ; quo valentius hæreat , neque cutem abrumpat. Utraque optima est ex acia molli, non nimis torta, quo mitius corpori insidat. Utraque neque nimis rara, neque nimis crebra injicienda est. Si nimis rara est, non continet ; si nimis crebra est, vehementer afficit, quia quo sæpius acus corpus transuit, quoque plura loca injectum vinculum mordet, eo majores inflammationes oriuntur ; magisque æstate. Neutra etiam vim ullam desiderat ; sed eatenus utilis est, qua cutis ducentem quasi sua sponte subsequitur. Fere tamen fibulæ latius vulnus esse patiuntur : sutura oras jungit, quæ ne ipsæ quidem inter se contingere ex toto debent ; ut si quid intus humoris concreverit, sit qua emanet. Si quod vulnus neutrum horum recipit, id tamen purgari debet. Deinde omni vulneri primo imponenda est spongia ex aceto expressa : si sustinere aliquis aceti vim non potest, vino utendum est. Levis plaga juvatur etiam, si ex aqua frigida expressa spongia imponitur. Sed ea, quocumque modo imposita est, dum madet, prodest : itaque, ut inarescat, non est committendum. Licetque sine peregrinis, et conquisitis, et compositis medicamentis vulnus curare. Sed si quis huic parum confidit, imponere medicamentum debet, quod sine sevo compositum sit ex iis, quæ cruentis vulneribus apta esse proposui ; maximeque si caro est, Barbarum, si nervi, vel cartilago, vel aliquid ex eminentibus, quales aures, vel labra sunt, Polybi sphragidem. Alexandrinum quoque viride nervis idoneum est : eminentibusque partibus ea, quam Græci ραπτουσαν vocant. Solet etiam, colliso corpore, exigua parte findi cutis. Quod ubi incidit, non alienum est, scalpello latius aperire ; nisi musculi , nervique juxta sunt, quos incidi non ex-

qu'on se détermine pour la suture ou pour les boucles , on ne doit s'en servir qu'après qu'on aura bien nettoyé la plaie, car s'il y restait du sang caillé, il ne manquerait pas de se changer en pus, d'attirer une inflammation , et d'empêcher la plaie de se cicatriser. Il ne faut pas même y laisser la charpie dont on s'est servi pour étancher le sang , car elle exciterait aussi une inflammation. La suture ou la boucle, pour être solide , et pour que les téguments ne se rompent point, doit percer la peau et les chairs qui sont en dessous. On ne peut employer rien de mieux pour l'une et l'autre que du fil doux et qui ne soit pas trop tors, pour qu'elles appuient plus mollement sur la partie malade. Les points de suture, ou les boucles, ne doivent être ni trop près ni trop éloignés les uns des autres ; car s'ils sont trop éloignés, les bords de la plaie ne se tiennent point réunis ; et, s'ils sont trop près , ils incommodent beaucoup le blessé ; et l'inflammation est d'autant plus considérable, surtout en été, qu'il y a plus de points de suture, et que le nombre des boucles est plus multiplié. Quelle que soit la méthode qu'on adopte, soit qu'on réunisse les lèvres de la plaie avec des sutures ou des boucles, on ne doit faire aucune violence aux téguments pour les rapprocher ; il faut que la peau accompagne , pour ainsi dire d'elle-même , la suture ou la boucle. Celle-ci laisse ordinairement une plus grande ouverture entre les lèvres de la plaie ; celle-là les rapproche davantage ; cependant elles ne doivent point se toucher, afin de laisser une issue aux humeurs épaisses qui peuvent être restées dans la plaie ; s'il s'en rencontre quelqu'une dans laquelle on ne puisse employer ni la suture ni la boucle, il faut toujours la bien nettoyer ; après quoi on applique dessus une éponge trempée dans du vinaigre ; si on ne peut soutenir la violence du vinaigre, on se sert de vin, et même d'eau froide , lorsque la blessure est légère. L'éponge, de quelque liqueur qu'elle soit imprégnée, produit toujours un bon effet tant qu'elle est humide : aussi ne doit-on jamais la laisser dessécher. On guérit, comme on voit, les blessures, sans qu'il soit nécessaire d'employer de remèdes étrangers, rares, ou composés ; mais si l'on a peu de confiance à ceux que nous venons de proposer , il faut se servir de médicaments dans lesquels il n'entre point de suif, et les choisir parmi ceux que nous avons dit qu'on pouvait appliquer sur les plaies sanglantes. Si la plaie pénètre dans les chairs, on se sert surtout de l'emplâtre *barbare*. Si les tendons, les nerfs, les car-

ˑ ᴵ pedit : ubi satis diductum est, medica-
ˑ ᴵ mentum imponendum est. At si id, quod
ˑ ᴵ collisum est, quamvis parum diduc-
ˑ ᴵ tum est, latius tamen aperiri prop-
ˑ ᴵ ter nervos aut musculos non licet, adhi-
ˑ ᴵ benda sunt ea, quæ humorem leniter ex
ˑ ᴵ trahant ; præcipueque ex his id , quod
ρυπῶδες vocari proposui. Non alienum
est etiam, ubicumque vulnus grave est,
imposito quo id juvetur, insuper circumdare lanam succidam ex aceto et oleo ;
vel cataplasma, si mollis is locus est,
quod leniter reprimat ; si nervosus, aut
musculosus, quod emolliat.

Quomodo vulnus ligari conveniat.

24. Fascia vero ad vulnus deligandum lintea aptissima est ; eaque lata esse
debet, ut semel injecta non vulnus tantum, sed paulum utrinque etiam oras ejus
comprehendat. Si ab altera parte caro magis recessit, ab ea melius attrahitur : si
æque ab utraque, transversa comprehendere oras debet ; aut si id vulneris ratio
non patitur, media primum injicienda est,
ut tum in utramque partem ducatur. Sic
autem deliganda est, ut et contineat, nec
adstringat : quod non continetur, elabitur ; quod nimis adstrictum est, cancro
periclitatur. Hieme sæpius fascia circuire
debet : æstate, quoties necesse est. Tum
extrema pars ejus inferioribus acu as-
suenda est : nam nodus vulnus lædit,
nisi tamen longe est. Illo neminem decipi decet, ut propriam viscerum curationem requirat, de quibus supra posui.
Nam plaga ipsa curanda extrinsecus, vel

tilages , ou quelques-unes des parties
saillantes, comme les oreilles, les lèvres,
ont été blessées, on emploie le *sphragis*
de Polybe. L'emplâtre vert alexandrin
convient aussi dans les blessures des nerfs
et des tendons ; et la composition que
les Grecs appellent *rhaptuse* (1), dans les
plaies des parties saillantes. Il arrive
souvent que dans les blessures qui sont
accompagnées de contusion il n'y a
qu'une petite ouverture à la peau. En
ce cas, il faut dilater la plaie avec le bistouri, à moins qu'elle ne soit dans le
voisinage de nerfs et de muscles qu'il faut
éviter de couper. Lorsqu'elle est suffisamment dilatée, on applique dessus un emplâtre. Mais dans les plaies où il y a contusion, et qu'on n'ose dilater davantage
à cause de la proximité des nerfs et des
muscles, quoique l'ouverture ne soit point
assez grande, il faut se servir d'emplâtres qui attirent doucement les humeurs
au dehors. L'emplâtre que les Grecs,
comme je l'ai déjà dit, appellent *rhapo-
des*, est fort bon pour cela. Dans toutes
les blessures considérables, il ne faut
point se contenter d'appliquer dessus un
emplâtre convenable, on doit mettre encore par-dessus de la laine grasse trempée dans du vinaigre et de l'huile, ou
bien un cataplasme légèrement réper[c]us-
sif, si la partie blessée est d'une texture
molle ; si elle est nerveuse ou tendineuse,
on se sert d'un cataplasme émollient.

*De la manière dont il faut bander les
plaies.*

24. Les meilleurs bandages, pour panser les plaies, sont ceux qui sont faits
avec la toile de lin. Le bandage doit être
large, afin que, lorsqu'on l'a tourné une
fois autour de la plaie, il la recouvre entièrement, et s'étende même un peu de
chaque côté au-delà de ses bords. Si les
chairs se retirent plus d'un côté que de
l'autre, il est à propos de faire partir le
bandage du côté où les chairs se retirent
le plus ; mais si elles se retirent également de part et d'autre, le bandage doit
embrasser transversalement les bords de
la plaie ; si sa nature ne le permet point,
on commence par le milieu, et on porte
ensuite le bandage à droite et à gauche.
Le bandage ne doit être ni trop serré ni
trop lâche ; car lorsqu'il est trop lâche
il ne tient point réunis les bords de la
plaie, et lorsqu'il est trop serré il peut
occasionner la gangrène. Il faut, en hi-

____

(1) Le texte paraît corrompu dans cet
endroit ; ce qui empêche d'en fixer le
sens d'une manière sûre.

sutura, vel alio medicinæ genere est. In visceribus nihil movendum est; nisi, si quid aut ex jocinore, aut liene, aut pulmone dumtaxat extremo dependet, id præcidatur. Alioquin vulnus interius ea victus ratio eaque medicamenta sanabunt, quæ cuique visceri convenire superiore libro proposui.

ver, tenir le bandage plus serré, et en été, seulement autant qu'il est nécessaire. Il faut coudre les deux bouts l'un avec l'autre ; car un nœud fait mal à la blessure, à moins qu'il n'en soit fort éloigné. Nous devons dire ici, pour ne tromper personne, que les blessures des viscères dont nous avons fait mention ci-dessus, ne demandent point de traitement particulier. On réunit la plaie à l'extérieur par le moyen de la suture, ou d'une autre manière. Mais il n'y a rien à faire aux viscères, à moins qu'il n'y ait quelque partie extérieure du foie, ou de la rate, ou du poumon qui soit pendante : auquel cas il faut la couper. Quant aux plaies qui s'étendent jusqu'aux parties internes, elles demandent, pour se guérir, le régime et les remèdes que nous avons dit, dans le livre précédent, convenir à chaque viscère.

Quomodo vulnerato agendum sit.

25. His ita primo die ordinatis, homo in lecto collocandus est ; isque, si grave vulnus est, abstinere, quantum vires patiuntur, ante inflammationem, cibo debet; bibere, donec sitim finiat, aquam calidam, vel, si æstas est, ac neque febris, neque dolor est, etiam frigidam. Adeo tamen nihil perpetuum est, sed semper pro vi corporis æstimandum, ut imbecillitas etiam cibum protinus facere necessarium possit ; tenuem scilicet, et exiguum, qui tantum sustineat. Multique, etiam ex profluvio sanguinis intermorientes, ante ullam curationem vino reficiendi sunt ; quod alioqui inimicissimum vulneri est.

De la manière dont se doit comporter le blessé.

25. Après avoir ainsi procédé le premier jour, il faut placer le blessé dans son lit, et, autant que ses forces le permettent, ne point lui donner à manger avant l'inflammation, si la blessure est grave : il doit boire, pour étancher sa soif, de l'eau tiède, ou même de l'eau froide, si c'est en été, et qu'il n'y ait ni douleur ni fièvre. Ces règles ne sont cependant pas constamment de rigueur ; il faut toujours avoir égard à l'état des forces ; il est des cas où un blessé peut être faible au point d'avoir besoin sur-le-champ de prendre de la nourriture, laquelle néanmoins doit être légère et bornée à ce qu'il faut pour soutenir le malade. On doit même, lorsque les blessés sont pour ainsi dire mourants par la quantité de sang qu'ils ont perdue, les ranimer, avant toute chose, avec du vin ; ce qui est, excepté dans cette seule circonstance, ce qu'il y a de plus contraire aux blessures.

De notis vulnerum.

26. Nimis vero intumescere vulnus, periculosum ; nihil intumescere, periculosissimum est : illud indicium est magnæ inflammationis ; hoc, emortui corporis. Protinusque, si mens homini consistit, si nulla febris accessit, scire licet, mature vulnus sanum fore. Ac ne febris quidem terrere debet, si in magno vulnere, dum inflammatio est, permanet. Illa perniciosa est, quæ vel levi vulneri supervenit, vel ultra tempus inflamma-

Des symptômes des blessures.

26. Il y a du danger lorsqu'une plaie se tuméfie trop, mais il y en a bien davantage lorsqu'elle ne se tuméfie pas du tout. Le premier de ces symptômes dénote une grande inflammation ; le second annonce la mort de la partie blessée. On peut être assuré, dès le commencement, que la blessure ne tardera pas à se guérir, si le malade conserve sa présence d'esprit, et s'il n'a point de fièvre. La fièvre même n'a rien qui doive épouvanter, si elle a lieu dans une grande blessure, pendant l'inflammation ; elle n'est pernicieuse qu'autant qu'elle survient à

tionis durat, vel delirium movet : vel si nervorum rigorem aut distentionem, quæ ex vulnere orta est, ea non finit. Vomitus quoque biliosus non voluntarius, vel protinus, ut percussus est aliquis, vel dum inflammatio manet, malum signum est in iis dumtaxat, quorum vel nervi, vel etiam nervosi loci vulnerati sunt. Sponte tamen vomere, non alienum est; præcipue iis, quibus in consuetudine fuit : sed neque protinus post cibum, neque jam inflammatione orta, neque cum in superioribus partibus plaga est.

De curationibus vulnerum.

27. Biduo sic vulnere habito, tertio die id aperiendum, detergendaque sanies ex aqua frigida est, eademque rursus injicienda sunt. Quinto jam die, quanta inflammatio futura est se ostendit. Quo die, rursus detecto vulnere, considerandus color est : qui si lividus, aut pallidus, aut varius, aut niger est; scire licet, malum vulnus esse; idque, quandocumque animadversum est, terrere nos potest. Album, aut rubicundum esse ulcus, commodissimum est. Item cutis dura, crassa, dolens, periculum ostendit : bona signa sunt, ubi hæc sine dolore, tenuis et mollis est. Sed si glutinatur vulnus, aut leviter intumuit, eadem sunt imponenda, quæ primo fuerunt : si gravis inflammatio est, neque glutinandi spes est, ea quæ pus moveant. Jamque aquæ quoque calidæ necessarius usus est, ut et materiam digerat, et duritiam emolliat, et pus ciett. Ea sic temperanda est, ut manu contingenti jucunda sit; et usque eo adhibenda, donec aliquid minuisse ex tumore, coloremque ulceri magis naturalem reddidisse videatur. Post id fomentum, si late plaga non patet, imponi protinus emplastrum debet; maximeque si grande vulnus est, tetrapharmacum; si in articulis, digitis, locis cartilaginosis, rhypodes : at si latius hiat, idem illud emplastrum liquari ex irino unguento oportet, eoque illita linamenta disponi per plagam; deinde emplastrum supra dari, et super in succidam lanam; minusque etiam, quam primo, fasciæ adstringendæ sunt.

une blessure légère; qu'elle subsiste après l'inflammation; qu'elle est accompagnée de délire, et qu'elle ne fait point cesser le spasme ou les convulsions que la fièvre a occasionnés. Le vomissement bilieux qui n'est point volontaire, qui arrive immédiatement après la blessure, ou dans le temps de l'inflammation, n'est un mauvais signe que dans les blessures des nerfs, ou des parties tendineuses. Ce n'est pas même un mal de se faire vomir, surtout lorsqu'on y est accoutumé; mais il ne faut point que ce soit immédiatement après avoir mangé, ni dans le temps de l'inflammation, ni dans les blessures des parties supérieures.

Du pansement des plaies.

27. Après le premier pansement on laisse, pendant deux jours, la plaie dans le même état; on lève l'appareil le troisième : on lave la sanie avec de l'eau froide, et on applique de nouveau sur la plaie ce que nous avons prescrit ci-dessus. On lève l'appareil pour la seconde fois, le cinquième jour; l'inflammation est alors dans toute sa force; on examine la couleur de la plaie; si elle est livide, pâle, noire, ou de différentes couleurs, c'est une preuve que la plaie est d'un mauvais caractère; et on a raison de s'alarmer toutes les fois qu'on observe de pareils signes. C'est une excellente marque, au contraire, lorsque la plaie est blanche ou vermeille. Il y a aussi du danger si la peau est dure, épaisse, douloureuse; mais on a lieu de bien augurer si elle est mince, molle, et sans douleur. Si les lèvres de la plaie commencent à se réunir, ou si elles sont peu enflées, il faut appliquer dessus les mêmes choses que le premier jour. Si l'inflammation est considérable, et s'il n'y a point d'apparence que les bords se réunissent, on a recours aux suppuratifs. On se sert d'eau chaude pour résoudre l'engorgement, amollir les duretés, et accélérer la formation du pus. La chaleur de l'eau doit être telle qu'elle cause une sensation agréable lorsqu'on y plonge la main; il faut en continuer l'usage jusqu'à ce que le gonflement commence à diminuer, et que la couleur de la plaie devienne plus naturelle. Après ces fomentations, si la plaie n'est pas très-béante, on doit sur-le-champ appliquer dessus un emplâtre, et surtout l'emplâtre *tétrapharmaque*, si la plaie est considérable. On se sert de l'emplâtre *rhypode* dans les blessures des articles, des doigts et des cartilages. Mais si l'ouverture de la plaie est fort grande, on fait fondre ce même emplâtre dans de l'onguent d'iris; on l'étend

Curationes propriæ articulorum.

28. Proprie quædam in articulis visenda sunt. In quibus si præcisi nervi sunt, qui continebant, debilitas ejus partis sequitur. Si id dubium est, et ex acuto telo plaga est, ea transversa commodior est : si ex retuso et gravi, nullum in figura discrimen est; sed videndum est, pus supra articulum, an infra nascatur. Si sub eo nascitur, albumque et crassum diu fertur, nervum præcisum esse credibile est; magisque, quo majores dolores inflammationesque, et quo maturius excitatæ sunt. Quamvis autem non abscissus nervus est; tamen, si circa tumor durus diu permanet, necesse est et diuturnum ulcus esse, et, sano quoque eo, tumorem permanere : futurumque est, ut tarde membrum id vel extendatur, vel contrahatur. Major tamen in extendendo mora est, ubi recurvato articulo curatio adhibita est; quam in recurvando eo, quod rectum continuerimus. Collocari quoque membrum, quod ictum est, ratione certa debet : si glutinandum est, ut superius sit; si in inflammatione est, ut in neutram partem inclinatum sit; si jam pus profluit, ut devexum sit. Optimum etiam medicamentum, quies est; moveri et ambulare , nisi sanis, alienum est. Minus tamen iis periculosum, qui in capite vel brachiis, quam qui in inferioribus partibus vulnerati sunt. Minimeque ambulatio convenit, femine, aut crure, aut pede laborante. Locus in quo cubabit, tepidus esse debebit. Balneum quoque, dum parum vulnus purum est, inter res infestissimas est : nam id et humidum et sordidum reddit : ex quibus ad cancrum transitus esse consuevit. Levis frictio recte adhibetur; sed iis partibus, quæ longius absunt a vulnere.

---

sur de la charpie, et on en remplit la plaie ; on applique par-dessus un emplâtre qu'on recouvre de laine grasse, et on tient le bandage un peu plus lâche.

Traitement particulier aux blessures des articulations.

28. Les blessures des articulations demandent des attentions particulières. Si les ligaments sont coupés, la partie reste toujours plus faible ; si l'on n'est point sûr qu'ils le soient, et si la plaie a été faite avec un trait pointu, il est plus avantageux qu'elle soit transverse ; mais si c'est avec un trait gros et obtus, il est égal qu'elle soit transverse ou non ; mais il faut examiner si le pus se forme au-dessus ou au-dessous de l'article. Si c'est en dessous qu'il se forme, s'il est blanc et épais, et s'il continue de couler pendant long-temps, il est probable que les ligaments sont coupés. Cette probabilité augmente encore à proportion que la douleur et l'inflammation sont plus considérables , et qu'elles ont commencé plus tôt. Au reste, quand même les ligaments ne seraient pas coupés, si les bords de la plaie sont long-temps calleux, elle est toujours lente à se cicatriser ; et même il y reste du gonflement après qu'elle est guérie, et ce n'est que tardivement qu'on peut étendre ou plier le membre affecté. Il faut néanmoins plus de temps pour redresser une articulation qu'on a été obligé de tenir pliée pendant tout le traitement d'une plaie, qu'il n'en faut pour la pouvoir plier lorsqu'il a été nécessaire de la tenir étendue. On doit aussi mettre la partie blessée dans une situation convenable. Elle doit être un peu élevée, s'il est question de réunir les lèvres de la plaie : elle ne doit pencher ni d'un côté ni d'un autre, si l'inflammation est formée : il faut qu'elle prenne une position déclive, si le pus commence à couler. Un des meilleurs remèdes est le repos ; car le mouvement et la marche ne conviennent qu'aux personnes en santé. Cependant l'un et l'autre ont moins d'inconvénient dans les blessures de la tête et des bras que dans celles des parties inférieures. La marche est absolument contraire dans les blessures de la cuisse, de la jambe, ou du pied. Le lieu dans lequel le malade est couché doit être tiède ; le bain, tant que la plaie n'est pas bien nette, est la chose du monde la plus pernicieuse ; car il amollit la plaie, la rend encore plus sordide, et par là la dispose à la gangrène. On se trouve bien de faire de légères frictions ; mais il faut que ce soit sur des parties fort éloignées de la plaie.

Vulnus quomodo purgandum est.

29. Inflammatione finita, vulnus purgandum est. Id optime faciunt tincta in melle linamenta ; supraque idem emplastrum, vel enneapharmacum dandum est. Tum demum vero purum ulcus est, cum rubet, ac nimium neque siccum, neque humidum est. At quodcumque sensu caret, quod non naturaliter sentit, quod nimium aut aridum aut humidum est, quod aut albidum, aut pallidum, aut lividum, aut nigrum est, id purum non est.

Quomodo vulnus implendum est.

30. Purgato, sequitur, ut impleatur. Jamque calida aqua eatenus necessaria est, ut sanies removeatur. Lanæ succidæ supervacuus usus est : lota melius circumdatur. Ad implendum autem vulnus proficiunt quidem etiam medicamenta aliqua : itaque ea adhiberi non alienum est ; ut butyrum cum rosa, et exigua mellis parte ; aut cum eadem rosa tetrapharmacum ; aut ex rosa linamenta. Plus tamen proficit balneum rarum, cibi boni succi, vitatis omnibus acribus ; sed jam pleniores. Nam et avis, et venatio, et suilla elixa dari potest. Vinum omnibus dum febris, dum inflammatio est, alienum est: itemque usque ad cicatricem, si nervi musculive vulnerati sunt ; etiam, si alte caro. At si plaga in summa cute generis tutioris est, potest non pervetus, modice tamen datum, ad implendum quoque proficere. Si quid molliendum est, quod in nervosis locis musculosisque necessarium est, cerato quoque super vulnus utendum est. At si caro supercrevit, modice reprimit siccum linamentum ; vehementius squama æris. Si plus est, quod tolli opus est, adhibenda sunt etiamnum vehementiora, quæ corpus exedunt. Cicatricem, post omnia hæc, commode inducit lycium ex passo aut lacte dilutum : vel etiam per se impositum siccum linamentum.

De la manière dont il faut déterger les plaies.

29. Lorsque l'inflammation est passée, il faut déterger la plaie. On emploie pour cela, avec beaucoup de succès, de la charpie imprégnée de miel ; on applique par-dessus l'emplâtre *tétrapharmaque* ou *ennéapharmaque*. Enfin, la plaie est suffisamment détergée lorsqu'elle est rouge, et qu'elle n'est ni trop sèche ni trop humide. Elle ne l'est point assez, au contraire, si elle est insensible ; si elle n'a pas l'odeur qu'elle doit naturellement avoir ; si elle est trop sèche ou trop humide ; si elle est blanche, livide, ou noire.

De la régénération des chairs dans les plaies.

30. Lorsque la plaie est suffisamment détergée, il faut songer à la régénération des chairs. L'usage de l'eau chaude ne convient plus alors que pour emporter la sanie ; celui de la laine grasse est inutile ; il vaut mieux couvrir la plaie avec de la laine lavée. Il est certains médicaments qui facilitent la régénération des chairs, et il n'y a point d'inconvénient à les employer. Ces remèdes sont le beurre mêlé avec l'huile rosat et un peu de miel, l'emplâtre *tétrapharmaque* mêlé avec l'huile rosat ou la charpie trempée dans la même huile. Mais ce qui vaut mieux que tous ces remèdes, c'est l'usage modéré du bain et les aliments de bon suc, pris plus abondamment, à l'exclusion de tous ceux qui sont d'une qualité âcre. Ainsi, l'on peut permettre alors les oiseaux, le gibier et la chair de porc bouillie. Le vin est contraire dans toutes les blessures, tant que la fièvre et l'inflammation subsistent, et même jusqu'à ce que la plaie soit cicatrisée, si elle occupe une partie nerveuse ou tendineuse, ou si elle pénètre fort avant dans les chairs ; mais si elle n'attaque que les téguments, comme elle est moins dangereuse, le vin alors, donné en petite quantité, pourvu qu'il ne soit pas trop vieux, peut aider à la régénération des chairs. S'il est nécessaire de ramollir, comme dans les blessures des nerfs et des tendons, on applique du cérat sur la plaie ; mais si les chairs pullulent trop, on les réprime légèrement avec la charpie, ou plus décidément avec l'écaille d'airain. Si elles excèdent davantage, et qu'il faille les emporter, on a recours à des caustiques plus actifs. On se trouve bien, après tous ces moyens, d'employer, pour former la cicatrice, le

De ulceribus, quæ extrinsecus per vulnera incidunt, curationibusque corum.

31. Hic ordo felicis curationis est : sed quædam tamen pericula incidere consuerunt. Interdum enim vetustas ulcus occupat, induciturque ei callus, et circum oræ crassæ livent : post quæ, quidquid medicamentorum ingeritur, parum proficit; quod fere negligenter curato ulceri supervenit. Interdum vel ex nimia inflammatione, vel ob æstus immodicos, vel ob nimia frigora, vel quia nimis vulnus adstrictum est, vel quia corpus senile, aut mali habitus est, cancer occupat. Id genus a Græcis diductum in species est, nostris vocabulis non est. Omnis autem cancer non solum id corrumpit, quod occupavit; sed etiam serpit : deinde aliis aliisque signis discernitur. Nam modo super inflammationem rubor ulcus ambit, isque cum dolore procedit; ἐρυσίπελας Græci nominant. Modo ulcus nigrum est, quia caro ejus corrupta est ; idque vehementius etiam putrescendo intenditur, ubi vulnus humidum est, et ex nigro ulcere humor pallidus fertur, malique odoris est; carunculæque corruptæ, interdum etiam nervi ac membranæ resolvuntur; specillumque demissum descendit aut in latus, aut deorsum : eoque vitio nonnunquam os quoque afficitur. Modo oritur ea, quam Græci γάγγραιναν appellant. Priora in qualibet parte corporis fiunt : hoc in prominentibus membris, id est, inter ungues, et alas, vel inguina; fereque in senibus, vel in iis quorum corpus mali habitus est. Caro in ulcere vel nigra, vel livida est, sed sicca et arida; proximaque cutis plerumque subnigris pustulis impletur : deinde ei proxima, vel pallida, vel livida, fereque rugosa et sine sensu est; ulterior in inflammatione est : omniaque ea simul serpunt : ulcus, in locum pustulosum; pustulæ in eum qui pallet aut livet; pallor aut livor, in id, quod inflammatum

lycium délayé dans du *passum* ou du lait, ou même tout simplement d'y appliquer de la charpie sèche.

Des ulcères qui surviennent aux plaies, et de leur curation.

31. Tel est l'ordre qu'il faut suivre pour obtenir l'heureuse terminaison des plaies ; mais il arrive assez fréquemment que cette marche est troublée par divers accidents qui surviennent. Quelquefois la plaie reste long-temps sans se fermer; ses bords deviennent calleux, épais, livides ; et tous les médicaments qu'on emploie alors ont peu d'efficacité : ce qui arrive presque toujours aux ulcères qui ont été négligés. Quelquefois aussi la violence de l'inflammation la chaleur ou le froid excessif, le bandage qu'on a trop serré, l'âge avancé, la mauvaise disposition du blessé, font dégénérer le mal en cancer. Les Grecs distinguent plusieurs espèces dans ce genre de maladie; nous n'avons point de termes dans notre langue pour les exprimer. Tout cancer détruit non-seulement la texture de la partie qu'il occupe, mais s'étend encore dans les environs. Il est plusieurs signes qui le font reconnaître ; car tantôt les bords de l'ulcère sont fort rouges, enflammés et douloureux , ce que les Grecs appellent *érysipèle;* tantôt le fond de l'ulcère est noir, parce que les chairs sont corrompues; et le mal acquiert plus de malignité par la putréfaction qui survient lorsque la plaie est humide, et qu'il découle de l'ulcère, qui est noir, une sanie blanchâtre et de mauvaise odeur; les chairs altérées, et quelquefois même les nerfs et les membranes fondent en pourriture, et lorsqu'on enfonce la sonde dans l'ulcère elle se porte ou sur le côté, ou en bas; quelquefois aussi le mal pénètre jusqu'aux os. Dans d'autres circonstances, c'est la gangrène, comme les Grecs l'appellent, qui survient. Les accidents dont je viens de parler d'abord attaquent indistinctement toutes les parties ; la gangrène affecte plus particulièrement les membres qui font saillie sur le tronc, c'est-à-dire les extrémités supérieures et inférieures; et elle a lieu surtout chez les vieillards et chez les personnes d'une mauvaise constitution. Le fond des ulcères gangréneux est noir ou livide, mais sec et aride; la peau qui les avoisine le plus est presque toujours parsemée de pustules noirâtres; celle qui vient ensuite est pâle ou livide , ordinairement rugueuse et privée de sentiment; au-delà siège l'inflammation. Tous ces désordres marchent ensemble; l'ulcère s'avance

est; inflammatio, in id, quod integrum est, transit. Inter hæc deinde febris acuta oritur, ingensque sitis : quibusdam etiam delirium accedit : alii, quamvis mentis suæ compotes sunt, balbutiendo tamen vix sensus suos explicant : incipit affici stomachus : fit fœdi spiritus ipse odoris. Atque initium quidem ejus mali recipit curationem : ubi vero penitus insedit, isanabile est : plurimique sub frigido sudore moriuntur.

Curatio veteris ulceris.

32. Ac pericula quidem vulnerum hæc sunt. Vetus autem ulcus scalpello concidendum est, excidendæque ejus oræ, et quidquid super eas livet æque incidendum. Si varicula intus est, quæ id sanari prohibet, ea quoque excidenda. Deinde, ubi sanguis emissus, novatumque vulnus est, eadem curatio adhibenda, quæ in recentibus vulneribus exposita est. Si scalpello aliquis uti non vult, potest sanare id emplastrum, quod ex ladano fit ; et, cum ulcus sub eo exesum est, id, quo cicatrix inducitur.

Curatio erysipelatum.

33. Id autem, quod ἐρυσίπελας vocari dixi, non solum vulneri supervenire, sed sine hoc quoque oriri consuevit : atque interdum periculum majus affert ; utique, si circa cervices aut caput constitit. Oportet, si vires patiuntur, sanguinem mittere : deinde imponere simul reprimentia et refrigerantia ; maximeque cerussam solani succo, aut cimoliam cretam aqua pluviali exceptam, aut ex eadem aqua subactam farinam, cupresso adjecta, aut, si tenerius corpus est, lenticula. Quidquid impositum est, betæ folio contegendum est, et super linteolum frigida aqua madens imponendum. Si per se refrigerantia parum proderunt, miscenda erunt hoc modo : sulphuris p. * 1. cerussæ et croci, singulorum p. * xii. ꝛ. eaque cum vino conterenda sunt, et id his illinendum : aut, si durior locus est, solani

Celse.

sur le lieu pustuleux ; les pustules sur celui qui est pâle ou livide ; la pâleur ou la lividité sur celui qui est enflammé ; et l'inflammation sur les parties qui sont encore saines. Au milieu de ces accidents il se déclare une fièvre aiguë qui accompagne une grande soif. Il y a aussi quelquefois délire, et même, sans qu'il y en ait, les blessés ont de la peine à s'énoncer, et ne font que balbutier ; l'estomac commence à s'affecter, et l'haleine devient fétide. On peut remédier à ce mal lorsqu'il ne fait que commencer, mais lorsqu'il a pénétré profondément il est incurable, et la plupart des blessés meurent couverts d'une sueur froide.

Curation de l'ulcère invétéré.

32. Tels sont les dangers qui accompagnent les blessures. Mais pour guérir un vieil ulcère il faut l'inciser avec un bistouri, en emporter les bords et tout ce qu'il y a de livide aux environs. S'il y a intérieurement de petites varices qui empêchent la guérison, il faut aussi les retrancher. Lorsque le sang s'est écoulé, et qu'on a rafraîchi la plaie, il faut la panser comme il a été dit pour les blessures récentes. Si on ne veut pas se servir de l'instrument tranchant, on peut employer un emplâtre fait avec le ladanum ; et, lorsque la surface de l'ulcère est consumée, on applique dessus un emplâtre propre à former la cicatrice.

Curation de l'érysipèle.

33. L'érysipèle survient non-seulement à la suite des plaies, mais souvent encore il a lieu indépendamment de toute blessure ; il est quelquefois, dans ce cas, plus dangereux, surtout s'il occupe les environs du cou ou de la tête. On doit saigner, si les forces le permettent, et appliquer ensuite des topiques qui soient en même temps répercussifs et rafraichissants ; principalement la céruse étendue dans le suc de solanum, ou la terre cimolée délayée dans de l'eau de pluie, ou la farine détrempée dans la même eau, à laquelle on ajoute la poudre de cyprès, ou même celle de lentille, si le malade est d'une complexion délicate. Quelque topique qu'on emploie, il faut le recouvrir d'une feuille de bette, et appliquer par-dessus un linge trempé dans de l'eau froide. Si les rafraichissants seuls font peu d'effet, on se servira du liniment suivant : Prenez de soufre p. 1*; de céruse, de safran, de chacun p. xii. ꝛ.; broyez ces ingrédients dans du vin, et appliquez-les en forme de liniment sur la

folia contrita suillæ adipi miscenda sunt, et illita linteolo superinjicienda.

At si nigrities est, nequedum serpit, imponenda sunt, quæ carnem putrem lenius exedunt : repurgatumque ulcus, sic, ut cetera, nutriendum est. Si magis putre est, jamque procedit ac serpit, opus est vehementius erodentibus. Si ne hæc quidem evincunt, aduri locus debet, donec ex eo nullus humor feratur : nam quod sanum est, siccum est, cum aduritur. Post ustionem putris ulceris, superponenda sunt, quæ crustas a vivo resolvant ; eas ἐσχάρας Græci nominant. Ubi eæ exciderunt, purgandum ulcus, maxime melle et resina est : sed aliis quoque purgari potest, quibus purulenta curantur, eodemque modo ad sanitatem perducendum est.

Curatio gangrænæ.

34. Gangrænam vero, si nondum plane tenet, sed adhuc incipit, curare non difficillimum est ; utique in corpore juvenili : et magis etiam, si musculi integri sunt ; si nervi vel læsi non sunt, vel leviter affecti sunt ; neque ullus magnus articulus nudatus est ; aut carnis in eo loco paulum est, ideoque non multum, quod putresceret, fuit ; consistitque eo loco vitium ; quod maxime fieri in digito potest. In ejusmodi casu primum est, si vires patiuntur, sanguinem mittere : deinde, quidquid aridum est, et intentione quadam proximum quoque locum male habet, usque sanum corpus concidere. Medicamenta vero , dum malum serpit, adhibenda nulla sunt, quæ pus movere consuerunt ; ideoque ne aqua quidem calida. Gravia quoque, quamvis reprimentia, aliena sunt ; sed his quam levissimis opus est : superque ea, quæ inflammata sunt, utendum est refrigerantibus. Si nihilo magis malum constitit, uri id, quod est inter integrum ac vitiatum locum debet. Præcipueque in hoc casu petendum, non a medicamentis solum, sed

partie affectée. S'il y a dureté, on broye des feuilles de solanum ; on les incorpore dans de l'axonge de porc : on étend le mélange sur un linge, et on l'applique sur le mal.

Si l'endroit érysipélateux est noir, sans néanmoins que la noirceur s'étende dans les environs, il faut appliquer de légers caustiques pour consumer doucement les chairs pourries ; et lorsqu'on a, par ce moyen, suffisamment détergé l'ulcère, on le traite par les moyens accoutumés. Mais si la pourriture est plus considérable, si le mal s'étend et gagne les environs, il faut avoir recours à des caustiques plus actifs ; et s'ils ne font rien, il faut brûler l'endroit affecté, jusqu'à ce qu'il n'en découle plus d'humeur ; car les parties saines demeurent sèches lorsqu'on les brûle. Après avoir cautérisé l'ulcère putride, on applique dessus des médicaments propres à séparer les eschares des parties vives ; lorsque les eschares sont tombées, on déterge l'ulcère , principalement avec le miel et la résine. On peut également y appliquer les mêmes détersifs que pour les abcès, et le conduire de même à cicatrice.

Curation de la gangrène.

34. Il n'est pas absolument difficile de guérir la gangrène si elle n'est pas encore bien établie, et qu'elle ne fasse que commencer ; surtout si le malade est jeune , si les muscles sont intacts, si les tendons ne sont point affectés, ou ne le sont que légèrement ; s'il n'y a point de grandes articulations découvertes, ou s'il n'y a pas beaucoup de chair dans l'endroit affecté ; en sorte que la pourriture n'ait pas trouvé de quoi faire des progrès considérables ; si le mal se borne à un seul endroit, ce qui peut arriver, surtout aux doigts. Dans ce cas, on doit commencer par saigner, si les forces le permettent ; ensuite couper jusqu'au vif tout ce qui est desséché, et tout ce qui paraît en mauvais état dans les environs. Lorsque le mal s'étend, il ne faut employer aucun médicament suppuratif, pas même de l'eau chaude : les répercussifs, s'ils sont un peu énergiques, ne conviennent pas davantage ; on ne doit employer que les plus légers ; on applique des rafraîchissants sur les endroits enflammés. Si, malgré ces remèdes, le mal ne s'arrête pas, il faut brûler tout ce qui est gangréné. Mais, ici surtout, ce ne sont pas les médicaments seuls qui peuvent amener la guérison ; il faut encore que le régime y contribue ; cette espèce de gangrène dépendant surtout de la con-

etiam a victus ratione præsidium est : neque enim id malum, nisi corrupti vitiosique corporis est. Ergo primo, nisi imbecillitas prohibet, abstinentia utendum : deinde danda, quæ per cibum potionemque alvum, ideoque etiam corpus adstringant ; sed ea levia. Postea, si vitium constitit, imponi super vulnus eadem debent, quæ in putri ulcere præscripta sunt. Ac tum quoque plenioribus cibis uti licebit ex media materia ; sed tamen non nisi alvum, corpusque siccantibus : aqua vero pluviali frigida. Balneum, nisi jam certa fiducia redditæ sanitatis est, alienum est : si quidem emollitum in eo vulnus cito rursus eodem malo afficitur. Solent vero nonnunquam nihil omnia auxilia proficere, ac nihilominus serpere is cancer : inter quæ miserum, sed unicum, auxilium est, ut cetera pars corporis tuta sit, membrum, quod paulatim emoritur, abscindere.

Curatio vulnerum, ubi quid collisum est, aut detritum, aut infixum.

35. Hæ gravissimorum vulnerum curationes sunt. Sed ne illa quidem negligenda, ubi integra cute interior pars collisa est ; aut ubi derasum, attritumve aliquid est ; aut ubi surculus corpori infixus est ; aut ubi tenue, sed altum vulnus insedit. In primo casu commodissimum est malicorium ex vino coquere, interioremque ejus partem conterere, et cerato miscere ex rosa facto, idque superponere : deinde, ubi cutis ipsa exasperata est, inducere lene medicamentum, qualis lipara est. Deraso vero, detritoque, imponendum est emplastrum tetrapharmacum, minuendusque cibus, et vinum subtrahendum. Neque id, quia non habebit altiores ictus, contemnendum erit : siquidem ex ejus modi casibus sæpe cancri fiunt. Quod si levius id erit, et in parte exigua, contenti esse poterimus eodem leni medicamento. Surculum vero, si fieri potest, oportet vel manu, vel etiam ferramento ejicere. Si vel præfractus est, vel altius descendit, quam ut id ita fieri possit, medicamento evocandus est. Optime autem educit superimposita

stitution détériorée de tout le corps. On doit donc commencer, à moins que la faiblesse ne s'y oppose, par faire observer la diète ; donner ensuite des aliments et des boissons qui resserrent le ventre, et dont la qualité astringente se fasse sentir dans toute l'économie ; ces aliments doivent être légers : après quoi, si le mal cesse de s'étendre, on applique dessus les mêmes remèdes que nous avons prescrits pour l'ulcère putride ; on commence alors à manger un peu davantage ; on use d'aliments tirés de la classe moyenne, mais qui soient toujours desséchants ; on se sert pour boisson d'eau de pluie froide. Le bain est contraire, à moins qu'on ne soit absolument rétabli ; car le ramollissement de l'ulcère occasionnerait le retour du mal. Il arrive quelquefois que tous les secours sont inutiles, et que le mal continue toujours à s'étendre ; dans ce cas il reste un remède, déplorable à la vérité, mais unique, c'est d'amputer le membre gangrené, pour sauver le reste du corps.

Curation des plaies où il y a contusion, déperdition de substance, et où il est resté dans la blessure quelque corps étranger.

35. Telle est la méthode qu'il faut suivre dans le traitement des plaies les plus dangereuses. Mais il ne faut pas négliger non plus celles où, sous les téguments restés intacts, les parties ont été contuses ; celles qui ont lieu avec déperdition de substance, ou qui sont comminutives, ou dans lesquelles il est entré quelque corps étranger ; celles enfin qui sont peu larges, mais fort profondes. Dans le premier cas, il n'y a rien de mieux que de faire bouillir de l'écorce de grenade dans du vin ; de broyer la partie intérieure ; de la mêler avec du cérat fait avec l'huile rosat, et de l'appliquer sur la blessure : lorsque la peau est devenu rude, on la recouvre avec un topique adoucissant, tel que l'emplâtre lipare. S'il y a déperdition de substance, et comminution, on applique sur la plaie l'emplâtre tétrapharmaque ; on diminue la nourriture ; on retranche entièrement le vin. On ne doit pas croire que ces plaies méritent peu d'attention, parce qu'elles auraient peu de profondeur ; car elles dégénèrent assez souvent en cancer. Si pourtant la blessure est fort légère et très-circonscrite, on peut se contenter d'appliquer dessus le topique adoucissant que nous venons de conseiller plus haut. S'il est resté quelque écharde dans la plaie, il faut, s'il est

arundinis radix, si tenera est, protinus contrita, si jam durior, ante in mulso decocta ; cui semper mel adjiciendum est, aut aristolochia cum eodem melle. Pessima ex surculis, arundo est, quia aspera est : eademque offensa etiam in filice est. Sed usu cognitum est, utramque adversus alteram medicamentum esse, si contrita ac superimposita est. Facit autem idem in omnibus surculis, quodcumque medicamentum extrahendi vim habet. Idem altis tenuibusque vulneribus aptissimum est. Priori rei Philocratis ; huic Hecatæi emplastrum maxime convenit.

Quomodo cicatrix vulneri inducenda, purgandaque sit.

36. Ubi vero in quolibet vulnere ventum ad inducendam cicatricem est (quod perpurgatis jam, repletisque ulceribus necessarium est); primum ex aqua frigida linamentum, dum caro alitur; deinde cum jam continenda est, siccum imponendum est, donec cicatrix inducatur : tum deligari super album plumbum oportet, quo et reprimitur cicatrix, et colorem maxime sano corpori similem accipit. Idem radix silvestris cucumeris præstat : idem compositio quæ habet elaterii p. ´ɪ. spumæ argenti p. ´ɪɪ. unguenti p. * ɪv. quæ excipiuntur resina terebenthina, donec emplastri crassitudo ex omnibus fiat. At nigras quoque cicatrices leniter purgant, paribus portionibus mixta, ærugo et plumbum elotum, eademque resina coacta ; sive ungitur cicatrix, quod in facie fieri potest, sive id ut emplastrum imponitur, quod in aliis partibus commodius est. At si vel excrevit cicatrix, vel concava est, stultum est, decoris causa, rursus et dolo em et medicina sustinere : alioquin res utrique succurri patitur. Siquidem utraque cicatrix exulcerari scalpello potest : si medi-

possible, l'en retirer avec les doigts, ou avec des pinces ; mais si elle est brisée, ou si elle pénètre si avant qu'on ne puisse la retirer, il faut la faire sortir à l'aide d'un médicament attractif. La racine de roseau appliquée sur la plaie, est très-bonne pour cela ; si elle est tendre, il suffit de la broyer : mais si elle est dure, il faut, avant de l'appliquer, la faire bouillir dans de l'hydromel : on doit toujours y ajouter du miel ou de l'aristoloche avec le même miel. Les échardes les plus mauvaises sont celles de roseau, à cause de leurs aspérités ; celles de fougère présentent le même inconvénient. Mais l'expérience a fait connaitre que pour retirer les échardes d'une de ces plantes, il suffisait d'appliquer sur la blessure la racine broyée de l'autre. Au reste, tout médicament attractif a la même propriété. C'est aussi ce qu'on peut employer de mieux dans les blessures peu étendues, mais fort profondes. L'emplâtre de Philocrate convient parfaitement dans le premier cas ; celui d'Hécatée dans le second.

De la manière dont il faut former et nettoyer la cicatrice.

36. Lorsqu'une plaie est suffisamment détergée et que les chairs sont régénérées, il est nécessaire de la cicatriser. Pour y réussir, il faut, dans le temps de la régénération des chairs, commencer par appliquer sur la plaie de la charpie trempée dans de l'eau froide ; ensuite de la charpie sèche. lorsqu'il est temps d'empêcher que les chairs ne croissent davantage, et continuer jusqu'à ce que la cicatrice soit formée. Alors on tient du plomb blanc appliqué sur la cicatrice pour l'empêcher de s'élever, et pour que sa couleur soit tout-à-fait semblable à celle des parties saines. La racine de concombre sauvage produit le même effet ; de même que la composition suivante, qui est faite avec d'élatérium p. ɪ. *, de litharge d'argent p. ɪɪ. *, d'onguent p. ɪv. *. On ajoute à ces ingrédients une quantité suffisante de résine de térébenthine, pour leur donner la consistance d'emplâtre. Lorsque la cicatrice est noire, on en corrige la noirceur avec un mélange de parties égales de plomb lavé et de verdet, incorporés dans la même résine. On l'étend, ou en forme de liniment sur la cicatrice, ce qui peut se faire au visage, ou on l'applique en forme d'emplâtre, ce qui est plus commode pour les blessures des autres parties. Si l'endroit de la cicatrice est plus élevé ou plus enfoncé que le reste, c'est une folie de s'exposer, à cause de cette

camentum aliquis mavult, idem efficiunt compositiones eæ, quæ corpus exedunt. Cute exulcerata, super eminentem carnem exedentia medicamenta conjicienda sunt ; super concavam, implentia ; donec utrumque ulcus sanæ cuti æquetur, et tum cicatrix inducatur.

légère difformité, aux douleurs d'un nouveau traitement ; cependant, si l'on ne veut pas absolument que la cicatrice reste telle, on peut l'emporter avec le bistouri ; et après avoir ainsi fait une nouvelle blessure à la peau, on applique sur les chairs qui sont plus élevées que les autres, des médicaments corrodants, et sur celles qui sont plus enfoncées, des sarcotiques ; on les y laisse jusqu'à ce que l'ulcère soit de niveau avec la peau saine ; et on travaille alors à former la cicatrice.

CAPUT XXVII. — DE VULNERIBUS, QUÆ PER MORSUS INFERUNTUR, EORUMQUE CURATIONIBUS.

CHAPITRE XXVII.—DES PLAIES FAITES PAR LES MORSURES, ET DE LEUR CURATION.

1. Dixi de iis vulneribus, quæ maxime per tela inferuntur : sequitur ut de iis dicam, quæ morsu fiunt, interdum hominis, interdum simiæ, sæpe canis, nonnunquam ferorum animalium, aut serpentium. Omnis autem fere morsus habet quoddam virus. Itaque, si vehemens vulnus est, cucurbitula admovenda est ; si levius, protinus emplastrum injiciendum, præcipue Diogenis ; si id non est, quodlibet ex iis, quæ adversus morsus proposui ; si ea non sunt, viride alexandrinum ; si ne id quidem est, quodlibet non pingue ex iis, quæ recentibus vulneribus accommodantur. Sal quoque his, præcipueque ei, quod canis fecit, medicamentum est, si manus vulneri imponitur, superque id duobus digitis verberatur : exsaniat enim. Ac salsamentum quoque recte super id vulnus deligatur.

1. Je viens de traiter des blessures faites principalement par les traits ; je vais passer maintenant à celles qui se font par les morsures d'hommes, de singes, de chiens, de bêtes féroces, d'autres animaux, et de serpents. Presque toutes les morsures ont quelque chose de venimeux ; c'est pourquoi, si la plaie est considérable, il faut faire usage des ventouses ; si elle est légère, un emplâtre suffit. Le meilleur qu'on puisse employer à cet effet est l'emplâtre de Diogène ; à son défaut, on se sert de quelqu'un de ceux que j'ai conseillés contre les morsures ; si l'on n'en a aucun, on emploie l'emplâtre vert d'Alexandrie ; si celui-ci manque, on a recours à quelqu'autre dans la composition duquel il n'entre aucune graisse, et dont on se sert dans les plaies récentes. Le sel convient aussi dans ces sortes de plaies, surtout dans celles qui ont été faites par la morsure d'un chien ; on pose en même temps la main sur la blessure, et on la frappe avec deux doigts pour en faire sortir la sanie. On applique aussi avec utilité une saline sur ces sortes de plaies.

Curatio adversus rabiosi canis morsum.

Curation de la morsure du chien enragé.

2. Utique autem, si rabiosus canis fuit, cucurbitula virus ejus extrahendum est. Deinde, si locus neque nervosus, neque musculosus est, vulnus id adurendum est : si uri non potest, sanguinem homini mitti non alienum est. Tum usto quidem vulneri superimponenda, quæ ceteris ustis sunt : ei vero, quod expertum ignem non est, ea medicamenta, quæ vehementer exedunt. Post quæ nullo novo magisterio, sed jam supra posito ulcus erit implendum, et ad sanitatem perducendum. Quidam post rabiosi canis

2. Si on a été mordu par un chien enragé, il faut attirer le virus au-dehors, par le moyen des ventouses qu'on applique sur la plaie ; ensuite on brûle l'endroit qui a été mordu, s'il n'est ni nerveux ni tendineux : si on ne peut le brûler, il est utile de tirer du sang au malade. Quand on a employé le feu, on se sert des médicaments dont on fait usage dans les autres brûlures ; si on n'a pu l'employer, il faut appliquer sur la morsure des caustiques très-actifs. On panse ensuite la plaie avec les remèdes que nous avons rapportés plus haut, sans qu'il soit besoin de recourir à aucune nouvelle composition magistrale. Il en

morsum protinus in balneum mittunt;
ibique patiuntur desudare , dum vires
corporis sinunt, vulnere adaperto, quo
magis ex eo quoque virus destillet :
deinde multo meracoque vino excipiunt,
quod omnibus venenis contrarium est.
Idque cum ita per triduum factum est,
tutus esse homo a periculo videtur. Solet autem ex eo vulnere, ubi parum occursum est, aquæ timor nasci : ὑδροφοβίαν
Græci appellant. Miserrimum genus morbi ; in quo simul æger et siti et aquæ metu cruciatur : quo oppressis in angusto
spes est. Sed unicum tamen remedium
est, nec opinantem in piscinam non ante
ei provisam projicere, et si natandi scientiam non habet, modo mersum bibere
pati, modo attollere ; si habet, interdum deprimere, ut invitus quoque aqua
satietur : sic enim simul et sitis, et aquæ
metus tollitur. Sed aliud periculum excipit, ne infirmum corpus in aqua frigida
vexatum, nervorum distentio absumat.
Id ne incidat, a piscina protinus, in
oleum calidum demittendus est. Antidotum autem, præcipue id, quod primo loco posui ; ubi id non est , aliud
si nondum æger aquam horret, potui
ex aqua dandum est ; et, si amaritudine
offenditur, mel adjiciendum est : si
jam is morbus occupavit, per catapotia
sumi potest.

*Curationes communes adversus omnes
morsus serpentium.*

3. Serpentium quoque morsus non nimium distantem curationem desiderant:
quamvis in ea multum antiqui varia-
runt ; adeo ut in singula genera anguium
singula medendi genera præciperent ;
aliique alia. Sed in omnibus eadem maxime proficiunt. Igitur in primis super
vulnus id membrum deligandum est ;
non tamen nimium vehementer, ne tor-
peat : dein venenum extrahendum est.

est qui font prendre le bain immédiatement après qu'on a été mordu par un
chien enragé ; ils font suer dans le bain,
tant que les forces le permettent ; ils laissent pendant tout ce temps la plaie découverte , afin que le virus puisse mieux
en sortir ; ensuite ils font boire beaucoup
de vin pur , ce qui est un bon remède
contre toutes sortes de poison ; ils continuent le même traitement pendant trois
jours de suite ; au bout duquel temps
ils pensent que le malade n'a plus rien à
craindre. La morsure du chien enragé,
quand on n'y apporte pas remède , produit ordinairement l'horreur de l'eau,
ce que les Grecs appellent *hydrophobie*.
C'est un accident des plus terribles, dans
lequel le malade est, en même temps,
tourmenté par la soif et par la crainte de
l'eau. Lorsque le mal est porté à ce point,
il ne reste guère d'espérance. Le seul remède qu'on puisse tenter est de jeter
tout-à-coup la personne enragée , lorsqu'elle ne s'y attend point , dans une
piscine ; et alternativement de la laisser
aller au fond, si elle ne sait point nager,
afin qu'elle boive, et de la soulever. Si le
malade sait nager, on l'enfonce à diverses reprises, et on le force à boire malgré lui : par là on vient à bout de chasser en même temps et la soif et la crainte
de l'eau. Cette méthode n'est cependant
pas sans inconvénient ; car, si le malade
est d'une mauvaise constitution , il est à
craindre que l'eau froide ne lui donne
des convulsions qui le fassent périr. Pour
prévenir cet accident, il est à propos de
mettre le malade dans un bain d'huile
chaude , dès qu'on l'a retiré de la piscine. L'antidote qui convient le mieux
dans ce cas est celui dont nous avons
donné la composition en premier lieu ;
à son défaut, on en donne au malade un
autre dans de l'eau , si elle ne lui cause
point encore d'horreur. Si l'amertume de
ce remède lui fait peine, on y ajoute du
miel. S'il y a hydrophobie, on donne
l'antidote en pilules.

*Cure générale des morsures des animaux
venimeux.*

3. Le traitement de la morsure des serpents ne diffère guère de celui de la morsure du chien enragé. Cependant les anciens variaient considérablement sur cet
article, au point qu'ils prescrivaient un
remède particulier pour la morsure de
chaque espèce de serpent, et qu'ils diffé-
raient entre eux sur le choix de chacun
de ces remèdes. Mais la même méthode
convient parfaitement dans tous les cas.
Il faut toujours commencer par établir
une ligature au-dessus de l'endroit

Id cucurbitula optime facit : neque alienum est, ante scalpello circa vulnus incidere, quo plus vitiati jam sanguinis extrahatur. Si cucurbitula non est; quod tamen vix incidere potest; tum quodlibet simile vas, quod idem possit : si ne id quidem est, homo adhibendus est, qui vulnus exsugat. Neque hercules scientiam præcipuam habent ii , qui Psylli nominantur; sed audaciam usu ipso confirmatam. Nam venenum serpentis, ut quædam etiam venatoria venena, quibus Galli præcipue utuntur, non gustu, sed in vulnere nocent. Ideoque colubra ipsa tuto estur : ictus ejus occidit. Et si stupente ea (quod per quædam medicamenta circulatores faciunt), in os digitum quis indidit, neque percussus est, nulla in ea saliva noxa est. Ergo quisquis , exemplum Psylli secutus, id vulnus exsuxerit, et ipse tutus erit, et tutum hominem præstabit. Illud interea ante debebit attendere, ne quod in gingivis, palatove, aliave parte oris ulcus habeat. Post hæc, is homo loco calido collocandus est, sic, ut id, quod percussum erit, in inferiorem partem inclinetur. Si neque qui exsugat, neque cucurbitula est, sorbere oportet jus anserium, vel ovillum, vel vitulinum, et vomere : vivum autem gallinaceum pullum per medium dividere, et protinus calidum super vulnus imponere, sic, ut pars interior corpori jungatur. Facit id etiam hœdus agnusve discussus, et calida ejus caro statim super vulnus imposita : emplastra quoque, quæ supra comprehensa sunt; aptissimumque est, vel Ephesium, vel id quod ei subjectum est. Præsensque in aliquo antidoto præsidium est. Sin id non est, necessarium est exsorbere potionem meri vini cum pipere, vel quidlibet aliud, quod calori movendum est, nec humorem intus coire patitur : nam maxima pars venenorum frigore interimit. Omnia etiam urinam moventia, quia materiam extenuant, utilia sunt.

blessé : on doit seulement avoir attention que cette ligature ne serre pas trop , de peur que la partie ne s'engourdisse. Il faut ensuite attirer le venin au-dehors par le moyen des ventouses ; il est à propos même , avant de les appliquer, de faire des scarifications tout autour de la plaie , pour qu'il s'écoule ensuite une plus grande quantité de sang vicié. Si on n'a point de ventouses, ce qui arrive fort rarement, on se sert d'un autre vase à peu près semblable, qui puisse faire le même effet; si l'on n'en trouve pas, il faut faire sucer la plaie par quelqu'un. Certainement les Psylles n'ont pas, sur ce point, plus de science que les autres hommes; mais ils ont une audace que l'expérience même accroît encore. Car le venin des serpents , de même que celui des flèches de chasse, dont les Gaulois principalement se servent, ne nuit point, quand il est introduit par la bouche, mais seulement quand il est déposé dans une plaie. Aussi mange-t-on la couleuvre en toute sûreté ; mais sa morsure est mortelle. On peut même , lorsqu'on a engourdi ce reptile , ainsi que font les opérateurs, par le moyen de certaines drogues , mettre impunément le doigt dans sa gueule ; sa salive n'a rien de nuisible si on n'a pas été mordu. Ainsi donc celui qui, à l'exemple d'un Psylle, sucerait ces sortes de plaies, le ferait sans aucun risque , et sauverait le malade. Mais avant il faut qu'il soit bien sûr qu'il n'a aucune ulcération aux gencives, au palais, ou à toute autre partie de la bouche. On met ensuite le malade dans une chambre chaude, et on le place de façon que la partie mordue soit plus basse que le reste. S'il n'y a personne pour sucer la plaie, et si on n'a point de ventouse, il faut faire donner un bouillon d'oie, de mouton ou de veau, et faire vomir ; on ouvre un poulet vivant en deux, et on en applique la partie intérieure toute chaude sur la plaie ; la chair d'un agneau ou d'un chevreau qu'on vient d'éventrer , appliquée chaude sur la plaie, produit le même effet. On peut également se servir des emplâtres dont j'ai parlé plus haut. L'emplâtre d'Éphèse, ou celui qui est décrit immédiatement après, sont ceux qui conviennent le mieux. Les antidotes sont aussi d'un très-grand secours ; à leur défaut, il faut avaler une portion de vin pur avec du poivre, ou tout autre ingrédient propre à exciter la chaleur et à empêcher que les humeurs ne se coagulent intérieurement; car la plupart des venins ne tuent que par le froid qu'ils occasionnent. Tous les diurétiques sont utiles aussi dans ce cas par leur propriété atténuante.

Speciales curationes adversus ictus serpentium : et primo adversus ictum aspidis.

4. Hæc adversus omnes ictus communia sunt : usus tamen ipse docuit, eum, quem aspis percussit, acetum potius bibere debere. Quod demonstrasse dicitur casus cujusdam pueri, qui, cum ab hac ictus esset, et partim ob ipsum vulnus, partim ob immodicos æstus siti premeretur, ac locis siccis alium humorem non reperiret, acetum, quod forte secum habebat, ebibit, et liberatus est. Credo quoniam id, quamvis refrigerandi vim habet, tamen habet etiam dissipandi. Quo fit, ut terra respersa eo spumet. Eadem ergo vi verisimile est spissescentem quoque intus humorem hominis ab eo discuti, et sic dari sanitatem.

Adversus ictum scorpionis.

5. In quibusdam etiam aliis serpentibus certa quædam auxilia satis nota sunt. Nam scorpio ipse sibi pulcherrimum medicamentum est. Quidam contritum cum vino bibunt : quidam eodem modo contritum super vulnus imponunt : quidam super prunam eo imposito, vulnus suffumigant, undique veste circumdata, ne is fumus dilabatur ; tum carbonem ejus super vulnus deligant. Bibere autem oportet herbæ solaris, quam ἡλιοτρόπιον Græci vocant, semen, vel certe folia ex vino. Super vulnus vero etiam furfures ex aceto, vel ruta silvatica recte imponitur, vel cum melle sal tostus. Cognovi tamen medicos, qui ab scorpione ictis nihil aliud, quam ex brachio sanguinem miserunt.

Adversus aranei et scorpionis ictum.

6. Et ad scorpionis autem et ad aranei ictum , allium cum ruta recte mis-

Cure particulière de la morsure des serpents, et en premier lieu de celle de l'aspic.

4. Telle est la méthode générale qu'il convient de suivre dans toutes les morsures des animaux venimeux ; cependant l'usage a fait connaître que , dans celle de l'aspic , il valait mieux boire du vinaigre. C'est au hasard qu'on est redevable de cette découverte. Un jeune homme fut mordu par un aspic dans un lieu aride où il n'y avait point d'eau : comme il était tourmenté d'une grande soif, occasionnée par sa blessure et la chaleur excessive qu'il faisait alors, il but du vinaigre qu'il avait avec lui, et se trouva guéri : ce qui n'est arrivé, comme je crois, que parce que le vinaigre, quoique rafraîchissant, est néanmoins résolutif ; car la terre , lorsqu'on en répand dessus, écume et fermente. Il est donc naturel de penser que le vinaigre , par sa qualité résolutive , atténue les humeurs qui, dans ces sortes de morsures, tendent à l'épaississement , et rétablit ainsi la santé.

Contre la morsure du scorpion.

5. Il est encore plusieurs remèdes éprouvés contre la morsure de certains autres serpents. Car, premièrement, dans la morsure du scorpion, cet animal même est un excellent remède. Il en est qui le font boire écrasé dans du vin ; d'autres qui, après l'avoir écrasé de même, l'appliquent sur la plaie ; d'autres qui le jettent sur des charbons ardents, puis en dirigent la vapeur en forme de fumigation sur la plaie qu'ils enveloppent exactement, afin que cette vapeur ne puisse point s'échapper , et qui tiennent ensuite ces mêmes charbons attachés sur la plaie. Il est à propos de prendre intérieurement de la semence ou au moins des feuilles d'herbe-au-soleil, que les Grecs nomment *héliotrope*, bouillies dans du vin. On se trouve bien aussi d'appliquer sur la plaie du son ou de la rue sauvage bouillie dans du vinaigre , ou bien du sel qu'on a fait décrépiter , et qu'on mêle ensuite avec du miel. J'ai néanmoins connu des médecins qui, dans la morsure du scorpion, se contentaient de prescrire la saignée du bras.

Contre la piqûre de l'araignée et du scorpion.

On emploie aussi avec succès, dans la piqûre du scorpion et de l'araignée, l'ail et la rue , mêlés et broyés ensemble

cetur, ex oleoque contritum superimponitur.

Adversus cerastis, et dipsadis, et hæmorrhoidis ictum.

7. At si cerastes, aut dipsas, aut hæmorrhois percussit, asphodeli, quod ægyptiæ fabæ magnitudinem æquet, arefactum, in duas potiones dividendum est, sic, ut ei rutæ paulum adjiciatur. Trifolium quoque et menthastrum, et cum aceto panaces æque proficiunt. Costumque, et casia, et cinnamomum recte per potionem assumuntur.

Adversus chersydri ictum, et cerastis.

8. Adversus chersydri vero ictum, panaces, aut laser, quod sit scripulorum iii. s. * i. vel porri succus cum hemina vini sumendus est, et edenda multa satureia. Imponendum autem super vulnus stercus caprinum ex aceto coctum ; aut ex eodem hordeacea farina ; aut ruta, vel nepeta, cum sale contrita, melle adjecto. Quod in eo quoque vulnere, quod cerastes fecit, æque valet.

Adversus phalangii ictum.

9. Ubi vero phalangium nocuit, præter eam curationem, quæ manu redditur, sæpe homo demittendus, in solium est, dandusque ei myrrhæ et uvæ taminiæ par modus ex passi hemina ; vel radiculæ semen, aut lolii radix et vino ; et super vulnus furfures ex aceto cocti, imperandumque, ut is conquiescat.

Adversus ictus italorum anguium, qui minus terribiles peregrinis sunt.

10. Verum hæc genera serpentium et peregrina, et aliquanto magis pestifera sunt ; maximeque æstuosis locis gignuntur. Italia frigidioresque regiones hac quoque parte salubritatem habent, quod minus terribiles angues edunt. Adversus quos satis proficit herba vettonica, vel cantabrica, vel centaurion, vel argemonia, vel trixago, vel personina, vel ma-

dans de l'huile, et qu'on applique sur la plaie.

Contre la morsure du céraste, du dipsas et de l'hæmorrhoïs.

7. Si on a été mordu par un céraste, un dipsas ou un hæmorrhoïs, il faut prendre gros comme une fève d'Egypte, de racine d'asphodèle desséchée, avec addition d'un peu de rue, et en composer deux doses de potion. Le trèfle, la menthe sauvage, le panax pris avec du vinaigre, font aussi un bon effet ; de même que le costus, le cassia, et la cannelle qu'on administre en boisson.

Contre la morsure du chersydre, et du céraste.

8. Dans la morsure du chersydre, on prend de panax ou de laser, scrupules, iii. s. i., ou du suc de poireau dans une hémine de vin ; on mange beaucoup de sarriette ; on applique sur la morsure de la fiente de chèvre qu'on a fait bouillir dans du vinaigre, ou bien de la farine d'orge bouillie aussi dans du vinaigre ; on peut encore appliquer de la rue, ou du calament broyé avec du sel, et incorporé dans un miel ; ces remèdes conviennent également dans la morsure du céraste.

Contre la piqûre de la phalange.

9. Lorsqu'on a été piqué par un phalangien, le secours seul de la main ne suffit point ; on doit encore baigner fréquemment le blessé, et lui faire avaler une quantité égale de myrrhe, et de staphisaigre dans une hémine de *passum ;* ou bien de la semence de raifort, ou de la racine d'ivraie dans du vin. On applique sur la morsure du son bouilli dans du vinaigre, et on fait garder le lit au malade.

Contre la morsure des animaux venimeux qui se rencontrent en Italie, et qui sont moins dangereux que ceux des pays étrangers.

10. Ces diverses espèces de reptiles ne se trouvent que dans les pays étrangers, surtout dans les climats très - chauds ; et leur morsure est extrêmement dangereuse. L'Italie et les pays qui sont plus froids ont, entre autres, cet avantage, qu'ils produisent des serpents moins redoutables. Lorsqu'on a été blessé, il suffit de faire usage de la bétoine, de l'herbe de cantabre, de la centaurée, de l'aigremoine, de la germandrée, de la bardane,

rina pastinaca, singulæ binæve tritæ, et cum vino potui datæ, et super vulnus impositæ. Illud ignorari non oportet, omnis serpentis ictum et jejuni et jejuno magis nocere : ideoque perniciosissimi sunt, cum incubant; utilissimumque est, ubi ex anguibus metus est, non ante progredi, quam quis aliquid assumsit.

du panais maritime; on broie une ou deux de ces plantes, on en fait prendre intérieurement dans du vin, et on en applique sur la plaie. On doit savoir que la morsure des animaux venimeux est plus dangereuse, lorsqu'ils sont tourmentés par la faim, et que cette morsure a lieu sur une personne à jeun; qu'ainsi le temps où ils sont le plus à redouter est celui où ils couvent, et qu'il est très à propos de manger avant de se mettre en route, toutes les fois qu'on court risque d'être mordu par ces animaux.

Remedium generale adversus omnia venena, vel in cibo, vel in potione assumptu.

Remède général contre toutes sortes de poisons avalés dans le manger ou dans la boisson.

11. Non tam facile iis opitulari est, qui venenum, vel in cibo, vel in potione sumserunt : primum, quia non protinus sentiunt, ut ab angue icti; ita ne succurrere quidem statim sibi possunt : deinde, quia noxa non a cute, sed ab interioribus partibus incipit. Commodissimum est tamen, ubi primum sensit aliquis, protinus oleo multo epoto vomere : deinde, ubi præcordia exhausit, bibere antidotum; si id non est, vel merum vinum.

11. Il n'est pas aussi facile de secourir ceux qui ont avalé du poison dans le manger ou dans la boisson; 1° parce qu'on ne s'en aperçoit pas sur-le-champ, comme lorsqu'on est mordu par un serpent, et qu'ainsi on ne songe point à y remédier aussitôt; 2° parce que ce sont les parties intérieures, et non les teguments, qui sont d'abord affectées. Il n'y a rien de mieux à faire dans ces sortes de cas que d'avaler beaucoup d'huile, et de vomir. Lorsqu'on a vomi suffisamment, on prend de l'antidote, ou, à son défaut, du vin pur.

Specialia remedia adversus quædam venena, et primo adversus cantharidas.

Remèdes particuliers contre certains poisons, et premièrement contre les cantharides.

12. Sunt tamen quædam remedia propria adversus quædam venena, maximeque leviora. Nam si cantharides aliquis ebibit, panaces cum lacte contusa, vel galbanum vino adjecto dari, vel lac per se debet.

12. Il est, cependant, quelques remèdes spécifiques contre certains poisons légers; car si on a, par exemple, avalé des cantharides, il faut prendre du panax écrasé dans du lait, ou du galbanum dans du vin, ou bien du lait pur.

Adversus cicutam.

Contre la ciguë.

13. Si cicutam, vinum merum calidum cum ruta quamplurimum ingerendum est; deinde is vomere cogendus; posteaque laser ex vino dandum : isque, si febre vacat, in calidum balneum mittendus; si non vacat, ungendus ex calefacientibus est : post quæ quies ei necessaria est.

13. Si on a mangé de la ciguë, il faut boire chaud beaucoup de vin pur avec de la rue, et vomir; ensuite on prend, en potion, du laser dans du vin. Si le malade est sans fièvre, on le met dans un bain chaud; s'il a de la fièvre, on lui fait des onctions avec des drogues chaudes, et on le laisse ensuite reposer.

Adversus hyoscyamum.

Contre la jusquiame.

14. Si hyoscyamum, fervens mulsum bibendum est, aut quodlibet lac, maxime tamen asininum.

14. Lorsqu'on a avalé de la jusquiame, il faut boire de l'hydromel bien chaud, ou tel lait qu'on voudra; celui d'ânesse mérite cependant la préférence.

Adversus cerussam.

15. Si cerussam, jus malvæ, vel ju-glandis ex vino contritæ, maxime pro-sunt.

Adversus sanguisugam, si epota est, et lac, quod intus coiit.

16. Si sanguisuga epota est, acetum cum sale bibendum est. Si lac intus coiit, aut passum, aut coagulum, aut cum aceto laser.

Adversus fungos inutiles.

17. Si fungos inutiles quis assumsit, radicula aut e posca, aut cum sale et aceto edenda est. Ipsi vero hi et specie quidem discerni possunt ab utilibus, et cocturæ genere idonei fieri. Nam sive ex oleo inferbuerunt, sive piri surculus cum his inferbuit, omni noxa vacant.

De adustis corporis locis, et quomodo curari debeant.

18. Adustis quoque locis extrinsecus vis infertur : itaque sequi videtur, ut de his dicam. Hæc autem optime curantur foliis aut lilii, aut linguæ caninæ, aut betæ in vetere vino oleoque decoctis : quorum quodlibet protinus impositum ad sanitatem perducit. Sed dividi quo-que curatio potest in ea, quæ mediocri-ter exedentia reprimentiaque, primo et pustulas prohibeant, et summam pelli-culam exasperent : deinde ea, quæ lenia ad sanitatem perducant. Ex prioribus est lenticulæ cum melle farina, vel myr-rha cum vino, vel creta cimolia cum thu-ris cortice contrita, et equa coacta, atque ubi usus necessitas incidit, aceto diluta : ex insequentibus, quælibet lipara; sed idonea maxime est, quæ vel plumbi re-crementum, vel vitellos habet. Est etiam illa adustorum curatio, dum inflammatio est, impositam habere cum melle lenti-culam : ubi ea declinavit, farinam cum ruta, vel porro, vel marrubio, donec crustæ cadant : tum ervum cum melle, aut irim, aut resinam terebenthinam, donec ulcus purum sit : novissime sic-cum linamentum.

Contre la céruse.

15. Si l'on a pris intérieurement de la céruse, le suc de mauve, ou de noix broyée dans du vin, fait un très-bon effet.

Contre la sangsue, et le lait qui se caille intérieurement.

16. Si on a avalé une sangsue, il faut boire du vinaigre dans lequel on ait mêlé du sel ; si le lait se caille intérieurement, il faut prendre du passum, ou de la pré-sure, ou du laser avec du vinaigre.

Contre les mauvais champignons.

17. Si on a mangé de mauvais champi-gnons, il faut prendre dans de l'oxycrat, ou dans du vinaigre avec du sel, de la ra-cine de raifort. On peut distinguer cette espèce de champignons de celle des cham-pignons salubres; on peut même les ren-dre bons à manger par la manière de les apprêter. Il suffit, pour cela, de les cuire dans de l'huile ou de faire bouillir avec eux une petite branche de poirier.

Des brûlures et de leur curation.

18. Les brûlures proviennent aussi d'une cause extérieure; ainsi je dois en parler dans ce chapitre. Un remède effi-cace contre la brûlure, c'est d'appliquer dessus, aussitôt qu'elle est faite, des feuilles de lis ou de cynoglosse, ou de bette, bouillies dans du vin vieux et de l'huile. On peut cependant employer deux sortes de remèdes dans le traitement des brûlures; on se sert, en premier lieu, de légers caustiques et répercussifs, pour empêcher qu'il ne s'élève des phlyctènes, et pour rendre l'épiderme inégal et rabo-teux; on emploie ensuite des médica-ments onctueux pour la guérison du mal. Les remèdes de la première classe sont la farine de lentille mêlée avec le miel, la myrrhe délayée dans du vin, la terre cimolée broyée avec l'écorce de l'arbre qui porte l'encens, amalgamées ensem-ble avec de l'eau, et détrempées dans du vinaigre, lorsqu'on veut s'en servir. Ceux de la dernière sont toutes les espèces d'onguents désignés sous le nom de li-pares; mais les meilleurs sont ceux dans la composition desquels on fait entrer des scories de plomb ou des jaunes d'œufs. Une autre méthode encore qu'on peut sui-vre, c'est de tenir appliqué sur la brû-lure, dans le temps de l'inflammation, un mélange de lentille et de miel; et, lorsque l'inflammation est passée, on ap-plique, jusqu'à ce que les croûtes tom-bent, de la farine mêlée avec de la rue,

CAPUT XXVIII. — DE INTERIORIBUS ULCERI-
BUS, QUÆ, ALIQUA CORPORUM PARTE
CORRUPTA, NASCUNTUR.

De carbunculo.

1. Ab his, quæ extrinsecus incidunt,
ad ea veniendum est, quæ interius, corrupta aliqua corporum parte, nascuntur.
Ex quibus non aliud carbunculo pejus.
Ejus hæ notæ sunt : rubor est, superque eum non nimium pustulæ eminent,
maxime nigræ, interdum sublividæ, aut
pallidæ ; in his sanies esse videtur ; infra
color niger est ; ipsum corpus aridum, et
durius, quam naturaliter oportet ; circaque quasi crusta est : eaque inflammatione cingitur ; neque in eo loco levari
cutis potest, sed inferiori carni quasi
affixa est ; somnus urget ; nonnunquam
horror, aut febris oritur, aut utrumque.
Idque vitium subteractis quasi quibusdam radicibus serpit, interdum celerius,
interdum tardius : supra quoque, procedens inalbescit ; dein lividum fit, cir-
cumque exiguæ pustulæ oriuntur : et si
circa stomachum faucesve incidit, subito
spiritum sæpe elidit. Nihil melius est,
quam protinus adurere. Neque id grave
est : nam non sentit, quoniam ea caro
mortua est. Finisque adurendi est, dum
ex omni parte sensus doloris est. Tum
deinde vulnus, sicut cetera adusta, curandum est. Sequitur enim sub medicamentis erodentibus crusta, undique a
viva carne diducta, quæ trahit secum
quidquid corruptum erat ; purusque jam
sinus curari potest implentibus. At si
in summa cute vitium est, possunt succurrere quædam vel exedentia tantum,
vel etiam adurentia : vis pro magnitudine adhibenda est. Quodcumque vero
medicamentum impositum est, si satis
proficiet, protinus a viva corruptam partem resolvit ; certaque esse fiducia potest fere, ut undique vitiosa caro excedat,
qua hujusce rei medicamen exest. Si id

ou du poireau, ou du marrube ; après
quoi, on déterge l'ulcère avec l'orobe
incorporé dans le miel , ou avec l'iris ou
la résine de térébenthine : lorsqu'il est
bien détergé , on le panse avec de la charpie sèche.

CHAPITRE XXVIII. — DES ULCÈRES PROVENANT
DE CAUSES INTÉRIEURES.

Du charbon.

1. Après avoir parlé des lésions qui dépendent de causes extérieures, nous trai-
terons de celles qui proviennent de causes internes. La plus mauvaise espèce de
toutes, c'est le charbon. Voici les signes
qui le font reconnaître : il y a rougeur à
la peau, et cette rougeur est parsemée de
pustules peu élevées, qui sont fort noires,
quelquefois un peu livides ou pâles. Ces
pustules paraissent être remplies de sanie ; au-dessous, la couleur de la peau
est noire ; l'endroit affecté est sec, et plus
dur que dans l'état naturel ; il est environné comme d'une espèce de croûte,
dont les bords sont enflammés : les téguments ne sont point élevés ; ils paraissent,
au contraire, enfoncés vers les chairs : il
y a somnolence ; quelquefois frisson ou
fièvre, ou l'un et l'autre. Ce mal pousse
des espèces de racines à l'intérieur, s'é-
tend plus ou moins vite, et blanchit extérieurement à mesure qu'il fait des progrès ; ensuite il devient livide et est entouré de petites pustules. S'il attaque l'œ-
sophage ou le fond du gosier, il met souvent le malade en danger d'être tout-à-
fait suffoqué. La meilleure méthode est
de cautériser le charbon sur-le-champ.
Cette opération n'a rien de douloureux ;
car les chairs sont mortes, et par conséquent privées de sentiment. Il faut continuer de brûler jusqu'à ce qu'on sente de
la douleur partout ; ensuite on traite l'ulcère comme les autres brûlures. Il se forme, par l'effet des substances qu'on emploie, une croûte qui, venant à se séparer des parties saines, emporte avec elle
tout ce qu'il y avait de vicié , et il ne
reste qu'un ulcère de bonne qualité qu'on
traite par les incarnatifs. Si le mal n'attaque que les téguments, on peut se contenter d'appliquer dessus des corrosifs ou
des caustiques : on en applique de plus
ou de moins énergiques, selon la grandeur du mal ; mais, quel que soit le médicament qu'on emploie, il doit, pour
produire un bon effet, séparer promptement les chairs mortes des saines ; et on
peut être assuré du succès, si les chairs
viciées, sur lesquelles on a appliqué les
caustiques, se détachent de tous côtés ;

non fit, medicamentumque malo vincitur, utique ad ustionem properandum est. Sed in ejusmodi casu abstinendum a cibo, a vino est : aquam liberaliter bibere expedit : magisque ea servanda sunt, si febricula quoque accessit.

De carcinomate.

2. Non idem periculum καρκίνωμα affert, nisi imprudentia curantis agitatum est. Id vitium fit maxime in superioribus partibus, circa faciem, nares, aures, labra, mammas feminarum. Et in jecore autem, aut splene, hoc nascitur. Circa locum aliqua quasi puncta sentiuntur; isque immobilis, inæqualis tumet; interdum etiam torpet. Circa eum inflatæ venæ quasi recurvantur, hæque pallent, aut livent; nonnunquam etiam in quibusdam delitescunt : tactusque is locus, aliis dolorem affert, in aliis eum non habet : et nonnunquam sine ulcere durior aut mollior est, quam esse naturaliter debet; nonnunquam iisdem omnibus ulcus accedit : interdumque nullam habet proprietatem; interdum simile iis est, quæ vocant Græci κονδυλώματα, aspredine quadam et magnitudine sua : colorque ejus ruber est, aut lenticulæ similis; neque tuto feritur : nam protinus aut resolutio nervorum, aut distentio insequitur. Sæpe homo ictus obmutescit, atque ejus anima deficit. Quibusdam etiam, si id ipsum pressum est, quæ circa sunt, intenduntur et intumescunt. Ob quæ pessimum id genus est. Fereque primum id fit, quod κακόηθες a Græcis nominatur : deinde ex eo id carcinoma, quod sine ulcere est : deinde ulcus; ex eo, thymium. Tolli nihil, nisi cacoëthes, potest : reliqua curationibus irritantur; et quo major vis adhibita est, eo magis. Quidam usi sunt médicamentis adurentibus ; quidam ferro adusserunt ; quidam scalpello exciderunt : neque ulla unquam medicina profecit : sed adusta, protinus concitata sunt, et increverunt, donec occiderent; excisa, etiam post inductam cicatricem, tamen reverterunt, et causam mortis attulerunt : cum interim plerique nullam vim adhibendo, qua tollere id

autrement, c'est une preuve que le mal est plus fort que le remède ; et l'on ne doit pas différer de recourir au feu ; mais il faut, dans ce cas, s'abstenir du vin, de tout aliment solide, et boire beaucoup d'eau ; ce qu'il faut surtout observer lorsqu'il y a un peu de fièvre.

Du cancer.

2. Le cancer n'est point aussi dangereux, à moins qu'il n'ait été irrité par un mauvais traitement. Ce mal attaque principalement les parties supérieures, la face, les narines, les oreilles, les lèvres, et les mamelles des femmes. Il reconnaît pour cause la mauvaise disposition du foie ou de la rate. On sent dans les environs de l'endroit affecté des espèces de douleurs pongitives ; il y a une tumeur immobile, inégale, et quelquefois aussi engourdissement. Les vaisseaux environnants sont gonflés et comme recourbés ; ils sont pâles ou livides ; dans d'autres sujets, ils s'enfoncent et semblent disparaître : les uns ressentent de la douleur, lorsqu'on touche la partie affectée ; les autres n'en ressentent point. La peau, quelquefois sans ulcère, est plus dure ou plus molle qu'elle ne devrait être naturellement ; d'autrefois, il se joint un ulcère à tous les symptômes dont nous venons de parler. Tantôt le cancer n'a rien de particulier qui le caractérise ; tantôt il approche, par sa grandeur et sa superficie inégale et raboteuse, du condylôme. Sa couleur est rouge ou ressemble à celle de la lentille ; ce n'est pas sans danger qu'on le frappe ; car il survient sur-le-champ une paralysie ou des mouvements convulsifs ; souvent, par suite de ce choc, le malade tombe sans voix et sans connaissance. Il est des personnes chez lesquelles les bords du cancer, lorsqu'on le presse, se tendent et se gonflent. Ce mal est des plus fâcheux ; il commence presque toujours par l'affection que les Grecs nomment cacoethe, qui dégénère ensuite en cancer occulte, puis en cancer ouvert, et enfin en thymion. Il n'y a que l'affection cacoethe qui soit susceptible de guérison ; les autres espèces s'irritent d'autant plus que les remèdes qu'on emploie pour les guérir sont plus violents. Il est des praticiens qui ont fait usage des caustiques ; quelques-uns ont eu recours au feu ; d'autres ont tenté l'amputation ; mais ni l'une ni l'autre de ces méthodes n'a jamais réussi sur personne ; car si on brûle le cancer, on ne fait que l'accélérer, et il ne cesse de faire des progrès, jusqu'à ce qu'il ait fait périr celui qui en est attaqué. Si on l'emporte avec le bistouri, il revient après que la cicatrice est

malum tentent, sed imponendo tantum lenia medicamenta, quæ quasi blandiantur, quo minus ad ultimam senectutem perveniant, non prohibeantur. Discernere autem cacoëthes, quod curationem recipit, a carcinomate, quod non recipit, nemo scire potest, nisi tempore et experimento. Ergo ubi primum id vitium notatum est, imponi debent medicamenta adurentia. Si levatur malum, minuunturque ejus indicia, procedere curatio potest et ad scalpellum, et ad ustionem : si protinus irritatum est, scire licet, jam carcinoma esse ; removendaque sunt omnia acria, omnia vehementia. Sed si sine ulcere is locus durus est, imponi ficum quam pinguissimam, aut rhypodes emplastrum satis est. Si ulcus æquale est, ceratum ex rosa injiciendum est, adjiciendusque ei pulvis ex contrita testa, ex qua faber ferrarius tingere candens ferrum solitus est. Si id nimium supercrevit, tentanda squama æris est, quæ lenissima ex adurentibus est ; eatenus, ne quid eminere patiatur : sed ita, si nihil exacerbavit : sin minus, eodem cerato contenti esse debebimus.

formée, et termine enfin les jours du malade. Si, au contraire, on n'emploie aucun remède violent, et que l'on se contente d'appliquer sur le cancer des médicaments adoucissants, qui flattent en quelque façon ce mal, au lieu de l'aigrir, il n'empêche pas qu'on ne parvienne à une extrème vieillesse ; mais ce n'est qu'avec le temps et par l'expérience, qu'on distingue l'affection cacoethe qui peut se guérir, du cancer qui est incurable. On doit donc, aussitôt qu'on a reconnu cette première espèce, appliquer des caustiques sur le mal ; s'il s'adoucit et si ses symptômes diminuent, on peut continuer la cure, et en venir à l'amputation ou à l'ustion. Si, au contraire, le mal s'irrite par l'application des remèdes, c'est une preuve que le cancer est déjà formé ; et il faut s'abstenir de tout topique âcre et violent. Si l'endroit est dur, sans ulcère, il suffit d'appliquer dessus des figues très-grasses, ou l'emplâtre rhypodes. S'il y a ulcère sans excroissance, on se sert d'un cérat fait avec l'huile rosat, auquel on ajoute de la poudre prise dans le vase où les forgerons ont coutume de donner la trempe à leur fer. Si l'ulcère est accompagné d'excroissances considérables, on peut tenter l'écaille de cuivre, qui est un corrosif fort doux, et qu'on laisse jusqu'à ce qu'elle ait réprimé ces chairs fongueuses. Mais je suppose toujours que le mal n'augmente point par l'application de ce remède ; car s'il augmentait, il ne faudrait se servir que du cérat dont nous venons de parler.

De theriomate.

3. Est etiam ulcus, quod θηρίωμα Græci vocant. Id et per se nascitur, et interdum ulceri ex alia causa facto supervenit. Color est vel lividus, vel niger ; odor fœdus ; multus, et muco similis humor : ipsum ulcus neque tactum, neque medicamentum sentit ; prurigine tantum movetur : at circa dolor est, et inflammatio : interdum etiam febris oritur : nonnunquam ex ulcere sanguis erumpit : atque id quoque malum serpit. Quæ omnia sæpe intenduntur ; fitque ex his ulcus, quod φαγέδαιναν Græci vocant ; quia celeriter serpendo, penetrandoque usque ossa, corpus vorat. Id ulcus inæquale est, cœno simile ; inestque multus humor glutinosus, odor intolerabilis, majorque, quam pro modo ulceris, inflammatio. Utrumque, sicut omnis cancer, fit maxi-

Du thériòme.

3. Il est une espèce d'ulcère que les Grecs appellent *thériòme* ; il se forme quelquefois de lui-même, et d'autres fois il survient à un ulcère produit par une autre cause. Sa couleur est livide, ou noire ; il répand une odeur fétide ; il en découle beaucoup d'humeur semblable à de la mucosité. On peut toucher le fond de cet ulcère, et le couvrir de médicaments, sans y exciter la moindre impression douloureuse ; il n'est sensible que lorsqu'on le grate ; mais, tout autour, il y a douleur et inflammation. La fièvre s'y joint quelquefois ; il découle quelquefois du sang de cet ulcère, qui, comme le cancer, envahit les parties voisines. Alors souvent tous les accidents augmentent, et il en résulte un ulcère que les Grecs nomment *phagédénique*, parce qu'il se communique promptement aux chairs voisines ; qu'il pénètre jusqu'aux os, et détruit le corps. Cet ulcère est inégal, bourbeux, répand beaucoup d'humeur gluante, et d'une odeur insupportable ;

me in senibus, vel iis, quorum corpora mali habitus sunt. Curatio utriusque eadem est : sed in majore malo major vis necessaria. Ac primum a victus ratione ordinandum est : ut quiescat in lectulo : ut primis diebus a cibo abstineat, aquam quam plurimam assumat ; alvus quoque ei ducatur : dein, post inflammationem, cibum boni succi capiat, vitatis omnibus acribus ; potionis quantum volet, sic, ut interdiu quidem aqua contentus sit ; in cœna vero etiam vini austeri aliquid bibat. Non æque tamen fame in iis, quos φαγέδαινα urgebit, atque iis, qui θηρίωμα adhuc habebunt, utendum erit. Et victus quidem talis necessarius est. Super ulcus vero inspergenda arida aloë œnanthe est, et, si parum proficiet chalcitis. Ac si quis nervus exesa carne nudatus est, contegendus ante linteolo est, ne sub eo medicamento aduratur. Si validioribus etiamnum remediis opus est, ad eas compositiones veniendum est, quæ vehementius adurunt. Quidquid autem inspergitur, averso specillo infundi debet. Superdanda cum melle sunt vel linamenta, vel oleæ folia ex vino decocta, vel marrubium : eaque linteolo contegenda in aqua frigida madefacto, dein bene expresso : circaque, qua tumor ex inflammatione est, imponenda, quæ reprimant, cataplasmata. Si sub his nihil proficitur, ferro locus aduri debet ; diligenter nervis, si qui apparent, ante contectis. Adustum vel medicamentis vel ferro corpus, primum purgandum, deinde implendum esse, apparere cuilibet ex prioribus potest.

l'inflammation est plus forte qu'elle ne l'est ordinairement dans les autres ulcères. L'une et l'autre espèce, de même que toute sorte de cancers, attaque principalement les personnes âgées, ou qui sont d'une mauvaise constitution. La curation est la même dans les deux espèces ; excepté que les remèdes doivent être plus actifs dans la seconde. On doit commencer par faire observer au malade un régime convenable. Il doit garder le lit, s'abstenir d'aliments solides les premiers jours, boire beaucoup d'eau, et prendre des lavements ; ensuite, lorsque l'inflammation est passée, il doit faire usage d'aliments de bon suc, et qui n'aient rien d'âcre : boire à discrétion, de façon néanmoins qu'il se contente d'eau pendant le jour, et qu'il boive un peu de vin austère à son souper. Il n'est pas nécessaire d'observer une diète aussi exacte dans l'ulcère phagédénique que dans le *thériôme*. Voilà ce qui concerne le régime. Quant aux médicaments, il faut répandre sur l'ulcère de l'œnanthe desséchée et mise en poudre, et du chalcitis, si elle ne produit pas d'effet : mais auparavant, si les chairs sont consumées au point qu'il y ait quelque nerf mis à nu, il faut le recouvrir avec un linge, afin qu'il ne soit point rongé par ce médicament caustique. S'il est nécessaire d'en venir à des remèdes plus actifs, il faut employer les préparations les plus cautérisantes. Au reste, quelque poudre qu'on répande sur cet ulcère, il faut l'y porter avec le dos de la sonde : on applique par-dessus de la charpie trempée dans du miel, ou des feuilles d'olivier, ou de marrube, bouillies dans du vin ; on recouvre le tout d'un linge trempé dans de l'eau froide, et qu'on a bien exprimé auparavant : on met sur les endroits où il y a tumeur et inflammation des cataplasmes répercussifs. Si ces moyens ne font rien, on a recours au feu ; mais il faut auparavant garantir, avec tout le soin possible, les nerfs qui sont à découvert. Lorsqu'on a brûlé cet ulcère par le cautère, ou actuel ou potentiel, on sent, par tout ce que nous avons dit plus haut, qu'il faut d'abord le déterger, et ensuite procurer la régénération des chairs.

De sacro igne.

4. Sacer quoque ignis malis ulceribus adnumerari debet. Ejus duæ species sunt. Alterum est subrubicundum, aut mixtum rubore atque pallore, exasperatumque per pustulas continuas, quarum nulla altera major est, sed plurimæ perexiguæ,

Du feu sacré.

4. On doit aussi mettre au rang des ulcères le feu sacré qui est de deux espèces : celui de la première est d'une couleur tirant sur le rouge, ou mêlée de blanc et de rouge ; la peau est raboteuse, parce qu'elle est couverte de pustules très-rapprochées, fort petites, et d'une

In his semper fere pus , et sæpe rubor cum calore est : serpitque id nonnunquam sanescente eo, quod primum vitiatum est : nonnunquam etiam exulcerato, ubi ruptis pustulis ulcus continuatur, humorque exit, qui esse inter saniem et pus videri potest. Fit maxime in pectore, aut lateribus, aut eminentibus partibus, præcipueque in plantis. Alterum autem est in summæ cutis exulceratione, sed sine altitudine, latum, sublividum , inæqualiter tamen ; mediumque sanescit, extremis procedentibus : ac sæpe id , quod jam sanum videbatur, iterum exulceratur : at circa, proxima cutis, quæ vitium receptura est , tumidior et durior est, coloremque habet ex rubro subnigrum. Atque hoc quoque malo fere corpora seniora tentantur, aut quæ mali habitus sunt ; sed in cruribus maxime. Omnis autem sacer ignis, ut minimum periculum habet ex iis, quæ serpunt , sic prope difficillime tollitur. Medicamentum ejus fortuitum est , uno die febris, quæ humorem noxium absumat. Pus , quo crassius et albidius est , eo periculi minus est. Prodest etiam infra os ulcerum lædi, quo plus puris exeat, et id , quo ibi corruptum corpus est, extrahatur. Sed tamen, si febricula accessit, abstinentia, lectulo, alvi ductione opus est. In omni vero sacro igni, neque lenibus et glutinosis cibis, neque salsis et acribus utendum est ; sed iis, quæ inter utrumque sunt : qualis est panis sine fermento , piscis, hœdus, aves , exceptoque apro, omnis fere venatio. Si non est febricula, et gestatio utilis est, et ambulatio, et vinum austerum , et balneum. Atque in hoc quoque genere potio magis liberalis esse, quam cibus, debet. Ipsa autem ulcera, si mediocriter serpunt, aqua calida ; si vehementius, vino calido fovenda sunt : deinde acu pustulæ, quæcumque sunt, aperiendæ : tum imponenda ea, quæ putrem carnem exedunt. Ubi inflammatio sublata, ulcusque purgatum est, imponi lene medicamentum debet. In altero autem genere, possunt proficere mala cotonea in vino cocta, atque contrita : potest emplastrum vel Heræ , vel tetrapharma-

égale dimension entre elles. Ces pustules sont presque toujours remplies de pus, et souvent accompagnées de rougeur et de chaleur ; le mal s'étend quelquefois d'un autre côté, tandis que celui qui a été d'abord attaqué se guérit ; quelquefois les pustules, venant à se rompre , ne forment qu'un ulcère d'où il découle une humeur qui tient le milieu entre le pus et la sanie. Cette maladie attaque principalement la poitrine, les côtés, ou les parties saillantes du corps, et surtout la plante des pieds. Le feu sacré de la seconde espèce se borne à la superficie de la peau qu'il ulcère ; il s'étend beaucoup sans creuser ; il est un peu livide, mais inégalement ; il se guérit dans son centre, tandis qu'il s'étend par ses extrémités ; souvent même ce qui paraissait guéri s'ulcère de nouveau. Les téguments qui sont dans le voisinage, et qui sont menacés d'être attaqués de ce mal, sont gonflés et durs ; leur couleur est d'un rouge tirant sur le noir. Cette seconde espèce attaque presque toujours les personnes avancées en âge, ou qui sont cacochymes, et se manifeste principalement aux jambes. Le feu sacré est le moins dangereux de tous les ulcères rongeants, mais aussi il est presque le plus difficile à guérir. La fièvre , quand elle survient, ne durât-elle qu'un jour, est un remède naturel pour ce mal, en emportant l'humeur nuisible qui l'occasionnait. Il y a d'ailleurs d'autant moins de danger, que le pus est plus épais et plus blanc. Il est utile de faire des ouvertures à la peau , au-dessous des ulcérés , pour laisser échapper une plus grande quantité de pus, et évacuer celui qui se forme dans l'endroit affecté. S'il s'élève une petite fièvre , il faut faire abstinence, garder le lit, et prendre des lavements. Dans les deux espèces de feu sacré, il faut éviter les aliments doux et glutineux, et ceux qui sont salés et âcres ; mais choisir ceux qui tiennent le milieu entre les uns et les autres : comme le pain qui n'a pas fermenté, le poisson, le chevreau, les oiseaux, et presque toute sorte de gibier, excepté le sanglier. S'il n'y a pas de fièvre , on se trouve bien de la gestation , de la promenade, du vin austère , et du bain. Dans cette sorte de maladie, la boisson doit être plus abondante que les aliments solides. Quant aux ulcères, s'ils ne s'étendent pas beaucoup, on les fomente avec de l'eau chaude ; mais avec du vin chaud, s'ils s'étendent davantage ; ensuite on applique des médicaments propres à consumer les chairs mortes : lorsque l'inflammation a cessé, et que l'ulcère est détergé, on applique dessus un médicament adoucissant. Dans les ul-

cum, cui quinta pars thuris adjecta sit : potest nigra hedera ex vino austero cocta; ac, si celeriter malum serpit, non aliud magis proficit. Purgato ulcere, quod in summa cute esse proposui, satis ad sanitatem eadem lenia medicamenta proficient.

cères de la seconde espèce, on se trouve bien de faire bouillir des coings dans du vin, de les écraser, et de les appliquer ensuite sur le mal. On peut aussi se servir de l'emplâtre d'*Héra*, ou du *tétrapharmaque*, auquel on ajoute une cinquième partie d'encens. Le lierre noir, bouilli dans du vin, est aussi fort bon ; c'est même un des meilleurs remèdes qu'on puisse employer, si le mal s'étend beaucoup. Après qu'on a détergé cet ulcère, on le conduit à cicatrice avec les médicaments adoucissants.

De chironio ulcere.

De l'ulcère chironien.

5. Chironium autem ulcus appellatur, quod et magnum est, et habet oras duras, callosas, tumentes. Exit sanies non multa, sed tenuis; odor malus, neque in ulcere, neque in ejus humore est; nulla inflammatio, dolor modicus est; nihil serpit : ideoque nullum periculum adfert; sed non facile sanescit. Interdum tenuis cicatrix inducitur, deinde iterum rumpitur, ulcusque renovatur. Fit maxime in pedibus et cruribus. Super id imponi debet, quod et lene aliquid, et vehemens, et reprimens habeat; quale ejus rei causa fit ex his : squamæ æris, plumbi eloti combusti, singulorum p. * IV. cadmiæ, ceræ, singulorum p. * VIII. rosæ quantum satis est ad ceram simul cum eis molliendam.

5. On appelle chironien un ulcère qui est grand, et dont les bords sont durs, calleux et enflés. Il en découle une sanie peu abondante, ténue; il n'y a pas de mauvaise odeur ni dans l'ulcère lui-même, ni dans l'humeur qu'il rend; il n'y a pas non plus d'inflammation; l'ulcère est peu douloureux, et ne s'étend point; aussi est-il sans danger : mais il ne se guérit pas facilement. Il se couvre quelquefois d'une cicatrice fort mince qui se rompt, et l'ulcère se renouvelle; il attaque particulièrement les pieds et les jambes. On doit appliquer dessus un médicament qui soit tout à la fois adoucissant, énergique et répercussif. On se sert, à cet effet, de la composition suivante : prenez d'écaille de cuivre, de plomb lavé et brûlé, de chaque p. IV.*; de cadmie, de cire, de chaque p. VIII.*; d'huile rosat autant qu'il en faut, pour malaxer la cire avec les autres ingrédients.

De ulceribus, quæ ex frigore in pedibus et manibus oriuntur.

Des ulcères que le froid fait naître aux pieds et aux mains.

6. Fiunt etiam ex frigore hiberno ulcera, maxime in pueris, et præcipue pedibus, digitisque eorum, nonnunquam etiam in manibus. Rubor cum inflammatione mediocri est. Interdum pustulæ oriuntur, deinde exulceratio. Dolor autem modicus; prurigo major est. Nonnunquam humor exit, sed non multus, qui referre vel pus, vel saniem videtur. In primis multa calida aqua fovendum est, in qua rapa decocta; aut si ea non sunt, aliquæ verbenæ ex reprimentibus. Si nondum adapertum ulcus est, æs, quam maxime calidum quis pati potest, admovendum est. Si jam exulceratio est, imponi debet alumen æqua portione cum thure contritum, vino adjecto; aut ma-

6. Le froid de l'hiver occasionne aussi quelquefois, et principalement chez les enfants, des ulcères dont le siège est surtout aux pieds, et quelquefois aussi aux mains. Il y a rougeur avec une légère inflammation : quelquefois il s'élève des pustules qui s'ulcèrent, la douleur est médiocre; mais la démangeaison est considérable; il en découle quelquefois, mais en petite quantité, une humeur qui paraît ressembler à du pus, ou à de la sanie. Dans le commencement, on doit faire sur la partie affectée des fomentations avec de l'eau chaude, dans laquelle on a fait bouillir des raves; si on n'en a pas, il faut se servir de feuilles de verveine bouillies dans une décoction astringente. Si l'ulcère n'est point encore ouvert, il faut appliquer dessus du cuivre, le plus chaud qu'il est possible de l'endurer. Mais s'il y a ulcère, on se sert d'a-

Celse.

licorium in aqua coctum, deinde contritum. Si summa detracta pellicula est, hic quoque melius lenia medicamenta proficiunt.

lum broyé avec partie égale d'encens, et dissous dans du vin, ou bien de l'écorce de grenade bouillie dans de l'eau, et qu'on écrase ensuite. S'il n'y a que la surpeau d'enlevée, les médicaments adoucissants conviennent mieux.

De struma.

7. Struma quoque est tumor, in quo subter concreta quædam ex pure et sanguine quasi glandulæ oriuntur : quæ vel præcipue fatigare medicos solent, quoniam et febres movent , nec unquam facile maturescunt : et sive ferro, sive medicamentis curantur, plerumque iterum juxta cicatrices ipsas resurgunt ; multoque post medicamenta sæpius : quibus id quoque accedit, quod longo spatio detinent. Nascuntur maxime in cervice ; sed etiam in alis, et inguinibus, et in lateribus. In mammis quoque feminarum se reperisse, Meges auctor est. Propter hæc, et album veratrum recte datur, atque etiam sæpius, donec ea digerantur. Et medicamenta imponuntur, quæ humorem vel educant, vel dissipent ; quorum supra mentio facta est. Adurentibus quoque quidam utuntur, quæ excedant, crustaque eum locum adstringant : tum vero ut ulcus curant. Quæcumque autem ratio curandi est, corpus, puro ulcere, excercendum atque alendum est , donec ad cicatricem perveniat. Quæ cum medici doceant, quorumdam rusticorum experimento cognitum, quem struma male habet, eum, si anguem edit, liberari.

Des écrouelles.

7. Les écrouelles sont des tumeurs qui semblent être formées d'un mélange de pus et de sang, et qui s'élèvent en manière de glandes. Elles fatiguent ordinairement beaucoup les médecins, parce qu'elles occasionnent la fièvre ; qu'elles ne suppurent pas facilement, et que souvent, après qu'on les a guéries, soit par le fer ou par les médicaments, elles reviennent dans l'endroit même des cicatrices ; ce qui arrive beaucoup plus fréquemment, quand on ne les a traitées que par les médicaments : ajoutez à cela qu'elles persistent pendant long-temps. Elles viennent principalement au cou, et aussi aux aisselles, aux aines et aux côtés ; Mégès assure en avoir vu aux mamelles des femmes. On emploie, avec succès, contre les écrouelles l'ellébore blanc : il faut le réitérer souvent, jusqu'à ce qu'elles soient dissipées. On applique dessus des emplâtres suppuratifs ou résolutifs, dont nous avons donné la composition plus haut. Quelques-uns se servent de caustiques qui rongent ces tumeurs et qui forment une croûte sur le lieu affecté ; et, lorsque cette croûte est détachée, ils traitent ce mal comme un autre ulcère. Quelque méthode que l'on suive, il faut, lorsque l'ulcère est bien détergé, faire exercer le malade et lui donner une bonne nourriture, jusqu'à ce que la cicatrice soit formée. Voilà ce que recommande la médecine ; mais de plus, quelques paysans assurent, d'après leur propre expérience , qu'on peut se guérir des écrouelles en mangeant un serpent.

De furunculo.

8. Furunculus vero, est tuberculum acutum cum inflammatione et dolore ; maximeque ubi jam in pus vertitur. Qui ubi adapertus est, et exiit pus, subter apparet pars carnis in pus versa , pars corrupta subalbida, subrubra : quem ventriculum quidam furunculi nominant. In eo nullum periculum est, etiamsi nulla curatio adhibeatur : maturescit enim per se, atque erumpit. Sed dolor efficit, ut potior medicina sit, quæ maturius liberet. Proprium ejus medicamen-

Du furoncle.

8. Le furoncle est un tubercule pointu avec inflammation et douleur, principalement lorsque la suppuration commence à s'établir. Lorsqu'il est ouvert, et que le pus est évacué, les chairs qui sont en dessous sont en partie changées en pus, en partie corrompues, et d'un rouge pâle ; quelques-une appellent ces chairs le noyau du furoncle. Ce mal est sans danger, quand même on ne ferait aucun remède ; car il suppure, et s'ouvre de lui-même ; mais la douleur fait qu'on aime mieux avoir recours aux remèdes, pour s'en débarrasser plus tôt. Le galbanum est le spécifique du furoncle ; on

tum galbanum est : sed alia quoque supra comprehensa sunt. Si cætera desunt, imponi debet, primum non pingue emplastrum, ut id reprimat; deinde, si non repressit, quodlibet puri movendo accommodatum : si ne id quidem est, vel resina, vel fermentum. Expresso pure, nulla ultra curatio necessaria est.

De phymate.

9. Φῦμα vero nominatur tuberculum furunculo simile, sed rotundius et planius, sæpe etiam majus. Nam furunculus ovi dimidii magnitudinem raro explet, nunquam excedit : phyma etiam latius patere consuevit; sed inflammatio dolorque sub eo minores sunt. Ubi divisum est, pus eodem modo apparet : ventriculus, qui in furunculo, non invenitur : verum omnis corrupta caro in pus vertitur. Id autem in pueris et sæpius nascitur, et facilius tollitur : in juvenibus rarius oritur, et difficilius curatur : ubi ætas induravit, ne nascitur quidem. Quibus vero medicamentis discuteretur, supra propositum est.

De phygethlo.

10. Φύγεθλον autem est tumor, non altus, latus, in quo quiddam pustulæ simile est. Dolor distentioque vehemens est, et major quam pro magnitudine tumoris; interdum etiam febricula : idque tarde maturescit, neque magnopere in pus convertitur. Fit maxime aut in cervice, aut in alis, aut in inguinibus. Panem, ad similitudinem figuræ, nostri vocant. Atque id ipsum quo medicamento tolleretur, supra demonstravi.

De abscessibus.

11. Sed cum omnes hi nihil nisi minuti abscessus sint, generale nomen trahit latius vitium ad suppurationem spectans. Idque fere fit aut post febres, aut post dolores partis alicujus, maximeque eos, qui ventrem infestarunt. Sæpiusque oculis expositum est; siquidem latius aliquid intumescit ad similitudinem ejus, quod φῦμα vocari proposui, rubet-

peut aussi se servir des remèdes dont nous avons parlé plus haut. A défaut d'autres, on applique d'abord un emplâtre qui ne soit pas gras, pour résoudre le furoncle; si on n'en peut venir à bout par cet emplâtre, on en applique un qui soit propre à le faire suppurer; si on n'a aucun emplâtre, on se sert de la résine ou du levain; et lorsque le pus est évacué, il n'est plus nécessaire de faire aucun remède.

Du phyma.

9. On appelle *phyma* un tubercule semblable au furoncle, mais plus rond, moins élevé, et souvent aussi plus volumineux; car il est rare que le furoncle égale en grosseur la moitié d'un œuf; il ne l'excède jamais, et le *phyma* est ordinairement plus gros. L'inflammation et la douleur sont moindres que dans le furoncle : lorsqu'on l'a ouvert, il en sort de même du pus, mais il n'y a point de noyau comme dans l'autre, et toutes les chairs viciées se changent en pus. Le *phyma* attaque plus particulièrement les enfants, et on les en guérit plus facilement que les jeunes gens, qui en sont plus rarement attaqués; on ne l'observe jamais chez les personnes un peu avancées en âge. On le guérit avec les mêmes remèdes que nous avons indiqués plus haut.

Du phygethlon.

10. Le *phygethlon* est une tumeur peu élevée, mais large, et sur laquelle on observe des espèces de pustules; la tension et la douleur sont considérables et plus fortes qu'elles ne devraient être, eu égard à la grandeur de la tumeur; il est quelquefois accompagné d'une petite fièvre; il ne suppure que fort tard, et ne fournit pas beaucoup de pus. Il vient principalement au cou, aux aisselles et aux aines. Les Latins l'appellent *panis*, à cause de sa figure. J'ai indiqué précédemment les médicaments propres à opérer la guérison de ce mal.

Des abcès.

11. Toutes ces maladies ne sont que des espèces de petits abcès; mais on a donné le nom général d'abcès à un mal plus étendu, et qui tend toujours à la suppuration. Ordinairement il succède aux fièvres, ou aux douleurs de quelque partie, principalement à celles qui ont leur siège au bas-ventre. Il est le plus souvent exposé à la vue : on aperçoit un gonflement d'une certaine étendue, et ressemblant à ce que j'ai mentionné plus

que cum calore, et paulo post etiam cum duritia , magisque nocenter indolescit. et sitim vigiliamque exprimit. Interdum tamen nihil horum in cute deprehendi potest ; maximeque ubi altius pus movetur : sed cum siti vigiliaque sentiuntur intus aliquæ punctiones. Et quod de subito durius non est, melius est : et quamvis non rubet, coloris tamen aliter emutati est. Quæ signa jam pure oriente nascuntur ; tumor ruborque multo ante incipiunt. Sed si locus mollis est , avertendus materiæ aditus est per cataplasmata, quæ simul et reprimunt, et refrigerant ; qualia et alias et paulo ante in erysipelate proposui. Si jam durior est, ad ea veniendum est, quæ digerant, et resolvant : qualis est ficus arida contusa, aut fæx mixta cum cerato , quod ex adipe suilla coactum sit ; aut cucumeris radix, cui ex farina duæ partes adjectæ sint, ante ex mulso decoctæ. Licet etiam miscere æquis portionibus ammoniacum , galbanum, propolim, viscum ; pendusque adjicere myrrhæ dimidio minus, quam in prioribus singulis erit. Atque emplastra quoque et malagmata idem efficiunt, quæ supra explicui. Quod per hæc discussum non est, necesse est , maturescat. Idque quo celerius fiat, imponenda est farina hordeacea , ex aqua cocta... recte miscetur. Eadem autem hæc in minoribus quoque abscessibus, quorum nomina proprietasque supra reddidi , recte fiunt. Eademque omnium curatio : tantum modo distat. Crudum est autem, in quo major quasi venarum motus est, et gravitas, et ardor, et distentio, et dolor, et rubor, et durities ; et, si major abscessus est, horror, aut etiam febricula permanet ; penitusque condita suppuratione, si pro his quæ alibi cutis ostendit, punctiones sunt. Ubi ista se remiserunt, jamque is locus prurit, et aut sublividus, aut subalbidus est, matura suppuratio est ; eaque, ubi vel per ipsa medicamenta, vel etiam ferro aperta est, pus debet emitti. Tum si qua in alis, vel inguinibus sunt, sine linamento nutrienda sunt. Id ceteris quoque partibus, si una plaga exigua est, si mediocris suppuratio fuit, si non alte penetravit, si

haut sous le nom de *phyma*. Il y a, en même temps, rougeur, chaleur, et bientôt après , dureté ; s'il restait indolent, il serait plus dangereux : le malade est pressé par la soif, et privé de sommeil. Quelquefois cependant, l'abcès n'est annoncé par aucun signe extérieur, surtout si le pus se forme profondément, mais on sent des picotements à l'intérieur ; il y a soif et insomnie. C'est un bon signe, lorsque la tumeur cesse promptement d'être dure, et que la couleur, quoique n'étant plus rouge , demeure néanmoins altérée ; c'est une preuve que le pus commence à se former ; car la tumeur et la rougeur paraissent long-temps avant la formation du pus. Si la partie affectée est molle, il faut détourner le cours de la matière par l'application de cataplasmes qui soient, en même temps, répercussifs et rafraichissants : tels sont ceux que nous avons dit convenir dans l'érysipèle. S'il y a dureté, il faut la résoudre par des topiques discussifs et résolutifs ; tel est le cataplasme fait avec la figue sèche écrasée, ou la lie mêlée avec du cérat composé d'axonge de porc, ou la racine de concombre à laquelle on ajoute deux parties de farine bouillie dans de l'hydromel. On peut aussi faire un cataplasme avec parties égales de gomme ammoniaque, de galbanum, de propolis et de gui : on y ajoute la myrrhe, à une dose moitié moindre que celle des autres ingrédients. Les cataplasmes et les emplâtres dont nous avons donné la composition plus haut, produisent le même effet. Si l'abcès ne se résoud pas par l'usage de ces remèdes, il est nécessaire qu'il suppure. Pour accélérer la suppuration, on applique sur la partie affectée un cataplasme de farine d'orge bouillie dans de l'eau, dans laquelle on mêle avec avantage....(1). On peut suivre la même méthode dans le traitement des petits abcès dont j'ai rapporté plus haut les noms et les caractères particuliers. Le traitement est le même pour tous ; il n'y a de différence que du plus ou moins. Les signes qui font connaitre que l'abcès n'est pas encore mûr, sont le battement violent des artères, la pesanteur, l'ardeur, la tension , la douleur, la rougeur, et la dureté de la partie affectée. Si l'abcès est un peu considérable, il y a frissonnement et fièvre ; lorsque l'abcès est fort enfoncé , au lieu des signes extérieurs que je viens de rapporter, on sent des picotements au dedans. Lorsque tous ces symptômes sont diminués ; qu'on commence à sentir de

_____

(1) Il y a ici une petite lacune dans le texte.

febris non est, si valet corpus, æque linamenta supervacua sunt : in reliquis, parce tamen, nec, nisi magna plaga est, imponi debent. Commode vero vel super linamenta, vel sine his imponitur lenticula ex melle, aut malicorium ex vino coctum ; quæ et per se et mixta idonea sunt. Si qua circa duriora sunt, ad ea mollienda, vel malva contrita, vel fœni græci linive semen ex passo coctum superdandum est. Quidquid deinde impositum est, non adstringi, sed modice deligari debet. Illo neminem decipi decet, ut in hoc genere cerato utatur. Cetera, quæ pertinent ad purgandum ulcus, ad implendum, ad cicatricem inducendam, conveniunt, quæ in vulneribus exposita sunt.

la démangeaison à la peau, et que la couleur des téguments est livide, ou tirant sur le pâle, c'est une preuve que l'abcès est mûr. Il faut alors en évacuer le pus, en pratiquant une ouverture, soit par le moyen des médicaments, soit à l'aide du fer lui-même. On ne doit pas panser les abcès des aisselles ou des aines avec la charpie ; il est même inutile de s'en servir dans les abcès des autres parties, si l'ouverture est petite ; si la suppuration est peu considérable ; si elle ne pénètre pas bien avant dans les chairs; s'il n'y a pas de fièvre, et si le malade est d'un bon tempérament. Dans les autres abcès, on ne doit employer la charpie qu'en petite quantité, encore faut-il que l'ouverture soit considérable. Il convient de mettre par-dessus la charpie, et même d'appliquer, sans elle, de la lentille mêlée avec du miel, ou bien de l'écorce de grenade bouillie dans du vin. On peut se servir de ces ingrédients seuls, ou mêlés ensemble. Si le tour de l'abcès est dur, on applique dessus, pour le ramollir, de la mauve écrasée, ou de la semence de fenugrec ou de lin, bouillie dans du passum. Il faut avoir attention de ne pas serrer, et ne faire que maintenir les médicaments qu'on applique sur l'abcès. On ne doit pas se servir de cérat dans ces sortes de pansements. Nous avons parlé plus haut de la manière de déterger, d'incarner, et de cicatriser les ulcères, en traitant de ce qui concerne les plaies.

De fistulis.

12. Nonnunquam autem ex ejusmodi abscessibus, et ex aliis ulcerum generibus, fistulæ oriuntur. Id nomen est ulceri alto, angusto, calloso. Fit in omni fere parte corporis: habetque quædam in singulis locis propria. Prius de communibus dicam. Genera igitur fistularum plura sunt : siquidem aliæ breves sunt, aliæ altius penetrant ; aliæ rectæ intus feruntur, aliæ multoque plures transversæ ; aliæ simplices sunt, aliæ duplices triplicesve, ab uno ore intus orsæ quæ fiunt, aut etiam in plures sinus dividuntur : aliæ rectæ, aliæ flexæ, et tortuosæ sunt ; aliæ entra carnem desinunt, aliæ ad ossa aut cartilaginem penetrant, aut, ubi neutrum horum subest, ad interiora perveniunt : aliæ deinde facile, aliæ cum difficultate curantur, atque etiam quædam insanabiles reperiuntur. Expedita

Des fistules.

12. Quelquefois il survient des fistules à la suite des abcès et des autres espèces d'ulcères. On donne ce nom à un ulcère profond, étroit et calleux. Les fistules attaquent presque toutes les parties du corps, et elles ont entre elles quelques différences, selon les lieux qu'elles occupent ; je parlerai d'abord de ce qu'elles ont de commun. Il est plusieurs sortes de fistules ; les unes n'ont qu'un court trajet, les autres sont plus profondes ; quelques-unes se portent en dedans, en ligne directe ; d'autres, et c'est le plus grand nombre, s'étendent transversalement. Il en est de simples, de doubles, de triples, c'est-à-dire, qui commencent par une ouverture, et qui se divisent ensuite en deux et en trois, ou même en un plus grand nombre de sinus. Les unes sont droites, les autres obliques, d'autres sont tortueuses. On en voit qui se terminent dans les chairs ; d'autres qui pénètrent jusqu'aux os, ou aux cartilages, ou qui, dans les régions où ces parties manquent, s'ouvrent à l'intérieur. Il en est qui se

curatio est in fistula simplici, recenti, intra carnem : adjuvatque ipsam corpus, si juvenile, si firmum est. Inimica contraria his sunt : itemque, si fistula os, vel cartilaginem, vel nervum, vel musculos læsit ; si articulum occupavit; si vel ad vesicam, vel ad pulmonem, vel ad vulvam, vel ad grandes venas arteriasve, vel ad inania, ut guttur, stomachum, thoracem penetravit. Ad intestina quoque eam tendere, semper periculosum, sæpe pestiferum est. Quibus multum mali accedit, si corpus vel ægrum, vel senile, vel mali habitus est. Ante omnia autem demitti specillum in fistulam convenit, ut, quo tendat, et quam alte perveniat, scire possimus ; simul etiam protinus humida, an siccior sit : quod extracto specillo patet. Si vero os in vicino est, id quoque disci potest, si jam, nec ne, eo fistula penetravit, quatenus nocuerit. Nam si molle est quod ultimo specillo contingitur, intra carnem adhuc vitium est ; si magis id renititur, ad os ventum est. Ibi deinde si labitur specillum, nondum caries est : si non labitur, sed æquali innititur, caries quidem, verum adhuc levis est : si inæquale quoque et asperum subest, vehementius os exesum est. At cartilago ubi subsit, ipsa sedes docet; perventumque esse ad eam, ex renisu patet. Et ex his quidem colliguntur fistularum sedes, spatia, noxæ. Simplices vero eæ sint, an in plures partes diducantur, cognosci potest ex modo puris : cujus si plus fertur, quam quod simplici spatio convenit, plures sinus esse manifestum est. Cumque fere juxta sint caro, et nervus, et aliqua nervosa, quales fere tunicæ membranæque sunt, genus quoque puris docebit, num plures sinus intus diversa corporis genera perroserint. Siquidem ex carne pus læve, album, copiosius fertur : at ex nervoso loco, coloris quidem ejusdem, sed tenuius et minus : ex nervo, pingue et oleo non dissimile. Denique etiam corporis inclinatio docet, num in plures partes fistulæ penetrarint ; quia sæpe, cum quis aliter decubuit, aliterque membrum collocavit, pus ferri, quod jam desierat,

guérissent aisément, d'autres seulement avec peine; quelques-unes même sont absolument incurables. Il est aisé de guérir une fistule simple, récente, située dans les chairs, surtout si le sujet est jeune et d'une bonne constitution ; le contraire de ces conditions rend la cure plus difficile ; de même que quand les fistules attaquent les os, les cartilages, les nerfs, les tendons, les articles, ou qu'elles pénètrent jusqu'aux poumons, à la vessie, à la matrice, à de gros vaisseaux veineux ou artériels; ou qu'elles atteignent des cavités, comme le gosier, l'œsophage ou la poitrine. C'est aussi un accident toujours dangereux et souvent mortel, qu'une fistule s'étende jusqu'aux intestins. Dans ces circonstances, le danger augmente encore, lorsque le sujet est valétudinaire, âgé, ou cacochyme. Avant toutes choses, on doit porter la sonde dans la fistule, pour s'assurer de sa direction et de sa profondeur. On sait ainsi, en retirant la sonde, si la fistule est sèche ou humide. Lorsqu'un os est placé dans le voisinage de la fistule, on apprend, par le même moyen, si elle a pénétré jusqu'à lui, et jusqu'à quel point elle l'a endommagé; car, si ce qu'on touche avec le bout de la sonde est mou, c'est une preuve que la fistule se termine dans les chairs; si l'on sent, au contraire, plus de résistance, c'est une marque qu'elle pénètre jusqu'à l'os; si lorsqu'on y est parvenu, la sonde glisse, il n'y a point encore de carie; si la sonde reste dans l'endroit contre lequel elle appuie, il y a à la vérité carie, mais elle est peu considérable ; si l'on sent des inégalités et des aspérités, l'os est vicié plus grièvement. On sait aussi, par la situation de la fistule, s'il se trouve un cartilage en dessous ; et, par la résistance qu'éprouve la sonde, si la fistule pénètre jusqu'à lui. C'est donc par le moyen de la sonde que l'on s'assure du siège, de l'étendue et du danger de la fistule ; mais c'est par la quantité du pus qu'on sait si elle est simple ou composée; car s'il en sort plus que n'en peut contenir une seule fistule, il est évident qu'il y a plusieurs sinus ; et comme ordinairement il se trouve, dans le voisinage, des chairs, des nerfs, des parties nerveuses, telles que les tuniques et les membranes, la qualité du pus fera connaître si les sinus situés à l'extérieur attaquent différentes sortes de parties; car le pus qui vient des chairs est lisse, blanc et plus abondant; celui qui vient des endroits tendineux est, à la vérité, de la même couleur, mais plus clair, et en plus petite quantité; celui qui découle des nerfs est gras et assez semblable à de l'huile. Enfin, les différentes attitudes qu'on fait prendre au

iterum incipit; testaturque, non solum alium sinum esse, ex quo descendat, sed etiam in aliam corporis partem eum tendere. Sed si et in carne et recens et simplex est, ac neque rugosa neque cava sede, neque in articulo, sed in eo membro, quod per se immobile, non nisi cum toto corpore movetur; satis proficiet emplastrum, quod recentibus vulneribus imponitur, dum habeat vel salem, vel alumen, vel squamam æris, vel æruginem, vel ex metallicis aliquid : exque eo collyrium fieri debet altera parte tenuius, altera paulo plenius, idque ea parte, qua tenuius est, antecedente demitti oportet in fistulam, donec purus sanguis se ostendat : quæ in omnibus fistularum collyriis perpetua sunt. Idem deinde emplastrum in linteolo superimponendum, supraque injicienda spongia est, in acetum ante demissa : solvique quinto die satis est. Genus victus adhibendum est, quo carnem ali docui. Ac si longius a præcordiis fistula est, ex intervallo jejunum radiculas esse, deinde vomere necessarium est. Vetustate callosa fit fistula. Callus autem neminem fallit, quia durus est, et aut albus, aut pallidus. Sed tum validioribus medicamentis opus est : quale est, quod habet papaveris lacrimæ p. * I. gummi p. * III. =. cadmiæ p. * IV. atramenti sutorii p. * VIII. ex quibus aqua coactis collyrium fit : aut in quo sunt gallæ p. * =. æruginis, sandarachæ, aluminis ægyptii, singulorum p. * I. atramenti sutoriio combusti p. * II. aut quod constat ex chalcitide, et saxo calcis; quibus auripigmenti dimidio minus, quam in singulis prioribus est, adjicitur, eaque melle cocto excipiuntur. Expeditissimum autem est ex præcepto Megetis, æruginis rasæ p. * II. conterere, deinde ammoniaci thymiamatis p. * II. aceto liquare, coque infuso æruginem cogere : idque ex primis medicamentis est. Sed ut hæc maximi effectus sunt, si cui ista non adsunt, facile tamen est callum quibuslibet adurentibus medicamentis erodere : satisque est vel papyrum intortum, vel aliquid ex penicillo in modum collyrii adstrictum eo illinere. Scilla quoque

corps font aussi connaître s'il y a plusieurs sinus : car, lorsqu'on change de situation, si le pus qui avait cessé de paraître, recommence à couler, on ne peut pas douter non-seulement qu'il n'y ait un autre sinus, mais encore que ce sinus ne tende vers une autre partie. Si la fistule est située dans les chairs; si elle est simple et récente; si elle n'est ni rugueuse, ni étendue jusqu'à une cavité; si elle attaque non un article, mais une partie immobile par elle-même, et qui ne se meut qu'avec tout le corps, il suffira de se servir de l'emplâtre qu'on applique sur les blessures récentes; pourvu qu'il entre dans sa composition, ou du sel, ou de l'alun, ou de l'écaille de cuivre, ou du verdet, ou quelque préparation métallique. On fait, avec cet emplâtre, une tente qui est plus mince d'un côté, et un peu plus épaisse de l'autre; on introduit cette tente par son bout le plus mince dans la fistule; on l'y laisse jusqu'à ce qu'il en sorte du sang pur; méthode applicable à toutes les tentes qu'on veut employer en pareil cas; on applique ensuite sur la fistule ce même emplâtre étendu sur un linge, qu'on recouvre d'une éponge trempée dans du vinaigre. Il suffit de lever cet appareil le cinquième jour. Le régime doit être celui que j'ai indiqué, comme propre à la régénération des chairs. Si la fistule est fort éloignée de la région précordiale, il faut manger, de temps en temps, à jeun, des racines de raifort, et vomir ensuite. Lorsque la fistule invétérée est devenue calleuse : ce que tout le monde peut reconnaître par ses bords durs, blancs ou pâles, il faut avoir recours à des remèdes plus actifs, telles que les préparations suivantes. Prenez de larmes de pavot, p. I.*; de gomme, p. III.* *; de calamine, p. IV.*; de vitriol, p. VIII.*; incorporez le tout ensemble avec de l'eau, et formez-en une tente. Ou bien, prenez de noix de galle, p. * *; de verdet, de sandaraque, d'alun d'Égypte, de chacun p. I.*; de vitriol calciné, p. II.*. Ou bien, servez-vous d'un mélange fait avec le chalcitis et la chaux, auxquels vous ajouterez une fois moins d'orpiment, et incorporez le tout avec du miel. Mais il est beaucoup plus simple, selon le conseil de Mégès, de piler p. II. * de verdet ratissé, de faire ensuite dissoudre dans du vinaigre, p. II.* de gomme ammoniaque, et de donner au verdet, par le moyen de cette dissolution, la consistance convenable pour en faire une tente; c'est un des meilleurs remèdes qu'on puisse employer en pareil cas. Les compositions que nous venons d'indiquer sont très-efficaces; mais si on ne les a pas à sa dis-

cocta et mixta cum calce, callum exest.
Si quando vero longior et transversa fistula est, demisso specillo, contra principium hujus incidi commodissimum est, et collyrium utrimque demitti. At si duplicem esse fistulam vel multiplicem existimamus, sic tamen, ut brevis, intraque carnem sit, collyrio uti non debemus ; quod unam partem curet, reliquas omittat ; sed eadem medicamenta arida in calamum scriptorium conjicienda sunt, isque ori fistulæ aptandus, inspirandumque, ut ea medicamenta intus compellantur : aut eadem ex vino liquanda sunt ; vel si sordidior fistula est, ex mulso ; si callosior, ex aceto ; idque intus infundendum. Quidquid inditum est, superponenda sunt, quæ refrigerent et reprimant : nam fere, quæ circa fistulam sunt, habent aliquid inflammationis. Neque alienum est, ubi quis resolverit, antequam rursus alia medicamenta conjiciat, per oricularium clysterem fistulam eluere, si plus puris fertur, vino ; si callus durior est, aceto ; si jam purgatur, mulso, vel aqua, in qua ervum coctum sit, sic, ut huic quoque mellis paulum adjiciatur. Fere vero fit, ut ea tunica, quæ inter foramen et integram carnem est, victa medicamentis tota exeat, infraque ulcus purum sit. Quod ubi contigit, imponenda glutinantia sunt ; præcipueque spongia melle cocto illita. Neque ignoro, multis placuisse, linamentum in modum collyrii compositum tinctum melle demitti : sed celerius id glutinatur, quam impletur. Neque verendum est, ne purum corpus puro corpori junctum non coëat, adjectis quoque medicamentis ad id efficacibus ; cum sæpe exulceratio digitorum, nisi magna cura prospeximus, sanescendo in unum eos jungat.

position, il est facile cependant de consumer les callosités avec tout autre caustique, dont on enduira du papier ou de la charpie qu'on aura roulés en forme de tente. La scille cuite et mêlée avec de la chaux consume aussi les callosités. Lorsque la fistule est longue et transverse, il faut, après y avoir porté la sonde, faire une incision à l'opposite de son entrée, et introduire ensuite une tente par chacune des deux ouvertures. S'il y a deux ou plusieurs sinus à la fistule, mais qui soient peu profonds, et situés dans les chairs, il ne faut point se servir de tente ; car on ne guérirait que le sinus où on l'aurait introduite, et l'on ne changerait rien aux autres ; mais il faut réduire en poudre les médicaments dont on compose les tentes ; mettre cette poudre dans une plume à écrire qu'on introduit dans l'ouverture de la fistule, puis souffler dans cette plume, afin que la poudre parvienne dans les différents sinus. On peut aussi faire fondre ces mêmes médicaments dans du vin, ou dans de l'hydromel, si la fistule est sordide ; ou dans du vinaigre, si elle est calleuse, et injecter le tout par l'entrée de la fistule. Quelle que soit l'injection dont on s'est servi, on applique par-dessus des topiques rafraîchissants et astringents ; car les bords de la fistule sont ordinairement un peu enflammés. Il faut avoir soin, lorsqu'on aura ôté l'appareil, de nettoyer la fistule par le moyen d'une seringue à oreille, avant d'y faire de nouvelles introductions. On remplit cette seringue de vin, s'il sort beaucoup de pus ; de vinaigre, si les callosités sont fort dures ; d'hydromel ou d'eau dans laquelle on a fait bouillir de l'orobe et un peu de miel, si l'ulcère commence à se déterger. Il arrive ordinairement que la membrane qui est située entre l'ouverture de la fistule et les chairs saines, se détache à l'aide de ces remèdes, et que l'ulcère se déterge en dessous. Lorsque les choses en sont à ce point, on applique des agglutinatifs ; on se sert, surtout dans ce cas, de l'éponge enduite de miel cuit. Je sais qu'il en est qui sont d'avis qu'on introduise dans la fistule, pour faciliter la régénération des chairs, de la charpie tournée en forme de tente, et trempée dans du miel ; mais ce remède est plus propre pour consolider l'ulcère que pour l'incarner ; et l'on ne doit pas craindre que des chairs saines, lorsqu'elles se touchent, ne se réunissent pas, surtout lorsqu'on emploie des remèdes propres pour cela ; puisque dans l'ulcération des doigts, on est obligé de prendre beaucoup de précautions, pour empêcher, lorsqu'ils se

De ulceris genere, quod κηρίον nominatur.

13. Est etiam ulceris genus, quod a favi similitudine κηρίον a Græcis nominatur : idque duas species habet. Alterum est subalbidum, furunculo simile ; sed majus, et cum dolore majore : quod ubi maturescit, habet foramina, per quæ fertur humor glutinosus et purulentus ; nec tamen ad justam maturitatem pervenit. Si divisum est, multo plus intus corrupti, quam in furunculo, apparet, altiusque descendit. Raro fit nisi in capillis. Alterum est minus, super corpus eminens, durum, latum, subviride, subpallidum, magis exulceratum : siquidem ad singulorum pilorum radices foramina sunt, per quæ fertur humor glutinosus, subpallidus, crassitudinem mellis, aut visci referens, interdum olei : si inciditur, viridius intra caro apparet. Dolor autem, et inflammatio ingens est, adeo ut acutam quoque febrem movere consuerint. Super id, quod minus crebris foraminibus exasperatum est, recte imponitur et ficus arida, et lini semen in mulso coctum, et emplastra ac malagmata materiam educentia, aut quæ proprie huc pertinentia supra posui. Super alterum, et eadem medicamenta, et farina ex mulso cocta ; sic, ut ei dimidium resinæ terebinthinæ misceatur ; et ficus in mulso decocta, cui paulum hyssopi contriti sit adjectum ; et uvæ taminiæ pars quarta fico adjecta. Quod si parum in utrolibet genere medicamenta proficiunt, totum ulcus usque ad sanam carnem excidi oportet. Ulcere ablato, super plagam medicamenta danda sunt, primum, quæ pus citent ; deinde, quæ purgent ; tum, quæ impleant.

De acrochordone, et thymio, et myrmeciis, et clavo.

14. Sunt vero quædam verrucis similia ; quorum diversa nomina, ut vitia sunt. Ἀκροχορδόνα Græci vocant, ubi sub cute

---

De l'ulcère qu'on appelle cérion.

13. Il est un ulcère que les Grecs appellent *cérion*, à cause de sa ressemblance avec un rayon de miel. On en reconnaît deux espèces ; celui de la première tire sur le blanc, ressemble au furoncle, mais est plus grand, et fort douloureux ; lorsqu'il commence à suppurer, il s'y forme différents trous par lesquels il sort une humeur glutineuse et purulente ; il ne mûrit cependant jamais entièrement. Lorsqu'on l'ouvre, on y remarque beaucoup plus de chairs viciées que dans le furoncle ; il est aussi plus profond. Il attaque presque toujours la partie chevelue de la tête. Le cérion de la seconde espèce est plus petit, et parait saillant sur la tête : il est dur, large, et d'une couleur tirant sur le vert pâle ; il est plus ulcéré ; car il y a des trous à chaque racine de cheveux, à travers lesquels il s'écoule une humeur gluante, pâle, épaisse à peu près comme le miel et la glu, et quelquefois comme l'huile. Lorsqu'on l'ouvre, les chairs qui sont situées en dessous paraissent vertes. La douleur et l'inflammation sont considérables, et donnent lieu ordinairement à une fièvre aiguë. On applique avec succès, sur le cérion de la première espèce, des figues sèches, de la graine de lin cuite dans de l'hydromel, des emplâtres et des onguents attractifs ; ou bien on se sert de ceux qui conviennent particulièrement aux ulcères, et dont nous avons parlé plus haut. On emploie contre le cérion de la seconde espèce les mêmes médicaments, ou de la farine bouillie dans de l'hydromel, avec moitié résine de térébenthine. On peut aussi se servir de figues sèches bouillies dans l'hydromel, avec un peu d'hysope écrasée ; ou bien de figues auxquelles on ajoute une quatrième partie de staphisaigre. Si les médicaments que nous venons d'indiquer font peu d'effet dans l'une et l'autre espèce de cérion, il faut faire l'excision de tout l'ulcère jusqu'à la chair vive ; et lorsqu'on l'a ainsi emporté, on applique sur la plaie des médicaments d'abord suppuratifs, puis détersifs, et enfin incarnatifs.

De l'acrochordon, du thymion, des myrmecies, et des cors.

14. Il est certaines tumeurs qui ressemblent à des verrues, et qui ont chacune leur nom particulier. Les Grecs appellent *acrochordon* une tumeur sous-cu-

coit aliquid durius, et interdum paulo asperius, coloris ejusdem ; infra tenue, ad cutem latius ; idque modicum est, quia raro fabæ magnitudinem excedit. Vix unum tantum eodem tempore nascitur ; sed fere plura, maximeque in pueris ; eaque nonnunquam subito desinunt, nonnunquam mediocrem inflammationem excitant ; sub qua etiam in pus convertuntur. At θύμιον nominatur, quod super corpus quasi verrucula eminet, ad cutem tenue, supra latius, subdurum, et in summo perasperum : idque summum colorem floris thymi repræsentat, unde ei nomen est ; ibique facile finditur, et cruentatur ; nonnunquam aliquantum sanguinis fundit : fereque citra magnitudinem fabæ ægyptiæ est, raro majus, interdum perexiguum. Modo autem unum, modo plura nascuntur, vel in palmis, vel inferioribus pedum partibus : pessima tamen in obscœnis sunt ; maximeque ibi sanguinem fundunt. Μυρμήκια autem vocantur humiliora thymio durioraque : quæ radices altius exigunt, majoremque dolorem movent ; infra lata, supra autem tenuia ; minus sanguinis mittunt ; magnitudine vix unquam lupini modum excedunt. Nascuntur ea quoque aut in palmis, aut in inferioribus partibus pedum. Clavus autem nonnunquam quidem etiam alibi, sed in pedibus tamen maxime nascitur, præcipue ex contuso ; quamvis interdum aliter : doloremque, etiamsi non alias, tamen ingredienti movet. Ex his acrochordon et thymium sæpe etiam per se finiuntur ; et quo minora sunt, eo magis : myrmecia et clavi sine curatione vix unquam desinunt. Acrochordon, si excisa est, nullam radiculam relinquit, ideoque ne renascitur quidem : thymio clavoque excisis, subter rotunda radicula nascitur, quæ penitus descendit ad carnem ; eaque relicta idem rursus exigit : myrmecia latissimis radicibus inhærent ; ideoque ne excidi quidem sine magna exulceratione possunt. Clavum subinde radere, commodissimum est : nam sine ulla vi sic mollescit ; ac si sanguinis quoque aliquid emissum est, sæpe emoritur. Tollitur etiam, si quis eum

tanée, dure, quelquefois marquée d'aspérités, de la même couleur que la peau, mince inférieurement, plus large à sa face supérieure, d'un volume peu étendu, puisqu'il est rare qu'elle excède la grosseur d'une fève. L'acrochordon ne vient presque jamais seul, mais ordinairement accompagné de plusieurs autres ; il attaque particulièrement les enfants. Il disparaît souvent tout-à-coup ; quelquefois il excite une légère inflammation, après laquelle il suppure. On appelle *thymion* une espèce de petite verrue proéminente, mince du côté de la peau, plus étendue supérieurement, un peu dure, et ayant beaucoup d'aspérités à son sommet, lequel ressemble, par sa couleur, à la fleur du thym, d'où lui vient son nom. Le thymion se fend aisément, et devient sanguinolent : il en découle même quelquefois un peu de sang. Il est ordinairement de la grosseur d'une fève d'Égypte ; il est rare qu'il soit plus gros ; il est quelquefois fort petit. Il vient tantôt seul, tantôt en nombre ; il se forme ou à la paume des mains, ou à la plante des pieds. Les plus mauvais de tous sont ceux qui viennent aux parties honteuses, où ils se crèvent le plus ordinairement et laissent échapper du sang. On nomme *myrmécies* des verrues moins élevées et plus dures que le thymion ; ces verrues ont des racines plus profondes, et causent plus de douleurs ; elles sont larges à leur base, et étroites à leur sommet ; il en sort moins de sang que du thymion. Il est rare qu'elles surpassent en grosseur un lupin. Elles naissent aussi ou dans la paume des mains, ou à la plante des pieds. Les cors viennent principalement aux pieds, et quelquefois aussi dans d'autres parties. Ils sont ordinairement produits par une contusion, et quelquefois par une autre cause ; ils excitent de la douleur, lorsqu'on marche, quand même ils ne seraient pas douloureux par eux-mêmes. Quant à la manière dont ces verrues se terminent, l'acrochordon et le thymion disparaissent quelquefois d'eux-mêmes, surtout s'ils sont petits ; il est rare que les myrmécies et les cors s'en aillent, si on ne fait point de remède. Comme l'acrochordon n'a point de racines, si on le coupe, il ne revient plus. Le thymion et le cor ont une racine ronde, qui pénètre jusqu'aux chairs ; de sorte que, quoiqu'on les coupe, ils renaissent toujours, si on n'a point emporté cette racine. Les myrmécies ont des racines fort étendues, et on ne pourrait les couper sans occasionner une grande ulcération. On se trouve très-bien de racler les cors ; par là on les ramollit, sans causer aucune douleur ; et si, dans cette opération, il eu

circumpurgat, deinde imponit resinam,
cui miscuit pulveris paulum, quem
ex lapide molari contrito fecit. Cetera
vero genera medicamentis adurenda sunt:
aliisque id, quod ex fæce vini; myrmeciis id, quod ex alumine et sandaracha fit,
aptissimum est. Sed ea, quæ circa sunt,
foliis contegi debent, ne ipsa quoque
exulcerentur : deinde postea lenticula
imponi. Tollit thymium etiam ficus in
aqua cocta.

De pustularum generibus.

15. At pustulæ maxime vernis temporibus oriuntur. Earum plura genera
sunt. Nam modo circa totum corpus par-
temve aspritudo quædam fit, similis iis
pustulis, quæ ex urtica, vel ex sudore
nascuntur : ἐξανθήματα Græci vocant.
Eæque modo rubent, modo colorem cutis non excedunt. Nonnunquam plures,
similes varis oriuntur; nonnunquam majores : pustulæ lividæ, aut pallidæ, aut nigræ,
aut aliter naturali colore mutato : subest-
que his humor : ubi eæ ruptæ sunt, infra
quasi exulcerata caro apparet : φλύκταιναι
græce nominantur. Fiunt vel ex frigore,
vel ex igni, vel ex medicamentis. Φλύζά-
κιον autem paulo durior pustula est, subalbida, acuta; ex qua ipsa quod exprimitur, humidum est. Ex pustulis vero nonnunquam etiam ulcuscula fiunt, aut ari-
diora, aut humidiora, et modo tantum
cum prurigine, modo etiam cum inflammatione ac dolore; exitque aut plus, aut
sanies, aut utrumque. Maximeque id
evenit in ætate puerili; raro in medio
corpore; sæpe in eminentibus partibus.
Pessima pustula est, quæ ἐπινυκτίς vocatur. Ea colore vel sublivida, vel sub-
nigra, vel alba esse consuevit : circa hanc
autem vehemens inflammatio est; et cum
adaperta est, reperitur intus exulceratio
mucosa, colore humori suo similis. Dolor
ex ea supra magnitudinem ejus est : neque
enim ea faba major est. Atque hæc quoque
oritur in eminentibus partibus, et fere
noctu; unde nomen quoque a Græcis ei est
impositum. In omni vero pustularum cu-

sort du sang, ils disparaissent souvent
pour toujours. On les emporte aussi, en les
effleurant tout autour, et en appliquant ensuite dessus de la résine, à laquelle on a
ajouté un peu de poudre de pierre meuliè-
re. On brûle les autres verrues avec des
caustiques. Il en est auxquelles la lie de
vin convient parfaitement. Une préparation faite avec l'alun et la sandaraque est
très-propre pour consumer les myrmécies; mais on doit avoir la précaution de
bien couvrir de feuilles les environs,
pour que l'effet du caustique ne s'étende
pas jusqu'à eux : après quoi, on fait des
applications de lentille. La figue bouillie
dans l'eau emporte aussi le thymion.

Des différentes sortes de pustules.

15. Les pustules naissent surtout au
printemps. Il en est de plusieurs espèces,
car, tantôt toute l'habitude extérieure
du corps, et tantôt une partie seulement
est couverte d'aspérités, qui ressemblent
aux pustules qui surviennent après les
piqûres d'ortie, ou après les sueurs; les
Grecs appellent *exanthèmes* ces sortes de
pustules, qui sont tantôt rouges, et tantôt
ne changent point la couleur de la peau.
Quelquefois il s'élève, en même temps,
plusieurs pustules semblables aux boutons ordinaires, et quelquefois plus grosses : elles sont livides, ou pâles, ou noires,
ou d'une autre couleur contre nature, et
remplies de sérosité. Lorsque ces pustules viennent à crever, la chair qui est
en dessous paraît ulcérée; on les appelle
en grec *phlyctènes*; elles sont produites
ou par le froid, ou par le feu, ou par les
médicaments. Le *phlyzacion* est une espèce de pustule un peu plus dure, pointue et d'une couleur blanchâtre; ce qui
en sort, lorsqu'on le comprime, est humide. Il vient quelquefois à la suite des
pustules de petits ulcères qui sont plus
ou moins secs, plus ou moins humides,
et accompagnés tantôt de démangeaison
seulement, tantôt de démangeaison, d'inflammation et de douleur. Il en sort ou
du pus ou de la sanie, ou l'un et l'autre.
Ces ulcères attaquent particulièrement
les enfants; ils viennent rarement au milieu du corps, mais presque toujours aux
extrémités. La plus mauvaise espèce de
toutes les pustules est l'*épinyctis*; sa couleur est ou un peu livide, ou noirâtre, ou
noire, ou blanche; ses bords sont considérablement enflammés : lorsqu'on l'ouvre,
on aperçoit intérieurement une ulcération
muqueuse, qui est de même couleur que
l'humeur qu'elle contient. Cette pustule
est accompagnée d'une douleur beaucoup plus considérable qu'elle ne devrait
être, eu égard à sa grosseur qui ne sur-
passe jamais celle d'une fève. Elle se fait

ratione primum est , multum ambulare atque exerceri; si quid ista prohibet, gestari : secundum est , cibum minuere; abstinere ab omnibus acribus et extenuantibus : eademque nutrices facere oportet, si lactens puer ita affectus est. Præter hæc, is qui jam robustus est , si pustulæ minutæ sunt , desudare in balneo debet; simulque super eas nitrum inspergere, oleoque vinum miscere , et sic ungi ; tum descendere in solium. Si nihil sic proficitur, aut si majus pustularum genus occupavit, imponenda lenticula est ; detractaque summa pellicula, ad medicamenta lenia transeundum. Epinyctis post lenticulam, recte herba quoque sanguinali, vel viridi coriandro curatur. Ulcera vero ex pustulis facta tollit spuma argenti cum semine fœni græci mixta, sic, ut his invicem rosa atque intubi succus adjiciatur, donec mellis crassitudo ei fiat. Proprie ad eas pustulas , quæ infantes male habent, lapidis, quem πυρίτην vocant p. * viii. cum quinquaginta amaris nucibus miscetur, adjiciunturque olei cyathi tres. Sed prius ungi ex cerussa pustulæ debent, tum hoc illini.

aussi sentir aux extrémités du corps, et presque toujours la nuit, d'où les Grecs lui ont donné le nom qu'elle porte. Rien ne fait mieux dans la cure de toutes les espèces de pustules que la promenade et l'exercice, ou, à leur défaut, la gestation. Il faut aussi diminuer la nourriture, renoncer à tous les aliments âcres et atténuants. Si c'est un enfant à la mamelle qui est attaqué de pustules, sa nourrice doit user des mêmes précautions. De plus, si l'on est assez fort, et si les pustules sont petites, il faut immédiatement, avant de prendre le bain, se faire suer, se faire répandre du nitre sur les pustules, se faire oindre avec de l'huile et du vin mêlés ensemble, et se baigner ensuite. Si ces remèdes font peu d'effet, ou si les pustules sont grosses, il faut faire dessus des applications de lentilles ; et lorsque la pellicule est emportée, passer aux médicaments adoucissants. Quant à l'épinyctis, après les applications de lentille, on la panse avec la renouée, ou la coriandre verte. On guérit les ulcères qui viennent à la suite des pustules, avec la litharge d'argent, à laquelle on ajoute la semence de fenugrec, l'huile rosat, et le suc de chicorée, jusqu'à ce que le tout ait acquis la consistance du miel. Pour guérir les pustules qui viennent aux enfants, on fait une composition avec de pyrite, p. viii. * : d'amandes amères, p. i. *, et trois verres d'huile ; mais il faut auparavant oindre les pustules avec la céruse, et les frotter ensuite avec cette composition.

De scabie.

16. Scabies vero est durior cutis, rubicunda, ex qua pustulæ oriuntur, quædam humidiores, quædam sicciores. Exit ex quibusdam sanies, fitque ex his continuata exulceratio pruriens, serpitque in quibusdam cito. Atque in aliis quidem ex toto desinit, in aliis vero certo tempore anni revertitur. Quo asperior est, quoque prurit magis, eo difficilius tollitur. Itaque eam, quæ talis est, ἀγρίαν, id est feram, Græci appellant. In hac quoque victus ratio eadem, quæ supra, necessaria est. Medicamentum autem ad incipientem hanc idoneum est, quod fit ex spodii, croci, æruginis, singulorum p. * =. piperis albi, omphacii, singulorum p. * i. cadmiæ p. * viii. At ubi jam exulceratio est, id, quod fit ex sulphuris p. * i. ceræ p. * iv. picis liquidæ hemina,

De la gale.

16. La gale est une dureté de la peau, accompagnée de rougeur et donnant lieu à des pustules qui sont quelquefois humides, et quelquefois sèches. Il sort de quelques-unes de ces pustules de la sanie ; et il en résulte une ulcération habituelle à la peau, avec démangeaison ; dans certains sujets, la gale se répand partout le corps en fort peu de temps. Chez les uns, elle disparaît quelquefois pour toujours, et chez les autres, elle revient dans un certain temps de l'année. Plus il y a d'aspérités à la peau, plus la démangeaison est grande, et plus il est difficile de guérir la gale. Les Grecs appellent cette espèce agria, c'est-à-dire férine. Il faut observer le même régime dans la cure de la gale que celui qui a été indiqué ci-dessus. Lorsque la gale est récente, on la guérit avec la composition suivante. Prenez de tutie, de safran, de verdet, de chaque p. * =; de poivre blanc, de verjus, de chacun p. i. *; de calamine p. viii. *. S'il y a ulcération, on prépare

.. olei sextariis duobus : quæ simul incoquuntur, dum crassitudo mellis fiat. Est
etiam, quod ad Protarchum auctorem refertur. Habet farinæ lupinorum sextarium, nitri cyathos quatuor, picis liquidæ
heminam, resinæ humidæ selibram, aceti
cyathos tres. Crocum quoque, lycium,
ærugo, myrrha, cinis, æquis portionibus
recte miscentur, et ex passo coquuntur :
idque omnem pituitam utique sustinet.
Ac si nihil aliud est, amurca ad tertiam
partem decocta, vel sulphur pici liquidæ
mixtum, sicut in pecoribus proposui,
hominibus quoque scabie laborantibus
opitulantur.

De impetiginis speciebus.

17. Impetiginis vero species sunt quatuor. Minime mala est, quæ similitudine
scabiem repræsentat : nam et rubet, et
durior est, et exulcerata est, et rodit.
Distat autem ab ea, quod magis exulcerata est, et varis similes pustulas habet ;
videnturque esse in ea quasi bullulæ
quædam, ex quibus interposito tempore
squamulæ resolvuntur ; certioribusque
hæc temporibus revertitur. Alterum genus pejus est, simile papulæ fere, sed
asperius rubicundiusque, figuras varias
habens : squamulæ ex summa cute disce-
dunt, rosio major est, celerius et latius
procedit, certioribusque etiamnum, quam
prior, temporibus et fit, et desinit. Rubra cognominatur. Tertia etiamnum deterior est : nam et crassior est, et durior,
et magis tumet ; in summa cute finditur,
et vehementius rodit ; ipsa quoque squa-
mosa, sed nigra, proceditque et late, nec
tarde ; et minus errat in temporibus,
quibus aut oritur, aut desinit ; neque ex
toto tollitur. Nigræ cognomen est. Quartum genus est, quod curationem omnino
non recipit, distans colore : nam subalbidum est et recenti cicatrici simile ;
squamulasque habet pallidas, quasdam
subalbidas, quasdam lenticulæ similes ;
quibus dejectis, nonnunquam profluit sanguis. Alioquin vero humor ejus albidus
est, cutis dura atque fissa est ; proceditque latius. Hæc vero omnia ge-

---

une composition avec de soufre p. I. * ;
de cire p. IV.; de poix liquide une hémine, et d'huile deux setiers ; on fait
bouillir le tout jusqu'à ce qu'il soit réduit
en consistance de miel. On peut aussi se
servir du remède de Protarchus, qui est
fait avec de farine de lupin, un setier ; de
nitre, quatre verres ; de poix liquide une
hémine ; de résine liquide une demi-livre,
et trois verres de vinaigre. Le safran, le
lycium, le verdet, la cendre, la myrrhe
mêlées en parties égales, et bouillies
dans du passum, font très-bien dans
toute sorte de gales. A défaut d'autre remède, le marc de l'huile, qu'on fait bouillir jusqu'à diminution d'un tiers, ou le
soufre mêlé avec la poix liquide, comme
je l'ai recommandé pour les troupeaux,
convient également pour les hommes attaqués de la gale.

Des différentes sortes d'impétigo.

17. Il y a quatre espèces d'impétigo.
La première qui ressemble à la gale, et
qui est accompagnée de dureté, de rougeur, d'ulcération et d'érosion à la peau,
n'est nullement dangereuse. Elle diffère
de la gale, en ce que l'ulcération est plus
considérable, et que ses pustules ressemblent aux boutons ordinaires : elle est
accompagnée de certaines vésicules qui,
au bout d'un certain temps, se détachent
de la peau en forme de petites écailles,
et elle revient dans des temps marqués.
La seconde espèce est plus fâcheuse, et
approche beaucoup de la dartre : mais
elle est plus remplie d'aspérités, et d'une
couleur plus rouge que celle-ci, et n'a
pas de figure déterminée. Il se détache
de l'épiderme de petites écailles ; l'érosion est plus considérable que dans la
première espèce : elle fait aussi des progrès plus prompts, et s'étend davantage ;
elle paraît et disparaît dans des temps
encore plus marqués que la première ; on
lui donne le surnom de rouge. La troisième espèce est encore plus mauvaise
que les deux autres ; elle est plus épaisse,
plus dure ; la peau est plus gonflée. Elle
se fend à la superficie de la peau ; il y a
une érosion des plus considérables ; elle
est aussi parsemée d'écailles ; mais sa
couleur est noire : elle fait des progrès
étendus et rapides. Les temps dans lesquels elle a coutume de paraître et de
disparaître, ne varient point. Elle ne se
passe jamais totalement. On la surnomme
la noire. La quatrième espèce, qui est incurable, diffère des autres par sa couleur
qui est blanchâtre, et qui ressemble à
celle d'une cicatrice récente. Elle est accompagnée de petites écailles, dont les
unes sont pâles, les autres blanchâtres,

nera maxime oriuntur in pedibus, et manibus; atque ungues quoque infestant. Medicamentum non aliud valentius est, quam quod ad scabiem quoque pertinere sub auctore Protarcho retuli. Serapion autem, nitri p. * II. sulphuris p. * IV. excipiebat resina copiosa, eoque utebatur.

De papulis.

18. Papularum vero dua genera sunt. Alterum, in quo per minimas pustulas cutis exasperatur, et rubet, leviterque roditur; medium habet pauxillo lævius; tarde serpit : idque vitium maxime rotundum incipit, eademque ratione in orbem procedit. Altera autem est, quam ἀγρία Græci appellant, in qua similiter quidem, sed magis cutis exasperatur, exulceraturque, ac vehementius et roditur, et rubet, et interdum etiam pilos remittit. Quæ minus rotunda est, difficilius sanescit; nisi sublata est, in impetiginem vertitur. Sed levis papula etiam, si jejuna saliva quotidie defricatur, sanescit : major commodissime murali herba tollitur, si super eadem trita est. Ut vero ad composita medicamenta veniamus, idem illud Protarchi tanto valentius in his est, quanto minus in his vitii est. Alterum ad idem Myronis : nitri rubri, thuris, singulorum p. * I. cantharidum purgatarum p. * II. sulphuris ignem non experti tantumdem, resinæ terebinthinæ liquidæ p. * XX. farinæ lolii sext. III. gith cyathi tres, picis crudæ sextarius.

De vitiliginis speciebus, id est, de alpho, et melane, et leuce.

19. Vitiligo quoque, quamvis per se nullum periculum affert, tamen et fœda est, et ex malo corporis habitu fit. Ejus tres species sunt. Ἄλφος vocatur, ubi color albus est, fere subasper et non continuus, ut quædam quasi guttæ dispersæ

et les autres semblables à une lentille. Lorsque ces écailles tombent, il en sort quelquefois du sang; mais ordinairement une sérosité blanche. La peau est dure et pleine de crevasses dans cette dernière espèce qui s'étend plus que les autres. Toutes ces différentes sortes d'impétigo attaquent principalement les pieds et les mains, et s'étendent jusqu'aux ongles. Ce qu'on peut employer de mieux contre toutes est le remède de Protarchus contre la gale, dont j'ai déjà parlé. Sérapion se servait d'un mélange fait avec de nitre p. II. *; de soufre, p. IV. *, qu'il incorporait avec beaucoup de résine.

Des dartres.

18. On distingue deux sortes de dartres. Dans la première espèce, la peau est inégale, couverte de petites pustules, rouge et enflammée; il y a une légère érosion; le milieu de la dartre est un peu plus lisse que son contour. Cette espèce ne fait des progrès que lentement; elle est ronde en commençant, et s'étend en conservant toujours cette figure. Les Grecs appellent la seconde espèce *agria*. Dans celle-ci, la peau est inégale, raboteuse et ulcérée comme dans la première; mais l'érosion et la rougeur sont plus considérables, et il y a même quelquefois chute des poils. On a plus de peine à guérir la dartre qui n'est pas ronde : elle se change en impétigo, si on n'y remédie. Si la dartre est légère, il suffit pour la guérir de la frotter tous les jours à jeun avec sa salive. Si elle est plus étendue, on réussit plus sûrement à l'emporter, en appliquant dessus de la pariétaire écrasée. Pour ce qui est des remèdes composés, celui de Protarchus contre la gale convient d'autant mieux contre les dartres, qu'elles sont moins considérables. En voici un autre de Myron, qui est bon aussi dans cette sorte de mal. Prenez de nitre rouge, d'encens, de chaque p. I. *; de cantharides bien nettoyées, p. II. *; de soufre qui n'a point passé par le feu, pareille quantité; de résine liquide de térébenthine, p. XX. *; de farine d'ivraie, setiers III. *; de gith trois verres, de poix crue un setier.

Des taches; c'est-à-dire, de l'alphos, du mélas et de la leucé.

19. Les taches par elles-mêmes n'ont rien de dangereux; mais elles gâtent la beauté de la peau, et proviennent toujours d'une mauvaise disposition des humeurs. On en distingue de trois espèces, l'*alphos*, le *mélas* et la *leucé*. L'*alphos* est blanchâtre, un peu rude au toucher, par-

) esse videantur ; interdum etiam latius, et
) cum quibusdam intermissionibus serpit.
¶ Μέλας colore ab hoc differt, quia niger
) est, et umbræ similis : cetera eadem sunt.
¶ Λεύκη habet quiddam simile alpho, sed
¶ magis albida est, et altius descendit ; in
) eaque albi pili sunt, et lanugini similes.
) Omnia hæc serpunt : sed in aliis celerius,
¶ in aliis tardius. Alphos et melas in quibusdam variis temporibus et oriuntur
et desinunt : leuce quem occupavit, non
facile dimittit. Priora curationem non
difficillimam recipiunt : ultimum vix unquam sanescit ; ac, si quid ei vitio demtum est, tamen non ex toto sanus color
redditur. Utrum autem aliquod horum
sanabile sit, an non sit, experimento facile colligitur. Incidi enim cutis debet,
aut acu pungi : si sanguis exit, quod fere
fit in duobus prioribus, remedio locus
est ; si humor albidus, sanari non potest.
Itaque ab hoc quidem abstinendum est.
Super id vero, quod curationem recipit,
imponenda lenticula mixta cum sulphure
et thure, sic, ut ea contrita ex aceto sit.
Aliud ad idem, quod ad Irenæum auctorem refertur. Alcyonium, nitrum, cuminum, fici folia arida paribus portionibus
contunduntur, adjecto aceto. His in sole
vitiligo perungitur ; deinde non ita multo post, ne nimis erodatur, eluitur. Proprie quidam, Myrone auctore, eos, quos
alphos vocari dixi, hoc medicamento
perungunt : sulphuris p. ' = aluminis
scissilis p. ' =. nitri p. ' = =. myrti aridæ contritæ acetabulum miscent, deinde
in balneo super vitiliginem inspergunt
farinam ex faba, tum hæc inducunt. Ii
vero, quos melanas vocari dixi, curantur,
cum simul contrita sunt alcyonium,
thus, hordeum, faba, eaque sine oleo in
balneo ante sudorem insperguntur : tum
genus id vitiliginis defricatur.

semé de petites écailles qui ne se touchent
pas, et qui paraissent comme autant de
petites gouttes séparées les unes des autres. Quelquefois il s'étend davantage, et
a des intervalles plus marqués. Le *mélas*
ne diffère de l'*alphos* que par sa couleur
noire, qui ressemble à celle de la terre
d'ombre ; du reste il est semblable en
tout à ce premier. La *leucé* a quelque
chose qui approche de l'alphos : mais
elle est plus blanche et plus profonde.
Les poils qui s'élèvent au-dessus sont
blancs et imitent le duvet. Toutes ces différentes sortes de taches s'étendent, mais
plus promptement chez les uns, et plus
lentement chez les autres. L'alphos et le
mélas viennent et s'en vont chez certains
sujets, dans des temps qui n'ont rien de
fixe. Pour la leucé, il est rare qu'elle
quitte jamais, lorsqu'elle est une fois formée. Il n'est pas difficile de guérir les
deux premières espèces : mais la troisième est presque incurable : et quand
bien même on parviendrait à la guérir
en partie, la couleur de la peau ne reviendrait jamais entièrement comme
dans l'état naturel. On peut, par le moyen
d'une expérience aisée, s'assurer s'il est
possible de guérir ces taches ou non : il
suffit pour cela de faire une incision à la
peau, ou de la piquer avec une aiguille.
S'il en sort du sang, ce qui arrive presque toujours dans l'alphos et le mélas, on guérira ; s'il en découle une humeur blanchâtre, on ne guérira point ;
alors il ne faut faire aucun remède. Il
faut appliquer sur celles qui sont guérissables de la lentille broyée dans du vinaigre, et mêlée avec du soufre et de
l'encens. Irénée employait, contre ces taches, une préparation faite avec parties
égales d'écume de mer, de nitre, de cumin, de feuilles sèches de figuier, broyées
et mêlées avec du vinaigre. On en frotte
la tache au soleil, et on l'essuie quelque
temps après, afin qu'elle ne fasse pas trop
d'érosion à la peau. On se sert avec succès
dans l'alphos du topique suivant, qui
est de Myron. On prend de soufre, p. ' ;
d'alun de plume, p. ' = ; de nitre, p.
' = ; de myrte sec, broyé, un acétabule :
on mêle : ensuite on fait prendre le bain :
on répand de la farine de fève sur le mal,
puis on applique dessus le topique dont
nous venons de rapporter la composition.
Voici comment se traite le mélas : on
broie et on mêle ensemble de l'écume de
mer, de l'encens, des fèves, de l'orge ; et
on applique ce mélange sans huile sur la
partie affectée, dans le bain, avant la
sueur ; et on frotte ensuite le mélas.

LIBER SEXTUS.

CAPUT I. — DE VITIIS SINGULARUM CORPORIS PARTIUM.

Dixi de iis vitiis, quæ per totum corpus orientia, medicamentorum auxilia desiderant : nunc ad ea veniam, quæ non nisi in singulis partibus incidere consuerunt, orsus a capite.

De capillis fluentibus.

In hoc igitur capillis fluentibus maxime quidem sæpe radendo succurritur. Adjicit autem vim quamdam ad continendum ladanum cum oleo mixtum. Nunc de iis capillis loquor, qui post morbum fere fluunt. Nam, quo minus caput quibusdam ætate nudetur, succurri nullo modo potest.

CAPUT II. — DE PORRIGINE.

Porrigo autem est, ubi inter pilos quædam quasi squamulæ surgunt, eæque a cute resolvuntur ; et interdum madent, multo sæpius siccæ sunt. Idque evenit modo sine ulcere, modo exulcerato loco ; huic quoque modo malo odore, modo nullo accedente. Fereque id in capillo fit, rarius in barba, aliquando etiam in supercilio : ac neque sine aliquo vitio corporis nascitur, neque ex toto inutile est. Nam bene integro capite, non exit : ubi aliquod in eo vitium est, non incommodum est, summam cutem potius subinde corrumpi, quam id, quod nocet, in aliam partem magis necessariam verti. Commodius est ergo subinde pectendo repurgare, quam id ex toto prohibere. Si tamen ea res nimium offendit (quod humore sequente fieri potest ; magisque, si is etiam mali odoris est), caput sæpe radendum est, dein id super adjuvandum aliquibus est leviter reprimentibus ; quale ex nitrum cum aceto, vel ladanum cum myrteo et vino, vel myrobalanum cum vino. Si parum per hæc proficitur, vehementioribus uti licet ; cum eo, ut sciamus, utique in recenti vitio id inutile esse.

LIVRE SIXIÈME.

CHAPITRE PREMIER. — DES MALADIES PROPRES A CHAQUE PARTIE DU CORPS.

Après avoir parlé des maladies qui ont leur siège dans tous les points de l'habitude du corps indistinctement, et qui exigent le secours des médicaments, je vais traiter de celles qu'on ne rencontre ordinairement que dans certaines parties : je commencerai par la tête.

De la chute des cheveux.

Dans la chute des cheveux, ce qui convient le mieux est de raser souvent la tête ; le ladanum mêlé avec l'huile est aussi un fort bon remède pour empêcher les cheveux de tomber. Au reste, je ne parle ici que de la chute des cheveux qui survient ordinairement après une maladie ; car, pour celle qui est occasionnée par l'âge, il est absolument impossible d'y remédier.

CHAPITRE II. — DE LA TEIGNE.

Dans le *porrigo*, il s'élève entre les cheveux comme de petites écailles qui se détachent de la peau ; ces écailles sont quelquefois humides, mais beaucoup plus souvent elles sont sèches. Tantôt il y a ulcération, et tantôt il n'y en a pas. Il y a des cas où le porrigo exhale une fort mauvaise odeur ; il en est d'autres où il ne sent rien. Il attaque presque toujours les cheveux, plus rarement la barbe, et quelquefois les sourcils. Quoiqu'il suppose toujours une mauvaise disposition du corps, ce n'est pas cependant un mal que d'en être attaqué, car, comme il ne paraît jamais tant que la tête est parfaitement saine, il vaut mieux, lorsqu'il s'y rencontre quelque chose de vicié, que le mal se jette sur les téguments, que de se porter sur une partie plus nécessaire à la vie. Il est donc plus avantageux de nettoyer le porrigo, en peignant souvent la tête, que de le guérir radicalement. Cependant si ce mal est trop incommode, comme lorsqu'il découle beaucoup d'humeur des ulcères, et encore plus lorsqu'ils exhalent une mauvaise odeur, il faut raser souvent la tête, et appliquer ensuite dessus des topiques légèrement astringents, tels que le nitre mêlé avec le vinaigre, le ladanum avec l'huile de myrte et le vin, ou le myrobalanum avec le vin. Si ces remèdes font peu d'effet, on peut en employer de plus forts. Mais il est bon de savoir qu'ils seraient nuisibles si le mal était récent.

CAPUT III. — DE SYCOSI.

Est etiam ulcus, quod a fici similitudine σύκωσις a Græcis nominatur. Caro excrescit : et id quidem generale est. Sub eo vero duæ species sunt. Alterum ulcus durum et rotundum est : alterum humidum et inæquale. Ex duro exiguum quiddam et glutinosum exit ; ex humido plus, et mali odoris. Fit utrumque in iis partibus, quæ pilis conteguntur : sed id quidem, quod callosum et rotundum est, maxime in barba ; id vero, quod humidum, præcipue in capillo. Super utrumque oportet imponere elaterium, aut lini semen contritum et aqua coactum, aut ficum in aqua decoctam, aut emplastrum tetrapharmacum ex aceto subactum. Terra quoque cretria ex aceto liquata recte illinitur.

CAPUT IV. — DE AREIS.

Arearum quoque duo genera sunt. Commune utrique est, quod emortua summa pellicula pili primum extenuantur, deinde excidunt : ac, si ictus is locus est, sanguis exit liquidus, et mali odoris : increscitque utrumque in aliis celeriter, in aliis tarde. Pejus est, quod densam cutem, et subpinguem, et ex toto glabram fecit. Sed ea, quæ ἀλωπεκία nominatur, sub qualibet figura dilatatur. Fit et in capillo, et in barba. Id vero, quod a serpentis similitudine ὀφίασις appellatur, incipit ab occipitio ; duorum digitorum latitudinem non excedit ; ad aures duobus capitibus serpit ; quibusdam etiam ad frontem, donec se duo capita in priorem partem committant. Illud vitium in qualibet ætate est ; hoc fere in infantibus. Illud vix unquam sine curatione, hoc per se sæpe finitur. Quidam hæc genera arearum scalpello exasperant ; quidam illinunt adurentia ex oleo ; maximeque chartam combustam : quidam resinam terebinthinam cum thapsia inducunt. Sed nihil melius est, quam novacula quotidie radere ; quia, cum

Celse.

CHAPITRE III. — DE SYCOSIS.

Il est un ulcère que les Grecs appellent *sycôsis*, à cause de sa ressemblance avec une figue. Généralement, il y a excroissance de chair dans ce mal, dont on distingue deux espèces : la première est un ulcère dur et rond ; la seconde est un ulcère humide et inégal. Il sort du premier une sorte d'humeur gluante, mais en petite quantité : ce qui découle du second est plus abondant, et de mauvaise odeur. L'un et l'autre attaquent les parties qui sont couvertes de poil. Celui qui est calleux et rond se forme plus ordinairement dans la barbe, et celui qui est humide occupe particulièrement la partie chevelue de la tête. Il faut appliquer sur l'un et l'autre de l'élatérium ou de la graine de lin broyée et réduite en consistance de cataplasme, avec de l'eau ; on se sert aussi d'un cataplasme de figues bouillies dans de l'eau, ou bien de l'emplâtre *tétrapharmaque* malaxé avec du vinaigre : on se trouve bien encore d'oindre ces ulcères avec de la terre d'Érétrie détrempée dans du vinaigre.

CHAPITRE IV. — DE L'ARÉA.

On reconnaît aussi deux espèces d'*aréa*. Ce qu'elles ont de commun, c'est que, dans l'une et l'autre, la cuticule meurt, les poils se dessèchent d'abord, et tombent ensuite. Si l'on vient à frapper l'endroit affecté, il en sort un sang liquide, et de mauvaise odeur. Ce mal fait des progrès plus rapides chez les uns, et plus lents chez les autres. La plus mauvaise espèce est celle où la peau paraît épaisse, comme grasse, et entièrement pelée. Celle qu'on appelle *alopécie* s'étend sous toutes sortes de figures ; elle vient aux cheveux et à la barbe ; mais celle qu'on nomme *ophiasis*, à cause de sa ressemblance avec un serpent, commence à la région occipitale de la tête ; elle n'excède pas la largeur de deux travers de doigts ; elle s'étend vers les oreilles par deux prolongements qui se portent quelquefois chez certains sujets vers le front, et viennent se réunir sur le devant de la tête. Cette dernière espèce d'aréa vient à tout âge, et ne se guérit presque jamais sans remède : la première attaque presque toujours les enfants, et s'en va souvent d'elle-même. Il en est qui raclent fortement avec un scalpel ces différentes sortes d'aréa ; d'autres qui appliquent dessus des caustiques mêlés avec de l'huile, et surtout le papier brûlé. D'autres se servent de la résine de térébenthine mêlée avec de la

paulatim summa pellicula excisa est, ad-aperiuntur pilorum radiculæ. Neque ante oportet desistere, quam frequentem pilum nasci apparuerit. Id autem, quod subinde raditur, illini atramento scriptorio satis est.

CAPUT V. — DE VARIS, ET LENTICULIS, ET EPHELIDE.

Pæne ineptiæ sunt, curare varos, et lenticulas, et ephelidas : sed eripi tamen feminis cura cultus sui non potest. Ex his autem, quæ supra proposui, vari lenticulæque vulgo notæ sunt ; quamvis rarior ea species est, quam semion Græci vocant ; cum sit ea lenticula rubicundior, et inæqualior. Ephelis vero a plerisque ignoratur : quæ nihil est, nisi asperitas quædam et durities mali coloris. Cetera non nisi in facie : lenticula etiam in alia parte nonnunquam nasci solet ; de qua per se scribere alio loco, visum operæ pretium non est. Sed vari commodissime tolluntur imposita resina, cui non minus, quam ipsa est, aluminis scissilis, et paulum mellis adjectum est. Lenticulam tollunt galbanum et nitrum, cum pares portiones habent, contritaque ex aceto sunt, donec ad mellis crassitudinem venerint. His corpus illinendum, et, interpositis pluribus horis, mane eluendum est, oleoque leviter ungendum. Ephelidem tollit resina, cui tertia pars salis fossilis et paulum mellis adjectum est. Ad omnia vero ista, atque etiam ad colorandas cicatrices, potest ea compositio, quæ ad Tryphonem patrem auctorem refertur. In ea pares portiones sunt myrobalani magmatis, cretæ cimoliæ subcæruleæ, nucum amararum, farinæ hordei atque ervi, struthii albi, sertulæ campanæ seminis : quæ omnia contrita, melle quam amarissimo coguntur, illitumque a vespere usque mane eluitur.

thapsie ; mais il n'y a rien de mieux que de passer chaque jour le rasoir sur la partie affectée ; en emportant ainsi peu à peu la surpeau, on donne lieu aux racines des poils de se faire jour ; et il faut continuer ce procédé jusqu'à ce qu'ils reparaissent en grand nombre. Il suffit, au surplus, de frotter avec de l'encre les parties qu'on a rasées.

CHAPITRE V. — DES BOUTONS, DES LENTILLES ET DES ÉPHÉLIDES.

Il y a plus que de la simplicité à s'occuper du traitement des boutons, des lentilles et des éphélides ; mais comment détourner les femmes de l'importance qu'elles mettent à soigner leur beauté ? Les boutons et les lentilles sont connus de tout le monde ; mais l'espèce que les Grecs appellent *signe*, et qui est plus rouge et plus inégale que les autres, est moins fréquente. Peu de personnes connaissent l'*éphélide*, qui ne consiste que dans une aspérité et une dureté revêtues d'une mauvaise couleur. Les boutons et les éphélides ne viennent jamais qu'au visage ; les lentilles attaquent aussi quelquefois d'autres parties ; mais j'ai cru que la chose ne valait pas la peine que j'en traitasse exprès dans un autre endroit. On guérit parfaitement les boutons, en appliquant dessus de la résine mêlée avec égale quantité d'alun de plume et un peu de miel. On emporte les lentilles avec un mélange de parties égales de galbanum et de nitre, qu'on fait dissoudre dans du vinaigre, et qu'on réduit en consistance de miel. On frotte les lentilles avec ce liniment, et après plusieurs heures d'intervalle, on les essuie le matin, et on les oint légèrement d'huile. On fait disparaître les éphélides avec la résine, à laquelle on ajoute une troisième partie de sel fossile, et un peu de miel. On se sert avec succès dans toutes ces sortes de taches, de même que pour donner la couleur convenable aux cicatrices, de la composition de Tryphon le père. Cette composition se fait avec parties égales d'extrait de myrobolans, de terre cimolée bleuâtre, d'amandes amères, de farine d'orge et d'orobe, d'herbe à foulon blanche, de semence de mélilot. On broie toutes ces drogues ensemble ; on les incorpore dans le miel le plus amer qu'on peut trouver ; on en frotte, le soir, les taches ou les cicatrices, et on ne les essuie que le matin.

CAPUT VI. — DE OCULORUM MORBIS : ET PRIMO DE HIS, QUI LENIBUS MEDICAMENTIS CURANTUR.

1. Sed hæc quidem mediocria sunt. Ingentibus vero et variis casibus oculi nostri patent : qui cum magnam partem ad vitæ simul et usum et dulcedinem conferant, summa cura tuendi sunt. Protinus autem orta lippitudine, quædam notæ sunt, ex quibus, quid eventurum sit, colligere possimus. Nam si simul et lacrima et tumor et crassa pituita cœperint; si ea pituita lacrimæ mixta est; neque lacrima calida est, pituita vero alba et mollis, tumor non durus, longæ valetudinis metus non est. At si lacrima multa et calida, pituitæ paulum, tumor modicus est, idque in uno oculo est; longum id, sed sine periculo, futurum est. Idque lippitudinis genus minime cum dolore est; sed vix ante vicesimum diem tollitur : nonnunquam per duos menses durat. Quando que finitur, pituita alba et mollis esse incipit, lacrimæque miscetur. At si simul ea utrumque oculum invaserunt, potest esse brevior, sed periculum ulcerum est. Pituita autem sicca et arida dolorem quidem movet, sed maturius desinit, nisi quid exulceravit. Tumor magnus, si sine dolore est, et siccus, sine ullo periculo est : si siccus quidem, sed cum dolore est, fere exulcerat; et nonnunquam ex eo casu fit, ut palpebra cum oculo glutinetur. Ejusdem exulcerationis tumor in palpebris pupillisve est, ubi super magnum dolorem lacrimæ salsæ calidæque sunt; aut etiam si, tumore jam finito, diu lacrima cum pituita profluit. Pejus etiamnum est, ubi pituita pallida aut livida est, lacrima calida et multa profluit, caput calet, a temporibus ad oculos dolor pervenit, nocturna vigilia urget : siquidem sub his oculus plerumque rumpitur; votumque est, ut tantum exulceretur. Intus ruptum oculum febricula juvat : si foras jam ruptus procedit, sine auxilio est. Si de nigro aliquid albidum factum est, diu manet. At si asperum et crassum est, etiam post curationem vestigium aliquod relinquit. Curari vero oculos

CHAPITRE VI. — DES MALADIES DES YEUX, ET EN PREMIER LIEU DE CELLES QUI SE GUÉRISSENT PAR DES MÉDICAMENTS ADOUCISSANTS.

1. Les maladies dont nous venons de parler méritent peu d'attention; mais il n'en est pas de même de celles des yeux, qui sont sujets à quantité d'accidents graves. Ces organes contribuent trop aux besoins et aux agréments de la vie pour qu'on ne prenne pas toutes les précautions possibles pour les conserver. L'ophthalmie, dès son commencement, est accompagnée de signes qui font connaître quelle en sera la suite; car si les larmes et une pituite épaisse ont commencé à couler en même temps que la tumeur s'est formée : si la pituite est mêlée avec les larmes; si ces larmes ne sont point chaudes et que la pituite soit blanche et douce, et la tumeur sans dureté, on peut être assuré que cette incommodité ne durera pas long-temps. La maladie sera longue, au contraire, mais cependant sans danger, si les larmes sont chaudes et fort abondantes; s'il y a peu de pituite; si la tumeur est médiocre, et qu'il n'y ait qu'un œil attaqué. Cette espèce d'ophthalmie n'est point douloureuse, mais il est rare qu'elle finisse avant le vingtième jour; quelquefois elle dure deux mois, et quand elle veut se terminer, la chassie commence à devenir blanche, molle, et miscible avec les larmes. Si les deux yeux sont attaqués à la fois, l'ophthalmie en dure moins, mais il est à craindre qu'il ne survienne des ulcères. Lorsque la chassie est sèche, on sent à la vérité de la douleur, mais le mal cesse plus tôt, à moins qu'il n'y ait ulcération. Il n'y a aucun danger lorsque la tumeur est considérable, qu'elle n'est accompagnée ni de douleur ni d'écoulement; mais il arrive presque toujours ulcération, quand la tumeur serait même sans écoulement, s'il y a douleur, et il est assez ordinaire, en ce cas, de voir la paupière se coller au globe de l'œil. On doit également appréhender qu'il ne se forme un ulcère à la paupière ou à la prunelle, si, outre la douleur violente, les larmes sont salées et chaudes; ou bien si, lorsque la tumeur est dissipée, il subsiste encore pendant long-temps un écoulement de larmes et de pituite. C'est encore une plus mauvaise marque si la pituite est pâle ou livide, les larmes chaudes et abondantes, la tête brûlante; si la douleur s'étend depuis les tempes jusqu'aux yeux, et s'il y a insomnie. Dans ce cas, il arrive presque toujours que l'œil se crève; et l'on doit s'estimer heureux s'il ne se forme qu'un ul-

sanguinis detractione , medicamento , balneo, vino, vetustissimus auctor Hippocrates memoriæ prodidit. Sed eorum tempora et causas parum explicuit : in quibus medicinæ summa est. Neque minus in abstinentia et alvi ductione sæpe auxilii est. Hos igitur interdum inflammatio occupat : ubi cum tumore in his dolor est ; sequiturque pituitæ cursus; nonnunquam copiosior vel acrior, nonnunquam utraque parte moderatior. In ejusmodi casu prima omnium sunt quies et abstinentia. Ergo primo die, loco obscuro cubare debet, sic, ut a sermone quoque abstineat ; nullum cibum assumere ; si fieri potest, ne aquam quidem ; sin minus, certe quam minimum ejus. Quod si graves dolores sunt, commodius secundo die ; si tamen res urget, etiam primo sanguis mittendus est ; utique si in fronte venæ tument, si firmo corpore materia superest. Si vero minor impetus minus acrem curationem requirit, alvum, sed non nisi secundo tertiove die duci oportet. At modica inflammatio neutrum ex his auxilium desiderat ; satisque est, uti quiete et abstinentia. Neque tamen in lippientibus longum jejunium necessarium est, ne pituita tenuier atque acrior fiat : sed secundo die dari debet id, quod levissimum videri potest ex iis, quæ pituitam faciunt crassiorem ; qualia sunt ova sorbilia : si minor vis urget, pulticula quoque, aut panis ex lacte. Insequentibusque diebus, quantum inflamtioni detrahetur, tantum adjici cibis poterit ; sed generis ejusdem : utique ut nihil salsum, nihil acre, nihil ex iis, quæ extenuant, sumatur ; nihil potui præter aquam. Et victus quidem ratio talis maxime necessaria est. Protinus autem primo die, croci p. * i. et farinæ candidæ quam tenuissimæ p. * ii. excipere oportet ovi albo, donec mellis crassitudinem habeat : idque in linteolum illinere, et fronti agglutinare, ut, compressis venis, pituitæ impetum cohibeat. Si crocum non est, thus idem facit. Linteolo an lana excipiatur, nihil interest. Superinungi vero oculi debent, sic, ut croci quantum tribus digitis comprehendi potest, sumatur, myr-

cère. Si l'œil est crevé intérieurement, c'est un bien qu'il s'élève un petit mouvement de fièvre ; il n'y a point de remède, si, lorsque l'œil est crevé, il commence à sortir à l'extérieur. Si de noir qu'il était, il blanchit un peu, il est long-temps à se guérir ; mais s'il y a dureté et gonflement, la curation n'est jamais parfaite. Hippocrate, l'un de nos plus anciens auteurs, a dit que les maladies des yeux se guérissaient par la saignée, les médicaments, le bain, les fomentations et le vin. Mais il s'est fort peu étendu sur les causes de ces maladies, et sur les temps où il fallait administrer ces remèdes. On ne peut disconvenir néanmoins que ces deux points ne soient les plus essentiels de la médecine. La diète et les lavements, dans les maladies des yeux, sont souvent des remèdes qui ne le cèdent en rien à ceux dont nous venons de parler. Les yeux sont aussi quelquefois sujets à s'enflammer ; il y a alors une tumeur accompagnée de douleur, et d'un écoulement de chassie qui est quelquefois fort âcre et fort abondante, et d'autres fois moindre sous ces deux rapports. Dans l'inflammation des yeux, l'abstinence et le repos sont les meilleurs de tous les remèdes ; il faut donc, dès le premier jour, faire coucher le malade dans une chambre obscure ; lui défendre de parler ; ne lui laisser prendre, s'il est possible, aucune sorte d'aliments, pas même de l'eau, ou du moins qu'en très-petite quantité. Si la douleur est très-considérable, il est mieux de ne saigner que le second jour ; cependant on peut le faire le premier si le cas est pressant ; surtout si les veines du front sont gonflées ; si le malade est d'un bon tempérament, et s'il y a pléthore. Si le mal est moins violent, il demande moins d'activité ; on donne des lavements, mais seulement le deuxième ou le troisième jour. Si l'inflammation est légère, on peut se passer de lavement et de saignée : le repos et la diète suffisent. On ne doit cependant pas, dans l'ophthalmie, faire abstinence pendant long-temps, de crainte de rendre la pituite plus ténue et plus âcre ; mais il faut, dès le second jour, donner quelques aliments fort légers, et qui soient propres à épaissir la pituite, tels que sont les œufs frais ; si le mal est moins considérable, on peut donner de la bouillie ou du pain trempé dans du lait. Les jours suivants on augmentera la nourriture à proportion que diminuera l'inflammation ; mais on usera toujours d'aliments de la même espèce, et l'on ne mangera rien de salé, rien d'âcre, rien de tout ce qui pourrait atténuer les humeurs ; on ne prendra que de l'eau pour toute bois-

rhæ ad fabæ, papaveris lacrimæ ad lenticulæ magnitudinem, eaque cum passo
conterantur, et specillo super oculum
inducantur. Aliud ad idem : myrrhæ p.
* I. mandragoræ succi p. * I. papaveris
lacrimæ p. * II. foliorum rosæ, cicutæ seminis, singulorum p. * III. acaciæ p. * IV.
gummi p. * VIII. Et hæc quidem interdiu :
noctu vero, quo commodior quies veniat,
non alienum est, superimponere candidi
panis interiorem partem ex vino subactam : nam et pituitam reprimit, et, si
quid lacrimæ processit, absorbet, et oculum glutinari non patitur. Si grave id et
durum, propter magnum oculorum dolorem, videtur, ovi et album et vitellus
in vas defundendum est, adjiciendumque eo mulsi paulum, idque digito per-
miscendum : ubi facta unitas est, demitti
debet lana mollis bene carpta, quæ id
excipiat, superque oculos imponi. Ea res
et levis est, et refrigerando pituitam
coërcet, et non exarescit, et glutinari
oculum non patitur. Farina quoque hordeacea cocta, et cum malo cotoneo cocto
mixta, commode imponitur. Neque ab
ratione abhorret, etiam penicillo potissimum uti expresso, si levior impetus est,
ex aqua; si major, ex posca. Priora fascia
deliganda sunt, ne per somnum cadant :
at hoc superimponi satis est, quia et reponi ab ipso commode potest; et, cum
inaruit, iterum madefaciendum est. Si
tantum mali est, ut somnum diu prohibeat, eorum aliquid dandum est, quæ
ἀνώδυνα Græci appellant : satisque est
puero, quod ervi; viro, quod fabæ magnitudinem impleat. In ipsum vero oculum primo die, nisi modica inflammatio
est, nihil recte conjicitur : sæpe enim
potius concitatur eo pituita, quam minuitur. A secundo die, gravi quoque lippitudini per indita medicamenta recte
succurritur, ubi vel jam sanguis missus,
vel alvus ducta est, aut neutrum necessarium esse manifestum est.

son. Tel est le régime qu'il est nécessaire
de suivre. Dès le premier jour, on se servira d'un cataplasme fait avec de safran
p. I. *; de farine blanche très-fine, p. II. *,
qu'on mêlera avec une quantité suffisante
de blanc d'œuf pour donner la consistance du miel; on étendra le tout sur un
linge, et on l'appliquera sur le front pour
comprimer les vaisseaux, et diminuer le
cours de la pituite; si on n'a point de
safran, on se servira d'encens, qui produit le même effet; il est indifférent
qu'on étende ce cataplasme sur un linge
ou sur de la laine. Pour les yeux mêmes,
on se sert d'un mélange fait avec une
pincée de safran, la grosseur d'une fève
de myrrhe, et celle d'une lentille, d'o-
pium; on broie le tout dans du passum,
et on l'étend sur les yeux avec un plumasseau. On peut encore employer la
préparation suivante. Prenez de myrrhe
p. I. *; de suc de mandragore p. I. *; d'o-
pium p. II. *; de feuilles de roses, de
semence de ciguë, de chaque p. III. *;
d'acacia p. IV. *; de gomme p. VIII. *.
On fait usage de ces remèdes pendant le
jour : pendant la nuit, pour que le malade dorme plus tranquillement, il est
bon d'appliquer sur les yeux un cataplasme fait avec la mie de pain et le vin.
Ce cataplasme arrête le cours de la pituite, absorbe les larmes qui peuvent
couler, et empêche les yeux de se coller. Si l'on ne peut supporter ce cataplasme, à cause de la violence de la
douleur, il faut mettre dans un vase le
blanc et le jaune d'un œuf; y ajouter un
peu d'hydromel; mêler le tout avec le
doigt, et lorsqu'il est bien lié, l'étendre
sur de la laine molle bien cardée, et l'appliquer sur les yeux. Ce topique est léger et rafraîchissant : il arrête le cours de
la pituite, ne se dessèche pas, et empêche les yeux de se coller. On se trouve
aussi fort bien d'appliquer un cataplasme
de farine d'orge bouillie mêlée avec de la
pulpe de coins qu'on aura fait cuire. On
peut pareillement se servir d'une compresse trempée dans de l'eau, si l'inflammation est légère, et dans de l'oxycrat,
si elle est plus considérable; on applique
sur l'œil cette compresse après l'avoir
exprimée. Il faut fixer les cataplasmes
avec une bande, de peur qu'ils ne tombent pendant le sommeil; pour la compresse, il suffit de l'appliquer, parce que
le malade peut la remettre aisément lui-
même, et parce qu'on peut la mouiller
lorsqu'elle est devenue sèche. Si le mal
est porté au point d'empêcher le sommeil, il faut donner quelques anodins;
la grosseur d'un orobe suffit pour un enfant, et celle d'une fève pour un homme.
Il ne faut rien injecter dans l'œil le pre-

mier jour, à moins que l'inflammation ne soit peu considérable ; car , par là, on augmente plutôt qu'on ne diminue le cours de la pituite ; le second jour, les injections peuvent faire beaucoup de bien, même dans une ophthalmie violente ; mais il faut auparavant qu'on ait désempli les vaisseaux par la saignée, et procuré la liberté du ventre par des lavements, ou du moins qu'il soit évident qu'on n'a besoin ni de l'un ni de l'autre.

De diversis oculorum collyriis.

Des différents collyres pour les yeux.

2. Multa autem multorumque auctorum collyria ad id apta sunt ; novisque etiamnum mixturis temperari possunt ; cum lenia medicamenta , et modice reprimentia, facile et varie misceantur. Ego nobilissima exsequar.

2. Nous avons pour les maladies des yeux quantité de collyres qui ont été composés par différents médecins. On peut en modifier les vertus par de nouvelles combinaisons ; car il est aisé de mêler en plusieurs façons des médicaments adoucissants et légèrement répercussifs. Je donnerai ici la composition des collyres qui sont le plus en vogue.

Philonis collyrium.

Collyre de Philon.

3. Est igitur Philonis , quod habet cerussæ elotæ, spodii, gummi, singulorum p. * I. papaveris lacrimæ combustæ p. * II. Illud scire oportet, hic quoque omnia medicamenta, singula primum per se teri, deinde mixta iterum , adjecta paulatim vel aqua ; vel alio humore : gummi cum quasdam alias facultates habeat , hoc maxime præstare, ut, ubi collyria diu facta inaruerunt, glutinata sint , neque frientur.

3. Le collyre de Philon est fait avec de céruse lavée, de tutie, de gomme, de chaque p. I. * ; d'opium torréfié, p. II. *. Il faut observer , 1° que l'on broie d'abord chacune de ces drogues en particulier : qu'on les broie de nouveau toutes ensemble, lorsqu'on les a mêlées, en y ajoutant peu à peu de l'eau ou quelque autre liqueur ; 2° que la gomme, outre les autres qualités qu'elle peut avoir, a encore celle de conserver les collyres gluants , et de les empêcher de devenir friables , lorsqu'étant faits depuis longtemps, ils se sont desséchés.

Dionysii collyrium.

Collyre de Denis.

4. Dionysii vero collyrium est : papaveris lacrimæ combustæ, donec tenerescat, p. * I. thuris combusti, gummi, singulorum p. * II. spodii p. * IV.

4. Le collyre de Denys se fait avec d'opium torréfié, jusqu'à ce qu'il devienne tendre, p. I. * ; d'encens torréfié, de gomme, de chaque p. II. * ; de tutie, p. IV. *.

Cleonis collyrium.

Collyre de Cléon.

5. Cleonis nobile admodum : papaveris lacrimæ frictæ p. * I. croci p. * =. gummi. p. * I. quidus, cum teruntur, adjicitur rosæ succus. Aliud ejusdem valentius : squamæ æris, quod στόμωμα appellant, p. * I croci p. * II. spodii p. * IV. plumbi eloti et combusti p. * VI. gummi tantumdem. Attalium quoque ad idem est , maxime ubi multa pituita profluit : castorei p. * —. aloës p. * =. croci p. * I. myrrhæ p. * II. lycii p. * III. cadmiæ

5. Le collyre de Cléon est des plus renommés. Il entre dans sa composition d'opium frit, p. I. * ; de safran, p. * =.; de gomme, p. I. *. On verse dessus ces drogues, en les broyant, du suc de roses. En voici un autre du même auteur, qui est plus fort. Prenez d'écaille de cuivre, qu'on appelle *stomôma*, p. I. * ; de safran, p. II. * ; de tutie p. IV. * ; de plomb lavé et brûlé, p. VI. * ; de gomme, égale quantité. Celui d'Attale s'emploie dans les mêmes cas, surtout lorsqu'il y a un écoulement de pituite considérable. Le voici : Prenez de castoréum, p. * —.;

plures dies idem fieri oportet, donec ex toto sanitas restituatur. Si diebus iisdem alvus nihil reddit, ducenda est ; quo magis superiores partes leventur. Nonnunquam autem ingens inflammatio tanto impetu erumpit, ut oculos sua sede propellat : πρόπτωσιν id, quoniam oculi procidunt, Græci appellant. His utique, si vires patiuntur, sanguinem mitti ; si id fieri non potest, alvum duci, longioremque inediam indici necessarium est. Opus autem lenissimis medicamentis est : ideoque Cleonis collyrio quidam, quod ex duobus ante positum est, utuntur. Sed optimum est Nilei ; neque de ullo magis inter omnes auctores convenit.

Nilei collyrium, optimum omnium.

9. Id habet nardi indici, papaveris lacrimæ, singulorum p. ' —. gummi p. * i. croci p. * ii. foliorum rosæ recentium p. * iv. quæ vel aqua pluviatili, vel vino levi, subaustero, coguntur. Neque alienum est, malicorium, vel sertulam campanam ex vino coquere, deinde conterere, aut myrrham nigram cum rosæ foliis miscere ; aut hyoscyami folia cum ovi cocti vitello ; aut farinam cum acaciæ succo, vel passo, aut mulso : quibus si folia quoque papaveris adjiciuntur, aliquanto valentiora sunt. Horum aliquo præparato, penicillo fovere oculos oportet, ex aqua calida expresso, in qua ante vel myrti vel rosæ folia decocta sint : deinde, ex illis aliquid imponi. Præter hæc, ab occipitio, incisa cute, cucurbitula admovenda est. Quod si per hæc restitutus oculus in sedem suam non est, eodemque modo prolapsus permanet, scire oportet, lumen esse amissum ; deinde futurum, ut aut indurescat is, aut in pus

mes espèces d'aliments et de vin que nous avons prescrites plus haut ; mais on boit son vin pur ; on a soin de se bien couvrir la tête, et de se tenir en repos : car alors il survient souvent un profond sommeil, ou une sueur, ou une diarrhée qui met fin à l'écoulement de la pituite. Si le mal diminue, ce qui arrive le plus souvent, il faut continuer le même régime pendant plusieurs jours, jusqu'à ce que la santé soit entièrement rétablie. Si pendant ce temps, on ne va point à la selle, il faut prendre des lavements, pour débarrasser d'autant plus les parties supérieures. Mais l'inflammation est quelquefois si considérable, et elle se jette avec tant de furie sur les yeux, qu'elle les pousse hors de leur orbite. Les Grecs appellent ce mal *proptôse*, parce que le globe de l'œil est déplacé. Dans ce cas, il est absolument nécessaire de saigner, si les forces le permettent ; et si elles ne le permettent pas, il faut donner des lavements, et faire faire une longue abstinence ; les médicaments qu'on emploie doivent être les plus doux possible ; c'est pourquoi quelques-uns sont d'avis qu'on fasse usage du premier des deux collyres de Cléon ; mais, de l'aveu de tous les médecins, il n'en est point qui convienne mieux que celui de Nilée, dont voici la composition :

Collyre de Nilée, qui est le meilleur de tous.

9. Prenez du nard d'Inde, d'opium, de chacun p. ' —. ; de gomme, p. i. * ; de safran, p. ii. * ; de feuilles de roses fraîches, p. iv. * ; mêlez le tout dans de l'eau de pluie, ou dans du vin léger un peu austère. Il est utile également de faire bouillir dans du vin de l'écorce de grenade, ou des fleurs de mélilot, et ensuite de les broyer : ou de mêler de la myrrhe noire avec des feuilles de roses ; ou des feuilles de jusquiame, avec un jaune d'œuf cuit ; ou de la farine, avec du suc d'acacia, ou du passum, ou de l'hydromel ; le remède n'en sera que meilleur, si on y ajoute des feuilles de pavot. On bassine les yeux avec l'un ou l'autre de ces collyres, et on se sert pour cela d'une compresse qu'on a trempée auparavant dans de l'eau chaude, où on a fait bouillir des feuilles de myrte ou de roses ; on applique ensuite sur les yeux quelques-unes des compositions précédentes : de plus, il faut appliquer à la région occipitale des ventouses avec scarifications. Si l'œil ne rentre point en sa place par le moyen de ces remèdes, et s'il est toujours également saillant hors de l'orbite, on peut être sûr que cet œil est perdu, et qu'il subira l'induration ou la

jamque cursus pituitæ constitit, reliquias fortasse leviores futuras discutiunt balneum et vinum. Igitur lavari debet, leviter ante ex oleo perfricatus, diutiusque in cruribus et feminibus; multaque calida aqua fovere oculos; deinde per caput prius calida, tum egelida perfundi; a balneo cavere ne quo frigore afflatuve lædatur : post hæc cibo paulo pleniore, quam ex eorum dierum consuetudine, uti, vitalis tamen omnibus pituitam extenuantibus; vinum bibere leve, subausterum, modice vetus, neque effuse, neque timide, ut neque cruditas ex eo, et tamen somnus fiat, lenianturque intus latentia acria. Sed si quis in balneo sensit majorem oculorum perturbationem, quam attulerat (quod incidere iis solet, qui, manente adhuc pituitæ cursu, festinarunt); quamprimum discedere debet; nihil eo die vini assumere, cibi minus etiam, quam pridie : deinde cum primum satis pituita substitit, iterum ad usum balnei redire. Solet tamen evenire nonnunquam, sive tempestatum vitio, sive corporis, ut pluribus diebus neque dolor, neque inflammatio, et minime pituitæ cursus finiatur. Quod ubi incidit, jamque ipsa vetustate res matura est, ab his eisdem auxilium petendum est, id est, balneo ac vino. Hæc enim ut in recentibus malis aliena sunt, quia concitare ea possunt, et accendere; sic in veteribus, quæ nullis aliis auxiliis cesserunt, admodum efficacia esse consuerunt : videlicet hic quoque, ut alibi, cum secunda vana fuerint, contrariis adjuvantibus. Sed ante tonderi ad cutem convenit : deinde in balneo aqua calida quamplurima caput atque oculos fovere : tum utrumque penicillo detergere, et ungere caput irino unguento; continereque in lectulo se, donec omnis calor, qui conceptus est, finiatur, desinatque sudor, qui necessario in capite collectus est : tum ad idem cibi vinique genus veniendum, sic, uti potiones meracæ sint; obtegendumque caput, et quiescendum. Sæpe enim post hæc, gravis somnus, sæpe sudor, sæpe alvi dejectio pituitæ cursum finit. Si levatum malum est (quod aliquanto sæpius fit); per

a plus d'écoulement de pituite, s'il reste encore quelques traces légères de la maladie, le vin et le bain les font disparaître. On doit donc se baigner, après s'être fait frotter légèrement d'huile auparavant, et avoir fait des frictions sur les jambes et les cuisses pendant plus long-temps que sur les autres parties; se bassiner les yeux avec beaucoup d'eau chaude; se faire répandre sur la tête de l'eau d'abord chaude, puis qui ne soit que dégourdie. Il faut éviter, en sortant du bain, de s'exposer au froid, ou à quelque coup d'air; prendre ensuite plus de nourriture qu'on n'avait coutume de le faire les jours précédents; en exceptant néanmoins tout ce qui pourrait atténuer la pituite. Le vin dont on fait sa boisson doit être léger, un peu austère, et médiocrement vieux; il ne faut en boire ni trop, ni trop peu, mais de manière que, sans troubler sa digestion, on se procure du sommeil, et qu'on corrige l'âcreté qui domine dans les humeurs. Si on s'aperçoit que le bain augmente le mal (ce qui arrive ordinairement à ceux qui se pressent de se baigner, quand l'écoulement de la pituite subsiste encore), il faut en sortir sur-le-champ; ne point boire de vin de toute la journée; prendre moins de nourriture que la veille; et en revenir au bain, dès que l'écoulement de pituite aura décidément cessé. Il arrive cependant quelquefois soit à cause de la saison qui est contraire, soit parce que le corps est mal disposé, que la douleur, l'inflammation, et l'écoulement de pituite durent au-delà de plusieurs jours. Dans ce cas, comme le mal, déjà ancien, est parvenu à maturité, il faut recourir aux mêmes remèdes, c'est-à-dire au bain et au vin; car ces deux moyens sont aussi efficaces dans les maux d'yeux invétérés, qui ont résisté à tous les autres remèdes, qu'ils sont pernicieux dans ceux qui ne font que commencer; parce qu'alors ils ne peuvent qu'irriter et enflammer encore davantage. Il arrive donc ici, comme dans certains autres cas, qu'après avoir vainement essayé les remèdes les plus convenables, on n'obtient de bons effets qu'en employant des moyens contraires. Mais, avant d'en venir à l'usage des bains et du vin, on doit se faire raser la tête; se la bien bassiner ensuite dans le bain, de même que les yeux, avec de l'eau chaude, et se les essuyer avec une compresse; puis on se fait frotter la tête avec de la pommade d'iris; après quoi, on se tient au lit jusqu'à ce que la chaleur occasionnée par le bain soit passée, et que la sueur, qui doit être abondante vers la tête, soit dissipée. On fait usage des mê-

plures dies idem fieri oportet, donec ex toto sanitas restituatur. Si diebus iisdem alvus nihil reddit, ducenda est; quo magis superiores partes leventur. Nonnunquam autem ingens inflammatio tanto impetu erumpit, ut oculos sua sede propellat : πρόπτωσιν id, quoniam oculi procidunt, Græci appellant. His utique, si vires patiuntur, sanguinem mitti ; si id fieri non potest, alvum duci, longioremque inediam indici necessarium est. Opus autem lenissimis medicamentis est : ideoque Cleonis collyrio quidam, quod ex duobus ante positum est, utuntur. Sed optimum est Nilei ; neque de ullo magis inter omnes auctores convenit.

mes espèces d'aliments et de vin que nous avons prescrites plus haut ; mais on boit son vin pur ; on a soin de se bien couvrir la tête, et de se tenir en repos : car alors il survient souvent un profond sommeil, ou une sueur, ou une diarrhée qui met fin à l'écoulement de la pituite. Si le mal diminue, ce qui arrive le plus souvent, il faut continuer le même régime pendant plusieurs jours, jusqu'à ce que la santé soit entièrement rétablie. Si pendant ce temps, on ne va point à la selle, il faut prendre des lavements, pour débarrasser d'autant plus les parties supérieures. Mais l'inflammation est quelquefois si considérable, et elle se jette avec tant de furie sur les yeux, qu'elle les pousse hors de leur orbite. Les Grecs appellent ce mal *proptose*, parce que le globe de l'œil est déplacé. Dans ce cas, il est absolument nécessaire de saigner, si les forces le permettent ; et si elles ne le permettent pas. il faut donner des lavements, et faire faire une longue abstinence ; les médicaments qu'on emploie doivent être les plus doux possible ; c'est pourquoi quelques-uns sont d'avis qu'on fasse usage du premier des deux collyres de Cléon : mais, de l'aveu de tous les médecins, il n'en est point qui convienne mieux que celui de Nilée, dont voici la composition :

Nilei collyrium, optimum omnium.

9. Id habet nardi indici, papaveris lacrimæ, singulorum p. ˙ ——. gummi p. ˙ i. croci p. ˙ ii. foliorum rosæ recentium p. ˙ iv. quæ vel aqua pluviatili, vel vino levi, subaustero, coguntur. Neque alienum est, malicorium, vel sertulam campanam ex vino coquere, deinde conterere, aut myrrham nigram cum rosæ foliis miscere ; aut hyoscyami folia cum ovi cocti vitello ; aut farinam cum acaciæ succo, vel passo, aut mulso : quibus si folia quoque papaveris adjiciuntur, aliquanto valentiora sunt. Horum aliquo præparato, penicillo fovere oculos oportet, ex aqua calida expresso, in qua ante vel myrti vel rosæ folia decocta sint : deinde, ex illis aliquid imponi. Præter hæc, ab occipitio, incisa cute, cucurbitula admovenda est. Quod si per hæc restitutus oculus in sedem suam non est, eodemque modo prolapsus permanet, scire oportet, lumen esse amissum ; deinde futurum, ut aut indurescat is, aut in pus

Collyre de Nilée, qui est le meilleur de tous.

9. Prenez du nard d'Inde, d'opium, de chacun p. ˙ ——. ; de gomme, p. ˙. ˙ ; de safran, p. ˙ ii. ˙ ; de feuilles de roses fraiches, p. ˙ iv. ˙ ; mêlez le tout dans de l'eau de pluie, ou dans du vin léger un peu austère. Il est utile également de faire bouillir dans du vin de l'écorce de grenade, ou des fleurs de mélilot, et ensuite de les broyer ; ou de mêler de la myrrhe noire avec des feuilles de roses ; ou des feuilles de jusquiame, avec un jaune d'œuf cuit ; ou de la farine, avec du suc d'acacia, ou du passum, ou de l'hydromel : le remède n'en sera que meilleur, si on y ajoute des feuilles de pavot. On bassine les yeux avec l'un ou l'autre de ces collyres, et on se sert pour cela d'une compresse qu'on a trempée auparavant dans de l'eau chaude, où on a fait bouillir des feuilles de myrte ou de roses ; on applique ensuite sur les yeux quelques-unes des compositions précédentes : de plus, il faut appliquer à la région occipitale des ventouses avec scarifications. Si l'œil ne rentre point en sa place par le moyen de ces remèdes, et s'il est toujours également saillant hors de l'orbite, on peut être sûr que cet œil est perdu, et qu'il subira l'induration ou la

vertatur. Si suppuratio se ostendit, ab eo angulo, qui tempori propior est, incidi oculus debet ; ut effuso pure, inflammatio ac dolor finiatur, et intus tunicæ resideant, quo minus fœda postea facies sit : utendum deinde vel iisdem collyriis est ex lacte aut ovo ; vel croco, cui album ovi misceatur. At si induruit, et sic emortuus est, ne in pus verteretur, quatenus fœde prominebit, excidendum erit, sic, ut hamo summa tunica apprehendatur, infra id deinde scalpellus incidat : tum eadem medicamenta erunt conjicienda, donec omnis dolor finiatur. Iisdem medicamentis in eo quoque oculo utendum est, qui primum procidit, deinde per plura loca fissus est.

De carbunculis oculorum.

10. Solent etiam carbunculi ex inflammatione nasci, nonnunquam in ipsis oculis, nonnunquam in palpebris : et in his ipsis, modo ab interiore, modo ab exteriore parte. In hoc casu alvus ducenda est ; cibus minuendus ; lac potui dandum, ut acria, quæ læserunt, leniantur. Quod ad cataplasmata et medicamenta pertinet, iis utendum, quæ adversus inflammationes proposita sunt : atque hic quoque Nilei collyrium optimum est. Si tamen carbunculus in exteriore palpebræ parte est, ad cataplasmata aptissimum est lini semen ex mulso coctum ; aut, si id non est, triciti farina eodem modo cocta.

De pustulis oculorum.

11. Pustulæ quoque ex inflammatione interdum oriuntur. Quod si inter initia protinus incidit, magis etiam servanda sunt, quæ de sanguine et quiete supra proposui : sin serius, quam ut sanguis mitti possit, alvus tamen ducenda est : si id quoque aliqua res inhibet, utique victus ratio servanda est. Medicamentis autem hic quoque lenibus opus est, quale Nilei, quale Cleonis est.

suppuration. Si la suppuration se déclare par l'angle qui est le plus proche de la tempe, il faut faire une incision dans l'œil, afin que, le pus étant évacué, la douleur et l'inflammation cessent, que les tuniques rentrent dans l'orbite, et que le visage soit moins défiguré. Ensuite on applique les mêmes collyres, avec addition de lait ou d'œuf, ou le safran mêlé avec un blanc d'œuf. Mais si l'œil se durcit, et s'il n'y reste point assez de vie pour le faire suppurer ; s'il est saillant, de manière qu'il y ait difformité, il faut l'extirper. Pour cela, on le saisira avec un crochet fixé dans la tunique externe, et l'on incisera en dessous avec le bistouri. On fera ensuite des injections avec les mêmes remèdes que nous avons rapportés ci-dessus, et l'on continuera jusqu'à ce que la douleur soit passée. On doit encore employer les mêmes médicaments, lorsque l'œil, qui était d'abord saillant hors de l'orbite, se fend en plusieurs endroits.

Du charbon des yeux.

10. Il se forme quelquefois, à la suite de l'inflammation, des charbons qui tantôt attaquent le globe de l'œil même, et tantôt la partie externe ou interne des paupières ; dans ce cas, il faut prendre des lavements, diminuer la nourriture, et se mettre au lait, pour adoucir l'acrimonie, qui est la cause du mal. A l'égard des collyres et des cataplasmes qu'il convient d'employer, ils sont les mêmes que ceux que nous avons prescrits contre l'inflammation, et le collyre de Nilée est aussi très-bon dans ce cas. Cependant, si le charbon est situé à la partie extérieure de la paupière, on ne peut rien appliquer de mieux qu'un cataplasme fait avec la graine de lin bouillie dans de l'hydromel, ou, à défaut de graine de lin, avec la farine de froment bouillie dans la même liqueur.

Des pustules des yeux.

11. L'inflammation fait aussi quelquefois naître des pustules sur les yeux ; si ces pustules paraissent dès le commencement, c'est une raison de plus pour saigner le malade, et lui faire garder un repos absolu. Si, lorsqu'elles paraissent, il n'est plus temps de saigner, il faut du moins donner des lavements ; et, si quelque raison en empêche, on doit observer exactement le régime que nous avons prescrit plus haut. On se servira de collyres adoucissants, tels que sont ceux de Nilée et de Cléon.

Philalethis collyrium, ad pustulas oculorum.

12. Id quoque, quod Philalethes vocatur, huic aptum est. Myrrhæ, papaveris lacrimæ , singulorum p. * i. plumbi eloti, terræ samiæ, quæ ἀστήρ vocatur, tragacanthæ , singulorum p. * iv. stibis cocti, amyli, singulorum p. * vi, spodii eloti, cerussæ elotæ, singulorum p. * viii. quæ aqua pluviatili excipiuntur. Usus collyrii, vel ex ovo, vel ex lacte est.

De ulceribus oculorum, et de διαλιβάνου collyrio.

13. Ex pustulis ulcera interdum fiunt ; eaque recentia æque lenibus medicamentis nutrienda sunt , et iisdem fere, quæ supra in pustulis posui. Fit quoque proprie ad hæc, quod διαλιβάνου vocatur. Habet æris combusti et eloti, papaveris lacrimæ frictæ, singulorum p. * i. spodii eloti, thuris, stibis combusti et eloti, myrrhæ, gummi, singulorum p. * ii.

De immunitione oculorum.

14. Evenit etiam, ut oculi, vel ambo, vel singuli, minores fiant, quam esse naturaliter debeant : idque et acer pituitæ cursus in lippitudine efficit, et continuati fletus, et ictus parum bene curati. In his quoque iisdem lenibus medicamentis ex muliebri lacte utendum est; cibis vero iis, qui maxime corpus alere, et implere consuerunt; vitandaque omni modo causa, quæ lacrimas excitet, curaque domesticorum : quorum etiam si quid tale incidit, ejus notitiæ subtrahendum. Atque acria quoque medicamenta , et acres cibi non alio magis nomine his nocent, quam quod lacrimas movent.

De pediculis palpebrarum.

15. Genus quoque vitii est, qui inter pilos palpebrarum pediculi nascuntur : φθειρίασιν Græci nominant. Quod cum ex malo corporis habitu fiat, raro non

Collyre de Philalète, contre les pustules des yeux.

12. Le collyre qui porte le nom de Philalète convient aussi dans cette affection. Il est fait avec de myrrhe, d'opium, de chaque p. i. * ; de plomb lavé , de terre de Samos, qu'on appelle *aster*, de gomme adragant, de chaque p. iv. * ; d'antimoine cuit , d'amidon, de chacun p. vi. * ; de tutie lavée, de céruse lavée, de chacune p. viii. *. On dissout le tout dans de l'eau de pluie, et, lorsqu'on veut se servir du collyre, on y ajoute du blanc d'œuf, ou du lait.

Des ulcères des yeux, et du collyre dialiban.

13. Les pustules des yeux se changent quelquefois en ulcères ; on les traite , lorsqu'elles sont récentes, avec des médicaments adoucissants , et qui sont à peu près les mêmes que ceux que j'ai indiqués pour les pustules. Il y a aussi un collyre qui est spécifique pour ces ulcères ; on l'appelle *dialiban*. Il se prépare avec de cuivre brûlé et lavé, d'opium frit, de chacun p. i. * : de tutie lavée, d'encens, d'antimoine brûlé et lavé , de myrrhe, de gomme, de chaque p. ii. *.

Du rétrécissement des yeux.

14. Il arrive aussi quelquefois qu'un œil, ou tous les deux deviennent plus petits qu'ils ne doivent être naturellement. Ce mal vient ordinairement, ou à la suite d'une ophthalmie, où il y aura eu un écoulement de pituite opiniâtre, ou bien parce qu'on aura pleuré pendant longtemps , ou parce qu'on aura reçu dans l'œil quelque coup dont on aura été mal guéri. Dans ce cas, les collyres doivent être aussi fort adoucissants ; on y fait entrer, à cet effet, le lait de femme ; on prescrit d'user d'aliments nourrissants et très-substantiels ; d'éviter tout ce qui pourrait faire couler les larmes ; de ne songer à aucune affaire domestique, et, s'il en survient, d'en dérober la connaissance au malade. Tous les aliments et les médicaments âcres sont fort contraires, principalement en ce qu'ils peuvent exciter les larmes.

Des poux des paupières.

15. Il existe une autre espèce de maladie dans laquelle il naît des poux parmi les poils des paupières : les Grecs appellent ce mal *phthiriasis*. Il vient ordinairement d'une mauvaise disposition du

ultra procedit : sed fere tempore interposito pituitæ cursus acerrimus sequitur : exulceratisque vehementer oculis, aciem quoque ipsam corrumpit. His alvus ducenda est ; caput ad cutem tondendum, diuque quotidie jejunis perfricandum : his ambulationibus aliisque exercitationibus diligenter utendum ; gargarizandum ex mulso, in quo nepeta et pinguis ficus decocta sit ; sæpe in balneo multa calida aqua fovendum caput ; vitandi acres cibi; lacte vinoque pingui utendum ; bibendumque liberalius, quam edendum est. Medicamenta vero intus quidem lenia danda sunt ; ne quid acrioris pituitæ concitent : super ipsos vero pediculos alia, quæ necare eos, et prohibere, ne similes nascantur, possint. Ad id ipsum spumæ nitri p. *I.; sandarachæ p.* i. ; uvæ taminiæ p.*I.; simul teruntur, adjiciturque vetus oleum pari portione, atque acetum, donec mellis ei crassitudo sit.

De oculorum gravioribus morbis, qui ex inflammationibus oriuntur, et validioribus medicamentis curantur, et de Andreæ collyrio, et de διαξέρατος.

16. Hactenus oculorum morbi lenibus medicamentis nutriuntur. Genera deinde alia sunt, quæ diversam curationem desiderant ; fereque ex inflammationibus nata, sed finitis quoque his manentia. Atque inprimis in quibusdam perseverat tenuis pituitæ cursus. Quibus alvus ab inferiore parte evocanda est, demendumque aliquid ex cibo. Neque alienum est, illini frontem compositione Andreæ : quæ habet gummi p. *I. cerussæ, stibis, singulorum p. *II. spumæ argenti coctæ et elotæ p. *IV. Sed et ea spuma ex aqua pluviatili coquitur, et arida hæc medicamenta ex succo myrti conteruntur. His illita fronte, cataplasma quoque superinjiciendum est ex farina, quæ frigida aqua coacta sit, cuique aut acaciæ succus, aut cupressus adjecta sit. Cucurbitula quoque, inciso vertice, recte accommodatur ; aut ex temporibus sanguis emittitur. Inungi vero eo debet, quod

corps, et se borne rarement à l'endroit affecté ; il arrive presque toujours qu'au bout d'un certain temps, il est suivi d'un écoulement de pituite des plus opiniâtres; les yeux mêmes s'ulcèrent fortement, et la vue s'altère. Il faut prendre des lavements, se faire raser la tête, et chaque jour, à jeun, se la faire frotter longuement. On doit se promener et s'exercer beaucoup ; user de gargarismes faits avec l'hydromel, dans lequel on aura fait bouillir du calament et des figues grasses; se faire souvent, dans le bain, des fomentations sur la tête avec beaucoup d'eau chaude ; éviter les aliments âcres ; user de lait et d'un vin onctueux ; boire plus qu'on ne mange ; ne prendre à l'intérieur que des médicaments adoucissants, pour ne pas donner d'âcreté à la pituite ; appliquer sur les paupières des remèdes qui soient propres à tuer les poux , et à empêcher qu'il ne s'en produise de nouveaux. Telle est la composition suivante. Prenez d'écume de nitre p. I. *; de sandaraque p. I. *; de staphisaigre, p. I. *. Broyez le tout ensemble, et ajoutez-y parties égales de vieille huile et de vinaigre, pour lui donner la consistance de miel.

Des maladies des yeux, qui sont plus graves, qui viennent à la suite de l'inflammation, et qui ont besoin de médicaments plus actifs ; du collyre d'Andrée, et du diacera.

16. Jusqu'ici nous avons parlé des maladies des yeux qui se traitent par des moyens adoucissants ; mais il en est d'une autre espèce qui exigent un traitement différent : ces maladies viennent presque toujours à la suite de l'inflammation , mais elles subsistent après que celle-ci est passée ; il reste, principalement dans quelques-unes, un écoulement de pituite fort ténue. Il faut, dans ce cas, donner des lavements, et retrancher quelque chose de la nourriture. Il convient aussi de faire des onctions sur le front avec le collyre d'André. Ce collyre se prépare avec de gomme, p. I. *; de céruse, d'antimoine, de chaque p. II. *; de litharge d'argent bouillie et lavée, p. IV. '. On fait bouillir la litharge dans de l'eau de pluie, et on broie les autres médicaments secs dans du suc de myrte. Après qu'on a fait des onctions sur le front avec ce mélange, on applique dessus un cataplasme de farine détrempée dans de l'eau froide, et à laquelle on a ajouté le suc d'acacia ou de cyprès. On se trouve bien aussi d'appliquer sur le sommet de la tête des ventouses avec sca-

habet squamæ æris, papaveris lacrimæ, singulorum p. *. i. cervini cornu combusti et eloti, plumbi eloti, gummi, singulorum p. *. iv. thuris p. *. xii. Hoc collyrium quia cornu habet, διάκερας nominant. Quotiescunque non adjicio, quod genus humoris adjiciendum sit, aquam intelligi volo.

Μεμιγμένον, *Euelpidis collyrium.*

17. Ad idem Euelpidis, quod μεμιγμένον nominabat. In eo papaveris lacrimæ, et albi piperis, singulæ unciæ sunt, gummi libra, æris combusti p. *. i. s. Inter has autem curationes, post intermissionem aliquam, prosunt balneum et vinum. Cumque omnibus lippientibus vitandi cibi sint, qui extenuant; tum præcipue, quibus tenuis humor diu fertur. Quod si jam fastidium est eorum, quæ pituitam crassiorem reddunt, sicut in hoc genere materiæ maxime promptum est; confugiendum est ad ea, quæ, quia ventrem, corpus quoque adstringunt.

De oculorum ulceribus supercrescentibus, sordidis, cavis, veteribus.

18. At ulcera, si cum inflammatione finita non sunt, aut supercrescentia, aut sordida, aut cava, aut certe vetera esse consuerunt. Ex his supercrescentia collyrio, quod μεμιγμένον vocatur, optime reprimuntur. Sordida purgantur et eodem, et eo, quod σμίλιον nominatur.

Smilion collyrium.

19. Habet æruginis p. *. iv. gummi tantumdem, ammoniaci, minii sinopici, singulorum p. *. xvi. quæ quidam ex aqua, quidam, quo vehementiora sint, ex aceto terunt.

Phynon collyrium Euelpidis.

20. Id quoque Euelpidis, quod Phynona appellabat, huic utile est. Croci p. *. i. papaveris lacrimæ, gummi, singulorum p. ii. æris combusti et eloti, myr-

---

rifications, ou de tirer du sang aux tempes. On fait encore des onctions avec un mélange d'écaille de cuivre, d'opium, de chaque p. i. *; de corne de cerf brûlée et lavée, de plomb lavé, de gomme, de chaque p. iv. *; d'encens p. xii. *. On appelle ce collyre *diakéra*, parce qu'il entre de la corne dans sa composition. Toutes les fois que je ne dénomme pas spécialement la liqueur qu'il faut ajouter au collyre, j'entends parler de l'eau.

Collyre d'Evelpide, appelé mémigménon.

17. Le collyre d'Evelpide, qu'il appelait *mémigménon*, convient aussi dans le même cas. Il est fait avec une once d'opium, autant de poivre blanc, une livre de gomme, et de cuivre brûlé, p. i. * s. Durant le traitement, il est bon de suspendre, pendant quelque temps, l'usage des remèdes, pour se mettre à celui du bain et du vin. S'il est nécessaire d'éviter tous les aliments atténuants, dans les différentes sortes d'ophthalmies, c'est surtout dans celle où la pituite est fort ténue, et coule depuis long-temps. Si le malade vient à se dégoûter des aliments incrassants, comme cela est assez ordinaire, il doit passer à ceux qui, par la raison qu'ils resserrent le ventre, resserrent, en même temps, tout le corps.

Des ulcères des yeux, fongueux, sordides, creux, et invétérés.

18. Si les ulcères ne se terminent point en même temps que l'inflammation, ils ont coutume de devenir fongueux ou sordides, ou profonds, ou au moins de durer très-long-temps. Il n'y a rien de mieux pour réprimer les ulcères fongueux, que le collyre appelé *mémigménon*; il convient aussi, de même que celui qu'on appelle *smilion*, pour déterger les ulcères sordides.

Collyre smilion.

19. Le collyre smilion est fait avec de verdet p. iv. *; de gomme, autant; d'ammoniac, de vermillon de sinope, de chaque p. xvi. *. Quelques-uns font dissoudre ces ingrédients dans de l'eau, et d'autres dans du vinaigre, pour les rendre plus actifs.

Collyre d'Evelpide, appelé phynon.

20. On emploie aussi avec succès, dans ces ulcères, le collyre d'Evelpide, qu'il appelait *phynon*; ce collyre se prépare avec de safran p. i. *; d'opium, de gomme, de chaque p. ii. *; de cuivre brûlé

rhæ, singulorum p. iv. piperis albi p. *. vi. Sed ante lenitum hoc inungendum est.

Sphærion collyrium Euelpidis.

21. Id quoque ejusdem, quod sphærion nominabat, eodem valet. Lapidis hæmatitis eloti p. *. 1. ═. piperis grana sex, cadmiæ elotæ, myrrhæ, papaveris lacrimæ, singulorum p. *. ii. croci p. *. iv. gummi p. viii. quæ cum vino aminæo conteruntur.

Liquidum Euelpidis collyrium.

22. Liquidum quoque medicamentum ad idem componebat, in quo erant hæc : æruginis p. *. ═. mysi combusti, atramenti sutorii, cinnamomi, singulorum p. *. 1. croci, nardi, papaveris lacrimæ, singulorum p. *. 1. ═. myrrhæ p. * ii. æris combusti p. *. iii. cineris ex odoribus p. *. iv. piperis grana xv. Hæc ex vino austero teruntur; deinde cum passi tribus heminis decoquuntur, donec corpus unum sit : idque medicamentum vetustate efficacius fit.

De cavis oculorum ulceribus.

23. Cava vero ulcera commodissime implent ex iis, quæ supra posita sunt, sphærion, et id, quod Philalethes vocatur. Idem sphærion vetustis ulceribus, et vix ad cicatricem venientibus optime succurrit.

Hermonis collyrium.

24. Est etiam collyrium, quod cum ad plura valeat, plurimum tamen proficere in his ulceribus videtur : refertur ad Hermonem auctorem. Habet piperis longi p. *. 1. ═. albi p. *. cinnamomi, costi, singulorum p. *. 1. atramenti sutorii, nardi, casiæ, castorei, singulorum p. *. ii. gallæ p. *. v. myrrhæ, croci, thuris, lycii, cerassæ, singulorum p. *. viii. papaveris lacrimæ p. * xii. aloës, æris combusti, cadmiæ, singulorum p. *. xvi. acaciæ, stibis, gummi, singulorum p. *. xxv.

et lavé, de myrrhe, de chaque p. iv. *; de poivre blanc p. vi. *. Mais, avant de s'en servir, il faut avoir soin de munir les ulcères d'un liniment convenable.

Collyre d'Evelpide, appelé sphærion.

21. Le collyre appelé *sphærion*, et qui est du même oculiste, a les mêmes propriétés. Il entre dans sa composition, de pierre hématite lavée p. 1. * ═; de poivre, six grains; de cadmie lavée, de myrrhe, d'opium, de chaque p. ii. *; de safran p. iv. *; de gomme p. viii. *. On broie le tout dans du vin d'Amine.

Collyre liquide d'Evelpide.

22. Evelpide se servait aussi, dans les mêmes cas, d'un collyre liquide, qu'il composait avec de verdet, p. * ═; de misy brûlé, de vitriol, de cannelle, de chaque p. 1. *; de safran, de nard, d'opium, de chaque p. 1. *. ═; de myrrhe p. ii. *; de cuivre brûlé p. iii. *; de cendres de substances odoriférantes p. iv. *; de poivre, grains xv. *. Il broyait tous ces ingrédients dans du vin austère, et les faisait ensuite bouillir dans trois hémines de passum, jusqu'à ce que le tout ne formât plus qu'un corps. Plus ce collyre est vieux, et plus il est efficace.

Des ulcères creux des yeux.

23. Le collyre Philalète et celui qu'on appelle sphærion, dont nous avons rapporté plus haut la composition, sont très-propres pour incarner les ulcères profonds. Le collyre sphærion convient aussi parfaitement dans les ulcères invétérés, et qui sont difficiles à cicatriser.

Collyre d'Hermon.

24. Le collyre d'Hermon, qui convient dans plusieurs maux d'yeux, est utile principalement dans les ulcères de ces organes; il est fait avec de poivre long p. 1. * ═; de poivre blanc p. *; de cannelle, de costus, de chaque p. 1. *; de vitriol, de nard, de cassia, de castoréum, de chaque p. ii. *; de noix de galle p. v. *; de myrrhe, de safran, d'encens, de lycium, de céruse, de chaque p. viii. *; d'opium p. xii. *; d'aloès, de cuivre brûlé, de cadmie, de chaque p. xvi. *; d'acacia, d'antimoine, de gomme, de chaque p. xxv. *.

De cicatricibus oculorum, quæ ex ulceribus factæ sunt, et de asclepia, et canopite, et pyxino collyriis.

25. Factæ vero ex ulceribus cicatrices duobus vitiis periclitantur; ne aut cavæ, aut crassæ sint. Si cavæ sunt, potest eas implere id, quod sphærion vocari dixi; vel id, quod asclepios nominatur. Habet papaveris lacrimæ p. *. ii. sagapeni, opopanacis, singulorum p. *. iii. æruginis p. *. iv. gummi p. * viii. piperis p. *. vii. cadmiæ elotæ, cerussæ, singulorum p. * xvi. At si crassæ cicatrices sunt, extenuat vel smilion, vel canopite collyrium; quod habet cinnamomi, acaciæ, singulorum p. *. i. cadmiæ elotæ, croci, myrrhæ, papaveris lacrimæ, gummi, singulorum p. *. ii. piperis albi, thuris, singulorum p. *. iii. æris combusti p. * ix. Vel Euelpidis pyxinum. quod ex his constat: salis fossilis p. *. iv. ammoniaci thymiamatis p. *. viii. papaveris lacrimæ p. *. xii. cerussæ p. xv. piperis albi, croci siculi, singulorum p. *. xxxii. gummi p. *. xiii. cadmiæ elotæ p. * ix. Maxime tamen tollere cicatricem videtur id, quod habet gummi p. *. ═. æruginis p. *. i. crocomagmatis p. *. iv.

De alio genere inflammationis oculorum.

26. Est etiam genus inflammationis, in qua, si cui tument ac distenduntur cum dolore oculi, sanguinem ex fronte mitti necessarium est; multaque aqua calida caput atque oculos fovere; gargarizare ex lenticula, vel ex fici cremore : inungi acribus medicamentis, quæ supra comprehensa sunt; maximeque eo, quod sphærion nominatur, quod lapidem hæmatiten habet. Atque alia quoque utilia sunt, quæ ad extenuandam aspritudinem fiunt; de qua protinus dicam.

Cæsarianum collyrium.

27. Hæc autem inflammationem oculorum fere sequitur; interdum major, interdum levior. Nunnunquam etiam ex

---

Des cicatrices des yeux, qui se forment à la suite des ulcères, et des collyres asclépios, canopite et pixin.

25. Les cicatrices qui se forment à la suite des ulcères des yeux sont sujettes à deux inconvénients; elles peuvent être ou creuses, ou trop épaisses. Si les cicatrices sont creuses, on peut les incarner avec le collyre appelé sphærion, ou avec celui qu'on appelle *asclepios*, et dans la composition duquel il entre d'opium, p. ii. *; de sagapénum, d'opopanax, de chacun p. iii. *; de verdet, p. iv. *; de gomme, p. viii. *; de poivre, p. xii. *; de cadmie lavée, de céruse, de chaque p. xvi. *. Si les cicatrices sont trop épaisses, on les rend plus minces avec le collyre smilion, ou le collyre *canopite*, qui se prépare avec de cannelle, d'acacia, de chaque p. i. *; de cadmie lavée, de safran, de myrrhe, d'opium, de gomme, de chaque p. ii. *; de poivre blanc, d'encens, de chaque p. iii. *; de cuivre brûlé, p. ix. *, mêlés avec de l'eau de pluie. On peut aussi se servir du collyre d'Évelpide, que cet auteur appelait *pyximum*, et qui est fait avec de sel fossile, p. iv. *; d'ammoniac, p. viii. *; d'opium, p. xii. *; de céruse, p. xv. *; de poivre blanc, de safran de Sicile, de chacun p. xxxii. *; de gomme, p. xiii. *; de cadmie lavée, p. ix. *. Cependant un des meilleurs collyres, pour diminuer la cicatrice, est celui dans la composition duquel il entre de gomme, p. * ═; de verdet, p. i. *; de fécule d'onguent de safran, p. iv. *.

D'une autre espèce d'inflammation des yeux.

26. Il est encore une espèce d'inflammation dans laquelle, lorsque les yeux sont gonflés et tendus avec douleur, il est nécessaire de tirer du sang à la veine frontale; de fomenter toute la tête, et de bassiner les paupières avec beaucoup d'eau tiède; d'user de gargarismes faits avec une décoction de lentille, ou le suc de figuier; de se frotter les paupières avec les collyres âcres dont nous avons rapporté ci-dessus la composition, et d'user principalement de celui qu'on appelle sphærion, dans lequel entre la pierre hématite. On peut aussi employer les médicaments qui sont propres à atténuer la rugosité dont il va être question.

Collyre cæsarien.

27. Cette incommodité vient presque toujours à la suite de l'inflammation des yeux; elle est tantôt plus, tantôt moins

aspritudine lippitudo fit ; ipsam deinde aspritudinem auget ; fitque ea in aliis brevis, in aliis longa, et quæ vix unquam finiatur. In hoc genere valetudinis, quidam crassas durasque palpebras, et ficulneo folio, et asperato specillo, et interdum scalpello eradunt ; versasque quotidie medicamentis suffricant. Quæ neque nisi in magna vetustaque aspritudine, neque sæpe facienda sunt : nam melius eodem ratione victus et idoneis medicamentis pervenitur. Ergo exercitationibus utemur, et balneo frequentiore ; multaque oculos aqua calida fovebimus : cibos autem sumemus acres et extenuantes ; at medicamentum id, quod Cæsarianum vocatur. Habet atramenti sutorii p. *. ı. misy p. *. ⹀. piperis albi p. *. ⹀⹀. papaveris lacrimæ, gummi, singulorum p. *. ıı. cadmiæ lotæ p. *. vııı. stibis p. *. vı. Satisque constat, hoc collyrium adversus omne genus oculorum valetudinis idoneum esse ; exceptis iis, quæ lenibus nutriuntur.

Hieracis collyrium.

28. Id quoque, quod Hieracis nominatur, ad aspritudinem potest. Habet myrrhæ p. *. ı. ammoniaci thymiamatis p. *. ıı. æruginis rasæ p. *. ıv. Ad idem idoneum est etiam id, quod canopite, et id quod smilion vocatur, et id quod pyxinum, et id quod sphærion. Si composita medicamenta non adsunt, felle caprino, vel quam optimo melle satis commode aspritudo curatur.

De arida lippitudine.

29. Est etiam genus aridæ lippitudinis : ξηροφθαλμον Græci appellant. Neque tument, neque fluunt oculi, sed rubent tantum, et cum dolore quodam graves sunt, et noctu præ gravi pituita inhærescunt : quantoque minor generi huic impetus, tanto finis minus expeditus est. In hoc vitio multum ambulare, multum exerceri, lavari sæpe, ibique desudare, multaque frictione uti necessarium est. Cibi neque qui implent, neque nimium acres, apti sunt, sed inter hos medii.

considérable. Elle donne aussi quelquefois lieu à une ophthalmie qui contribue encore à l'augmenter. Ce mal dure moins chez les uns, plus chez les autres : quelquefois même il est presque impossible de le guérir. Quelques-uns frottent les paupières qui sont dures et épaissies, avec une feuille de figuier, ou une sonde crénelée, et même quelquefois les ratissent avec le scalpel ; et, après les avoir renversées, ils frottent tous les jours légèrement le dedans avec des médicaments. On ne doit employer ces moyens que lorsque la rugosité est considérable, et dure depuis long-temps ; encore ne faut-il pas les répéter souvent ; on parviendra mieux au but qu'on se propose, en usant de régime et de remèdes convenables ; il faut s'exercer beaucoup, se baigner souvent, se bassiner les paupières avec beaucoup d'eau chaude, user d'aliments âcres et atténuants, et employer le collyre qu'on nomme *césarien*, dont voici la composition : Prenez de vitriol, p. ı.; de misy, p. ⹀; de poivre blanc, p. ⹀⹀; d'opium, de gomme, de chaque p. ıı.*; de cadmie lavée, p. ııı.*; d'antimoine, p. vı.*. On convient assez généralement que ce collyre est bon dans toutes les maladies des yeux, excepté dans celles où il faut des remèdes adoucissants.

Collyre d'Hiérax.

28. Le collyre d'Hiérax est bon aussi contre la rugosité des paupières. On le prépare avec de myrrhe, p. ı.*; d'ammoniac, p. ıı.*; de verdet ratissé, p. ıv.*. Les collyres canopite, smilion, pyxinum et sphærion, conviennent pareillement dans cette espèce de maladie. Si l'on n'a pas de collyres composés, on peut employer avec quelque avantage, dans la rugosité des paupières, le fiel de chèvre, ou d'excellent miel.

De l'ophthalmie sèche.

29. Il y a aussi une ophthalmie sèche, que les Grecs appellent *xérophthalmie*. Dans cette affection, il n'y a ni tumeur, ni écoulement de pituite ; les yeux sont seulement rouges ; on y éprouve un sentiment de pesanteur, accompagné de quelque douleur. Les paupières se collent l'une à l'autre pendant la nuit, par l'écoulement d'une chassie fort épaisse. En général, ce mal dure d'autant plus long-temps, qu'il est plus léger. Dans l'ophthalmie sèche, on doit se promener et s'exercer beaucoup ; se baigner souvent, et suer dans le bain ; et faire des frictions répétées ; les aliments dont on fait usage

Mane, ubi concoxisse manifestum est, non est alienum ex sinapi gargarizare; et tum deinde caput atque os diutius defricare.

Rhinion collyrium.

30. Collyrium vero aptissimum est, quod rhinion vocatur. Habet myrrhæ p. *. == papaveris lacrimæ, acaciæ succi, piperis, gummi, singulorum p. *. i. lapidis hæmatitis, lapidis phrygii, lycii, lapidis scissilis, singulorum p. * ii. æris combusti p. *. iv. Ac pyxinum quoque eodem accommodatum est.

De scabris oculis.

31. Si vero scabri oculi sunt, quod maxime in angulis esse consuevit, potest prodesse rhinion, id quod supra positum est; potest similiter id, quod habet æruginis rasæ, piperis longi, papaveris lacrimæ, singulorum p. *. ii. piperis albi, gummi, singulorum p. *. iv. cadmiæ elotæ, cerussæ, singulorum p. *. vi. Nullum tamen melius est, quam Euelpidis, quod βασιλικόν nominabat. Habet papaveris lacrimæ, cerussæ, lapidis asii, singulorum p. *. ii. gummi p. *. iii. piperis albi p. *. iv. croci p. * vi. psorici p. *. xiii. Nulla autem per se materia est, quæ psoricum nominetur; sed chalcitidis aliquid, et cadmiæ dimidio plus ex aceto simul conteruntur, idque in vas fictile additum, et contectum ficulneis foliis, sub terra reponitur, sublatumque post dies viginti rursus teritur, et sic appellatur. Verum in basilico quoque collyrio convenit, ad omnes affectus oculorum id esse idoneam, qui non lenibus medicamentis curantur. Ubi non sunt autem medicamenta composita, scabros angulos lævant et mel et vinum: succurritque et his et aridæ lippitudini, si quis panem ex vino subactum super oculum imponit. Nam, cum fere sit humor aliquis, qui modo ipsum oculum, modo angulos, aut palpebras exasperat, sic, et si quid prodit humoris, extrahitur, et si quid juxta est,

ne doivent être ni fort nourrissants, ni très-âcres; mais tenir le milieu entre ces deux qualités. Le matin, lorsque la digestion est faite, il est bon de se gargariser avec une décoction de moutarde, et de s'en frotter ensuite la bouche et la tête pendant long-temps.

Collyre rhinion.

30. Le meilleur collyre qu'on puisse employer dans ce cas est celui qu'on appelle *rhinion*; il entre dans sa composition, de myrrhe, p.*==; d'opium, de suc d'acacia, de poivre, de gomme, de chaque p. i.*; de pierre hématite, de pierre phrygienne, de lycium, de schiste, de chaque p. ii*; de cuivre brûlé, p. iv.*. Le collyre pyxinum convient aussi dans cette ophthalmie.

De la gratelle des paupières.

31. Lorsque les yeux sont affectés d'aspérités, ce qui arrive principalement aux angles, on peut se servir du collyre rhinion, dont nous venons de rapporter la composition: le suivant est également bon. Prenez de verdet ratissé, de poivre long, d'opium, de chaque p. ii.*; de poivre blanc, de gomme, de chaque p. iv.*; de cadmie lavée, de céruse, de chaque p. vi.*. Cependant celui qui convient le mieux est le collyre d'Evelpide, appelé *basilicon*; il entre dans sa composition, d'opium, de céruse, de pierre asienne, de chaque p. ii.*; de gomme, p. iii.*; de poivre blanc, p. iv.*; de safran, vi.*; de *psoricum*, p. xiii.*. Il n'est point de substance qui, par elle-même, s'appelle psoricum; mais on donne ce nom à un mélange de chalcitis et de cadmie, qu'on broie ensemble dans le double de vinaigre; on met le tout dans un pot, qu'on recouvre de feuilles de figuier, et qu'on laisse pendant vingt jours sous terre; ensuite on le retire, et on le broie de nouveau. Le collyre basilicon convient dans toutes les maladies des yeux, excepté dans celles où il faut des adoucissants. Dans l'aspérité des paupières, lorsqu'on n'a point de collyres composés, on se sert, avec succès, de miel et de vin. On se trouve bien aussi dans cette maladie, de même que dans l'ophthalmie sèche, d'appliquer sur les yeux un cataplasme de mie de pain trempé dans du vin; car, comme dans ces deux cas, c'est presque toujours une humeur âcre qui irrite tantôt les yeux, tantôt leurs angles ou les paupières, on absorbe, par le moyen de ce cataplasme, l'humeur qui suinte, et on répercute celle qui pourrait s'être amassée dans les environs.

De caligine oculorum.

52. Caligare vero oculi nonnunquam ex lippitudine, nonnunquam etiam sine hac, propter senectutem, imbecillitatemve aliam, consuerunt. Si ex reliquiis lippitudinis id vitium est, adjuvat collyrium, quod asclepios nominatur; adjuvat id, quod ex crocomagmate fit.

Διὰ κρόκου collyrium.

33. Proprie etiam ad id componitur, quod διὰ κρόκου vocant. Habet piperis p. *. ı. croci cilicii, papaveris lacrimæ, cerussæ, singulorum p. *. ıı. psorici, gummi, singulorum p. *. ıv.

De caligine propter senectutem, aut aliam imbecillitatem.

34. At si ex senectute, aliave imbecillitate id est, recte inungi potest, et melle quam optimo, et cyprino, et oleo vetere. Commodissimum tamen est, balsami partem unam, et olei veteris, aut cyprini partes duas, mellis quam acerrimi partes tres miscere. Utilia huic quoque medicamenta sunt, quæ ad caliginem proxime, quæque ad extenuandas cicatrices supra comprehensa sunt. Cuicumque vero oculi caligabunt, huic opus erit multa ambulatione, atque excercitatione, frequenti balneo; ubi totum quidem corpus perfricandum est, præcipue tamen caput, et quidem irino, donec insudet; velandumque postea nec detegendum, antequam sudor et calor domi conquierint. Tum cibis utendum acribus, et extenuantibus; interpositisque aliquibus diebus, ex sinapi gargarizandum.

De suffusione oculorum.

35. Suffusio quoque, quam Græci ὑπόχυσιν nominant, interdum oculi potentiæ, qua cernit, se opponit. Quod, si inveteravit, manu curandum est: inter initia nonnunquam certis observationibus discutitur. Sanguinem ex fronte vel naribus mittere; in temporibus venas adurere; gargarizando pituitam evocare;

De l'obscurcissement de la vue.

32. La vue s'obscurcit quelquefois à la suite d'une ophthalmie; quelquefois aussi seulement par l'effet de la vieillesse, ou de quelque autre infirmité. Dans le premier cas, on se trouve bien du collyre appelé asclépios, ou de celui qui se prépare avec la fécule d'onguent de safran.

Collyre diacrocou.

33. Il est aussi un collyre qui est spécifique pour cette maladie; on l'appelle *diacrocon*; il est composé de poivre, p. ı.*; de safran de Cilicie, d'opium, de céruse, de chaque p. ıı.*; de psoricum, de gomme, de chaque p. ıv.*.

De l'obscurcissement de la vue, provenant de la vieillesse, ou de quelque autre infirmité.

34. Si l'obscurcissement de la vue provient de la vieillesse, ou de quelque autre infirmité, on peut frotter les yeux avec un mélange d'excellent miel, d'onguent de souchet et de vieille huile; mais le meilleur remède que l'on puisse faire est de prendre une partie de baume, deux de vieille huile ou d'onguent de souchet, et trois de miel fort âcre. Les collyres que nous avons conseillés dans la première espèce d'obscurcissement de la vue conviennent pareillement dans celle-ci; de même que ceux qui sont propres à amincir les cicatrices, et que nous avons précédemment indiqués. En général, ceux qui sont attaqués de ce mal doivent se promener et s'exercer beaucoup, se baigner fréquemment, se faire frotter tout le corps dans le bain, et principalement la tête, avec de l'huile d'iris, jusqu'à ce qu'ils suent; ensuite se tenir bien couverts, jusqu'à ce qu'ils soient rentrés chez eux et que la chaleur et la sueur soient passées. Les aliments dont on fait usage doivent être âcres et atténuants. Il faut, au bout de quelques jours, user de gargarismes faits avec la moutarde.

De la cataracte.

35. La cataracte, que les Grecs appellent *hypochysis*, bouche quelquefois l'ouverture de la prunelle, et empêche de voir. Si la cataracte est ancienne, elle demande l'opération de la main; si elle est récente, on peut quelquefois, au moyen de certaines précautions, parvenir à la résoudre. Pour cela, il faut tirer du sang au front ou par les narines; appliquer le feu aux veines des tempes;

ɛ suffumigare; oculos acribus medicamentis i inungere, expedit. Victus optimus est, ρ qui pituitam extenuat.

faire couler la pituite par des gargarismes convenables; employer les fumigations, et bassiner les yeux avec des collyres âcres. Le régime propre à atténuer la pituite est celui qui convient le mieux dans ce cas.

De resolutione oculorum.

36. Ac ne resolutio quidem oculorum,) quam πχράλυσιν Græci nominant, alio ꞌ victus modo, vel aliis medicamentis cuɾ randa est. Exposuisse tantum genus vitii ꞉ satis est. Igitur interdum evenit, modo in altero oculo, modo in utroque, aut ex ictu aliquo, aut ex morbo comitiali, aut ex distentione nervorum, qua vehementer ipse oculus concussus est, ut is neque quoquam intendi possit, neque omnino consistat; sed huc illucve sine ratione moveatur, ideoque ne conspectum quidem rerum præstet.

De la paralysie des yeux.

36. La paralysie des yeux ne demande point d'autre régime, ni d'autres médicaments, que ceux que nous venons d'indiquer; ainsi, il nous suffira de faire mention de cette maladie. Tantôt la paralysie n'attaque qu'un œil, tantôt elle les attaque tous les deux à la fois : elle est produite ou par quelque coup, ou par l'épilepsie, ou par des convulsions qui se communiquent avec violence, jusqu'à l'œil même. Il en résulte que l'organe ne peut plus être dirigé vers un point quelconque, ni se fixer en aucune façon; mais qu'il se porte çà et là d'une manière déréglée, et ne transmet plus l'impression des objets.

De mydriasi oculorum.

37. Non multum ab hoc malo distat id, quod μυδρίασιν Græci vocant. Pupilla funditur et dilatatur, aciesque ejus hebetescit; ac pæne difficillime genus id imbecillitatis eliditur. In utraque vero, id est et paralysi et mydriasi, pugnandum est per eadem omnia, quæ in caligine oculorum præcepta sunt, paucis tantum mutatis : si quidem ad caput irino interdum acetum, interdum nitrum adjiciendum est : melle inungi satis est. Quidam in posteriore vitio calidis aquis usi, relevatique; quidam sine ulla manifesta causa subito occæcati sunt. Ex quibus nonnulli, cum aliquamdiu nihil vidissent, repentina profusione alvi, lumen receperunt. Quo minus alienum videtur, et recenti re, et interposito tempore, medicamentis quoque moliri dejectiones, quæ omnem noxiam materiam in inferiora depellant.

De la mydriase des yeux.

37. La mydriase diffère peu de la paralysie; la prunelle se relâche et se dilate, et la vue est considérablement affaiblie : il est très-difficile de remédier à cette espèce d'infirmité. On doit employer dans la paralysie et la mydriase les mêmes moyens que dans l'obscurcissement de la vue, à peu de chose près : car on ajoute tantôt le vinaigre, tantôt le nitre à l'huile d'iris qu'on emploie pour frotter la tête; mais pour les yeux, il suffit d'appliquer dessus du miel. Quelques-uns, dans la mydriase, ont fait usage des eaux thermales, et ont été guéris; d'autres ont perdu subitement la vue, sans aucune cause manifeste. Parmi ces derniers, quelques-uns, après avoir été aveugles pendant un certain temps, ont recouvré la vue par une diarrhée qui leur est tout-à-coup survenue : ce qui fait voir que, dès le commencement même de ce mal, il est bon de purger de temps en temps, pour expulser, par les voies inférieures, toute la matière nuisible.

De imbecillitate oculorum.

38. Præter hæc, imbecillitas oculorum est, ex qua quidam interdiu satis, noctu nihil cernunt : quod in feminam bene respondentibus menstruis non cadit. Sed sic laborantes inungi oportet sanie jo-

De la faiblesse des yeux.

38. Outre ces maladies des yeux, il existe une faiblesse de la vue, qui permet bien de distinguer suffisamment les objets pendant le jour, mais empêche de rien voir pendant la nuit. Les femmes qui sont bien réglées ne sont pas sujettes

cinoris, maxime hircini, sin minus , caprini, ubi id assum coquitur, excepta : atque edi quoque ipsum jecur debet. Licet tamen etiam iisdem medicamentis non inutiliter uti, quæ vel cicatrices, vel aspritudinem extenuant. Quidam contrito semine portulacæ mel adjiciunt eatenus, ne id ex specillo destillet, eoque inungunt. Exercitationibus, balneo, frictionibus , gargarizationibus iisdem his quoque utendum est.

Ad oculos, quod extrinsecus offenduntur, et sanguine suffusi sunt.

39. Et hæc quidem in ipsis corporibus oriuntur. Extrinsecus vero interdum sic ictus oculum lædit, ut sanguis in eo suffundatur. Nihil commodius est, quam sanguine vel columbæ, vel palumbi, vel hirundinis inungere. Neque id sine causa fit; cum horum acies extrinsecus læsa, interposito tempore in antiquum statum redeat, celerrimeque hirundinis. Unde etiam locus fabulæ factus est, per parentes id herba restitui, quod per se sanescit. Eorum ergo sanguis nostros quoque oculos ab externo casu commodissime tuetur, hoc ordine, ut si hirundinis optimus, deinde palumbi, minime efficax columbæ, et illi ipsi, et nobis. Supra percussum vero oculum, ad inflammationem leniendam , non est alienum imponere etiam cataplasmata. Sal ammoniacus, vel quilibet alius quam optime teri debet, sic, ut ei paulatim oleum adjiciatur, donec crassitudo strigmenti fiat : id deinde miscendum est cum hordeacea farina , quæ ex mulso decocta sit. Facile autem, recognitis omnibus, quæ medici prodiderunt, apparere cuilibet potest, vix ullum ex iis, quæ supra comprehensa sunt, oculi vitium esse, quod non simplicibus quoque, et promptis remediis submoveri possit.

à cette incommodité. Ceux qui en sont affligés doivent se frotter les yeux avec le jus qui découle d'un foie de bouc ou de chevreau, qu'on fait rôtir, et manger ce foie ensuite. On peut aussi employer avec avantage les collyres qui sont propres à atténuer les cicatrices, et à corriger les aspérités des paupières. Quelques-uns se servent de la graine de pourpier écrasée, à laquelle ils ajoutent ce qu'il faut de miel, pour que le mélange ne quitte pas le pinceau, avec lequel on en fait des applications sur les yeux. L'exercice , les bains, les frictions et les gargarismes, prescrits dans les cas ci-dessus indiqués, conviennent également dans celui-ci.

Des maladies des yeux qui sont produites par des causes extérieures; du sang extravasé sur l'œil.

39. Les maladies dont nous venons de parler naissent dans l'intérieur même du corps; mais l'œil peut encore être lésé par une cause extérieure; ce qui donne lieu à la formation d'une ecchymose. Dans ce cas, on ne peut rien faire de mieux, que d'appliquer sur l'œil du sang de pigeon, ou de ramier, ou d'hirondelle. Ce n'est pas sans raison qu'on se sert de ce remède, car lorsque les oiseaux, dont je viens de parler, ont été blessés à l'œil, leur vue se rétablit bientôt dans son premier état, et même très-promptement dans l'hirondelle. D'où est venue la fable qui lui attribue la science de guérir, avec une herbe, les yeux malades de ses petits, tandis que cette guérison arrive tout naturellement. Nous pouvons donc trouver dans le sang de ces animaux un excellent remède contre les blessures de l'œil; mais il faut savoir que relativement à cette propriété, tant pour eux-mêmes que pour nous, le sang le meilleur est celui de l'hirondelle; puis, celui du ramier; et enfin, celui du pigeon, qui est le moins efficace. Il faut aussi, lorsqu'on a reçu un coup sur l'œil, y appliquer des cataplasmes, pour apaiser l'inflammation. A cet effet, on pile exactement du sel ammoniac ou tout autre, en y ajoutant peu à peu de l'huile, pour donner à cette préparation la consistance convenable; puis, on la mêle avec de la farine d'orge qu'on a fait bouillir dans de l'hydromel. Mais il est facile de reconnaître, par tout ce que les médecins ont écrit, qu'il n'est presque aucune des maladies de l'œil dont nous avons fait mention, qu'on ne puisse guérir aussi par des remèdes simples, et qui se trouvent, pour ainsi dire, sous la main.

CAPUT VII. — DE AURIUM MORBIS.

1. Hactenus in oculis ea reperiuntur, in quibus medicamenta plurimum possunt : ideoque ad aures transeundum est, quarum usum proximum a luminibus natura nobis dedit. Sed in his aliquanto majus periculum est : nam vitia oculorum intra ipsos nocent ; aurium inflammationes doloresque, interdum etiam ad dementiam mortemque præcipitant. Quo magis inter initia protinus succurrendum est, ne majori periculo locus sit. Ergo ubi primum dolorem aliquis sensit, abstinere et continere se debet. Postero die, si vehementius malum est, caput tondere, idque irino unguento calido perungere, et operire. At magnus cum febre vigiliaque dolor exigit, ut sanguis quoque mittatur. Si id aliquæ causæ prohibent, alvus solvenda est. Cataplasmata quoque calida, subinde mutata, proficiunt ; sive fœni græci, sive lini, sive alia farina ex mulso decocta. Recte etiam subinde admoventur spongiæ, ex aqua calida expressæ. Tum, levato dolore, ceratum circumdari debet ex irino, aut cyprino factum : in quibusdam tamen melius, quod ex rosa est, proficit. Si vehemens inflammatio somnum ex toto prohibet, adjici cataplasmati debent papaveris cortices fricti atque contriti, sic, ut ex his pars dimidia sit ; eaque tum simul ex passo mixto decoquuntur. In aurem vero infundere aliquod medicamentum oportet ; quod semper ante tepefieri convenit : commodissimeque per strigilem instillatur. Ubi auris repleta est, super lana mollis addenda ea est, quæ humorem intus contineat. Et hæc quidem communia sunt. Medicamentum vero est et rosa, et radicum arundinis succus, et oleum, in quo lumbrici cocti sunt, et humor ex amaris nucibus, aut ex nucleo mali percisi expressus. Composita vero ad inflammationem doloremque leniendum hæc fere sunt : castorei, papaveris lacrimæ, pares portiones conteruntur, deinde adjicitur his passum : vel papaveris lacrimæ, croci, myrrhæ par modus sic teritur, ut invi-

CHAPITRE VII. — DES MALADIES DE L'OREILLE.

1. Nous venons de parler des maladies de l'œil ; qui se guérissent principalement par le secours des médicaments ; nous allons maintenant passer à celles de l'oreille ; organe qui, après celui de la vue, nous est naturellement le plus nécessaire. Les maladies de l'oreille sont beaucoup plus dangereuses que celles des yeux ; car les dérangements que celles-ci occasionnent se bornent presque toujours à la partie affectée ; mais il n'en est pas de même des inflammations et des douleurs d'oreilles ; elles entraînent quelquefois après elles le délire et la mort. On doit donc y remédier avec soin dès le commencement, pour prévenir des suites qui pourraient devenir plus fâcheuses. Dès qu'on ressent de la douleur à l'oreille, il faut rester tranquille, et faire abstinence ; le lendemain, si le mal est plus considérable, on rasera la tête ; on la frottera ensuite avec de l'onguent d'iris chaud, et on la tiendra bien couverte. Si la douleur est violente, accompagnée de fièvre et d'insomnie, il est nécessaire de saigner ; si quelque chose s'oppose à la saignée, il faut donner des lavements ; appliquer des cataplasmes chauds qu'on renouvelle souvent : ces cataplasmes se font avec la farine de fenugrec, de lin, ou autre, bouillie dans de l'hydromel. On se trouve bien aussi d'appliquer fréquemment sur l'oreille des éponges trempées dans de l'eau chaude. Lorsque la douleur est apaisée, il faut oindre le contour de l'oreille avec du cérat fait avec l'huile d'iris, ou de souchet : celui dans lequel entre l'huile rosat fait mieux néanmoins dans certains cas. Si l'inflammation est violente, et empêche totalement le sommeil, on ajoute aux cataplasmes moitié de têtes de pavot, frites et pilées ; et on fait bouillir le tout ensemble dans du passum ou de l'hydromel : il faut aussi injecter quelque liqueur tiède dans l'oreille : le strigile est très-commode pour cela. Lorsque la cavité de l'oreille est remplie, on applique par-dessus de la laine molle, pour empêcher la liqueur injectée de s'échapper ; ce qu'il faut observer dans tous les cas. On emploie, pour ces injections, l'huile rosat, le suc extrait des racines de roseau, l'huile dans laquelle on a fait bouillir des vers de terre, l'huile d'amandes amères, ou de noyaux de pêches. Les remèdes composés dont on se sert, pour adoucir la violence de l'inflammation et de la douleur, sont les suivants : on fait un mélange de parties égales de castoréum et d'opium, aux-

cem modo rosa, modo passum instilletur,
vel id, quod amarum in ægyptia faba est,
conteritur, rosa adjecta; quibus myrrhæ
quoque paulum a quibusdam miscetur,
vel papaveris lacrimæ, aut thus cum muliebri lacte, vel amararum nucum cum
rosa succus : vel castorei, myrrhæ, papaveris lacrimæ pares portiones cum
passo : vel croci p. *. ℈. myrrhæ, aluminis scissilis, singulorum p. *. ℈. quibus, dum teruntur, paulatim miscentur
passi cyathi tres, mellis minus cyatho ;
idque ex primis medicamentis est : vel
papaveris lacrima ex aceto. Licet etiam
compositione uti Themisonis ; quæ habet
castorei, opopanacis, papaveris lacrimæ,
singulorum p. *. II. spumæ lycii p. *. IV.
quæ contrita passo excipiuntur, donec
cerati crassitudinem habeant, atque ita
reponuntur. Ubi usus requirit, rursus id
medicamentum, adjecto passo, specillo
teritur. Illud perpetuum est, quotiescumque crassius medicamentum est, quam
ut in aurem instillari possit, adjiciendum
eum esse humorem, ex quo id componi
debet, donec satis liquidum sit.

De pure et malo odore aurium.

2. Si vero pus quoque aures habent,
recte lycium per se infunditur, aut irinum unguentum ; aut porri succus cum
melle; aut centaurii succus cum passo ;
aut dulcis mali punici succus in ipsius
cortice tepefactus, adjecta myrrhæ exigua
parte. Recte etiam miscentur myrrhæ,
quam σταχτήν cognominant, p. * I. croci
tantumdem, nuces amaræ xxv. mellis sesquicyathus ; quæ contrita, cum utendum
est, in cortice mali punici tepefiunt. Ea
quoque medicamenta, quæ oris exulcerati causa componuntur, æque ulcera aurium sanant. Quæ si vetustiora sunt, et
multa sanies fluit, apta compositio est,
quæ ad auctorem Erasistratum refertur :
piperis p. *. ℈. croci p. *. ℈. myrrhæ,
misy cocti, singulorum p. *. I. æris com-

quels on ajoute le passum ; ou bien, on
prend parties égales d'opium, de safran,
et de myrrhe, que l'on pile, en y versant
alternativement de l'huile rosat, et du
passum ; ou l'on emploie la partie amère
de la fève d'Egypte, que l'on pile, et à
laquelle on ajoute l'huile rosat. Quelques-
uns mêlent à ces diverses compositions un
peu de myrrhe, ou d'opium, ou l'encens
avec le lait de femme, ou l'huile d'amandes amères, avec l'huile rosat. On peut
aussi se servir d'une préparation faite
avec parties égales de castoréum, de myrrhe, d'opium mêlés avec du passum ; ou
avec de safran p.*℈; d'alun de plume,
de myrrhe, de chaque p.*℈. En broyant
ces drogues, on y verse peu à peu trois
verres de passum, et un peu moins d'un
verre de miel : c'est un des moyens les
plus efficaces : on emploie aussi l'opium
dissous dans le vinaigre. On peut encore
mettre en usage la composition de Thémison, dans laquelle il entre de castoréum, d'opopanax, d'opium, de chaque
p. II.*; d'écume de lycium, p. IV.*. On
broie ces ingrédients dans du passum,
jusqu'à ce qu'ils aient acquis la consistance de cérat ; puis, on les met en réserve. Lorsqu'on veut s'en servir, on agite
de nouveau le mélange, en y ajoutant du
passum. C'est d'ailleurs une règle constante, que toutes les fois qu'une composition est trop épaisse, pour qu'on puisse
l'injecter dans l'oreille, il faut, pour la
rendre suffisamment liquide, y ajouter
de la même liqueur qui est déjà entrée
dans sa préparation.

Du pus et de la mauvaise odeur des oreilles.

2. S'il s'est formé du pus dans l'oreille,
on se trouvera bien d'y insinuer du lycium seul, ou de l'onguent d'iris, ou du
suc de poireau mêlé avec du miel, ou
du suc de centaurée avec du passum, ou
du suc de grenade douce, qu'on fait tiédir dans l'écorce même de ce fruit, et
auquel on ajoute un peu de myrrhe. On
peut aussi se servir d'un mélange fait
avec de myrrhe en larmes, p. I.*; autant
de safran ; de vingt-cinq amandes amères, et d'un demi-verre de miel : on
broie toutes ces drogues ensemble, et
lorsqu'on veut s'en servir, on fait tiédir
le tout dans une écorce de grenade. On
emploie encore pour les ulcères des oreilles les mêmes remèdes que pour les ulcères de la bouche. Si ces ulcères sont
anciens, et s'il en sort beaucoup de sanie, on aura recours à une composition
d'Erasistrate, dans laquelle il entre de
poivre p.*℈. de safran p.*℈. de myrrhe,
de mysi cuit, de chaque p.*; de cuivre

busti p. *. ii. Hæc ex vino teruntur : deinde ubi inaruerunt, adjiciuntur passi heminæ tres, et simul incoquuntur, cum utendum est, adjiciuntur his mel et vinum. Est etiam Ptolemæi chirurgi medicamentum, quod habet lentisci p. *. =. gallæ p. *. =. omphacii p. *. i. succum punici mali. Est Menophili validum admodum, quod ex his constat : piperis longi p. *. i. castorei p. *. ii. myrrhæ, croci, papaveris lacrimæ, nardi syriaci, thuris, malicorii, ex ægyptia faba partis interioris, nucum amararum, mellis quam optimi, singulorum p. *. iv. quibus, dum teruntur, adjicitur acetum quam acerrimum, donec crassitudo in his passi fiat. Est Cratonis : cinnamomi, casiæ, singulorum p. *. =. lycii, nardi, myrrhæ, singulorum p. i. aloës p. *. ii. mellis cyathi tres, vini sextarius : ex quibus lycium cum vino decoquitur, deinde his alia miscentur. At si multum puris, malusque odor est, æruginis rasæ, thuris, singulorum p. *. ii. mellis cyathi duo, aceti quatuor simul incoquuntur : ubi utendum est, dulce vinum miscetur. Aut aluminis scissilis, papaveris lacrimæ, acaciæ succi par pondus miscetur, hisque adjicitur hyoscyami succi dimidio minor, quam unius ex superioribus, portio ; eaque trita ex vino diluuntur. Per se quoque hyoscyami succus satis proficit.

Compositiones ad omnia aurium vitia.

3. Commune vero auxilium adversus omnes aurium casus, jamque usu comprobatum, Asclepiades composuit. In eo sunt cinnamomi, casiæ, singulorum p. *. i. floris junci rotundi, castorei, albi piperis, longi, amomi, myrobalani, singulorum p. *. ii. thuris masculi, nardi syriaci, myrrhæ pinguis, croci, spumæ nitri, singulorum p. *. iii. quæ separatim contrita, rursus mixta, ex aceto conteruntur ; atque ita condita, ubi utendum est, aceto diluuntur. Eodem modo commune auxilium auribus laborantibus est Polybi sphragis ex dulci vino liquata :

brûlé p. ii.*. On broie ces ingrédients dans du vin, et ensuite, lorsqu'ils se sont desséchés, on y ajoute trois hémines de passum, et on fait bouillir le tout ensemble : lorsqu'on veut s'en servir, on y joint une dose de vin et de miel. Le chirurgien Ptolémée avait, dans ce cas, une composition qu'il préparait avec de lentisque p.'=. de noix de galle p.'=. de verjus p. i.*, et le suc d'une grenade. La composition de Ménophile est des plus efficaces. Elle se fait avec de poivre long p. i.' : de castoréum p. ii.* ; de myrrhe, de safran, d'opium, de nard de Syrie, d'encens, d'écorce de grenade, de partie intérieure de fève d'Égypte, d'amandes amères, d'excellent miel, de chaque p. iv.*. A mesure qu'on broie ces drogues, on y verse du vinaigre le plus fort, jusqu'à ce que le tout ait acquis la consistance de passum. Nous avons encore la composition de Craton, où il entre de cannelle, de cassia, de chaque p.'=. de nard, de lycium, de myrrhe, de chaque p. i.* ; d'aloès p. ii.* ; de miel trois verres, et un setier de vin : on fait bouillir le lycium avec le vin, ensuite on mêle avec les autres drogues. Mais s'il y a beaucoup de pus, et qu'il soit de mauvaise odeur, il faut avoir recours à une préparation faite avec de verdet ratissé, d'encens, de chaque p. ii.* ; deux verres de miel, et quatre de vinaigre : on fait bouillir le tout ensemble, et, lorsqu'on veut s'en servir, on y ajoute du vin doux. Ou bien, on mêle parties égales d'alun de plume, d'opium, et de suc d'acacia ; on y ajoute le suc de jusquiame, mais à une dose moitié moindre que celle des autres ingrédients ; on broie le tout ensemble, et on le délaie dans du vin. Le suc de jusquiame seul fait aussi beaucoup de bien.

Compositions pour toutes les maladies de l'oreille.

5. Asclépiade nous a laissé la composition d'un remède universel et éprouvé pour les maladies de l'oreille. Ce remède se prépare avec de cannelle, de cassia, de chaque p. i.' ; de fleurs de jonc rond, de castoréum, de poivre blanc, de poivre long, d'amome, de myrobolans, de chaque p. ii.* ; d'encens mâle, de nard de Syrie, de myrrhe grasse, de safran, d'écume de nitre, de chaque p. iii.*. On broie toutes ces drogues séparément, et lorsqu'on les a mêlées, on les broie de nouveau dans du vinaigre ; on conserve le tout de la sorte, et quand on veut s'en servir, on le délaie dans du vinaigre. Le *sphragis* de Polybe, dont nous avons rapporté la composition dans le livre précédent, est aussi un remède général pour

quæ compositio priori libro continetur. Quod si et sanies profluit, et tumor est, non alienum est, mixto vino per oricularium clysterem eluere; et tum infundere vinum austerum cum rosa mixtum, cui spodii paulum sit adjectum, aut lycium cum lacte, aut herbæ sanguinalis succum cum rosa, aut mali punici succum cum exigua myrrhæ parte.

De ulcere sordido aurium.

4. Si sordida quoque ulcera sunt, melius mulso eluuntur; et tum aliquod ex iis, quæ supra scripta sunt, quod mel habeat, infunditur. Si magis pus profluit, et caput utique tondendum, et multa calida aqua perfundendum, et gargarizandum, et usque ad lassitudinem ambulandum, et cibo modico utendum est. Si cruor quoque ex ulceribus apparuit, lycium cum lacte debet infundi; vel aqua, in qua rosa decocta sit, succo aut herbæ sanguinalis, aut acaciæ adjecto. Quod si super ulcera caro increvit, eaque mali odoris saniem fundit, aqua tepida elui debet; tum infundi id, quod ex thure et ærugine et aceto et melle fit, aut mel cum ærugine incoctum. Squama quoque æris cum sandaracha contrita per fistulam recte instillatur.

De vermibus aurium.

5. Ubi vero vermes orti sunt, si juxta sunt, protrahendi oriculario specillo sunt: si longius, medicamentis enecandi; cavendumque, ne postea nascantur. Ad utrumque proficit album veratrum cum aceto contritum. Elui quoque aurem oportet vino, in quo marrubium decoctum sit. Emortui vermes in primam auris partem prolabuntur, unde facillime educi possunt.

Ad compressa aurium foramina.

6. Sin foramen auris compressum est, et intus crassa sanies subest, mel quam optimum addendum est. Si id parum profi-

les maladies de l'oreille; on le liquéfie dans du vin doux, avant d'en faire usage. S'il y a tumeur, et s'il coule de la sanie, il conviendra de déterger cette sanie avec du vin mixtionné qu'on injectera par le moyen d'une petite seringue : on versera ensuite dans le tuyau de l'oreille du vin austère mêlé avec de l'huile rosat, à laquelle on aura ajouté un peu de tutie : on pourra aussi se servir du lycium mêlé avec le lait, ou du suc de renouée avec l'huile rosat, ou du suc de grenade avec un peu de myrrhe.

De l'ulcère sordide des oreilles.

4. Si les ulcères sont sordides, il vaut mieux les déterger avec de l'hydromel; ensuite on insinue dans l'oreille quelques-uns des médicaments que nous avons indiqués plus haut, et auxquels il faut ajouter du miel. Si le pus coule en grande quantité, il faut raser la tête; répandre dessus beaucoup d'eau chaude; user de gargarismes; se promener jusqu'à se lasser, et manger peu. S'il coule aussi du sang des ulcères, il faut introduire dans l'oreille du lycium mêlé avec du lait, ou de l'eau dans laquelle on aura fait bouillir des feuilles de roses, et y ajouter le suc de renouée, ou d'acacia. Si les ulcères sont remplis de chairs fongueuses et qu'il en découle une sanie de mauvaise odeur, on nettoie l'oreille avec de l'eau tiède; puis on y introduit un mélange d'encens, de verdet, de vinaigre et de miel; ou bien on se sert simplement de miel bouilli avec le verdet. On peut aussi souffler dans l'oreille, par le moyen d'un tuyau, de l'écaille de cuivre pilée avec de la sandaraque.

Des vers de l'oreille.

5. Lorsqu'il s'est formé des vers dans l'oreille, s'ils sont à proximité, il faut les retirer avec un cure-oreille; s'ils sont plus avant, il faut les détruire par des moyens appropriés, et empêcher qu'ils ne se reproduisent. L'ellébore blanc broyé dans du vinaigre produit ces deux effets. On peut aussi nettoyer l'oreille avec du vin dans lequel on aura fait bouillir du marrube. Lorsqu'on a fait ainsi mourir les vers, ils tombent dans la partie antérieure de l'oreille, d'où il est facile de les retirer.

Ce qu'il faut faire lorsque le tuyau de l'oreille est bouché.

6. Si le tuyau de l'oreille est bouché et rempli d'une sanie épaisse, il faut introduire dans l'oreille d'excellent miel. Si cela ne suffit pas, il faut prendre un verre

'icit, mellis cyatho et dimidio, æruginis rasæ
p. *. ii. adjiciendum est, incoquendum-
que, et eo utendum. Iris quoque cum
melle idem proficit. Item galbani p. *. ii.
et myrrhæ et fellis taurini, singulorum p.
*. ===. vini quantum satis est ad myr-
rham diluendam.

Ad gravem auditum.

7. Ubi vero gravius aliquis audire cœpit (quod maxime post longos capitis dolores evenire consuevit), in primis aurem
ipsam considerare oportet : apparebit
enim aut crusta, qualis super ulcera innascitur, aut sordium coitus. Si crusta
est, infundendum est aut oleum calidum,
aut cum melle ærugo, vel porri succus,
aut cum mulso nitri paulum : atque ubi
crusta a corpore jam recedit, eluenda
auris aqua tepida est, quo facilius ea per
se diducta oriculario specillo protraha-
tur. Si sordes, cæque molles sunt, eodem
specillo eximendæ sunt : at si duræ sunt,
acetum et cum eo nitri paulum conjiciendum est ; cumque emollitæ sunt,
eodem modo elui aurem, purgarique
oportet. Quod si capitis gravitas manet,
attondendum idem, et leniter, sed diu
perfricandum est, adjecto vel irino vel
laureo oleo, sic, ut utrilibet paulum
aceti misceatur ; tum diu ambulandum,
leniterque post unctionem aqua calida
caput fovendum ; cibisque utendum ex
imbecillissima et media materia ; magisque assumendæ dilutæ potiones : nonnunquam gargarizandum est. Infundendum
autem in aurem castoreum cum aceto et
laureo oleo et succo radiculæ corticis ;
aut cucumeris agrestis succus, adjectis
contritis rosæ foliis. Immaturæ quoque
uvæ succus cum rosa instillatus, adversus surditatem satis proficit.

De sonitu aurium.

8. Aliud vitii genus est, ubi aures intra se ipsæ sonant. Atque hoc quoque
fit, ne externum sonum accipiant. Levissimum est, ubi id ex gravedine est : pejus, ubi ex morbo, capitisve longis doloribus incidit : pessimum, ubi, magnis

---

et demi de miel, de verdet p. ii.* ; faire
bouillir ensemble, et s'en servir. L'iris
mêlé avec le miel est aussi fort bon dans
ce cas. On peut encore se servir du mélange suivant : Prenez de galbanum p. ii.* ;
de myrrhe et de fiel de taureau, de chaque p. '===. ; de vin, quantité suffisante
pour délayer la myrrhe,

De la surdité.

7. Lorsqu'on commence à avoir l'ouïe
dure (ce qui a coutume d'arriver principalement après les longues douleurs de
tête), il faut d'abord bien examiner l'o-
reille : on y apercevra ou une croûte semblable à celle qui se forme sur les ulcères, ou un amas d'ordures. Si c'est une
croûte, il faut insinuer dans l'oreille de
l'huile chaude, ou du verdet mêlé avec
du miel, ou du suc de poireau, ou un
peu de nitre dissous dans de l'hydromel.
Lorsque la croûte s'est détachée, on injecte de l'eau tiède, afin de retirer plus
facilement cette croûte avec le cure-oreille.
Si ce sont des ordures, et qu'elles soient
molles, il faut les tirer avec le même instrument ; mais si elles sont dures, il faut
injecter du vinaigre dans lequel on aura
fait dissoudre un peu de nitre ; et lorsque par là on aura ramolli ces ordures,
on les retirera par les mêmes moyens que
dans le cas précédent. Si l'on continue
d'avoir la tête pesante, il faut la faire
raser, puis frotter légèrement, mais long-
temps, avec l'huile d'iris, ou de laurier,
à laquelle on ajoute un peu de vinaigre :
il faut ensuite marcher pendant long-
temps, et se faire étuver doucement la
tête avec de l'eau tiède, après se l'être
fait oindre : les aliments dont on fera
usage seront tirés de la classe moyenne,
et on choisira les moins nourrissants ; les
boissons seront, de préférence, très-dé-
layées ; on se gargarisera de temps en
temps. Il faut introduire dans l'oreille du
castoréum avec du vinaigre, de l'huile
de laurier, et du suc d'écorce de raifort ;
ou bien, du suc de concombre sauvage,
dans lequel on aura mêlé des feuilles de
roses pilées. Le jus de raisin qui n'est pas
mûr, et qu'on verse dans le tuyau de l'o-
reille avec l'huile rosat, fait aussi un assez
bon effet dans la surdité.

Du tintement d'oreille.

8. Il est une autre maladie dans laquelle
on éprouve au dedans de l'oreille un bourdonnement qui empêche de percevoir les
sons extérieurs. Ce mal est très-léger,
lorsqu'il est occasionné par un coryza ; il
est plus sérieux, lorsqu'il est produit par
quelque maladie, ou par de longues douleurs de tête : il est très-dangereux, lors-

morbis venientibus, maximeque comitiali, provenit. Si ex gravedine est, purgare aurem oportet, et spiritum continere, donec inde humor aliquis exspumet. Si ex morbo vel capitis dolore, quod ad exercitationem, frictionem, perfusionem, gargarizationemque pertinet, eadem facienda sunt : cibis non utendum nisi extenuantibus : in aurem dandus radiculæ succus cum rosa, vel cum succo radicis ex cucumere agresti ; vel castoreum cum aceto, et laureo oleo. Veratrum quoque ex aceto conteritur, deinde melle cocto excipitur, et inde collyrium factum in aurem dimittitur. Si sine his cœpit, ideoque novo metu terret, in aurem dari debet castoreum cum aceto, vel irino, aut laureo oleo ; aut huic mixtum castoreum cum succo nucum amararum ; aut myrrha et nitrum cum rosa et aceto. Plus tamen in hoc quoque proficit victus ratio : eademque facienda sunt, quæ supra comprehendi, cum majore quoque diligentia ; et præterea, donec is sonus finiatur, a vino abstinendum. Quod si simul et sonus est, et inflammatio, laureum oleum conjecisse abunde est, aut id, quod ex amaris nucibus exprimitur ; quibus quidam vel castoreum, vel myrrham miscent.

Ad ea, quæ in aurem inciderunt,
extrahenda.

9. Solet etiam interdum in aurem aliquid incidere ; ut calculus, aliquodve animal. Si pulex intus est, compellendum eo lanæ paululum est ; quo ipse is subit, et simul extrahitur. Si non est secutus, aliudve animal est, specillum lana involutum in resinam quam glutinosissimam, maximeque terebinthinam demittendum, idque in aurem conjiciendum, ibique vertendum est : utique enim comprehendet et eximet. Sin aliquid exanime est, specillo oriculario protrahendum est, aut hamulo retuso paulum recurvato : si ista nihil proficiunt, potest eodem

qu'il survient au commencement de quelque grande maladie, et principalement d'une attaque d'épilepsie. Si le mal provient d'un coryza, il faut se nettoyer l'oreille, et retenir son haleine, jusqu'à ce que l'humeur se fasse jour au dehors. S'il est produit par une maladie ou par une douleur de tête, il faut suivre, quant aux exercices, aux frictions, aux fomentations, et aux gargarismes, la même méthode que dans la curation de l'ouïe dure : on ne fait usage que d'aliments atténuants ; on injecte dans l'oreille du suc de raifort mêlé avec l'huile rosat, ou avec le suc de racine de concombre sauvage, ou du castoréum mêlé avec le vinaigre et l'huile de laurier. On peut aussi broyer de l'ellébore blanc dans du vinaigre ; l'incorporer ensuite dans du miel cuit, et former du tout une tente qu'on introduit dans l'oreille. Si le bourdonnement est survenu sans avoir été précédé des causes que nous avons rapportées, c'est un nouveau sujet de craindre : il faut alors introduire dans le tuyau de l'oreille du castoréum avec du vinaigre, ou avec de l'huile d'iris ou de laurier ; ou bien du castoréum mêlé avec l'huile de laurier et celle d'amandes amères ; ou bien enfin, de la myrrhe mêlée avec du nitre, du vinaigre et de l'huile rosat. Au reste, dans cette incommodité, le régime fait plus que les remèdes : il faut observer, et même avec encore plus d'exactitude, tout ce que j'ai conseillé plus haut ; et de plus, il faut entièrement retrancher l'usage du vin, pendant tout le temps que ce bourdonnement durera. S'il est accompagné d'inflammation, il suffit de verser dans l'oreille de l'huile de laurier, ou de l'huile d'amandes amères : quelques-uns ajoutent cependant à ces huiles le castoréum ou la myrrhe.

De la manière dont on retire les corps étran-
gers qui sont tombés dans l'oreille.

9. Il arrive aussi quelquefois qu'il entre dans l'oreille quelque corps étranger ; comme une petite pierre, ou quelque animal ; si c'est une puce, on la retire par le moyen d'un petit flocon de laine, qu'on aura placé dans le conduit auditif. Si la puce n'est pas sortie, ou si c'est un autre animal, il faut envelopper une sonde avec de la laine ; tremper ensuite cette laine dans une résine fort visqueuse, principalement dans la térébenthine ; l'introduire dans le tuyau de l'oreille, et l'y faire tourner à différentes reprises ; on viendra sûrement à bout par là de retirer l'animal. Si c'est quelque chose d'inanimé, il faut l'extraire avec le cure-oreille, ou bien avec un petit crochet obtus et re-

.t modo resina protrahi. Sternutamenta
quoque admota id commode elidunt,
aut oriculario clystere aqua vehementer
intus compulsa. Tabula quoque collocatur media inhærens, capitibus utrimque
pendentibus, superque eam homo deligatur in id latus versus, cujus auris eo
modo laborat, sic, ut extra tabulam non
emineat : tum malleo caput tabulæ, quod
a pedibus est, feritur ; atque ita concussa
aure, id quod inest, excidit.

CAPUT VIII. — DE NARIUM MORBIS.

1. Nares vero exulceratas fovere oportet vapore aquæ calidæ. Id et spongia
expressa atque admota fit, et subjecto
vase oris angusti, calida aqua repleto.
Post id fomentum, illinenda ulcera sunt,
aut plumbi recremento, aut cerussa,
aut argenti spuma ; cum quodlibet horum
aliquis conterit, eique, dum teritur, invicem vinum et oleum myrteum adjicit, donec mellis crassitudinem fecerit. Sin autem
ea ulcera circa os sunt, pluresque crustas et odorem fœdum habent ; quod
genus Græci ὄζαινα appellant ; scici
quidem debet, vix ei malo posse succurri :
nihilominus tamen hæc tentari possunt ;
ut caput ad cutem tondeatur, assidueque
vehementer perfricetur ; multa calida
aqua perfundatur ; multa eidem ambulatio sit ; cibus modicus, neque acer, neque valentissimus. Tum in narem ipsam
mel cum exiguo modo resinæ terebinthinæ
conjiciatur (quod specillo quoque involuto lana fit), attrahaturque spiritu is
succus, donec in ore gustus ejus sentia-
tur : sub his enim crustæ resolvuntur,
quæ tum per sternutamenta elidi debent.
Puris ulceribus vapor aquæ calidæ sub-
jiciendus est : deinde adhibendum aut
lycium ex vino dilutum, aut amurca,
aut omphacium, aut menthæ, aut marrubii succus ; aut atramentum sutorium,
quod candefactum, deinde contritum sit ;
aut interior scillæ pars contrita ; sic, ut
horum cuilibet mel adjiciatur : cujus in
ceteris admodum exigua pars esse debet ;
in atramento sutorio tanta, ut ea mixtura liquida sit ; cum scilla utique pars
major. Involvendumque lana specillum

courbé. Si l'on ne réussit pas avec ces
instruments, on se servira de la sonde
avec la résine, comme il vient d'être dit ;
ou bien on fera éternuer, ou on injectera
avec force, dans le tuyau de l'oreille, de
l'eau, par le moyen d'une seringue. On
peut aussi se servir d'une table appuyée
sur deux montants, et sur laquelle on fait
coucher la personne du côté de l'oreille
dans laquelle il est entré quelque chose ;
ensuite on frappe, avec un marteau, le
montant qui est vers les pieds ; il se fait
dans l'oreille un ébranlement qui en fait
sortir ce qui y était entré.

CHAPITRE VIII. — DES MALADIES DES NARINES.

1. Lorsque les narines sont ulcérées, il
faut les fomenter avec la vapeur de l'eau
chaude ; ce qui se fait par le moyen d'une
éponge trempée dans cette eau, et introduite dans les narines, ou à l'aide d'un
vase d'une embouchure étroite, que l'on
remplit de cette même eau, et qu'on tient
au-dessous du nez : après cette fomenta-
tion, il faut appliquer sur les ulcères un
liniment fait avec la scorie de plomb, ou
la céruse, ou la litharge d'argent. A mesure qu'on broie l'une ou l'autre de ces
drogues, on verse dessus, alternativement du vin et de l'huile de myrte, jusqu'à ce que le liniment ait acquis la consistance de miel. Mais si ces ulcères sont
situés près de l'os, s'ils sont croûteux,
et répandent une mauvaise odeur, ce que
les Grecs appellent *ozène*, il est presque
impossible d'y remédier. On peut néanmoins en faire l'essai : il faut raser la
tête, la frotter fortement et fréquemment,
répandre dessus beaucoup d'eau chaude,
marcher beaucoup, prendre peu d'aliments, et qui ne soient ni âcres, ni fort
nourrissants. On porte ensuite dans les
narines mêmes du miel mêlé avec un
peu de résine de térébenthine : pour cela,
on se sert d'une sonde enveloppée de
laine ; et l'on fait renifler, jusqu'à ce que
l'odeur du topique se fasse sentir dans la
bouche. Par ce moyen, on détache les
croûtes des ulcères, et on les fait sortir
du nez, en faisant éternuer le malade.
Lorsque les ulcères sont détergés, on fait
respirer la vapeur de l'eau chaude ; ensuite, on prend du suc de lycium dissous
dans du vin, ou de la lie d'huile d'olives, ou du verjus, ou du suc de menthe
ou de marrube, ou du vitriol qu'on expose d'abord au feu, et qu'on broie ensuite, ou la partie intérieure de la scille
pilée. Soit que l'on emploie l'un ou l'autre de ces ingrédients, il faut y ajouter le
miel, mais en petite quantité, excepté
avec le vitriol, car alors il faut en mettre
assez pour que le mélange soit liquide ;

est, et in eo medicamento tingendum , eoque ulcera implenda sunt : rursusque linamentum involutum et oblongum eodem medicamento illinendum , demittendumque in narem , et ab inferiore parte leniter deligandum. Idque per hiemem et vere bis die ; per æstatem et autumnum , ter fieri debet.

De carnosis carunculis narium.

2. Interdum vero in naribus etiam carunculæ quædam similes muliebribus mammis nascuntur, eæque imis partibus, quæ carnosissimæ sunt, inhærent. Has curare oportet medicamentis adurentibus, sub quibus ex toto consumuntur. Polypus vero est caruncula, modo alba, modo subrubra, quæ narium ossibus inhæret ; ac modo ad labra tendens narem implet, modo retro per id foramen, quo spiritus a naribus ad fauces descendit, adeo increscit, ut post uvam conspici possit ; strangulatque hominem, maxime austro aut euro flante : fereque mollis est, raro dura : eaque magis spiritum impedit, et nares dilatat ; quæ fere καρκινώδης est ; itaque attingi non debet. Illud aliud genus fere quidem ferro curatur ; interdum tamen inarescit, si addita in narem per linamentum aut penicillum ea compositio est, quæ habet minii sinopici, chalcitidis, calcis, sandarachæ, singulorum p. *. I. atramenti sutorii p. *. II.

CAPUT IX. — DE DENTIUM DOLORE.

In dentium autem dolore, qui ipse quoque maximis tormentis annumerari potest, vinum ex toto circumcidendum est : cibo quoque primo abstinendum, deinde eo modico mollique utendum, ne mandentis dentes irritet : tum extrinsecus admovendus per spongiam vapor aquæ calidæ, imponendumque ceratum ex cyprino aut irino factum, lanaque id comprehendendum, caputque velandum est. Quod si gravior dolor est, utiliter et alvus ducitur, et calida cataplasmata super maxillam injiciuntur, et ore humor calidus cum medicamentis aliquibus contine-

si c'est avec la scille, il en faut encore davantage. On roule autour d'une sonde de la laine que l'on trempe dans cette composition, avec laquelle on panse les ulcères ; ensuite, on introduit dans les narines une tente oblongue, imprégnée du même mélange, et on l'y maintient par un léger bandage. Il faut panser ainsi deux fois par jour, en hiver et au printemps ; et trois fois, en été et en automne.

Des caroncules charnues des narines.

2. Il se forme quelquefois dans les narines des caroncules qui ressemblent aux mamelons des femmes : ces caroncules adhèrent aux parties inférieures des narines, qui sont les plus charnues. Il faut les consumer entièrement par le moyen des caustiques. Le polype est une caroncule tantôt blanche, tantôt rougeâtre, qui s'attache aux os des narines : il se porte quelquefois vers les lèvres, et bouche totalement la narine qu'il occupe ; d'autres fois, il descend dans la bouche par les fosses nasales, et augmente au point qu'on l'aperçoit derrière la luette : il gêne considérablement la respiration, surtout lorsque le vent vient du midi ou de l'est. Le polype est ordinairement mou, rarement dur ; cette dernière espèce oppose plus d'obstacle à la respiration, et dilate davantage les narines : elle est presque toujours carcinomateuse ; ainsi il ne faut pas y toucher. On attaque l'autre ordinairement avec le fer ; cependant on parvient quelquefois à le dessécher, en introduisant dans les narines, par le moyen d'une mèche ou d'une tente, la composition suivante : prenez de minium de sinope, de chalcitis, de chaux, de sandaraque, de chaque p. I.* ; de vitriol, p. II.*.

CHAPITRE IX. — DE LA DOULEUR DES DENTS.

Lorsque le mal de dents se fait sentir, mal qu'on peut mettre au nombre des plus grands tourments, il faut retrancher absolument le vin ; garder d'abord la diète ; ensuite, ne prendre que des aliments peu abondants et mous, pour que la mastication n'irrite pas le mal davantage. On fait parvenir dans la bouche, au moyen d'une éponge, la vapeur de l'eau chaude ; on applique de la laine enduite de cérat fait avec l'onguent d'iris ou de souchet, et l'on se tient la tête bien couverte. Si la douleur est très-vive, on se trouve bien de prendre des lavements ; d'appliquer des cataplasmes chauds sur la mâchoire : de tenir dans la bouche quelque liqueur médicamenteuse et chaude qu'on renouvelle souvent. Pour cet

tur, sæpiusque mutatur. Cujus rei causa et quinquefolii radix in vino mixto coquitur, et hyoscyami radix vel in posca, vel in vino mixto coquitur, sic, ut paulum his salis adjiciatur; et papaveris non nimium aridi cortices, et mandragoræ radix, eodem modo. Sed in his tribus utique vitandum est, ne, quod haustum erit, devoretur. Ex populo quoque alba cortex radicis in hunc usum in vino mixto recte coquitur; et in aceto cornu cervini ramentum; et nepeta cum teda pingui, ac ficu item pingui vel in mulso, vel in aceto et melle; ex quibus cum ficus decocta est, is humor percolatur. Specillum quoque lana involutum in calidum oleum demittitur, coque ipse dens fovetur. Quin etiam quædam quasi cataplasmata in dentem ipsum illinuntur : ad quem usum ex malo punico acido atque arido malicorii pars interior cum pari portione et gallæ et pinei corticis conteritur; misceturque his minium; eaque contrita aqua pluviatili coguntur : aut panacis, papaveris lacrimæ, peucedani, uvæ taminiæ sine seminibus pares portiones conteruntur : aut galbani partes tres, papaveris lacrimæ pars quarta. Quidquid dentibus admotum est, nihilominus supra maxillam ceratum, quale supra posui, esse debet, lana obtectum. Quidam etiam myrrhæ, cardamomi, singulorum p. *. croci, pyrethri, ficorum partes, singulorum p. *. iv. sinapis p. *. viii. contrita linteolo illinunt, imponuntque in humero partis ejus, qua dens dolet; si is superior est, a scapulis; si inferior, a pectore : idque dolorem levat; et cum levavit, protinus submovendum est. Si vero exesus est dens, festinare ad eximendum eum, nisi res coëgit, non est necesse : sed tum omnibus fomentis, quæ supra posita sunt, adjiciendæ quædam valentiores compositiones sunt, quæ dolorem levant; qualis fere est. Habet autem papaveris lacrimæ p. *. i. piperis p. *. ii. soreos p. *. x. quæ contrita galbano excipiuntur, idque circumdatur. Aut Menemachi, maxime ad maxillares dentes; in qua sunt croci p. *. i. cardamomi, thuris fuliginis, ficorum partes, pyrethri, singulorum p.

effet, on fait bouillir la racine de quintefeuille dans du vin mixtionné; celle de jusquiame dans de l'oxycrat, ou dans le même vin; on y ajoute un peu de sel; on fait bouillir de la même façon de l'écorce de pavot, qui ne soit pas trop desséchée, et de la racine de mandragore; mais il faut avoir soin de ne point avaler la liqueur dans laquelle sera entrée l'une des trois dernières plantes dont nous venons de parler. On peut aussi se servir de l'écorce de la racine de peuplier blanc, bouillie dans du vin mixtionné; de la râpure de corne de cerf bouillie dans du vinaigre; d'une décoction de calament, de bois de pin, et de figue grasse dans l'hydromel ou le vinaigre, avec addition de miel : lorsque la figue a suffisamment bouilli, on passe la liqueur au travers d'un linge. Il en est qui trempent un stylet recouvert de laine dans de l'huile chaude, et qui le portent ensuite sur la dent malade. D'autres appliquent comme des espèces de cataplasmes sur la dent même. Pour cela, ils se servent ou de la partie intérieure de l'écorce d'une grenade aigre et desséchée, qu'ils broient avec autant de noix de galle, d'écorce de pin, de minium, qu'on lie ensemble avec de l'eau de pluie; ou bien ils broient parties égales d'opopanax, d'opium, de pain de pourceau, de staphisaigre dépouillée de ses graines; ou ils mêlent trois parties de galbanum avec une d'opium. Quelque chose qu'on puisse mettre sur les dents, on ne doit pas moins tenir appliquée sur la mâchoire de la laine sur laquelle on aura étendu l'un ou l'autre des cérats dont j'ai parlé plus haut. Quelques médecins se servent de la préparation suivante : ils prennent de myrrhe, de cardamone, de chaque p. i. *; de safran, de pyrèthre, de figues, de chaque p. iv. *; de graine de moutarde, p. viii. *; ils broient toutes ces drogues, et les étendent sur un linge qu'ils appliquent au bras, du côté de la dent malade; postérieurement, si c'est une dent d'en haut; antérieurement, si c'est une dent d'en bas. Ce remède apaise ordinairement la douleur; il faut l'ôter dès qu'il a produit son effet. Quand même la dent serait cariée, il ne faut point se presser de l'arracher, à moins qu'on n'y soit absolument forcé; mais il faut, outre les topiques qui viennent d'être indiqués, employer des préparations plus efficaces, pour apaiser la douleur. Telle est celle-ci : prenez d'opium, p. i. *; de poivre, p. ii. *, de sory, p. x. *. On broie ces drogues ensemble; on les incorpore dans du galbanum, et on en applique sur la dent. La composition de Ménémachus procure aussi beaucoup de soulagement; surtout

*. iv. sinapis p. viii. Quidam autem miscent pyrethri, piperis, elaterii, singulorum p. *. i. aluminis scissilis, papaveris lacrimæ, uvæ taminiæ, sulphuris ignem non experti, bituminis, lauri baccarum, sinapis, singulorum p. *. ii. Quod si dolor eximi eum cogit, et piperis semen cortice liberatum, et eodem modo bacca hederæ conjecta in ejus foramen, dentem findit, isque per testas excidet; et plani piscis, quam pastinacam nostri, τρυγόνα Græci vocant, aculeus torretur, deinde conteritur, resinaque excipitur, quæ denti circumdata hunc solvit : et alumen scissile in id foramen conjectum dentem citat. Sed id tamen involutum lanula demitti commodius est, quia sic, dente servato, dolorem levat. Hæc a medicis accepta sunt. Sed agrestium experimento cognitum est, cum dens dolet, herbam menthastrum cum suis radicibus evelli debere, et in pelvem mitti, supraque aquam infundi, collocarique juxta sedentem hominem undique veste contectum; tum in pelvem candentes silices demitti, sic, ut aqua tegantur, hominemque eum hiante ore vaporem excipere, ut supra dictum est, undique inclusum. Nam et sudor plurimus sequitur, et per os continens pituita defluit : idque sæpe longiorem, semper annuam valetudinem bonam præstat.

CAPUT X. — DE TONSILLIS.

Si vero tonsillæ sine exulceratione per inflammationem intumuerunt, caput velandum est; extrinsecus is locus vapore calido fovendus; multa ambulatione utendum; caput in lecto sublime habendum; gargarizandumque reprimentibus. Radix quoque ea, quam dulcem appellant, contusa et in passo mulsove decocta, idem præstat. Leniterque quibusdam medicamentis eas illini non alienum est; quæ hoc modo fiunt. Ex malo punico

dans la douleur des dents molaires. Il entre dans cette composition, de safran, p. i. *; de cardamone, de suie d'encens, de figues, de pyrèthre, de chaque p. iv. *; de graine de moutarde, p. viii. *. D'autres emploient un mélange fait avec de pyrèthre, de poivre, d'élatérium, de chaque p. i. *; d'alun de plume, d'opium, de staphisaigre, de soufre qui n'a pas passé par le feu, de bitume, de baies de laurier, de graine de moutarde, de chaque, p. ii. *. Si la douleur est telle qu'on ne puisse garder la dent, il faut se servir de semence de poivre écorcée, ou bien de baies de lierre préparées de même, qu'on introduit dans le creux de la dent : ces substances ont la propriété de la fendre, et de la faire tomber par esquilles. Le dard du poisson plat que nous appelons *pastinaca*, et les Grecs *trygon*, étant torréfié, et ensuite pulvérisé et mêlé avec de la résine, fait aussi tomber la dent sur laquelle on l'applique; il en est de même de l'alun de plume qui, introduit dans la dent cariée, en accélère la chute. Cependant il vaut mieux étendre ce dernier médicament sur un petit flocon de laine qu'on enfonce dans le trou de la dent : par ce moyen, on la conserve et on apaise la douleur. Tels sont les remèdes que les médecins mettent en usage. En voici un autre dont les gens de campagne se servent dans leurs maux de dents : ils arrachent avec ses racines la plante appelée menthe sauvage; ils la mettent dans un bassin qu'ils remplissent d'eau, et qu'ils placent près du malade qui est assis et bien couvert; ils jettent ensuite dans le bassin des cailloux brûlants, et le malade ouvre la bouche pour recevoir la vapeur qu'on enferme de tous côtés avec des couvertures, pour qu'elle ne puisse s'échapper. Ce remède fait suer beaucoup, et fait couler de la bouche une quantité considérable de pituite : il garantit du mal de dents, souvent pour long-temps; et toujours, au moins, pour un an.

CHAPITRE X. — DES AMYGDALES.

Si les amygdales sont gonflées et enflammées, sans être ulcérées, il faut se tenir la tête bien couverte; diriger extérieurement sur ces parties quelque vapeur chaude; se promener beaucoup; avoir la tête élevée, lorsqu'on est au lit; employer des gargarismes astringents. La réglisse concassée et bouillie dans de l'hydromel ou du passum fait également bien; il est bon aussi d'oindre légèrement les amygdales avec quelques liniments que l'on prépare de la façon suivante. On prend un setier du

udulci succus exprimitur, et ejus sextarius in leni igne coquitur, donec ei mellis crassitudo sit; tum croci, myrrhæ,
aluminis scissilis, singulorum p. *. II.
per se conteruntur, paulatimque his adjiciuntur vini lenis cyathi duo, mellis
unus; deinde priori succo ista miscentur, et rursus leniter incoquuntur : aut
ejusdem succi sextarius eodem modo coquitur, atque eadem ratione trita hæc
adjiciuntur; nardi p. *. —. omphacii
p. *. I. cinnamomi, myrrhæ, casiæ, singulorum p. *. I. Eadem autem hæc et
auribus et naribus purulentis accommodata sunt. Cibus in hac quoque valetudine lenis esse debet, ne exasperet. Quod
si tanta inflammatio est, ut spiritum impediat, in lecto conquiescendum; cibo
abstinendum, neque assumendum quidquam præter aquam calidam est; alvus
quoque ducenda est; gargarizandum ex
fico et mulso; illinendum mel cum omphacio; extrinsecus admovendus, sed
aliquanto diutius, vapor calidus, donec
ea suppurent, et per se aperiantur. Si
pure substante non rumpuntur hi tumores, incidendi sunt : deinde ex mulso calido gargarizandum. At si modicus quidem tumor, sed exulceratio est, furfurum
cremori ad gargarizandum paulum mellis
adjiciendum est, illinendaque ulcera hoc
medicamento : passi quam dulcissimi
tres heminæ ad unam coquuntur; tum
adjicitur thuris p. *. I. croci, myrrhæ,
singulorum p. *. — leniterque omnia
rursus fervescunt. Ubi pura ulcera sunt,
eodem furfurum cremore, vel lacte gargarizandum est. Atque hic quoque cibis
lenibus opus est; quibus adjici dulce vinum potest.

CAPUT XI. — DE ORIS ULCERIBUS.

Ulcera autem oris, si cum inflammatione sunt, et parum pura ac rubicunda
sunt, optime iis medicamentis curantur,
quæ supra posita ex malis punicis fiunt :
continendusque sæpe ore reprimens cremor est, cui paulum mellis sit adjectum.
Utendum ambulationibus, et non acri
cibo. Simul atque vero pura ulcera esse
cœperunt, lenis humor, interdum etiam

suc exprimé de grenade douce, qu'on
fait bouillir à petit feu, jusqu'à ce qu'il
soit réduit en consistance de miel; alors
on broie de safran, de myrrhe, d'alun de
plume, de chaque p. II. *; on verse lentement dessus, en les remuant, deux
verres de vin doux, et un de miel; on
mêle ensuite ces ingrédients avec le suc
de grenade épaissi, et on fait bouillir de
nouveau légèrement le tout ensemble;
ou bien, on prend un setier du même suc
préparé comme nous l'avons dit, et on y
ajoute de nard, p. * —. de verjus, p. I. *;
de cannelle, de myrrhe, de cassia, de
chaque p. I. *. Ces liniments conviennent
aussi dans les ulcères des narines et des
oreilles. Dans cette maladie, les aliments
doivent être d'une qualité douce, pour
ne pas augmenter l'irritation. Si l'inflammation est portée au point d'empêcher
la respiration, le malade doit garder le
lit; s'abstenir de tout aliment; s'en tenir
à l'eau chaude pour toute boisson; prendre des lavements : user de gargarismes
faits avec les figues et l'hydromel et de
liniments préparés avec le miel et le verjus; fomenter, mais pendant plus long-
temps, les parties affectées, avec la vapeur de l'eau chaude; et continuer jusqu'à ce que les amygdales suppurent et
s'ouvrent d'elles-mêmes. Si, lorsque le
pus est formé, ces tumeurs ne s'ouvrent
point, il faut les inciser et gargariser ensuite avec de l'hydromel chaud. Si la tumeur est peu considérable, mais avec
ulcération, on fera les gargarismes avec
une décoction de son, à laquelle on ajoutera un peu de miel, et on appliquera
sur les ulcères le liniment suivant :
prenez du passum très-doux, trois hémines; faites-les bouillir jusqu'à diminution des deux tiers; ajoutez-y d'encens, p. I. *; de safran, de myrrhe, de
chaque, p. *. *. Faites ensuite, de nouveau, bouillir le tout doucement. Lorsque les ulcères sont suffisamment détergés, on recommence à gargariser avec la
décoction de son ou le lait. Les aliments
doivent aussi alors être choisis parmi les
doux; de même que le vin qu'on peut y
ajouter.

CHAPITRE XI. — DES ULCÈRES DE LA BOUCHE.

Lorsqu'il y a ulcères à la bouche avec
inflammation; s'ils sont sordides et rouges, il n'y a rien de mieux pour les déterger que les gargarismes faits, comme
je l'ai dit ci-dessus, avec le suc de grenade. Il faut aussi tenir souvent dans la
bouche quelque décoction astringente, à
laquelle on aura ajouté un peu de miel;
se promener, et user d'aliments qui ne
soient point âcres. Lorsque les ulcères
commencent à se déterger, on tient dans

quam optima aqua ore continenda est : prodestque assumptum puram vinum, pleniorque cibus, dum acribus vacet : inspergique ulcera debent alumine scissili, cui dimidio plus gallæ immaturæ sit adjectum. Si jam crustas habent, quales in adustis esse consuerunt, adhibendæ sunt eæ compositiones, quas Græci ἀνθηράς nominant. Junci quadrati, myrrhæ, sandarachæ, aluminis, pares portiones : aut croci, myrrhæ, singulorum p. *. ii. iridis, aluminis scissilis, sandarachæ, singulorum p. *. iv. junci quadrati p. *. viii. aut gallæ, myrrhæ, singulorum p. *. i. aluminis scissilis p. *. ii. rosæ foliorum p. *. iv. Quidam autem croci p. *. ʹ. aluminis scissilis, myrrhæ, singulorum p. *. i. sandarachæ p. *. ii. junci quadrati p. *. iv. miscent. Priora arida insperguntur; hoc cum melle illinitur; neque ulceribus tantum, sed etiam tonsillis.

Verum ea longe periculosissima sunt ulcera, quas ἄφθας Græci appellant ; sed in pueris : hos enim sæpe consumunt. In viris et mulieribus idem periculum non est. Hæc ulcera a gingivis incipiunt : deinde palatum, totumque os occupant : tum ad uvam faucesque descendunt, quibus obsessis, non facile fit, et puer convalescat. Ac miserius etiam est, si lactens adhuc infans est; quo minus imperari remedium aliquod potest. Sed in primis nutrix cogenda est exerceri et ambulationibus, et iis operibus, quæ superiores partes movent : mittenda in balneum, jubendaque ibi calida aqua mammas perfundere : tum alenda cibis lenibus, et iis qui non facile corrumpuntur; potione, si febricitat puer, aquæ; si sine febre est, vini diluti : ac si alvus nutrici subsistit, ducenda est. Si pituita in os ejus coït, vomere debet. Tum ipsa ulcera perungenda sunt melle, cui rhus, quem syriacum vocant, aut amaræ nuces adjectæ sunt : vel mixtis inter se rosæ foliis aridis, pineis nucleis, menthæ coliculo, melle : vel eo medicamento, quod ex moris fit ; quorum succus eodem modo, quo punici mali, ad mellis crassitudinem

la bouche une liqueur douce ; quelquefois même de l'eau bien pure suffit. On se trouve bien de boire du vin non trempé, et d'augmenter sa nourriture, en évitant néanmoins toutes les choses âcres. On répand ensuite sur les ulcères de l'alun de plume, auquel on ajoute moitié plus de noix de galle verte. Si les ulcères sont couverts de croûtes, comme il s'en forme sur les brûlures, il faut avoir recours aux compositions que les Grecs appellent *anthères*. Elles se font avec de jonc carré, de myrrhe, de sandaraque, d'alun, parties égales ; ou avec de safran, de myrrhe, de chaque, p. ii. *; d'iris, d'alun de plume, de sandaraque, de chaque p. iv. *; de jonc carré, p. viii. *; ou avec de noix de galle, de myrrhe, de chaque, p. i. *; d'alun de plume, p. ii. *; de feuilles de roses, p. iv. *. Quelques-uns prennent de safran, p. * ; d'alun de plume, de myrrhe, de chaque, p. i. *; de sandaraque, p. ii. *; de jonc carré, p. iv. *, et mêlent le tout ensemble. On emploie les premières compositions sous une forme sèche ; on incorpore la dernière avec du miel, et on en touche non-seulement les ulcères, mais encore les amygdales.

Les ulcères que les Grecs appellent *aphthes* sont beaucoup plus dangereux ; mais seulement chez les enfants, qui souvent en périssent. Il n'en est pas de même des personnes de l'un et de l'autre sexe plus avancées en âge. Ces ulcères attaquent d'abord les gencives, ensuite le palais, puis toute la bouche ; alors ils s'étendent jusqu'à la luette, et jusqu'à l'entrée du gosier. Il n'est pas facile, lorsque le mal est porté à ce point, de guérir les enfants qui en sont attaqués; surtout s'ils tettent encore, parce qu'il est presque impossible de leur faire prendre aucun remède. Il faut, en ce cas, prescrire à la nourrice de se promener beaucoup, et de se livrer à un travail qui mette en action les parties supérieures; on doit lui ordonner le bain, où elle se répandra sur les mamelles beaucoup d'eau chaude; la nourrir avec des aliments doux, et qui ne se corrompent pas facilement; ne lui donner pour boisson que de l'eau, si l'enfant a de la fièvre; et s'il n'en a pas, du vin trempé avec de l'eau; lui faire prendre des lavements, si elle a de la constipation; et la faire vomir, si la pituite abonde dans sa bouche. Quant aux ulcères, on les déterge avec du miel auquel on ajoute du sumac de Syrie, ou des amandes amères; ou bien on fait un mélange avec les feuilles de roses sèches, les amandes de pin, les tiges de menthe et le miel. On se sert aussi d'une composition faite avec les

coquitur, eademque ratione ei crocum , myrrha , alumen , vinum , mel miscetur. Neque quidquam dandum, a quo humor evocari possit. Si vero jam firmior puer est, gargarizare debet iis fere, quæ supra comprehensa sunt. Ac, si lenia medicamenta in eo parum proficiunt, adhibenda sunt ea, quæ adurendo crustas ulceribus inducant ; quale est scissile alumen, vel chalcitis, vel atramentum sutorium. Prodest etiam fames et abstinentia , quanta maxima imperari potest. Cibus esse debet lenis : ad purganda tamen ulcera, interdum caseus ex melle recte datur.

CAPUT XII. — DE LINGUÆ ULCERIBUS.

Linguæ quoque ulcera non aliis medicamentis egent , quam quæ prima parte superioris capitis exposita sunt. Sed quæ in latere ejus nascuntur, diutissime durant. Videndum est, num contra dens aliquis acutior sit, qui sanescere sæpe ulcus eo loco non sinit ; ideoque limandus est.

CAPUT XIII. — DE PARULIDIBUS ET ULCERIBUS GINGIVARUM.

Solent etiam interdum juxta dentes in gingivis tubercula quædam oriri dolentia : παρουλίδας Græci appellant. Hæc initio leniter sale contrito perfricare oportet ; aut inter se mixtis sale fossili combusto , cupresso, nepeta ; deinde eluere os cremore lenticulæ, et inter hæc hiare, donec pituitæ satis profluat. In majore vero inflammatione iisdem medicamentis utendum est, quæ ad ulcera oris supra posita sunt : et mollis linamenti paulum involvendum aliqua compositione ex iis, quas ἀνθηρὰς vocari dixi ; demittendumque id inter dentem et gingivam. Quod si durior erit, et id prohibebit, extrinsecus admovendus erit spongiæ vapor calidus, imponendumque ceratum. Si suppuratio se ostendet , diutius eo vapore utendum erit ; et continendum ore calidum mulsum, in quo ficus decocta sit : idque subcrudum incidendum , ne , si diutius ibi pus permanserit, os lædat.

Celse.

mûres ; on en prend le suc à la même dose que celui de grenade ; on le fait cuire de même, jusqu'à ce qu'il soit réduit en consistance de miel ; et on y ajoute pareillement, et dans la même quantité, le safran, la myrrhe, l'alun, le vin et le miel. Il ne faut rien donner qui puisse faire couler la pituite. Si l'enfant est déjà un peu grand, il doit se servir à peu près des mêmes gargarismes que j'ai rapportés dans l'article précédent. Si les remèdes adoucissants produisent peu d'effet, il faut employer les escharotiques, tels que l'alun de plume, le chalcitis et le vitriol. Il faut garder la diète la plus sévère qu'il est possible ; puis, n'user que d'aliments doux : néanmoins, pour déterger les ulcères, il convient de donner, de temps en temps, du fromage mêlé avec du miel.

CHAPITRE XII. — DES ULCÈRES DE LA LANGUE.

Les ulcères de la langue ne demandent pas d'autres remèdes que ceux que nous avons rapportés dans la première partie de l'article précédent : ceux qui se forment sur ses côtés durent ordinairement très-long-temps. Il faut examiner si c'est quelque dent voisine qui par ses aspérités empêche souvent l'ulcère de se guérir dans cet endroit, auquel cas il faut limer la dent.

CHAPITRE XIII. — DES PARULIES ET DES ULCÈRES DES GENCIVES.

Il se forme quelquefois sur les gencives, près des dents, certains tubercules douloureux que les Grecs appellent *parulies*. Il faut dans le commencement se frotter légèrement avec du sel écrasé, ou bien avec du sel gemme décrépité, du cyprès et du calament mêlés ensemble ; ensuite on se sert d'une décoction de lentille, avec laquelle on se nettoie la bouche, qu'on tient ouverte jusqu'à ce qu'il se soit écoulé une quantité suffisante de pituite. Si l'inflammation est considérable, on use des remèdes que nous avons prescrits pour les ulcères de la bouche ; on imprègne un peu de charpie molle de quelqu'une des compositions appelées *anthères*, et l'on place cette charpie entre les dents et la gencive ; si on ne le peut, parce que la gencive est trop dure, il faut, par le moyen d'une éponge, la fomenter avec la vapeur de l'eau chaude et faire des applications de cérat. S'il paraît des signes de suppuration, on continue pendant plus long-temps l'usage de la vapeur de l'eau chaude ; on tient dans sa bouche de l'hydromel chaud, dans lequel on a fait bouillir des figues. On doit ouvrir ces abcès avant qu'ils soient entiè-

Quod si major is tumor est , commodius totus exciditur, sic , ut ex utraque parte dens liberetur. Pure exemto, si levis plaga est , satis est ore calidam aquam continere, et extrinsecus fovere eodem vapore; si major est, lenticulae cremore uti, iisdemque medicamentis, quibus cætera ulcera oris curantur. Alia quoque ulcera in gingivis plerumque oriuntur ; quibus eadem, quæ in reliquo ore, succurrunt : maxime tamen mandere ligustrum oportet, succumque eum ore continere. Fit etiam interdum, ut ex gingivæ ulcere, sive πρωυλλ; fuit, sive non fuit, diutius pus feratur : quod aut corrupto dente , aut fracto, vel aliter vitiato osse, maximeque id per fistulam evenire consuevit. Ubi incidit, locus aperiendus ; dens eximendus; testa ossis , si qua abscessit, recipienda est ; si quid vitiosi est, radendum. Post quæ, quid fieri debeat, supra in aliorum ulcerum curatione comprehensum est. Si vero a dentibus gengivæ recedunt , eædem antheræ succurrunt. Utile est etiam pira aut mala non permatura mandere , et ore eum humorem continere. Idemque præstare non acre acetum in ore retentum potest.

CAPUT XIV. — DE UVÆ MORBO.

Uvæ vehemens inflammatio terrere quoque debet. Itaque in hac et abstinentia necessaria est ; et sanguis recte mittitur ; et, si id aliqua res prohibet, alvus utiliter ducitur : caputque super hæc velandum, et sublimius habendum est : tum aqua gargarizandum, in qua simul rubus et lenticula decocta sit. Illinenda autem ipsa uva vel omphacio, vel galla, vel alumine scissili, sic , ut cuilibet eorum mel adjiciatur. Est etiam medicamentum huic aptum, quod Andronium appellatur. Constat ex his : alumine scissili, squama æris rubri, atramento sutorio, galla, myrrha, misi : quæ per

rement mûrs, de crainte que si le pus y séjourne long-temps il ne carie l'os. Si la tumeur est un peu considérable, on fera mieux de l'emporter entièrement pour dégager la dent de part et d'autre. Lorsqu'on a ôté le pus, s'il n'y a qu'une petite plaie, il suffit de tenir dans la bouche de l'eau chaude, et de fomenter les gencives à l'extérieur avec la même vapeur. Si l'incision est plus grande, il faut employer la décoction de lentille, et les mêmes remèdes dont on se sert pour guérir les autres ulcères de la bouche. Quant aux autres ulcères qui attaquent souvent aussi les gencives, ils ne demandent pas d'autres remèdes que ceux qu'on emploie pour les ulcères mêmes de la bouche ; mais il est bon surtout de mâcher du troëne, et de tenir pendant quelque temps le suc de cette plante dans la bouche. Il arrive quelquefois qu'à la suite d'un ulcère des gencives, soit qu'il y ait eu parulie ou non, il survient un écoulement de pus qui dure très-long-temps, parce qu'il y a quelque dent cariée ou cassée , ou parce que l'os de la mâchoire est endommagé de quelque autre façon : cet écoulement provient presque toujours d'une fistule. Dans ce cas il faut faire une incision à l'endroit même d'où découle le pus ; arracher la dent ; emporter les esquilles de l'os de la mâchoire, s'il y en a quelqu'une de séparée, et limer tout ce qu'il y a de vicié. On panse ensuite comme dans les autres ulcères. Si les gencives s'écartent des dents, on fait usage des *anthères* ; il est bon aussi de mâcher des poires, ou des pommes vertes, et d'en garder le suc dans la bouche ; le vinaigre qui n'est point trop âcre peut produire le même effet.

CHAPITRE XIV. — DES MALADIES DE LA LUETTE.

Une violente inflammation de la luette n'est pas non plus sans danger. Dans cette maladie, la diète et la saignée sont absolument nécessaires ; et si quelque raison empêche qu'on ne saigne, il faut donner des lavements. On doit se tenir la tête bien couverte, et l'avoir élevée lorsqu'on est au lit ; il faut se gargariser avec une décoction de ronce et de lentille ; toucher la luette avec du verjus, de la noix de galle, ou de l'alun de plume, auxquels on aura ajouté du miel. Nous avons encore un médicament appelé *andronien*, et qui convient dans cette maladie : il est composé d'alun de plume, d'écaille de cuivre rouge , de vitriol, de noix de galle, de myrrhe et de misy. On broie toutes ces drogues séparément ; ensuite on les mêle, et on les broie de nou-

æ se contrita, mixtaque, rursus, paulatim
s adjecto vino austero, teruntur, donec his
.i mellis crassitudo sit. Chelidoniæ quoque
æ succo per cochlear illita uva maxime
[prodest. Ubi horum aliquo illita uva
) est, fere multa pituita decurrit : cum-
.) que ea quievit, ex vino calido garga-
ι rizandum. Quod si minor inflammatio
) est, laser terere, eique adjicere frigi-
ι dam aquam satis est, eamque aquam
cochleari exceptam ipsi uvæ subjicere.
Ac mediocriter eam tumentem aqua
quoque frigida, eodem modo subjecta,
reprimit. Ex eadem autem aqua gargarizandum quoque est, quæ vel cum lasere, vel sine eo hac ratione uvæ subjecta
est.

CAPUT XV. — DE CANCRO ORIS.

Si quando autem ulcera oris cancer
invasit, primum considerandum est,
num malus corporis habitus sit, eique
occurrendum : deinde ipsa ulcera curanda. Quod si in summa parte id vitium
est, satis proficit anthera, humido ulceri
arida inspersa; sicciori, cum exigua parte
mellis illita : si paulo altius, chartæ combustæ partes duæ, auripigmenti pars
una : si penitus malum descendit, chartæ
combustæ partes tres, auripigmenti pars
quarta ; aut pares portiones salis fricti,
et iridis frictæ ; aut item pares portiones
chalcitidis, calcis, auripigmenti. Necessarium autem est linamentum in rosa
tingere, et super adurentia medicamenta
imponere ; ne vicinum et sanum locum
lædant. Quidam etiam in acris aceti heminam frictum salem conjiciunt, donec
tabescere desinat ; deinde id acetum coquunt, donec exsiccetur ; eumque salem
contritum inspergunt. Quoties autem medicamentum injicitur, et ante et post, os
diluendum est vel cremore lenticulæ,
vel aqua, in qua aut ervum, aut oleæ,
aut verbenæ decoctæ sint, sic, ut cuilibet eorum paulum mellis misceatur.
Acetum quoque ex scilla, retentum ore,
satis adversus hæc ulcera proficit : et ex
aceto cocto sali, sicut supra demonstra-
tum est, rursus mixtum acetum. Sed et

veau, en versant dessus, peu à peu, du
vin austère, jusqu'à ce que le tout ait acquis la consistance de miel. On peut encore, au moyen d'une cuillère, tremper
la luette dans du suc de chélidoine, ce
qui est un très-bon remède, et fait, ainsi
que les précédents, couler une grande
quantité de pituite. On se gargarise ensuite avec du vin chaud. Si l'inflammation est moins considérable, l'eau froide
dans laquelle on a mis du laser pilé suffit ; on met cette eau dans une cuillère,
que l'on porte sous la luette. L'eau froide
suffit aussi lorsque la tumeur n'est que
médiocre : cette même eau seule, ou mêlée de laser, dans laquelle on a trempé la
luette, peut servir également en garga-
risme.

CHAPITRE XV. — DU CHANCRE DE LA
BOUCHE.

Lorsque les ulcères de la bouche deviennent gangréneux, il faut examiner
d'abord si le malade n'est pas cacochyme ; commencer par corriger cette mauvaise disposition, et en venir ensuite à
la curation de ces ulcères. S'ils sont superficiels et humides, on répand dessus
de la poudre d'anthère ; s'ils sont secs, on
mêle cette poudre avec un peu de miel,
et on en fait un liniment. Pour peu qu'ils
creusent davantage, on use d'un mélange
fait avec deux parties de papier brûlé et
une d'orpiment : s'ils sont fort profonds, on
prend trois parties du premier et une du
dernier. On peut aussi mêler parties égales de sel et d'iris grillés : le chalcitis,
la chaux, l'orpiment mêlés en parties
égales, conviennent pareillement. Mais il
faut tremper un plumasseau dans de
l'huile rosat, et l'appliquer sur ces médicaments caustiques, de crainte qu'ils
ne rongent les parties voisines qui
sont saines. Il en est qui versent dans
une hémine de fort vinaigre, du sel décrépité, jusqu'à ce que le vinaigre en
soit saturé ; ils font ensuite bouillir ce
vinaigre jusqu'à siccité ; ils réduisent
alors le sel en poudre, et le répandent
ainsi sur les ulcères. Avant de se servir,
et après qu'on s'est servi de l'un ou de
l'autre de ces médicaments, il faut se
rincer la bouche avec une décoction de
lentilles, ou avec de l'eau dans laquelle
on aura fait bouillir de l'orobe, des olives ou de la verveine, avec addition
d'un peu de miel. Le vinaigre scillitique,
gardé dans la bouche, produit encore un
assez bon effet dans ces sortes d'ulcères
ainsi que le sel préparé comme nous l'a

19.

diu continere utrumlibet, et id bis aut ter die facere, prout vehemens malum est, necessarium est. Quod si puer est, cui id incidit, specillum lana involutum in medicamentum demittendum est, et super ulcus tenendum, ne per imprudentiam adurentia devoret. Si dolor in gingivis est, moventurque aliqui dentes, refigi eos oportet : nam curationem vehementer impediunt. Si nihil medicamenta proficient , ulcera erunt adurenda. Quod tamen in labris ideo non est necessarium , quoniam excidere commodius est. Et id quidem , æque adustum , atque excisum, sine ea curatione, quæ corpori manu adhibetur, impleri non potest. Gingivarum vero ossa , quæ hebetia sunt, in perpetuum ustione nudantur ; neque enim postea caro increscit. Imponenda tamen adustis lenticula est, donec sanitatem , qualis esse potest, recipiant.

Nous dit plus haut, et dissous, de nouveau, dans du vinaigre. Mais, quel que soit le remède qu'on emploie, il faut le garder long-temps dans la bouche , et en réitérer l'usage deux ou trois fois par jour, selon que le mal est plus ou moins violent. Si c'est un enfant qui est attaqué de ces ulcères, il faut garnir de laine une sonde, la tremper dans ces compositions, et la tenir sur l'endroit ulcéré, de crainte que l'enfant ne vienne par mégarde à avaler ces médicaments caustiques. Si les gencives sont douloureuses, et que quelques dents soient ébranlées, il faut les arracher, car elles seraient un grand obstacle à la guérison. Si les médicaments n'y font rien, il faut cautériser les ulcères, à moins qu'ils ne soient situés sur les lèvres ; auquel cas il vaut mieux les exciser. Mais , soit qu'on cautérise ou qu'on excise , il est impossible, sans le secours de la main, d'amener ces ulcères à cicatrice. Les os des gencives , lorsqu'une fois on a porté le feu dessus, restent pour toujours découverts, parce que les chairs n'y renaissent pas. Il faut cependant employer la lentille en topique sur les endroits brûlés, afin qu'ils reviennent en aussi bon état qu'il est possible.

CAPUT XVI. — DE PAROTIDIBUS.

Hæc in capite fere medicamentis egent. Sub ipsis vero auribus oriri παρωτίδες solent ; modo in secunda valetudine, ibi inflammatione orta , modo post longas febres , illuc impetu morbi converso. Id abscessus genus est : itaque nullam novam curationem desiderat. Animadversionem tantummodo hanc habet necessariam ; quia si sine morbo id intumuit, primum reprimentium experimentum est; si ex adversa valetudine, illud inimicum est, maturarique et quam primum aperiri commodius est.

CHAPITRE XVI. — DES PAROTIDES.

Telles sont les maladies de la tête, qui exigent le secours des médicaments. Quant aux *parotides*, elles ont leur siége ordinaire tout auprès des oreilles, où elles paraissent tantôt lorsqu'on est en santé, par suite d'une inflammation qui s'y est formée; tantôt vers la fin des longues fièvres, parce qu'il s'est fait dans ces glandes un dépôt de la matière morbifique. Ce sont de vrais abcès , dont le traitement n'a rien de particulier. Il faut seulement observer que, si elles ont lieu sans avoir été précédées d'aucune maladie, il faut d'abord employer les répercussifs, mais que, si elles viennent à la suite de quelque maladie, cette méthode serait dangereuse ; il vaut mieux les faire suppurer, et les ouvrir le plus tôt possible.

CAPUT XVII. — DE UMBILICO PROMINENTE.

Ad umbilicos vero prominentes, ne manu ferroque utendum sit, ante tentandum est, ut abstineant; alvus his ducatur; imponatur super umbilicum id , quod ex his constat : cicutæ et fuliginis, singulorum p. *. ɪ. cerussæ elotæ p. *. ɪv. plumbi eloti p. *. vɪɪɪ. ovis duobus; quibus etiam solani succus adjicitur. Hoc

CHAPITRE XVII. — DES HERNIES DU NOMBRIL.

Dans les hernies du nombril on doit, pour éviter s'il se peut d'en venir à l'opération , commencer par faire abstinence; prendre des lavements; appliquer sur le nombril un topique fait avec de ciguë et de suie, p. ɪ. * ; de céruse lavée, p. ɪv. * ; de plomb lavé, p. vɪɪɪ. * ; deux œufs, et le suc de solanum. Il faut porter ce topique pendant long-temps ; on oblige le malade à garder le lit ; on

diutius impositum esse oportet; et interim conquiescere hominem; cibo modico
uti, sic, ut vitentur omnia inflantia.

CAPUT XVIII. — DE OBSCOENARUM PARTIUM VITIIS.

1. Proxima sunt ea, quæ ad partes ob-scœnas pertinent: quarum apud Græcos vocabula et tolerabilius se habent, et accepta jam usu sunt; cum in omni fere medicorum volumine atque sermone jac-tentur: apud nos fœdiora verba, ne con-suetudine quidem aliqua verecundius lo-quentium commendata sunt: ut difficilis hæc explanatio sit, simul et pudorem, et artis præcepta servantibus. Neque ta-men ea res a scribendo deterrere me de-buit: primum, ut omnia, quæ salutaria accepi, comprehenderem; dein, quia in vulgus eorum curatio etiam præcipue cognoscenda est, quæ invitissimus quis-que alteri ostendit.

Colis morbis.

2. Igitur si ex inflammatione coles in-tumuit, reducique summa cutis, aut rur-sus induci non potest, multa calida aqua fovendus locus est: ubi vero glans con-tecta est, oriculario quoque clystere in-ter eam cutemque aqua calida inserenda est. Si mollita sic et extenuata cutis du-centi paruit, expeditior reliqua curatio est: si tumor vicit, imponenda est vel lenticula, vel marrubium, vel oleæ folia ex vino cocta, sic, ut cuilibet eorum, dum teritur, mellis paulum adjiciatur: sursumque coles ad ventrem deligandus est, quod in omni curatione ejus neces-sarium est: isque homo continere se, et abstinere a cibo debet, et potione aquæ tantum a siti vindicari. Postero die rursus adhibendum iisdem rationibus aquæ fo-mentum est, et cum vi quoque experiun-dum, an cutis sequatur: eaque, si non parebit, leviter summa scalpello conci-denda erit: nam, cum sanies profluxerit, extenuabitur is locus, et facilius cutis ducetur. Sive autem hoc modo victa erit, sive nunquam repugnaverit; ulcera vel

ne lui donne que peu de nourriture, et on a soin d'éviter tous les aliments qui peuvent produire des vents.

CHAPITRE XVIII. — DES MALADIES DES PAR-TIES HONTEUSES.

1. J'ai présentement à parler des ma-ladies des parties honteuses. Les mots dont on se sert chez les Grecs pour dési-gner ces parties sont moins choquants, et ont été adoptés par l'usage, puisqu'on les trouve employés dans presque tous les écrits et les discours des médecins; mais parmi nous ces expressions ont tou-jours quelque chose d'indécent, et l'au-torité des personnes qui parlent avec le plus de retenue ne peut les faire excuser: ce n'est donc pas une entreprise facile de traiter de ces maladies pour quiconque veut garder les règles de la bienséance sans s'écarter de celles de l'art. Cepen-dant je n'ai pas cru que ce motif dût m'arrêter, et cela pour deux raisons: la première, parce que je ne dois rien omet-tre de tout ce que j'ai appris concernant la médecine; la seconde, parce qu'on ne peut trop faire connaître les moyens de guérir des maux qu'on ne découvre ja-mais aux autres que malgré soi.

Des maladies de la verge.

2. Lorsque par suite d'une inflamma-tion la verge est gonflée, de façon qu'on ne peut découvrir le gland ou le recou-vrir, il faut fomenter les parties avec beaucoup d'eau chaude; si le gland est recouvert, il faut injecter avec une se-ringue à oreille de cette même eau entre le gland et le prépuce. Si, par là, on vient à bout de ramollir et de désenfler la peau, de sorte qu'elle se prête aux mou-vements qu'on lui imprime, le reste de la cure est facile. Si le gonflement per-siste, il faut appliquer un cataplasme fait avec la lentille ou le marrube, ou les feuilles d'olivier bouillies dans du vin, avec addition d'un peu de miel, pendant la trituration de l'une ou de l'autre de ces substances. Il faut redres-ser la verge, et la tenir attachée au ven-tre; précaution qu'il faut toujours pren-dre dans toutes les maladies de cette partie. Le malade doit rester tranquille; observer une diète rigoureuse, et ne boire que de l'eau pour étancher sa soif. Le lendemain on réitère les fomentations avec l'eau chaude, de la même façon que le premier jour, et on essaie, en fai-sant même quelque violence, de rabais-ser le prépuce. Si on ne peut en venir à bout, il faut faire de légères scarifica-tions avec la lancette: l'écoulement de

in cutis ulteriore parte, vel in glande, ultrave eam in cole reperientur : quæ necesse est, aut pura siccaque sint, aut humida et purulenta. Si sicca sunt, primum aqua calida fovenda sunt : deinde imponendum lycium ex vino est, aut amurca cocta cum eodem, aut cum rosa butyrum. Si levis iis humor inest, vino eluenda sunt : tum butyro et rosæ mellis paulum, et resinæ terebenthinæ pars quarta adjicienda est, eoque utendum. At si pus ex iis profluit, ante omnia elui mulso calido debent : tum imponi piperis p. *. ɪ. myrrhæ p. *. ⊤, croci, mysi cocti, singulorum p.*.ɪɪ. quæ ex vino austero coquuntur, donec mellis crassitudinem habeant. Eadem autem compositio tonsillis, uvæ madenti, oris nariumque ulceribus accommodata est. Aliud ad eadem: piperis p.*.⊤.myrrhæ p. *.⊤.croci p.*. ⊤ ⊤. mysi cocti p.*.ɪ. æris combusti p. *. ɪɪ. quæ primum ex vino austero conteruntur ; deinde, ubi inaruerunt, iterum teruntur ex passi tribus cyathis, et incoquuntur, donec visci crassitudinem habeant. Ærugo quoque cum cocto melle, et ea, quæ ad oris ulcera supra comprehensa sunt, curant. Aut Erasistrati compositio, aut Cratonis, recte super purulenta naturalia imponitur. Folia quoque oleæ ex novem cyathis vini coquuntur ; his adjicitur aluminis scissilis p. *. ɪv. lycii p. *. vɪɪɪ. mellis sesquicyathus : ac, si plus puris est, id medicamentum ex melle ; si minus, ex vino diluitur. Illud perpetuum est, post curationem, dum inflammatio manet, quale supra positum est, cataplasma superdare, et quotidie ulcera eadem ratione curare. Quod si pus et multum, et cum malo odore cœpit profluere, elui cremore lenticulæ debet, sic, ut ei mellis paulum adjiciatur : aut oleæ, vel lentisci folia, vel marrubium decoquendum est, eoque humore eodem modo cum melle utendum : imponendaque eadem; aut etiam omphacium cum melle ; aut id, quod ex ærugine et melle ad aures fit ; aut compositio Andronis ; aut anthera, sic, ut ei paulum mellis adjiciatur. **Quidam ulcera omnia, de quibus adhuc dictum est,**

sanie qui s'en suit fait que l'engorgement diminue, et que le prépuce obéit plus facilement. Soit qu'on ait été obligé ou non d'employer ces moyens pour vaincre la résistance du prépuce, on aperçoit, lorsqu'il est abaissé, des ulcères qui sont situés ou à sa partie intérieure, ou au gland, ou à la verge, au-delà du gland. Ces ulcères sont nets et secs, ou bien ils sont humides et purulents. S'ils sont secs, il faut les fomenter d'abord avec de l'eau chaude, appliquer ensuite dessus du lycium mêlé avec du vin, ou de la lie d'huile d'olive bouillie dans du vin, ou de l'huile rosat avec du beurre : s'ils ne sont que légèrement humides, il faut les laver avec du vin, et les panser avec un liniment fait avec le beurre, l'huile rosat, un peu de miel et un quart de résine de térébenthine. Mais s'il en sort du pus, on les déterge d'abord avec de l'hydromel chaud, et on applique ensuite un mélange fait avec de poivre, p. ɪ. *; de myrrhe, p. *⊤; de safran, de misy cuit, de chaque p. ɪɪ. *, qu'on fait bouillir dans du vin austère jusqu'à ce que le tout soit réduit en consistance de miel. La même composition est bonne pour les maladies des amygdales, le relâchement de la luette, et pour les ulcères de la bouche et du nez. En voici une autre pour les mêmes cas : on prend de poivre, p. *⊤; de myrrhe, p. *⊤; de safran, p. *⊤⊤; de misy calciné, p. *⊤; de cuivre brûlé, p. ɪɪ. *. On broie d'abord toutes ces drogues dans du vin austère ; on les laisse ensuite sécher ; puis on les broie de nouveau, et on les fait bouillir dans trois verres de passam, jusqu'à ce qu'elles soient épaisses comme de la glu. Le verdet mêlé avec du miel cuit, et les moyens ci-dessus indiqués pour les ulcères de la bouche, conviennent aussi à ceux de la verge. Pour ces ulcères purulents on se servira de même avec succès de la composition d'Erasistrate, ou de celle de Craton. On fait aussi bouillir dans neuf verres de vin des feuilles d'olivier ; on y ajoute d'alun de plume, p. ɪv. *; de lycium, p. * vɪɪɪ. ; et un demi-verre de miel. On délaye ce médicament avec du miel, s'il y a beaucoup de pus ; et s'il y en a peu, avec du vin. C'est une règle générale, qu'après le dégonflement du prépuce, si l'inflammation persiste, il faut appliquer sur la partie le cataplasme dont j'ai parlé plus haut, et panser chaque jour les ulcères comme je l'ai dit. Si ces ulcères fournissent un pus abondant et de mauvaise odeur, il faut les déterger avec une forte décoction de lentilles dans laquelle on aura délayé un peu de miel. On peut aussi se servir d'une décoction de feuilles d'olivier, ou de len-

lycio ex vino curant. Si vero ulcus latius atque altius serpit, eodem modo elui debet : imponi vero, aut ærugo, aut omphacium cum melle; aut Andronis compositio; aut marrubii, myrrhæ, croci, aluminis scissilis cocti, rosæ foliorum aridorum, gallæ, singulorum p. *. ι. minii sinopici p. *. ιι. quæ per se singula primum teruntur, deinde juncta iterum, melle adjecto, donec liquidi cerati crassitudinem habeant; tum in æneo vase leniter coquuntur, ne superfluant; cum jam guttæ indurescunt, vas ab igne removetur : idque medicamentum, prout opus est, aut ex melle aut ex vino liquatur. Idem autem per se etiam ad fistulas utile est. Solet etiam interdum ad nervos ulcus descendere; profluitque pituita multa, sanies tenuis malique odoris, non coacta, at aquæ similis; in qua caro recens lota est; doloresque is locus, et punctiones habet. Id genus quamvis inter purulenta est, tamen lenibus medicamentis curandum est; quale est emplastrum τετραφάρμακον ex rosa liquatum, sic, ut thuris quoque paulum ei misceatur; aut id, quod ex butyro, rosa, resina, melle fit; supra vero a me positum est. Præcipueque id ulcus multa calida aqua fovendum est, velandumque, neque frigori committendum. Interdum autem per ipsa ulcera coles sub cute exesus est, sic, ut glans excidat. Sub quo casu cutis ipsa circumcidenda est. Perpetuumque est, quoties glans, aut ex cole aliquid, vel excidit, vel abscinditur, hanc non esse servandam, ne considat, ulcerique agglutinetur, ac neque reduci possit postea, et fortasse fistulam quoque urinæ claudat.

Tubercula etiam, quæ φύματα Græci vocant, circa glandem oriuntur; quæ

tisque, ou de marrube mêlée toujours avec un peu de miel : on applique les mêmes remèdes que nous avons rapportés plus haut, ou bien on emploie le verjus avec le miel, ou une préparation dont on se sert pour les maladies d'oreilles, et qui se fait avec le verdet et le miel. La composition d'Andron, l'authère à laquelle on a ajouté un peu de miel, convient également. D'autres n'emploient pour la cure de tous ces ulcères que le lycium délayé dans du vin. Mais si l'ulcère est large et creuse beaucoup, il faut le déterger de la même façon, et appliquer dessus du verdet ou du verjus mêlé avec du miel, ou la composition d'Andron, ou bien un mélange fait avec de marrube, de myrrhe, de safran, d'alun de plume calciné, de feuilles de roses sèches, de noix de galle, de chaque p. ι. *; de minium de Sinope, p. ιι. *. On broie d'abord toutes ces drogues séparément, puis on les mêle et on les broie de nouveau, en versant du miel dessus, jusqu'à consistance de cérat liquide; on fait bouillir ensuite légèrement le tout dans un vase de cuivre pour ôter la fluidité de la matière. Lorsque les gouttes qu'on en laisse tomber sur un marbre se durcissent, on retire le vase du feu. On délaye cette composition avec du miel ou du vin, selon le besoin. On peut s'en servir également dans le traitement des fistules. Ces ulcères pénètrent quelquefois jusqu'aux nerfs; il en sort beaucoup d'humeur séreuse et une sanie claire et de mauvaise odeur, qui n'est point liée, et qui ressemble à de la lavure de chair; on y ressent de la douleur et des picotements. Quoiqu'on doive ranger ces ulcères dans la classe des purulents, il faut cependant les panser avec des remèdes adoucissants, comme l'emplâtre tétrapharmaque malaxé avec l'huile rosat, et mêlé avec un peu d'encens; tel est encore le liniment dont j'ai parlé plus haut, et qui se fait avec le beurre, l'huile rosat, la résine et le miel. Il faut surtout faire des fomentations avec l'eau chaude sur ces sortes d'ulcères; les tenir bien couverts et à l'abri du froid. Quelquefois la verge est tellement rongée sous le prépuce par ces ulcères, que le gland tombe; alors le prépuce lui-même doit être retranché, et c'est, en général, ce qu'il faut faire toutes les fois qu'il se détache ou qu'on coupe quelque chose du gland ou de la verge, pour éviter que le prépuce ne contracte adhérence avec l'ulcération, et ne soit dans le cas de ne pouvoir plus être abaissé, ou même de boucher le canal de l'urètre.

Il se forme aussi quelquefois à la couronne du gland, de ces tubercules que les

vel medicamentis, vel ferro aduruntur ;
et cum crustæ exciderunt, squama æris
inspergitur, ne quid ibi rursus increscat.

De cancro, qui in cole nascitur.

3. Hæc citra cancrum sunt ; qui cum
in reliquis partibus, tum in his quoque
vel præcipue ulcera infestat. Incipit a
nigritie : quæ si cutem occupavit, protinus specillum subjiciendum, eaque incidenda est ; deinde oræ vulsella prehen-
dendæ ; tum, quidquid corruptum est,
excidendum, sic, ut ex integro quoque
paulum dematur, idque adurendum. Quoties quid ustum est, id quoque sequitur,
ut imponenda lenticula sit ; deinde, ubi
crustæ exciderunt, ulcera sicut alia curentur. At si cancer ipsum colem occupavit, inspergenda aliqua sunt ex adurentibus, maximeque id, quod ex calce,
chalcitide, auripigmento componitur. Si
medicamenta vincuntur, hic quoque scalpello, quidquid corruptum est, sic, ut
aliquid etiam integri trahat, præcidi
debet. Illud quoque æque perpetuum est,
exciso cancro, vulnus esse adurendum.
Sed sive ex medicamentis, sive ex ferro
crustæ occalluerunt, magnum periculum
est, ne his decidentibus, ex cole profusio sanguinis insequatur. Ergo longa
quiete et immobili pæne corpore opus
est, donec ex ipso crustæ puræ leniter
resolvantur. At si vel volens aliquis, vel
imprudens, dum ingreditur immature,
crustas diduxit, et fluit sanguis, frigida
aqua adhibenda est : si hæc parum valet,
decurrendum est ad medicamenta, quæ
sanguinem supprimunt : si ne hæc quidem succurrunt, aduri diligenter et timide debet, neque ullo postea motu dandus cidem periculo locus est.

De phagedæna in cole nascente.

4. Nonnunquam etiam id genus ibi
cancri, quod φαγέδαινα a Græcis nominatur, oriri solet. In quo minime diffe-
rendum, sed protinus iisdem medicamentis, et, si parum valent, ferro adurendum. Quædam etiam nigrities est, quæ

Grecs appellent *phyma* ; il faut les brûler
avec les caustiques ou le fer, et répandre
dessus, lorsque les eschares sont tombées, de l'écaille de cuivre en poudre,
pour les empêcher de revenir.

Du chancre de la verge.

3. Les accidents dont nous venons de
parler n'ont rien de la nature du chancre
qui peut survenir aux ulcères de toutes
les parties du corps, mais principalement
à ceux de la verge. Le chancre commence
par une noirceur ; si elle se manifeste sur
le prépuce, il faut aussitôt introduire
une sonde entre le gland et le prépuce,
et ouvrir ce dernier ; on saisit ensuite
avec des pinces les bords de l'incision,
et on emporte tout ce qu'il y a de vicié,
en coupant même un peu dans le vif.
Après quoi on cautérise la plaie, sur laquelle il faut toujours faire des applications de lentille : lorsque les eschares sont
tombées, on panse ces sortes d'ulcères
comme les autres. Si le chancre attaque
la verge même, il faut répandre dessus
quelque poudre caustique ; on doit surtout se servir d'un mélange fait avec la
chaux, le chalcitis et l'orpiment. Si le
mal résiste aux caustiques il faut ici de
même employer le bistouri, et emporter
tout ce qu'il y a de vicié, et même un
peu de ce qui ne l'est pas. On doit toujours observer aussi de cautériser la
plaie. Si les eschares se durcissent, soit
qu'on ait employé le fer ou le feu, il est
fort à craindre, lorsqu'elles viendront à
se détacher, qu'il ne survienne une hémorrhagie ; il faut donc garder un long
repos, et tenir le corps pour ainsi dire
immobile, jusqu'à ce que les croûtes par-
venues à maturité se détachent doucement d'elles-mêmes. S'il arrive que par
imprudence ou autrement on se presse
trop tôt de marcher, et que ces croûtes
viennent à s'ouvrir et à laisser échapper
le sang, il faut appliquer dessus de l'eau
froide ; si cela fait peu d'effet, on aura
recours aux styptiques ; s'ils sont insuffi-
sants, on cautérisera de nouveau la plaie
avec soin, mais cependant avec retenue ;
on prendra bien garde aussi de ne plus
se donner aucun mouvement qui puisse
exposer au même danger.

De l'ulcère phagédénique de la verge.

4. Il se forme aussi quelquefois sur la
verge une espèce d'ulcère chancreux que
les Grecs appellent *phagédénique*. Ce mal
demande un prompt secours, et veut être
traité de la même manière que les précédents ; si les médicaments n'y font rien,
il faut employer le cautère actuel. Cet

non sentitur, sed serpit, ac, si sustinui-
mus, usque ad vesicam tendit; neque
succurri postea potest. Si id in summa
glande circa fistulam urinæ est, prius
in eam tenue specillum demittendum est,
ne claudatur; deinde in ferro adurendum : si vero alte penetravit, quidquid
occupatum est, præcidendum est. Cetera
eadem, quæ in aliis cancris, facienda
sunt.

De carbunculo, qui in cole nascitur.

5. Occallescit etiam in cole interdum
aliquid ; idque omni pæne sensu caret :
quod ipsum quoque excidi debet. Carbunculus autem ibi natus, ut primum
apparet, per oricularium clysterem eluen-
dus est : deinde ipse quoque medicamentis urendus, maximeque chalcitide cum
melle, aut ærugine cam cocto melle aut
ovillo stercore fricto et contrito cum
eodem melle. Ubi is excidit, liquidis medicamentis utendum est, quæ ad oris ulcera componuntur.

De testiculorum morbis.

6. In testiculis vero, si qua inflammatio sine ictu orta est, sanguis ex talo
mittendus est : a cibo abstinendum ; imponenda ex faba farina ex mulso cocta
cum cumino contrito et ex melle cocto;
aut contritum cuminum cum cerato ex
rosa facto ; aut lini semen frictum, contritum , et in mulso coctum ; aut tritici
farina ex mulso cocta cum cupresso ; aut
lilii radix contrita. At si iidem induruerunt, imponi debet lini vel fœni græci
semen ex mulso coctum ; aut ex cyprino
ceratum ; aut simila ex vino contrita,
cui paulum croci sit adjectum. Si vetustior jam durities est, maxime proficit cucumeris agrestis radix ex mulso cocta,
deinde contrita. Si ex ictu tument; sanguinem mitti necessarium est ; magisque,
si etiam livent. Imponendum vero utrumlibet ex iis, quæ cum cumino componuntur, supraque posita sunt; aut ea
compositio, quæ habet nitri cocti p. *. 1.
resinæ pineæ, cumini, singulorum p. *.

ulcère est aussi accompagné d'une noirceur qui n'est pas douloureuse, mais qui
s'étend , et qui, lorsqu'on ne s'y oppose
pas, gagne jusqu'à la vessie; alors il n'est
plus temps de remédier au mal. Mais si
l'ulcère est situé à l'extrémité du gland,
dans les environs de l'urètre , on introduit une sonde dans ce canal afin qu'il
ne se bouche point; ensuite on touche
l'ulcère avec le cautère actuel. Si le mal
a pénétré profondément, il faut emporter avec le fer toute la place qu'il occupe ;
le reste du pansement ne diffère point de
celui des autres ulcères chancreux.

Du charbon de la verge.

5. Il naît aussi quelquefois sur la verge
un petit bouton dur presque insensible,
et qu'il faut pareillement emporter. S'il
y survient un charbon , il faut, dès qu'il
commence à paraître, le déterger en in-
jectant dessus, avec une seringue à oreille,
quelque liqueur convenable ; on le brûle
ensuite avec des caustiques, principalement avec le chalcitis incorporé dans du
miel, ou avec le verdet et le miel cuit,
ou avec la fiente de brebis, frite et broyée
ensuite avec du miel. Lorsque le charbon
est tombé, on panse l'ulcère avec les médicaments liquides qu'on applique sur
les ulcères de la bouche.

Des maladies des testicules.

6. Si les testicules sont enflammés sans
qu'on y ait reçu aucun coup, il faut saigner du pied : ne point donner d'aliments
solides : appliquer sur la partie affectée
un cataplasme de farine de fève bouillie
dans de l'hydromel, et mêlée avec le cumin broyé et le miel, ou de cumin broyé
et mêlé dans du cérat préparé avec l'huile
rosat, ou de graine de lin frite, broyée
et bouillie dans de l'hydromel ; ou de
farine de froment cuite dans de l'hydromel avec du cyprès ; ou d'ognons de lis
écrasés. Si les testicules sont endurcis,
on se servira de cataplasmes faits avec la
graine de lin ou de fenugrec, bouillie dans
de l'hydromel ; ou du cérat de souchet ;
ou de farine de froment mêlée dans du
vin, avec addition d'un peu de safran.
Si la dureté subsiste depuis long-temps,
il n'y a rien de mieux que la racine de
concombre sauvage, qu'on fait cuire dans
de l'hydromel, et qu'on réduit ensuite
en forme de cataplasme. Si le gonflement
vient d'un coup, il faut absolument saigner; surtout si la couleur des testicules
est livide : on applique dessus, l'un ou
l'autre des cataplasmes dans lesquels entre le cumin, et dont j'ai parlé plus haut.
On pourra aussi se servir du cataplasme

11. uvæ taminiæ sine seminibus p. *. iv. mellis quantum satis sit ad ea cogenda. Quod si ex ictu testiculis aliquid desit, fere pus quoque increscit; neque aliter succurri potest, quam si, incisio scroto, et pus emissum, et ipse testiculus excisus est.

De ani morbis. De rhagadiis.

7. Anus quoque multa tædiique plena mala recipit, nec inter se multum abhorrentes curationes habet. Ac primum in eo sæpe, et quidem pluribus locis, cutis scinditur; ῥαγάδια Graeci vocant. Id si recens est, quiescere homo debet, et in aqua calida desidere. Columbina quoque ova coquenda sunt, et, ubi induruerint, purganda : deinde alterum jacere in aqua bene calida debet, altero calido foveri locus, sic, ut invicem utroque aliquis utatur. Tum tetrapharmacum, aut rhypodes rosa diluendum est; aut œsypum recens miscendum cum cerato liquido ex rosa facto ; aut eidem cerato liquido plumbum elotum adjiciendum ; aut resinæ terebinthinæ myrrha ; aut spumæ argenti vetus oleum ; et quolibet ex his perungendum. Si quidquid læsum est, extra est, neque intus reconditum, eodem medicamento tinctum linamentum superdandum est, et quidquid ante adhibuimus, cerato contegendum. In hoc autem casu, neque acribus cibis utendum, neque asperis, nec alvum comprimentibus : ne aridam quidem quidquam satis utile est, nisi admodum paulum. Liquida, lenia, pinguia, glutinosa, meliora sunt. Vino leni uti nihil prohibet.

De condylomate.

8. Condyloma autem est tuberculum, quod ex quadam inflammatione nasci solet. Id ubi ortum est, quod ad quietem, cibos, potionesque pertinet, eadem servari debent, quæ proxime scripta sunt.

suivant : prenez de nitre bouilli, p. i. *; de résine de pin, de cumin, de chaque p. ii. *; de staphisaigre dépouillée de ses semences, p. iv. *; de miel, quantité suffisante pour lier ces matières. Mais si le coup a été tellement violent que le testicule ait été fort endommagé et soit tombé en suppuration, il ne reste d'autre parti à prendre que d'ouvrir le scrotum, d'évacuer le pus, et d'emporter le testicule.

Des maladies de l'anus. Des rhagades.

7. L'anus est aussi sujet à beaucoup de maladies très-incommodes, que l'on guérit par des méthodes qui ne sont pas fort différentes entre elles. Et d'abord il arrive souvent que la peau se fend, et en plusieurs endroits. Les Grecs appellent ce mal *rhagades*. Si elles sont récentes, le malade doit rester tranquille et se plonger dans un demi-bain d'eau chaude. Il faut aussi faire cuire deux œufs de pigeon, et, lorsqu'ils sont durcis, on en ôte la coquille; on en laisse un dans de l'eau bien chaude, tandis qu'on frotte légèrement avec l'autre qui est chaud les crevasses de l'anus; et après qu'on a fait alternativement usage de l'un et de l'autre pendant quelque temps, on applique sur ces crevasses un liniment fait avec l'emplâtre tétrapharmaque, ou rhypode, malaxé dans l'huile rosat, ou bien de la laine grasse nouvelle, à laquelle on ajoute un cérat liquide préparé avec l'huile rosat; ou ce même cérat liquide dans lequel on incorpore du plomb lavé ; ou la myrrhe ajoutée à la résine de térébenthine; ou bien enfin la litharge d'argent mêlée avec de la vieille huile. Si les rhagades sont tout-à-fait extérieures et ne pénètrent point dans l'intestin, il faut appliquer dessus de la charpie trempée dans le même liniment, et recouvrir ensuite de cérat les divers médicaments dont nous venons de faire mention, et qui conviennent également ici. Les aliments dont on fait usage ne doivent être ni âcres, ni durs, ni propres à resserrer le ventre; les aliments solides, à moins qu'on n'en prenne que très-peu, ne sont pas indiqués ; ceux qui sont liquides, doux, onctueux, gélatineux, conviennent davantage. Rien n'empêche qu'on ne boive du vin, pourvu qu'il soit doux.

Du condylôme.

8. Le condylôme est un tubercule qui vient à la suite de quelque inflammation. Quand il a lieu, on suit, quant au repos, aux aliments et aux boissons, les règles qui viennent d'être prescrites. On frotte de même ce tubercule avec des

I Iisdem etiam ovis recte tuberculum id
fovetur : sed desidere ante homo , in
aqua debet, in qua verbenæ decoctæ sunt
ex reprimentibus. Tum recte imponitur
et lenticula cum exigua mellis parte , et
sertula campana ex vino cocta , et rubi
folia contrita cum cerato ex rosa facto ;
et cum eodem cerato contritum vel
cotoneum malum , vel malicorii ex vino
cocti pars interior ; et chalcitis cocta
atque contrita , deinde œsypo ac rosa
excepta , et ex ea compositione , quæ habet
thuris p. *. 1. aluminis scissilis p. *. 11.
cerussæ p. * 111. spumæ argenti p. *. v.
quibus, dum teruntur, invicem rosa et
vinum instillatur. Vinculum autem ei
loco linteolum aut panniculus quadratus
est, qui ad duo capita duas ansas , ad altera duo totidem fascias habet ; cumque
subjectus est, ansis ad ventrem datis , a
posteriore parte in eas adducta faciæ
conjiciuntur , atque , ubi arctatæ sunt ,
dexterior sinistra, sinisterior dextra procedit , circumdatæque circa alvum inter
se novissime deligantur. Sed si vetus
condyloma jam induruit , neque sub his
curationibus desidit , aduri medicamento
potest , quod ex his constat : æruginis p.
*. 11. myrrhæ p. *. 1v. gummi p. *. viii.
thuris p. *. xii. stibis, papaveris lacrimæ,
acaciæ , singulorum p. *. xvi. Quo medicamento quidam etiam ulcera , de quibus proxime dixi , renovant. Si hoc parum in condylomate proficit , adhiberi
possunt etiam vehementius adurentia. Ubi
consumtus est tumor , ad medicamenta
lenia transeundum est.

De hæmorrhoidibus.

9. Tertium vitium est , ora venarum
tanquam capitulis quibusdam surgentia,
quæ sæpe sanguinem fundunt; αἱμορροΐδας
Græci vocant. Idque etiam in ore vulvæ
feminarum incidere consuevit. Atque in
quibusdam parum tuto supprimitur, qui
sanguinis profluvio imbecilliores non
fiunt : habent enim purgationem hanc ,
non morbum. Ideoque curati quidam ,
cum sanguis exitum non haberet, inclinata
in præcordia ac viscera materia, subitis

œufs de pigeon ; mais auparavant on fait
mettre le malade dans un demi-bain
d'eau dans laquelle on a fait bouillir des
feuilles de verveine, avec quelques plantes astringentes. Alors on applique dessus un cataplasme fait avec la lentille et
un peu de miel, ou bien avec des fleurs
de mélilot bouillies dans du vin ; les
feuilles de ronce mêlées avec du cérat
fait avec l'huile rosat; le coin écrasé et
incorporé dans le même cérat ; la partie
intérieure de l'écorce de grenade bouillie dans du vin ; le chalcitis calciné et
broyé, incorporé avec la laine grasse, et
mêlé avec l'huile rosat. On peut aussi se
servir de la composition suivante : prenez d'encens, p. 1*; d'alun de plume,
p. 11. *; de céruse, p. 111. *; de litharge
d'argent, p. v. *. On répand sur ces drogues, à mesure qu'on les broie, de l'huile
rosat et du vin , alternativement. On
maintient ces topiques sur le condylôme
par le moyen d'un bandage fait avec un
morceau de linge ou d'étoffe carré ; on
fait d'un côté deux boutonnières, et de
l'autre on attache deux cordons ; on place
ce bandage, les boutonnières sur le ventre, et les cordons par derrière : on fait
passer ceux-ci dans les boutonnières, et
après les avoir serrés, on porte à gauche
le cordon qui est à droite , et à droite
celui qui est à gauche; on les fait tourner autour du ventre et on les noue. Si
le condylôme est ancien et fort dur, et
qu'il ne cède point aux remèdes que nous
venons d'indiquer, on le consumera avec
le caustique suivant : prenez de verdet,
p. 11. *; de myrrhe, p. 1v. *; de gomme,
p. viii; d'encens, p. xii. *; d'antimoine,
d'opium, d'acacia, de chaque p. xvi. *.
Quelques-uns se servent de cette composition pour couvrir les ulcères dans les
rhagades. Si ce caustique ne détruit point
le condylôme, il faut en employer de
plus violents : lorsque la tumeur est consumée, on panse la plaie avec des médicaments adoucissants.

Des hémorrhoïdes.

9. Il est une troisième maladie de l'a-
nus, dans laquelle les veines se gonflent,
et forment des tumeurs qui ressemblent
à de petites têtes , d'où il découle souvent du sang. Les Grecs appellent ce mal
hémorrhoïdes. Les femmes sont sujettes à
un pareil écoulement, par les veines qui
sont situées à l'orifice de la matrice. Il y
aurait du danger d'arrêter le flux hémorrhoïdal chez certaines personnes qui n'en
sont point affaiblies ; on doit alors le regarder comme une évacuation salutaire ,
et non comme une maladie. Aussi voit-
on que si on les guérit, elles tombent

et gravissimis morbis correpti sunt. Si cui vero id nocet, is desidere in aqua ex verbenis debet : imponere maxime malicorium, cum aridis rosæ foliis contritum; aut ex iis aliqua, quæ sanguinem supprimunt. Solet autem oriri inflammatio, maxime ubi dura alvus eum locum læsit. Tum in aqua dulci desidendum est, et id fovendum ovis : imponendi vitelli cum rosæ foliis ex passo subactis; idque, si intus est, digito illinendum ; si extra, super illitum panniculum imponendum est. Ea quoque medicamenta, quæ recentibus scissuris posita sunt, hic idonea sunt. Cibis vero in hoc casu iisdem, quibus in prioribus, utendum est. Si ista parum juvant, solent imposita medicamenta adurentia ea capitula absumere. Ac si jam vetustiora sunt, sub auctore Dionysio inspergenda sandaracha est ; deinde imponendum, quod ex his constat : squamæ æris, auripigmenti, singulorum p. *. v. saxi calcis p. *. viii. postero die acu compungendum. Adustis capitulis fit cicatrix, quæ sanguinem fundi prohibet. Sed, quoties is suppressus est, ne quid periculi afferat, multa exercitatione digerenda materia est : prætereaque et viris, et feminis quibus menstrua non proveniunt, interdum ex brachio sanguis mittendus est.

tout-à-coup dans des maladies très-graves ; parce que l'humeur superflue qui avait coutume de s'évacuer par les vaisseaux hémorrhoïdaux se porte à l'intérieur, et se jette sur quelque viscère. Cependant, si l'on s'en trouve incommodé, il convient de se mettre dans un demi-bain d'eau dans laquelle on aura fait bouillir des feuilles de verveine; d'appliquer sur les hémorrhoïdes mêmes un cataplasme fait avec l'écorce de grenade pilée, et les feuilles de roses sèches, ou quelques autres plantes astringentes. Les hémorrhoïdes s'enflamment quelquefois, surtout lorsqu'elles se trouvent comprimées par des matières dures retenues dans le rectum. Il faut alors baigner l'anus dans de l'eau douce, et le fomenter avec des œufs; appliquer sur les hémorrhoïdes un liniment fait avec des jaunes d'œufs, et des feuilles de roses hachées et bouillies dans du passum. Si les hémorrhoïdes sont internes, on y porte ce liniment avec le doigt ; si elles sont externes, on l'étend sur un linge qu'on applique sur le mal. Les remèdes que nous avons conseillés pour les rhagades récentes conviennent également ici. Les aliments doivent être aussi les mêmes. Si ces remèdes procurent peu de soulagement, on aura recours aux caustiques pour consumer les petites tumeurs hémorrhoïdales. Si elles sont anciennes, Denys veut qu'on répande d'abord dessus de la poudre de sandaraque; et qu'ensuite on se serve d'un mélange fait avec d'écaille d'airain, d'orpiment, de chaque p. v.*; de chaux, p. viii.* ; et que le lendemain on les pique avec une aiguille. Lorsqu'on a ainsi détruit les hémorrhoïdes, il s'y forme une cicatrice qui empêche le sang de couler. Toutes les fois qu'on a arrêté le flux hémorrhoïdal, on doit, pour éviter les inconvénients qui peuvent en résulter, faire beaucoup d'exercice, afin de dissiper par là le superflu des humeurs. De plus, il faut, de temps en temps, tirer du sang du bras, tant aux hommes qu'aux femmes chez qui les règles ne coulent pas.

Si anus, vel os vulvæ procidit, qua curatione utendum sit.

10. At si anus ipse, vel os vulvæ procidit (nam id quoque interdum fit), considerari debet, purumne id sit, quod provolutum est, an humore mucoso circumdatum. Si purum est, in aqua desidere homo debet, aut salsa, aut cum verbenis vel malicorio incocta : si humidum, vino austero subluendum est, illinendumque

De la chute du fondement et de la matrice.

10. Dans la chute du fondement ou du vagin (car cet accident arrive aussi quelquefois), il faut d'abord examiner si ce qui est tombé est chargé ou non d'une humeur muqueuse. Dans le premier cas, il faut le laver avec du vin austère, et appliquer dessus de la lie de vin brûlée; dans le second, il faut baigner la partie dans de l'eau salée, ou dans laquelle on a fait bouillir des feuilles de verveine,

l fæce vini combusta. Ubi utrolibet modo
curatum est, intus reponendum est; imponendaque plantago contrita, vel folia
salicis in aceto cocta; tum lenteolum,
et super lana; eaque deliganda sunt,
cruribus inter se devinctis.

De fungo ani aut vulvæ.

11. Fungo quoque simile ulcus in eadem sede nasci solet. Id, si hiems est,
egelida; si aliud tempus, frigida aqua
fovendum est: dein squama æris inspergenda, supraque ceratum ex myrteo factum, cui paulum squamæ, fuliginis, calcis sit adjectum. Si hac ratione non tollitur, vel medicamentis vehementioribus,
vel ferro adurendum est.

CAPUT XIX. — DE DIGITORUM ULCERIBUS.

Digitorum autem vetera ulcera commodissime curantur, aut lycio, aut amurca cocta, cum utrilibet vinum adjectum
est. In iisdem recedere ab ungue caruncula cum magno dolore consuevit:
πτερύγιον Græci appellant. Oportet alumen melinum rotundum in aqua liquare,
donec mellis crassitudinem habeat: tum,
quantum ejus aridi fuit, tantumdem
mellis infundere, et rudicula miscere,
donec similis croco color fiat, eoque illinere. Quidam ad eumdem usum decoquere simul malunt, cum paria pondera
aluminis aridi et mellis miscuerunt. Si
hac ratione ea non exciderunt, excidenda
sunt: deinde digiti fovendi aqua ex verbenis, imponendumque super medicamentum ita factum: chalcitis, malicorium, squama æris excipiuntur fico pingui leniter cocta ex melle; aut chartæ
combustæ, auripigmenti, sulphuris ignem
non experti par modus cerato miscetur
ex myrteo facto; aut æruginis rasæ p. *.
I. squamæ æris p. *. II. mellis cyatho
coguntur: aut pares portiones miscentur,
saxi calcis, chalcitidis, auripigmenti.
Quidquid horum impositum est, tegen-
dum lenteolo aqua madefacto est. Tertio
die digitus resolvendus, et, si quid aridi
est, iterum excidendum, similisque adhi-

ou de l'écorce de grenade. Après qu'on a
fait l'un ou l'autre de ces remèdes, on
remet les parties en place, et on applique
dessus du plantain écrasé, ou des feuilles
de saule bouillies dans du vinaigre. On
recouvre le tout de linge et de laine que
l'on contient par le moyen d'un bandage,
en observant de tenir les jambes rappro-
chées par une ligature.

Du fungus de l'anus et de la matrice.

11. Il survient aussi à l'anus et à la matrice un ulcère qui ressemble à un fungus. Si c'est en hiver, il faut faire des fomentations avec de l'eau tiède; et avec
de l'eau froide, si c'est en été; répandre
ensuite sur le mal de l'écaille de cuivre
poudre, sur laquelle on étend du cérat
fait avec l'huile de myrte, un peu d'é-
caille de cuivre, de suie, et de chaux.
Si on n'emporte point le fungus avec ce
remède, il faut le cautériser par des
moyens plus actifs, ou avec le fer.

CHAPITRE XIX. — DES ULCÈRES DES DOIGTS.

On guérit très-bien les vieux ulcères
des doigts avec le lycium, ou la lie
d'huile cuite, à l'un ou à l'autre desquels
on ajoute du vin. Il se forme quelquefois
sur les doigts, autour des ongles, une excroissance charnue qui est accompagnée
de beaucoup de douleur, et que les Grecs
appellent *ptérygion*. Il faut faire fondre
dans de l'eau de l'alun rond de l'île de
Mélos, jusqu'à ce que l'eau ait la consistance du miel; verser ensuite dedans
autant de miel qu'on y a fait fondre d'a-
lun; puis, mêler le tout avec une spatule,
et l'agiter jusqu'à ce qu'il ait acquis une
couleur semblable à celle du safran: on
frotte le *ptérygion* avec ce mélange. D'autres aiment mieux mêler à dose égale
l'alun en substance et le miel qu'ils font
bouillir ensemble. Si l'excroissance n'est
pas détruite par le moyen de ces remèdes,
il faut la couper. On trempe ensuite le
doigt dans une décoction de verveine, et
on applique dessus une composition faite
avec le chalcitis, l'écorce de grenade et
l'écaille d'airain, incorporés avec des figues grasses qu'on a fait cuire doucement
dans du miel; ou bien, on prend parties
égales de papier brûlé, d'orpiment, et de
soufre qui n'a point passé par le feu, qu'on
mêle dans du cérat fait avec l'huile de
myrte; ou de verdet ratissé, p. I.*; d'é-
caille de cuivre, p. II.*, qu'on mêle avec
un verre de miel. On se sert aussi d'un
mélange fait avec parties égales de chaux,
de chalcitis et d'orpiment. Lorsqu'on a
appliqué sur le doigt l'une ou l'autre de
ces compositions, on l'enveloppe avec un

benda curatio est. Si non vincitur, purgandum est scalpello, tenuibusque ferramentis adurendum, et, sicut reliqua usta, curandum est. At ubi scabri ungues sunt; circum aperiri debent qua corpus contingunt : tum super eos ex hâc compositione æque imponi : sandarachæ, sulphuris, singulorum p. *. ɪɪ. nitri, auripigmenti, singulorum p. *. ɪv. resinæ liquidæ p. *. vɪɪɪ. tertioque id die resolvendum est. Sub quo medicamento vitiosi ungues cadunt, et in eorum locum meliores renascuntur.

LIBER SEPTIMUS.

Tertiam esse medicinæ partem, quæ manu curet, et vulgo notam, et a me propositum est. Ea non quidem medicamenta atque victus rationem omittit ; sed manu tamen plurimum præstat : estque ejus effectus inter omnes medicinæ partes evidentissimus. Si quidem in morbis cum multum fortuna conferat, eademque sæpe salutaria, sæpe vana sint; potest dubitari, secunda valetudo medicinæ, an corporis beneficio contigerit. In iis quoque, in quibus medicamentis maxime nitimur, quamvis profectus evidentior est, tamen sanitatem et per hæc frustra quæri, et sine his reddi sæpe, manifestum est : sicut in oculis quoque deprehendi potest; qui a medicis diu vexati, sine his interdum sanescunt. At in ea parte, quæ manu curat, evidens est, omnem profectum, ut aliquid ab aliis adjuvetur, hinc tamen plurimum trahere. Hæc autem pars, cum sit vetustissima, magis tamen ab illo parente omnis medicinæ Hippocrate, quam a prioribus exculta est : deinde, postcaquam diducta ab aliis habere professores suos cœpit, in Ægypto quoque increvit, Philoxeno maxime auctore, qui pluribus voluminibus hanc partem diligentissime comprehendit. Gorgias quoque et Sostratus, et Heron, et Appollonii duo, et Ammonius Alexandrinus, multique alii celebres viri, singuli quædam repererunt. Ac Romæ quoque

linge trempé dans de l'eau. Le troisième jour, on développe le doigt; on emporte de nouveau ce qu'il y a de desséché, et on réitère le même pansement. Si le mal résiste à ces remèdes, il faut l'effleurer avec l'instrument tranchant, le toucher avec un fer mince brûlant, et panser ensuite comme dans les autres cas de cautérisation. Si les ongles sont raboteux, il faut les détacher de la peau, vers leurs racines, et appliquer dessus une dose de la composition suivante : prenez de sandaraque, de soufre, de chaque, p. ɪɪ.*; de nitre, d'orpiment, de chaque, p. ɪv.*; de résine liquide, p. vɪɪɪ.*. On ôte ce remède au bout de trois jours; il fait ordinairement tomber les ongles, à la place desquels il en revient d'autres.

LIVRE SEPTIÈME.

Tout le monde sait, et je l'ai déjà dit, que la troisième partie de la médecine est celle qui guérit par le secours de la main. Ce n'est pas qu'elle n'emploie les médicaments et le régime; mais c'est que l'opération de la main est son principal objet. Des différentes parties de la médecine, c'est celle dont les résultats sont les plus évidents; car, comme le hasard entre pour beaucoup dans la cure des maladies que l'on traite principalement par le régime, et où les mêmes choses sont souvent tantôt salutaires, et tantôt inutiles, on peut douter si c'est au régime que l'on a suivi, ou à la bonté de son tempérament, qu'on est redevable de la santé. On peut dire la même chose des maladies dont la curation consiste surtout dans les médicaments; car, quoique l'effet de ceux-ci soit plus marqué que celui du régime, néanmoins il est évident qu'on ne parvient pas toujours, par leur moyen, à rétablir la santé, et que souvent aussi on la recouvre sans eux : c'est ce qui arrive, par exemple, dans les maladies des yeux, qui, après avoir été long-temps tourmentés par les tentatives des médecins, finissent quelquefois par se guérir d'eux-mêmes. Mais, dans les maladies qui sont du ressort de la chirurgie, il est clair que, lors même que d'autres moyens contribuent à la guérison, l'opération de la main y a cependant la plus grande part. Cette partie est la plus ancienne de toutes; mais c'est par Hippocrate, ce père de toute la médecine, qu'elle a été cultivée avec le plus de soin. Ensuite, lorsque, séparée des autres parties de l'art de guérir, elle commença à avoir ses maîtres particuliers, elle fit aussi des progrès en Egypte, principale-

non mediocres professores, maximeque nuper Tryphon pater, et Evelpistus, et, ut ex scriptis ejus intelligi potest, horum eruditissimus Meges, quibusdam in melius mutatis, aliquantum ei disciplinæ adjecerunt. Esse autem chirurgus debet adolescens, aut certe adolescentiæ propior; manu strenua, stabili, nec unquam intremiscente, exque non minus sinistra, quam dextra promtus; acie oculorum acri, claraque; animo intrepidus, misericors sic, ut sanari velit eum, quem accepit, non ut clamore ejus motus, vel magis quam res desiderat, properet, vel minus, quam necesse est, secet; sed perinde faciat omnia, ac si nullus ex vagitibus alterius affectus oriatur. Potest autem requiri, quid huic parti proprie vindicandum sit; quia vulnerum quoque ulcerumque multorum curationes, quas alibi exsecutus sum, chirurgi sibi vindicant. Ego eumdem quidem hominem posse omnia ista præstare concipio : atque, ubi se diviserunt, eum laudo, qui quamplurimum percipit. Ipse autem huic parti ea reliqui, in quibus vulnus facit medicus, non accipit; et in quibus vulneribus ulceribusve plus profici manu, quam medicamento, credo : tum, quidquid ad ossa pertinet. Quæ deinceps exsequi aggrediar; dilatisque in aliud volumen ossibus, in hoc cetera explicabo; præpositisque iis, quæ in qualibet parte corporis fiunt, ad ea, quæ proprias sedes habent, transibo.

ment du temps de Philoxène, qui en a donné, en plusieurs volumes, un traité des plus complets. Gorgias, Sostrate, Héron, les deux Apollonius, Ammonius d'Alexandrie, et beaucoup d'autres hommes célèbres, ont aussi professé la chirurgie, qu'ils ont enrichie chacun de leurs découvertes. Il y a eu pareillement à Rome, surtout dans ces derniers temps, des chirurgiens très-distingués; tels ont été Tryphon le père, Evelpiste, et Mégès, le plus savant d'entre eux; ainsi qu'on peut en juger par ses écrits. La chirurgie est redevable de ses progrès aux changements heureux qu'y ont introduits ces grands hommes. Le chirurgien doit être jeune, ou du moins peu avancé en âge. Il faut qu'il ait la main ferme, adroite et jamais tremblante, qu'il se serve de la gauche aussi bien que de la droite; qu'il ait la vue claire et perçante; qu'il soit intrépide; que sa sensibilité soit telle que, déterminé à guérir celui qui se met entre ses mains, et sans être touché de ses cris, il ne se presse pas trop, et ne coupe pas moins qu'il ne faut; mais qu'il fasse son opération, comme si les plaintes du patient ne faisaient aucune impression sur lui. On peut demander ici, quelles sont les maladies qui sont proprement du domaine de la chirurgie, puisque ceux qui la professent revendiquent le traitement de beaucoup de plaies et d'ulcères dont j'ai traité précédemment. Pour moi, je crois qu'un même homme peut embrasser toutes les parties de l'art; et, puisqu'on les a divisées, je fais surtout cas de celui qui réunit le plus des connaissances qui les concernent. Dans mon plan, j'ai laissé à la chirurgie les cures où le médecin ne fait pas lui-même la plaie, mais où il la trouve toute faite; ainsi que celles des plaies et des ulcères que je crois avoir plus besoin du secours de la main que de celui des médicaments, et tout ce qui concerne les os. Ce sera la matière de ce livre; excepté les os, que je réserve pour le suivant. Je commencerai par les maladies qui ont lieu indistinctement dans toute l'habitude du corps, et je viendrai ensuite à celles qui sont propres à chaque partie.

CAPUT I. — DE VEXATIS.

Luxata igitur, in quacumque parte corporis sunt, quam primum sic curari debent, ut, qua dolor est, ea scalpello cutis crebro incidatur, detergeaturque eodem averso profluens sanguis. Quod si paulo tardius subvenitur, jamque etiam

CHAPITRE Ier. — DES CONTUSIONS.

Lorsqu'une foulure a eu lieu dans une partie quelconque, il faut sur-le-champ faire des mouchetures à l'endroit où l'on sent de la douleur, et emporter avec le dos de l'instrument le sang qui en découle. Si on est appelé un peu trop tard, et qu'il y ait déjà rougeur ou même tumeur, ces mouchetures faites sur la par-

rubor est, qua rubet corpus; si tumor quoque accessit, quacumque is est, idem optimum auxilium est. Tum superdanda reprimentia sunt; maximeque lana succida ex aceto et oleo. Quod si levior is casus est, possunt, etiam sine scalpello, imposita eadem mederi : et, si nihil aliud est, cinis quoque, maxime ex sarmentis ; si is non est, quilibet alius ex aceto, vel etiam ex aqua coactus.

CAPUT II. — DE HIS, QUÆ PER SE INTUMESCUNT, QUOMODO INCIDENDA, ET CURANDA SINT.

Verum hoc quidem promtum est. In iis autem negotium majus est, quæ per se, vitio intus orto, intumescunt, et ad suppurationem spectant. Ea omnia genera abscessuum esse alias proposui, medicamentaque his idonea exsecutus sum : nunc superest, ut dicam, in iisdem quæ manu fieri debeant. Ergo, priusquam indurescant, cutem incidere, et cucurbitulam accommodare oportet, quæ quidquid illuc malæ corruptæque materiæ coiit, extrahat : idque iterum, tertioque recte fit, donec omne indicium inflammationis excedat. Neque tamen fas non est, nihil cucurbitulam agere. Interdum enim fit, sed raro, ut quidquid abscedit, velamento suo includatur. Id antiqui tunicam nominabant. Meges, quia tunica omnis nervosa est, dixit, non nasci sub eo vitio nervum , quo caro consumeretur , sed, subjecto jam vetustiore pure, callum circumdari. Quod ad curationis rationem nullo loco pertinet; quia quidquid, si tunica est, idem, si callus est, fieri debet. Neque ulla res prohibet, etiamsi callus est, tamen , quia cingit, tunicam nominari. Tum pure quoque maturius hæc interdum esse consuevit; ideoque , quod sub ea est, extrahi per cucurbitulam non potest. Sed facile id intelligitur, ubi nihil admota illa mutavit. Ergo, sive id incidit, sive jam durities est, in hac auxilii nihil est; sed, ut alias scripsi, vel avertenda concurrens eo materia, vel digerenda, vel ad maturitatem perducenda est. Si priora contigerunt, nihil præterea necessarium est. Si pus ma-

lie rouge ou enflée, sont un excellent remède. On applique ensuite dessus des astringents, principalement de la laine grasse , trempée dans l'huile et le vinaigre : si la foulure est légère, on peut se dispenser des mouchetures, et s'en tenir au topique : si l'on n'a pas autre chose, on emploie la cendre, et surtout celle de sarment; à défaut de celle-ci , on se sert de toute autre , à laquelle on donne, par le moyen du vinaigre et de l'eau, la consistance convenable.

CHAPITRE II. — DES TUMEURS QUI VIENNENT D'ELLES-MÊMES ; DE LA MANIÈRE DE LES OUVRIR ET DE LES TRAITER.

Il est aisé, comme on voit, de remédier aux foulures ; mais il n'en est pas de même des tumeurs qui sont produites par un vice interne, et qui tendent à suppuration ; la guérison en est plus difficile. J'ai traité ailleurs de ces différentes espèces d'abcès, et j'ai indiqué les remèdes qu'il convenait d'y employer : il ne me reste maintenant à parler que de ce qui concerne l'opération manuelle qui doit leur être appliquée. On doit, avant que ces tumeurs acquièrent de la dureté, y appliquer des ventouses avec scarifications, pour évacuer toute l'humeur viciée et corrompue qui s'y est amassée ; ce qu'il est bon de réitérer deux ou trois fois , jusqu'à ce que l'inflammation paraisse entièrement dissipée. Il peut arriver néanmoins que les ventouses soient inutiles ; car quelquefois, quoique rarement, ces abcès sont renfermés dans un kyste, auquel les anciens donnaient le nom de tunique. Mégès a prétendu que, comme toute tunique est membraneuse, il ne se pouvait pas qu'une membrane se formât dans une maladie qui a pour effet la destruction des chairs ; mais que c'était plutôt une espèce de callosité, produite par le long séjour du pus dans la partie, qui enveloppait l'abcès. Cette observation n'est d'aucune utilité pour le traitement, qui est absolument le même, soit que ce soit une membrane, ou une callosité ; d'ailleurs, rien n'empêche, quand bien même ce serait une callosité, qu'on ne l'appelle tunique, puisqu'il sert d'enveloppe ; et l'on ne peut disconvenir que quelquefois l'existence de cette membrane ne précède la formation du pus. Dans ces cas, de tumeurs enkystées, ce qu'elles contiennent ne peut être extrait par le moyen des ventouses ; et il est aisé de reconnaître cette nature de la tumeur, quand l'application du remède n'y a produit aucun changement. Ainsi donc, soit qu'on ait fait cette épreuve, soit que la

turuit, in alis quidem et inguinibus raro secandum est; item ubicumque mediocris abscessus est; item quoties in summa cute, vel etiam carne vitium est : nisi festinare cubantis imbecillitas cogit : satisque est cataplasmatibus efficere, ut per se pus aperiatur. Nam fere sine cicatrice potest esse is locus, qui expertus ferrum non est. Si autem altius malum est, considerari debet, nervosusne si locus sit, an non sit. Nam, si sine nervis est, candenti ferramento aperiri debet : cujus hæc gratia est, quod exigua plaga diutius ad pus evocandum patet, parvaque postea cicatrix fit. At si nervi juxta sunt, ignis alienus est; ne vel distendantur, vel membrum debilitent : necessaria vero opera scalpelli est. Sed cetera etiam subcruda aperiri possunt : inter nervos ultima exspectanda maturitas est, quæ cutem extenuet, eique pus jungat, quo propius reperiatur. Jamque alia rectam plagam desiderant; in pane, quia fere vehementer cutem extenuat, tota ea super pus excidenda est. Semper autem, ubi scalpellus admovetur, id agendum est, ut et quam minimæ et quam paucissimæ plagæ sint : cum eo tamen, ut necessitati succurramus, et in modo, et in numero. Nam majores sinus, latius; interdum etiam duabus aut tribus lineis incidendi sunt. Dandaque opera, ut imus sinus exitum habeat; ne quis humor intus subsidat, qui proxima et adhuc sana rodendo sinuet. Est etiam in rerum natura, ut cutis latius excidenda sit. Nam, ubi post longos morbos totius corporis habitus vitiatus est, lateque se sinus suffudit, et in eo jam cutis pallet; scire licet, eam jam emortuam esse, et inutilem suturam : ideoque excidere commodius est; maxime si circa articulos majores id evenit, cubantemque ægrum fluens alvus exhaurit, neque per alimenta quidquam corpori accedit. Sed excidi ita debet, ut plaga ad similitudinem myrtei folii fiat, quo facilius sanescat : idque perpetuum est, ubicumque medicus et quacumque de causa cutem excidit. Pure effuso, in alis vel inguinibus linamento opus non est : spongia ex vino imponenda

Celse.

tumeur soit déjà dure, il ne faut attendre aucun secours des ventouses, et il ne reste, comme je l'ai dit ailleurs, d'autre parti à prendre, que de détourner le cours des humeurs, ou de les résoudre, ou de les faire suppurer. Lorsque l'une des deux premières indications se trouve remplie, il n'y a rien à faire de plus. Dans le cas de suppuration, on ne doit ouvrir que rarement les abcès qui sont situés aux aines et aux aisselles; il en est de même de tous les abcès peu étendus; de ceux qui n'occupent que les téguments ou qui pénètrent peu avant dans les chairs; on ne doit point les ouvrir, à moins que la faiblesse du malade n'oblige de hâter le traitement. Il suffit d'appliquer dessus des cataplasmes qui donnent lieu à l'ouverture spontanée de la tumeur; parce qu'il ne paraît presque aucune marque de cicatrice, à la suite d'un abcès qui n'a point été ouvert avec l'instrument tranchant. Mais lorsque l'abcès est profond, il faut examiner si l'endroit où il est situé est nerveux ou non; s'il ne l'est pas, il faut appliquer un fer rouge, afin que la plaie médiocre qu'on aura faite restant long-temps ouverte, le pus puisse s'évacuer totalement, et que la cicatrice qui se formera soit fort petite. Si, au contraire, l'endroit est nerveux, l'emploi du feu serait nuisible; parce qu'il pourrait occasionner des convulsions, ou réduire le membre affecté à ne pouvoir plus servir : il faut donc alors préférer le bistouri. On peut se dispenser d'attendre que le pus soit tout-à-fait mûr, pour ouvrir les abcès qui ne sont pas situés dans des parties nerveuses; mais, pour ceux qui occupent ces parties, il ne faut point les ouvrir qu'ils ne soient en parfaite maturité, et que les téguments ne soient très-amincis, afin de n'être pas obligé d'enfoncer l'instrument, pour rencontrer le pus. Il est des abcès qu'il faut ouvrir en ligne droite; mais, dans le panis, la peau qui recouvre le pus est désorganisée au point qu'il faut l'emporter tout entière. Toutes les fois qu'on se sert du bistouri, il faut faire en sorte que les incisions soient aussi petites et en aussi petit nombre qu'il est possible; ayant néanmoins égard, tant pour leur étendue que pour le nombre, à la nature de l'abcès : car il est nécessaire de faire de plus grandes incisions, et d'en faire même deux ou trois, si les abcès sont considérables. L'ouverture doit se faire à la partie la plus déclive, afin qu'il ne reste pas de pus en dedans, qui puisse ronger les parties saines, et donner lieu à des sinus. Il est des cas où il faut emporter les téguments, comme lorsqu'à la suite de longues maladies, toute l'habitude du corps

est. In ceteris partibus, si æque linamenta supervacua sunt, purgationis causa
paulum mellis infundendum : dein glutinantia superdanda : si illa necessaria sunt,
super ea quoque similiter dari spongia
eodem modo ex vino expressa debet.
Quando autem linamentis opus sit, quando non sit, alias dictum est. Cetera eadem, incisa suppuratione, facienda sunt,
quæ, ubi per medicamenta rupta est, facienda esse proposui.

CAPUT III. — DE BONIS, MALISVE SIGNIS SUPPURATIONUM.

Protinus autem, quantum curatio effi-
ciat, quantumque aut sperari aut timeri
debeat, ex quibusdam signis intelligi potest ; fereque iisdem, quæ in vulneribus
exposita sunt. Nam bona signa sunt,
somnum capere, facile spirare, siti non
confici, cibum non fastidire ; si febricula
fuit, ea vacare ; itemque habere pus album, læve, non fœdi odoris. Mala sunt,
vigilia, spiritus gravitas, sitis, cibi fastidium, febris, pus nigrum, aut fæculentum, et fœdi odoris ; item procedente
curatione eruptio sanguinis ; aut si, antequam sinus carne impleatur, oræ car-
nosæ fiunt, illa quoque ipsa carne hebete,
nec firma. Deficere tamen animam, vel
in ipsa curatione, vel postea, pessimum
omnium est. Quin etiam morbus ipse, sive
ubito solutus est, dein suppuratio exorta

est viciée ; que l'abcès occupe un espace
considérable, et que la couleur de la peau
qui le recouvre est terne : dans ce cas, il
est manifeste que cette peau n'a plus de
vie, et qu'elle ne peut plus servir ; ainsi, il
vaut mieux l'exciser, surtout si l'abcès
est situé dans les environs d'une grande
articulation, si le malade est épuisé par
la diarrhée, et si la nourriture qu'il prend
ne lui profite pas. Mais il faut couper en
forme de feuille de myrte le morceau de
peau qu'on emporte, afin que la plaie
guérisse plus facilement. C'est là une règle constante, et dont le médecin ne doit
jamais s'écarter, toutes les fois qu'il est
obligé, pour quelque raison et en quelque
endroit que ce puisse être, d'emporter
un morceau des téguments. Lorsque le
pus est évacué, si l'abcès est situé aux
aisselles ou aux aines, il ne faut point
de charpie ; mais on applique dessus une
éponge trempée dans du vin. Dans les
abcès des autres parties, lorsqu'on peut
se passer de charpie, on panse avec un
peu de miel, pour les déterger, et l'on
applique par-dessus des agglutinatifs. Si
la charpie est nécessaire, on doit toujours
également appliquer par - dessus une
éponge trempée dans du vin. Nous avons
rapporté ailleurs les cas où il faut de la
charpie, et ceux où il n'en faut point. Le
reste du pansement de l'abcès ouvert avec
le bistouri est le même que celui de
l'abcès qu'on ouvre par le moyen des
médicaments.

CHAPITRE III. — DES BONS OU DES MAUVAIS SIGNES QUI ACCOMPAGNENT LA SUPPURATION.

Il y a des signes qui font connaître,
dès que la suppuration est établie, quelle
sera l'efficacité du traitement, et ce que
l'on peut espérer ou craindre. Ces signes
sont à peu près les mêmes que ceux que
nous avons rapportés à l'article des blessures. On doit donc bien augurer, lorsque
le malade repose ; qu'il respire aisément ;
qu'il n'est pas tourmenté par la soif, ni
dégoûté des aliments ; que la fièvre qui
avait lieu auparavant cesse ; que le pus
est blanc, lisse, et ne sent pas mauvais.
On augure mal, au contraire, s'il y a insomnie ; si la respiration est difficile ; si
la soif est considérable ; s'il y a dégoût,
fièvre ; si le pus est noir ou bourbeux,
et de mauvaise odeur. C'est aussi un signe pernicieux, s'il survient une hémorrhagie pendant le traitement ; si les bords
de l'abcès deviennent calleux, avant que
les chairs soient entièrement régénérées,
et si celles qui repoussent ne sont pas fermes, et ne paraissent pas bien vives. Le
signe le plus dangereux de tous, c'est

est; sive effuso pure permanet, non injuste terret. Estque inter causas timoris, si sensus in vulnere rodentium non est. Sed ut hæc ipsa fortuna huc illucve discernit; sic medici partium est, eniti ad reperiendam sanitatem. Ergo, quoties ulcus resolverit, eluere id, si reprimendus humor videbitur, vino ex aqua pluviatili mixto, vel aqua, in qua lenticula cocta sit, debebit : si purgandum erit, mulso ; rursusque imponere eadem. Ubi jam repressus videbitur humor, ulcusque purum erit, produci carnem conveniet, et foveri vulnus pari portione vini ac mellis, superque imponi spongiam ex vino et rosa tinctam. Per quæ cum caro producatur, plus tamen, ut alias quoque dixi, victus ratio eo confert; id est, solutis jam febribus et cibi cupiditate reddita, balneum rarum; quotidiana, sed lenis gestatio ; cibi potionesque corpori faciendo aptæ. Quæ omnia, per medicamenta quoque suppuratione rupta, sequuntur : sed, quia magno malo vix sine ferro mederi licet, in hunc locum reservata sunt.

lorsque le malade tombe en syncope, pendant le pansement même, ou après qu'il est terminé. On a raison aussi de s'alarmer, si la maladie disparaît tout-à-coup, après que la suppuration est établie, ou si elle subsiste lorsque le pus est entièrement évacué ; enfin c'est encore un sujet de crainte, si les caustiques qu'on applique sur les téguments, pour les ouvrir, n'excitent aucun sentiment de douleur. Au reste, soit que les signes paraissent bons ou mauvais, il est du devoir du médecin de faire tous ses efforts pour rendre la santé au malade. Il doit donc, chaque fois qu'il lève l'appareil, nettoyer l'ulcère avec un mélange de vin et d'eau de pluie, ou une décoction aqueuse de lentilles, lorsqu'il est nécessaire de s'opposer à la trop abondante formation du pus ; avec de l'hydromel, lorsqu'il faut déterger ; puis panser comme il a déjà été dit. Dès qu'on aura arrêté la formation du pus, et que l'ulcère sera suffisamment détergé, il faudra songer à la régénération des chairs. Pour cela, on fera usage de vin et de miel mêlés en quantité égale, et on appliquera par-dessus une éponge trempée dans du vin et de l'huile rosat. On doit néanmoins, comme je l'ai dit ailleurs, plus attendre d'un bon régime, pour incarner les ulcères, que de tous les médicaments. Voici celui qu'il convient de suivre. Après que la fièvre sera passée, et que l'appétit sera revenu, on se baignera, mais rarement; on usera, tous les jours, d'une douce gestation ; les aliments, tant solides que liquides, seront fort nourrissants et propres à réparer les pertes que le corps aura faites. Cette méthode convient pareillement dans la cure des abcès qui s'ouvrent par le moyen des médicaments; et si je me suis réservé, jusqu'à ce moment, d'en parler, c'est qu'il est peu d'abcès considérables qu'on puisse guérir sans le secours du fer.

CAPUT IV. — DE FISTULIS.

CHAPITRE IV. — DES FISTULES.

1. Adversus fistulas quoque, si altius penetrant, ut ad ultimas demitti collyrium non possit, si tortuosæ sunt, si multiplices, majus in manu, quam in medicamentis, præsidium est; minusque operæ est, si sub cute transversæ feruntur, quam si rectæ intus tendunt. Igitur, si sub cute transversa fistula est, demitti specillum debet, supraque id ea incidi. Si flexus reperiuntur, hi quoque simul specillo et ferro persequendi sunt : idemque faciendum, si plures se quasi ramuli

1. Lorsque les fistules pénètrent trop avant, pour qu'il soit possible de porter une tente jusqu'au fond ; lorsqu'elles sont tortueuses, qu'elles ont différents sinus, il y a de même plus de secours à attendre de l'opération que des médicaments. L'opération est moins difficile, lorsque les fistules s'étendent transversalement sous la peau, que lorsqu'elles s'enfoncent perpendiculairement dans les chairs. Si donc la fistule est horizontale, on y introduira une sonde sur laquelle on pratiquera l'incision. Si elle a des sinus, on les ouvrira de la même manière, ainsi que les différents clapiers qu'on pourra

ostendunt. Ubi ad fines fistulæ ventum est, excidendus ex ea totus callus est, superque fibulæ dandæ, et medicamentum, quo glutinetur. At si recta subter tendit, ubi, quo maxime ferat, specillo exploratum est, excidi is sinus debet : dein fibula oris cutis injicienda est, et æque glutinantia medicamenta superdanda sunt; aut, si corruptius ulcus est (quod interdum osse vitiato fit), ubi id quoque curatum est, pus moventia.

De costarum fistulis.

2. Solent autem inter costas fistulæ subter exire. Quod ubi incidit, eo loco costa ab utraque parte præcidenda et eximenda est, ne quid intus corruptum relinquatur. Solent, ubi costas transierunt, septum id, quod transversum a superioribus visceribus intestina discernit, violare. Quod intelligi et ex loco, et ex magnitudine doloris, potest; et quia nonnunquam spiritus ea cum humore quasi bullante prorumpit, maximeque, si hunc ore ille continuit. In eo medicinæ locus nullus est. In ceteris vero, quæ circa costas sanabilia sunt, pinguia medicamenta inimica sunt; ceteris, quæ ad vulnera accommodantur, uti licet : optime tamen sicca linamenta, vel, si purgandum aliquid videtur, in melle tincta imponuntur.

De ventris fistulis.

3. Ventri nullum os subest; sed ibi perniciosæ admodum fistulæ fiunt : adeo ut Sostratus insanabiles esse crediderit. Id non ex toto ita se habere usus ostendit. Et quidem, quod maxime mirum videri potest, tutior fistula est contra jecur, et lienem, et ventriculum, quam contra intestina : non quo perniciosior ibi sit, sed quo alteri periculo locum faciat. Cujus experimento moti quidam auctores parum modum rei cognoverunt. Nam venter sæpe etiam telo perforatur, prolāpsaque intestina conduntur, et oras vulneris suturæ comprehendunt : quod quemadmodum fiat, mox indicabo. Itaque, etiam

rencontrer. Lorsqu'on sera parvenu au fond, on emportera tout ce qu'il y a de calleux autour de la fistule; on en réunira ensuite les bords, par le moyen de la boucle et des médicaments agglutinatifs. Si la fistule descend perpendiculairement, après s'être assuré, par le moyen de la sonde, jusqu'où elle pénètre, on incisera de même, et l'on se servira de la boucle et des remèdes agglutinatifs, pour en réunir les bords. Si le fond de l'ulcère est sordide (ce qui arrive quelquefois quand il aboutit à un os carié), on commence par guérir la carie de l'os; après quoi, on emploie les suppuratifs.

Des fistules de la poitrine.

2. Il se forme quelquefois des fistules entre les côtes. Dans ce cas, il faut exciser, et emporter l'endroit de la côte, auquel répond la fistule, afin de ne rien laisser de vicié en dedans. Il arrive aussi que ces fistules, après avoir passé les côtes, pénètrent jusqu'au diaphragme, qu'elles endommagent. On reconnaît que les fistules ont cette disposition, par l'endroit des côtes qu'elles occupent, par la violence de la douleur dont elles sont accompagnées, et par l'air chargé d'une humeur mousseuse qui se fait jour quelquefois par la partie ulcérée, surtout lorsque le malade retient son haleine. Ces sortes de fistules sont absolument incurables. Dans les fistules des côtes, qui sont guérissables, les médicaments graisseux seraient contraires; il faut se servir des remèdes employés dans le traitement des plaies : mais on ne peut rien appliquer de mieux que de la charpie, ou sèche, ou trempée dans du miel s'il y a quelque chose à déterger.

Des fistules du ventre.

3. Quoiqu'il n'existe pas d'os sous les téguments du bas-ventre, il n'y a cependant pas d'endroit où les fistules soient aussi pernicieuses : Sostrate a même prétendu qu'elles étaient incurables. L'expérience a fait voir que cela n'était pas toujours vrai. Une chose qui peut paraître fort surprenante, c'est que les fistules situées dans la région du foie, de la rate, et de l'estomac, sont moins dangereuses que celles qui répondent aux intestins; non que ces dernières soient d'un plus mauvais caractère, mais parce qu'elles donnent lieu à un autre danger. La connaissance de ce fait a engagé quelques auteurs à en tirer une conséquence exagérée. Car il arrive souvent que le bas-ventre étant percé par un trait, et les intestins sortant par la blessure, on les remet

ubi tenuis fistula abdomen perrupit, excidere eam licet, suturaque oras conjungere. Si vero ea fistula intus patuit, excisa necesse est latius foramen relinquat : quod nisi permagna vi, utique ab interiore parte, sui non potest, qua quasi membrana quædam finit abdomen, quam περιτόναιον Græci vocant. Ergo, ubi aliquis ingredi ac moveri cœpit, rumpitur illa sutura, atque intestina evolvuntur : quo fit, ut pereundum homini sit. Sed non omni modo res ea desperationem habet : ideoque tenuioribus fistulis adhibenda curatio est.

De ani fistulis.

4. Propriam etiamnum animadversionem desiderant eæ, quæ in ano sunt. In has demisso specillo, ad ultimum ejus caput incidi cutis debet : dein novo foramine specillum educi lino sequente, quod in aliam ejus partem, ob id ipsum perforatam, conjectum sit. Ibi linum prehendendum vinciendumque cum altero capite est, ut laxe cutem, quæ super fistulam est, teneat : idque linum debet esse crudum, et duplex triplexve, sic tortum, ut unitas facta sit. Interim autem licet negotia agere, ambulare, lavari, cibum capere, perinde atque sanissimo. Tantummodo id linum bis die, salvo nodo, ducendum est, sic, ut subeat fistulam pars, quæ superior fuit. Neque committendum est, ut id linum putrescat : sed tertio quoque die nodus resolvendus est, et ad caput alterum recens linum alligandum, eductoque vetere, id in fistula cum simili nodo relinquendum. Sic enim id paulatim cutem, quæ supra fistulam est, incidit : simulque et id sanescit, quod a lino relictum est; et id, quod ab eo mordetur, inciditur. Hæc ratio curationis longa, sed sine dolore est. Qui festinant, adstringere cutem lino debent, quo celerius secent; noctuque ex penicillo tenuia quædam intus demittere, ut cutis hoc ipso extenuetur, quo extenditur. Sed hæc dolorem movent.

en place, et on réunit les bords de la plaie par des sutures; procédé dont je donnerai bientôt le détail. On doit donc tenter l'opération dans les fistules du bas-ventre, qui sont peu considérables, et en réunir les bords par le moyen de la suture. Mais si la fistule est pénétrante, il reste, après l'opération, une ouverture fort large, qu'on ne peut coudre qu'avec bien de la peine, surtout du côté de la membrane qui revêt la capacité de l'abdomen, et que les Grecs nomment *péritoine*. D'où il peut arriver que, lorsqu'on commencera à marcher et à se mouvoir, les points de suture se rompent; que les intestins se répandent au dehors, et que par là on coure risque de la vie. Mais la chose n'est pas toujours aussi désespérée; et c'est une raison pour entreprendre la cure des fistules du bas-ventre, lorsqu'elles ne sont pas trop considérables.

Des fistules de l'anus.

4. Le traitement des fistules de l'anus a quelque chose de particulier. Il faut premièrement introduire une sonde jusqu'au fond, et pratiquer, en cet endroit, une ouverture par laquelle on puisse faire passer la sonde chargée d'un fil en deux ou trois doubles, qu'on aura attaché à son autre extrémité, qui est percée exprès pour cela. On reprend ensuite les deux bouts du fil, et on les lie de façon qu'il reste lâche et ne serre pas la peau qui est en dessus de la fistule : ce fil doit être écru et bien retors. Cependant, le malade pourra vaquer à ses affaires, se promener, se baigner, manger, comme s'il était en parfaite santé. Seulement il faut, deux fois par jour, sans défaire le nœud, tirer le fil de façon que la partie qui était en dehors, entre dans la fistule. On aura soin que ce fil ne se pourrisse pas : pour éviter cet inconvénient, on dénouera, tous les trois jours, l'ancien fil, auquel, pour le remplacer, on en attachera un nouveau, qu'on fera passer par la fistule de la même manière. Par ce moyen, la peau qui recouvre la fistule se coupe peu à peu; et tandis que les points atteints par le fil se divisent, ceux sur lesquels il ne porte plus se guérissent. Cette cure est longue, à la vérité, mais elle a lieu sans douleur. Ceux qui sont plus pressés de guérir, serrent le fil plus fort, et introduisent même, pendant la nuit, une petite tente dans la fistule, afin que les téguments qui la recouvrent, se trouvant plus distendus, se divisent plus promptement. Mais cela ne peut se faire sans causer de la douleur. On abrégera encore la cure, mais on augmentera en même temps la douleur, si l'on enduit

Adjicitur celeritati, sicut tormento quoque, si et linum, et id, quod ex penicillo est, aliquo medicamento illinitur ex iis , quibus callum exedi posui. Potest tamen fieri, ut ad scalpelli curationem etiam illo loco veniendum sit, si intus fistula fert, si multiplex est. Igitur in hæc genera demisso specillo, duabus lineis incidenda cutis est ; ut media inter eas habenula tenuis admodum ejiciatur, ne protinus oræ coëant ; sitque locus aliquis linamentis, quæ quam paucissima superinjicienda sunt ; omniaque eodem modo facienda , quæ in abscessibus posita sunt. Si vero ab uno ore plures sinus erunt, recta fistula scalpello erit incidenda : ab eo ceteræ, quæ jam patebunt, lino excipiendæ. Si intus aliqua procedet, quo ferrum tuto pervenire non poterit, collyrium demittendum erit. Cibus autem in omnibus ejusmodi casibus, sive manu, sive medicamentis agetur, dari debet humidus ; potio liberalis, diuque aqua. Ubi jam caro increscit, tum demum et balneis raris utendum erit, et cibis corpus implentibus.

CAPUT V. — DE TELIS EX CORPORE EXTRA-
HENDIS.

1. Tela quoque, quæ illata corporibus intus hæserunt, magno negotio sæpe ejiciuntur. Suntque quædam difficultates ex generibus eorum ; quædam ex iis sedibus, in quas illa penetrarunt. Omne autem telum extrahitur, aut ab ea parte, qua venit, aut ab ea , in quam tetendit ; illic viam , qua redeat, ipsum sibi fecit ; hic, a scalpello accipit. Nam contra mucronem caro inciditur. Sed si non alte telum insedit, et in summa carne est, aut certe magnas venas et loca nervosa non transiit ; nihil melius est, quam, qua venit, id evellere. Si vero plus est, per quod telo revertendum, quam quod perrumpendum est, jamque venas nervosque id transiit, commodius est aperire quod superest, eaque extrahere. Nam et propius petitur, et tutius evellitur : et in majore membro, si medium mucro transiit, facilius sanescit, quod pervium est ; quia utrimque medicamento fovetur.

le fil et la tente qu'on introduits dans la fistule, de quelque médicament propre à consumer les callosités. Il est des cas, néanmoins, où il est indispensable de se servir du bistouri ; comme lorsque la fistule s'ouvre en dedans , ou qu'elle a différents sinus. Alors, on introduit une sonde ; puis on incise la peau sur deux lignes, et l'on enlève la bandelette mince qui les sépare, pour empêcher les bords de se réunir tout de suite, et pouvoir introduire tant soit peu de charpie dans la plaie : après quoi, ce qui reste à faire est comme dans la cure des abcès. Mais s'il y a plusieurs sinus qui viennent aboutir au même orifice, il faut ouvrir avec le bistouri la première fistule qui va en ligne droite , et introduire ensuite un fil dans les autres sinus , qui se trouvent mis à découvert. Si la fistule était située dans des parties où il serait dangereux de porter le fer, on y introduira une tente. Dans la cure des fistules , opérée soit par la main ou par les médicaments, on doit user d'aliments humectants, boire abondamment, et s'en tenir long-temps à l'eau. Lorsque les fistules commenceront à s'incarner, il faudra se baigner de temps à autre, et prendre des aliments très-nourrissants.

CHAPITRE V. — DE LA MÉTHODE DE RETIRER
LES TRAITS DU CORPS.

1. Les traits dont le corps a été atteint, et qui y sont restés enfoncés, n'en sont souvent retirés qu'avec beaucoup de peine. Il est des difficultés qui naissent de l'espèce des traits même ; il en est d'autres qui viennent de la nature des parties où ils ont pénétré. Tous les traits se retirent ou par l'endroit par lequel ils sont entrés, ou par celui vers lequel ils tendent à sortir. Dans le premier cas, le trait s'est fait lui-même la route par laquelle on doit le retirer ; dans le second, il faut en pratiquer une avec le bistouri , en coupant la chair vis-à-vis la pointe du trait. S'il a pénétré peu avant et qu'il soit resté à la superficie des chairs, ou du moins, s'il ne se trouve pas de nerfs, ni de gros vaisseaux sur son passage, il n'y a rien de mieux à faire que de le retirer par l'endroit par lequel il est entré. Mais s'il y avait plus de trajet à faire, pour le retirer par ce point, que par celui où il faudrait lui pratiquer une issue, et qu'il eût pénétré au milieu de quelques nerfs ou gros vaisseaux, il vaudrait mieux inciser ce qu'il avait encore à parcourir, et le retirer par cette ouverture : c'est la

Sed, si retro telum recipiendum, amplianda scalpello plaga est ; quo facilius id sequatur, quoque minor oriatur inflammatio : quæ major fit, si ab illo ipso telo, dum redit, corpus laniatur. Item, si ex alia parte vulnus aperitur, laxius esse debet, quam ut telo postea transeunte amplietur. Summa autem utraque parte habenda cura est, ne nervus, ne vena major, ne arteria incidatur. Quorum ubi aliquid detectum est, excipiendum hamo retusa est, abducendumque a scalpello. Ubi autem satis incisum est, telum eximendum est : tunc quoque eodem modo, et eadem cura habita, ne sub eo, quod eximitur, aliquid eorum lædatur, quæ tuenda esse proposui.

De sagittis recipiendis.

2. **Hæc communia.** Sunt propria quædam in singulis telorum generibus, quæ protinus subjiciam. Nihil tam facile in corpus, quam sagitta, conditur, eademque altissime insidit. Hæc autem eveniunt, et quia magna vi fertur illa, et quia ipsa in angusto est. Sæpius itaque ab altera parte, quam ex qua venit, recipienda est ; præcipueque, quia fere spiculis cingitur ; quæ magis laniant, si retro, quam si contra trahuntur. Sed inde aperta via, caro diduci debet ferramento facto ad similitudinem græcæ litteræ : deinde, ubi apparuit mucro, si arundo inhæret, propellenda est, donec ab altera parte apprehendi, et extrahi possit : si jam illa decidit, solumque intus ferrum est, mucro vel digitis apprehendi, vel forfice, atque ita educi debet. Neque alia ratio extrahendi est, ubi ab ea parte, qua venit, evelli magis placuit. Nam, ampliato magis vulnere, aut arundo, si inest, evellenda est ; aut, si ea non est, ferrum ipsum. Quod si spicula apparuerunt, eaque brevia et tenuia sunt, forfice ibi

voie la plus courte et la plus sûre. Lorsque le trait a pénétré jusqu'au milieu d'un membre considérable, la plaie guérit plus aisément quand on a pratiqué une contre-ouverture ; parce qu'on peut y introduire des médicaments par les deux bouts en même temps. Si l'on se détermine à retirer le trait par le point où il est entré, il faut, auparavant, dilater la plaie, afin qu'il suive plus facilement la main, et que l'inflammation subséquente soit moins forte ; car on l'augmenterait nécessairement, si le trait, lorsqu'on le retire, venait à déchirer les chairs. Il en est de même de la contre-ouverture à faire, si l'on retire le trait par le côté opposé à celui par lequel il est entré ; elle doit être assez large pour que le trait puisse y passer aisément. Dans l'une et l'autre méthode, on doit éviter soigneusement de ne couper ni nerf, ni veine, ni artère considérable : et s'il s'en rencontre dans le trajet à parcourir, on les saisira avec un crochet obtus, et on les détournera de l'instrument. Après qu'on a coupé et dilaté suffisamment, on retire le trait, en prenant les mêmes mesures et les mêmes précautions, pour qu'il n'offense, dans son passage, aucune des parties que je viens d'indiquer.

De la manière de retirer les flèches.

2. Je n'ai parlé jusqu'ici que de l'extraction des traits en général ; il en est certaines espèces qu'on ne peut retirer que par des méthodes particulières : je vais les exposer. Rien ne pénètre si aisément et si avant dans le corps, que la flèche ; tant parce qu'elle est lancée avec force, que parce qu'elle est longue et grêle. De là vient qu'on est le plus souvent obligé de la retirer par l'endroit opposé à celui par lequel elle est entrée ; d'autant plus que les pointes recourbées, dont elle est armée pour l'ordinaire, déchireraient plus les chairs en reculant qu'en avançant. Lors donc qu'on veut retirer une flèche, il faut, après avoir fait une incision, écarter les chairs avec un instrument fait en forme de la lettre grecque... (1) ; et, lorsqu'on a découvert la pointe, examiner si le bois y tient encore, et en ce cas le repousser jusqu'à ce qu'on puisse le saisir par le gros bout, et l'arracher. Si le bois n'y est plus, et que le fer soit resté seul dans la plaie, il faut le prendre par la pointe avec les doigts ou avec des pinces, et l'emporter de cette sorte. La méthode est la même, si on

---

(1) Cette lettre ne se trouve pas dans le texte. C'était probablement un A.

comminui debent, vacuumque ab his telum educi : si ea majora valentioraque sunt, fissis scriptoriis calamis contegenda, ac, ne quid lacerent, sic evellenda sunt. Et in sagittis quidem hæc observatio est.

De latis telis educendis.

3. Latum vero telum, si conditum est, ab altera parte educi non expedit, ne ingenti vulneri ipsi quoque ingens vulnus adjiciamus. Evellendum est ergo quodam genere ferramenti, quod Διοκλείον κυαθίσκον Græci vocant; quoniam auctorem Dioclem habet : quem inter priscos maximosque medicos fuisse , jam posui. Lamina vel ferrea, vel etiam ænea, ab altero capite duos utrimque deorsum conversos uncos habet ; ab altero duplicata lateribus, leviterque extrema in eam partem inclinata, quæ sinuata est ; insuper ibi etiam perforata est. Hæc juxta telum transversa demittitur : deinde, ubi ad imum mucronem ventum est, paulum torquetur, ut telum foramine suo excipiat : cum in cavo mucro est, duo digiti, subjecti partis alterius uncis, simul et ferramentum id extrahunt, et telum.

De alio telorum genere.

4. Tertium genus telorum est , quod interdum evelli debet, plumbea glans, aut lapis, aut simile aliquid , quod, perrupta cute, integrum intus insedit. In omnibus his latius vulnus aperiendum, idque, quod inest, ea, qua venit, forfice extrahendum est. Accedit vero aliquid difficultati sub omni ictu , si telum vel ossi inhæsit, vel in articulo se inter duo ossa demersit. In osse usque eo movendum est, donec laxetur is locus, qui mucronem momordit ; et tunc vel manu vel forfice telum extrahendum est : quæ ratio in dentibus quoque ejiciendis est. Vix un-

trouve plus convenable de retirer la flèche par l'endroit par lequel elle est entrée ; car , après avoir dilaté la plaie, on arrache le bois s'il s'y trouve, ou le fer luimême. Si l'on aperçoit quelques pointes recourbées, courtes et minces, on les brisera avec les pinces, et on extraira ensuite la flèche, qui s'en trouvera ainsi dégagée ; si ces pointes sont longues et fortes, on les recouvrira avec un tuyau de plume à écrire , fendu en deux , et on les retirera de cette façon , sans risquer de déchirer les chairs. Voilà ce qui concerne l'extraction des flèches.

De la manière d'extraire les traits dont le fer est large.

3. Si un trait, dont le fer est large, est resté dans les chairs, il n'est point à propos de le retirer par le côté opposé à son entrée ; car ce serait ajouter à une grande plaie une plaie non moins grande. Il faut donc l'arracher avec un instrument appelé par les Grecs le *cyathisque de Dioclès*, du nom de son inventeur, que j'ai déjà dit avoir été un des plus grands médecins de l'antiquité. Cet instrument est composé d'une lame de fer ou de cuivre, dont un bout est armé, de chaque côté, d'un crochet recourbé ; de l'autre, elle est doublée sur ses côtés, légèrement échancrée, et percée d'une ouverture. On introduit cet instrument transversalement, le long du trait, jusqu'à sa pointe ; et, lorsqu'on y est parvenu, on le fait un peu tourner, afin que le trait entre dans l'ouverture ; lorsqu'il y est entré, on saisit, avec deux doigts, l'autre extrémité par ses crochets, et l'on retire l'instrument avec le trait.

De la manière d'extraire quelques autres espèces de traits ou armes.

4. Une troisième sorte de traits qu'on est souvent aussi dans le cas d'extraire, consiste dans des balles de plomb, des pierres, et d'autres corps semblables qui sont entièrement ensevelis dans les chairs. Il faut, dans tous ces cas, dilater la plaie, et retirer avec des pinces le corps étranger, par l'endroit par lequel il est entré. L'opération est plus difficile, si le corps étranger a pénétré dans un os, ou s'il est logé dans une articulation. Dans le premier cas, il faut l'agiter doucement, jusqu'à ce qu'il soit ébranlé ; on l'emporte ensuite avec les doigts, ou avec les pinces, comme on fait pour l'extraction des dents. Il est rare qu'il ne vienne pas, lorsqu'on s'y prend de cette façon ; s'il résiste, on se

) quam ita telum non sequitur : sed , si
t morabitur, excuti quoque , ictum ali-
) quo ferramento, poterit. Ultimum est ,
ubi non evellitur, terebra juxta forare, ab
eoque foramine , ad speciem litteræ V,
contra telum os excidere, sic, ut lineæ ,
quæ diducuntur, ad telum spectent : eo facto : id necesse est labet, et facile auferatur.
Inter duo vero ossa si per ipsum articulum perruperit, circa vulnus duo membra fasciis habenisve deliganda , et per
has in diversas partes diducenda sunt,
ut nervos distendant : quibus extentis ,
laxius inter ossa spatium est , ut sine
difficultate telum recipiatur. Illud videndum est, sicut in aliis locis posui , ne
quis nervus, aut vena, aut arteria a telo
lædatur, dum id extrahitur : eadem scilicet ratione, quæ supra posita est.

De venenato telo evellendo.

5. At si venenato quoque telo quis
ictus est, iisdem omnibus, si fieri potest,
etiam festinantius actis, adjicienda curatio est, quæ vel epoto veneno, vel a ser-
pente ictis adhibetur. Vulneris autem
ipsius, extracto telo medicina non alia
est, quam quæ esset, si corpore icto
nihil inhæsisset : de qua satis alio loco
dictum est.

CAPUT VI. — DE GANGLIIS, ET MELICERIDE,
ET ATHEROMATE, ET STEATOMATE, CA-
PITIS TUBERCULIS.

Hæc evenire in qualibet parte corporis
possunt : reliqua certas sedes habent. De
quibus dicam, orsus a capite. In hoc
multa variaque tubercula oriuntur :
γάγγλια, μελικηρίδας, ἀθερώματα nominant; aliisque etiamnum vocabulis quædam alii discernunt : quibus ego στεα-
τώματα quoque adjiciam. Quæ quamvis
et in cervice, et in alis , et in lateribus
oriri solent; per se tamen non posui;
cum omnia ista mediocres differentias
habeant, ac neque periculo terreant, neque diverso genere curentur. Omnia autem ista et ex parvulo incipiunt, et diu
paulatimque increscunt, et tunica sua
includuntur. Quædam ex his dura ac

servira de quelque instrument pour le
déplacer. Le dernier moyen qu'on doit
mettre en usage, lorsque tous les autres
ont été inutiles, c'est de percer l'os avec
une tarière, et de l'exciser dans la
forme de la lettre V; de sorte que les deux
lignes de l'excision aboutissent au corps
étranger; cela fait, il est facile d'ébranler ce corps et de l'emporter. Si le corps
étranger s'est logé entre deux os, dans
une articulation, il faut attacher aux deux
membres, dans les environs de la plaie,
des cordons ou des courroies, et tirer par
ce moyen chaque membre en sens contraire; les deux os alors laisseront un
plus grand espace entre eux, et l'on retirera le corps étranger sans aucune difficulté. On doit observer, en retirant ces
sortes de traits, ce que j'ai dit plus haut,
pour ne point offenser les nerfs, les veines,
ni les artères.

De la manière d'extraire les dards empoi-sonnés.

5. Si le trait dont on a été blessé se
trouve empoisonné, il faut l'extraire suivant la même méthode, mais avec toute
la promptitude possible ; et de plus, faire
le traitement usité dans le cas de poisons
pris à l'intérieur, ou de morsures de serpents. Lorsqu'une fois le trait est retiré,
le pansement est le même que celui des
blessures simples. Nous en avons parlé
suffisamment ailleurs.

CHAPITRE VI. — DES GANGLIONS , DU MELI-
CÉRIS, DE L'ATHÉROME ET DU STÉATOME
DE LA TÊTE.

Les maladies externes dont il a été
question jusqu'ici peuvent avoir lieu
dans quelque partie du corps que ce soit;
celles dont il me reste à parler ont chacune leur siége particulier. Je commence
par celles de la tête. Il se forme sur cette
partie diverses espèces de tubercules
qu'on appelle *ganglions*, *mélicéris*, *athé-
rômes*; que quelques auteurs distinguent
et nomment de plusieurs autres manières,
et auxquelles j'ajouterai les *stéatômes*.
Quoique ces tumeurs attaquent aussi le
cou, les aisselles et les côtés, je n'ai pas
cru devoir en parler séparément, parce
qu'elles diffèrent fort peu entre elles;
qu'elles ne sont point dangereuses, et
qu'elles demandent le même traitement.
Toutes, elles commencent par être fort
petites; elles augmentent ensuite peu à
peu et pendant long-temps, et elles sont

renitentia, quædam mo'lia cedentiaque
sunt : quædam spatio nudantur, quædam
tecta capillo suo permanent; fereque
sine dolore sunt. Quid intus habeant, ut
conjectura præsagiri potest ; sic ex toto
cognosci, nisi cum ejecta sunt, non potest. Maxime tamen in iis, quæ renituntur, aut lapillis quædam similia, aut
concreti, confertique pili reperiuntur :
in iis vero, quæ cedunt, aut melli simile
aliquid, aut tenui pulticulæ, aut quasi
rasæ cartilagini, aut carni hebeti et
cruentæ ; quibus alii aliique colores esse
consuerunt. Fereque ganglia renituntur :
atheromati subest quasi tenuis pulticula :
meliceridi liquidior humor ; ideoque
pressus circumfluit : steatomati pingue
quiddam : idque latissime patere consuevit, resolvitque totam cutem superposi-
tam, sic, ut ea labet ; cum in ceteris sit
adstrictior. Omnia, derasa ante, si capillis conteguntur, per medium oportet incidere. Sed steatomatis tunica quoque
secanda est, ut effundatur quidquid intus coiit ; quia non facile a cute et subjecta
carne ea separatur : in ceteris ipsa tunica
inviolata servanda est. Protinus autem
alba et intenta se ostendit. Tum scalpelli
manubriolo diducenda a cute et carne
est, ejiciendaque cum eo quod intus tenet.
Si quando tamen ab inferiore parte tunicæ musculus inhæsit, ne is lædatur,
superior pars illius decidenda, alia ibidem relinquenda est. Ubi tota exemta est,
committendæ oræ, fibulaque his injicienda, et super medicamentum glutinans
dandum est. Ubi vel tota tunica, vel aliquid ex ea relictum est, pus moventia
adhibenda sunt.

renfermées chacune dans un kyste. Il en
est qui sont dures et rénitentes ; d'autres
qui sont molles, et qui cèdent lorsqu'on
appuie dessus ; quelques-unes, où les
cheveux tombent ; d'autres, où elles en
restent couvertes : elles sont ordinairement sans douleur. On peut bien con-
jecturer, par l'inspection, quelle est l'espèce de matière qu'elles renferment ;
mais on n'en est entièrement sûr que
lorsqu'on les a ouvertes. Il est très-ordi-
naire de trouver dans celles qui sont dures
et rénitentes des espèces de petites pierres, ou des cheveux épais et entrelacés
les uns dans les autres. On rencontre, dans
celles qui sont molles, une matière semblable à du miel, ou à de la bouillie, ou
à des raclures de cartilages, ou à des
chairs flasques et sanguinolentes : le tout
de diverses couleurs. Les ganglions sont
presque toujours durs ; l'athérôme contient une espèce de bouillie claire ; le
mélicéris renferme une humeur plus liquide, et dont on sent la fluctuation,
quand on le presse ; on trouve dans le
stéatôme une matière semblable à de
la graisse ; il occupe ordinairement
un espace très-étendu, et relâche de
telle sorte la peau qui le recouvre,
qu'elle perd son ressort ; tandis
qu'elle est serrée et ferme dans les autres
cas dont je viens de parler. Pour extirper
ces tumeurs, on commence par raser les
cheveux, lorsqu'elles en sont recouvertes ;
et ensuite on les ouvre par le milieu.
Dans le stéatôme, il faut vider la tumeur
de tout ce qu'elle contient, après avoir
incisé le kyste, qu'il serait trop difficile
de détacher de la peau et des chairs auxquelles il est adhérent : dans les autres,
il faut que le kyste reste intact. Lorsqu'on
a ouvert les téguments, on l'aperçoit
blanc et tendu ; on le sépare de la peau
et des chairs, avec le manche du bistouri, et on l'emporte avec tout ce qu'il
contient. Cependant, s'il était adhérent,
par-dessous, à quelque muscle, il faudrait, pour ne point endommager celui-
ci, exciser la partie supérieure du kyste,
et laisser l'autre. Lorsqu'on l'a emporté
tout entier, il faut rapprocher les bords
de la plaie ; les tenir réunis par le moyen
de la boucle, et y appliquer des médicaments agglutinatifs : mais lorsqu'on a
été obligé de le laisser en totalité ou en
partie, il faut employer les topiques
propres à exciter la suppuration.

CAPUT VII. — DE OCULORUM VITIIS, QUÆ
SCALPELLO ET MANU CURANTUR.

1. Sed ut hæc neque genere vitii, neque ratione curationis inter se multum

CHAPITRE VII.—DES MALADIES DES YEUX, QUI
SE GUÉRISSENT PAR L'OPÉRATION.

1. Les maladies dont nous venons de
parler ne diffèrent guère entre elles, ni
par leur nature, ni par la manière de les

distant, sic in oculis, quæ manum postulant, et ipsa diversa sunt, et aliter aliterque
curantur. Igitur ; in superioribus palpebris vesicæ nasci solent pingues graves-
que ; quæ vix attollere oculos sinunt, le-
vesque pituitæ cursus , sed assiduos , in
oculis movent. Fere vero in pueris nascuntur. Oportet, compresso digitis duobus oculo, atque ita cute intenta , scalpello transversam lineam incidere , sus-
pensa leviter manu , ne vesica ipsa vul-
neretur : et , ut locus ei patefactus est,
ipsa prorumpit. Tum digitis eam apprehendere, et evellere. Facile autem sequitur. Dein superinungi collyrio debet ex
iis aliquo, quo lippientes oculi superin-
unguntur ; paucissimisque diebus cicatricula inducitur. Molestius est, ubi incisa vesica est, effundit enim humorem ;
neque postea, quia tenuis admodum est,
potest colligi. Si forte id incidit, eorum
aliquid imponendum est, quæ puri movendo sunt.

De crithe.

2. In eadem palpebra super pilorum
locum tuberculum parvulum nascitur,
quod a similitudine hordei, a Græcis κριθή
nominatur. Tunica quiddam , quod difficulter maturescit, comprehensum est. Id
vel calido pane , vel cera subinde cale-
facta foveri oportet, sic , ne nimius is
calor sit, sed facile ea parte sustineatur :
hac enim ratione sæpe discutitur, interdum concoquitur. Si pus se ostendit ,
scalpello dividi debet, et, quidquid intus
humoris est, exprimi : eodem deinde vapore postea quoque foveri , et superinungi, donec ad sanitatem perveniat.

De chalazio.

3. Alia quoque quædam in palpebris
huic non dissimilia nascuntur ; sed neque utique figuræ ejusdem, et mobilia ,
simul atque digito huc vel illuc impel-
luntur : ideoque ea χαλάζια Græci vocant. Hæc incidi debent, si sub cute sunt,
ab exteriore parte ; si sub cartilagine, ab

traiter. Il n'en est pas de même des maladies des yeux, qui exigent l'opération ;
elles sont fort différentes les unes des autres, et ont chacune leur traitement particulier. Et d'abord, il se forme quelquefois sur les paupières supérieures des
vésicules grasses et pesantes, qui empêchent presque de lever les yeux, et y occasionnent un écoulement de pituite ,
léger à la vérité, mais qui ne discontinue
pas. Il n'y a guère que les enfants qui
soient sujets à ce mal : il faut, pour en
opérer la guérison, appuyer deux doigts
sur l'œil, et après qu'on a ainsi tendu la
peau, la couper transversalement avec le
bistouri, en n'appuyant que très-légèrement, de crainte d'offenser la vésicule ;
après cette incision, comme on la découvre aussitôt, on la saisit avec les
doigts, et on la détache avec facilité. On
applique ensuite sur la paupière quelqu'un des collyres dont on se sert dans
les cas d'ophthalmies ; et la petite cicatrice est formée au bout de très-peu de
jours. On a plus de peine, si, pendant
l'opération, on a ouvert la vésicule ; car
alors l'humeur qu'elle contient s'échappe,
et, comme sa tunique est fort mince, on
ne peut plus la saisir. Lorsque cela arrive , il faut appliquer sur la paupière
quelque suppuratif.

De l'orgeolet des paupières.

2. Il se forme sur le bord des paupières, un peu au-dessus des cils , un petit
tubercule que les Grecs ont appelé crithe,
à cause de sa ressemblance avec un grain
d'orge. Il contient , dans un kyste , une
matière qui vient difficilement à suppuration. Il faut appliquer dessus, du pain,
ou de la cire qu'on a fait chauffer à un
degré que la partie puisse supporter sans
être offensée. Par ce moyen, on parvient
souvent à résoudre, et quelquefois à faire
suppurer l'orgeolet. S'il suppure, il faut
l'ouvrir avec la lancette, et en exprimer
toute l'humeur qu'il renferme ; on continue ensuite d'y faire les mêmes applications, jusqu'à ce qu'il soit guéri.

De la grêle des paupières.

3. Il survient encore aux paupières de
petits tubercules qui diffèrent peu du
précédent , mais qui ne sont pas de la
même figure, et qui sont mobiles, de
manière à obéir au mouvement que le
doigt leur imprime. Les Grecs les appellent chalazies, c'est-à-dire grains de
grêle. S'ils sont sous la peau, on les ouvre en dehors ; et en dedans, s'ils sont

interiore : dein scalpelli manubriolo diducenda ab integris partibus sunt. Ac, si intus plaga est, inungendum primo lenibus, deinde acrioribus : si extra, superdandum emplastrum, quo id glutinetur.

De ungue oculorum.

4. Unguis vero, quod πτερύγιον Græci vocant, est membranula nervosa oriens ab angulo, quæ nonnunquam ad pupillam quoque pervenit, eique officit. Sæpius a narium, interdum etiam a temporum parte nascitur. Hunc recentem non difficile est discutere medicamentis, quibus cicatrices in oculis extenuantur : si inveteravit, jamque ei crassitudo quoque accessit, excidi debet. Post abstinentiam vero unius diei, vel adversus in sedili contra medicum is homo collocandus est, vel sic aversus, ut in gremium ejus caput resupinus effundat. Quidam, si in sinistro oculo vitium est, adversum; si in dextro, resupinum collocari volunt. Alteram autem palpebram a ministro diduci oportet, alteram a medico : sed ab hoc, si ille adversus est, inferiorem; si supinus, superiorem. Tum idem medicus hamulum acutum, paulum mucrone intus recurvato, subjicere extremo ungui debet, eumque infigere : atque eam quoque palpebram tradere alteri : ipse, hamulo apprehenso, levare unguem, eumque acu trajicere linum trahente : deinde acum ponere, lini duo capita apprehendere, et per ea erecto ungue, si qua parte oculo inhæret, manubriolo scalpelli diducere, donec ad angulum veniat : deinde invicem modo remittere, modo attrahere, ut sic et initium ejus, et finis anguli reperiatur. Duplex enim periculum est, ne vel ex ungue aliquid relinquatur, quod exulceratum vix ullam recipiat curationem ; vel ex angulo quoque caruncula abscindatur, quæ, si vehementius unguis ducitur, sequitur ; ideoque decipit. Abscissa, patefit foramen, per quod postea semper humor descendit : ῥυάδα Græci vocant. Verus ergo anguli finis utique noscendus est : qui ubi satis constitit, non nimium adducto ungue scalpellus adhibendus est; deinde sic

sous le cartilage ; après quoi, on les détache des parties saines, avec le manche de l'instrument ; on se sert ensuite d'un collyre adoucissant, puis un peu plus âcre, lorsqu'on a fait l'incision en dedans; si on l'a faite en dehors, on applique dessus un emplâtre agglutinatif.

De l'ongle de l'œil.

4. L'onglet, que les Grecs appellent *ptérygion*, est une petite membrane nerveuse, qui se forme à l'angle de l'œil, se porte quelquefois jusqu'à l'ouverture de la prunelle, et gêne la vision. Elle prend souvent naissance du côté des narines, et quelquefois du côté des tempes. Lorsque l'onglet est récent, il n'est pas difficile de le résoudre par le moyen des médicaments propres à atténuer les cicatrices de l'œil ; mais s'il est invétéré, et s'il a déjà acquis une certaine épaisseur, il faut l'emporter par l'opération qui se fait de la manière suivante. Après avoir fait garder la diète au malade pendant un jour, on le place sur un siége vis-à-vis de l'opérateur ; ou bien en sens contraire, de manière qu'il ait la tête renversée et appuyée sur la poitrine du chirurgien. Quelques-uns veulent que le malade soit placé de la première façon, si l'onglet est situé à l'œil gauche ; et de la seconde, s'il est à l'œil droit. Dans le premier cas, l'aide tient la paupière supérieure ouverte, et le chirurgien l'inférieure : dans le second, c'est tout le contraire. Ensuite, le chirurgien porte un crochet aigu dont la pointe est un peu recourbée, sur l'extrémité de l'onglet, dans lequel il l'enfonce. Alors, faisant tenir par l'aide les deux paupières, il saisit le crochet, soulève l'onglet, et après avoir fait passer en dessous une aiguille enfilée, il ôte cette aiguille, prend les deux bouts du fil, avec lesquels il tient l'onglet soulevé, pour pouvoir déjoindre avec le manche du bistouri les différentes attaches qu'il peut avoir avec l'œil : il continue d'élever et de baisser alternativement le fil, jusqu'à ce qu'il soit arrivé à l'origine de l'onglet, et au point où l'angle se termine. Il y a ici deux inconvénients à éviter : le premier, de laisser une partie de l'onglet, parce qu'alors ce qui en reste s'ulcère et ne peut presque plus se guérir ; le second d'emporter la caroncule qui est située dans l'angle de l'œil, et que l'on courrait risque de détacher si l'on tirait l'onglet trop rudement. La caroncule emportée, il reste une ouverture par laquelle il se fait un suintement continuel de larmes, que les Grecs appellent *rhyade*. On doit donc bien s'assurer du véritable endroit où l'angle se termine ; et alors il faut, sans trop tirer l'onglet,

excidenda ea membranula, ne quid ex angulo lædatur. Eo deinde ex melle linamentum superdandum est, supraque linteolum, et aut spongia aut lana succida : proximisque diebus diducendus quotidie oculus est, ne cicatrice inter se palpebræ glutinentur; siquidem id quoque tertium periculum accedit : eodemque modo linamentum imponendum, ac novissime inungendum collyrio, quo ulcera ad cicatricem perducuntur. Sed ea curatio vere esse debet, aut certe ante hiemem : de qua re, ad plura loca pertinente, semel dixisse satis erit. Nam duo genera curationum sunt : alia, in quibus eligere tempus non licet, sed utendum est eo quod incidit; sicut in vulneribus, et in fistulis : alia, in quibus nullus dies urget, et exspectare tutissimum et facile est; sicut evenit in iis, quæ et tarde increscunt, et dolore non cruciant. In his ver exspectandum est; aut, si quid magis pressit, melior tamen autumnus est, quam æstas vel hiems; atque is ipse medius, jam fractis æstibus, nondum ortis frigoribus. Quo magis autem necessaria pars erit, quæ tractabitur, hoc quoque majori periculo subjecta est : et sæpe, quo major plaga facienda, eo magis hæc temporis ratio servabitur.

De encanthide.

5. Ex curatione vero unguis, ut dixi, vitia nascuntur, quæ ipsa aliis quoque de causis oriri solent. Interdum enim fit in angulo, parum ungue exciso, vel aliter, tuberculum, quod palpebras parum diduci patitur : ἐγκανθίς græce nominatur. Excipi hamulo, et circumcidi debet, hic quoque diligenter temperata manu, ne quid ex ipso angulo abscindatur. Tum exiguum linamentum respergendum est vel cadmia, vel atramento sutorio; inque eum angulum, diductis palpebris, inserendum, supraque eodem modo deligandum : proximisque diebus similiter nutriendum; tantum ut primis aqua egelida, vel etiam frigida foveatur.

l'exciser avec le bistouri, en observant de ne pas blesser la caroncule. L'opération faite, on applique sur la plaie de la charpie trempée dans du miel, et on met par dessus un petit linge, ou bien une éponge, ou de la laine grasse. On doit avoir soin de faire ouvrir l'œil tous les jours, pendant tout le temps que dure le traitement, afin que les paupières ne se collent point ensemble; car c'est un troisième inconvénient qu'il faut éviter. On continue à panser la plaie avec de la charpie; et, sur la fin, on se sert d'un collyre propre à cicatriser les ulcères. Cette opération doit se faire au printemps, ou du moins avant l'hiver : c'est une attention qu'il faut avoir dans plusieurs cas, et dont il suffit de parler une fois; car, en général, il est deux sortes d'opérations. Dans les unes, on n'est pas maître de choisir le temps; mais il faut les faire sur-le-champ, comme dans les blessures et les fistules. Dans les autres, rien ne presse, et il est aisé et plus sûr d'attendre, comme dans les maladies qui croissent lentement, et qui sont sans douleur. On doit alors remettre l'opération au printemps; ou si l'on ne peut différer jusqu'à cette saison, il vaut mieux la faire en automne qu'en hiver ou en été. On doit même attendre le milieu de l'automne, lorsque les grandes chaleurs sont passées, et que les grands froids ne sont point encore venus. L'opération est d'autant plus dangereuse, que la partie sur laquelle on opère est plus essentielle à la vie; et il est souvent d'autant plus nécessaire d'observer ce que nous avons dit par rapport à la saison, que l'opération qu'on doit faire est plus considérable.

De l'encanthis.

5. L'opération de l'onglet, lorsqu'elle n'est pas faite convenablement, peut être suivie, comme je l'ai dit, d'une maladie de l'œil, que d'autres causes peuvent aussi faire naître. Quelquefois, ou parce qu'on n'a pas suffisamment excisé l'onglet, ou par toute autre raison, il se forme, à l'angle de l'œil, un tubercule qui empêche d'écarter les paupières : les Grecs appellent cette tumeur *encanthis*. Il faut la saisir avec un petit crochet, et l'emporter en coupant tout autour, avec précaution néanmoins, pour ne point endommager l'angle. On place ensuite sur cet angle, après avoir écarté les paupières, un peu de charpie imprégnée de cadmie ou de vitriol, que l'on maintient au moyen d'un bandage. Les jours suivants, on panse la plaie de la même manière; seulement, les premiers jours, on bassine l'œil avec de l'eau tiède ou même froide.

De ankyloblepharo.

6. Interdum inter se palpebræ coalescunt, aperirique non potest oculus. Cui malo solet etiam illud accedere, ut palpebra cum albo oculi cohærescat; scilicet, cum in utrovis fuit ulcus negligenter curatum. Sanescendo enim, quod diduci potuit et debuit, glutinavit. Ἀγκυλοβλεφάρους sub utroque vitio Græci vocant. Palpebræ tantum inter se cohærentes, non difficulter diducuntur; sed interdum frustra : nam rursus glutinantur. Experiri tamen oportet, quia bene res sæpius cedit. Igitur aversum specillum inserendum, diducendæque eo palpebræ sunt : deinde exigua penicilla interponenda, donec exulceratio ejus loci finiatur. At ubi albo ipsius oculi palpebra inhæsit, Heraclides Tarentinus auctor est, adverso scalpello subsecare, magna cum moderatione, ut neque ex oculo, neque ex palpebra quidquam abscindatur; ac, si necesse est, ex palpebra potius. Post hæc, inungatur oculus medicamentis, quibus aspritudo curatur : quotidieque palpebra vertatur, non solum ut ulceri medicamentum inducatur, sed etiam ne rursus inhæreat : ipsique etiam præcipiatur, ut sæpe eam duobus digitis attollat. Ego sic restitutum esse neminem memini. Meges se quoque multa tentasse, neque unquam profuisse, quia semper iterum oculo palpebra inhæserit, memoriæ prodidit.

De ægilope.

7. Etiamnum in angulo, qui naribus propior est, ex aliquo vitio quasi parva fistula aperitur, per quam pituita assidue destillat : αἰγίλωπα Græci vocant. Idque assidue male habet oculum : nonnunquam etiam exeso osse, usque ad nares penetrat. Atque interdum naturam carcinomatis habet; ubi intentæ venæ et recurvatæ sunt, color pallet, cutis dura est,

De l'ankyloblépharon.

6. Les paupières se collent quelquefois l'une avec l'autre, de façon qu'on ne peut ouvrir l'œil : à ce premier mal, il en survient souvent un second; c'est que les paupières contractent adhérence avec le blanc de l'œil. Ces deux accidents sont causés par un ulcère qui a été mal soigné; car, comme pendant le traitement on n'a pas eu la précaution de tenir séparées des parties qui pouvaient et qui devaient l'être, elles ont fini par se coller ensemble : les Grecs appellent l'un et l'autre de ces accidents *ankyloblépharon*. Lorsqu'il n'y a que les paupières qui sont adhérentes l'une à l'autre, il n'est pas difficile de les séparer; mais c'est quelquefois en vain, car elles se réunissent de nouveau : cependant il faut essayer, parce que l'opération réussit le plus souvent. On introduit donc entre les paupières une sonde que l'on tient à contre-sens, et par le moyen de laquelle on les sépare. On place ensuite entre elles de petits plumasseaux, jusqu'à ce que l'ulcération soit guérie. Mais si la paupière est adhérente avec le blanc de l'œil, Héraclide de Tarente conseille d'en faire la séparation avec le dos du bistouri, en usant de tout le ménagement possible pour n'endommager ni le globe de l'œil, ni la paupière; préférant toutefois de léser celle-ci, si l'on ne pouvait faire autrement; d'oindre ensuite l'œil avec les collyres usités dans la cure des aspérités des paupières; d'avoir soin d'écarter, tous les jours, la paupière, non-seulement pour appliquer le collyre sur l'ulcère, mais aussi pour empêcher qu'elle ne se colle de nouveau, recommandant au malade de la soulever aussi, fréquemment lui-même, avec les deux doigts. Pour moi, je n'ai jamais vu personne guérir par cette méthode. Mégès avoue aussi avoir tenté plusieurs moyens pour guérir ce mal, sans avoir jamais pu y réussir; parce que la paupière se recolle toujours avec le globe de l'œil.

De l'ægilops, ou fistule lacrymale.

7. Il se forme aussi dans le grand angle de l'œil une petite fistule qui est produite par différentes causes, et de laquelle il découle continuellement une humeur pituiteuse. Les Grecs appellent cette maladie *ægilops*. L'œil est continuellement incommodé par cette fistule, qui quelquefois occasionne la carie de l'os, et pénètre jusque dans les narines. Quelquefois aussi elle prend le caractère du carcinome; les veines alors sont gonflées et

s et levi tactu irritatur, inflammationemque in eas partes, quæ conjunctæ sunt,
evocat. Ex his eos, qui quasi carcinoma
habent, curare periculosum est : nam
mortem quoque ea res maturat. Eos vero,
quibus ad nares tendit, supervacuum :
neque enim sanescunt. At, quibus id in
angulo est, potest adhiberi curatio; cum
eo, ne ignotum sit, esse difficilem : quantoque angulo propius id foramen est,
tanto difficilior est; quoniam perangus-
tum est, in quo versari manus possit. Recenti tamen re mederi facilius est. Sed hamulo summum ejus foraminis excipiendum ; deinde totum id cavum, sicut in
fistulis dixi, usque ad os excidendum; ocu-
loque et ceteris junctis partibus bene ob-
tectis, os ferramento adurendum est; vehementius que si jam carie vexatum est,
quo crassior squama abscedat. Quidam
adurentia imponunt, ut atramentum sutorium, vel chalcitidem, vel æruginem
rasam : quod et tardius et non idem facit.
Osse adusto, curatio sequitur eadem, quæ
in ceteris ustis.

De pilis palpebrarum oculum irritantibus.

8. Pili vero, qui in palpebris sunt,
duabus de causis oculum irritare consuerunt. Nam modo palpebræ summa cutis
relaxatur, et procidit; quo fit, ut ejus
pili ad ipsum oculum convertantur, quia
non simul cartilago quoque se remisit :
modo sub ordine naturali pilorum alius
ordo subcrescit, qui protinus intus ad
oculum tendit. Curationes hæ sunt. Si
pili nati sunt, qui non debuerunt, tenuis
acus ferrea ad similitudinem spathæ lata,
in ignem conjicienda est : deinde candens, sublata palpebra, sic, ut ejus per-
niciosi pili in conspectum curantis ve-
niant, sub ipsis pilorum radicibus ab
angulo immittenda est, ut ea tertiam partem palpebræ transuat; deinde iterum,
tertioque usque ad alterum angulum :
quo fit, ut omnes pilorum radices adustæ
emoriantur. Tum superimponendum medicamentum est, quod inflammationem
prohibeat : atque ubi crustæ exciderunt,

recourbées ; la peau est dure, pâle, et on
ne peut la toucher sans l'irriter ; les parties voisines sont dans un état d'inflammation. Il serait dangereux de tenter la
cure de l'espèce d'ægilops qui tient du
carcinome ; on courrait risque d'accélérer
la mort du malade. On ne doit rien faire
non plus à ce mal, lorsqu'il pénètre dans
les narines, parce qu'alors il est incurable ; mais lorsqu'il n'attaque que le grand
angle, on peut en entreprendre la guérison ; en se souvenant toutefois qu'il
n'est pas aisé d'y parvenir. Plus l'ulcère
est proche du grand angle, plus l'opération est difficile ; parce qu'on a moins de
place pour y porter la main. Si le mal ne
fait que commencer, on y remédie plus
facilement. Il faut saisir avec un petit
crochet l'extrémité de l'ulcère ; inciser
toute sa cavité, comme je l'ai dit à l'article des fistules ; et, après avoir bien recouvert l'œil et toutes les parties voisines, porter le cautère actuel jusqu'à l'os.
Si celui-ci est déjà carié, il faudra le cautériser plus fortement, pour qu'il en résulte une exfoliation suffisante. Quelques-
uns se contentent d'appliquer sur le mal
des médicaments caustiques, comme le
vitriol, le chalcitis, et le verdet ratissé.
Mais cette méthode opère plus lentement
et moins efficacement. L'os étant cautérisé, le pansement est le même que celui
des autres brûlures.

Du dérangement des cils qui picotent les yeux.

8. Les cils peuvent exciter de l'irritation dans les yeux, de deux manières. La
première, lorsque la peau extérieure des
paupières se relâche et s'abaisse, sans
que le cartilage change de situation ; ce
qui fait que la pointe des cils se tourne
vers le globe de l'œil. La seconde,
lorsque, sous le premier rang de cils, il
s'en forme un second, qui se dirige en
dedans du côté de l'œil. Voici en quoi
consiste le traitement. S'il s'est formé un
second rang de cils, il faut faire rougir
au feu une aiguille de fer aplatie en
forme de spatule ; renverser ensuite la
paupière, de façon que les cils qui sont
mal disposés, soient en face de l'opérateur ; puis introduire l'aiguille brûlante
par un angle de la paupière, jusqu'au
tiers de son étendue, tout le long de la
racine des cils : on l'introduit de même
une seconde et une troisième fois, jusqu'à ce qu'on soit parvenu à l'autre angle. Toutes les racines se trouvant ainsi
brûlées, les cils ne repoussent plus. Cette
opération faite, on oint la paupière avec
un liniment propre à empêcher l'inflammation. Lorsque l'eschare est tombée,

ad cicatricem perducendum. Facillime autem id genus sanescit. Quidam aiunt, acu transui juxta pilos exteriorem partem palpebræ oportere, eamque transmitti duplicem capillum muliebrem ducentem ; atque ubi acus transiit, in ipsius capilli sinum, qua duplicatur, pilum esse conjiciendum, et per eum in superiorem palpebræ partem attrahendum, ibique corpori agglutinandum, et imponendum medicamentum, quo foramen glutinetur : sic enim fore, ut is pilus in exteriorem partem postea spectet. Id primum fieri non potest, nisi in pilo longiore ; cum fere breves eo loco nascantur. Deinde, si plures pili sunt, necesse est longum tormentum, toties acu trajecta magnam inflammationem moveat. Novissime, cum humor aliquis ibi subsit, oculo et ante per pilos et tum per palpebræ foramina affecto, vix fieri potest, ut gluten, quo vinctus est pilus non resolvatur : eoque fit, ut is eo, unde vi abductus est, redeat. Ea vero curatio, quæ palpebræ laxioris ab omnibus frequentatur, nihil habet dubii. Siquidem oportet contecto oculo mediam palpebræ cutem, sive ea superior, sive inferior est, apprehendere digitis, ac levare : tum considerare, quantulo detracto futurum sit, ut naturaliter se habeat. Siquidem hic quoque duo pericula circumstant : si nimium fuerit excisum, ne contegi oculus non possit ; si parum, ne nihil actum sit, et frustra sectus aliquis sit. Qua deinde incidendum videbitur, per duas lineas atramento notandum est, sic, ut inter oram, quæ pilos continet, et propiorem ei lineam, aliquid relinquatur, quod apprehendere acus postea possit. His constitutis, scalpellus adhibendus est : et, si superior palpebra est, ante ; si inferior, postea propius ipsis pilis incidendum : initiumque faciendum in sinistro oculo, ab eo angulo, qui tempori ; in dextro, ab eo, qui naribus propior est : idque, quod inter duas lineas est, excidendum. Deinde oræ vulneris inter se simplici sutura committendæ, operiendusque oculus est ; et, si parum palpebra descendet, laxanda sutura ; si nimium,

il faut conduire la plaie à cicatrice ; ce à quoi l'on parvient très-facilement. Quelques-uns conseillent de traverser la partie extérieure de la paupière, à l'endroit des cils, avec une aiguille enfilée d'un cheveu de femme mis en double ; on engage dans ce double le cil dont la pointe est mal tournée, et on le ramène ainsi sur la partie supérieure de la paupière où on le colle. On cicatrise ensuite, avec des médicaments convenables, le trou fait à la paupière. La pointe du cil qu'on a ainsi redressé, se porte, après cela, en dehors. Mais, premièrement, cette opération ne peut avoir lieu qu'autant que le cil superflu est fort long ; et c'est le contraire qui arrive ordinairement. Ensuite, s'il y a plusieurs cils à redresser, c'est un bien long tourment qu'on fait subir au malade, et la multiplicité des piqûres ne peut manquer d'exciter une vive inflammation. Enfin, c'est que l'œil qui a été d'abord irrité par le frottement des cils, et qui l'est encore par les trous qu'on a faits à la paupière, étant abreuvé de sérosité, il est presque impossible que le topique agglutinatif qu'on a employé pour tenir les cils collés à la paupière ne se délaie, et que les cils qu'on a redressés avec tant de peine, ne reprennent leur ancienne position. Il n'en est pas de même de l'opération que l'on pratique, lorsque le dérangement des cils provient du relâchement de la paupière, elle ne présente aucune incertitude. Voici comment on procède : après avoir recouvert l'œil avec la paupière, soit que ce soit la supérieure ou l'inférieure, on la saisit par le milieu avec les doigts, et on la soulève, pour examiner combien il faut en ôter, afin de la remettre dans son état naturel. On a, en cela, deux inconvénients à éviter : le premier, de trop couper, de peur que la paupière ne puisse plus recouvrir l'œil entièrement ; le second, de ne pas couper assez, de sorte qu'on n'en serait pas plus avancé, et que le malade aurait supporté une excision inutile. On trace, avec de l'encre, deux lignes qui comprennent ce que l'on doit retrancher ; on laisse, entre le bord occupé par les cils et la ligne qui en est le plus proche, un peu de distance, afin de pouvoir y faire les points d'aiguille nécessaires. Les choses étant ainsi disposées, on coupe avec le bistouri ce qui est renfermé entre les deux lignes : si c'est la paupière supérieure qui est affectée, on fait l'incision un peu au-dessus des cils ; si c'est l'inférieure, on la fait audessous et plus près des cils ; on commence à couper par le petit angle, si c'est à l'œil gauche ; et par le grand, si c'est à l'œil droit qu'on fait l'opération. On réunit ensuite les bords de la plaie par

aut adstringenda, aut etiam rursus tenuis habenula ab ulteriore ora excidenda : ubi secta est, aliæ suturæ adjiciendæ, quæ supra tres esse non debent. Præter hæc, in superiore palpebra sub pilis ipsis incidenda linea est, ut ab inferiore parte diducti pili sursum spectent : idque, si levis inclinatio est, etiam solum satis tuetur. Inferior palpebra eo non eget. His factis, spongia, ex aqua frigida expressa, super deliganda est ; postero die glutinans emplastrum injiciendum : quarto suturæ tollendæ, et collyrio, quod inflammationes reprimit, superinungendum.

une simple suture, et on fait fermer l'œil ; si la paupière ne descend pas assez, on tient la suture un peu plus lâche ; si elle descend trop, on la tient plus serrée, ou bien on coupe encore une petite bandelette au bord qui est en dessus. Lorsqu'on a coupé tout ce qui convient, on ajoute de nouveaux points de suture ; il ne faut pas en faire plus de trois. De plus, si le mal est à la paupière supérieure, il faut faire une incision tout le long des cils, afin que, se trouvant écartés du globe de l'œil, ils se dirigent dorénavant en dehors : souvent même, si la paupière n'est pas fort renversée en dedans, cette seule incision suffit ; il n'est pas nécessaire d'en faire à la paupière inférieure. Ces choses étant terminées, on applique sur l'œil une éponge trempée dans de l'eau froide, et on la maintient en place, par le moyen d'un bandage. Le lendemain, on met un emplâtre agglutinatif ; le quatrième jour, on enlève les points de suture, et on oint les paupières avec un liniment propre à calmer l'inflammation.

De lagophthalmo.

9. Nonnunquam autem, nimium sub hac curatione excisa cute, evenit, ut oculus non contegatur : idque interdum etiam alia de causa fit λαγωφθάλμους Græci appellant. In quo si nimium palpebræ deest, nulla id restituere curatio potest : si exiguum, mederi licet. Paulum infra supercilium cutis incidenda est lunata figura, cornibus ejus deorsum spectantibus. Altitudo esse plagæ usque ad cartilaginem debet, ipsa illa nihil læsa : nam, si ea incisa est, palpebra concidit, neque attolli postea potest. Cute igitur tantum diducta fit, ut paulum in ima oculi ora descendat : hiante scilicet super plaga ; in quam linamentum conjiciendum est, quod et conjungi diductam cutem prohibeat, et in medio carunculam citet ; quæ ubi eum locum implevit, postea recte oculus operitur.

De la lagophthalmie.

9. Il arrive quelquefois qu'après l'opération dont nous venons de parler, lorsqu'on a trop coupé de la paupière, elle ne peut plus recouvrir l'œil. Les Grecs donnent le nom de *lagophthalmie* à ce mal, qui peut encore être produit par d'autres causes. Il est sans remède, s'il manque beaucoup de la paupière ; s'il n'en manque que peu, on peut y remédier. Il faut pour cela, faire, un peu au-dessous du sourcil, une incision en forme de croissant, dont les pointes soient tournées par en bas. L'incision doit arriver jusqu'au cartilage, qu'il faut bien prendre garde d'endommager ; parce qu'alors la paupière s'abaisserait de façon qu'il serait impossible de la relever. On doit donc se borner à couper seulement la peau, afin que la plaie qu'on a faite restant ouverte, la paupière descende un peu vers le bord inférieur de l'œil. On place ensuite de la charpie entre les bords de l'incision, pour empêcher la peau qu'on a séparée de se reprendre, et pour qu'il se forme entre deux des chairs qui, remplissant le vide qu'on a fait, donnent la facilité à la paupière de recouvrir l'œil complétement.

De ectropio.

10. Ut superioris autem palpebræ vitium est, quo parum descendit, ideoque oculum non contegit ; sic inferioris. quo parum sursum attollitur, sed pendet et

De l'ectropion.

10. Comme, ainsi, quelquefois la paupière supérieure ne descend pas assez pour recouvrir tout l'œil, il arrive de même que l'inférieure ne remonte pas suffisamment, et reste béante, sans pou-

hiat, neque potest cum superiore committi. Atque id quoque evenit interdum ex simili vitio curationis, interdum etiam senectute. Ἐκτρόπιον Græci vocant. Si ex mala curatione est, eadem ratio medicinæ est, quæ supra posita est : plagæ tantum cornua ad maxillas, non ad oculum convertenda sunt. Si ex senectute est, tenui ferramento id totum extrinsecus adurendum est, deinde melle inungendum : a quarto die vapore aquæ calidæ fovendum, inungendumque medicamentis ad cicatricem perducentibus.

De staphylomate.

11. Hæc fere circa oculum in angulis palpebrisque incidere consuerunt. In ipso autem oculo nonnunquam summa attollitur tunica, sive ruptis intus membranis aliquibus, sive laxatis ; et similis figura acino fit : unde id σταφύλωμα Græci vocant. Curatio duplex est : altera, ad ipsas radices per medium transuere acu, duo lina ducente ; deinde alterius lini duo capita ex superiore parte, alterius ex inferiore adstringere inter se ; quæ paulatim secando id excidunt : altera, in summa parte ejus ad lenticulæ magnitudinem excidere ; deinde spodium aut cadmiam infriare. Utrolibet autem facto, album ovi lana excipiendum et imponendum ; posteaque vapore aquæ calidæ fovendus oculus, et lenibus medicamentis inungendus est.

De clavis oculorum.

12. Clavi autem vocantur callosa in albo oculi tubercula ; quibus nomen a figuræ similitudine est. Hos ad imam radicem perforare acu commodissimum est, infraque eam excidere, deinde lenibus medicamentis inungere.

De oculorum natura.

13. Suffusionis jam alias feci mentionem ; quia cum recens incidit, medi-

voir se joindre avec la supérieure. Cet éraillement vient quelquefois de ce qu'on a trop coupé de cette paupière dans l'opération ci-dessus décrite ; quelquefois aussi il est occasionné par la vieillesse. Les Grecs l'appellent *ectropion*. Dans le premier cas, la cure est la même que celle de l'éraillement de la paupière supérieure ; on doit seulement observer de tourner les pointes de l'incision vers les mâchoires, et non pas du côté de l'œil. Dans le second cas, il faut cautériser, avec un fer mince, toute la partie de la paupière qui est renversée en dehors, puis panser avec le miel ; au bout de quatre jours, on fomente avec la vapeur de l'eau chaude, et on applique les cicatrisants.

Du staphylôme.

11. Les maux dont nous venons de parler n'attaquent que les parties environnantes de l'œil, comme les angles et les paupières. Mais il arrive quelquefois que, par suite de la rupture ou du relâchement des membranes sous-jacentes, la tunique extérieure de l'œil est soulevée, et prend la forme d'un grain de raisin, d'où les Grecs lui ont donné le nom de *staphylôme*. On guérit cette maladie de deux manières : la première, c'est de percer en dessous le staphylôme par son milieu, avec une aiguille chargée de deux fils ; ensuite de lier les deux bouts d'un fil vers le haut, et les deux bouts de l'autre vers le bas du staphylôme. Cette ligature le coupe insensiblement, et le fait tomber. La seconde, c'est d'emporter environ la grosseur d'une lentille de sa partie la plus élevée, et d'appliquer ensuite dessus de la tutie, ou de la cadmie. Après qu'on a fait l'une ou l'autre de ces opérations, on recouvre l'œil avec de la laine imbibée d'un blanc d'œuf ; on le fomente ensuite avec la vapeur de l'eau chaude, et on y applique des liniments adoucissants.

Des clous de l'œil.

12. On appelle clous, des tubercules calleux qui se forment sur le blanc de l'œil. Ils tirent leur nom de leur figure. Il faut les percer avec une aiguille, à leur racine même, et en faire l'excision. On panse ensuite la plaie avec des médicaments adoucissants.

De la nature de l'œil.

13. J'ai déjà fait mention ailleurs de la cataracte, parce que, lorsqu'elle est récente, on peut souvent la résoudre par le

camentis quoque sæpe discutitur : sed, ubi vetustior facta est, manus curationem desiderat ; quæ inter subtilissimas haberi potest. De qua antequam dico, paucis ipsius oculi natura indicanda est : cujus cognitio, cum ad plura loca pertineat, tum vel præcipue ad hunc pertinet. Is igitur summas habet duas tunicas : ex quibus superior a Græcis κερατοειδής vocatur. Ea, qua parte alba est, satis crassa, pupillæ loco extenuatur. Huic interior adjuncta est ; media parte, qua pupilla est, modico foramine concava, circa tenuis, ulterioribus partibus ipsa quoque plenior : quæ χοριοειδής a Græcis nominatur. Hæ duæ tunicæ, cum interiora oculi cingant, rursus sub his coëunt ; extenuatæque et in unum coactæ per foramen, quod inter ossa est, ad membranam cerebri perveniunt, eique inhærescunt. Sub his autem, qua parte pupilla est, locus vacuus est : deinde infra rursus tenuissima tunica, quam Herophilus ἀραχνοειδές nominavit. Ea media subsidit ; eoque cavo continet quiddam, quod a vitri similitudine ὑαλοειδές Græci vocant. Id neque liquidum, neque aridum est, sed quasi concretus humor : ex cujus colore pupillæ color vel niger est, vel cæsius ; cum summa tunica tota alba sit. Id autem superveniens ab interiore parte membranula includit. Sub his gutta humoris est, ovi albo similis ; a qua videndi facultas proficiscitur, κρυσταλλοειδής a Græcis nominatur.

De suffusione.

14. Igitur vel ex morbo, vel ex ictu concrescit humor sub duabus tunicis, qua locum vacuum esse proposui ; isque paulatim indurescens, interiori potentiæ se opponit. Vitiique ejus plures species sunt ; quædam sanabiles, quædam quæ curationem non admittunt. Nam si exigua suffusio est, si immobilis, colorem vero habet marinæ aquæ, vel ferri nitentis, et a latere sensum aliquem fulgoris relinquit, spes superest. Si magna est,

moyen des médicaments ; mais lorsqu'elle est ancienne, elle exige le secours de la main. Cette opération est une des plus délicates de la chirurgie ; mais avant d'en parler, je crois devoir donner, en peu de mots, la description de l'œil, qu'il est nécessaire de connaître, pour quantité d'opérations, et principalement pour celle-ci. L'œil est recouvert de deux membranes. Les Grecs appellent la première, qui est extérieure, *cératoïde* ; elle est assez épaisse dans sa partie blanche, mais plus mince à l'endroit de la prunelle. A celle-ci est jointe la membrane intérieure, qui est percée dans son centre où se trouve située la pupille ; elle est assez mince dans cet endroit, mais plus épaisse dans tout le reste : les Grecs l'appellent *choroïde*. Ces deux membranes, après avoir enveloppé toutes les parties intérieures de l'œil, viennent se réunir en dessous, où, après s'être amincies et confondues l'une avec l'autre, elles passent par la fente orbitaire, et vont gagner la membrane du cerveau, à laquelle elles s'attachent. Ces membranes se discontinuent à l'endroit où est la pupille. Au-dessous d'elle, il s'en trouve une troisième très-mince à laquelle Hérophile a donné le nom d'*arachnoïde*. Elle est déprimée dans son milieu, et reçoit dans cette cavité un corps appelé par les Grecs *hyaloïde*, à cause de sa ressemblance avec le verre : cette matière n'est ni liquide, ni solide ; mais forme comme une espèce d'humeur congelée. C'est de sa couleur que dépend celle de la prunelle, qui est noire ou bleue ; tandis que celle de la membrane extérieure est blanche. Le corps vitré est enveloppé par une petite membrane qui provient de la partie intérieure de l'organe. Au-dessous des membranes décrites, se trouve une goutte d'humeur pareille à du blanc d'œuf, dans laquelle réside la faculté de voir, et que les Grecs désignent sous le nom de *crystalloïde*.

De la cataracte.

14. L'humeur qui est placée au-dessous de la *cératoïde* et de la *choroïde*, à l'endroit où j'ai dit qu'il y avait un vide, s'épaissit quelquefois à la suite de quelque maladie ou de quelque coup, se durcit peu à peu, et s'oppose à la vision. Cette maladie est de plusieurs espèces ; les unes sont guérissables, les autres ne le sont point. Si la cataracte est peu considérable ; si elle est immobile ; si elle est de couleur d'eau de mer, ou de fer luisant ; si elle laisse passer encore quelques rayons de lumière par ses côtés, l'opération peut réussir. Mais si elle est

si nigra pars oculi, amissa naturali figura, in aliam vertit, si suffusioni color cæruleus est, aut auro similis, si labat, et hac atque illac movetur, vix unquam succurritur. Fere vero pejor est, quo ex graviore morbo, majoribusve capitis doloribus, vel ictu vehementiore orta est. Neque idonea curationi senilis ætas est ; quæ sine novo vitio, tamen aciem hebetem habet : ac ne puerilis quidem ; sed inter has media. Oculus quoque curationi neque exiguus, neque concavus, satis opportunus est. Atque ipsius suffusionis quædam maturitas est. Exspectandum igitur est, donec jam non fluere, sed duritie quadam concrevisse videatur. Ante curationem autem modico cibo uti, bibere aquam triduo debet ; pridie, ab omnibus abstinere. Post hæc, in adverso sedili collocandus est loco lucido, lumine adverso, sic ut contra medicus paulo altius sedeat : a posteriore autem parte caput ejus, qui curabitur, minister contineat, ut immobile id præstet : nam levi motu eripi acies in perpetuum potest. Quin etiam ipse oculus, qui curabitur, immobilior faciendus est, super alterum lana imposita et deligata. Curari vero sinister oculus dextra manu, dexter sinistra debet. Tum acus admovenda est, aut acuta, aut forte non nimium tenuis, eaque demittenda, sed recta, est per summas duas tunicas medio loco inter oculi nigrum et angulum tempori propiorem, et regione mediæ suffusionis, sic, ne qua vena lædatur. Neque tamen timide demittenda est, quia inani loco excipitur. Ad quem cum ventum est, ne mediocriter quidem peritus falli potest ; quia prementi nihil renititur. Ubi eo ventum est, inclinanda acus ad ipsam suffusionem est, leniterque ibi verti, et paulatim eam deducere infra regionem pupillæ debet ; ubi deinde eam transiit, vehementius imprimi, ut inferiori parti insidat. Si hæsit, curatio expleta est : si subinde redit, eadem acu concidenda, et in plures partes dissipanda est ; quæ singulæ et facilius conduntur, et minus late officiunt. Post hæc, educenda acus recta est, imponendumque lana molli excep-

considérable ; si la forme naturelle de la pupille est changée ; si le crystallin est d'une couleur bleuâtre ou jaune ; s'il est mobile et vacillant, il est presque impossible d'y remédier. Le succès de l'opération est encore plus douteux, si la cataracte est venue à la suite d'une maladie grave, ou de grandes douleurs de tête, ou de quelque coup violent sur l'œil. La vieillesse n'est pas un âge favorable pour la guérison de cette maladie, parce qu'indépendamment de tout autre dérangement, la vue est alors naturellement affaiblie. L'enfance n'y est pas disposée non plus ; l'âge moyen est le plus convenable. Un œil petit ou creux n'est point non plus avantageux pour cette opération. Enfin la cataracte doit encore être parvenue à une espèce de maturité. Il faut donc attendre que l'humeur qui la forme ne soit plus coulante, mais ait acquis un certain degré de consistance. On prépare le malade à l'opération, en le faisant peu manger, en ne lui laissant boire que de l'eau pendant trois jours, et en l'empêchant de rien prendre la veille. Ce préliminaire achevé, on fait asseoir le malade sur un siège placé dans un endroit bien éclairé, la face tournée du côté de la lumière ; l'opérateur se place vis-à-vis, sur un siége un peu plus élevé ; on fait mettre un aide derrière le malade, pour lui tenir la tête, et l'empêcher de remuer ; car le moindre mouvement qu'il pourrait faire le mettrait en danger de perdre la vue pour toujours. Afin de donner plus d'immobilité à l'œil sur lequel on doit opérer, on applique sur l'autre de la laine qu'on y maintient par le moyen d'un bandage. Si la cataracte est sur l'œil gauche, on opère avec la main droite ; et avec la gauche, si elle est sur le droit. Les choses étant ainsi disposées, le chirurgien prend son aiguille qui doit être plate et tranchante : il l'enfonce en ligne droite, à travers les deux membranes extérieures, au point intermédiaire entre la pupille et le petit angle de l'œil, vers le milieu de la hauteur de la cataracte, pour ne point offenser de vaisseaux : il doit l'enfoncer hardiment, parce que le lieu où elle se dirige est vide : lorsqu'il est sûr d'y être arrivé (et le moins habile ne peut s'y tromper, car on n'éprouve plus de résistance), il incline son aiguille, et la tourne doucement sur la cataracte, qu'il abaisse peu à peu au-dessous de la pupille. Il appuie alors davantage sur la cataracte, afin qu'elle reste dans l'endroit où il l'a enfoncée. Si elle s'y tient, l'opération est faite ; mais si elle remonte, il faut la briser en plusieurs parties avec le tranchant de l'aiguille : ces parcelles ainsi divisées restent plus facilement en

tum ovi album, et supra, quod inflammationem coërceat, atque ita devinciendum. Post hæc, opus est quiete, abstinentia, lenium medicamentorum inunctionibus, cibo (qui postero die satis mature datur) primum liquido, ne maxillæ laborent; deinde, inflammatione finita, tali, qualis in vulneribus propositus est. Quibus, ut aqua quoque diutius bibatur, necessario accedit.

De pituita oculorum.

15. De pituitæ quoque tenuis cursu, qui oculos infestat, quatenus medicamentis agendum est, jam explicai. Nunc ad ea veniam, quæ curationem manus postulant. Animadvertimus autem quibusdam nunquam siccessere oculos, sed semper humore tenui madere : quæ res aspritudinem continuat, et ex levibus momentis inflammationes et lippitudines excitat, totam denique vitam hominis infestat. Idque in quibusdam nulla ope adjuvari potest, in quibusdam sanabile est. Quod primum discrimen nosse oportet, ut alteris succurratur, alteris manus non injiciatur. Ac primum supervacua curatio est in iis, qui ab infantibus id vitium habent; quia necessario mansurum est usque mortis diem. Deinde non necessaria etiam in iis, quibus non multa, sed acris pituita est : siquidem manu nihil adjuvantur : medicamentis, et victus ratione, quæ crassiorem pituitam reddit, ad sanitatem perveniunt. Lata etiam capita vix medicinæ patent. Tum interest, venæ pituitam emittant, quæ inter calvariam et cutem sunt, an quæ inter membranam cerebri et calvariam. Superiores fere per tempora oculos rigant; inferiores per eas membranas, quæ ab oculis ad cerebrum tendunt. Potest autem adhiberi remedium iis, quæ supra os fluunt; non potest iis, quæ sub osse. Ac ne iis quidem succurritur, quibus pituita utrimque descendit; quia levata altera parte,

place, ou si elles remontent, elles offusquent moins la vue. Cela fait, le chirurgien retire son aiguille en droite ligne : il applique sur l'œil de la laine fort douce, enduite de blanc d'œuf, et par-dessus cette laine des médicaments propres à empêcher l'inflammation. On maintient le tout en place par le moyen d'un bandage. Le malade doit ensuite observer le repos, et faire abstinence; on le panse avec des liniments adoucissants, et le lendemain, au plus tôt, on lui donne quelques aliments, mais liquides, afin d'éviter les mouvements de la mâchoire; et, lorsque l'inflammation est passée, on le met au régime que nous avons prescrit dans le traitement des blessures : mais il est nécessaire qu'il soit pendant longtemps à ne boire que de l'eau.

De la lippitude.

15. J'ai parlé précédemment de l'écoulement de pituite ténue qui survient aux yeux, en tant que cette maladie peut se traiter par les médicaments; je vais exposer maintenant les circonstances où elle exige le secours de la main. On voit des personnes qui n'ont jamais les yeux secs, mais chez qui ils sont continuellement abreuvés d'une humeur ténue; ce qui entretient les aspérités des paupières, et excite des inflammations et des ophthalmies pour la cause la plus légère. Cette incommodité dure quelquefois autant que la vie même; il est des cas où elle est incurable; il en est d'autres où l'on peut y remédier. On doit s'attacher d'abord à bien discerner ces sortes de cas; afin de faire un traitement dans les uns, et de ne rien entreprendre dans les autres. Premièrement, il est inutile de tenter la guérison chez ceux qui ont ce mal dès l'enfance; parce qu'il dure nécessairement jusqu'à la mort. Le secours de la main n'est point indiqué non plus, lorsque la pituite qui découle des yeux est non pas abondante, mais âcre : les médicaments et un régime propres à épaissir la pituite suffisent pour amener la guérison. Il est aussi très-difficile de guérir de ce mal les personnes qui ont la tête large. Il est fort important d'examiner par quelles veines est apportée l'humeur qui se répand sur les yeux, et de savoir si c'est par celles qui sont entre le crâne et les téguments, ou bien par celles qui sont entre le crâne et la membrane du cerveau. Les premières viennent du côté des tempes, et vont se répandre dans les parties extérieures de l'œil; les dernières accompagnent les membranes qui se portent des parties intérieures de l'œil au cerveau. On peut

nihilominus altera infestat. Quid sit autem, hac ratione cognoscitur. Raso capite ea medicamenta, quibus in lippitudine pituita suspenditur, a superciliis usque ad verticem illini debent : si sicci oculi esse cœperunt, apparet per eas venas, quæ sub cute sunt, irrigari : si nihilominus madent, manifestum est sub osse descendere : si est humor, sed levior, duplex vitium est. Plurimi tamen ex laborantibus reperiuntur, quos superiores venæ exerceant ; ideoque pluribus etiam opitulari licet. Idque non in Græcia tantummodo, sed in aliis quoque gentibus celebre est : adeo ut nulla medicinæ pars magis per nationes quasque exposita sit. Reperti in Græcia sunt, qui novem lineis cutem capitis inciderent : duabus in occipitio rectis, una super eas transversa ; dein duabus super aures, una inter eas item transversa ; tribus inter verticem et frontem rectis. Reperti sunt, qui a vertice rectas lineas ad tempora deducerent ; cognitisque, ex motu maxillarum, musculorum initiis, leviter super eos cutem inciderent, diductisque per retusos hamos oris, insererent linamenta, ut neque inter se cutis antiqui fines committerentur, et in medio caro incresceret, quæ venas, ex quibus humor ad oculos transiret, adstringeret. Quidam etiam atramento duas lineas duxerunt, a media aure ad mediam alteram aurem, deinde a naribus ad verticem : tum ubi lineæ committebantur, scalpello inciderunt ; et post, sanguine effuso, os ibidem adusserunt. Nihilominus autem et in temporibus, et inter frontem atque verticem eminentibus venis idem candens ferrum admoverunt. Frequens curatio est, venas in temporibus adurere : quæ fere quidem in ejusmodi malo tument ; sed tamen, ut inflentur magisque se ostendant, cervix ante modice deliganda est : tenuibusque ferramentis et retusis venæ adurendæ ; donec in oculis pituitæ cursus conquiescat. Id enim signum est quasi excæcatorum itinerum, per quæ humor ferebatur. Valentior tamen medicina est, ubi tenues conditæque venæ sunt, ideoque legi non possunt, eodem modo cervice deligata,

guérir dans le premier cas ; on ne le peut dans le second. Il n'est pas non plus possible de guérir, si l'humeur est apportée des deux côtés à la fois : car quand on viendrait à bout de tarir le cours de la pituite par un endroit, elle continuerait de couler par l'autre. Voici comment on peut connaître ce qui en est. Il faut raser la tête, et appliquer dessus, depuis les sourcils jusqu'au sommet, des topiques tels qu'on a coutume d'en employer dans l'ophthalmie, pour supprimer l'écoulement de la pituite. Si les yeux se sèchent, c'est une preuve que l'humeur y est apportée par les veines qui sont sous les téguments ; mais s'ils continuent d'être humides, il est clair que ce sont les vaisseaux situés en dedans du crâne qui occasionnent le mal : si la fluxion est diminuée, sans cesser totalement, le mal provient de l'une et de l'autre cause. Comme, dans le plus grand nombre des cas, ces fluxions viennent des veines extérieures, il est aussi le plus souvent possible d'y remédier. La méthode de traitement qu'on y emploie est en vogue, non-seulement chez les Grecs, mais encore chez d'autres nations ; et l'on peut dire qu'il n'est point de partie de la médecine, qui ait été plus répandue que celle-ci parmi les différents peuples. Il y a eu, dans la Grèce, des médecins qui faisaient neuf incisions sur les téguments de la tête ; savoir, deux en ligne droite sur l'occiput, et une transversale au-dessus des premières : deux au-dessus des oreilles, et une transversale entre elles ; et trois enfin, aussi en ligne droite, entre le sommet de la tête et le front. D'autres faisaient ces incisions en ligne droite, depuis le sommet jusqu'aux tempes ; et s'étant assurés, par le mouvement de la mâchoire, de l'origine des muscles, ils ne coupaient que légèrement la peau dans cet endroit. Ils écartaient ensuite, avec un crochet obtus, les bords des incisions qu'ils avaient faites, et les remplissaient de charpie ; afin que les parties de la peau divisées ne pussent pas se rejoindre, mais qu'il se formât entre elles des chairs en état de comprimer les vaisseaux qui apportaient l'humeur pituiteuse sur les yeux. Quelques autres marquaient, avec de l'encre, deux lignes qu'ils tiraient d'une oreille jusqu'au milieu de l'autre ; et, après avoir pareillement tracé une autre ligne, depuis le sommet de la tête, ils faisaient une incision à l'endroit où ces lignes se coupaient, et cautérisaient l'os, après avoir laissé couler le sang pendant quelque temps : ils touchaient de même, avec un fer rouge, les veines qui étaient apparentes sur les tempes, le front et le sommet de la tête. Une méthode com-

retentoque ab ipso spiritu, quo magis venæ prodeant, atramento notare eas contra tempora, et inter verticem ac frontem : deinde cervice resoluta, quæ notæ sunt, venas incidere, et sanguinem mittere : ubi satis fluxit, tenuibus ferramentis adurere : contra tempora quidem, timide; ne subjecti musculi, qui maxillas tenent, sentiant : inter frontem vero et verticem, vehementer, ut squama ab osse secedat. Efficacior tamen etiamnum est Afrorum curatio, qui verticem usque ad os adurunt, sic, ut squamam remittat. Sed nihil melius est, quam quod in Gallia quoque Comata fit, ubi venas in temporibus et in superiore capitis parte legunt. Adusta quomodo curanda sint, jam explicui. Nunc illud adjicio : neque ut crustæ decidant, neque ut ulcus impleatur, adustis venis esse properandum; ne vel sanguis erumpat, vel cito pus supprimatur : cum per hoc siccescere eas partes opus sit, per illud exhauriri opus non sit. Si quando tamen sanguis eruperit, infrianda medicamenta esse, quæ sic sanguinem supprimant, ne adurant. Quemadmodum autem venæ deligendæ sint, quidque lectis his faciendum sit, cum venero ad crurum varices, dicam.

mune consiste à cautériser les veines des tempes, qui sont ordinairement gonflées dans ces sortes de fluxions. Cependant, afin de les faire gonfler encore davantage, et de les rendre plus apparentes, il est bon de passer, autour du cou, une ligature qu'on serre médiocrement; on brûle ensuite les veines avec un fer mince et obtus, jusqu'à ce qu'il ne coule plus rien des yeux ; car, lorsque l'écoulement de la pituite est arrêté, c'est une preuve que les conduits qui la transmettaient sont oblitérés. Voici néanmoins une méthode encore plus efficace. Lorsque les veines sont si petites et si enfoncées qu'on ne peut les découvrir, on passe une ligature autour du cou, ainsi que je viens de le dire, en obligeant le malade de retenir son haleine, pour faire gonfler ces veines, et les rendre plus apparentes ; on marque ensuite, avec de l'encre, celles qui se montrent sur les tempes, et entre le sommet et le front; puis, après avoir ôté la ligature, on ouvre ces veines ; on en laisse couler le sang, et lorsqu'il en est sorti suffisamment, on les cautérise avec un fer mince. La brûlure ne doit être que superficielle à l'endroit des tempes, afin de ne point offenser les muscles qui en partent, et qui vont s'attacher à la mâchoire ; mais elle doit être assez profonde entre le front et le sommet, pour que l'os s'exfolie. La méthode des Africains, qui brûlent le sommet de la tête, depuis les téguments jusqu'à l'os, de manière qu'il s'y fasse une exfoliation, est encore plus efficace. Mais il n'y a rien de mieux, que ce qui se pratique dans la Gaule chevelue, où l'on fait un choix des veines situées sur les tempes et le sommet de la tête. J'ai parlé ailleurs de la manière de traiter les brûlures ; j'ajouterai seulement ici qu'on ne doit pas, après ces sortes de cautérisations, se presser de faire tomber les eschares, et d'incarner les ulcères, de peur d'occasionner une hémorrhagie, ou de supprimer trop tôt l'écoulement du pus ; car le but qu'on se propose est de dessécher seulement ces parties par les ulcères artificiels qu'on y fait, et non pas de les priver totalement de sang, par une hémorrhagie : s'il en survenait une néanmoins, il faudrait appliquer sur les vaisseaux ouverts des médicaments qui arrêtent le sang, sans agir comme caustiques. On trouvera à l'article des varices des jambes la manière de mettre les veines à découvert, et la méthode d'opérer de suite.

CAPUT VIII. — DE AURIUM MORBIS, QUI MANU
ET SCALPELLO CURANTUR.

Verum ut oculi multiplicem curationem, etiam manus exigunt; sic in au-

CHAPITRE VIII. — DES MALADIES DE L'OREILLE,
QUI DEMANDENT L'OPÉRATION.

Les maladies de l'oreille, qui exigent une opération, sont en très-petit nombre,

ribus admodum pauca sunt, quæ in hac medicinæ parte tractentur. Solet tamen evenire vel a primo natali die protinus, vel postea facta exulceratione, deinde per cicatricem aure repleta, ut foramen in ea nullum sit ideoque audiendi usu careat. Quod ubi incidit, specillo tentandum est, altene id repletum, an in summo tantum glutinatum sit. Nam si alte est, prementi non cedit : si in summo, specillum protinus recipit. Illud attingi non oportet : ne sine effectus spe distentio oriatur nervorum, et ex ea mortis periculum sit : hoc facile curatur. Nam qua cavum esse debet, vel medicamentum aliquod imponendum est ex adurentibus, vel candente ferro aperiendum, vel etiam scalpello incidendum. Cumque id patefactum, et jam ulcus purum est, conjicienda eo pinna est, illita medicamento cicatricem inducente ; circaque idem medicamentum dandum, ut cutis circa pinnam sanescat : quo fit, ut, ea remota, postea facultas audiendi sit. At ubi aures, in viro puta, perforatæ sunt, et offendunt, trajicere id cavum celeriter candente acu satis est, ut leviter ejus oræ exulcerentur ; aut etiam adurente medicamento idem exulcerare : postea deinde imponere id quod purget ; tum quod eum locum repleat, et cicatricem inducat. Quod si magnum id foramen est, sicut solet esse in iis, qui majora pondera auribus gesserunt, incidere, quod superest, ad extremum oportet : supra deinde oras scalpello exulcerare, et postea suere, ac medicamentum, quo id glutinetur, imponere. Tertium est, si quid ibi curti est, sarcire : quæ res cum in labris quoque et naribus fieri possit, eamdem etiam rationem habeat, simul explicanda est.

Curta igitur in his tribus, ac si qua parva paria sunt, curari possunt, si qua majora sunt aut non recipiunt cu-

---

en comparaison de celle des yeux, où le secours de la main est nécessaire. Il arrive quelquefois que l'oreille se trouve bouchée de façon qu'on n'entend point, soit qu'on ait apporté cette infirmité en naissant, soit qu'à la suite de quelque ulcère il se soit formé dans l'oreille une cicatrice qui en remplisse entièrement la cavité. La première chose qu'on doit faire, est d'examiner avec une sonde si le conduit est rempli dans toute son étendue, ou s'il n'est fermé qu'à l'entrée. S'il l'est dans toute son étendue, il ne cède point à l'instrument ; s'il ne l'est qu'à l'entrée, on le trouve souple et flexible. Dans le premier cas, il n'y a rien à faire; on courrait risque de jeter le malade dans des convulsions, et de le faire mourir, sans le moindre espoir de réussite. Dans le second, le remède est aisé. On applique un caustique sur le lieu où doit se trouver le conduit auditif; ou bien on l'ouvre avec le cautère actuel, ou enfin, on l'incise avec le bistouri. Lorsqu'il est bien couvert, et que l'ulcère est suffisamment détergé, on y introduit une tente imprégnée de quelque médicament cicatrisant : on applique ce même remède aux environs de la tente, afin que la plaie se cicatrise dans toute son étendue ; après quoi, on retire la tente, et le sens de l'ouïe est rétabli. S'il se trouve qu'un homme ait eu les oreilles percées, et que cette marque de servitude lui déplaise, il suffit de faire passer rapidement dans l'ouverture une aiguille qu'on a fait rougir au feu, afin d'en ulcérer légèrement les bords ; effet que l'on peut produire aussi par l'application d'un médicament caustique. On déterge ensuite l'ulcère ; on l'incarne, et on le cicatrise. Si l'ouverture est fort grande, comme cela arrive ordinairement chez ceux qui ont eu aux oreilles des anneaux pesants, il faut inciser le reste du lobe jusqu'au bout, effleurer, avec le bistouri, les lèvres de la plaie, dans leur partie supérieure ; faire ensuite un point de suture, et appliquer un médicament agglutinatif. Il y a encore une troisième opération que l'on fait, pour rajuster l'oreille, lorsqu'elle a été mutilée ; mais comme cette opération a lieu aussi pour les lèvres et le nez, nous n'en ferons qu'un seul article pour ces trois parties.

On peut donc rajuster les oreilles, les lèvres et le nez, lorsqu'ils ont été mutilés, pourvu qu'ils ne l'aient pas été beaucoup ; car autrement la cure serait impos-

rationem, aut ita per hanc ipsam defor-
mantur, ut minus indecora ante fuerint.
Atque in aure quidem et naribus defor-
mitas sola timeri potest : in labris vero,
si nimium contracta sunt, usus quoque
necessario jactura fit, quia minus facile
et cibus assumitur, et sermo explicatur.
Neque enim creatur ibi corpus, sed ex
vicino adducitur : quod in levi mutatione, et nihil eripere, et fallere oculum
potest; in magna, non potest. Neque senile autem corpus, neque quod mali
habitus est, neque in quo difficulter ulcera sanescunt, huic medicinæ idoneum
est; quia nusquam celerius cancer occupat, aut difficilius tollitur. Ratio curationis ejusmodi est : id quod curtum est,
in quadratum redigere; ab interioribus
ejus angulis lineas transversas incidere,
quæ citeriorem partem ab ulteriore ex
toto diducant; deinde ea, quæ sic resol-
vimus, in unum adducere. Si non satis
junguntur, ultra lineas, quas ante fecimus, alias duas lunatas, et ad plagam
conversas immittere, quibus summa tantum cutis diducatur : sic enim fit, ut facilius, quod adducitur, sequi possit.
Quod non vi cogendum est; sed ita adducendum, ut ex facili subsequatur, et
dimissum non multum recedat. Interdum
tamen ab altera parte cutis haud omnino
adducta deformem, quem reliquit locum
reddit. Hujusmodi loci altera pars incidenda; altera intacta habenda est. Ergo
neque ex imis auribus, neque ex medio
naso imisve narium partibus, neque
ex angulis labrorum quidquam attrahere
tentabimus. Utrimque autem petemus,
si quid summis auribus, si quid imis,
si quid aut medio naso, aut mediis naribus, aut mediis labris deerit. Quæ
tamen interdum etiam duobus locis curta
esse consuerunt : sed eadem ratio curandi
est. Si cartilago in eo, quod incisum est,
eminet, excidenda est : neque enim aut
glutinatur, aut acu tuto trajicitur. Neque
longe tamen excidi debet, ne inter duas
oras libere cutis utrimque coitus paris fieri
possit. Tum junctæ oræ inter se suendæ
sunt, utrimque cute apprehensa; et qua
priores lineæ sunt, ea quoque suturæ in-

sible ou du moins augmenterait la difformité, au lieu de la corriger. Les oreilles
et le nez mutilés n'ont d'autre inconvénient que la difformité; mais il n'en est
pas de même des lèvres; si elles sont trop
écourtées, elles ne peuvent plus être d'aucun usage; la mastication devient plus
difficile, et l'on ne peut s'énoncer distinc-
tement. Dans la méthode curative, ce
n'est point un nouveau corps que l'en
crée, c'est une portion d'une partie voisine qu'on amène sur celle qui est trop
courte. Lorsqu'il n'en résulte qu'un léger
changement, on peut paraître n'avoir
rien enlevé, et en imposer à l'œil; ce qui
n'est pas possible, lorsque le changement
qu'on doit produire est considérable.
Quand l'opération est praticable, il ne faut
pas la tenter sur les personnes avancées
en âge ou cacochymes, ou chez lesquelles
les plaies se guérissent difficilement; parce qu'il n'est point de cas où la gangrène
survienne plus promptement, et où il soit
plus difficile de la guérir. Voici la manière
dont il faut s'y prendre. On commence
par emporter et égaler les bords de l'endroit mutilé. Après quoi, on fait des incisions parallèles aux angles intérieurs de
la plaie, pour séparer la chair et la peau
d'en bas d'avec celles d'en haut. On prend
ensuite le morceau qu'on a ainsi détaché,
et on l'amène sur la partie qu'on veut rajuster. Si les bords ne se rapprochent
point assez, il faut faire, en forme de
croissant, deux autres incisions dont
les pointes soient tournées vers la
plaie, et qui ne pénètrent pas plus avant
que la peau. Par ce moyen, on prolonge
plus aisément et autant qu'il en est besoin, le morceau détaché, qu'on ne doit
point forcer, mais tirer doucement et de
façon qu'il s'adapte avec la partie qu'on
veut rajuster. Il arrive quelquefois, néanmoins, que la peau qu'on n'a point assez
abaissée d'un côté, laisse une difformité
à l'endroit qu'elle ne recouvre point. Pour
remédier à cet inconvénient, on fera une
incision du côté où la peau aura été moins
tirée, et on ne touchera point à l'autre.
Ce n'est ni de la partie inférieure,
ni du milieu ou de l'extrémité du nez,
ni des angles des lèvres, qu'on doit
rien enlever, mais des côtés, lorsqu'il
manque quelque chose à ces parties; elles sont quelquefois mutilées dans deux
endroits; mais l'opération est la même
pour l'un et pour l'autre. Si, dans le morceau qu'on a détaché, il se trouve un peu
de cartilage, il faut l'emporter; car il
empêcherait les chairs de se reprendre;
et il serait dangereux de le percer avec
l'aiguille. Il ne faut cependant point faire
l'incision fort profonde, de crainte qu'il
ne se forme un amas de pus, dans deux

jiciendæ sunt. Siccis locis, uti naribus, illita spuma argenti satis proficit. In ulteriores vero, lunatasque plagas, linamentum dandum est, ut caro increscens vulnus impleat. Summaque cura, quod ita
sutum est, tuendum esse, apparere ex eo
potest, quod de cancro supra posui. Ergo
vapore aquæ quoque die fovendum erit
etiam tertio calidæ; rursusque idem medicamentum injiciendum : fereque septimo
die glutinatum est. Tum suturæ eximi,
et ulcus ad sanitatem perduci debet.

CAPUT X. — DE POLYPO.

Polypum vero, qui in naribus nascitur, ferro præcipue curari jam alias posui. Ergo etiam hunc ferramento acuto,
in modum spathæ facto , resolvere ab
osse oportet : adhibita diligentia, ne infra
cartilago lædatur ; in qua difficilis curatio est. Ubi abscissus est, unco ferramento
extrahendus est. Tum implicitum linamentum, vel aliquid ex penicillo respergendum est medicamento, quo sanguis
supprimitur, eoque naris leviter implenda. Sanguine suppresso, linamento ulcus purgandum est. Ubi purum est, eo
pinna, eodem modo, quo in aure supra
positum est, medicamento illita, quo cicatrix inducitur, intus demittenda, donec ex toto id sanescat.

CAPUT XI. — DE OZENA.

Id autem vitium, quod ὄξαινα à Græcis vocatur, si medicamentis non cederet,
quemadmodum manu curandum esset,
apud magnos chirurgos non reperi ;
credo, quia res raro ad sanitatem satis
proficit, cum aliquod in ipsa curatione
tormentum habeat. Apud quosdam tamen positum est, vel sutilem fistulam,
vel enodem scriptorium calamum in narem esse conjiciendum, donec sursum

endroits différents, entre les bords de la
peau qui est intacte. Lorsqu'on a fait tout
ce que je viens de dire , on rapproche les
bords l'un de l'autre , et on les coud ensemble , en perçant la peau de part et
d'autre. On doit faire aussi des sutures
du côté des premières incisions. Ensuite,
il suffira d'appliquer sur les parties sèches, telles que les narines, un liniment
fait avec la litharge d'argent ; on mettra
de la charpie entre les bords des incisions
intérieures et faites en forme de croissant, pour les tenir séparés, et afin qu'il
pousse entre deux des chairs qui les remplissent. On prendra toutes les précautions possibles pour empêcher que la
gangrène ne survienne à l'endroit des sutures ; on aura soin de fomenter la partie,
de trois jours l'un, avec la vapeur de
l'eau chaude ; on appliquera par-dessus
le même liniment de litharge d'argent.
La réunion est ordinairement faite au
bout de sept jours ; on ôte alors les sutures , et on conduit l'ulcère à guérison.

CHAPITRE X. — DE L'EXTRACTION DU POLYPE.

J'ai déjà dit ailleurs que le meilleur
remède qu'on pût employer contre le polype des narines, était l'opération. Il faut
donc le séparer de l'os, avec un instrument tranchant, fait en forme de spatule,
prenant bien garde d'offenser le cartilage
qui est en dessous, car on aurait beaucoup de peine à le guérir : lorsqu'on l'aura
séparé, on fera l'extraction avec un crochet de fer ; on arrêtera ensuite l'hémorrhagie , en introduisant légèrement dans
la narine une tente ou un plumasseau,
imprégné de quelque médicament astringent. L'hémorrhagie arrêtée, on nettoiera
la plaie avec de la charpie ; et lorsqu'elle
sera suffisamment détergée, on placera
dans la narine , ainsi que nous avons dit
plus haut qu'il fallait faire dans les maladies de l'oreille, une plume chargée de
quelque médicament propre à cicatriser,
et on l'y laissera jusqu'à ce que la cure
soit achevée.

CHAPITRE XI. — DE L'OZÈNE.

Je n'ai pas trouvé dans les ouvrages
des grands chirurgiens la manière de
guérir l'ozène par l'opération, quand il
ne cède point aux médicaments. Je crois
qu'ils n'en ont pas parlé, parce qu'il est
rare qu'elle réussisse, et qu'elle ne laisse
pas d'être fort douloureuse. Quelques-uns
conseillent, cependant, d'introduire dans
les narines une petite sonde creuse, ou bien
un roseau à écrire, sans nœuds, et de l'enfoncer jusqu'à l'os. On fait passer ensuite,
à travers la cavité de la sonde ou du ro-

ad os perveniat : tum per id tenue ferramentum candens dandum esse ad ipsum os : deinde adustum locum purgandum esse ærugine et melle : ubi purus est, lycio ad sanitatem perducendum. Vel narem incidendam esse ab ima parte ad os, ut et conspici locus possit, et facilius candens ferramentum admoveri. Tum sui narem debere ; et adustum quidem ulcus eadem ratione curari : suturam vero illini vel spuma argenti, vel alio glutinante.

CAPUT XII. — DE ORIS VITIIS, QUÆ MANU ET FERRO CURANTUR.

De dentibus.

1. In ore quoque quædam manu curantur. Ubi inprimis dentes nonnunquam moventur, modo propter radicum imbecillitatem, modo propter gingivarum arescentium vitium. Oportet in utrolibet candens ferramentum gingivis admovere, ut attingat leviter, non insidat. Adustæ gingivæ melle illinendæ, et mulso eluendæ sunt. Ut pura ulcera esse cœperunt, arida medicamenta infrianda sunt ex iis, quæ reprimunt. Si vero dens dolores movet, eximique eum, quia medicamenta nihil adjuvant, placuit, circumradi debet, ut gingiva ab eo resolvatur ; tum is concutiendus est : eaque facienda, donec bene moveatur : nam dens hærens cum summo periculo evellitur, ac nonnunquam maxilla loco movetur. Idque etiam majore periculo in superioribus dentibus fit, quia potest tempora oculosve concutere. Tum, si fieri potest, manu ; si minus, forfice dens excipiendus est ; ac, si exesus est, ante id foramen vel linamento, vel bene accommodato plumbo replendum est, ne sub forfice confringatur. Recta vero forfex ducenda est, ne inflexis radicibus os rarum, cui dens inhæret, parte aliqua frangatur. Neque ideo nullum ejus rei periculum est ; utique in dentibus brevibus, qui fere longiores radices habent : sæpe enim forfex, cum dentem comprehendere non possit, aut frustra comprehendat, os gingivæ prehendit et frangit. Protinus autem, ubi plus sanguinis profluit, scire licet, ali-

seau, un fer ardent qu'on porte sur l'os. On déterge ensuite la brûlure avec du verdet et du miel, et, lorsqu'elle est détergée, on la panse avec le lycium jusqu'à parfaite guérison. Ces mêmes auteurs disent aussi qu'on peut fendre la narine depuis son extrémité inférieure jusqu'à l'os, afin que l'on puisse mieux découvrir le lieu affecté, et appliquer dessus un fer ardent. Après quoi, l'on recoud la narine : on panse la brûlure de la manière précédente, et on applique sur la suture, ou la litharge d'argent, ou quelque autre remède agglutinatif.

CHAPITRE XII. — DES MALADIES DE LA BOUCHE, QUI DEMANDENT L'OPÉRATION.

Des dents.

1. Il est aussi certaines maladies de la bouche, dans lesquelles le secours de la main est nécessaire. Et d'abord, il arrive quelquefois que les dents branlent, soit parce que leurs racines sont mauvaises, soit parce que les gencives sont flasques et gâtées. Dans l'un et l'autre cas, il faut toucher légèrement les gencives avec un fer ardent, sans le laisser appuyer dessus. On oint ensuite la brûlure avec du miel, et on la déterge avec de l'hydromel ; lorsque les ulcères sont bien détergés, on applique dessus quelque poudre astringente. Si la dent cause de la douleur, et si l'on juge à propos de la tirer, parce que les médicaments n'y font rien, il faut auparavant la déchausser et l'ébranler, et continuer jusqu'à ce qu'elle vacille bien ; car il y a un danger extrême à arracher une dent qui est ferme dans son alvéole, et on court risque de déplacer la mâchoire. Le danger est encore plus grand, si c'est une dent de la mâchoire supérieure qu'on doit arracher ; il est à craindre que l'ébranlement ne s'étende jusqu'aux tempes ou aux yeux. Lorsque la dent vacille suffisamment, il faut l'arracher, s'il est possible, avec les doigts, ou avec le davier, si on ne peut en venir à bout autrement. Si la dent est cariée, on doit auparavant en remplir la cavité de charpie ou de plomb accommodé pour cela, de crainte que la dent ne se brise sous l'instrument. Il faut tirer le davier perpendiculairement, afin que les racines de la dent, venant à s'incliner, ne brisent, en quelque point, l'os spongieux dans lequel la dent est implantée. Cet accident est fort à craindre, surtout pour les dents courtes, qui ont des racines ordinairement plus longues que les autres. Souvent, lorsqu'on ne peut pas bien saisir la dent avec le davier, ou lorsqu'on la manque après l'avoir saisie, le davier se

quid ex osse fractum esse. Ergo specillo conquirenda est testa, quæ recessit, et vulsella protrahenda est : si non sequitur, incidi gingiva debet, donec labans ossis testa recipiatur. Quod si factum statim non est, indurescit extrinsecus maxilla, ut his hiare non possit. Sed imponendum calidum ex farina et fico cataplasma est, donec ibi pus moveatur : tum incidi gingiva debet. Pus quoque multum profluens, ossis fracti nota est. Itaque etiam tum id extrahi convenit. Nonnunquam etiam, eo læso, fistula fit: quæ eradi debet. Dens autem scaber, qua parte niger est, radendus est, illinendusque rosæ flore contrito, cui galla quarta pars et altera myrrhæ sit adjecta : continendumque ore crebro vinum meracum. Atque in eo casu velandum caput, ambulatione multa, frictione capitis, cibo non acri utendum est. At si ex ictu vel alio casu aliqui labant dentes, auro cum iis, qui bene hærent, vinciendi sunt; continendaque ore reprimentia, ut vinum, in quo malicorium decoctum, aut in quod galla candens conjecta sit. Si quando etiam in pueris ante alter dens nascitur, quam prior excidat, is qui cadere debuit, circumpurgandus et evellendus est ; is, qui natus est, in locum prioris quotidie digito adurgendus, donec ad justam magnitudinem perveniat. Quotiescumque dente exemto radix relicta est, protinus ea quoque ad id facto forfice, quam ῥιζάγραν Græci vocant, eximenda est.

De tonsillis induratis.

2. Tonsillas autem, quæ post inflammationes induruerunt, ἀντιάδες autem a Græcis appellantur, cum sub levi tunica sint, oportet digito circumradere et evellere : si ne sic quidem resolvuntur, hamulo excipere, et scalpello excidere : tum ulcus aceto eluere , et illinere vulnus

prend à la mâchoire et en emporte une esquille. Si le sang coule en quantité plus qu'ordinaire, on peut être sûr qu'il y a quelque partie de l'os brisée. Il faut donc chercher, avec une sonde, l'esquille qui est détachée, et l'emporter avec une pince; si on ne peut la tirer de cette manière, il faut faire une incision à la gencive, pour découvrir l'esquille et l'emporter. Si l'on n'y procède pas sur-lechamp, il survient à la mâchoire une fluxion considérable qui empêche d'ouvrir la bouche. Alors, il faut appliquer sur la joue un cataplasme chaud, fait avec la farine et les figues; en continuer l'usage jusqu'à ce que la gencive suppure, puis l'ouvrir par une incision. S'il s'écoule beaucoup de pus, c'est encore une marque qu'il y a fracture à l'os, et il faut en retirer l'esquille qui est détachée. Quelquefois la lésion de l'os occasionne une fistule qu'il faut attaquer avec la rugine. Si les dents sont noires et couvertes de tartre, il faut les nettoyer avec un instrument convenable ; puis les frotter avec un opiat composé de feuilles de roses pilées avec un quart de noix de galle et autant de myrrhe; il faut aussi se rincer souvent la bouche avec du vin pur ; se tenir la tête bien couverte ; se promener beaucoup ; se faire faire des frictions sur la tête, et éviter tous les aliments âcres. Si c'est à la suite d'un coup, ou d'une chute, que quelques dents soient ébranlées, il faut les raffermir, en les attachant, par le moyen d'un fil d'or, avec celles qui tiennent bien, et garder dans la bouche quelque liqueur astringente, comme du vin dans lequel on aura fait bouillir de l'écorce de grenade, ou jeté de la noix de galle brûlante. Chez les enfants, si une dent pousse avant que la première soit tombée, il faut déchausser et arracher celle-ci, et presser tous les jours avec le doigt celle qui pousse , jusqu'à ce qu'elle ait acquis une grandeur convenable. Lorsque la racine d'une dent qu'on a arrachée est restée dans l'alvéole, il faut la tirer sur-le-champ, avec un davier fait exprès pour cela, et que les Grecs appellent *rhizagra.*

Du squirrhe des amygdales.

2. Si les amygdales, que les Grecs appellent *antiades*, sont restées squirrheuses à la suite d'une inflammation, comme elles ne sont recouvertes que d'une membrane fort mince, il faut les détacher tout autour avec les doigts et les emporter; si on n'en peut venir à bout de cette sorte, il faut les saisir avec un crochet et les exciser avec le bistouri. On lave

...m medicamento, quo sanguis supprimitur.

De uva.

3. Uva, si cum inflammatione descendit, dolorique est, et subrubicundi coloris, præcidi sine periculo non potest : solet enim multum sanguinem effundere : itaque melius est iis uti, quæ alias proposita sunt. Si vero inflammatio quidem nulla est, nihilominus autem ea ultra justum modum a pituita deducta est, et tenuis, acuta, alba est, præcidi debet: itemque, si ima, livida et crassa; summa tenuis est. Neque quidquam commodius est, quam vulsella prehendere, sub eaque, quod volumus, excidere. Neque enim ullum periculum est, ne plus minusve præcidatur ; cum liceat tantum infra vulsellam relinquere, quantum inutile esse manifestum est ; idque præcidere, quo longior uva est, quam esse naturaliter debet. Post curationem, eadem facienda sunt quæ in tonsillis proxime posui.

De lingua.

4. Lingua vero quibusdam cum subjecta parte a primo natali die juncta est; qui ob id ne loqui quidem possunt. Horum extrema lingua vulsella prehendenda est, sub eaque membrana incidenda : magna cura habita, ne venæ quæ juxta sunt, violentur, et profusione sanguinis noceant. Reliqua curatio vulneris in prioribus posita est. Et plerique quidem, ubi consanuerunt, loquuntur. Ego autem cognovi, qui, succisa lingua, cum abunde super dentes eam promeret, non tamen loquendi facultatem consecutus est. Adeo in medicina, etiam ubi perpetuum est, quod fieri debet, non tamen perpetuum est id, quod sequi convenit.

De abscessu sub lingua.

5. Sub lingua quoque interdum aliquid abscedit; quod fere consistit in tunica, doloresque magnos movet. Quod,

ensuite la plaie avec du vinaigre, et on l'enduit de médicaments propres à arrêter l'hémorrhagie.

De la luette.

3. Si la luette est douloureuse, gonflée et enflammée, il y aurait du danger de la couper avec le scalpel ; il pourrait survenir une hémorrhagie considérable ; ainsi il vaut mieux avoir recours aux procédés que nous avons indiqués ailleurs. Mais si, sans être enflammée, elle descend plus bas qu'elle ne devrait, parce qu'elle est gorgée de pituite; si elle est grêle, pointue et d'une couleur blanche, il faut la couper. On doit encore en faire autant si elle est livide, épaisse par en bas, et grêle par en haut. Pour cela, il n'y a rien de mieux que de la saisir avec une pince, et de couper en dessous ce qu'on juge à propos d'emporter. On n'est point exposé de cette sorte à couper plus ou moins qu'il ne faut, puisqu'on est le maître de ne laisser au-dessous de la pince que ce qu'il y a de trop, et par là de n'emporter que ce qui excède sa longueur ordinaire. L'excision faite, on se conduit pour le reste comme dans l'extirpation des amygdales.

De la langue.

4. La langue, chez certains sujets, se trouve dès la naissance adhérente aux parties sous-jacentes ; de sorte qu'il en résulte impossibilité de parler. Dans ce cas, il faut saisir l'extrémité de cet organe avec une pince, et couper la membrane qui est en dessous, ayant bien soin de ne point ouvrir les veines qui sont à côté ; car il surviendrait une hémorrhagie qui pourrait avoir des suites fâcheuses. Le reste du pansement est le même que celui des articles précédents. La plupart des sujets parlent, dès qu'ils sont guéris des suites de cette opération. J'ai cependant connu une personne à laquelle on l'avait faite et qui ne put parler, quoiqu'elle portât la langue bien au-delà des dents. Tant il est vrai en médecine que l'effet ne répond pas toujours à ce qu'on a lieu d'attendre, lors même qu'on a fait tout ce que les règles de l'art prescrivent.

De l'abcès qui se forme sous la langue.

5. Il se forme quelquefois sous la langue un abcès qui est ordinairement enkysté, et qui cause beaucoup de douleur. Si cet abcès est petit, il suffit d'y donner

si exiguum est, incidi semel satis est ; si majus, summa cutis usque ad tunicam excidenda est, deinde utrimque oræ hamulis excipiendæ, et tunica, undique circumdata, liberanda est : magna diligentia per omnem curationem habita, ne qua major vena incidatur.

De labris

6. Labra autem sæpe finduntur ; eaque res habet cum dolore etiam hanc molestiam, quod sermo prohibetur ; qui subinde eas rimas cum dolore diducendo sanguinem citat. Sed has, si in summo sunt, medicamentis curare commodius est, quæ ad ulcera oris fiunt ; si vero altius descenderunt, necessarium est tenui ferramento adurere, quod spathæ simile, quasi transcurrere, non imprimi debet. Postea facienda eadem sunt, quæ in auribus adustis exposita sunt.

CAPUT XIII. — DE CERVICIS VITIO.

At in cervice, inter cutem et asperam arteriam, tumor increscit. (βρογχοκήλην Græci vocant), quo modo caro hebes, modo humor aliquis, melli aquæve similis, includitur ; interdum etiam minutis ossibus pili immixti. Ex quibus quidquid est, tunica continetur. Potest autem adurentibus medicamentis curari : quibus summa cutis cum subjecta tunica exeditur. Quo facto, sive humor est, profluit ; sive quid densius, digitis educitur : tum ulcus sub linamentis sanescit. Sed scalpelli curatio brevior est. Medio tumore una linea inciditur usque ad tunicam ; deinde vitiosus sinus ab integro corpore digito separatur, totusque cum velamento suo eximitur ; tum aceto, cui vel salem vel nitrum aliquis adjecit, eluitur ; oræque una sutura junguntur ; ceteraque eadem, quæ in aliis suturis, superinjiciuntur ; leniter deinde, ne fauces urgeat, deligatur. Si quando autem tunica eximi non potuerit, intus inspergenda adurentia, linamentisque id curandum est, et ceteris pus moventibus.

un coup de lancette ; mais s'il est considérable il faut inciser les téguments jusqu'au kyste ; saisir ensuite de part et d'autre, avec de petits crochets, les bords de l'incision, et séparer le kyste qui est adhérent de tous côtés. Il faut dans cette opération éviter soigneusement d'ouvrir quelque gros vaisseau.

Des lèvres.

6. Les lèvres sont sujettes à se fendre ; et, outre la douleur dont ce mal est accompagné, il a encore cette incommodité qu'il empêche de parler ; car, lorsqu'on veut proférer quelques paroles, la fente en s'élargissant devient douloureuse et saignante. Si ces fissures sont superficielles, il convient de les traiter avec les médicaments dont on se sert pour les ulcères de la bouche ; mais, si elles sont profondes, il est nécessaire de les brûler avec un instrument de fer mince, et fait en forme de spatule, qu'on fait glisser dans la fissure sans appuyer dessus ; on panse ensuite comme dans la cautérisation des oreilles.

CHAPITRE XIII. — DES MALADIES DE LA GORGE.

Il survient quelquefois au cou, entre la peau et la trachée-artère, une tumeur que les Grecs appellent *bronchocèle*, et qui renferme tantôt une chair inerte, tantôt une humeur semblable à du miel ou à de l'eau, et d'autres fois des poils mêlés avec de petits os. Quelle que soit la matière contenue dans cette tumeur, elle est renfermée dans un kyste. On peut, par l'application d'un caustique, ouvrir les téguments et le kyste, et donner issue à la matière, qui s'écoule d'elle-même si c'est une humeur, ou qu'on peut retirer avec les doigts si elle est d'une plus grande consistance. On panse ensuite la plaie avec de la charpie : mais la voie la plus courte est celle du bistouri. On fait dans le milieu de la tumeur une incision longitudinale qui pénètre jusqu'au kyste, qu'on détache ensuite des parties saines avec les doigts, et qu'on emporte tout entier avec les matières qu'il renferme. Cela fait, on lave la plaie avec du vinaigre, dans lequel on a mêlé du sel ou du nitre. On réunit les lèvres de la plaie par un point de suture ; on y applique les médicaments usités dans ces sortes de cas, et l'on assure le tout par un bandage que l'on ne doit pas trop serrer pour ne pas gêner la respiration. Si l'on n'a pas pu emporter le kyste, on introduit dans sa cavité des cathérétiques qui le consument, et on panse la plaie avec la charpie et les suppuratifs.

CAPUT XIV. — DE UMBILICI VITIIS.

Sunt etiam circa umbilicum plura vitia ; de quibus, propter raritatem, inter auctores parum constat. Verisimile est autem, id a quoque prætermissum, quod ipse non cognoverat : a nullo id, quod non viderat, fictum. Commune omnibus est, umbilicum indecore prominere ; causæ requiruntur. Meges tres has posuit : modo intestinum eo irrumpere, modo omentum, modo humorem. Sostratus nihil de omento dixit ; duobus iisdem adjecit, carnem ibi interdum increscere ; eamque modo integram esse, modo carcinomati similem. Gorgias ipse quoque omenti mentionem omisit ; sed eadem tria causatus, spiritum quoque interdum eo dixit irrumpere. Heron, omnibus his quatuor positis, et omenti mentionem habuit, et ejus, quod simul et omentum et intestinum habuerit. Quid autem horum sit, his indiciis cognoscitur. Ubi intestinum prolapsum est, tumor neque durus, neque mollis est ; omni frigore minuitur ; non solum sub omni calore, sed etiam retento spiritu crescit ; sonat interdum ; atque , ubi resupinatus est aliquis, delapso intestino, ipse desidit. Ubi vero omentum est, cetera similia sunt ; tumor mollior, et ab ima parte latus, extenuatus in verticem est : si quis apprehendit, elabitur. Ubi utrumque est, indicia quoque mixta sunt, et inter utrumque mollities. At caro durior est, semperque etiam resupinato corpore tumet, prementique non cedit, prioribus facile cedentibus. Si vitiosa est, easdem notas habet, quas in carcinomate exposui. Humor autem, si premitur, circumfluit. At spiritus pressus cedit, sed protinus redit ; resupinato quoque corpore tumorem in eadem figura tenet. Ex his id , quod ex spiritu vitium est, medicinam non admittit. Caro quoque, carcinomati similis, cum periculo tractatur : itaque omittenda est. Sana excidi debet ; idque vulnus linamentis curari. Humorem quidam vel inciso summo tumore effundunt, et vulnus iisdem lina-

CHAPITRE XIV.—DES MALADIES DU NOMBRIL.

L'ombilic est sujet à plusieurs maladies, sur la nature desquelles les auteurs sont peu d'accord entre eux ; et cela vraisemblablement parce que ces maladies étant assez rares, chacun n'a parlé que de celles qu'il connaissait, et n'a rien dit de celles qu'il n'avait pas vues. Tous font mention de l'intumescence difforme de cette partie , mais ils varient sur ses causes. Mégès en compte trois espèces, dont l'une est causée par l'intestin, l'autre par l'épiploon, et la troisième par un amas d'humeur. Sostrate ne dit rien de l'épiploon ; mais aux deux autres il en ajoute une troisième, qui est produite par des chairs superflues, qui quelquefois sont saines, et quelquefois carcinomateuses. Gorgias ne parle pas non plus de l'épiploon ; mais, en admettant les trois autres, il en ajoute une quatrième, qui est causée par des vents. Héron, à ces quatre dernières, en joint deux autres ; savoir, celle de l'épiploon et celle qui est produite tout à la fois par l'épiploon et par l'intestin. Voici les signes par lesquels on peut reconnaître chacune de ces espèces. Si c'est l'intestin qui fait hernie, la tumeur n'est ni dure, ni molle ; le froid la fait diminuer ; elle augmente par la chaleur, et quand on retient sa respiration : on entend quelquefois au-dedans un certain bruit ; lorsque le malade se couche sur le dos, l'intestin rentre et la tumeur disparaît. Si c'est l'épiploon, outre les signes dont nous venons de parler, la tumeur est plus molle ; elle va toujours en diminuant jusqu'à son sommet ; et si on y porte la main, on sent l'épiploon glisser dessous. Lorsque c'est l'intestin et l'épiploon, les signes sont mixtes, et la mollesse de la tumeur tient de l'une et de l'autre espèce. Si c'est une excroissance de chair, la tumeur est plus dure ; elle persiste lorsque le malade se couche sur le dos ; elle ne cède point quand on la touche ; tandis que les trois premières cèdent facilement. Si ces chairs sont viciées, les signes sont les mêmes que ceux du carcinôme. Si c'est un amas d'humeur, lorsqu'on appuie dessus, on sent une fluctuation ; si ce sont des vents, la tumeur cède lorsqu'on la presse, mais reparaît sur-le-champ dès qu'on cesse de la presser : de plus, elle ne change point de figure lorsque le malade se couche sur le dos. Parmi ces différentes espèces de tumeurs , celle qui est produite par des vents ne peut se guérir ; il est dangereux de toucher à celle qui est causée par des chairs carcinomateuses ; mais si les chairs

mentis curant. In reliquis variæ sententiæ sunt. Ac resupinandum quidem corpus esse, res ipsa testatur ; ut in uterum, sive intestinum, sive omentum est, delabatur. Sinus vero umbilici, tum vacuus, a quibusdam duabus regulis exceptus est, vehementerque earum capitibus deligatis, ibi emoritur : a quibusdam, ad imum acu trajecta, duo lina ducente, deinde utriusque lini duobus capitibus diversæ partes adstrictæ ; quod in uva quoque oculi fit : nam sic id, quod supra vinculum est, moritur. Adjecerunt quidam, ut, antequam vincirent, summum una linea inciderent ; quo facilius digito demisso, quod illuc irrupisset, depellerent : tum deinde vinxerunt. Sed abunde est, jubere spiritum continere, ut tumor, quantus maximus esse potest, se ostendat ; tum imam basim ejus atramento notare ; resupinatoque homine, digitis tumorem eum premere ; ut, si quid delapsum non est, manu cogatur ; post hæc, umbilicum attrahere, et, qua nota atramenti est, lino vehementer adstringere ; deinde partem superiorem aut medicamentis, aut ferro adurere, donec emoriatur ; atque ut cetera usta, ulcus nutrire. Idque non solum ubi intestinum, vel omentum, vel utrumque est ; sed etiam, ubi humor est, optime proficit. Sed ante quædam visenda sunt, ne quod ex vinculo periculum sit. Nam curationi neque infans, neque aut robustus annis, aut senex aptus est ; sed a septimo fere anno ad quartumdecimum. Deinde ei corpus idoneum est id, quod integrum est : at quod mali habitus est, quodque papulas, impetigines, similiaque habet, idoneum non est. Levibus quoque tumoribus facile subvenitur : at in eorum qui nimis magni sunt, curatione periculum est. Tempus autem anni et autumnale, et hibernum vitandum est : ver idoneum maxime est : ac prima æstas non aliena est. Præter hæc, abstinere pridie debet. Neque id satis est : sed alvus quoque ei ducenda est ; quo facilius omnia, quæ excesserunt, intra uterum considant.

sont saines, il faut les exciser, et panser la plaie avec la charpie. Si c'est un amas d'humeur, il faut, selon quelques-uns, l'évacuer en faisant une incision au sommet de la tumeur, et panser la plaie comme nous venons de le dire. Pour ce qui concerne les autres espèces de tumeurs, les sentiments sont partagés. On sent bien, sans qu'il soit besoin de le dire, que d'abord le malade doit être couché sur le dos pour que l'intestin ou l'épiploon puisse rentrer dans le ventre. Quant au sac ombilical qui reste, et qui est vide alors, quelques-uns conseillent d'y faire deux ligatures qu'on serre fortement, et de le laisser tomber de cette sorte en sphacèle. D'autres le percent à sa partie inférieure avec une aiguille enfilée d'un double fil, avec lequel ils serrent ensuite, en sens contraire, le sac ombilical, ainsi que cela se pratique dans l'opération du staphylôme. Par ce moyen on détruit la partie du sac qui est au-dessus de la ligature. D'autres, avant de lier le sac, veulent qu'on fasse une incision à la partie supérieure afin de pouvoir repousser plus facilement avec le doigt ce qu'il contient ; après quoi ils font la ligature. Mais il suffit d'ordonner au malade de retenir sa respiration afin que la tumeur devienne aussi considérable qu'il est possible : on trace ensuite à son extrémité inférieure une ligne avec de l'encre ; on fait coucher le malade sur le dos ; on porte la main sur la tumeur afin de faire la réduction de ce qui est encore dehors ; et, lorsque tout est rentré, on tire le sac ombilical, et on y fait une forte ligature à l'endroit qu'on a marqué avec l'encre. On applique ensuite les caustiques, ou le cautère actuel, sur tout ce qui se trouve au-dessus de la ligature, jusqu'à mortification complète, et on panse l'ulcère comme dans les autres cautérisations. Cette méthode réussit parfaitement, non-seulement dans la hernie de l'intestin ou de l'épiploon, ou de l'un et de l'autre, mais encore dans la tumeur qui est produite par un amas d'humeur. Mais, avant d'en venir à la ligature, il faut voir s'il n'y a point de danger à la faire. On ne doit la tenter ni sur un enfant, ni sur un homme qui est dans la force de l'âge, ni sur un vieillard. L'âge le plus propre est depuis six ans jusqu'à quatorze : il faut que le sujet soit sain et d'un bon tempérament ; qu'il n'ait ni dartre, ni gale, ni autre maladie semblable. Cette méthode, d'ailleurs, n'est bonne que dans les tumeurs légères ; mais elle serait dangereuse dans celles qui sont considérables. Il ne faut pas non plus entreprendre cette opération en automne ni en hiver, mais au printemps, qui est la saison la plus avantageuse, ou au commencement de l'été. Le malade doit faire abstinence la veille, et prendre des lavements afin que les parties qui sont sorties rentrent toutes plus facilement dans le ventre.

CAPUT XV. — QUOMODO AQUA HYDROPICIS EMITTATUR.

Aquam iis, qui hydropici sunt, emitti oportere, alias dixi. Nunc quemadmodum, id fiat, dicendum est. Quidam autem sub umbilico, fere quatuor interpositis digitis a sinistra parte ; quidam ipso umbilico perforato, id facere consuerunt ; quidam, cute primum adusta, deinde interiore abdomine inciso ; quia quod per ignem divisum est, minus celeriter coit. Ferramentum autem demittitur, magna cura habita, ne qua vena incidatur. Id tale esse debet, ut fere tertiam digiti partem latitudo mucronis impleat ; demittendumque ita est, ut membranam quoque transeat, qua caro ab interiore parte finitur : eo tum plumbea aut ænea fistula conjicienda est, vel recurvatis in exteriorem partem labris, vel in media circumsurgente quadam mora ; ne tota intus delabi possit. Hujus ea pars, quæ intra, paulo longior esse debet, quam quæ extra ; ut ultra interiorem membranam procedat. Per hanc effundendus humor est : atque ubi major pars ejus evocata est, claudenda demisso linteolo fistula est, et in vulnere, si id ustum non est, relinquenda. Deinde per insequentes dies circa singulas heminas emittendum, donec nullum aquæ vestigium appareat. Quidam tamen etiam non usta cute, protinus fistulam recipiunt, et super vulnus spongiam expressam deligant : deinde postero die rursus fistulam demittunt (quod recens vulnus paulum diductum patitur), ut, si quid humoris superest, emittatur ; idque bis ita fecisse contenti sunt.

CHAPITRE XV. — MANIÈRE D'ÉVACUER LES EAUX DANS L'HYDROPISIE.

J'ai déjà dit ailleurs qu'il fallait vider les eaux dans l'hydropisie ; il me reste à expliquer maintenant comment se fait cette évacuation. Quelques-uns percent les téguments à gauche, à quatre doigts de distance au-dessous de l'ombilic ; d'autres les percent à l'ombilic même ; quelques autres cautérisent d'abord les téguments extérieurs, et percent ensuite la membrane intérieure de l'abdomen, parce que la réunion des chairs se fait moins promptement dans les parties sur lesquelles on a porté le feu. Il faut enfoncer l'instrument avec beaucoup de précaution, pour ne point ouvrir de vaisseau. Cet instrument doit être fait de façon que le tranchant ait environ trois quarts de doigt de largeur. Il faut le plonger assez avant pour que les téguments et le péritoine soient percés : on introduit ensuite dans l'ouverture une canule de plomb ou d'airain, dont les bords soient recourbés extérieurement à sa partie supérieure, ou qui soit muni dans son milieu d'un cercle qui l'empêche de pénétrer entièrement dans le ventre. La partie qu'on plonge dans l'abdomen doit être un peu plus longue que celle qui est en dehors, afin qu'elle puisse aller au-delà du péritoine. On laisse couler les eaux à travers cette canule jusqu'à ce que la plus grande partie en soit évacuée ; après quoi on bouche la canule avec du linge qu'on y introduit, et on la laisse dans la plaie, si on ne s'est point servi de caustique. Les jours suivants on vide environ une hémine d'eau chaque fois, jusqu'à ce qu'il n'en reste plus. D'autres veulent, quand bien même on n'aurait pas employé de caustique, qu'on retire la canule sur-le-champ, et appliquent à l'endroit de la ponction une éponge mouillée qu'ils maintiennent par le moyen d'un bandage convenable ; le lendemain, ils enfoncent de nouveau la canule, en écartant un peu les bords de la plaie qui est encore récente, et ils évacuent ce qui reste d'eau, en s'y prenant ainsi seulement à deux fois.

CAPUT XVI. — DE VENTRE PERFORATO, ET INTESTINIS VULNERATIS.

Nonnunquam autem venter ictu aliquo perforatur ; sequiturque, ut intestina evolvantur. Quod ubi incidit, protinus considerandum est, an integra ea sint; deinde, an iis color suus maneat. Si tenuius intestinum perforatum est, nihil profici posse, jam retuli. Latius intestinum sui potest : non quod certa fiducia sit ; sed quod dubia spes, certa desperatione sit potior : interdum enim glutinatur. Tum, si utrumlibet intestinum lividum, aut pallidum, aut nigrum est, quibus illud quoque necessario accedit, ut sensu careat, medicina omnis inanis est. Si vero adhuc ea sui coloris sunt, cum magna festinatione succurrendum est : momento enim alienantur, externo et insueto spiritu circumdata. Resupinandus autem homo est, coxis erectioribus ; et, si angustius vulnus est, quam ut intestina commode refundantur, incidendum est, donec satis pateat ; ac, si jam sicciora intestina sunt, perluenda aqua sunt, cui paulum admodum olei sit adjectum. Tum minister oras vulneris leniter diducere manibus suis, vel etiam duobus hamis, interiori membranæ injectis, debet : medicus priora semper intestina, quæ posteriora prolapsa sunt, condere, sic, ut orbium singulorum locum servet. Repositis omnibus, leniter homo concutiendus est : quo fit, ut per se singula intestina in suas sedes diducantur, et in his considant. His conditis, omentum quoque considerandum est : ex quo, si quid jam nigri et emortui est, forfice excidi debet : si quid integrum est, leniter super intestina deduci. Sutura autem, neque summæ cutis, neque interioris membranæ per se, satis proficit ; sed utriusque : et quidem duobus linis injicienda est, spissior quam alibi ; quia et rumpi facilius motu ventris potest, et non æque magnis inflammationibus pars ea exposita est. Igitur in duas acus fila conjicienda, eæque duabus manibus tenendæ ; et prius interiori membranæ sutura injicienda est, sic, ut sinistra manus in dex-

CHAPITRE XVI. — DES PLAIES DU BAS-VENTRE QUI PÉNÈTRENT A L'INTÉRIEUR, ET DE LA BLESSURE DES INTESTINS.

Les plaies du bas-ventre pénètrent quelquefois à l'intérieur, ce qui donne lieu aux intestins de s'échapper. Lorsque cet accident arrive, il faut examiner sur-le-champ si les intestins ne sont point blessés, et s'ils conservent leur couleur naturelle. Si les intestins grêles sont percés, j'ai déjà dit qu'il n'y avait pas de remède. Les gros intestins peuvent se recoudre ; leurs blessures, cependant, ne se guérissent pas toujours ; mais comme cela a lieu quelquefois, il vaut mieux en tenter la cure, quoique douteuse, que d'abandonner le malade à une mort certaine. Si néanmoins la partie des intestins qui est sortie du bas-ventre se trouve livide, pâle, ou noire, et privée par conséquent de sentiment, tous les secours sont superflus. S'ils conservent encore leur couleur naturelle, il faut opérer sur-le-champ, et ne pas perdre un instant, car étant exposés à l'air extérieur, auquel ils ne sont point accoutumés, ils peuvent s'altérer d'un moment à l'autre. On fait coucher le blessé sur le dos, les cuisses élevées, et on dilate la plaie si elle n'est point assez large pour qu'on puisse faire rentrer commodément les intestins. S'ils paraissent secs, on les lavera avec de l'eau, à laquelle on aura ajouté un peu d'huile. Alors un aide écartera doucement les lèvres de la plaie avec les doigts ou bien avec deux crochets qu'on aura adaptés au péritoine. Le chirurgien commencera par faire rentrer les intestins qui sont sortis les derniers, en observant de suivre leurs circonvolutions. Lorsque tout est rentré, il faut agiter doucement le malade afin que les intestins se remettent dans leur situation naturelle, et qu'ils y restent. Après la réduction des intestins, il faut examiner l'épiploon, et couper avec des ciseaux les parties qui se trouveraient noires et sphacélées, et replacer doucement sur les intestins celles qui sont saines. Il ne suffit pas de recoudre simplement la peau ou le péritoine, il faut les comprendre tous les deux, et même avec un fil double, de manière que la suture soit plus forte que dans les autres plaies, parce qu'il n'est pas d'endroit où elle puisse se rompre plus facilement à cause du mouvement du ventre, et qu'on n'a point à craindre qu'il y survienne d'inflammation considérable. On prend donc deux aiguilles chargées chacune d'un fil double ; on en tient une de chaque main, et commençant par le péritoine, qui doit être cousu le premier, on passe l'aiguille de la main gauche

teriore ora, dextra in sinisteriore a principio vulneris orsa, ab interiore parte in exteriorem acum immittat; quo fit, ut ab intestinis ea pars semper acuum sit, quæ retusa est. Semel utraque parte trajecta, permutandæ acus inter manus sunt, ut ea sit in dextra, quæ fuit in sinistra, ea veniat in sinistram, quam dextra continuit : iterumque eodem modo per oras immittendæ sunt ; atque ita tertio et quarto, deincepsque permutatis inter manus acubus plaga includenda. Post hæc, eadem fila, eædemque acus ad cutem transferendæ, similique ratione ei quoque parti sutura injicienda; semper ab interiore parte acubus venientibus, semper inter manus trajectis : dein glutinantia injicienda. Quibus aut spongiam, aut succidam lanam ex aceto expressam accedere debere, manifestius est, quam ut semper dicendum sit. Impositis his, leniter deligari venter debet.

dans le côté droit de la plaie, à son origine; et l'aiguille de la droite dans le côté gauche ; on pique le péritoine de dedans en dehors, afin que la pointe de l'aiguille soit toujours éloignée des intestins. Lorsqu'on a ainsi arrêté les deux bords de la plaie par un point de suture, on change les aiguilles de main, de sorte que l'on tient de la droite celle que l'on tenait auparavant de la gauche ; et de la gauche celle que l'on tenait de la droite. On fait un second point de suture avec ces deux aiguilles comme la première fois ; on en fait ensuite un troisième, un quatrième, et ainsi consécutivement, changeant à chaque point les aiguilles de main jusqu'à ce que l'ouverture du péritoine soit entièrement cousue et fermée. Après cela on passe les mêmes fils et les mêmes aiguilles dans la peau, et on la coud comme le péritoine, en observant toujours de porter la pointe de l'aiguille de dedans en dehors, et de changer les aiguilles de main à chaque point que l'on fait. Les deux sutures étant finies, on applique dessus des médicaments agglutinatifs qu'on recouvre d'une éponge, ou de laine nouvelle trempée dans du vinaigre : ce qui s'entend assez, sans qu'il soit toujours besoin de le répéter. On assure le tout par le moyen d'un bandage qu'on place autour du ventre, et qu'il faut avoir soin de ne pas trop serrer.

CAPUT XVII. — DE INTERIORE MEMBRANA ABDOMINIS RUPTA.

1. Interdum tamen vel ex ictu aliquo, vel retento diutius spiritu, vel sub gravi fasce, interior abdominis membrana, superiore cute integra, rumpitur. Quod feminis quoque ex utero sæpe evenire consuevit : fitque præcipue circa ilia. Sequitur autem, cum superior caro mollis sit, ut non satis intestina contineat, hisque intenta cutis indecore intumescat. Atque id quoque aliter ab aliis curatur. Quidam enim per acum duobus linis ad imam basim immissis sic utrimque devinciunt, quemadmodum et in umbilico, et in uva positum est, ut, quidquid super vinculum est, emoriatur. Quidam medium tumorem excidunt, ad similitudinem myrtacei folii ; quod semper eodem modo servandum esse, jam posui : et tum oras sutura jungunt. Commodissimum est autem, resupinato corpore, experiri manu, qua

CHAPITRE XVII. — DE LA RUPTURE DU PÉRITOINE.

1. Le péritoine se rompt quelquefois sans que les téguments extérieurs se trouvent endommagés ; ce qui provient ou de quelque coup dans le bas-ventre, ou de la respiration trop long-temps retenue, ou de quelque fardeau trop pesant qu'on a porté. La trop grande distension de la matrice chez les femmes occasionne souvent aussi cette rupture, qui a lieu principalement vers les régions iliaques. Comme les téguments extérieurs prêtent aisément, les intestins mal retenus poussent en avant la peau, qui prend une intumescence difforme. Les sentiments sont très-partagés au sujet de la cure de cette espèce de hernie. Quelques-uns percent la tumeur à sa base avec une aiguille, et y font une ligature avec deux fils, comme dans l'opération du staphylôme et de la hernie ombilicale, afin de faire tomber la partie du sac qui est en-dessus de la ligature. D'autres font dans le milieu de la tumeur une incision en forme de feuille de myrte, ce qu'il faut toujours observer, comme je l'ai déjà dit; et réunissent ensuite les bords de la plaie avec une su

parte is tumor maximeque cedat, quia necesse est, ea parte rupta membrana sit; quaque integra est, ea magis obnitatur : tum, qua rupta videbitur, immittendæ scalpello duo lineæ sunt, ut, exciso medio, interior membrana utrimque recentem plagam habeat; quia quod vetus est, sutura non coit. Loco patefacto, si qua parte membrana non novam plagam, sed veterem habet, tenuis excidenda habena est, quæ tantum oras ejus exulceret. Cetera, quæ ad suturam, reliquamque curationem pertinent, supra comprehensa sunt.

De varicibus ventris.

2. Præter hæc, evenit ut in quorumdam ventribus varices sint, quarum quia nulla alia curatio est, quam quæ in cruribus esse consuevit, tum eam partem explanaturus, hanc quoque eo differo

CAPUT XVIII. — DE TESTICULORUM NATURA, ET MORBIS.

Venio autem ad ea, quæ in naturalibus partibus circa testiculos oriri solent: quæ quo facilius explicem , prius ipsius loci natura paucis proponenda est. Igitur testiculi simile quiddam medullis habent : nam sanguinem non emittunt, et omni sensu carent : dolent autem in ictibus et inflammationibus tunicæ, quibus ii continentur. Dependent vero ab inguinibus per singulos nervos , quos κρεμαστῆρας Græci nominant : cum quorum utroque binæ descendunt et venæ et arteriæ. Hæc autem tunica conteguntur tenui, nervosa, sine sanguine, alba, quæ ἐλυτροειδής a Græcis nominatur. Super eam valentior tunica est, quæ interiori vehementer parte ima inhæret : δαρτον Græci vocant. Multæ deinde membranulæ venas et arterias, eosque nervos comprehendunt ; atque inter duas quoque tunicas superioribus partibus leves parvulæque sunt. Hactenus propria utri-

ture. Mais le plus sûr est de faire coucher le malade sur le dos, et de porter ensuite la main sur la *tumeur* pour découvrir l'endroit où elle résiste le moins, parce que c'est sûrement là que doit se trouver la rupture du péritoine, et que la tumeur doit être plus rénitente dans les endroits où il se trouve entier. Lorsqu'on a ainsi découvert le lieu où répond la rupture du péritoine, il faut y faire une incision qui pénètre jusqu'à cette membrane, dont on rafraichit en même temps la plaie ; parce que la suture ne peut réunir les bords d'une plaie qui est ancienne. S'il arrivait qu'après avoir mis le péritoine à découvert, on vît qu'une partie des bords de sa rupture n'ont pas été rafraichis, il faudrait avec le bistouri en enlever une bandelette fort mince, et qui ne fît que les effleurer. On se conduit pour la suture et le reste du pansement comme il a été dit ci-dessus.

Des varices du ventre.

2. On voit aussi quelquefois des varices survenir au bas-ventre; mais comme leur cure n'est pas différente de celle des varices des jambes , lorsque je traiterai de celles-ci, je parlerai en même temps des autres.

CHAPITRE XVIII.—DE LA STRUCTURE DES TESTICULES , ET DE LEURS MALADIES.

Je vais exposer maintenant les maladies qui ont lieu aux parties génitales, dans la région des testicules. Mais, pour que l'on comprenne mieux ce que j'ai à en dire, je donnerai auparavant une courte description de ces organes. Leur substance approche de la médullaire, car elle ne renferme point de sang, et est privée de tout sentiment; et si on y éprouve de la douleur, ce n'est que lorsque les membranes qui les enveloppent sont meurtries ou enflammées. Les testicules sont suspendus au-dessous des aines, et soutenus par deux muscles que les Grecs ont appelé *crémastères.* Chacun de ces muscles est accompagné de deux veines, et de deux artères. Toutes ces parties sont recouvertes d'une membrane fort mince, nerveuse, dépourvue de sang, blanche, et que les Grecs appellent *élytroïde.* Par-dessus cette tunique, il y en a une autre plus épaisse, et qui est fortement attachée à la première par sa partie inférieure; on l'appelle en grec *dartos.* Un grand nombre de petites productions membraneuses, fort minces, comprennent les veines , les artères et les muscles dont il vient d'être parlé ; il s'en

que testiculo et velamenta et auxilia sunt.
Communis deinde utrique omnibusque
interioribus sinus est, qui etiam conspi-
citur à nobis : ὄσχεον Græci, scrotum
nostri vocant. Isque ab ima parte mediis
tunicis leviter innexus, a superiore tantum circumdatus est. Sub hoc igitur
plura vitia esse consuerunt : quæ modo
ruptis tunicis, quas ab inguinibus incipere proposui, modo his integris fiunt.
Si quidem interdum vel ex morbo primum inflammatur, deinde postea pondere abrumpitur ; vel ex ictu aliquo protinus rumpitur tunica, quæ diducere ab
inferioribus partibus intestina debuit :
tum pondere eo devolvitur, aut omentum, aut etiam intestinum : idque ibi reperta via, paulatim ab inguinibus in inferiores quoque partes nisum, subinde
nervosas tunicas et ob id ejus rei patien-
tes, diducit. Ἐντεροκήλην et ἐπιπλοκήλην
Græci vocant : apud nos indecorum, sed
commune his, herniæ nomen est. Deinde
si descendit omentum, nunquam in scroto tumor tollitur, sive inedia fuit ; sive
corpus huc illucve conversum, aut aliquo modo collocatum ; itemque, si retentus est spiritus, non magnopere increscit, tactu vero inæqualis est, et mollis, et lubricus. At si intestinum quoque descendit, tumor is sine inflammatione modo minuitur, modo increscit ;
estque fere sine dolore, et, cum conquiescit aliquis aut jacet, interdum ex
toto desidit, interdum sic dividitur, ut
in scroto exiguæ reliquiæ maneant : at
clamore et satietate, et si sub aliquo pondere is homo nisus est, crescit ; frigore
omni contrahitur, calore diffunditur ; estque tum scrotum et rotundum, et tactu
læve ; idque, quod subest, lubricum est ;
si pressum est, ad inguen revertitur ;
dimissumque, iterum cum quodam quasi
murmure devolvitur. Et id quidem in levioribus malis evenit. Nonnunquam autem stercore accepto vastius tumet, retroque compelli non potest : affertque
tum dolorem et scroto, et inguinibus, et
abdomini ; nonnunquam stomachus quoque affectus primum rufam bilem per os
reddit, deinde viridem, quibusdam etiam

trouve également entre les deux tuniques. Outre ces deux enveloppes qui pro-
tègent chaque testicule, il y en a une
troisième extérieure et commune à tous
les deux ; nous l'appelons *scrotum*, et les
Grecs *oschéon*. Cette dernière tunique est
légèrement adhérente, inférieurement,
aux tuniques intermédiaires ; mais dans
sa partie supérieure, elle ne fait que les
recouvrir. C'est sous le *scrotum* qu'ont
lieu différentes maladies, tantôt avec
rupture des membranes qui, comme je
l'ai dit, viennent des aines, et tantôt
sans cette rupture. Quelquefois le péritoine qui sépare les intestins des parties
inférieures, ayant été pris d'inflammation, cède ensuite au poids qu'il supporte
et rompt : quelquefois il est rompu subitement par quelque coup violent reçu
dans le bas-ventre : alors l'épiploon ou
les intestins tombent par leur propre
poids dans l'aine, où ils trouvent une ouverture dans laquelle ils se glissent, et de
là, faisant effort contre les parties inférieures, ils écartent peu à peu les membranes nerveuses qui se prêtent naturellement à cette dilatation. On appelle en
grec la chute de l'intestin dans le scrotum *entérocèle*, et celle de l'épiploon
épiplocèle. Chez nous on les désigne l'une
et l'autre sous le nom général et peu dé-
cent de hernie. Si c'est l'épiploon qui est
tombé, la tumeur du scrotum ne diminue point, soit qu'on fasse faire abstinence au malade, soit qu'on le tourne et
qu'on le place de différentes façons ; de
plus, lorsqu'il retient son haleine, la tumeur n'augmente pas beaucoup ; elle est
inégale au toucher, molle et glissante.
Dans la descente de l'intestin, lorsque la
tumeur est sans inflammation, tantôt
elle augmente, tantôt elle diminue ; ordinairement elle n'est point douloureuse.
Elle disparaît quelquefois entièrement
si le malade se tient tranquille ou couché
sur le dos, ou du moins elle diminue de
façon qu'on n'en aperçoit plus que quelques restes legers dans le scrotum ; elle
augmente lorsque l'on crie avec force,
que l'on a mangé beaucoup, ou que l'on
porte quelque fardeau pesant. Le froid
la resserre ; le chaud la dilate. Le scrotum est alors tendu, rond, et lisse au toucher ; la tumeur que l'on sent en-dessous
est glissante ; si on la presse avec les
doigts elle remonte vers l'aine ; mais si
on retire la main elle retombe de nouveau
en faisant quelque bruit. Voilà ce qui arrive si le mal est léger ; mais si l'intestin
déplacé est rempli de matière fécale, la
tumeur est d'un volume beaucoup plus
considérable, et il est impossible de la
faire rentrer. On sent des douleurs au
scrotum, aux aines, et dans le bas-ven-

nigram. Integris vero membranis interdum eam partem humor distringit. Atque ejus quoque species duæ sunt. Nam vel inter tunicas is increscit, vel in membranis, quæ ibi circa venas et arterias sunt, ubi eæ gravatæ occalluerunt. Ac ne ei quidem humori, qui inter tunicas est, una sedes est. Nam modo inter summam et mediam, modo inter mediam et imam consistit. Græci, communi nomine, quidquid est, ὑδροκήλην appellant ; nostri, ut scilicet nullis discriminibus satis cognitis, hæc quoque sub eodem nomine, quo priora, habent. Signa autem quædam communia sunt, quædam propria : communia, quibus humor deprehenditur ; propria, quibus locus. Humorem subesse discimus, si tumor est, nunquam ex toto se remittens, sed interdum levior, aut propter famem, aut propter febriculam, maximeque in pueris ; isque mollis est, si non nimius humor subest ; at si is vehementer increvit, remittitur sicut uter repletus et arcte adstrictus : venæ quoque in scroto inflantur ; et, si digito pressimus, cedit humor, circumfluensque id, quod non premitur, attollit, et tanquam in vitro cornuve per scrotum apparet ; isque, quantum in ipso est, sine dolore est. Sedes autem ejus sic deprehenditur. Si inter summam mediamque tunicam est, cum digitis duobus pressimus, paulatim humor inter eos revertens subit : scrotum ipsius albidius est ; si ducitur, aut nihil, aut parvulum intenditur : testiculus ea parte neque visu, neque tacta sentitur. At si sub media tunica est, intentum scrotum magis se attollit, adeo ut superior coles sub tumore eo delitescat. Præter hæc, æque integris tunicis ramex innascitur : κιρσοκήλην Græci appellant. Venæ intumescunt ; eæque intortæ, conglomeratæque a superiore parte, vel ipsum scrotum implent, vel mediam tunicam, vel imam : interdum etiam sub ima tunica, circa ipsum testiculum nervumque ejus increscunt. Ex his eæ, quæ in ipso scroto sunt, oculis patent : eæ vero, quæ mediæ imæve que tunicæ insident, ut magis conditæ non æque quidem cernuntur, sed tamen etiam visui sub

tre ; il est assez ordinaire aussi que l'estomac soit affecté, et alors les malades vomissent de la bile qui est d'abord jaune, ensuite verte, et même quelquefois noire. Il paraît encore quelquefois une tumeur au scrotum, sans que le péritoine ait éprouvé de rupture ; cette tumeur est produite par un amas d'eau. Elle est aussi de deux espèces : car tantôt l'eau s'amasse entre les tuniques des testicules, et tantôt entre les mailles du tissu cellulaire qui environne les veines et les artères spermatiques, où sa pression occasionne une sorte de callosité. L'eau qui s'établit entre les tuniques du testicule n'occupe pas toujours la même place ; car elle se trouve tantôt entre la tunique la plus extérieure et celle du milieu, et tantôt entre celle-ci et la plus intérieure. Les Grecs appellent l'une et l'autre de ces tumeurs *hydrocèle*. Pour nos auteurs, qui ne se sont point assez attachés à distinguer les maladies de cette partie, ils donnent à celles-ci le nom de hernies, comme aux premières. Ces hernies ont des signes qui leur sont communs, et d'autres qui leur sont propres. Les premiers servent à faire connaître qu'elles sont produites par un amas d'humeur ; les seconds, à distinguer le siège de cette même humeur. Nous sommes sûrs que c'est un amas d'eau si la tumeur ne disparaît jamais totalement, et si elle devient seulement plus petite lorsque le malade fait abstinence ou qu'il a un peu de fièvre, surtout chez les enfants. La tumeur est molle s'il n'y a pas beaucoup d'eau épanchée ; mais s'il y en a beaucoup, elle est rénitente, comme une outre remplie et bien serrée. Les veines du scrotum sont aussi tuméfiées. Si l'on presse avec les doigts l'eau cède à la pression, et va gonfler les parties environnantes qui ne sont pas comprimées ; on la voit à travers le scrotum comme au travers d'un verre ou d'une corne transparente. Ces tumeurs ne sont point douloureuses par elles-mêmes. Voici la manière de reconnaître le siège qu'elles occupent. On presse la tumeur avec deux doigts, et si l'eau est épanchée entre la tunique inférieure et celle du milieu, on la sent mouvoir doucement entre les doigts ; le scrotum est plus blanc, et lorsqu'on le tire il ne se tend que très-peu ou pas du tout ; on ne peut, dans cette partie, ni sentir, ni apercevoir le testicule. Si l'eau est renfermée dans la tunique du milieu, le scrotum s'enfle davantage, et la verge est presque entièrement cachée sous la tumeur. Outre ces différentes sortes de hernies, il en est encore une pareillement sans lésion des membranes, et que les Grecs appellent *cirsocèle*. Elle consiste

jectæ sunt : præterquam quod et tumoris aliquid est, pro venarum magnitudine et modo, et id prementi magis renititur, ac per ipsos venarum toros inæquale est; et, qua parte id est, testiculus magis justo dependet. Cum vero etiam super ipsum testiculum nervumque ejus id malum increvit, aliquanto longius testiculus ipse descendit, minorque altero fit, utpote alimento amisso. Raro, sed aliquando caro quoque inter tunicas increscit: σαρκοκή-λην Græci vocant. Interdum etiam ex inflammatione tumet ipse testiculus, ac febres quoque affert; et, nisi celeriter ea inflammatio conquievit, dolor ad inguina atque ilia pervenit, partesque eæ intumescunt; nervus, ex quo testiculus dependet, plenior fit, simulque indurescit. Super hæc inguen quoque nonnunquam ramices implent : βουβωνοκήλην appellant.

dans le gonflement des veines qui, tordues et agglomérées dès leur partie supérieure, viennent remplir ou le scrotum même, ou la tunique moyenne, ou la tunique propre du testicule; quelquefois c'est dans cette dernière tunique, et autour du testicule et du crémaster qu'elles sont étendues. Les varices du scrotum se distinguent à la simple vue; celles de la tunique du milieu et de la tunique inférieure étant plus enfoncées, ne sont pas, à la vérité, aussi apparentes; cependant on ne laisse pas de les apercevoir : et de plus il y a une tumeur plus ou moins volumineuse, selon la grandeur et l'étendue des veines, et qui est fort rénitente au toucher; on sent des inégalités sur le corps même des veines, et le testicule de ce côté pend plus bas que l'autre; si ces varices sont placées sur le corps même du testicule et du muscle crémaster, le testicule pend beaucoup plus bas qu'il ne devrait, et il est plus petit que l'autre parce qu'il reçoit moins de nourriture. Il se forme aussi quelquefois, mais rarement, des excroissances de chair entre les tuniques. Les Grecs appellent cette espèce de hernie *sarcocèle*. Le testicule lui-même se gonfle aussi quelquefois par suite de l'inflammation, accident qui est accompagné de fièvre; et si l'inflammation ne se termine pas promptement, la douleur s'étend jusqu'aux aines et aux flancs : ces parties se gonflent; le muscle qui soutient le testicule se tuméfie et se durcit. Enfin l'aine elle-même devient quelquefois le siége d'une hernie qu'on appelle *bubonocèle*.

CAPUT XIX. — DE TESTICULORUM CURATIONIBUS COMMUNIBUS : ET PRIMO DE INCISIONE ET CURATIONE INGUINIS, VEL SCROTI.

His cognitis, de curatione dicendum est : in qua quædam communia omnium sunt, quædam propria singulorum. Prius de communibus dicam. Loquar autem nunc de iis, quæ scalpellum desiderant : nam quæ vel sanari non possint, vel aliter nutriri debeant, dicendum erit, simul ad species singulas venero. Inciditur autem interdum inguen, interdum scrotum. In utraque curatione homo ante triduum bibere aquam; pridie abstinere etiam a cibo debet : ipso autem die collocari supinus; deinde, si inguen incidendum est, idque jam pube contegitur, ante radendum est; et tum, extento scroto, ut

CHAPITRE XIX. — DE LA CURE GÉNÉRALE DES MALADIES DES TESTICULES, ET EN PREMIER LIEU DE L'INCISION QU'ON FAIT A L'AINE OU AU SCROTUM, ET DE LA MANIÈRE DE PANSER CETTE INCISION.

Après cet exposé des différentes sortes de hernies, il convient de passer à leur cure, qui est générale ou particulière. Je commencerai par la cure générale, et je parlerai d'abord de celles où l'on emploie le bistouri. Quant à celles qui demandent une autre méthode ou qui sont incurables, je n'en parlerai que lorsque je traiterai de la cure de chaque espèce en particulier. Quelquefois c'est à l'aine, d'autres fois c'est au scrotum qu'on fait l'incision. Il faut y disposer le malade, en ne lui laissant boire que de l'eau trois jours auparavant, et en l'empêchant de prendre la veille aucun aliment solide. Au moment d'opérer, on fera coucher le malade sur le dos; et si c'est l'aine qu'il faut ouvrir, et qu'elle soit couverte de poils, il faut d'abord la raser. Alors on

cutis inguinis intenta sit, id incidendum sub imo ventre qua cum abdomine tunicæ inferiores committuntur. Aperiendum autem audacter est, donec summa tunica, quæ ipsius scroti est, incidatur, perveniaturque ad eam, quæ media est. Plaga facta, foramen deorsum versus sub est. In id demittendus est sinistræ manus digitus index, ut diductis intervenientibus membranulis, sinum laxet. Minister autem, sinistra manu comprehenso scroto, sursum versus eum debet extendere, et quam maxime ab inguinibus abducere ; primum cum ipso testiculo, dum medicus omnes membranulas, quæ super mediam tunicam sunt, si digito diducere non potest, scalpello abscindat : deinde sine eo, ut is delapsus ipsi plagæ jungatur, digitoque inde promatur, et super ventrem cum duabus suis tunicis collocetur. Inde si qua vitiosa sunt, circumcidenda sunt. In quibus cum multæ venæ discurrant, tenuiores quidem præcidi protinus possunt; majores vero ante longiore lino deligandæ sunt, ne periculose sanguinem fundant. Sin media tunica vexata erit, aut sub ea malum increverit, excidenda erit, sic, ut alte ad ipsum inguen præcidatur. Infra tamen non tota demenda est : nam quod ab basim testiculi vehementer cum ima tunica connexum est, excidi sine summo periculo non potest : itaque illi relinquendum est. Idem in ima quoque tunica, si læsa est, faciendum est. Sed non a summa inguinis plaga, verum infra paulum ea abscindenda ; ne læsa abdominis membrana inflammationes moveat. Neque tamen nimium ex ea rursum relinquendum est ; ne postea sinuetur, et sedem eidem malo præstet. Purgatus ita testiculus per ipsam plagam cum venis, et arteriis, et nervo suo leniter demittendus est ; videndumque, ne sanguis in scrotum descendat, neve concretus aliquo loco maneat. Quæ ita fient, si venis vinciendo medicus prospexerit. Lina, quibus capita earum continebuntur, extra plagam dependere debebunt : quæ, pure orto, sine ullo dolore excident. Ipsæ autem plagæ injiciendæ duæ fibulæ sunt ; et insuper medicamen-

tirera le scrotum pour tendre la peau de l'aine, et on fera l'incision au bas du ventre, à l'endroit où les tuniques du testicule viennent se réunir à l'abdomen. On enfoncera hardiment le bistouri, jusqu'à ce que, par l'incision de la tunique extérieure du scrotum, on soit parvenu jusqu'à la tunique moyenne. L'incision faite, on trouvera en dessous une ouverture dans laquelle il faut introduire le doigt index de la main gauche pour écarter les membranes et dégager le sac herniaire. Un aide saisira alors le scrotum de la main gauche, l'élèvera en le tirant vers lui, et l'éloignera le plus qu'il pourra de l'aine avec le testicule, tandis que le chirurgien coupera avec le bistouri toutes les productions membraneuses qui recouvrent la tunique moyenne, s'il ne peut les séparer avec les doigts. Ce qui étant fait, l'aide laissera aller le testicule afin qu'il vienne se présenter à l'ouverture de l'incision, et qu'on puisse le retirer du *scrotum* pour le placer sur le ventre avec ses deux tuniques. Si on y aperçoit quelque chose de vicié, on l'excisera ; et comme il y a quantité de veines qui rampent dans toutes ces parties, on coupera sur-le-champ avec le bistouri celles qui sont petites, mais on fera auparavant une ligature avec un long fil à celles qui sont plus grosses, pour éviter l'hémorrhagie dangereuse qui pourrait survenir. Si la tunique moyenne paraît endommagée, ou si le mal est situé au-dessous, on l'incisera jusqu'à l'aine ; cependant on ne l'emportera pas entièrement par sa partie inférieure, car il y aurait un danger extrême à la couper à la base du testicule où elle est fortement attachée à la tunique inférieure. On en fera autant à la tunique inférieure si elle paraît en mauvais état ; on ne fera cependant point l'incision tout-à-fait au haut de l'aine, mais un peu plus bas, afin de ne point offenser le péritoine ; ce qui pourrait donner lieu à une inflammation considérable. Il ne faut pas néanmoins en laisser une trop grande portion, de crainte que ce qui resterait ne se dilatât et n'occasionnât le retour de la maladie. Lorsqu'on aura ainsi dégagé le testicule, on le remettra doucement dans le scrotum, avec ses veines, ses artères et son muscle. On doit prendre garde qu'il ne tombe du sang dans la cavité du scrotum, et de n'en point laisser de caillé dans aucun endroit. Si le chirurgien a été obligé de faire la ligature de quelques veines, il laissera pendre hors de la plaie les bouts du fil avec lequel il les aura liées. Ces ligatures, lorsque la suppuration sera établie, tomberont d'elles-mêmes sans causer aucune douleur. On

tum, quo glutinetur. Solet autem interdum ab altera ora necessarium esse aliquid excidi, ut cicatrix major et latior fiat. Quod ubi incidit, linamenta super, non fulcienda, sed leviter tantum ponenda sunt; supraque ea, quæ inflammationem repellant, id est, ex aceto vel lana succida, vel spongia : cetera eadem, quæ, ubi pus moveri debet, adhibenda sunt. At cum infra incidi oportet, resupinato homine, subjicienda sub scroto sinistra manus est; deinde, id vehementer apprehendendum, et incidendum; si parvulum est, quod nocet, modice, ut tertia pars integra, ad sustinendum testiculum, infra relinquatur : si majus est, etiam amplius, ut paulum tantummodo ad imum, cui testiculus incidere possit, integrum maneat. Sed primo rectus scalpellus quam levissima manu teneri debet, donec scrotum ipsum diducat : tum inclinandus mucro est, ut transversas membranas secet, quæ inter summam mediamque tunicam sunt. Ac, si vitium in proximo est, mediam tunicam attingi non oportet : si sub illa quoque conditur, etiam illa incidenda est; sicut tertia quoque, si illa vitium tegit. Ubicumque autem repertum malum est, ministrum ab inferiore parte exprimere moderate scrotum oportet : medicum, digito manubriolove scalpelli diductam inferiore parte tunicam extra collocare; deinde eam ferramento, quod a similitudine corvum vocant, incidere, sic, ut intrare duo digiti, index et medius possint : his deinde conjectis, excipienda reliqua pars tunicæ, et inter digitos scalpellus immittendus est, eximendumque aut effundendum quidquid est noxium. Quamcumque autem tunicam quis violavit, illam quoque debet excidere; ac mediam quidem, ut supra dixi, quam altissime ad inguen; imam autem, paulo infra. Ceterum antequam excidantur, hæ quoque vinciri lino summæ debent; et ejus lini capita extra plagam relinquenda sunt, sicut in aliis quoque venis, quæ id requisierint. Eo facto, testiculus intus reponendus est: oræque scroti suturis inter se committendæ; neque paucis ne parum

réunira ensuite les bords de la plaie avec deux boucles, et on appliquera par-dessus des médicaments agglutinatifs. Il est quelquefois nécessaire d'exciser l'un des bords de la plaie, afin que la cicatrice soit plus forte et plus étendue. Dans ce cas il ne faut pas que la charpie appuie beaucoup sur la plaie, mais qu'elle ne fasse pour ainsi dire que poser dessus; on la recouvrira de médicaments propres à empêcher l'inflammation, c'est-à-dire de laine grasse, ou d'une éponge trempée dans du vinaigre : on se comportera pour le reste comme dans tous les cas où il convient d'exciter la suppuration. Si c'est au-dessous de l'aine qu'on ouvre, on fera également coucher le malade sur le dos; on saisira ensuite fortement le scrotum en dessous avec la main gauche, et on y fera l'incision. Si le mal est petit, on ne l'ouvrira qu'aux deux tiers; s'il est plus considérable, on fera l'incision plus grande, et de façon, dans l'un et l'autre cas, qu'il reste en dessous de quoi appuyer le testicule. Il faut d'abord tenir le bistouri droit et n'appuyer que très-légèrement, pour n'ouvrir que le scrotum; ensuite on inclinera un peu la pointe de l'instrument pour couper le tissu cellulaire qui est entre la tunique extérieure et la tunique moyenne du testicule : si le mal est placé sur cette tunique on ne l'ouvrira point; s'il est en dessous on l'ouvrira, de même que la troisième, si c'est au-dessous d'elle que le mal est situé. En quelque endroit que soit le siége du mal, lorsqu'on l'a trouvé, il faut qu'un aide tire doucement le scrotum, tandis que le chirurgien, avec le bout du doigt ou le manche du bistouri, détache la tunique à sa partie inférieure. Lorsqu'il l'a détachée, il la tire en dehors, et l'ouvre ensuite avec un instrument que, d'après sa forme, on appelle bec de corbeau; l'incision doit être assez grande pour laisser passer le doigt du milieu et l'index. Cette incision faite, on coupe le reste de la tunique avec le scalpel, qu'on fait glisser entre les doigts, et on ôte tout ce qu'il y a de vicié. Quelle que soit la tunique qu'on a ouverte, il faut en faire l'excision. Si c'est celle du milieu, on la coupera comme je l'ai dit ci-dessus, très-haut, près de l'aine; et plus bas, si c'est la dernière. Au reste, avant de les exciser, il faut y faire une ligature, de même qu'aux veines, où cela sera nécessaire, et laisser pendre les bouts du fil hors de la plaie. Après qu'on a fait ce que je viens de dire, on replace le testicule, et on réunit les bords de l'incision avec des sutures qui ne doivent pas être en trop petit nombre, de peur que les bords ne puissent se repren-

glutinentur, et longior fiat curatio ; neque multis, ne inflammationem augeant. Atque hic quoque videndum est , ne quid in scroto sanguinis maneat : tum imponenda glutinantia sunt. Si quando autem in scrotum sanguis defluxit, aliquidve concretum ex eo decidit, incidi subter id debet ; purgatoque eo, spongia, acri aceto madens , circumdari. Deligatum autem vulnus omne, quod ex his causis factum est , si dolor nullus est, quinque primis diebus non est resolvendum, sed bis die tantum aceto irroranda lana vel spongia : si dolor est, tertio die resolvendum ; et ubi fibulæ sunt, hæ incidendæ ; ubi linamentum, id immutandum est ; rosaque et vino madefaciendum id, quod imponitur. Si inflammatio increscit, adjiciendum prioribus cataplasma ex lenticula et melle ; vel ex malicorio, quod in austero vino coctum sit ; vel ex his mixtis. Si sub his inflammatio non conquierit , post diem quintum multa calida aqua vulnus fovendum, donec scrotum ipsum et extenuetur, et rugosius fiat : tum imponendum cataplasma ex triticea farina , cui resina pinea adjecta sit : quæ ipsa , si robustus curatur, ex aceto ; si tener, ex melle coquenda sunt. Neque dubium est , quodcumque vitium fuit, si magna inflammatio est, quin ea, quæ pus movent, imponenda sint. Quod si pus ipso scroto ortum est, paulum id incidi debet, ut exitus detur ; linamentumque eatenus imponendum est, ut foramen tegat. Inflammatione finita , propter nervos propiore cataplasmate, dein cerato utendum est. Hæc proprie ad ejusmodi vulnera pertinent : cetera, et in curatione , et in victu, similia iis esse debent, quæ in alio quoque vulnerum genere præcipimus.

dre , et que la cure ne dure trop longtemps ; ni trop multipliées, afin de ne point augmenter l'inflammation. Il faut aussi avoir attention de ne pas laisser de sang dans le scrotum, et appliquer pardessus les sutures, des médicaments agglutinatifs. S'il s'est épanché du sang dans le scrotum, ou s'il en est tombé quelque caillot, il faut faire une incision en dessous ; et lorsqu'on aura ôté ce sang, on appliquera sur l'incision une éponge trempée dans du vinaigre. Dans ces sortes d'opération on ne doit lever le premier appareil que le cinquième jour, s'il n'y a point de douleur ; il suffit d'arroser deux fois par jour, avec du vinaigre, la laine ou l'éponge qu'on a appliquée pardessus. S'il y a douleur, on le lèvera le troisième jour ; et si ce sont des boucles qu'on a faites, on les coupera ; ou bien si on n'a mis que de la charpie, on l'ôtera et on en mettra de la nouvelle que l'on trempera dans de l'huile rosat ou du vin. Si l'inflammation augmente, on ajoutera à ces premiers remèdes un cataplasme fait avec la lentille et le miel, ou bien avec l'écorce de grenade bouillie dans du vin austère, ou bien avec tous ces ingrédients mêlés ensemble. Si ce cataplasme n'apaise pas l'inflammation, on fomentera la plaie après le cinquième jour, avec de l'eau chaude, et l'on continuera jusqu'à ce que le scrotum soit désenflé et devienne rugueux. Alors on se servira d'un cataplasme fait avec la farine de froment et la résine de pin qu'on fera bouillir dans du vinaigre si le malade est robuste, ou dans du miel s'il est délicat. De quelque espèce que soit le mal, si l'inflammation est considérable , il n'est pas douteux qu'il ne faille appliquer des suppuratifs. S'il s'est formé du pus dans le scrotum même, il faut y faire une petite incision pour donner issue à ce pus, et n'y appliquer de charpie qu'autant qu'il en faut pour recouvrir l'ouverture ; l'inflammation terminée, on se servira, à cause des nerfs , du cataplasme dont je viens de parler, et ensuite de cérat. Voilà ce que ces sortes de plaies ont de particulier. Quant au reste du pansement et au régime qu'on doit suivre, c'est absolument la même chose que ce que j'ai recommandé pour les autres espèces de blessures.

CAPUT XX. — DE INTESTINI IN SCROTUM DEVOLUTI CURATIONE.

His propositis, ad singulas species veniendum est. Ac si cui parvulo puero intestinum descendit, ante scalpellum experienda vinctura est. Fascia ejus rei

CHAPITRE XX. — CURE DE LA DESCENTE DE L'INTESTIN DANS LE SCROTUM.

Telle est la cure générale des hernies : nous passerons à présent à la cure particulière de chaque espèce. Si l'intestin, chez un enfant, est tombé dans le scrotum, il faut, avant d'en venir au bistouri,

causa fit, cui imo loco pila assuta est ex panniculis facta, quæ ad repellendum intestinum ipsi illi subjicitur; deinde reliqua fasciæ pars arcte circumdatur. Sub quo sæpe et intus compellitur intestinum, et inter se tunicæ glutinantur. Rursus, si ætas processit, multumque intestini descendisse ex tumore magno patet, adjiciunturque dolor et vomitus; quæ ex stercore, ex cruditate eo delapso, fere accidunt; scalpellum adhiberi sine pernicie non posse, manifestum est: levandum tantummodo malum, et per alias curationes extrahendum est. Sanguis mitti ex brachio debet: deinde, si vires patiuntur, imperanda tridui abstinentia est: si minus, certe pro vi corporis quam longissima. Eodem vero tempore, superhabendum cataplasma ex lini semine, quod ante aliquis ex mulso decoxerit. Post hæc, et farina hordeacea cum resina injicienda; et is demittendus in solium aquæ calidæ, cui oleum quoque adjectum sit; dandumque aliquid cibi levis, calidi. Quidam etiam alvum ducunt. Id deducere aliquid in scrotum potest, educere ex eo non potest. Per ea vero, quæ supra scripta sunt, levato malo, si quando alias dolor reverterit, eadem erunt, facienda. Sine dolore quoque si multa intestina prolapsa sunt, secari supervacuum est: non quo non excludi a scroto possint; nisi tamen id inflammatio prohibuit; sed quo repulsa inguinibus immorentur, ibique tumorem excitent, atque ita fiat mali non finis, sed mutatio. At in eo, quem scalpello curari oportebit; simulatque ad mediam tunicam vulnus in inguine factum pervenerit, duobus hamulis ea juxta ipsas oras apprehendi debebit, dum diductis omnibus membranulis medicus eam liberet. Neque enim cum periculo læditur, quæ excidenda est; cum intestinum esse, nisi sub ea, non possit. Ubi diducta autem erit, ab inguine usque ad testiculum incidi debebit, sic ne is ipse lædatur; tum excidi. Fere tamen hanc curationem puerilis ætas, et modicum malum recipit. Si vir robustus est, majusque id vitium est, extrahi testiculus non debet, sed in sua

essayer le bandage. On dispose, pour cet effet, un brayer au bout duquel on coud une pelote faite de linge, qu'on applique contre l'intestin même pour l'empêcher de sortir; on serre ensuite fortement le reste du brayer tout autour du corps. On vient souvent à bout par ce moyen de maintenir l'intestin en place, et d'oblitérer le sac herniaire. Mais si le sujet est plus avancé en âge, et s'il est sorti une grande portion d'intestins, ainsi qu'on peut en juger par la grosseur de la tumeur, et qu'il y ait en même temps douleur et vomissement, ce qui provient ordinairement de l'arrêt des matières fécales dans cet endroit; il y aurait du danger à employer le bistouri. Il ne faut donc songer qu'à pallier et à adoucir le mal, et à faire rentrer l'intestin par d'autres moyens. Il faut tirer du sang du bras; ordonner ensuite au malade une abstinence de trois jours, s'il peut la supporter, ou du moins la plus longue qu'il est possible d'après l'état de ses forces. On appliquera en même temps des cataplasmes faits avec la graine de lin bouillie dans de l'hydromel, et ensuite avec la farine d'orge et la résine. On mettra aussi le malade dans un bain d'eau chaude, dans laquelle on aura mêlé de l'huile: on ne lui fera prendre que quelques aliments légers et chauds. Quelques-uns donnent des lavements: ces lavements peuvent bien pénétrer jusque dans le scrotum, mais ils ne peuvent en faire rien sortir. Si, après avoir adouci le mal par les remèdes que nous venons de dire, la douleur reparait plus tard, on réitérera le même traitement. S'il est tombé une grande portion d'intestin dans le scrotum sans qu'il y ait cependant aucune douleur, il est également inutile d'employer le bistouri; non qu'on ne puisse par ce moyen faire sortir l'intestin du scrotum, ce que l'inflammation seule pourrait empêcher; mais parce qu'après qu'on l'aura repoussé, il s'arrêtera à l'aine, et y formera une tumeur; en sorte que le mal n'aura fait que changer de place sans être pour cela guéri. Dans les cas, néanmoins, où l'on doit employer l'instrument, il faut, lorsqu'on est parvenu à la tunique moyenne, qu'un aide la saisisse par les bords avec deux petits crochets, tandis que le chirurgien la séparera du tissu cellulaire qui l'attache aux parties voisines; car l'excision qu'on doit y pratiquer, n'expose à aucun risque, puisque l'intestin est nécessairement placé au-dessous d'elle. Lorsqu'on l'aura entièrement détachée, on l'ouvrira depuis l'aine jusqu'au testicule, qu'on aura soin de ne pas offenser, et on l'excisera. Telle est la méthode qu'il faut sui-

sede permanere. In hoc modo fit. Inguen eadem ratione usque ad mediam tunicam scalpello aperitur ; eaque tunica eodem modo duobus hamis excipitur, sic, ut a ministro testiculus catenus contineatur, ne per vulnus exeat : tum ea tunica deorsum versus scalpello inciditur ; sub eaque index digitus sinistræ manus ad imum testiculum demittitur, eumque ad plagam compellit : deinde dextræ manus duo digiti, pollex atque index, venam et arteriam et nervum tunicamque eorum a superiore tunica diducunt. Quod si aliquæ membranulæ prohibent, scalpello resolvuntur, donec ante oculos tota jam tunica sit. Excisis, quæ excidenda sunt, repositoque testiculo, ab ora quoque ejus vulneris, quod in inguine est, demenda habenula paulo latior est, quo major plaga sit, et plus creare carnis possit.

vre ordinairement, lorsque le sujet est très-jeune, et que le mal est léger. Si c'est un homme robuste et que le mal soit plus considérable, on ne doit pas déranger le testicule, mais il faut le laisser dans sa place, et opérer de la façon suivante. On fera à l'aine, de la manière dont nous venons de le dire, une incision qui pénétrera jusqu'à la tunique moyenne , qu'on saisira de même avec deux crochets, de façon cependant que l'aide contienne le testicule pour l'empêcher de sortir par la plaie. On ouvrira ensuite par en bas cette tunique avec le bistouri ; on portera l'index de la main gauche en dessous, à la base du testicule, pour le pousser vers l'ouverture de la plaie ; après quoi on séparera avec le pouce et l'index de la main droite la veine, l'artère, le muscle et la tunique qui les recouvre de la tunique supérieure ; si on rencontre des attaches membraneuses qui s'y opposent, on les coupera avec le bistouri, pour dégager totalement la tunique moyenne. Lorsqu'on a coupé tout ce qu'il fallait, et qu'on a remis le testicule en place, on emporte une petite bride de l'incision faite à l'aine, afin que l'ouverture soit plus grande, et qu'il croisse plus de chair pour former une plus forte cicatrice.

CAPUT XXI. — DE OMENTI IN SCROTUM PROLAPSI CURATIONE.

1. At si omentum descendit, eodem quidem modo, quo supra scriptum est, aperiendum inguen, diducendæque tunicæ sunt : considerandum autem est, major ne is modus, an exiguus sit. Nam quod parvulum est, super inguen in alvum vel digito, vel averso specillo repellendum est : si plus est, sinere oportet dependere, quantum ex utero prolapsum est ; idque adhærentibus medicamentis illinere, donec emoriatur, et excidat. Quidam hic quoque duo lina acu trajiciunt, binisque singulorum capitibus diversas partes adstringunt ; sub quo æque, sed tardius emoriatur. Adjicitur tamen hic quoque celeritati, si omentum super vinculum illinitur medicamentis, quæ sic exedunt, ne erodant : σηπτά Græci vocant. Fuerunt etiam, qui omentum forfice præciderent : quod in parvulo non est necessarium : si majus est, potest profusionem sanguinis facere ; si quidem omentum quoque venis quibus-

CHAPITRE XXI. — CURE DE LA CHUTE DE L'ÉPIPLOON DANS LE SCROTUM.

1. Si c'est l'épiploon qui est tombé dans le scrotum, il faut également faire une incision à l'aine, et séparer les tuniques de la façon que nous avons dite. Alors on examine si la portion de l'épiploon qui est déplacée est grande ou petite ; si elle est petite, il faut la repousser dans le ventre, en la dirigeant au-dessus de l'aine avec les doigts ou avec le manche du bistouri ; si elle est considérable, il faut la laisser pendre telle qu'elle est, et la toucher avec des cathérétiques jusqu'à ce qu'elle se dessèche et tombe d'elle-même. Quelques-uns la percent avec une aiguille enfilée d'un fil double, et y font une ligature en serrant fortement les deux bouts de chaque fil en sens contraire. Par ce moyen, la portion de l'épiploon se dessèche et tombe également, mais plus tard. On abrégera la cure si on applique sur l'épiploon, au-dessus de la ligature, des médicaments qui consument les chairs sans les ronger. Les Grecs les appellent *septiques*. Il y a eu des chirurgiens qui emportaient l'épiploon avec des ciseaux ; ce qui n'est pas nécessaire lorsque la portion qui est tombée est petite ; et ce qui peut occasionner une hémorrhagie lorsqu'elle est considérable ; car

dam, etiam majoribus illigatum est. Neque vero, si discisso ventre id prolapsum orificæ præciditur, cum et emortuum sit, et aliter tutius avelli non possit, inde huc exemplum transferendum est. Vulnus autem curari, si relictum omentum est, sutura debet : si id amplius fuit, et extra emortuum est, excisis oris, sicut supra propositum est.

De herniæ aquosæ curatione.

2. Si vero humor intus est, incidendum est, in pueris quidem, inguen ; nisi in his quoque id liquoris ejus major modus prohibet : in viris vero, et ubicumque multus humor subest, scrotum. Deinde, si inguen incisum est, eo protractis tunicis, humor effundi debet : si scrotum, et sub hoc protinus vitium est, nihil aliud quam humor effundendus, abscindendæque membranæ sunt, si quæ eum continuerunt ; deinde eluendum id ex aqua, quæ vel salem adjectum, vel nitrum habeat : si sub media, imave tunica, totæ eæ extra scrotum collocandæ, excidendæque sunt.

CAPUT XXII. — DE RAMICIS CURATIONE.

Ramex autem, si super istum scrotum est, adurendus tenuibus et acutis ferramentis, quæ ipsis venis infigantur ; cum eo, ne amplius quas has urant ; maximeque, ubi inter se implicatæ glomerantur, eo ferrum id admovendum est ; tum super farina ex aqua frigida subacta injicienda est ; utendumque eo vinculo, quod idoneum esse ani curationibus posui ; tertio die lenticula cum melle imponenda est ; post, ejectis crustis, ulcera melle purganda, rosa implenda, ad cicatricem aridis linamentis perducenda sunt. Quibus vero super mediam tunicam venæ tument, incidendum inguen

---

l'épiploon est parsemé de veines, et même de veines assez grosses. On ne doit point s'autoriser ici de ce que nous avons dit au sujet des blessures du ventre, qu'il fallait couper avec des ciseaux la portion de l'épiploon qui était sortie ; le cas est tout-à-fait différent, puisque, dans les blessures du ventre, cette portion de l'épiploon est morte, et qu'on ne peut l'emporter par aucun moyen plus sûr. Si l'on a fait rentrer l'épiploon dans le bas-ventre, on réunira les bords de la plaie par une suture : si la portion est trop considérable, et qu'on l'ait laissé dessécher en dehors, on fera une excision sur les bords de l'ouverture, que l'on fermera comme nous l'avons dit plus haut.

Cure de la hernie aqueuse.

2. Si la hernie est produite par un amas d'eau, il faut faire une incision à l'aine, lorsque c'est un enfant ; à moins que la trop grande quantité de fluide renfermé dans la tumeur ne s'y oppose ; il faut faire cette incision au scrotum, si c'est un homme, et toutes les fois qu'il y a beaucoup d'eau épanchée ; ensuite, si on a ouvert l'aine, tirer les tuniques par l'ouverture qu'on a faite, et en faire sortir l'eau : si c'est au scrotum qu'on a fait l'incision, et si l'épanchement est situé au-dessous des téguments, il suffit d'évacuer l'eau et de retrancher les membranes qui pouvaient la contenir ; on fera ensuite dans le scrotum, pour le nettoyer, des injections avec de l'eau dans laquelle on aura dissous du sel ou du nitre. Si le fluide est renfermé sous la tunique moyenne ou inférieure, il faut les tirer tout-à-fait hors du scrotum, et les exciser.

CHAPITRE XXII. — CURE DU CIRSOCÈLE.

Quant au cirsocèle, lorsqu'il est situé sur le scrotum même, il faut le cautériser avec un fer mince et aigu qu'on enfonce dans les veines variqueuses, ayant soin de ne rien brûler que ces veines ; lorsqu'elles sont entortillées les unes dans les autres, et forment des espèces de pelotons, c'est là surtout qu'il faut porter le fer rouge. On applique ensuite un cataplasme de farine détrempée dans de l'eau froide, qu'on assure par le moyen du bandage que j'ai dit convenir dans les maladies de l'anus. Le troisième jour, on se sert d'un cataplasme fait avec la lentille et le miel. Lorsque les eschares sont tombées, on déterge les ulcères avec du miel ; on les incarne avec l'huile rosat, et on les cicatrise avec la charpie sèche. Si les varices sont placées sur la

est, atque tunica promenda, ab eaque venæ digito vel manubriolo scalpelli separandæ. Qua parte vero inhærebunt, et ab superiore et ab inferiore parte lino vinciendæ; tum sub ipsis vinculis præcidendæ, reponendusque testiculus est. At ubi supra tertiam tunicam ramex insedit, mediam excidi necesse est. Deinde, si duæ tresve venæ tument, et ita pars aliqua obsidetur, ut major eo vitio vacet, idem faciendum, quod supra scriptum est; ut et ab inguine, et a testiculo deligatæ venæ præcidantur, isque condatur. Sin totum id ramex obsederit, per plagam demittendus digitus index erit, subjiciendusque venis, sic, ut paulatim eas protrahat: eæque adducendæ, donec is testiculus par alteri fiat: tum fibulæ oris sic injiciendæ, ut simul eas quoque venas comprehendant. Id hoc modo fit. Acus ab exteriore parte oram vulneris perforat: tum non per ipsam venam, sed per membranam ejus immittitur, per eamque in alteram oram compellitur. Venæ vulnerari non debent, ne sanguinem fundant. Membrana semper inter has venas est, ac neque periculum affert, et filo comprehensa illas abunde tenet. Itaque etiam satis est, duas fibulas esse. Tum venæ, quæcumque protractæ sunt, in ipsum inguen averso specillo compelli debent. Solvendi fibulas tempus, inflammatione finita, et purgato vulnere, est; ut una simul et oras et venas cicatrix devinciat. Ubi vero inter imam tunicam et ipsum testiculum nervumque ejus ramex ortus est, una curatio est, quæ totum testiculum abscindit. Nam neque ad generationem quidquam is confert, et omnibus indecore, quibusdam etiam cum dolore dependet. Sed tum quoque inguen incidendum; media tunica promenda, atque excidenda est; idem id ima faciendum; nervusque, ex quo testiculus dependet, præcidendus: post id, venæ et arteriæ ad inguen lino deligandæ, et infra vinculam abscindendæ sunt.

membrane moyenne, il faut faire une incision à l'aine, tirer en dehors la tunique, et en détacher, avec les doigts ou le manche du bistouri, les veines variqueuses. On fera ensuite une ligature avec un fil au-dessus et au-dessous des endroits où elles seront adhérentes; et après les avoir coupées près de chaque ligature, on replacera le testicule. Mais si le cirsocèle attaque la troisième tunique, on est obligé d'emporter la seconde; ensuite, s'il n'y a que deux ou trois veines variqueuses sur la tunique inférieure, et si la plus grande partie de cette tunique est en bon état, il faut lier ces veines supérieurement et inférieurement, et les couper comme je viens de le dire; puis on replacera le testicule. Mais s'il y a des varices sur toute l'étendue de cette tunique, il faut introduire le doigt index par l'ouverture de l'incision, le faire passer en dessous des veines variqueuses, les soulever jusqu'à ce que le testicule de ce côté soit à la même hauteur que celui de l'autre; on applique alors aux bords de l'incision des boucles dans lesquelles les veines variqueuses doivent se trouver comprises. Voici comment cela se fait. On perce par l'extérieur un des bords de l'incision avec une aiguille qu'on enfonce, non dans la veine même, mais à travers le tissu cellulaire qui l'entoure; après quoi on vient percer avec la même aiguille l'autre bord de l'incision: on ne doit pas piquer les veines, de crainte d'une hémorrhagie; mais le tissu qui leur sert d'attache peut être traversé sans inconvénient, et les veines se trouvent suffisamment assujetties de cette manière, au moyen de deux boucles seulement. On pousse ensuite vers l'aine avec le manche du bistouri toutes les veines qu'on avait soulevées. Lorsque l'inflammation est finie et que la plaie est détergée, on ôte les boucles, afin que la cicatrice attache ensemble les bords de l'incision et les veines. Mais si le cirsocèle est situé au-dessous de la tunique interne et attaque le testicule même et son muscle, il n'y a qu'un moyen de remédier à ce mal, c'est d'emporter le testicule qui, tout-à-fait inutile à la génération, reste toujours pendant d'une manière difforme, et cause même quelquefois de la douleur; dans ce cas aussi il faut faire une incision à l'aine, tirer en dehors la tunique moyenne, et l'emporter, en faire autant à la tunique inférieure, et couper ensuite le muscle qui soutient le testicule. L'ablation faite, on lie les veines et les artères au haut de l'aine, et on les coupe au-dessous de la ligature.

CAP. XXIII. — DE CARNE, QUÆ INTER TUNICAS TESTICULORUM CONCREVIT, ET DE NERVO INDURATO.

Caro quoque, si quando inter tunicas increvit, nihil dubii est, quin eximenda sit : sed id, ipso scroto inciso, fieri commodius est. At si nervus induruit, curari res neque manu, neque medicamento potest. Urgent enim febres ardentes, et aut virides, aut nigri vomitus ; præter hæc, ingens sitis, et linguæ aspritudo ; fereque a die tertio spumans bilis alvo cum rosione redditur : ac neque assumi facile cibus, neque contineri potest : neque multo post extremæ partes frigescunt, tremor oritur, manus sine ratione extenduntur ; deinde in fronte frigidus sudor, cumque mors sequitur.

CAP. XXIV. — DE RAMICE INGUINIS.

Ubi vero in ipso inguine ramex est, si tumor modicus est, semel incidi ; si major, duabus lineis debet, ut medium excidatur : deinde, non extracto testiculo, sicut intestinis quoque prolapsis interdum fieri docui, colligendæ venæ, vinciendæque, ubi tunicis inhærebunt, et sub his nodis præcidendæ sunt. Neque quidquam novi curatio vulneris ejus requirit.

CAP. XXV. — AD TEGENDAM GLANDEM COLIS, SI NUDA EST.

1. Ab his ad ea transeundum est, quæ in cole ipso fiunt. In quo si glans nuda est, vultque aliquis eam decoris causa tegere, fieri potest : sed expeditius in puero, quam in viro ; in eo, cui id naturale est, quam in eo, qui quarumdam gentium more circumcisus est ; in eo, cui glans parva juxtaque eam cutis spatiosior, brevis ipse coles est, quam in quo contraria his sunt. Curatio autem eorum, quibus id naturale est, ejusmodi est. Cutis circa glandem prehenditur et extenditur, donec illam ipsam condat ; ibique deligatur : deinde, juxta pubem, in orbem tergus inciditur, donec coles

CHAPITRE XXIII. — DU SARCOCÈLE DES TESTICULES, ET DU MUSCLE DURCI.

S'il s'est formé un sarcocèle entre les tuniques du testicule, il n'est pas douteux qu'on ne doive l'emporter ; mais dans cette opération il vaut mieux faire l'incision au scrotum ; mais si le mal a son siège dans le cordon même, on ne peut le guérir ni par les médicaments ni par le secours de la main. Le malade, dans ce cas, est pris d'une fièvre ardente ; il vomit des matières vertes ou noires ; il est tourmenté d'une soif extrême ; sa langue est sèche et âpre ; ordinairement, dès le troisième jour, il rend par bas de la bile écumeuse qui corrode les endroits par lesquels elle passe, il ne peut presque ni prendre ni garder aucune nourriture ; les extrémités ne tardent pas à devenir froides ; il survient un tremblement ; les mains s'étendent involontairement ; le front se couvre d'une sueur froide, et à cette sueur succède la mort.

CHAPITRE XXIV. — DU CIRSOCÈLE DE L'AINE.

Lorsque le cirsocèle est situé à l'aine, il suffit d'y faire une seule incision si le mal est léger ; mais s'il est plus considérable il faut en faire deux, et emporter ce qui est entre ces deux incisions ; ensuite, sans tirer en dehors le testicule, comme j'ai dit que cela se faisait quelquefois dans la descente de l'intestin, rassembler les veines, les lier aux points où elles sont adhérentes aux tuniques, et les couper entre les deux ligatures. Le pansement de cette plaie n'a d'ailleurs rien de particulier.

CHAPITRE XXV. — DE LA MANIÈRE DE RECOUVRIR LE GLAND LORSQU'IL EST DÉCOUVERT.

1. Des maladies des testicules, nous passerons à celles de la verge. Si quelqu'un a le gland découvert, et veut par bienséance le recouvrir, c'est une chose qui peut se faire, mais plus aisément chez un enfant que chez un homme fait ; quand le gland reste découvert naturellement, que quand on a été circoncis, ainsi que cela se pratique chez certaines nations ; quand on a le gland petit, entouré d'une peau ample, et la verge courte, que dans les cas contraires. Voici la manière dont il faut s'y prendre à l'égard de ceux qui ont le gland naturellement découvert. On saisit le prépuce, on l'étend jusqu'à ce qu'il recouvre entièrement le gland, et on le maintient dans cet état par le moyen d'une ligature. Ensuite on fait à la peau de la verge, du côté du pu

nudetur; magnaque cura cavetur, ne vel urinæ iter, vel venæ, quæ ibi sunt, incidantur. Eo facto, cutis ad vinculum inclinatur, nudaturque circa pubem velut circulus; eoque linamenta dantur, ut caro increscat, et id impleat, satisque velamenti supra latitudo plagæ præstet. Sed, donec cicatrix sit, vinctum esse id debet; in medio tantum relicto exiguo urinæ itinere. At in eo, qui circumcisus est, sub circulo glandis scalpello diducenda cutis ab interiore cole est. Non ita dolet, quia, summo soluto, diduci deorsum usque ad pubem manu potest; neque ideo sanguis profluit. Resoluta autem cutis rursus extenditur ultra glandem; tum multa frigida aqua fovetur; emplastrumque circa datur, quod valenter inflammationem reprimat; proximisque diebus, et prope a fame victus est, ne forte eam partem satietas excitet. Ubi jam sine inflammatione est, deligari debet a pube usque circulum : super glandem autem, adverso emplastro imposito, induci. Sic enim fit, ut inferior pars glutinetur; superior ita sanescat, ne inhæreat.

Quomodo glans penis contecta aperiri possit.

2. Contra, si glans ita contecta est, ut nudari non possit (quod vitium Græci φίμωσιν appellant) aperienda est : quod hoc modo fit. Subter a summa ora, cutis inciditur recta linea usque ad frenum; atque ita superius tergus relaxatum, cedere retro potest. Quod si parum sic profectum est, aut propter angustias, aut propter duritiem tergoris, protinus triangula forma cutis ab inferiore parte excidenda est, sic ut vertex ejus ad frenum, basis in tergo extremo sit. Tum superdanda linamenta sunt, aliaque medicamenta quæ ad sanitatem perducant. Necessarium autem est, donec cicatrix

bis, une incision circulaire, en évitant surtout de blesser l'urètre et les veines situées dans cette partie. Après quoi on tire la peau du côté de la ligature, aux dépens de celui où l'on a pratiqué l'incision. On applique sur ce dernier point de la charpie, afin qu'une nouvelle chair remplisse le vide qu'on a fait; de manière qu'au moyen de cette plaie la peau acquière assez d'étendue pour l'objet qu'on se propose. On doit maintenir la ligature jusqu'à ce que la cicatrice soit formée, et ne laisser qu'une petite ouverture pour donner passage à l'urine. Chez ceux qui ont été circoncis, il faut détacher la peau de la verge, en faisant une incision tout autour du gland. Cette opération n'est pas très-douloureuse, parce que lorsqu'on a détaché la peau supérieurement dans les environs du gland avec le bistouri, on peut, avec la main, la ramener jusqu'au pubis, sans aucune effusion de sang. Quand on a ainsi rendu la peau libre, on l'étend de nouveau, et on la tire jusqu'au-delà du gland. L'opération finie, on trempe la verge dans de l'eau froide, et on la recouvre d'un emplâtre propre à modérer la violence de l'inflammation. Les jours suivants le malade doit être mis à une diète tellement sévère qu'il se sente pour ainsi dire défaillir d'inanition, afin d'éviter les érections que l'ingestion des aliments pourrait occasionner. Lorsque l'inflammation est passée, on lie la peau depuis le pubis jusqu'à l'incision circulaire qu'on a faite, et on la ramène au-dessus du gland qu'on a eu soin de recouvrir d'un emplâtre. Il arrive de là qu'elle s'attache inférieurement, tandis que sa partie supérieure guérit sans former d'adhérence.

De la manière de découvrir le gland lorsqu'il est couvert.

2. Si au contraire le gland se trouve tellement couvert qu'il ne puisse être mis à nu (accident que les Grecs nomment *phimosis*), il faut le découvrir de cette manière. On fait une incision longitudinale en dessous du prépuce, depuis son bord jusqu'au frein; par ce moyen, la partie qui est en dessus se trouve suffisamment dégagée, et on peut l'amener au-dessous du gland. Si cette incision ne suffit pas, parce que le prépuce est trop étroit ou trop dur, on y pratique sur-le-champ une incision triangulaire dont la pointe est tournée vers le frein et la base vers le bord du prépuce. On panse ensuite la plaie avec de la charpie et d'autres médicaments convenables. Il faut observer le repos jusqu'à ce que la cicatrice soit formée, parce que le mouve-

sit, conquiescere : nam ambulatio, atterendo ulcus sordidum reddit.

Infibulandi ratio.

3. Infibulare quoque adolescentulos interdum vocis, interdum valetudinis causa quidam consuerunt : ejusque hæc ratio est. Cutis, quæ super glandem est, extenditur, notaturque utrimque a lateribus atramento, qua perforetur ; deinde remittitur. Si super glandem notæ revertuntur, nimiis apprehensum est, et ultra notari debet : si glans ab his libera est, is locus idoneus fibulæ est. Tum, qua notæ sunt, cutis acu filum ducente transuitur, ejusque fili capita inter se deligantur, quotidieque id movetur, donec circa foramina cicatriculæ fiant. Ubi eæ confirmatæ sunt, exemto filo fibula additur, quæ, quo levior, eo melior est. Sed hoc quidem sæpius inter supervacua, quam inter necessaria est.

CAP. XXVI. — DE URINÆ REDDENDÆ DIFFICULTATE, ET CURATIONE.

1. Res vero interdum cogit emoliri manu urinam, cum illa non redditur, aut quia senectute iter ejus collapsum est, aut quia calculus, vel concretum aliquid ex sanguine intus se opposuit ; ac mediocris quoque inflammatio sæpe eam reddi naturaliter prohibet. Idque non in viris tantummodo, sed in feminis quoque interdum necessarium est. Ergo æneæ fistulæ fiunt ; quæ, ut omni corpori, ampliori minorique, sufficiant, ad mares, tres ; ad feminas, duæ medico habendæ sunt : ex virilibus maxima, decem et quinque digitorum ; media, duodecim ; minima novem : ex muliebribus major, novem ; minor, sex. Incurvas vero esse eas paulum, sed magis viriles oportet, lævesque admodum ; ac neque nimis plenas, neque nimis tenues. Homo tum resupinus eo modo, quo in curatione ani figuratur, super subsellium aut lectum collocandus est. Medicus autem a dextro latere, sinistra quidem manu colem masculi continere, dextra vero fistulam demittere in iter urinæ debet : at-

Celse.

---

ment occasionnerait sur l'ulcère des frottements qui le rendraient sordide.

Du bouclement.

3. On boucle quelquefois les jeunes gens, soit dans l'intention de leur conserver la voix, soit pour les maintenir en santé. Voici la manière dont on y procède. On tire le prépuce en avant, et on marque de chaque côté, avec de l'encre, l'endroit qu'on veut percer ; ensuite, on laisse revenir le prépuce. Si les marques empiètent sur le gland, c'est une preuve qu'on a trop pris du prépuce, et il faut refaire les marques plus bas ; si elles se trouvent en deçà du gland, c'est là qu'il convient de placer la boucle. On perce donc le prépuce, à l'endroit de ces marques avec une aiguille chargée d'un fil : on noue ensuite les deux bouts de ce fil, qu'on a soin de mouvoir tous les jours, jusqu'à ce que les bords des trous qu'on a faits soient cicatrisés. Alors, on ôte le fil, que l'on remplace par une boucle, qui sera d'autant meilleure, qu'elle sera plus légère. Mais cette opération est plus souvent inutile qu'elle n'est nécessaire.

CHAPITRE XXVI. — DE LA RÉTENTION D'URINE, ET DES MOYENS D'Y REMÉDIER.

1. On est quelquefois obligé, non-seulement chez les hommes, mais encore chez les femmes, d'employer le secours de la main pour faire couler les urines qui sont retenues, soit parce que le conduit de l'urine s'est affaissé par l'effet de l'âge, soit parce qu'il est obstrué par un calcul ou un grumeau de sang, ou qu'enfin une légère inflammation, ainsi que cela arrive souvent, empêche qu'on n'urine naturellement. On emploie, pour cette opération, des sondes d'airain ; et un chirurgien n'en doit jamais avoir moins de trois pour les hommes, et de deux pour les femmes ; afin de pouvoir s'en servir sur toutes sortes de personnes, grandes ou petites. Les sondes destinées à l'usage des hommes, doivent être : la plus grande de quinze pouces ; la moyenne, de douze ; la plus petite, de neuf ; celles dont on se sert pour les femmes seront, la plus grande de neuf pouces, et la plus petite de six. Toutes, surtout celles qui sont à l'usage des hommes, doivent être un peu courbes, fort unies, et n'être ni trop fortes, ni trop faibles. Lorsqu'on veut sonder un homme, on le fait coucher sur un banc ou sur un lit, comme dans l'opération de...(1) ; le chi-

---

(1) Ici le texte est altéré de manière

que ubi ad cervicem vesicæ ventum est, simul cum cole fistulam inclinatam in ipsam vesicam compellere , eamque, urina reddita , recipere. Femina brevius urinæ iter, simul et rectius habet; quod mammulæ simile , inter imas oras super naturale positum, non minus sæpe auxilio eget, aliquanto minus difficultatis exigit. Nonnunquam etiam prolapsus in ipsam fistulam calculus, quia subinde ea extenuatur, non longe ab exitu inhærescit. Eum, si fieri potest, oportet evellere , vel oriculario specillo, vel eo ferramento , quo in sectione calculus protrahitur. Si id fieri non potuit, cutis extrema quamplurimum attrahenda, et, condita glande , lino vincienda est; deinde a latere recta plaga coles incidendus, et calculus eximendus est : tum cutis remittenda. Sic enim fit, ut incisum colem integra pars cutis contegat , et urina naturaliter profluat.

rurgien se place du côté droit; il saisit la verge de la main gauche, et de la droite , il insinue la sonde dans l'urètre : lorsqu'il est parvenu au col de la vessie, il incline la verge et la sonde, de manière à pouvoir pénétrer dans la vessie : lorsque l'urine s'est écoulée , il retire la sonde. Pour les femmes, elles n'ont pas moins souvent besoin d'être sondées que les hommes; mais l'introduction de la sonde est plus facile chez elles ; parce qu'elles ont le conduit de l'urine plus droit et plus court. Son orifice, qui ressemble à un petit mamelon, est situé au-dessus du vagin, entre les grandes lèvres. Quelquefois un calcul s'engage dans le canal de l'urètre, qui se prête à son passage, et vient s'arrêter près de son orifice. Il faut, s'il est possible, l'en retirer ou avec un cure-oreille, ou avec l'instrument dont on se sert dans l'opération de la taille : si l'on ne peut y réussir, il faut allonger le prépuce le plus possible, et après en avoir recouvert le gland, y faire une ligature. Ensuite, on fait une incision longitudinale à la verge, et on retire le calcul. Cela fait, on délie le prépuce, et la partie de la peau qui est intacte vient recouvrir l'incision : par ce moyen, l'urine reprend sa route naturelle, et la blessure se guérit sans peine.

Calculosis quæ curatio adhibeatur.

De l'opération de la taille.

2. Cum vesicæ vero, calculique facta mentio sit, locus ipse exigere videtur, ut subjiciam, quæ curatio calculosis, cum aliter succurri non potest, adhibeatur. Ad quam festinare, cum præceps sit nullo modo convenit. Ac neque omni tempore, neque in omni ætate, neque in omni vitio id experiendum est : sed solo vere; in eo corpore, quod jam novem annos, nondum quatuordecim excessit; et si tantum mali subest, ut neque medicamentis vinci possit, neque etiam trahi posse videatur , quo minus interposito aliquo spatio interimat. Non quo non interdum etiam temeraria medicina proficiat ; sed quo sæpius utique in hoc fallat, in quo plura et genera et tempora periculi sunt. Quæ simul cum ipsa curatione proponam. Igitur, ubi ultima experiri statutum est, ante aliquot diebus victu corpus præparandum est : ut modicos, ut salubres cibos, ut minime glutinosos assumat; ut aquam bibat. Ambulandi vero inter hæc exerci-

2. Puisque j'ai fait mention de la vessie et du calcul, il paraît convenable de parler ici de l'opération qu'on fait à ceux qui sont attaqués de la pierre, lorsqu'on ne peut les en guérir autrement. On ne doit jamais se presser d'en venir à cette opération , parce qu'elle est périlleuse. On ne doit pas non plus la faire en tout temps, ni à tout âge, ni dans toutes sortes de cas , mais seulement au printemps; sur les enfants, depuis neuf ans jusqu'à quatorze ; et lorsque le mal est si violent, qu'il ne peut céder aux autres remèdes, et que le malade est menacé de périr incessamment, si l'on diffère. Ce n'est pas que l'on ne se trouve bien quelquefois de risquer quelque chose en médecine; mais c'est qu'ici l'on est souvent trompé dans son espérance; parce que la taille peut être suivie, à diverses époques, de différentes sortes d'accidents que je rapporterai en décrivant l'opération même. Lors donc qu'on a résolu de tenter la dernière ressource, et d'en venir à l'opération, il faut y disposer le malade quelques jours auparavant, en ne lui donnant

qu'on n'en peut tirer un sens raisonnable.

tatione utatur, quo magis calculus ad vesicæ cervicem descendat. Quod an inciderit, digitis quoque, sicut in curatione docebo, demissis cognoscitur. Ubi ejus rei fides est, pridie is puer in jejunio continendus est; et tum loco calido curatio adhibenda; quæ hoc modo ordinatur. Homo prævalens et peritus in sedili alto considit : supinumque eum et aversum, super genua sua coxis ejus collocatis, comprehendit; reductisque ejus cruribus, ipsum quoque jubet, manibus ad suos poplites datis, eos, quam maxime possit, attrahere; simulque ipse sic eos continet. Quod si robustius corpus ejus est, qui curatur, duobus sedilibus junctis, duo valentes insidunt; quorum et sedilia et interiora crura inter se deligantur, ne diduci possint : tum is super duorum genua eodem modo collocatur; atque alter, prout consedit, sinistrum crus ejus, alter dextrum, simulque ipse poplites suos attrahit. Sive autem unus, sive duo continent, super humeros ejus suis pectoribus incumbunt. Ex quibus evenit, ut inter illia sinus super pubem sine ullis rugis sit extentus, et, in angustum compulsa vesica, facilius calculus capi possit. Præter hæc, etiamnum a lateribus duo valentes objiciuntur, qui circumstantes, labare vel unum vel duos, qui puerum continent, non sinunt. Medicus deinde, diligenter ungurbus circumcisis, atque sinistra manu, duos ejus digitos, indicem et medium, leniter prius unum, deinde alterum in anum ejus demittit; dextræque digitos super imum abdomen leniter imponit; ne, si utrimque digiti circa calculum vehementer concurrerint, vesicam lædant. Neque vero festinanter in hac re, ut in plerisque, agendum est; sed ita, ut quam maxime id tuto fiat : nam læsa vesica nervorum distentiones cum periculo mortis excitat. Ac primum circa cervicem quæritur calculus : ubi repertus, minore negotio expellitur. Et ideo dixi, ne curandum quidem, nisi cum hoc indiciis suis cognitum est. Si vero aut ibi non fuit, aut recessit retro, digiti ad ultimam vesicam dantur; paulatimque

que des aliments salubres, légers, et en petite quantité, et en ne lui laissant boire que de l'eau. Pendant tout ce temps-là, il doit se promener, afin que la pierre se fixe de plus en plus vers le col de la vessie. On peut reconnaître, par le moyen des doigts, ainsi que je le dirai, si la pierre occupe cette position. Lorsqu'on s'en sera assuré, on fera jeûner l'enfant la veille, et on lui fera le lendemain, dans un lieu chaud, l'opération de la manière suivante. Un homme vigoureux et entendu s'assied sur un siége élevé : il prend ensuite l'enfant qu'on doit tailler, et le met sur ses genoux, en lui pliant les jambes, et en lui ordonnant de mettre les mains sur ses jarrets, qu'il lui fait écarter le plus possible, et qu'il maintient lui-même dans cette situation. Si l'enfant, sur lequel on doit faire l'opération, est fort, on met deux sièges l'un contre l'autre, et on fait asseoir dessus deux hommes vigoureux. On attache ensuite ces sièges et les jambes de ceux qui y sont placés, de façon qu'ils ne puissent se déranger; après quoi, on met, de la manière que je viens de le dire, l'enfant sur les genoux de ces deux hommes, dont l'un lui écarte la jambe gauche, et l'autre, la droite, selon qu'il sont placés; tandis qu'il tient lui-même ses jarrets fortement embrassés. Au reste, soit qu'il n'y ait qu'un homme, soit qu'il y en ait deux qui tiennent l'enfant, ses épaules doivent appuyer sur leur poitrine. Au moyen de cette situation, la peau qui est au-dessus du pubis, entre les iles, est bien tendue et sans rides; la vessie se trouve resserrée dans un espace plus étroit, et il est plus aisé de saisir la pierre. Il est bon aussi de faire mettre sur les côtés, deux hommes vigoureux qui empêchent celui ou ceux qui tiennent l'enfant, de chanceler. Les choses étant ainsi disposées, le chirurgien, dont les ongles doivent être bien rognés, après avoir trempé, dans de l'huile, l'index et le medius de la main gauche, les introduira dans l'anus, et appuiera la droite sur le bas du ventre, mais doucement, de peur que, si les doigts venaient de part et d'autre à presser trop fort sur la pierre, la vessie ne s'en trouvât blessée. Il ne faut pas se presser dans cette opération comme dans la plupart des autres, mais la faire le plus sûrement qu'il est possible; car, si l'on blesse la vessie, il survient des convulsions qui mettent le malade en danger de mort. On doit commencer par chercher la pierre, aux environs du col de la vessie : si on l'y rencontre, il est moins difficile de la tirer; c'est pourquoi j'ai dit qu'on ne devait faire l'opération que lorsqu'on était sûr qu'elle y était. Si elle

dextra quoque manus ejus ultra translata subsequitur. Atque ubi repertus est calculus ; qui necesse est in manus incidat ; eo curiosius deducitur, quo minor læviorque est ; ne effugiat , id est, ne sæpius agitanda vesica sit. Ergo ultra calculum dextra semper manus ejus opponitur ; sinistræ digiti deorsum eum compellunt, donec ad cervicem pervenitur. In quam, si oblongus est, sic compellendus est, ut pronus exeat ; si planus, sic, ut transversus sit ; si quadratus , ut duobus angulis sedeat ; si altera parte plenior, sic, ut prius ea, qua tenuior sit, evadat. In rotundo nihil interesse , ex ipsa figura patet ; nisi, si levior altera parte est, ut ea antecedat. Cum jam eo venit, incidi super vesicæ cervicem juxta anum cutis plaga lunata usque ad cervicem vesicæ debet, cornibus ad coxas spectantibus paulum : deinde ea parte, qua resima plaga est, etiamnum sub cute altera transversa plaga facienda est, qua cervix aperiatur ; donec urinæ iter pateat, sic, ut plaga paulo major, quam calculus sit. Nam, qui metu fistulæ (quam illo loco κορυάδα Græci vocant) parum patefaciunt, cum majore periculo eodem revolvuntur : quia calculus iter, cum vi promitur, facit, nisi accipit : idque etiam perniciosius est, si figura quoque calculi, vel aspritudo aliquid eo contulit. Ex quo et sanguinis profusio, et distentio nervorum fieri potest : quæ si quis evasit, multo tamen patentiorem fistulam habiturus est rupta cervice, quam habuisset, incisa. Cum vero ea patefacta est, in conspectum calculus venit : in cujus colore nullum discrimen est. Ipse, si exiguus est, digitis ab altera parte propelli, ab altera protrahi potest : si major, injiciendus a superiore ei parte uncus est, ejus rei causa factus. Is est ad extremum tenuis, in semicirculi speciem retusæ latitudinis ; ab exteriore parte lævis, qua corpori jungitur ; ab interiore asper, qua calculum attingit. Isque longior potius esse debet : nam brevis extrahendi vim non habet. Ubi injectus est, in utrumque latus inclinandus est, ut appareat, an calculus teneatur ; quia, si

n'y est pas, ou qu'elle soit placée plus avant, il faut porter les doigts jusqu'au fond de la vessie, et continuer d'appuyer doucement de la main droite, en suivant la même route. Lorsqu'on aura trouvé la pierre (car il est impossible qu'on ne la rencontre avec les doigts), il faut la conduire vers le col de la vessie, avec d'autant plus de précaution, qu'elle est plus petite et plus lisse ; de crainte qu'elle n'échappe, et qu'on ne soit obligé de trop fatiguer la vessie. Pour cela, il faut la pousser en avant, avec les doigts de la main gauche, tandis que la main droite, qui est placée au-delà, s'opposera à son retour en arrière. Si la pierre est oblongue, on la poussera dans le col de la vessie, de façon qu'elle s'y présente couchée ; si elle est plate, on la placera transversalement ; si elle est carrée, on la mettra sur un de ses deux angles ; si elle est plus épaisse par un bout, et plus mince par l'autre, on la fera entrer par le petit bout ; si elle est ronde, on sent qu'il est indifférent de la mettre d'une façon ou d'une autre : à moins qu'elle ne soit plus lisse d'un côté que de l'autre ; car alors, ce serait par le côté le plus lisse, qu'il faudrait la faire entrer. Lorsqu'on a amené la pierre dans le col de la vessie, il faut faire à la peau, auprès de l'anus, une incision en forme de croissant, qui pénètre jusqu'au col de la vessie, et dont les extrémités soient un peu tournées vers les cuisses. Dans la partie obtuse de cette incision, on en fait, sous la peau, une seconde transversale, qui ouvre le col de la vessie, de façon que l'ouverture soit un peu plus grande que la pierre n'est grosse. Ceux qui, dans la crainte qu'il ne reste à cet endroit une fistule, que les Grecs appellent......(1), font l'incision trop petite, s'exposent au même inconvénient, avec encore bien plus de danger ; car, si la pierre ne trouve pas une route faite, elle s'en fait une, lorsqu'on la tire de force. Sa figure, sa surface inégale et raboteuse, quand elles ont lieu, contribuent encore pour beaucoup, dans ce cas, à augmenter les accidents. Il peut, en effet, survenir une hémorrhagie et des convulsions, qui mettent la vie du malade en danger ; et, s'il en réchappe, il lui restera, dans l'endroit de cette déchirure, une fistule beaucoup plus considérable qu'elle n'eût été, si l'on eût fait l'incision assez grande. L'incision faite, on aperçoit la pierre, dont la couleur, quelle qu'elle soit, n'est d'aucune

-----

(1) Le mot grec du texte est trop altéré, pour pouvoir être traduit d'une manière plausible.

apprehensus est, ille simul inclinatur. Idque eo nomine opus est, ne, cum adduci uncus cœperit, calculus intus effugiat, hic in oram vulneris incidat, eamque convulneret. In qua re, quod periculum esset jam supra posui. Ubi satis teneri calculum patet, eodem pæne momento triplex motus adhibendus est : in utrumque latus deinde extra, sic tamen, ut leniter id fiat, paulumque primo calculus attrahatur : quo facto, attollendus uncus extremus est, uti intus magis maneat, faciliusque illum producat. Quod si quando a superiore parte calculus parum commode comprehendetur, a latere erit apprehendendus. Hæc est simplicissima curatio. Sed varietas rerum quasdam etiamnum animadversiones desiderat. Sunt enim quidam non asperi tantummodo, sed spinosi quoque calculi, qui per se quidem delapsi in cervicem, sine ullo periculo eximuntur : in vesica vero, non tuto vel hi conquiruntur, vel attrahuntur; quoniam, ubi illam convulnerarunt, ex distentione nervorum mortem maturant; multoque magis, si spina aliqua vesicæ inhæret, eamque, cum duceretur, duplicavit. Colligitur autem eo, quod difficilius urina redditur, in cervice calculum esse; eo, quod cruenta destillat, illum esse spinosum : maximeque id sub digitis quoque experiendum est, neque adhibenda manus, nisi id constitit. Ac tum quoque leniter intus digiti objiciendi, ne violenter promovendo convulnerent : tum incidendum. Multi hic quoque scalpello usi sunt. Meges (quoniam is infirmior est, potestque in aliqua prominentia incidere, incisoque super illam corpore, qua cavum subest, non secare, sed relinquere, quod iterum incidi necesse sit) ferramentum fecit rectum, in summa parte labrosum, in ima semicirculatum acutumque. Id receptum inter duos digitos, indicem ac medium, super pollice imposito sic deprimebat, ut simul cum carne, si quid ex calculo prominebat, incideret : quo consequebatur, ut semel, quantum satis esset, aperiret. Quocumque autem modo cervix patefacta est, leniter extrahi, quod aspe-

importance. Si elle est petite, on la pousse d'un côté avec les doigts de la main gauche, et on la tire de l'autre avec ceux de la droite. Mais si elle est grosse, il faut la tirer avec un crochet fait exprès pour cela, et qu'on applique sur la partie supérieure : ce crochet est mince et évasé par sa partie antérieure, qui forme une espèce de demi-cercle; il est uni et poli en dehors, du côté qui touche la vessie; raboteux et inégal, de celui qui saisit la pierre. Il doit être plus long que court; car, lorsqu'il est court, on n'a pas la même force, pour l'extraction qu'on se propose. Lorsqu'on a introduit ce crochet, il faut l'incliner à droite et à gauche, pour rencontrer la pierre et la mieux saisir; dès qu'on l'a saisie, on penche le crochet. Il faut prendre toutes ces précautions, de crainte qu'en retirant le crochet, la pierre ne s'échappe en dedans, et que l'instrument, venant à heurter contre les lèvres de l'incision, ne les offense; ce qui serait, comme je viens de le dire, très-dangereux. Lorsque l'on est sûr de bien tenir la pierre, il faut faire, presque dans le même moment, trois mouvements à la fois : deux sur les côtés, et un en avant; de façon, cependant, que le tout s'exécute fort doucement, et que l'on fasse avancer la pierre peu à peu. Ensuite on élève un peu l'extrémité du crochet, afin qu'il soit plus engagé sous la pierre, et qu'il la fasse sortir avec plus de facilité. S'il est difficile de la saisir par sa partie supérieure, il faut la prendre par sa partie latérale. Telle est la méthode la plus simple d'opérer. Mais on rencontre quelquefois, dans les circonstances de cette maladie, des variétés qui exigent quelques observations. Il se trouve, en effet, des calculs qui sont nonseulement raboteux, mais encore hérissés de pointes. Il n'est pas difficile d'extraire ces sortes de pierres, lorsqu'elles sont tombées dans le col de la vessie; mais ce n'est qu'avec beaucoup de danger qu'on les cherche dans le corps de la vessie, ou qu'on les en tire; parce que, lorsqu'elles viennent à déchirer les parois de ce viscère, il survient des convulsions qui accélèrent la mort du malade; surtout si ces pierres sont adhérentes par quelque pointe à la vessie, et l'obligent de se froncer, lorsqu'on les en tire. On connaît que la pierre est dans le col de la vessie, par la difficulté avec laquelle on rend l'urine; on sait qu'elle est hérissée de pointes, par la nature de l'urine même, que l'on rend ensanglantée. On doit surtout s'assurer de l'existence de la pierre, par le moyen des doigts, et n'en point venir à l'opération sans avoir tenté cette épreuve. On ne doit alors presser

rum est, debet ; nulla , propter festinationem, vi admota.

que très-légèrement en dedans, avec les doigts ; de crainte qu'en appuyant trop fort, on ne déchire la vessie : on fait ensuite l'incision. Plusieurs se servent du bistouri , même en cette occasion. Mégès a prétendu que cet instrument n'était pas convenable ; parce qu'il est trop faible, et qu'il peut se rencontrer quelque éminence à la pierre , et qu'alors, en coupant les chairs saillantes qui la recouvrent , il ne pénètrera point jusqu'à celles qui sont plus enfoncées : ce qui mettra dans le cas de recommencer l'incision. Pour remédier à cet inconvénient , il a imaginé un instrument droit , arrondi par le dos, demi-circulaire en dedans, et bien affilé. Il le tenait entre le doigt du milieu et l'index , appuyant le pouce par-dessus , et l'enfonçait de façon qu'il coupait d'un seul coup, et les chairs et tout ce qui faisait saillie sur la pierre. Par ce moyen , l'incision qu'il faisait , était d'une dimension suffisante. Au reste, de quelque façon que l'on ouvre le col de la vessie, il faut tirer doucement la pierre, qui est inégale et raboteuse , et ne faire aucune violence pour en venir plus promptement à bout.

Signa calculorum, vel arenosorum, vel mollium.

Signes par lesquels on peut reconnaître si la pierre est sabloneuse ou molle.

3. At calculus arenosus, et ante manifestus est ; quoniam urina quoque redditur, arenosa : et in ipsa curatione ; quoniam inter subjectos digitos neque æque leniter renititur, et insuper dilabitur. Item molles calculos , et ex pluribus minutisque, sed inter se parum adstrictis , compositos indicat urina trahens quasdam quasi squamulas. Hos omnes, leniter permutatis subinde digitorum vicibus, sic oportet adducere, ne vesicam lædant, neve intus aliquæ dissipatæ reliquiæ maneant, quæ postmodum curationi difficultatem faciant. Quidquid autem ex his in conspectum venit, vel digitis, vel unco eximendum est. At si plures calculi sunt, singuli protrahi debent ; sic tamen, ut, si quis exiguus supererit, potius relinquatur : siquidem in vesica difficulter invenitur, inventusque celeriter effugit. Ita longa inquisitione vesica læditur, excitatque inflammationes mortiferas ; adeo ut quidam non secti , cum diu frustraque per digitos vesica esset agitata, decesserint. Quibus accedit etiam, quod exiguus calculus ad pla-

5. On peut reconnaître, avant l'opération , si la pierre est sabloneuse, parce que l'urine est alors chargée de sable et de gravier ; et dans le temps même de l'opération, parce que la pierre n'offre pas de résistance au tact, et glisse facilement entre les doigts. L'urine fait aussi connaître si la pierre est molle et friable, et si elle est composée de plusieurs autres petites pierres qui ne sont point fortement attachées les unes aux autres ; dans ce cas, l'urine charie et entraine avec elle comme des espèces de petites écailles. Il faut amener toutes ces pierres vers le col de la vessie, en faisant changer doucement et alternativement les doigts de place , de crainte d'offencer la vessie, ou de détacher quelques fragments qui, demeurés dans ce viscère, rendraient ensuite la cure plus difficile. Il faut tirer ensuite, avec les doigts ou le crochet, la pierre, quelle qu'elle soit, qui se présente à l'ouverture. S'il y a plusieurs pierres, il faut les extraire toutes les unes après les autres ; cependant, s'il en restait encore une petite, il vaudrait mieux la laisser, car on aurait bien de la peine à la trouver dans la vessie, et lorsqu'on l'aurait trouvée, elle s'échapperait aisément. Les longues perquisitions qu'il faut faire dans la vessie, pour y trouver ces sortes de pierres, l'irritent et y attirent

gam urinea postea promovetur, et excidit. Si quando autem is major, non videtur, nisi rupta cervice, extrahi posse,
findendus est: cujus repertor Ammonius,
ob id λιθοτόμος cognominatus est. Id hoc
modo fit. Uncus injicitur calculo, sic, ut
facile eum concussum quoque teneat, ne
is retro revolvatur : tum ferramentum
adhibetur crassitudinis modicæ, prima
parte tenui, sed retusa, quod admotum
calculo, et ex altera parte ictum, eum
findit ; magna cura habita, ne aut ad ipsam vesicam ferramentum perveniat, aut
calculi fractura ne quid incidat.

De calculis feminarum.

4. Hæ vero curationes in feminis quoque similes sunt ; de quibus tamen parum proprie quædam dicenda sunt. Siquidem in his, ubi parvulus calculus est,
scalpellus supervacuus est ; quia is urina
in cervicem compellitur ; quæ et brevior,
quam in maribus, et laxior est. Ergo et
per se sæpe excidit, et, si in primo, quod
est angustius, inhæret, eodem tamen
unco sine ulla noxa educitur. At in majoribus calculis necessaria eadem curatio
est. Sed virgini subjici digiti tanquam
masculo, mulieri per naturale ejus debent. Tum, virgini quidem, sub ima
sinisteriore ora ; mulieri vero, inter urinæ iter et os pubis, incidendum est, sic,
ut utroque loco plaga transversa sit.
Neque terreri convenit, si plus ex muliebri corpore sanguinis profluit.

Quæ curatio calculo evulso habenda sit.

5. Calculo evulso, si valens corpus est,
neque magnopere vexatum, sinere oportet sanguinem fluere, quo minor inflammatio oriatur : atque ingredi quoque
eum paulum, non alienum est, ut exci-

des inflammations mortelles. On a vu des
personnes qui, même sans avoir été taillées, sont mortes, pour leur avoir, pendant long-temps et inutilement, tourmenté la vessie avec les doigts. A ces raisons, on peut ajouter que, lorsque la
pierre est petite, l'urine ne manque pas
ensuite de l'entraîner avec elle par la
plaie. Mais si la pierre est si grosse, qu'on
ne puisse la tirer, sans déchirer le col de
la vessie, il faut la fendre en deux. On
doit l'invention de cette méthode à Ammonius, qui fut, pour cela, surnommé
Lithotome. Voici comment il faut s'y prendre pour fendre la pierre : on la saisit
avec un crochet ; on l'embrasse de façon
qu'elle ne puisse s'échapper ; on prend
ensuite un instrument d'une moyenne
épaisseur, mince et émoussé par la pointe,
qu'on porte contre la pierre, tandis qu'on
frappe sur l'autre bout de l'instrument,
qui, par ce moyen, fend la pierre en deux :
il faut avoir grand soin qu'il ne pénètre
pas jusqu'à la vessie, et que les fragments
de la pierre n'occasionnent pas de déchirure.

Des pierres des femmes.

4. On fait ces mêmes opérations sur les
femmes : l'extraction du calcul a cependant chez elles quelques particularités,
dont il est à propos de parler (1). Ainsi,
le bistouri est inutile, lorsque la pierre
est petite ; parce qu'elle est entraînée par
l'urine, dans le col de la vessie, qui est
plus court et plus large chez elles, que
chez les hommes ; elle tombe donc d'elle-
même ; ou si elle s'arrête dans le conduit
de l'urine, parce qu'il est trop étroit pour
la laisser passer, on peut la tirer, sans le
moindre risque, avec le crochet dont j'ai
parlé. Mais, si elle est considérable, on
ne peut se dispenser de faire l'opération.
Quand c'est une vierge qui y est soumise,
on introduit les doigts dans l'anus, comme
chez les mâles ; après quoi, on fait une incision transversale, au bas de la grande lèvre
gauche : si c'est une femme, on introduit les doigts dans le vagin, et on fait
une incision semblable entre le conduit
de l'urine et l'os pubis. On ne doit pas
non plus s'épouvanter si, chez une femme,
il survenait une hémorrhagie un peu considérable.

Manière de panser les personnes qui ont été taillées.

5. Lorsqu'on a extrait la pierre de la

---

(1) Le mot *parum* se trouve dans le
texte contre toute raison, et l'on a dû traduire comme s'il n'y était pas.

dat , si quid intus concreti sanguinis mansit. Quod si per se non destitit, rursus, ne vis omnis intereat, supprimi debet ; idque protinus, in imbecillioribus, ab ipsa curatione faciendum est : siquidem, ut distentione nervorum periclitatur aliquis, dum vesica ejus agitatur ; sic alter metus excipit, remotis medicaminibus, ne tantum sanguinis profluat, ut occidat. Quod ne incidat, desidere is debet in acre acetum, cui aliquantum salis sit adjectum : sub quo et sanguis fere conquiescit, et adstringitur vesica, ideoque minus inflammatur. Quod si parum proficit, agglutinanda cucurbitula est, et inguinibus, et coxis, et super pubem. Ubi jam satis vel evocatus est sanguis, vel prohibitus, resupinus collocandus est, sic, ut caput humile sit, coxæ paulum excitentur : ac super vulnus imponendum est duplex aut triplex linteolum, aceto madens. Deinde , interpositis duabus horis, in solium is aquæ calide resupinus demittendus est, sic, ut a genibus ad umbilicum aqua teneat, cetera vestimentis circumdata sint ; manibus tantummodo pedibusque nudatis, ut et minus digeratur, et ibi diutius maneat. Ex quo sudor multus oriri solet ; qui spongia subinde in facie detergendus est : finisque ejus fomenti est, donec infirmando offendat. Tum multo is oleo perungendus, inducendusque hapsus lanæ mollis, tepido oleo repletus, qui pubem et coxas, et inguina, et plagam ipsam, contectam eodem ante linteolo, protegat : isque subinde oleo tepido madefaciendus est ; ut neque frigus ad vesicam admittat, et nervos leviter molliat. Quidam cataplasmatis calefacientibus utuntur. Ea plus pondere nocent, quo vesicam urgendo vulnus irritant, quam calore proficiunt. Ergo ne vinculum quidem ullum necessarium est. Proximo die, si spiritus difficilius redditur, si urina non excedit, si locus circa pubem mature intumuit, scire licet, in vesica sanguinem concretum remansisse. Igitur, demissis eodem modo digitis, leniter pertractanda vesica est, et discutienda, si quæ coierunt : quo fit, ut per vulnus postea

vessie, si le malade est robuste, et qu'il n'ait pas souffert beaucoup, il faut laisser couler le sang, afin que l'inflammation subséquente soit moins considérable ; on pourra même laisser marcher un peu le malade, afin de faire tomber les caillots de sang, s'il en est resté dans la plaie. Si le sang ne s'arrête pas de lui-même, il faut en faire cesser l'écoulement, pour que le malade ne perde pas toutes ses forces ; on doit même, s'il est faible, supprimer l'hémorrhagie dès que l'opération est faite ; car les convulsions qui surviennent, lorsqu'on a fait violence à la vessie, ne sont pas la seule chose qui mette les personnes taillées en danger : l'hémorrhagie, si on n'y remédie par le secours des médicaments, peut être si considérable qu'elle fasse périr le malade. Il faut donc, pour éviter cet accident, faire asseoir l'opéré dans un vase rempli de fort vinaigre, où l'on aura fait dissoudre un peu de sel. Ce remède apaise ordinairement l'hémorrhagie, resserre la vessie et tempère l'inflammation. S'il fait peu d'effet, il faut appliquer des ventouses aux aines, aux hanches et sur le pubis. Lorsqu'on a laissé couler assez de sang, ou que l'hémorrhagie est apaisée, on met le malade dans son lit ; on le couche sur le dos, de façon que la tête soit un peu basse, et les reins plus élevés : on applique sur la plaie un linge plié en deux ou trois doubles et trempé dans du vinaigre ; ensuite, au bout de deux heures, on place le malade dans un bain d'eau tiède, de façon qu'il n'y soit plongé que depuis les genoux jusqu'au nombril ; on lui couvre exactement les autres parties du corps, à l'exception des mains et des pieds, afin qu'il s'affaiblisse moins, et qu'il puisse rester plus long-temps dans le bain. Il survient ordinairement une sueur des plus abondantes ; on essuie de temps en temps, avec une éponge, celle dont le visage est trempé. On retire le malade du bain, lorsqu'il commence à se trouver trop faible ; on l'oint ensuite avec beaucoup d'huile, et on lui enveloppe, avec de la laine molle imbibée d'huile tiède, le pubis, les hanches, les aines et la plaie, sur laquelle on laisse toujours appliqué le linge qui la recouvre. On verse, de temps en temps, sur cette laine, de l'huile tiède, pour l'humecter et l'entretenir chaude, afin que le froid ne pénètre point sur la vessie et que les nerfs soient doucement relâchés. Quelques-uns appliquent des cataplasmes chauds ; mais ces cataplasmes, en pressant sur la vessie, irritent la plaie et incommodent plus par leur poids, qu'ils ne font de bien par leur chaleur. Ainsi, il n'est pas même néces-

q procedant. Non alienum etiam est, oriculario clystere acetum nitro mixtum
per plagam in vesicam compellere : nam
sic quoque discutiuntur, si qua cruenta
coierunt. Eaque facere etiam primo die
convenit, si timemus, ne quid intus sit :
maximeque, ubi ambulando id elicere
imbecillitas prohibuit. Cetera eadem facienda sunt : ut demittatur in solium ;
ut eodem modo panniculus, eodem lana
superinjiciatur. Sed neque sæpe, neque
tamdiu in aqua calida puer habendus,
quam adolescens est ; infirmus, quam valens ; levi, quam graviore inflammatione
affectus ; is cujus corpus digeritur, quam
is, cujus adstrictum est. Inter hæc vero,
si somnus est, et æqualis spiritus, et
madens lingua, et sitis modica, et venter
imus sedet, et mediocris est cum febre
modica dolor, scire licet, recte procedere
curationem. Atque in his inflammatio
fere quinto vel septimo die finitur : qua
levata, solium supervacuum est : supini
tantummodo vulnus aqua calida fovendum est, ut, si quid urinæ rodit, elua-
tur. Imponenda autem medicamenta sunt
pus moventia ; et, si purgandum ulcus
videbitur, melle linendum. Id si rodet,
rosa temperabitur. Huic curationi aptissimum videtur enneapharmacum emplastrum : nam et sevum habet ad pus movendum, et mel ad ulcus repurgandum ;
medullam etiam, maximeque vitulinam ;
quod in id, ne fistula relinquatur, præcipue proficit. Linamenta vero tum super
ulcus non sunt necessaria ; super medicamentum, ad id continendum, recte imponuntur. At ubi ulcus purgatum est,
puro linamento ad cicatricem perducendum est. Quibus temporibus tamen, si
felix curatio non fuit, varia pericula
oriuntur. Quæpræsagire protinus licet,
si continua vigilia est, si spiritus difficultas, si lingua arida est, si sitis vehemens, si venter imus tumet, si vulnus
hiat, si transfluens urina id non rodit,
si similiter ante tertium diem quædam
livida excidunt, si is aut nihil aut tarde
respondet, si vehementes dolores sunt,
si post diem quintum magnæ febres urgent, et fastidium cibi permanet, si cu-

saire de mettre de bandage. Le lendemain, si la respiration est gênée, si l'u-
rine ne coule point, s'il y a gonflement
dans les environs du pubis, on peut être
sûr qu'il est resté du sang caillé dans la
vessie ; il faut donc introduire l'index et
le medius de la main gauche dans l'a-
nus, et agiter doucement la vessie ; afin
que les caillots qui y sont demeurés se
détachent et tombent par la plaie. Il conviendra également de faire, dans la vessie, au moyen d'une seringue à oreille,
par l'ouverture de la plaie, des injections
avec du vinaigre dans lequel on aura fait
dissoudre du nitre. Ces sortes d'injections
sont très-propres à résoudre les concré-
tions de sang qui peuvent s'être formées
dans la vessie. On emploiera ces divers
moyens dès le premier jour, si l'on craint
qu'il ne soit resté quelque caillot qui n'a
pu sortir, parce que la faiblesse du malade n'a pas permis qu'on le fît marcher.
On lui administre, d'ailleurs, le même
traitement déjà prescrit, c'est-à-dire
qu'on le baigne ; on recouvre la plaie d'un
linge trempé dans du vinaigre, et on applique de la laine par-dessus. Mais on ne
doit pas baigner si fréquemment, ni laisser si long temps dans le bain, un enfant
qu'un jeune homme ; une personne faible
qu'une forte ; celui qui n'éprouve qu'une
légère inflammation, que celui chez qui
elle est violente ; le sujet dont l'habitude
du corps est lâche, que celui qui l'a resserrée. Si, pendant ce temps-là, le malade a du sommeil ; si la respiration est
aisée et égale, la langue humectée, la
soif modérée ; si le bas-ventre ne se tend
point ; si la douleur et la fièvre sont peu
considérables, c'est une preuve que l'o-
pération aura un résultat heureux. L'inflammation finit ordinairement le cinquième ou le septième jour. Lorsqu'elle
est passée, le bain est inutile ; il suffit
que le malade continue de se coucher sur
le dos, et qu'on bassine sa plaie avec de
l'eau chaude ; pour la préserver de l'acrimonie de l'urine. On applique alors des
suppuratifs, et s'il paraît que l'ulcère ait
besoin d'être détergé, on le pansera avec
du miel que l'on tempérera avec l'huile
rosat, s'il fait une impression trop vive.
L'emplâtre ennéapharmaque semble être
celui qui convient le mieux dans le traitement qui nous occupe ; car il entre dans
sa composition du suif, qui est bon pour
faire suppurer, et du miel, qui est propre pour déterger l'ulcère ; il contient
aussi de la moelle, et principalement de
la moelle de veau, qui est excellente pour
empêcher la formation des fistules. Il
n'est pas nécessaire d'appliquer de la
charpie sur l'ulcère ; on peut en mettre
par-dessus les médicaments qu'on em-

bare in ventrem jucundius est. Nihil tamen pejus est distentione, nervorum, et, ante nonum diem, vomitu bilis. Sed cum inflammationis sit metus, succurri abstinentia, modicis et tempestivis cibis; inter hæc, fomentis, et quibus supra scripsimus, oportet.

CAPUT XXVII. — DE CANCRO, QUI EXCISA VESICA NASCITUR.

Proximus cancri metus est. Is cognoscitur, si, et per vulnus, et per ipsum colem, fluit sanies mali odoris, cumque ea quædam a concreto sanguine non abhorrentia, tenuesque carunculæ lanulis similes : præter hæc, si oræ vulneris aridæ sunt, si dolent inguina, si febris non desinit, eaque in noctem augetur, si inordinati horrores accedunt. Considerandum autem est, in quam partem cancer is tendat. Si ad colem, indurescit is locus, et rubet, et tactu dolorem excitat, testiculique intumescunt : si in ipsam vesicam, ani dolor sequitur, coxæ duræ sunt, non facile crura extendi possunt : at si in alterutrum latus, oculis id expositum est, paresque utrimque easdem notas, sed minores, habet. Primum autem ad rem pertinet corpus recte jacere, ut superior pars eadem semper sit, in quam vitium fertur. Ita, si ad colem it, supinus is collocari debet ; si ad vesicam,

ploie pour les maintenir en place. Lorsque l'ulcère est suffisamment détergé, il faut le cicatriser avec la charpie sèche. C'est pendant ce temps-là même, lorsque l'opération n'a pas été heureuse, qu'il survient des accidents qui font prévoir, dès le commencement, que les suites en seront funestes. Ainsi, l'on aura tout à craindre, si le malade ne dort point ; si la respiration est difficile, la langue sèche, la soif violente ; si le bas-ventre est tendu ; si la plaie ne se referme point ; si l'urine qui passe par son ouverture, n'y excite point un sentiment de cuisson ; s'il se détache de la plaie, avant le troisième jour, quelque chose de livide ; si l'on ne va point à la selle, ou si l'on n'y va que difficilement ; si la douleur est des plus vives ; si la fièvre est ardente et subsiste après le cinquième jour ; si le malade continue d'être dégoûté, et s'il se trouve mieux couché sur le ventre. Le signe néanmoins le plus fâcheux de tous, ce sont les convulsions, et un vomissement de bile qui survient avant le neuvième jour. Comme il est alors à craindre que la vessie ne s'enflamme, il faut s'opposer à cet accident par l'abstinence, un régime exact, des fomentations, et les autres moyens que nous avons prescrits plus haut.

CHAPITRE XXVII. — DE LA GANGRÈNE QUI SURVIENT A LA VESSIE, APRÈS L'OPÉRATION DE LA TAILLE.

1. Ce que l'on a le plus à craindre ensuite, c'est la gangrène. On la reconnaît lorsqu'il sort par l'ouverture de la plaie, et par le pénis même, une sanie de mauvaise odeur, mêlée de matières qui ressemblent à des caillots de sang, et de petites caroncules semblables à des flocons de laine ; lorsqu'avec cela les lèvres de la plaie sont sèches ; qu'on sent des douleurs aux aines ; que la fièvre ne cesse pas ; qu'elle augmente pendant la nuit, et qu'on éprouve des frissons qui ne reviennent point à des temps marqués. On doit examiner vers quelle partie tend la gangrène. Si c'est vers le pénis, il se durcit, devient rouge, douloureux lorsqu'on le touche, et les testicules se gonflent ; si c'est vers la vessie, on ressent des douleurs au fondement, le haut des cuisses se tuméfie, on a de la peine à étendre les jambes ; si c'est vers l'un ou l'autre bord de la plaie, la gangrène est exposée à la vue même, et est accompagnée à peu près des mêmes symptômes, mais plus légers. On doit commencer par faire garder au malade une position convenable ; de façon que la partie vers laquelle tend le mal, soit toujours en des-

am ventrem ; si in latus, in id, quod integrius est. Deinde, ubi ventum fuerit ad curationem, homo in aquam demittetur, in qua marrubium decoctum sit, aut cupressus, aut myrtus ; idemque humor clystere intus adigetur : tum superponetur lenticula cum malicorio mixta : quæ utraque ex vino decocta sint : vel rubus, aut oleæ folia, eodem modo decocta : aliave medicamenta, quæ ad cohibendos purgandosque cancros proposuimus. Ex quibus si qua erunt arida, per scriptorium calamum inspirabuntur. Ubi stare ceperit cancer, mulso vulnus eluetur : vitabiturque eo tempore ceratum, quod ad recipiendum id malum, corpus emollit : potius plumbum elotum cum vino inungetur ; superque idem linteolo illitum imponetur. Sub quibus perveniri ad sanitatem potest : cum eo tamen, ut non ignoremus, certo cancro sæpe affici stomachum, cui cum vesica quædam consortio est : exque eo fieri, ut neque retineatur cibus, neque, si quis retentus est, concoquatur, neque corpus alatur. ideoque ne vulnus quidem aut purgari, aut ali possit : quæ necessario mortem maturant. Sed ut his succurri nullo modo potest, sic a primo tamen die tenenda ratio curationis est. In qua quædam observatio, ad cibum quoque potionemque pertinens, necessaria est. Nam cibus inter principia, non nisi humidus dari debet : ubi ulcus purgatum est, ex media materia : olera et salsamenta semper aliena sunt. Potione opus est, modica. Nam, si parum bibitur, accenditur vulnus, et vigilia urget, et vis corporis minuitur : si plus æquo assumitur, subinde vesica impletur, eoque irritatur. Non nisi aquam autem bibendam esse, manifestius est, quam ut subinde dicendum sit. Solet vero sub ejusmodi victu evenire, ut alvus non reddatur. Hæc aqua ducenda est, in qua vel fœnum græcum, vel malva decocta sit. Idem humor rosa mixtus in ipsum vulnus oriculario clystere agendus est, ubi id rodit urina, neque purgari patitur. Fere vero primo per vulnus exit hæc : deinde, eo sanescente dividitur, et pars per colem des-

sus : ainsi donc, si c'est vers le pénis, il faut coucher le malade sur le dos ; sur le ventre, si c'est vers la vessie ; c'est vers les bords de la plaie, sur [illegible] qui paraît le moins malade. [illegible] aux remèdes, il faut baigner le malade dans de l'eau où l'on aura fait bouillir du marrube, ou du cyprès, ou du myrte ; on fera avec la même décoction, des injections dans la vessie, par le moyen d'une seringue. On appliquera un cataplasme de lentille et d'écorce de grenade, mêlées et bouillies dans du vin, ou de feuilles de ronces, ou d'olivier bouillies dans la même liqueur, ou quelques-uns des remèdes que nous avons dit être propres à réprimer et à déterger les chancres. Si l'on se sert de poudres, on les soufflera sur le mal, avec un tuyau de plume à écrire. Lorsque la gangrène commencera à ne plus faire de progrès, on détergera l'ulcère avec de l'hydromel ; on évitera le cérat, parce qu'il ramollit les parties, et les rend plus propres à recevoir l'impression du mal. Il vaut mieux oindre l'ulcère avec une préparation de plomb lavé, mêlée avec du vin, et appliquer par-dessus un linge trempé dans la même composition. On peut guérir avec le secours de ces remèdes. Cependant, il est bon de savoir que, lorsque la gangrène attaque ces parties, l'estomac se trouve affecté, à cause de la sympathie qui existe entre lui et la vessie ; d'où il arrive que les aliments ne restent pas dans l'estomac, ou que, s'ils y restent, ils ne se digèrent pas ; la nutrition, par conséquent, ne peut se faire, ni la plaie se déterger ; et ce sont [illegible] ce qui nécessairement hâte le moment du malade. Le mal, arrivé à ce point, est à la vérité incurable ; mais il est [illegible] de plus [illegible] tâcher de le [illegible] ou empêcher dès le premier jour, les moyens qu'on a pris. Ce qui concerne [illegible] le malade [illegible] doit être réglé soigneusement. Dans les premiers temps, le malade ne doit vivre que d'aliments humectants. Lorsque l'ulcère est détergé, il passe aux aliments de la classe moyenne, évitant néanmoins toutes les espèces de légumes et de salaisons. Il doit boire modérément ; car, s'il boit peu, la plaie s'enflamme, l'insomnie survient, et les forces diminuent ; s'il boit trop, la vessie éprouve une plénitude qui produit l'irritation. On sent trop combien il est nécessaire de ne boire que de l'eau, pour qu'il soit besoin de le dire davantage. Cette façon de vivre rend ordinairement le ventre paresseux ; en ce cas, on donne des lavements avec une décoction de fenugrec, ou de mauve. On injecte aussi dans la plaie, par le moyen d'une seringue à oreille, la même liqueur

cendere incipit, donec ex toto plaga claudatur. Quod interdum tertio mense, interdum non ante sextum, nonnunquam exacto quoque anno fit. Neque desperari debet solida glutinatio vulneris, nisi ubi aut vehementer rupta cervix est, aut ex cancro multæ magnæque carunculæ, simulque nervosa aliqua exciderunt. Sed, ut vel nulla ibi fistula, vel exigua admodum relinquatur, summa cura providendum est. Ergo, cum jam ad cicatricem vulnus intendit, extentis jacere feminibus et cruribus oportet : nisi tamen molles arenosive calculi fuerunt. Sub his enim tardius vesica purgatur : ideoque diutius plagam patere necessarium est ; et tum demum, ubi jam nihil tale extra fertur, ad cicatricem perduci. Quod si, antequam vesica purgata est, oræ se glutinarunt, dolorque et inflammatio redierunt, vulnus digitis vel averso specillo diducendum est ; ut torquentibus exitus detur : hisque effusis, cum diutius pura urina descendit, tum demum, quæ cicatricem inducant, imponenda sunt ; extendendique, ut supra docui, pedes, quam maxime juncti. Quod si fistulæ metus ex his causis, quas proposui, subesse videbitur, quo facilius claudatur ea, vel certe coangustetur, in annum quoque danda plumbea fistula est, extentisque cruribus femina talique inter se deligandi sunt, donec, qualis futura est, cicatrix sit.

mêlée avec l'huile rosat, lorsque l'urine irrite les bords de la plaie, et ne lui permet pas de se déterger ; car, dans le commencement, l'urine a coutume de sortir par cette ouverture ; lorsque celle-ci tend à la guérison, l'urine s'écoule en partie par la même ouverture, et en partie par l'urètre, jusqu'à ce que la plaie soit entièrement fermée : ce qui n'arrive tantôt qu'au troisième mois, tantôt qu'au sixième, et quelquefois même qu'au bout d'un an. On ne doit pas désespérer que la plaie ne se cicatrise parfaitement, à moins que le col de la vessie n'ait été fort endommagé, ou que, par suite de la gangrène, il ne se soit détaché plusieurs caroncules considérables et quelques parties nerveuses. Mais on doit donner tous ses soins pour qu'il ne reste pas de fistule en cet endroit, ou du moins pour qu'il n'en reste qu'une très-petite. Lors donc que la plaie commence à se cicatriser, il faut se coucher, les cuisses et les jambes étendues et serrées ; à moins que la pierre qu'on a tirée ne fût sablonneuse ou molle ; car alors la vessie se nettoie avec plus de lenteur ; aussi doit-on laisser la plaie ouverte pendant plus long-temps, et ne la laisser cicatriser que lorsqu'il ne sort plus ni sable ni gravier. Si les bords de la plaie se réunissent, avant que tout ne soit sorti de la vessie, et si la douleur et l'inflammation recommencent, il faut séparer ces bords avec les doigts ou le dos du bistouri ; afin de donner passage aux corps étrangers qui occasionnent les accidents. Lorsque la vessie est bien nettoyée, et que l'urine sort pure depuis quelque temps, c'est alors qu'il faut appliquer sur la plaie des remèdes propres à former la cicatrice ; et avoir, comme je l'ai dit plus haut, les cuisses et les jambes étendues et serrées, le plus qu'on peut. Si les accidents dont j'ai parlé font craindre qu'il ne reste une fistule, il faut, pour pouvoir la fermer plus facilement, ou du moins la rétrécir le plus qu'il est possible, introduire une canule de plomb dans l'anus ; étendre les jambes du malade, et lui tenir les cuisses serrées et liées l'une contre l'autre, jusqu'à ce que la cicatrice soit arrivée au point où elle doit parvenir.

CAPUT XXVIII. — SI NATURALIA FEMINARUM NON ADMITTANT CONCUBITUM, QUOMODO CURARI CONVENIAT.

Et hoc quidem commune esse maribus et feminis potest. Proprie vero quædam ad feminas pertinent : ut in primis, quod earum naturalia nonnunquam, inter se glutinatis oris, concubitum non admit-

CHAPITRE XXVIII. — MANIÈRE DE DIVISER LA COHÉSION CONTRE NATURE DES PARTIES NATURELLES DES FEMMES.

La maladie dont je viens de parler est commune aux hommes et aux femmes ; mais il en est qui sont propres à ces dernières. Par exemple, elles sont quelquefois inhabiles à la génération, parce que leurs parties naturelles sont réunies

utunt. Idque interdum evenit protinus in utero matris : interdum exulceratione in aliis partibus facta, et per malam curationem his oris sanescendo junctis. Si ex utero est, membrana ori vulve opposita est ; si ex ulcere, caro id replevit. Oportet autem membranam duabus lineis, inter se transversis, incidere ad similitudinem literæ X, magna cura habita, ne urinæ iter violetur : deinde undique eam membranam excidere. At si caro increvit, necessarium est recta linea patefacere : tum ab ora vel vulsella vel hamo apprehensa, tanquam habenulam excidere ; et intus implicitum in longitudinem linamentum (λημνίσκον Græci vocant) in aceto tinctum demittere supraque succidam lanam aceto madentem deligare : tertio die solvere ulcus, et, sicut alia ulcera, curare. Cumque jam ad sanitatem tendet, plumbeam fistulam medicamento cicatricem inducente illinere, eamque intus dare : supraque idem medicamentum injicere, donec ad cicatricem plaga perveniat.

CAPUT XXIX. — QUA RATIONE PARTUS EMORTUUS EX UTERO EXCUTIATUR.

Ubi concepit autem aliqua, si jam prope maturus partus intus emortuus est, neque excidere per se potest, adhibenda curatio est : quæ numerari inter difficillimas potest. Nam et summam prudentiam moderationemque desiderat, et maximum periculum affert. Sed ante omnia vulvæ natura mirabilis, cum in multis aliis, tum in hac re quoque facile cognoscitur. Oportet autem ante omnia resupinam mulierum transverso lecto sic collocare, ut feminibus ejus ipsius ilia comprimantur : quo fit, ut et imus venter in conspectu medici sit, et infans ad os vulvæ compellatur ; quæ emortuo partu, id comprimit ; ex intervallo vero paulum dehiscit. Hac occasione usus medicus, unctæ manus indicem digitum primum debet inserere, atque ibi continere, donec iterum id os aperiatur, rur-

et fermées contre nature. Ce défaut de conformation précède quelquefois la naissance ; d'autres fois il survient à la suite des ulcères du vagin qui ont été maltraités, et qui, en se guérissant, ont collé les parois de ce canal l'une contre l'autre. Si la maladie vient de naissance, il y a une membrane qui ferme l'entrée du vagin ; si elle est produite par suite d'un ulcère, une substance charnue en remplit la cavité. Lorsque c'est une membrane qui ferme la cavité du vagin il faut y faire une incision cruciale, en observant soigneusement de ne pas offenser le conduit de l'urine ; couper ensuite cette membrane dans toute sa circonférence, et l'emporter. Quand c'est une substance charnue il faut y faire une incision longitudinale ; saisir ensuite cette substance par son extrémité avec des pinces ou un crochet, et en exciser une bandelette. On introduira ensuite dans la plaie une tente oblongue trempée dans du vinaigre ; et on appliquera par-dessus de la laine grasse imbibée de la même liqueur ; on assurera le tout par le moyen d'un bandage convenable : le troisième jour on lèvera cet appareil, et on se conduira pour le reste du traitement comme dans les autres blessures. Lorsque la plaie commencera à se guérir, on y introduira une canule de plomb enduite d'une substance propre à cicatriser, et on appliquera par-dessus le même médicament, jusqu'à ce que la cicatrice soit formée.

CHAPITRE XXIX. — MANIÈRE DE TIRER LE FŒTUS MORT, DU VENTRE DE LA MÈRE.

Lorsqu'une femme est enceinte, si le fœtus vient à mourir un peu avant qu'elle soit à terme, il faut, s'il ne sort pas de lui-même, en venir à l'opération ; celle dont il s'agit ici est une des plus difficiles de la chirurgie, car elle demande beaucoup de prudence et de ménagement, et elle est accompagnée d'un extrême danger ; mais il est aisé de reconnaître en cette occasion comme dans beaucoup d'autres, combien la structure de la matrice est admirable. Il faut commencer par faire coucher la femme sur le dos ; la placer en travers sur un lit, les cuisses relevées contre les flancs. Au moyen de cette situation, le bas-ventre se trouve vis-à-vis du chirurgien, et l'enfant est poussé vers l'orifice de la matrice, qui est fermé lorsque le fœtus est mort, mais qui s'entr'ouvre de temps en temps. Le chirurgien doit profiter du moment où il se dilate, et introduire d'abord dans la matrice le doigt index qu'il a trempé auparavant dans de l'huile ; il faut l'y laisser jusqu'à ce que l'orifice

susque alterum digitum demittere debebit, et per easdem occasiones alios, donec tota esse intus manus possit. Ad cujus rei facultatem multum confert et magnitudo vulvæ, et vis nervorum ejus, et corporis totius habitus, et mentis etiam robur; cum præsertim intus nonnunquam etiam duæ manus dari debeant. Pertinet etiam ad rem, quam calidissimum esse imum ventrem, et extrema corporis; neque dum inflammationem cœpisse, sed recenti re protinus adhiberi medicinam. Nam, si corpus jam intumuit, neque demitti manus, neque educi infans, nisi ægerrime potest : sequiturque sæpe cum vomitu, et cum tremore, mortifera nervorum distentio. Verum intus emortuo corpori manus injecta protinus habitum ejus sentit : nam aut in caput, aut in pedes conversum est; aut transversum jacet ; fere tamen sic, ut vel manus ejus, vel pes in propinquo sit. Medici vero propositum est, ut eum manu dirigat vel in caput, vel etiam in pedes, si forte aliter compositus est. Ac, si nihil aliud est, manus vel pes apprehensus, corpus rectius reddit : nam manus in caput, pes in pedes eum convertit. Tum, si caput proximum est, demitti debet uncus undique lævis, acuminis brevis, qui vel oculo, vel auri, vel ori, interdum etiam fronti recte injicitur; deinde attractus infantem educit. Neque tamen quolibet is tempore extrahi debet. Nam, si compresso vulvæ ore id tentatum est, non emittente eo, infans abrumpitur, et unci acumen in ipsum os vulvæ delabitur ; sequiturque nervorum distentio, et ingens periculum mortis. Igitur, compressa vulva, conquiescere ; hiante, leniter trahere oportet ; et per has occasiones paulatim eum educere. Trahere autem dextra manus uncum ; sinistra, intus posita infantem ipsam, simulque dirigere eum debet. Solet etiam evenire, ut is infans humore distendatur, exque eo profluat fœdi odoris sanies. Quod si tale est, indice digito corpus illud forandum est, ut effuso humore, extenuetur : tum id leniter per ipsas manus recipiendum est. Nam uncus injectus facile hebeti corpusculo elabitur :

s'ouvre de nouveau ; y introduire ensuite un autre doigt, et saisissant les moments favorables, insinuer les autres, jusqu'à ce que toute la main soit entrée. La grandeur de la matrice, la force de ses muscles, l'habitude de tout le corps, et le courage de la femme qui est en travail, donnent beaucoup de facilité dans cette occasion ; d'autant plus qu'on est quelquefois obligé d'introduire les deux mains dans la matrice. On doit avoir l'attention de tenir bien chauds le bas-ventre et les extrémités : il faut opérer dès le commencement, avant qu'il y ait inflammation à la matrice, car si le bas-ventre est déjà tuméfié, on a une peine extrême à insinuer la main dans la matrice, et à tirer l'enfant; et il survient souvent des convulsions mortelles, qui sont accompagnées de vomissement et de tremblement. Dès qu'on a introduit la main dans la matrice, et qu'on l'a portée sur le corps de l'enfant mort, on sent tout de suite comment il est tourné ; car il présente ou la tête ou les pieds, ou bien il est placé en travers ; mais dans cette dernière position, presque toujours de façon qu'une de ses mains ou un de ses pieds n'est pas éloigné de l'orifice de la matrice. Le but du chirurgien, dans cette opération, est de diriger, avec la main, l'enfant, de manière qu'il présente la tête ou même les pieds, s'il est tourné autrement. Si l'enfant ne présente qu'une main ou un pied, le chirurgien le saisira par cette partie et le redressera, dans le premier cas sur la tête, dans le second sur les pieds ; et alors si la tête est à proximité, il enfoncera ou dans l'œil, ou dans la bouche, ou dans l'oreille, quelquefois même dans le front, un crochet qui soit lisse de tous côtés, et qui ait le bec court ; il tirera ensuite ce crochet à lui, et arrachera l'enfant. Il aura soin cependant de ne pas tenter indistinctement l'extraction en tout temps, car s'il le faisait lorsque l'orifice de la matrice est fermé, comme il ne peut alors donner passage à l'enfant, le crochet, arraché violemment de son corps, viendrait frapper par sa pointe contre l'orifice de la matrice ; ce qui occasionnerait des convulsions, et mettrait la femme dans un danger éminent de perdre la vie. Le chirurgien doit donc rester tranquille lorsque l'orifice de la matrice se resserre; ce n'est que lorsqu'il se dilate qu'il doit tirer doucement, et arracher ainsi l'enfant peu à peu, à différentes reprises. Il tire l'instrument avec la main droite, tandis que la gauche, qui est dans la matrice, est occupée à diriger le fœtus. Quelquefois l'enfant est hydropique, et il sort de son corps une sanie d'une odeur fétide; dans ce cas le

n in quo quid periculi sit, supra positum
est. In pedes quoque conversus infans
non dificulter extrahitur; quibus apprehensis per ipsas manus commode educitur. Si vero transversus est, neque dirigi potuit uncus alæ injiciendus, paulatimque attrahendus est. Sub quo fere
cervix replicatur, retroque caput at reliquum corpus spectat. Remedio est,
cervix præcisa; ut separatim utraque pars
auferatur. Id unco fit, qui, priori similis, in interiore tantum parte per totam
aciem exacuitur. Tum id agendum est,
ut ante caput, deinde reliqua pars auferatur : quia fere, majore parte extracta,
caput in vacuam vulvam prolabitur, ex-
trahique sine summo periculo non potest.
Si tamen id incidit, super ventrem mulieris duplici panniculo injecto, valens
homo, non imperitus, a sinistro latere
ejus debet assistere, et super imum ventrem ejus duas manus imponere, altera-
que alteram premere : quo fit, ut illud
caput ad os vulvæ compellatur : idque
eadem ratione, quæ supra posita est,
unco extrahitur. At si pes alter juxta repertus est, alter retro cum corpore est,
quidquid protractum est, paulatim abscindendum est ; et, si clunes os vulvæ
urgere cœperunt, iterum retro repellendæ
sunt, conquisitusque pes ejus adducendus. Aliæque etiamnum difficultates faciunt, ut, qui solidus non exit, concisus
eximi debeat. Quoties autem infans pro-
tractus est, tradendus ministro est. Is
eum supinis manibus sustinere; medicus
deinde sinistra manu leniter trahere umbilicum debet, ita, ne abrumpat, dextra-
que eum sequi usque ad eas, quas secundas vocant, quod velamentum infantis
intus fuit ; hisque ultimis apprehensis,
venulas, membranulasque omnes eadem
ratione manu diducere a vulva, totumque
illud extrahere, et si quid intus præterea
concreti sanguinis remanet. Tum compressis in unum feminibus, illa conclavi
collocanda est modicum calorem, sine
ullo perflatu, habente : super imum ventrem ejus imponenda lana succida, in
aceto et rosa tincta. Reliqua curatio talis
esse debet, qualis in inflammationibus,

chirurgien doit percer avec l'index les
téguments, pour évacuer les humeurs et
diminuer par là le volume du fœtus qu'il
doit ensuite tirer doucement avec les
mains, car le crochet que l'on enfonce
dans un corps pourri se détache facilement, et nous avons déjà dit combien
cela était dangereux. Lorsque l'enfant
présente les pieds, il n'est pas difficile de
l'extraire ; en le saisissant par ces parties, avec les mains on l'arrache aisément. Si l'enfant est posé transversalement dans la matrice, et s'il n'a point été
possible de le redresser, il faut enfoncer
le crochet dans l'aisselle, et tirer peu à
peu le fœtus. Le cou se replie alors ordinairement, et la tête se porte en arrière. Dans ce cas il faut séparer la tête
du reste du corps, pour pouvoir les tirer
l'un après l'autre ; on se sert pour cela
d'un crochet semblable au premier, excepté que sa pointe est tranchante en dedans. On tire ensuite la tête la première,
et le reste du corps après ; car si on commençait par emporter le tronc, la tête
tomberait dans le fond de la matrice,
d'où on ne pourrait la retirer qu'avec un
péril extrême. Lorsque cet accident arrive on étend sur le ventre de la femme
un linge plié en deux : un homme vigoureux et entendu se place à son côté
gauche, lui applique sur le bas-ventre ses
deux mains, et les appuyant l'une sur
l'autre, presse et pousse vers l'orifice de
la matrice la tête, que le chirurgien arrache avec le crochet, ainsi que nous l'a-
vons dit plus haut. Mais si l'enfant ne
présente qu'un pied, tandis que l'autre
est replié vers le ventre, le chirurgien
coupera tout ce qui sort de la matrice ;
si les fesses de l'enfant se présentent à
l'orifice, il les repoussera en dedans ; il
cherchera l'autre pied, et arrachera l'enfant par cette partie. Quelquefois la sortie du fœtus éprouve encore d'autres difficultés qui ne permettent pas de l'extraire en entier ; alors on est obligé de
l'arracher par parties. Toutes les fois
qu'on a fait l'extraction d'un fœtus, il
faut le donner à un aide, qui le tient
couché sur ses mains, tandis que le chi-
rurgient tire doucement de la main gauche le cordon ombilical, de crainte de
le rompre, et le suit de la main droite
jusqu'à l'arrière-faix qui servait d'enveloppe au fœtus dans la matrice. Il porte
ensuite la main sur cet arrière-faix, le
détache de la matrice et en fait l'extraction, ainsi que des caillots de sang qui
pourraient y être restés. Lorsque la femme est entièrement délivrée, on lui fait
rapprocher les cuisses l'une de l'autre,
et on la met dans une chambre où il y
ait une chaleur modérée, et où il n'entre

et in iis vulneribus, quæ in nervosis locis sunt, adhibetur.

point de vent. On lui applique sur le bas ventre de la laine grasse trempée dans du vinaigre et de l'huile rosat. Le reste du traitement est comme celui des inflammations et des blessures aux parties nerveuses.

CAPUT XXX. — DE ANI VITIIS.

CHAPITRE XXX. — DES MALADIES DE L'ANUS.

1. Ani quoque vitia, ubi medicamentis non vincuntur, manus auxilium desiderant. Ergo, si qua scissa in eo vetustate induruerunt, jamque callum habent, commodissimum est, ducere alvum ; tum spongiam calidam admovere, ut relaxentur illa, et foras prodeant : ubi in conspectu sunt, scalpello singula excidere, et ulcera renovare ; deinde imponere linamentum molle, et super linteolum illitum melle ; locumque eum molli lana implere, et ita vincire : altero die, deincepsque ceteris, lenibus medicamentis uti, quæ ad recentia eadem vitia necessaria esse, alias proposui : et utique per primos dies sorbitionibus eum sustinere ; paulatim deinde cibis adjicere aliquid, generis tamen ejus ; quod eodem loco præceptum est. Si quando autem ex inflammatione pus in his oritur, ubi primum id apparuit, incidendum est, ne anus ipse suppuret. Neque tamen ante properandum est : nam, si crudum incisum est, inflammationi multum accedit, et puris aliquanto amplius concitatur. His quoque vulneribus, lenibus cibis, iisdemque medicamentis opus est.

1. Les maladies de l'anus, lorsqu'elles ne cèdent point aux médicaments, ont aussi besoin du secours de la main. Ainsi donc, s'il s'y trouve des rhagades qui soient devenues squirrheuses par vétusté, et dont les bords soient calleux, il n'y a rien de mieux à faire que de donner quelques lavements ; d'appliquer ensuite sur les rhagades une éponge trempée dans de l'eau chaude, pour les ramollir et les faire sortir en dehors ; et lorsqu'on les aperçoit bien, de les exciser toutes les unes après les autres avec le bistouri ; de renouveler les ulcères ; d'appliquer ensuite par-dessus de la charpie bien douce, et sur cette charpie un linge trempé dans du miel : on recouvre le tout de laine molle, et on l'assure par le moyen d'un bandage. Le lendemain et les jours suivants on se sert de liniments adoucissants. Ceux que j'ai dit ailleurs qu'il fallait employer dans ce mal, lorsqu'il ne fait que commencer, conviennent parfaitement ici. On ne donne les premiers jours que des crèmes farineuses au malade ; ensuite on augmente peu à peu sa nourriture, ne faisant néanmoins usage que des aliments que nous avons recommandés au même endroit. S'il survient une inflammation qui amène du pus, dès qu'on s'en aperçoit il faut l'évacuer en ouvrant l'abcès, pour empêcher l'anus de suppurer. Il ne faut cependant pas se presser trop, car si on ouvrait l'abcès avant qu'il fût mûr, on augmenterait l'inflammation et la quantité du pus. On pansera ensuite ces ulcères avec les médicaments que nous venons de conseiller, et on n'usera que d'aliments adoucissants.

De condylomatis.

Des condylômes.

2. At tubercula, quæ χονδυλώματα appellantur, ubi induruerunt, hac ratione curantur. Alvus ante omnia ducitur : tum vulsella tuberculum apprehensum, juxta radices exciditur. Quod ubi factum est, eadem sequuntur, quæ supra post curationem adhibenda esse proposui : tantummodo, si quid increscit : squama æris coërcendum est.

2. Lorsque les tubercules qu'on appelle *condylômes*, sont devenus squirrheux, voici la manière de les extirper : on commence par donner quelques lavements ; après quoi on saisit le tubercule avec des pinces et on le coupe à sa racine ; l'extirpation faite, on se conduit pour le reste du traitement comme dans l'article précédent. S'il pousse quelques excroissances, on les consume avec l'écaille de cuivre.

De hæmorrhoidibus.   *Des hémorrhoïdes.*

3. Ora etiam venarum, fundentia sanguinem, sic tolluntur. Ubi sanguini, qui
effluit, sanies adjicitur, alvus acribus
ducitur, quo magis ora promoveantur :
eoque fit, ut omnia venarum quasi capitula conspicua sint. Tum, si capitulum
exiguum est, basimque tenuem habet,
adstringendum lino paulum supra est,
quam ubi cum ano committitur : imponenda spongia ex aqua calida est, donec
id liveat : deinde aut ungue, aut scalpello, supra nodum id exulcerandum est.
Quod nisi factum est, magni dolores
subsequuntur : interdum etiam urinæ
difficultas. Si id majus est, et basis latior,
hamulo uno aut altero excipiendum est,
paulumque supra basim incidendum :
neque relinquendum quidquam ex eo ca-
pitulo, neque quidquam ex ano demendum est : quod consequitur is, qui neque
nimium, neque parum hamos ducit. Qua
incisum est, acus debet immitti, infraque eam lino id capitulum alligari. Si
duo triave sunt, imum quodque primum
curandum est : si plura, non omnia simul ; ne tempore eodem undique teneræ
cicatrices sint. Si sanguis profluit, excipiendus est spongia : deinde linamentum
imponendum, ungenda femina, et inguina, et quidquid juxta ulcus est, ceratumque superdandum, et farina hordeacea calida implendus is locus, et sic deligandus est. Postero die, is desidere in
aqua calida debet, eodemque cataplasmate foveri. Ac bis die, et ante curationem, et post eam, cervices ac femina
liquido cerato perungenda sunt ; tepido-
que is loco continendus. Interpositis
quinque aut sex diebus, oriculario specillo linamenta educenda : si capitula
simul non exciderunt, digito promoven-
da : tum lenibus medicamentis, iisdemque, quæ alibi posui, ulcera ad sanitatem
perducenda. Finito vitio, quemadmodum
agendum esset, jam alias superius exposui.

5. Voici maintenant la manière d'emporter les veines hémorrhoïdales qui
laissent échapper le sang. Lorsqu'il est
mêlé de sanie, on donne un lavement âcre
pour que l'orifice des vaisseaux paraisse
davantage et s'élève en manière de tubercule ; alors si le tubercule est petit
et mince par sa base, il faut y faire une
ligature avec un fil, un peu au-dessus de
l'endroit où il s'attache à l'anus ; tenir
appliquée dessus une éponge trempée dans
de l'eau chaude, jusqu'à ce qu'il devienne livide ; ensuite l'ulcérer au-dessus de la ligature, avec l'ongle ou le
bistouri : si l'on n'a pas cette attention,
il survient des douleurs fort vives, et
quelquefois même une difficulté d'uriner.
Si le tubercule est plus considérable, et
si sa base est plus large, il faut le saisir
avec un petit crochet ou deux, et y faire
une légère incision au-dessus de sa base,
de sorte qu'on ne laisse rien du tubercule, et qu'on n'emporte rien de l'anus.
Pour cela il ne faut tirer ni trop, ni trop
peu avec les crochets. On perce le tubercule de part en part avec une aiguille, à
l'endroit même de l'incision, au-dessous
de laquelle on le lie. S'il y en a deux ou
trois, il faut commencer par celui qui est
le plus enfoncé. S'il y en a davantage on
ne les emporte pas tous à la fois, afin
que l'anus ne se trouve pas dans le même
temps environné de toutes parts de cicatrices récentes. S'il coule du sang, on l'é-
tanchera avec une éponge ; après quoi on
appliquera dessus de la charpie. Il sera
à propos d'oindre les aines, les cuisses,
et tous les environs de l'ulcère ; d'appliquer ensuite du cérat sur l'ulcère même, qu'on remplira de farine d'orge
chaude. On assurera le tout au moyen
d'un bandage convenable. Le lendemain
on fera asseoir le malade dans de l'eau
tiède, et on appliquera sur l'ulcère un
nouveau cataplasme pareil au premier.
On oint deux fois par jour, une fois avant
le pansement, et une fois après, les (1)
hanches et les cuisses, avec du cérat liquide, et on fait tenir le malade dans un
lieu chaud. Au bout de cinq à six jours
on emporte avec un cure-oreille la charpie qui remplit le fond de l'ulcère ; et si
les tubercules ne sont pas tombés en
même temps, on les détache avec les
doigts ; ensuite on cicatrise ces ulcères
avec des médicaments adoucissants, pareils à ceux que nous avons déjà pres-

(1) Il est évident que dans le texte le
mot *cervices* est altéré : *coxæ* paraît être
la vraie leçon.

Celse.   24

crits. Nous avons aussi indiqué ailleurs les précautions qu'il convient de prendre lorsque la cure est achevée.

CAPUT XXXI. — DE VARICIBUS.

Ab his ad crura proximus transitus est. In quibus orti varices non difficili ratione tolluntur. Huc autem et earum venularum, quæ in capite nocent, et eorum varicum, qui in ventre sunt, curationem distuli; quoniam ubique eadem est. Igitur vena omnis, quæ noxia est, aut adusta labescit, aut manu eximitur. Si recta; si, quamvis transversa, tamen simplex; si modica est, melius aduritur. Si curva est, et velut in orbes quosdam implicatur, pluresque inter se involvuntur, utilius eximere est. Adurendi ratio hæc est. Cutis superinciditur : tum, patefacta vena, tenui et retuso ferramento candente modice premitur; vitaturque, ne plagæ ipsius oræ adurantur : quas reducere hamulis facile est. Id interpositis fere quaternis digitis per totum varicem fit : et tum superimponitur medicamentum, quo adusta sanantur. At exciditur hoc modo. Cute eadem ratione super venam incisa, hamulo oræ excipiuntur; scalpelloque undique a corpore vena diducitur; caveturque, ne inter hæc ipsa lædatur; eique retusus hamulus subjicitur; interpositoque eodem fere spatio, quod supra positum est, in eadem vena idem fit : quæ, quo tendat, facile hamulo extento cognoscitur. Ubi jam idem, quacumque varices sunt, factum est, uno loco adducta per hamulum vena præciditur : deinde, qua proximus hamus est, attrahitur et evellitur; ibique rursus abscinditur. Ac sic undique varicibus crure liberato, tum plagarum oræ committuntur, et super emplastrum glutinans injicitur.

CHAPITRE XXXI. — DES VARICES.

Après les maladies dont il vient d'être question, se présentent celles des jambes. Cette partie est sujette à des varices qu'il n'est pas difficile de guérir. J'ai remis à parler ici des veines variqueuses de la tête et de celles qui se montrent sur le ventre, parce que la cure de toutes ces varices est absolument la même; car il faut ou les dessécher en les brûlant, ou les emporter en les coupant. Si ces veines sont situées en ligne droite, ou même si elles sont placées transversalement, pourvu qu'elles soient petites et isolées, il vaut mieux les brûler; mais si elles décrivent une ligne courbe et forment différents plis et replis, ou si elles sont plusieurs qui s'entrelacent les unes dans les autres, il est plus à propos de les couper. Voici la manière de les brûler : on fait une incision à la peau qui recouvre les varices, et, après avoir mis la veine variqueuse à découvert, on appuie légèrement dessus un fer ardent, grêle et obtus; prenant bien garde de ne point brûler les bords de l'incision qu'on tient écartés avec de petits crochets; on brûle ainsi toute la varice, en laissant des intervalles d'environ quatre doigts. On panse ensuite la plaie avec les médicaments propres pour les brûlures. Mais si l'on coupe les varices, il faut, après avoir fait pareillement une incision à la peau qui les recouvre, écarter les bords de la plaie avec un petit crochet, et détacher avec le bistouri la veine variqueuse des parties environnantes, prenant garde de ne point l'offenser. Après qu'on l'a détachée, on place en dessous un petit crochet obtus, en laissant toujours des intervalles de quatre doigts, et on continue la même opération sur la veine. Il est aisé de s'assurer de sa direction par le moyen du crochet. Lorsqu'on a ainsi détaché ces veines variqueuses, on les élève avec le crochet, à côté duquel on les coupe; on passe ensuite au crochet le plus voisin, avec lequel on élève pareillement la veine, et on la coupe de nouveau à cet endroit. Après avoir ainsi emporté toutes les varices de la jambe, on réunit les bords des plaies, et on applique par-dessus un emplâtre agglutinatif.

CAPUT XXXII. — DE DIGITIS COHÆRENTIBUS, ET CURVATIS.

At, si digiti vel in utero protinus, vel

CHAPITRE XXXII. — DES COHÉSIONS DES DOIGTS, ET DE LA MANIÈRE DE LES REDRESSER LORSQU'ILS SONT PLIÉS.

Lorsque les doigts tiennent ensemble,

propter communem exulcerationem postea cohæserunt, scalpello diducuntur; dein separatim uterque non pingui emplastro circumdatur : atque ita per se uterque sanescit. Si vero fuit ulcus in digito, posteaque male inducta cicatrix curvum eum reddidit; primum malagma tentandum est : dein, si id nihil prodest (quod et in veteri cicatrice, et, ubi nervi læsi sunt, evenire consuevit), videre oportet, nervine id vitium, an cutis sit. Si nervi est, attingi non debet : neque enim sanabile est. Si cutis, tota cicatrix excidenda ; quæ fere callosa extendi digitum minus patiebatur : tum rectus sic ad novam cicatricem perducendus est.

CAPUT XXXIII. — DE GANGRÆNA.

Gangrænam inter ungues alasque, aut inguina nasci, et, si quando medicamenta vincuntur, membrum præcidi oportere, alio loco mihi dictum est. Sed id quoque cum periculo summo fit : nam sæpe in ipso opere, vel profusione sanguinis vel animæ defectione moriuntur. Verum hic quoque nihil interest, an satis tutum præsidium sit, quod unicum est. Igitur inter sanam vitiatamque partem incidenda scalpello caro usque ad os est, sic, ut neque contra ipsum articulum id fiat, et potius ex sana parte aliquid excidatur, quam ex ægra relinquatur. Ubi ad os ventum est, reducenda ab eo sana caro, et circa os subsecanda est, ut ea quoque parte aliquid os nudetur : dein id serrula præcidendum est, quam proxime sanæ carni etiam inhærenti : ac tum frons ossis, quam serrula exasperavit, lævanda est, supraque inducenda cutis; quæ sub ejusmodi curatione laxa esse debet, ut quam maxime undique os contegat. Quo cutis inducta non fuerit, id linamentis erit contegendum, et super id spongia ex aceto deliganda. Cetera postea sic facienda, ut in vulneribus, in quibus pus moveri debet, præceptum est.

ou par un vice de naissance ou par suite d'une ulcération qui leur a été commune, il faut les séparer avec le bistouri ; après quoi on les enveloppe séparément avec un emplâtre dessiccatif, jusqu'à ce qu'ils soient guéris. Mais s'il y a eu des ulcères aux doigts, et qu'il s'y soit formé des cicatrices qui les aient courbés, il faut d'abord essayer des onguents ; s'ils ne font rien, ce qui arrive ordinairement lorsque la cicatrice est ancienne et que les tendons sont offensés, il faut examiner si le mal vient des tendons ou de la peau. S'il vient des tendons, il ne faut pas y toucher, parce qu'il n'y a pas de remède ; mais s'il vient de la peau, il faut emporter toute la cicatrice qui, étant devenue calleuse, empêchait d'étendre le doigt : on le redresse ensuite, et on forme une nouvelle cicatrice.

CHAPITRE XXXIII. — DE LA GANGRÈNE.

J'ai déjà dit que la gangrène attaquait les parties qui sont situées entre les ongles et les aisselles ou les aines, et qu'en ce cas, si elle ne cédait point aux remèdes, il fallait faire l'amputation du membre gangréné. Mais cette amputation ne se fait qu'avec un péril extrême, car il arrive souvent que l'hémorrhagie, ou une syncope qui survient, fait périr le malade dans l'opération même. Mais lorsqu'un remède est unique, son incertitude, et le danger même qui l'accompagne, n'empêchent pas qu'on ne doive le tenter. Il faut donc, avec le bistouri, couper jusqu'à l'os, entre le mort et le vif, la chair du membre malade, de façon néanmoins que l'amputation ne se fasse pas tout-à-fait auprès de l'article, et qu'on emporte plutôt de la partie saine qu'on ne laisse de celle qui est gangrénée. Lorsqu'on est parvenu à l'os, il faut en séparer tout autour les chairs saines, et les repousser en dessus, afin qu'il y ait en cet endroit une portion de l'os qui soit nue ; on le coupe ensuite avec une petite scie, le plus près qu'on le peut des chairs saines qui y sont adhérentes. L'amputation faite, on emporte toutes les aspérités que les dents de la scie peuvent avoir faites autour de l'os, sur lequel on ramène la peau qui, dans cette opération, doit être très-lâche, pour recouvrir la plus grande portion de l'os qu'il est possible ; on applique sur celle qui n'est pas recouverte de la charpie, et par-dessus une éponge trempée dans du vinaigre : on maintient le tout par le moyen d'un bandage. On se conduit pour le reste du pansement comme dans les blessures où nous avons dit qu'il fallait exciter la suppuration.

LIBER OCTAVUS.

CAPUT I. — DE POSITU ET FIGURA OSSIUM TOTIUS HUMANI CORPORIS.

Superest ea pars, quæ ad ossa pertinet : quæ quo facilius accipi possit, prius positus figurasque eorum indicabo. Igitur calvaria incipit, ex interiore parte concava, extrinsecus gibba, utrimque lævis, et qua cerebri membranam contegit, et qua cute, capillum gignente, contegitur : eaque simplex, ab occipitio et temporibus ; duplex, usque in verticem a fronte, est : ossaque ejus, ab exterioribus partibus, dura ; ab interioribus, quibus inter se connectuntur, molliora sunt : interque ea venæ discurrunt, quas his alimentum subministrare credibile est. Raro autem calvaria solida, sine suturis est : locis tamen æstuosis facilius invenitur ; et id caput firmissimum, atque a dolore tutissimum est. Ex ceteris quo suturæ pauciores sunt, eo capitis valetudo commodior est. Neque enim certus earum numerus est, sicut ne locus quidem. Fere tamen duæ, super aures, tempora a superiore capitis parte discernunt : tertia, ad aures per verticem tendens, occipitium a summo capite diducit : quarta, ab eodem vertice per medium caput ad frontem procedit ; eaque modo sub imo capillo desinit, modo frontem ipsam secans inter supercilia finitur. Ex his ceteræ quidem suturæ in unguem committuntur : eæ vero, quæ super aures transversæ sunt, totis oris paulatim extenuantur ; atque ita inferiora ossa superioribus leniter insidunt. Crassissimum vero in capite os post aurem est ; qua capillus, ut verisimile est, ob id ipsum non gignitur. Sub his quoque musculis, qui tempora connectunt, os medium, in exteriorem partem inclinatum, positum est. At facies suturam habet maximam ; quæ, a tempore incipiens, per medios oculos, naresque transversa

LIVRE HUITIÈME.

CHAPITRE PREMIER. — DE LA POSITION ET DE LA FIGURE DES OS DE TOUT LE CORPS HUMAIN.

1. Il ne me reste plus à exposer que les maladies des os ; je commencerai par indiquer leurs positions et leurs figures, pour que l'on puisse comprendre plus aisément ce que j'ai à dire sur cette matière. D'abord se présente le crâne, qui est concave intérieurement, convexe extérieurement ; également lisse du côté par lequel il recouvre la membrane du cerveau, et de celui où il est recouvert iui-même par la peau à laquelle sont implantés les cheveux. Les os de l'occiput et des tempes ne sont composés que d'une seule table ; mais ceux qui sont renfermés entre le sommet et le front sont composés de deux. Ces os sont plus durs à l'extérieur, et plus poreux à l'intérieur, vers les endroits où ils s'unissent. Entre ces diverses pièces osseuses serpentent des vaisseaux, qui, probablement, sont destinés à leur porter la nourriture. Il est rare de trouver des crânes qui soient tout d'une pièce et sans sutures ; on en voit cependant quelquefois dans les pays chauds. Ce sont les plus solides et les moins exposés à la douleur. Quant aux autres, moins il s'y trouve de sutures, plus la tête est en sûreté contre les accidents. Le nombre et la position de ces sutures varient. Il y en a ordinairement deux au-dessus des oreilles, qui séparent les tempes de la partie supérieure de la tête. Une troisième se dirige vers les oreilles, en passant par le sommet qu'elle sépare de l'occiput. Une quatrième, qui part du sommet, partage la tête en deux, et s'avance vers le front, où elle se termine quelquefois ; quelquefois aussi elle le partage en deux, et vient aboutir entre les sourcils. Toutes ces sutures se joignent entre elles par ongle, excepté celles qui, placées transversalement au-dessus des oreilles, deviennent insensiblement plus minces vers leurs bords, et dans lesquelles les os de dessous appuient légèrement contre ceux de dessus. L'os de la tête le plus épais est celui qui est derrière l'oreille : c'est vraisemblablement cette épaisseur qui fait qu'il ne croit point de cheveux à cet endroit. Au-dessous des muscles qui unissent les tempes, est l'os du milieu, qui est convexe extérieurement. La face

pervenit ad alterum tempus. A qua breves duæ sub interioribus angulis deorsum spectant. Et malæ quoque in summa
parte singulas transversas suturas habent.
A mediisque naribus, aut superiorum
dentium gingivis, per medium palatum
una procedit; aliaque transversa idem
palatum secat. Et suturæ quidem in plurimis hæ sunt. Foramina autem, intra
caput, maxima oculorum sunt : deinde
narium; tum quæ in auribus habemus.
Ex his, quæ oculorum sunt, recta sim-
pliciaque ad cerebrum tendant. Narium
duo foramina osse medio discernuntur :
siquidem hæ primum a superciliis, an-
gulisque oculorum, osse inchoantur ad
tertiam fere partem : deinde in cartila
ginem versæ, quo propius ori descendunt, eo magis caruncula quaque mol-
liuntur. Sed ea foramina, quæ a summis
ad imas nares simplicia sunt, ibi rursus
in bina itinera dividuntur : aliaque ex
his, ad fauces pervia, spiritum et reddunt
et accipiunt; alia, ad cerebrum tendentia, ultima parte in multa et tenuia foramina dissipantur, per quæ sensus odoris
nobis datur. In aure quoque primo rectum et simplex iter, procedendo flexuo-
sum, juxta cerebrum in multa et tenuia
foramina diducitur, per quæ facultas audiendi est. Juxtaque ea duo parvuli quasi
sinus sunt; superque eos finitur os, quod
transversum a genis tendens, ab inferioribus ossibus sustinetur. Jugale appellari
potest ab eadem similitudine, a qua id
Græci ζυγῶδες appellant. Maxilla vero
est molle os, eaque una est : cujus eadem et media, et etiam ima pars, mentum est : a quo utrimque procedit ad tempora; solaque ea movetur. Nam malæ
cum toto osse, quod superiores dentes
exigit, immobiles sunt. Verum ipsius
maxillæ partes extremæ quasi bicornes
sunt. Alter processus, infra latior, vertice ipso tenuatur, longiusque procedens
sub osse jugali subit, et super id temporum musculis illigatur. Alter brevior
et rotundior, et in eo sinu, qui juxta foramina auris est, cardinis modo fit; ibique huc et illuc se inclinans maxillæ facultatem motus præstat. Duriores osse

a une très-grande suture, qui commence à
la tempe d'un côté, passe transversalement
au milieu des yeux et des narines, et va se
terminer à la tempe de l'autre côté. A droite et à gauche des angles intérieurs de cette
suture, il en part deux autres plus petites qui se portent par en bas. La joue, de
chaque côté, a aussi une suture transversale à sa partie supérieure. Du milieu des
narines, ou des gencives de la mâchoire
supérieure, il en part une qui divise le
palais par son milieu : une autre vient le
couper transversalement. Telles sont les
sutures que l'on remarque chez le plus
grand nombre de sujets. Les trous les
plus grands de la tête sont ceux des yeux :
ensuite ceux des narines; enfin, ceux des
oreilles. Les trous des yeux sont simples, et se portent en droite ligne au
cerveau. Les deux trous du nez sont séparés par une cloison, qui est osseuse
depuis les sourcils et les angles des yeux,
jusqu'aux deux tiers de sa longueur; elle
est ensuite cartilagineuse, et devient plus
charnue, à mesure qu'elle descend vers
la bouche. Les trous du nez, qui sont
simples depuis le haut des narines jusqu'à leur extrémité, se divisent ensuite
en deux conduits qui s'ouvrent, d'une
part, dans le gosier, pour recevoir et rejeter l'air, et, de l'autre, tendent vers le
cerveau, où ils vont aboutir à quantité de
petits trous par lesquels se fait la sensation de l'odorat. Le conduit de l'oreille
est aussi d'abord droit et simple; il devient ensuite tortueux, lorsqu'il s'avance
du côté du cerveau, où il se divise en
quantité de petits trous, par lesquels se
fait la sensation de l'ouïe. A côté de ces
trous, on aperçoit deux petites conca-
vités situées au-dessous de l'os qui coupe
transversalement la joue, et qui vient
s'articuler avec les os de la mâchoire; on
pourrait l'appeler os jugal, à cause de sa
forme qui l'a fait nommer par les Grecs
zygôde. La mâchoire inférieure n'est composée que d'un seul os, d'un tissu spongieux : au milieu et à sa partie la plus inférieure, est le menton; d'où elle se dirige, de chaque côté, vers les tempes :
cette mâchoire est la seule qui soit mobile; car les os de la face sont articulés
sans mouvement, avec l'os de la mâchoire supérieure, dans lequel sont implantés les dents. L'os de la mâchoire
inférieure forme, par ses deux extrémités,
comme une espèce de fourche, dont la
branche intérieure, plus large par le bas,
plus pointue par en haut, passe par-dessous l'arcade zygomatique, et vient fournir un lieu d'attache aux muscles temporaux. La branche postérieure, plus
courte et plus ronde, s'articule en manière de pivot dans la concavité qui est

dentes sunt : quorum pars maxillæ, pars superiori ossi malarum hæret. Ex his quaterni primi, quia secant, τομικοὶ a Græcis nominantur. Hi deinde quatuor caninis dentibus ex omni parte cinguntur. Ultra quos utrimque fere maxillares quini sunt, præterquam in iis, in quibus ultimi, qui sero gigni solent, non increverunt. Ex his priores singulis radicibus; maxillares utique binis, quidam etiam ternis, quaternisve nituntur. Fereque longior radix breviorem dentem edit ; rectique dentis recta etiam radix, curvi flexa est. Exque eadem radice in pueris novus dens subit, qui multo sæpius priorem expellit : interdum tamen supra infrave cum se ostendit. Caput autem spina excipit. Ea constat ex vertebris quatuor et viginti. Septem in cervice sunt, duodecim ad costas, reliquæ quinque sunt proximæ costis. Eæ teretes brevesque, ab utroque latere, processus duos exigunt : mediæ perforatæ, qua spinæ medulla cerebro commissa descendit : circa quoque per duos processus tenuibus cavis perviæ, per quæ a membrana cerebri similes membranulæ deducuntur. Omnesque vertebræ, exceptis tribus summis, a superiore parte in ipsis processibus parum desidentes sinus habent : ab inferiore alios deorsum versus processus exigunt. Summa igitur protinus caput sustinet, per duos sinus receptis exiguis ejus processibus. Quo fit, ut caput sursum deorsum versum tuberibus exasperetur. Secunda superiori parti inferiore. Quod ad circuitum pertinet, pars summa angustiore orbe finitur : ita superior ei summæ circumdata in latera quoque caput moveri sinit. Tertia eodem modo secundam excipit. Ex quo facilis cervici mobilitas est. Ac, ne sustinere quidem caput posset, nisi utrimque recti valentesque nervi collum continerent, quos τένοντας Græci appellant : siquidem horum inter omnes flexus alter semper intentus ultra prolabi superiora non patitur. Jamque vertebra tertia tubercula, quæ inferiori inserantur, exigit. Ceteræ processibus deorsum spectantibus in inferiores insinuantur, ac per sinus,

placée à côté du conduit auditif, où, par sa mobilité, elle se meut en différents sens, pour permettre à la mâchoire d'exécuter tous ses mouvements. Les dents sont plus dures que les os. Elles sont situées, en partie, au bord inférieur de l'os maxillaire, et en partie le long du bord de la mâchoire inférieure. Les Grecs ont appelé les quatre premières antérieures, *tomiques* (incisives), parce qu'elles tranchent; elles sont entourées des deux côtés, par les quatre dents canines. Après les canines, viennent les molaires, qui sont ordinairement cinq de chaque côté, excepté dans les personnes chez qui les arrière-dents, qui d'ailleurs viennent presque toujours tard, ne sont point poussées. Les dents incisives et canines n'ont qu'une racine; les molaires en ont toujours deux, quelquefois trois, et même quatre. Lorsque le corps de la dent est court, la racine est ordinairement plus longue; et lorsque la dent est droite, la racine l'est aussi : si la dent est courbée, il en est de même de la racine. Sous cette racine, il pousse, chez les enfants, une nouvelle dent, qui fait ordinairement tomber la première, mais qui quelquefois vient se placer en dessus ou en dessous d'elle. La tête est terminée par l'épine, qui est composée de vingt-quatre vertèbres, savoir : sept cervicales, douze dorsales et cinq lombaires. Les vertèbres du cou sont rondes, courtes, et ont deux apophyses de chaque côté. Elles sont percées par le milieu, pour laisser passer la moelle épinière, qui vient du cerveau. Elles ont de plus deux petits trous, un de chaque côté, qui percent les apophyses transverses, et par lesquels passent de petites membranes semblables à celle qui enveloppe le cerveau. Toutes les vertèbres, excepté les trois premières, ont à leur partie supérieure, dans leurs apophyses mêmes, des échancrures qui sont un peu inclinées; et à leur partie inférieure, d'autres apophyses qui se dirigent en bas. La première vertèbre du cou soutient la tête, avec laquelle elle s'articule, en recevant dans ses enfoncements les deux petites éminences que l'on remarque en-dessous de la tête (1). La seconde vertèbre s'insère dans la partie inférieure de la première. Sa circonférence a moins d'étendue, et son ouverture est plus étroite par en haut : c'est ce qui fait que la première vertèbre, qui est appuyée sur cette seconde, permet à la tête

---

(1) Les trois phrases suivantes sont très-altérées dans le texte, et d'un sens fort incertain; la première même ne peut se traduire.

quos utrimque habent, superiores accipiunt; multisque nervis et multa cartilagine continentur. Ac sic, uno flexu modico in promtum dato, ceteris negatis, homo erectus insistit, et aliquid ad necessaria opera curvatur. Infra cervicem vero summa costa contra humerum sita est. Inde undecim inferiores usque ad imum pectus perveniunt : eæque, primis partibus rotundæ, et leniter quasi capitulatæ, vertebrarum transversis processibus, ibi quoque paulum sinuatis, inhærent : inde latescunt, et in exteriorem partem recurvatæ paulatim in cartilaginem degenerant; eaque parte rursus in interiora leniter flexæ committuntur cum osse pectoris. Quod valens et durum a faucibus incipit, ab utroque latere lunatum, et a præcordiis, jam ipsum quoque cartilagine mollitum, terminatur. Sub costis vero prioribus quinque, quas νόθας Græci nominant, breves tenuioresque, atque ipsæ quoque paulatim in cartilaginem versæ, extremis abdominis partibus inhærescunt; imaque ex his, majore jam parte nihil, nisi cartilago est. Rursus a cervice duo lata ossa utrimque ad scapulas tendunt : nostri scutula operta, ὠμοπλάτας Græci nominant. Ea in summis verticibus sinuata, ab his triangula, paulatimque latescentia ad spinam tendunt; et quo latiora quaque parte sunt, hoc hebetiora. Atque ipsa quoque, in imo cartilaginosa, posteriore parte velut innatant; quoniam, nisi in summo, nulli ossi inhærescunt. Ibi vero validis musculis nervisque constricta sunt. At a summa costa paulo interius, quam ubi ea media est, os excrescit, ibi quidem tenue, procedens vero, quo propius lato scapularum ossi fit, eo plenius latiusque, et paulum in exteriora curvatum, quod altera verticis parte modice intumescens, sustinet jugulum. Id autem ipsum recurvum, ac neque inter durissima ossa numerandum, altero capite in eo, quod posui, altero in exiguo sinu pectoralis ossis insidit, paulumque motu brachii movetur, et cum lato osse scapularum, infra caput ejus, nervis et cartilagine connectitur. **Hinc humerus incipit, extremis utrim-**

de se mouvoir sur les côtés. La troisième est articulée avec la seconde de la même façon; et c'est de cette articulation que dépend la mobilité du cou. Mais ces vertèbres ne pourraient, par elles-mêmes, soutenir la tête, si le cou n'était affermi, de part et d'autre, par de forts ligaments droits, que les Grecs appellent *tenons*, dont l'un est toujours tendu dans les différentes flexions de la tête, et l'empêche de se porter au-delà du point convenable. Les éminences inférieures de la troisième vertèbre s'insèrent dans les cavités de la quatrième. Les vertèbres suivantes, qui ont leurs apophyses tournées par en bas, s'articulent entre elles de la même manière, et de façon que les éminences placées à droite et à gauche, dans la vertèbre qui est en dessus, sont reçues dans les cavités de celle qui est en dessous. Toutes ces articulations sont maintenues et affermies par beaucoup de ligaments et de cartilages. Telle est la structure de l'épine, par le moyen de laquelle l'homme peut, selon l'exigence des cas, se tenir droit ou s'incliner, en exécutant ou en suspendant le mouvement de flexion dont cette partie est susceptible. Au-dessous du cou, est la première des côtes qui est placée contre l'humérus. Les six (1) suivantes descendent jusqu'au bas de la poitrine. Elles sont arrondies dans leur partie postérieure, en manière de petites têtes, et s'articulent avec les apophyses transverses des vertèbres, au point où elles sont légèrement échancrées. Elles s'aplatissent ensuite, se courbent en dehors, et dégénèrent insensiblement en cartilage. Elles se courbent encore légèrement en cet endroit, mais intérieurement, et viennent s'articuler avec le sternum, qui est un os fort et dur, placé au-dessous du gosier, échancré de part et d'autre, et qui descend tout le long de la poitrine, au bas de laquelle il se termine aussi par un cartilage. Au-dessous des premières côtes, il y en a cinq autres, que les Grecs ont appelées *fausses*; elles sont plus courtes et plus minces que les premières; elles dégénèrent également peu à peu en cartilage, et adhèrent aux parties qui terminent l'abdomen : la dernière de ces fausses côtes est presque entièrement cartilagineuse. Il y a encore au-dessous du cou deux os larges (un de chaque côté), qui se portent vers les épaules; nous appelons ces os, écussons recouverts; les Grecs les nomment *omoplates*. Ils sont échancrés par leurs bords

---

(1) *Undecim*, dans le texte, est nécessairement une faute de copiste, à laquelle on n'a pas dû avoir égard.

que capitibus tumidus, mollis, sine medulla, cartilaginosus : medius teres, durus, medullosus : leniter gibbus et in priorem et in exteriorem partem. Prior autem pars est, quæ a pectore est; posterior, quæ ab scapulis; interior, quæ ad latus tendit; exterior, quæ ab eo recedit : quod ad omnes articulos pertinere, in ulterioribus patebit. Superius autem humeri caput rotundius, quam cetera ossa, de quibus adhuc dixi, parvo excessu vertici lati scapularum ossis inseritur, ac majore parte extra situm nervis deligatur. At inferius duos processus habet; inter quos, quod medium est, magis etiam extremis partibus sinuatur. Quæ res sedem brachio præstat : quod constat ex ossibus duobus. Radius, quem κερκίδα Græci appellant, superior breviorque, et primo tenuior, rotundo, et leniter cavo capite exiguum humeri tuberculum recipit; atque ibi nervis et cartilagine continetur. Cubitus inferior longiorque, et primo plenior, in summo capite duobus quasi verticibus exstantibus in sinum humeri, quem inter duos processus ejus esse proposui, se inserit. Primo vero duo brachii ossa juncta paulatim dirimuntur, rursusque ad manum coëunt, modo crassitudinis mutato : siquidem ibi radius plenior, cubitus admodum tenuis est. Dein radius, in caput cartilaginosum consurgens, in vertice ejus sinuatur : cubitus rotundus in extremo, parte altera paulum procedit. Ac, ne sæpius dicendum sit, illud ignorari non oportet, plurima ossa in cartilaginem desinere, nullum articulum non sic finiri. Neque enim aut moveri posset, nisi lævi inniteretur; aut cum carne nervisque conjungi, nisi ea media quædam materia committeret. In manu vero prima palmæ pars ex multis minutisque ossibus constat, quorum numerus incertus est. Sed oblonga omnia, et triangula, structura quadam inter se connectuntur, cum invicem superior alterius angulus, alterius planities sit : eoque fit ex his unius ossis paulum in interiora concavi species. Verum ex manu duo exigui processus in sinum radii conjiciuntur. Tum ex altera parte

supérieurs, et forment une espèce de triangle, qui s'élargit insensiblement, en se dirigeant vers l'épine. A mesure que ces os s'élargissent, ils deviennent plus minces; ils sont aussi cartilagineux à leur partie inférieure, et comme flottants, par leur partie postérieure; ne s'articulant avec aucun os, si ce n'est par leur bord supérieur, où ils sont arrêtés par de forts muscles et de forts ligaments. Au-dessus de la première côte, et un peu en deçà de sa partie moyenne, est un os, mince dans cet endroit, mais qui s'élargit et s'épaissit, à mesure qu'il s'avance vers l'omoplate, où il se courbe un peu en dehors; il est aussi un peu plus épais par son autre extrémité, contre laquelle le cou est appuyé. Cet os courbe, qui n'est pas d'une très-grande dureté, s'articule, par un de ses bouts, avec l'omoplate, et par l'autre, avec la petite échancrure de l'os de la poitrine. Le mouvement du bras le fait un peu mouvoir. Il est attaché au-dessous de la tête de l'omoplate par des ligaments et un cartilage. Ensuite vient l'humérus ou l'os du bras, qui a plusieurs tubérosités à l'une et à l'autre de ses extrémités, où il est mou, sans moelle, et cartilagineux. Sa partie moyenne, qui renferme de la moelle, est ronde, dure, un peu proéminente antérieurement et extérieurement. Par partie antérieure, j'entends celle qui est près de la poitrine; par postérieure, celle qui est tournée vers le dos; par intérieure, celle qui porte sur le côté; et par extérieure, celle qui s'en éloigne : ce qu'il est bon de remarquer dans toutes les articulations, ainsi qu'on le verra ci-après. La tête de l'extrémité supérieure de l'os du bras, plus ronde qu'aucun des os dont j'ai parlé jusqu'ici, s'articule par un point peu considérable, avec la cavité de l'omoplate, hors de laquelle elle reste en grande partie, mais attachée par différents ligaments. L'extrémité inférieure a deux apophyses, qui laissent entre elles une échancrure qui est plus creuse dans son milieu que sur ses côtés. Cette disposition est telle, pour recevoir l'avant-bras qui est composé de deux os. L'un qui est en dessus, plus court et plus grêle par en haut, est appelé *rayon* par les Grecs : il est arrondi par son extrémité supérieure, où l'on remarque une cavité superficielle qui reçoit la petite tubérosité de l'humérus. Il est attaché à cet endroit par un cartilage et plusieurs ligaments. L'autre, qui est en dessous, est appelé l'os du coude; il est plus long et plus gros par en haut. On aperçoit à son extrémité supérieure deux éminences qui sont reçues dans l'échancrure située entre les deux

recta quinque ossa, ad digitos tendentia, palmam explent. A quibus ipsi digiti oriuntur; qui ex ossibus ternis constant: omniumque eadem ratio est. Interius os in vertice sinuatur, recipitque exterioris exiguum tuberculum; nervique ea continent. A quibus orti ungues indurescunt: ideoque non ossi, sed carni magis radicibus suis inhærent. Ac superiores quidem partes sic ordinatæ sunt. Ima vero spina in coxarum osse desidit; quod transversum longeque valentissimum, vulvam, vesicam, rectum intestinum tuetur. Idque ab exteriore parte gibbum; ad spinam, resupinatum; a lateribus, id est, in ipsis coxis, sinus rotundos habet. A quibus oritur os, quod pectinem vocant; idque, super intestina sub pube transversum, ventrem firmat; rectius in viris, recurvatum magis in exteriora in feminis, ne partum prohibeat. Inde femina oriuntur. Quorum capita rotundiora etiam, quam humerorum sunt; cum illa ex ceteris rotundissima sint. Infra vero duos processus a priore et a posteriore parte habent. Dein dura, et medullosa, et ab exteriore parte gibba, rursus ab inferioribus quoque capitibus intumescunt. Superiora in sinus coxæ, sicut humeri in ea ossa, quæ scapularum sunt, conjiciuntur: tum infra introrsus leniter intendunt, quo æqualius superiora membra sustineant. Atque in eo inferiora quoque capita media sinuantur, quo facilius excipi a cruribus possint. Quæ commissura osse parvo, molli, cartilaginoso tegitur: patellam vocant. Hæc super innatans, nec ulli ossi inhærens, sed carne et nervis deligata, pauloque magis ad femoris os tendens, inter omnes crurum flexus juncturam tuetur. Ipsum autem crus est ex ossibus duobus. Etenim per omnia femur humero, crus vero brachio simile est: adeo ut habitus quoque et decor alterius ex altero cognoscatur: quod ab ossibus incipiens, etiam in carne respondet. Verum alterum os ab exteriore parte suræ positum est; quod ipsum quoque sura recte nominatur. Id brevius, supraque tenuius, ad ipsos talos intumescit. Alterum a

apophyses de l'extrémité inférieure de l'humérus. L'os du coude et celui du rayon sont d'abord unis, ensuite ils se séparent, puis se réunissent au poignet, où leur grosseur réciproque devient différente de ce qu'elle était d'abord; car le rayon est assez gros dans cet endroit; et l'os du coude, fort grêle. Le rayon forme ensuite une éminence qui est recouverte d'un cartilage, et qui s'insère au sommet du cubitus: cette extrémité du cubitus est ronde, et on y remarque une petite apophyse. Nous observerons ici, pour n'être pas obligé de le répéter trop souvent, que quantité d'os se terminent par un cartilage, et qu'il n'y a point d'articulation où il ne s'en trouve, car l'os ne pourrait se mouvoir, s'il n'était appuyé sur quelque chose de lisse et de glissant; ni s'articuler avec les chairs et les ligaments, s'il n'y avait une substance cartilagineuse intermédiaire pour les unir. La première partie de la main est le carpe, qui est composé de beaucoup de petits os, dont le nombre varie: ils sont tous oblongs et triangulaires, unis entre eux par leur structure, qui est alternativement anguleuse et plane; de sorte que ces os paraissent n'en faire qu'un seul, qui est légèrement concave intérieurement: ils s'unissent aussi avec les os de l'avant-bras par deux de leurs apophyses, qui sont reçues dans l'échancrure du rayon. La seconde partie de la main est le métacarpe: il est composé de cinq os longs, qui aboutissent aux doigts; ceux-ci sont composés chacun de trois os arrangés tous de la même façon. L'os d'en dessous a, à son extrémité, une échancrure, qui reçoit la petite tubérosité de celui d'en dessus; leurs articulations sont affermies par des ligaments. C'est de ces ligaments que partent les ongles, qui se durcissent dans leurs prolongements, et qui ne sont pas articulés avec les os, mais qui tiennent aux chairs par leurs racines. Telle est la manière dont les os des parties supérieures sont articulés les uns avec les autres. L'épine est terminée par l'os des hanches, qui est situé transversalement, et est doué d'une très-grande force. Il renferme la matrice, la vessie et l'intestin rectum; il est convexe extérieurement, et recourbé vers l'épine; il a deux cavités rondes sur ses côtés, c'est-à-dire dans les hanches mêmes: de ces cavités, part l'os pubis, qui est placé transversalement en devant, au-dessous des téguments du bas-ventre, et au-dessus des intestins. Il est plus droit chez les hommes, et plus bombé extérieurement chez les femmes, pour ne pas être un obstacle à la sortie du fœtus. Après les os des hanches, viennent ceux

priore parte positum, cui tibiæ nomen est, longius et in superiore parte plenius, solum cum femoris inferiore capite committitur; sicut cum humero cubitus. Atque ea quoque ossa, infra supraque conjuncta, media, ut in brachio, dehiscunt. Excipitur autem crus infra osse transverso talorum; idque ipsum super os calcis situm est, quod quadam parte sinuatur, quadam excessus habet, et procedentia ex talo recipit, et in sinum ejus inscritur. Idque sine medulla durum, magisque in posteriorem partem projectum, teretem ibi figuram repræsentat. Cetera pedis ossa ad eorum, quæ in manu sunt, similitudinem instructa sunt : planta palmæ, digiti digitis, ungues unguibus respondent.

des cuisses, dont les têtes sont encore plus arrondies que celles de l'os du bras: ce sont les plus rondes qu'il y ait dans tout le corps. Au-dessous de ces têtes, ils ont deux apophyses, l'une antérieure, et l'autre postérieure. Le corps de l'os de la cuisse est dur, convexe extérieurement, et renferme de la moelle. L'extrémité inférieure de cet os présente également des éminences. La tête de l'extrémité supérieure est reçue dans la cavité de l'os des hanches, comme la tête de l'humérus l'est dans la cavité de l'omoplate. L'os de la cuisse, après son articulation, se porte un peu en dedans pour soutenir plus également les parties supérieures. Les éminences qui se trouvent à l'extrémité inférieure, laissent entre elles une échancrure; afin qu'elles puissent s'emboîter plus aisément avec l'os de la jambe. Cette articulation est recouverte d'un petit os mou, cartilagineux, qu'on appelle rotule; il paraît comme flottant sur l'articulation, n'est adhérent à aucun os, mais il est retenu par les chairs et les ligaments; il se porte un peu plus vers l'os de la cuisse, pour affermir la jointure dans les différents mouvements de la jambe. La jambe est composée de deux os. Il faut remarquer que l'os de la cuisse est semblable en tout à l'os du bras, et les os de la jambe à ceux de l'avant-bras. Cette ressemblance, qui commence par les os, se continue jusque dans les chairs; de sorte que l'on peut juger de la grosseur et de la beauté de l'un, par la grosseur et la beauté de l'autre. Des deux os qui forment la jambe, l'un est placé au côté externe du gras de la jambe; ce qui lui a fait donner le nom de *sura*: il est plus court et plus grêle par sa partie supérieure, et plus gros vers le talon. L'autre est antérieur; on l'appelle *tibia*: il est plus long et plus épais par son extrémité supérieure, où il s'articule seulement avec la tête inférieure de l'os de la cuisse, de la manière dont le cubitus s'articule avec l'humérus. Ces os sont unis par leurs extrémités supérieures et inférieures, et séparés dans leur partie moyenne comme les os de l'avant-bras. La jambe s'articule par en bas avec l'os transversal du tarse, qui est situé au-dessus du *calcaneum* : celui-ci étant échancré d'un côté, et proéminent de l'autre, reçoit la tubérosité de l'os du tarse, et s'insinue dans sa cavité; il est dur, ne renferme point de moelle, et se porte davantage en arrière, où sa figure est presque ronde. Les autres os du pied sont articulés comme ceux de la main. La plante, les doigts et les ongles de l'un répondent à la paume, aux doigts et aux ongles de l'autre.

CAPUT II. — OSSA VITIATA ET CORRUPTA, QUIBUS SIGNIS COGNOSCANTUR ET QUA RATIONE CURENTUR.

Omne autem os, ubi injuria accessit, aut vitiatur, aut finditur, aut frangitur, aut foratur, aut colliditur, aut loco movetur. Id, quod vitiatum est, primo fere pingue fit; deinde vel nigrum, vel cariosum : quæ, supernatis gravibus ulceribus aut fistulis, hisque vel longa vetustate, vel etiam cancro occupatis, eveniunt. Oportet autem ante omnia os nudare, ulcere exciso; et, si latius est ejus vitium, quam ulcus fuit, carnem subsecare, donec undique os integrum pateat : tum id, quod pingue est, semel iterumve satis est admoto ferramento adurere, ut ex eo squama secedat; aut radere, donec jam aliquid cruoris ostendatur, quæ integri ossis nota est. Nam necesse est aridum sit id, quod vitiatum est. Idem in cartilagine quoque læsa faciendum est : siquidem ea quoque scalpello radenda est, donec integrum id sit, quod relinquitur. Deinde, sive os sive cartilago rasa est, nitro bene trito respergendum est. Neque alia facienda sunt, ubi caries, nigritiesve in summo osse est : siquidem id vel paulo diutius eodem ferramento adurendum, vel radendum est. Qui radit hæc, audacter imprimere ferramentum debet, ut et agat aliquid, et maturius desinat. Finis est, cum vel ad album os, vel ad solidum ventum est. Albo finiri ex nigritie vitium, soliditate quadam ex carie, manifestum est. Accedere etiam cruoris aliquid integro, supra dictum est. Si quando autem, an altius descenderit utrumlibet, dubium est, in carie quidem expedita cognitio est. Specillum tenue in foramina demittitur; quod magis minusve intrando, vel in summo cariem esse, vel altius descendisse, testatur. Nigrities colligi quidem potest etiam ex dolore, et ex febre, quæ ubi mediocria sunt, illa alte descendisse non potest. Manifestior tamen adacta terebra fit : nam finis vitii est, ubi scobis nigra esse desiit. Igitur, si caries alte descendit, per terebram urgenda crebris

CHAPITRE II. — DE LA CARIE; DE SES SIGNES ET DE SA CURATION.

Tous les os, lorsqu'ils sont exposés à l'action d'une cause préjudiciable, peuvent éprouver les maladies suivantes : la carie, la fissure, la fracture, la perforation, la contusion et la luxation. Lorsqu'un os commence à se vicier, il devient d'abord gras, ensuite noir, ou enfin il se carie; ce qui arrive à la suite des ulcères ou des fistules qui durent depuis longtemps ou sont accompagnés de gangrène. On doit commencer par découvrir l'os en excisant l'ulcère; après quoi, si la portion de l'os qui est viciée n'est point entièrement à découvert, il faut couper les chairs tout autour, jusqu'à ce que l'on soit parvenu à la partie saine de l'os; on applique ensuite une fois ou deux un fer chaud sur l'endroit qui paraît gras, pour le faire exfolier; ou bien on le ratisse jusqu'à ce qu'il en suinte un peu de sang; ce qui est une marque que l'os est sain en cet endroit, car ce qui est vicié est nécessairement frappé d'aridité. Si c'est le cartilage qui est affecté, il faut faire la même chose, et le ratisser avec le scalpel jusqu'à ce qu'on ait emporté tout ce qui est vicié. On saupoudre ensuite de nitre bien broyé l'os ou le cartilage qu'on a ainsi ratissé. La carie, lorsqu'elle est superficielle, ne demande pas un traitement différent, si ce n'est qu'il faut laisser un peu plus long-temps le fer chaud appliqué sur l'os, ou le ratisser davantage. Dans ce dernier cas, il faut appuyer fortement avec l'instrument pour emporter la carie, et avoir plus tôt fait. On ne cesse que lorsqu'on est arrivé à la partie blanche ou solide de l'os, car il est évident que le mal, qui rend noire la partie affectée, ne va point au-delà du blanc, et que la carie se termine à l'endroit où l'os est solide. Nous avons dit aussi plus haut que, lorsqu'on était parvenu à la partie saine de l'os, il en suintait un peu de sang. Mais si l'on était incertain de savoir si la noirceur ou la carie de l'os pénètre bien avant, il est aisé de s'en assurer, quant à la carie, par le moyen d'un stylet, car cet instrument s'enfonce plus ou moins dans l'os, selon que la carie est plus ou moins profonde. Pour la noirceur, on peut aussi l'apprécier d'après la douleur et la fièvre, qui, si elles sont médiocres, annoncent qu'elle n'a pas pénétré profondément. On s'en assure encore mieux par le moyen de la tarière; car, lorsque les parties qu'on retirera de l'os avec cet instrument ne seront plus noires, on sera sûr d'avoir

foraminibus est, quæ altitudine vitium æquent; tum in ea foramina demittenda candentia ferramenta sunt, donec siccum os ex toto fiat. Simul enim post hæc, et resolvetur ab inferiore osse, quodcumque vitiatum est; et is sinus carne replebitur; et humor aut nullus postea feretur, aut mediocris. Sin autem nigrities est, aut si caries ad alteram quoque partem ossis transit, oportet excidi. Atque idem quoque in carie, ad alteram partem ossis penetrante, fieri potest. Sed, quod totum vitiatum, totum eximendum est: si inferior pars integra est, eatenus, quod corruptum est, excidi debet. Item sive capitis, sive pectoris os, sive costa cariosa est, inutilis ustio est, et excidendi necessitas est. Neque audiendi sunt, qui, osse nudato, diem tertium exspectant, ut tunc excidant : ante inflammationem enim tutius omnia tractantur. Itaque, quantum fieri potest, eodem momento et cutis incidenda est, et os detegendum, et omni vitio liberandum est. Longeque perniciosissimum est, quod in osse pectoris est : quia vix, etiamsi recte cessit curatio, veram sanitatem reddit.

CAPUT III. — QUOMODO OS EXCIDATUR ; ET DE MODIOLO, ET TEREBRA, FERRAMENTIS AD ID PARATIS.

Exciditur vero os duobus modis. Si parvulum est, quod læsum est, modiolo, quam χοινικίδα Græci vocant : si spatiosus, terebris. Utriusque rationem proponam. Modiolus ferramentum concavum, teres est, imis oris ferratum; per quod medium clavus, ipse quoque interiore orbe cinctus, demittitur. Terebrarum autem duo genera sunt : alterum simile ei, quo fabri utuntur : alterum capituli longioris, quod ab acuto mucrone incipit, deinde subito latius fit; atque iterum ab alio principio paulo minus quam æqualiter sursum procedit. Si vitium in angusto est, quod comprehendere modiolus possit, ille potius aptatur : et, si caries subest, medius clavus in foramen demittitur; si nigrities, angulo scalpri sinus exiguus fit, qui clavum recipiat, ut, eo insistente, circum-

---

trouvé la fin de la maladie. Ainsi donc, si la carie pénètre bien avant dans le corps de l'os, il faut, à cet endroit, faire avec la tarière plusieurs trous qui aillent jusqu'au fond de la partie malade, et y porter ensuite des fers chauds jusqu'à ce que l'os soit entièrement desséché. Par ce moyen, toute la portion viciée se séparera de celle de dessous qui est saine ; le sinus se remplira de chair ; il ne s'y portera plus, ou presque plus, d'humeur par la suite. Mais si la noirceur ou la carie pénètrent l'os de part en part, il faut faire l'excision de tout ce qu'il y a de vicié ; si la partie d'en dessous est saine, on se contentera d'enlever ce qui est corrompu. Lorsque la carie attaque les os du crâne, l'os de la poitrine, ou les côtes, la cautérisation par le fer chaud serait nuisible, mais l'excision est indispensable. On ne doit pas suivre la méthode de ceux qui, après avoir mis l'os à découvert, attendent le troisième jour pour l'exciser ; il y a moins de danger à opérer avant que l'inflammation ne soit établie. C'est pourquoi il faut, autant qu'il est possible, faire en même temps une incision aux chairs, découvrir l'os, et emporter tout ce qu'il y a de vicié. La carie de l'os de la poitrine est la plus pernicieuse de toutes ; car il est rare, quelque heureuse que l'opération ait été, que la guérison soit parfaite.

CHAPITRE III. — DE LA MANIÈRE DE COUPER LES OS ; DU TRÉPAN ET DE LA TARIÈRE ; INSTRUMENTS PROPRES POUR CELA.

On excise les os cariés de deux façons. Si la carie a peu d'étendue, on l'enlève avec le trépan, que les Grecs appellent *chœnicis*; si elle en a beaucoup, on se sert de la tarière. Je vais donner la manière de se servir de l'un et de l'autre. Le trépan est un instrument de fer, concave, rond, armé de dents en dessous, comme une scie, garni dans son milieu d'une pointe qui est aussi environnée d'un cercle. Les tarières sont de deux sortes : les unes semblables à celles dont se servent les charpentiers; les autres ayant une tige plus longue, qui commence par une pointe tranchante, laquelle s'élargit d'abord, et se rétrécit ensuite insensiblement jusqu'au haut. Si la partie viciée de l'os n'a pas plus d'étendue que n'en peut couvrir la couronne du trépan, il faut l'emporter avec cet instrument; s'il y a carie, on enfonce dans le trou qui est à l'os la pointe qui passe par le milieu du trépan; s'il n'y a que noirceur, on fait à l'os, avec la pointe du ciseau, une petite entaille dans laquelle on place

...actus modiolus delabi non possit, deinde, ...is habena, quasi terebra, convertitur. ...Estque quidam premendi modus, ut et ...foret, et circumagatur : quia, si leviter ...imprimitur, parum proficit; si graviter, ...non movetur. Neque alienum est, instillare paulum rosæ, vel lactis, quo magis lubrico circumagatur : quod ipsum tamen, si copiosius est, aciem ferramenti hebetat. Ubi jam iter modiolo pressum est, medius clavus educitur, et ille per se agitur : deinde, cum sanitas inferioris partis scobe cognita est, modiolus removetur. At si latius vitium est, quam ut illo comprehendatur, terebra res agenda est. Ea foramen fit in ipso fine vitiosi ossis atque integri; deinde alterum non ita longe, tertiumque, donec totus is locus, qui excidendus est, his cavis cinctus sit. Atque ibi quoque, quatenus terebra agenda sit, scobis significat. Tum excisorius scalper ab altero foramine ad alterum malleolo adactus id, quod inter utrumque medium est, excidit; ac sic ambitus similis ei fit, qui in angustiorem orbem modiolo imprimitur. Utro modo vero id circumductum est, idem excisorius scalper in osse corrupto planus summam quamque testam lævet, donec integrum os relinquatur. Vix unquam nigrities integrum; caries per totum os perrumpit; maximeque ubi vitiata calvaria est. Id quoque signi specillo significatur : quod depressum in id foramen, quod infra solidam sedem habet, et ob id retinens aliquid invenit, et madens exit : si pervium invenit, altius descendens inter os et membranam, nihil oppositum invenit, educiturque siccum : non quo non subsit aliqua vitiosa sanies; sed quoniam ibi, ut in latiore sede, diffusa sit. Sive autem nigrities, quam terebra detexit, sive caries, quam specillum ostendit, os transit, modioli quidem usus fere supervacuus est; quia latius pateat necesse est, quod tam alte processit. Terebra vero ea, quam secundo loco posui, utendum; eaque, ne nimis incalescat, subinde in aquam frigidam demittenda est. Sed tum majore cura agendum est, cum jam aut simplex os dimidium

la pointe du trépan afin qu'il ne puisse s'échapper en tournant. Le trépan ainsi placé, on le fera tourner par le moyen de son manche, comme un vilebrequin. Il y a manière d'appuyer pour percer l'os et faire en même temps tourner le trépan; car si l'on n'appuie pas assez, on n'avance point, et si l'on appuie trop, on ne peut faire tourner le trépan. Il est bon de verser un peu d'huile rosat ou de lait pour lubrifier l'os davantage; mais on ne doit pas en verser beaucoup, de crainte d'émousser le tranchant de l'instrument. Lorsque l'empreinte de la couronne du trépan est suffisamment marquée, on ôte la pointe, et on fait ensuite tourner la couronne seule. Lorsque par la couleur de la sciure on voit qu'on est parvenu à la partie saine de l'os, on retire le trépan. Si la carie est trop étendue pour qu'on puisse la couvrir avec la couronne du trépan, il faut se servir de la tarière, avec laquelle on fait d'abord un trou entre la portion de l'os qui est viciée et celle qui est saine; on en fait ensuite un second près du premier, puis un troisième, jusqu'à ce que la portion de l'os qui est viciée, et qu'il faut emporter, soit environnée de ces trous. La couleur de la sciure fera connaître si ces trous sont assez profonds; alors, avec un ciseau bien tranchant sur lequel on frappera avec un maillet, on coupera les portions de l'os qui se trouvent comprises entre ces trous. Par ce moyen, on fait dans l'os une ouverture en rond, semblable à celle que le trépan fait dans une circonférence plus étroite. Au reste, soit qu'on se soit servi du trépan ou de la tarière, il faut, avec le même ciseau couché de plat, enlever par esquilles ce qu'il y a de vicié dans l'os, jusqu'à ce qu'on soit parvenu à la partie saine. Il est très-rare que la noirceur et la carie pénètrent l'os de part en part, surtout si ce sont les os du crâne qui sont affectés. C'est encore par le moyen du stylet qu'on reconnaîtra le degré de carie de ces os; on l'enfonce dans le trou : si la partie d'en dessous est solide; si le stylet y rencontre quelque chose de rénitent et qu'il en sorte mouillé, c'est une preuve qu'elle n'est pas entièrement cariée. Mais lorsque l'os est percé de part en part, le stylet pénètre plus avant; il ne trouve rien entre le crâne et la membrane du cerveau qui lui résiste, et revient sec; non qu'il n'y ait en dessous une sanie vicieuse, mais parce que, se trouvant dans un plus grand espace, elle est moins concentrée. Quoi qu'il en soit, si la noirceur qu'on a découverte par la tarière, et la carie qu'on a reconnue par le stylet, vont d'un côté à l'autre de l'os, le

perforatum est, aut in duplici superius : illud, spatium ipsum; hoc, sanguis significat. Ergo tum lentius ducenda habena, suspendendaque magis sinistra manus est, et sæpius attollenda, et foraminis altitudo consideranda ; ut, quandocumque os perrumpitur, sentiamus, neque periclitemur, ne mucrone cerebri membrana lædatur : ex quo graves inflammationes, cum periculo mortis, oriuntur. Factis foraminibus, eodem modo media septa, sed multo circumspectius, excidenda sunt, ne forte angulus scalpri eamdem membranam violet ; donec fiat aditus, per quem membranæ custos immittatur : μηνιγγοφύλακα Græci vocant. Lamina ænea est, firma, paulum resima, ab exteriore parte levis ; quæ demissa, sic, ut exterior pars ejus cerebro propior sit, subinde ei subjicitur, quod scalpro discutiendum est : ac, si excipit ejus angulum, ultra transire non patitur : eoque et audacius, et tutius, scalprum malleolo subinde medicus ferit, donec excisum undique os, eadem lamina levetur, tollique sine ulla noxa cerebri possit. Ubi totum os ejectum est, circumradendæ lævandæque sunt oræ, et, si quid scobis membranæ insedit, colligendum. Ubi, superiore parte sublata, inferior relicta est, non oræ tantum, sed os quoque totum lævandum est, ut sine noxa postea cutis increscat, quæ aspero ossi innascens protinus non sanitatem, sed novos dolores movet. Patefacto cerebro, qua ratione agendum sit, dicam, cum ad fracta ossa venero. Si basis aliqua servata est, superimponenda sunt medicamenta non pinguia, quæ recentibus vulneribus accommodantur ; supraque imponenda lana succida, oleo atque aceto madens. Ubi tempus processit, ab ipso osse caro increscit, eaque factum manu sinum complet. Si quod etiam os adustum est, a parte sana recedit, subitque inter integram atque emortuam partem caruncula, quæ, quod abscessit, expellat. Eaque fere, quia testa tenuis et angusta est, λεπίς, id est, squama, a Græcis nominatur. Potest etiam evenire, ut ex ictu neque findatur os, neque perfringatur ; sed

trépan est presque toujours inutile, car il est presque impossible que le mal ne soit fort étendu lorsqu'il est si profond. Il faut donc avoir recours à la tarière de la seconde espèce. On aura soin de la tremper de temps en temps dans de l'eau froide, afin qu'elle ne s'échauffe pas trop. On doit redoubler d'attention lorsqu'on est parvenu à la moitié d'un os qui n'a qu'une table, ou qu'on a percé la première de celui qui en a deux. C'est ce que l'on reconnaît dans le premier cas par l'espace même, et dans le second par le sang. Il faut alors tourner plus doucement le manche de la tarière ; n'appuyer que très-légèrement dessus avec la main gauche ; retirer souvent l'instrument, et examiner la profondeur du trou pour savoir lorsque l'os est entièrement percé, et ne point s'exposer à blesser la membrane du cerveau, ce qui occasionnerait une grave inflammation, et mettrait le malade en danger de perdre la vie. Lorsqu'on a fait tous les trous nécessaires, on emporte, de la manière que nous l'avons dit plus haut, les portions situées entre ces trous ; mais en prenant bien garde de ne point offenser la dure-mère avec la pointe du ciseau. On continue ainsi jusqu'à ce qu'on ait fait une ouverture suffisante pour y faire entrer le *méningophylax*, ou gardien des *méninges*. Cet instrument est une lame de cuivre, ferme, un peu recourbée, et polie par sa partie extérieure ; on l'introduit entre la portion de l'os qu'on veut enlever et la dure-mère, qu'elle garantit de la pointe du ciseau, sur le manche duquel le chirurgien frappe plus hardiment et plus sûrement avec le maillet. Après que l'os est coupé de tous côtés, on l'élève, et on l'emporte avec cette même lame, sans courir risque d'offenser en aucune façon le cerveau. Lorsque tout l'os a été enlevé, il faut racler et polir avec la rugine les bords de l'ouverture, et emporter la sciure qui peut être tombée sur la dure-mère. Si l'on n'a emporté que la première table de l'os, ce n'est pas assez de racler et de polir les bords de l'ouverture, il faut en faire autant à la seconde table ; car, lorsque les nouvelles chairs viennent à recouvrir l'os, s'il y était resté quelques aspérités, cela ferait obstacle à la guérison, et occasionnerait de nouvelles douleurs. Je dirai, en parlant des fractures, ce qu'il convient de faire lorsqu'on a mis ainsi le cerveau à découvert. Si on a laissé en dessous une portion de l'os, il faut appliquer par-dessus des médicaments qui ne soient point gras, tels que ceux dont on se sert dans les blessures récentes. On recouvre le tout de laine non lavée, trempée dans de l'huile

summum tamen collidatur, exasperetur-
que. Quod ubi incidit, radi et lævari satis est. Hæc quamvis maxime fiunt in
capite, tamen ceteris quoque ossibus
communia sunt : ut, ubicumque idem
incidit, eodem remedio sit utendum. At
quæ fracta, fissa, forata, collisa sunt,
quasdam proprias in singulis generibus,
quasdam communes in pluribus curationes requirunt : de quibus protinus dicam,
initio ab eadem calvaria accepto.

CAPUT IV. — DE CALVARIA FRACTA.

Igitur, ubi ea percussa, protinus re-
quirendum est, num bilem is homo vomuerit; num oculi ejus obcæcati sint;
num obmutuerit; num per nares auresve
sanguis ei effluxerit; num conciderit;
num sine sensu quasi dormiens jacuerit.
Hæc enim non nisi osse fracto eveniunt:
atque, ubi inciderunt, scire licet, necessariam, sed difficilem curationem esse.
Si vero etiam torpor accessit; si mens
non constat; si nervorum vel resolutio,
vel distentio secuta est; verisimile est
etiam cerebri membranam esse violatam:
eoque in angusto magis spes est. At si nihil horum secutum est, potest etiam dubitari, an os fractum sit: et protinus considerandum est, lapide, an ligno, an ferro,
an alio telo percussum sit, et hoc ipso lævi
an aspero, mediocri an vastiore, vehementer an leviter; quia quo mitior ictus
fuit, eo facilius os ei restitisse credibile
est. Sed nihil tamen melius est, quam
certiore id nota explorare. Ergo, qua
plaga est, demitti specillum oportet, neque nimis tenue, neque acutum; ne, cum

et du vinaigre. Au bout d'un certain
temps il pousse de l'os même des chairs
qui remplissent l'ouverture. Lorsqu'on a
fait avec le cautère actuel un trou sur un
os, il se forme également entre les parties viciées et les parties saines des chairs
qui font détacher et tomber ce qui s'é-
tait abcédé, et remplissent le creux fait
par le cautère. Comme ces chairs ont ordinairement la figure d'une esquille mince
et étroite, les Grecs les appellent *lepis*,
c'est-à-dire écaille. Il peut arriver aussi
qu'à la suite d'un coup l'os ne soit ni
brisé, ni fendu, mais seulement contus;
dans ce cas il suffit de racler et de polir
la partie offensée. Quoique les différents
maux dont nous venons de parler attaquent le plus souvent les os de la tête,
ils sont néanmoins communs à tous les
autres os: en sorte que, partout où ils se
présentent, on doit employer les mêmes
remèdes. Quant aux fractures, aux fissures, aux perforations et aux contusions
des os, les méthodes qu'on emploie pour
y remédier ont quelque chose de particulier pour chaque genre de ces accidents, et de commun pour ce qui est applicable au plus grand nombre. Je vais
rapporter ce qui les concerne, en commençant de même par le crâne.

CHAPITRE IV. — DES FRACTURES DU CRANE.

Lorsqu'une personne a reçu un coup à
la tête, il faut commencer par s'infor-
mer si elle a vomi de la bile immédiatement après; si sa vue s'est obscurcie;
si elle a perdu l'usage de la parole; s'il
lui est sorti du sang par les narines ou
par les oreilles; si elle a été renversée du
coup; si elle est restée par terre comme
endormie et privée de sentiment. Ces signes annoncent la fracture du crâne; et
lorsqu'ils se rencontrent, il est évident
que l'opération du trépan est nécessaire,
et que le blessé n'en reviendra que difficilement. Si outre cela le malade éprouve de l'engourdissement, si sa raison est
égarée, s'il survient une paralysie ou des
mouvements convulsifs, il est probable
que la dure-mère est aussi offensée; par
conséquent il reste encore moins d'espérance. Si l'on ne remarque aucun des accidents dont nous venons de parler, et si
l'on est incertain s'il y a ou non fracture
au crâne, on examinera si c'est avec une
pierre, une épée, un bâton ou avec quelque autre espèce de trait qu'il a été frappé,
et si cet instrument était poli ou raboteux, petit ou considérable, et si le coup
a été léger ou violent; car plus il a été
léger, plus il est présumable que l'os
aura pu y résister. Cependant il vaut encore mieux s'en assurer par un moyen

in quosdam naturales sinus inciderit, opinionem fracti ossis frustra faciat : neque nimis plenum, ne parvulæ rimulæ fallant. Ubi specillum ad os venit , si nihil nisi læve et lubricum occurrit, integrum id videri potest : si quid asperi est , utique qua suturæ non sint, fractum os esse testatur. A suturis se deceptum esse, Hippocrates memoriæ prodidit; more scilicet magnorum virorum , et fiduciam magnarum rerum habentium. Nam levia ingenia, quia nihil habent, nihil sibi detrahunt : magno ingenio , multaque nihilominus habituro, convenit etiam simplex veri erroris confessio ; præcipueque in eo ministerio, quod utilitatis causa posteris traditur; ne qui decipiantur eadem ratione, qua quis ante deceptus est. Sed hæc quidem alioquin memoria magni professoris , uti interponeremus, effecit. Potest autem sutura eo nomine fallere , quia æque aspera est ; ut aliquis hanc esse , etiamsi rima est, existimet eo loco, quo subesse hanc verisimile est. Ergo eo nomine decipi non oportet : sed os aperire tutissimum est. Nam neque utique certa sedes, ut supra posui, suturarum est ; et potest idem et naturaliter et commissum et ictu fissum esse, juxtave aliquid fissum habere. Quin aliquando etiam, ubi ictus fuit vehementior, quamvis specillo nihil invenitur, tamen aperire commodius est. At si ne tum quidem rima manifesta est, inducendum super os atramentum scriptorium est, deinde scalpro id deradendum : nigritiem enim continet, si quid fissum est. Solet etiam evenire, ut altera parte fuerit ictus, et os altera fiderit. Itaque, si graviter aliquis percussus est , si mala indicia subsecuta sunt , neque ea parte , qua cutis discissa est , rima reperitur; non incommodum est, parte altera considerare, num quis locus mollior sit, et tumeat; eumque aperire : siquidem ibi fissum os reperietur. Nec tamen magno negotio cutis sanescit, etiamsi frustra secta est. Os fractum , nisi si succursum est, gravibus inflammationibus afficit, difficiliusque postea tractatur. Raro , sed aliquando tamen , evenit, ut os quidem totum integrum

plus certain. On sondera donc la plaie, en se servant pour cela d'une sonde qui ne soit ni trop menue ni pointue; de crainte que, venant à rencontrer quelque petit enfoncement naturel, elle ne donne faussement lieu de croire que c'est une fracture de l'os; il ne faut pas non plus qu'elle soit trop grosse , de peur qu'elle ne glisse par-dessus les fissures véritables lorsqu'elles sont peu considérables. Quand la sonde a parcouru l'os, si elle n'a rien rencontré que de continu et de poli, il y a grande apparence que l'os n'est point endommagé; mais si l'on sent quelque chose de rude et d'inégal dans les endroits où il ne doit point y avoir de suture , c'est une marque que l'os est fracturé. Hippocrate nous apprend qu'il a été induit en erreur par les sutures. Il n'y a que les hommes véritablement grands, et qui sentent leur supériorité, qui puissent ainsi convenir de leurs méprises : les génies superficiels savent qu'ils ont trop peu pour pouvoir rien abandonner ; mais c'est le propre de ceux du premier ordre , qui seront toujours assez riches d'ailleurs, d'avouer ingénument leurs fautes; surtout si l'aveu qu'ils en font peut être de quelque utilité à ceux qui exerceront après eux le même ministère, en les empêchant de se laisser tromper par les mêmes apparences. C'est la célébrité de ce grand maître qui nous a engagés à insérer ici cette observation. Les sutures peuvent tromper en ce qu'elles sont rudes et inégales , de sorte qu'on peut les confondre avec une fissure, surtout si c'est dans un endroit où elles ont naturellement leur siége. Pour ne pas s'y méprendre, il convient de mettre l'os à découvert ; car, comme je l'ai déjà dit, la situation des sutures varie ; et de plus la fissure peut se trouver dans l'endroit même de la suture, ou dans les environs. On doit même quelquefois, lorsque le coup a été trèsviolent, et quoiqu'on ne trouve rien avec la sonde, découvrir l'os; néanmoins, si on n'y aperçoit pas de fissure, il faut verser de l'encre dessus, le racler ensuite avec une rugine; et la fissure alors, s'il y en a une, conservera l'empreinte de l'encre. Quelquefois aussi la fissure est à un endroit différent de celui où on a reçu le coup; c'est pourquoi, si l'on a reçu un coup violent, que les symptômes qui s'en suivent paraissent dangereux, et qu'il n'y ait point de fissure à l'endroit où les téguments sont entamés, on fera bien de voir au côté opposé s'il n'y a pas quelque endroit pâteux et tuméfié; auquel cas on l'ouvrira, et l'on trouvera dessous qu'il y a fissure à l'os; et quand bien même on n'en trouverait point, on n'au-

maneat, intus vero ex ictu vena aliqua in cerebri membrana rupta aliquid sanguinis mittat; isque ibi concretus magnos dolores moveat, et oculos quibusdam obcæcet. Sed fere contra id dolor est, et, eo loco cute incisa, pallidum os reperitur: ideoque id quoque os excidendum est. Quacumque autem de causa curatio hæc necessaria est, si nondum satis cutis patefacta est, latius aperienda est, donec, quidquid læsum est, in conspectu sit. In quo ipso videndum est, ne quid ex ipsa membranula, quæ sub cute calvariam cingit, super os relinquatur: siquidem hæc scalpro terebrisve lacerata vehementes febres cum inflammationibus excitat. Itaque eam commodius est ex toto ab osse diduci. Plagam, si ex vulnere est, talem necesse est habeamus, qualem acceperimus: si manu facienda est, ea fere commodissima est, quæ duabus transversis lineis litteræ X figuram accipit: tum deinde a singulis procedentibus lingulis cutis subsecatur. Inter quæ, si sanguis fertur, spongia subinde in aceto tincta cohibendus est, occupandusque objectis linamentis, et caput altius excitandum. Neque id vitium ullum metum, nisi inter musculos, qui tempora continent, affert: sed ibi quoque nihil tutius fit. In omni vero fisso fractove osse, protinus antiquiores medici ad ferramenta veniebant, quibus id exciderent. Sed multo melius est, ante emplastra experiri, quæ calvariæ causa componuntur: eorumque aliquod oportet ex aceto mollitum per se super fissum fractumve os imponere: deinde super id, aliquanto latius, quam vulnus est, eodem medicamento illitum linteolum, et præterea succidam lanam aceto tinctam: tum vulnus deligare, et quotidie resolvere, similiterque curare usque ad diem quintum. A sexto die etiam vapore aquæ calidæ per spongiam fovere: cetera eadem facere. Quod si caruncula increscere cœperit, et febricula aut soluta erit, aut levior, et cupiditas cibi reverterit, satisque somni accedet, in eodem medicamento erit perseverandum. Procedente deinde tempore emolliendum id emplastrum, adjecto cerato

rait pas beaucoup risqué d'ouvrir ainsi la peau, parce qu'il est aisé de la faire reprendre; au lieu que la fissure, si on n'y remédie dès le commencement, excite une inflammation des plus violentes, et ne se guérit alors que très-difficilement. Il arrive cependant quelquefois, bien rarement il est vrai, que l'os reste sain et entier; mais qu'une veine rompue dans la membrane du cerveau laisse échapper en dedans du sang qui s'y coagule, excite de violentes douleurs, et prive de la vue certains blessés. Mais le plus ordinairement la douleur est au côté opposé, et en y faisant une incision on trouve que l'os est pâle. On doit dans ce cas y appliquer aussi le trépan. Quelle que soit la cause qui rend l'opération du trépan nécessaire, si les téguments ne sont point assez écartés, il faut les détacher davantage, jusqu'à ce que la partie offensée soit entièrement à découvert. Mais dans cette opération préliminaire, il faut soigneusement éviter que le péricrâne ne reste en place, parce que la rugine ou les dents du trépan venant à le déchirer, cet accident exciterait la fièvre et une inflammation des plus considérables. Ainsi il faut le séparer entièrement de l'os. Si le coup a fait une ouverture aux téguments, il faut bien la prendre telle qu'elle est; mais si l'on est obligé de la faire avec l'instrument, l'incision cruciale est la plus convenable, comme offrant par ses angles plus de facilité pour détacher la peau. Si un écoulement de sang a lieu, on l'arrêtera avec une éponge trempée dans du vinaigre, et avec de la charpie sèche; on tiendra la tête du malade élevée. Cette hémorrhagie n'a d'ailleurs rien de dangereux, à moins qu'on ne fasse l'incision sur les muscles temporaux; mais, dans cette supposition même, c'est l'accident le moins fâcheux qui puisse arriver. Dans le cas de fissure ou de fracture au crâne, les anciens avaient aussitôt recours à l'opération du trépan pour emporter l'os offensé; mais il est beaucoup mieux d'essayer d'abord des emplâtres qu'on a coutume d'employer dans les blessures du crâne; on malaxe l'un de ces emplâtres avec du vinaigre, et on l'applique sur l'os fracturé ou fêlé. On étend par-dessus cet emplâtre un linge qui en est enduit et qui est un peu plus large que la plaie; on recouvre le tout de laine grasse imbibée de vinaigre, et on applique un bandage; on lève tous les jours l'appareil, et on continue de la même façon jusqu'au cinquième jour. Le sixième, on fait, par le moyen d'une éponge, des fomentations avec de l'eau chaude, et on continue le même pansement qu'auparavant. Alors si les chairs

ex rosa facto, quo facilius carnem producat : nam per se reprimendi vim habet. Hac ratione sæpe rimæ callo quodam implentur ; estque ea ossis velut cicatrix ; et latius fracta ossa, si qua inter se non cohærebant, eodem callo glutinantur ; estque id aliquanto melius velamentum cerebro, quam caro, quæ exciso osse increscit. Si vero sub prima curatione febris intenditur, brevesque somni, et iidem per somnia tumultuosi sunt, ulcus madet, neque alitur, et in cervicibus glandulæ oriuntur, magni dolores sunt, cibique super hæc fastidium increscit ; tum demum ad manum scalprumque veniendum est. Duo vero sub ictu calvariæ pericula sunt ; ne vel findatur, vel medium desidat. Si fissum est, possunt oræ esse compressæ : vel quia altera super alteram excessit ; vel etiam, quia vehementer rursus se commiserunt. Ex quo evenit, ut humor ad membranam quidem descendat, exitum vero non habeat ; ac sic eam irritet, et graves inflammationes moveat. At ubi medium desedit, eamdem cerebri membranam os urget : interdum etiam ex fractura quibusdam velut aculeis pungentibus. His ita succurrendum est, ut tamen quam minimum ex osse dematur. Ergo, si ora alteri insedit, satis est id, quod eminet, plano scalpro excidere : quo sublato, jam rima hiat quantum curationi satis est. At si oræ inter se comprimuntur, a latere ejus, interposito digiti spatio, terebra foramen faciendum est : ab eoque scalper duabus lineis ad rimam agendus, ad similitudinem literæ V, sic, ut vertex ejus a foramine, basis a rima sit. Quod si rima longius patet, ab altero foramine rursus similis sinus fieri debet : et ita nihil latens in eo osse concavo est, abundeque exitus datur intus lædentibus. Ne si fractum quidem os desedit, totum excidi necesse est : sed, sive totum perfractum est, et ab alio ex toto recessit, sive circumpositæ calvariæ inhæret exigua parte, ab eo, quod naturaliter se habet, scalpro dividendum est. Deinde in eo, quod desedit, juxta rimam, quam fecimus, foramina addenda sunt, si in angusto noxa est, duo ; si

repoussent, si la fièvre est dissipée ou diminuée, si l'appétit revient, si le malade dort suffisamment, il faudra continuer la même méthode. Au bout de quelque temps, pour faciliter la régénération des chairs, on rendra l'emplâtre plus émollient, en y ajoutant du cérat fait avec de l'huile rosat, car il est par lui-même astringent. Par ce moyen la fente se remplit souvent d'une espèce de cal qui est pour l'os une sorte de cicatrice ; c'est aussi de cette manière que sont réunis les os fracturés qui laissaient entre eux une plus ou moins grande ouverture ; et ce cal est beaucoup plus propre à recouvrir le cerveau que la chair qui repousserait si on avait enlevé l'os. Mais si dès le commencement de la cure, la fièvre augmente, si le malade dort peu, et s'il est troublé par des rêves tumultueux, si l'ulcère est humide et ne se guérit point, s'il se forme des tumeurs glanduleuses au cou, si les douleurs et le dégoût vont en croissant, il faudra en venir à l'opération et employer le ciseau. Il y a deux accidents à craindre dans les coups à la tête : la fêlure et l'enfoncement de l'os ; dans le premier cas les bords de la fissure peuvent être extrêmement serrés, soit parce que l'un chevauche sur l'autre, soit parce qu'après avoir été séparés, ils se sont rapprochés exactement ; en sorte que les humeurs qui suintent des vaisseaux brisés tombent sur la membrane du cerveau, et ne trouvant point d'issue pour s'échapper, l'irritent et y excitent une violente inflammation. Dans le second cas, l'os enfoncé presse sur la même membrane : il se détache aussi quelquefois de la fracture des esquilles pointues qui blessent le cerveau. On doit remédier à ces accidents de façon qu'on emporte le moins d'os qu'il est possible. C'est pourquoi dans la fissure chevauchante on emportera avec le plat du ciseau ce qui déborde, et après l'avoir enlevé, il reste une petite ouverture qui suffit pour achever le traitement. Mais si les bords sont pressés l'un contre l'autre, on percera un trou avec la tarière, à un travers de doigt ; puis on fera dans l'os, avec le ciseau, une incision angulaire dont le sommet sera tourné vers le trou et la base vers la fissure. Si la fissure est fort étendue, on fera deux trous sur la même direction, et deux incisions dans l'os, afin qu'il ne reste rien de caché en dessous, et que les humeurs épanchées sur la membrane du cerveau aient une issue suffisante. Si l'os fracturé est enfoncé, il n'est pas toujours nécessaire de l'emporter entièrement ; mais s'il est brisé tout-à-fait, et absolument détaché des os circonvoisins ; ou s'il tient

latius patet, tria ; septaque eorum excidenda : et tum scalper utrimque ad
rimam agendus, sic, ut lunatum sinum
faciat, imaque pars ejus intus ad fracturam, cornua ad os integrum spectent.
Deinde, si qua labant, et ex facili remo-
veri possunt, forfice ad id facta colli-
genda sunt, maximeque ea, quæ acuta
membranam infestant : si id ex facili fieri
non potest, subjicienda lamina est, quam
custodem ejus membranæ esse proposui,
et super eam, quidquid spinosum est, et
intus eminet, excidendum est : eademque lamina, quidquid deorsum insedit,
attollendum. Hoc genus curationis efficit, ut, qua parte fracta ossa tamen inhærent, solidentur : qua parte abrupta
sunt, sine ullo tormento sub medicamentis
tempore excidant, spatiumque inter hæc
satis illis magnum ad extrahendam saniem relinquatur ; plusque in osse pro-
pugnaculi cerebrum habeat, quam habiturum fuit, eo exciso. His factis, ea
membrana acri aceto respergenda est,
ut, sive aliquid sanguinis ex ea profluit,
cohibeatur, sive intus concretus cruor
remanet, discutiatur : tum idem medicamentum eodem modo, qui supra positus
est mollitum, ipsi membranæ imponendum est : ceteraque eodem modo facienda
sunt, quæ ad lenteolum illitum, et lanam
succidam pertinent : collocandusque is
loco in tepido : et curandum quotidie
vulnus ; bis etiam, æstate. Quod si membrana per inflammationem intumuerit,
infundenda erit rosa tepida. Si usque eo
tumebit, ut super ossa quoque emineat,
coërcebit eam bene trita lenticula, vel
folia vitis contrita, et cum recenti vel
butyro, vel adipe anserino mixta : cer-
vixque molliri debebit liquido cerato, ex
irino facto. At si parum pura membrana
videbitur, par modus ejus emplastri et
mellis miscendus erit ; idque superin-
fundendum ; ejusque continendi causa
unum aut alterum linamentum injiciendum, et super linteolo, cui emplastrum
illitum sit, contegendum. Ubi satis pura
membrana est, eadem ratione adjiciendum emplastro ceratum, ut carnem producat. Quod ad abstinentiam vero, et

encore par une légère portion au reste du
crâne, il faut, avec le ciseau, le séparer
de celui qui est sain ; faire ensuite à côté
de l'incision deux trous dans l'os enfoncé,
si la fracture est peu considérable, trois,
si elle l'est davantage, et emporter les
parties de l'os situées entre ces trous ;
après quoi on pratiquera avec le ciseau,
aux deux côtés de la fente, une ouverture
en forme de croissant, dont la base sera
tournée vers la fracture, et les extrémités vers l'os sain. Ensuite s'il y a quelques esquilles qui vacillent, et qu'on
puisse enlever aisément, on les emportera
avec une tenette faite exprès pour cela,
surtout si elles sont aiguës, et qu'elles
puissent blesser la dure-mère ; s'il n'est
pas aisé de les avoir, on introduira entre
le crâne et la dure-mère le *méningophylax* ; et après avoir emporté toutes les
esquilles pointues et saillantes, on relè-
vera avec cet instrument la portion de
l'os enfoncée. Par cette méthode on vient
à bout de consolider les os fracturés dans
les endroits où ils ne sont pas entièrement séparés du reste du crâne ; et dans
ceux où ils sont tout-à-fait détachés des
os circonvoisins, de les faire, à l'aide des
médicaments, tomber au bout d'un certain temps sans causer la moindre douleur ; on procure aux humeurs épanchées
une issue suffisante pour s'échapper, et
la portion de l'os qu'on a conservée garantit mieux le cerveau que ce qui aurait remplacé cet os si on l'avait emporté. L'opération faite, on verse sur la
dure-mère du vinaigre fort âcre, pour arrêter le sang, s'il en sort, ou pour résoudre celui qui peut s'être caillé dessous : on applique ensuite sur la membrane même l'emplâtre que nous avons
conseillé plus haut, et que l'on ramollit
avec du vinaigre ; puis on recouvre, comme il a été dit, avec un linge préparé et
de la laine grasse ; on place le blessé
dans un lieu chaud, et l'on panse la plaie
une fois par jour, et deux fois quand
c'est en été. Si la dure-mère vient à s'enflammer et à se tuméfier, on versera dessus de l'huile rosat tiède ; mais si elle se
gonfle au point de faire saillie hors du
crâne, il faudra la réduire en appliquant
dessus des lentilles ou des feuilles de vigne bien broyées, mêlées avec du beurre
frais ou de la graisse d'oie récente. On
ramollira le prolongement qui fait hernie, avec du cérat d'iris liquide ; mais si
la membrane ne paraît pas en bon état,
on se servira d'un mélange de parties
égales de l'emplâtre dont nous avons
déjà parlé, et de miel qu'on appliquera
dessus avec un peu de charpie, pour le
maintenir en place ; on recouvrira le tout
d'un linge enduit du même emplâtre ;

primos ulterioresque cibos potionesque pertinet, eadem, quæ in vulneribus præcepi, servanda sunt, eo magis, quo periculosius hæc pars afficitur. Quin etiam, cum jam non solum sustineri, sed ali his quoque oportebit, tamen erunt vitanda, quæcumque mandenda sunt : item fumus, et quidquid excitat sternutamentum. Spem vero certam faciunt, membrana mobilis ac sui coloris, caro increscens rubicunda, facilis motus maxillæ atque cervicis. Mala signa sunt, membrana immobilis, nigra, vel livida, vel aliter coloris corrupti, dementia, acris vomitus, nervorum vel resolutio vel distentio, caro livida, maxillarum rigor, atque cervicis. Cetera, quæ ad somnum, cibi desiderium, febrem, puris colorem attinent, eadem, quæ in ceteris vulneribus, vel salutaria, vel mortifera sunt. Ubi bene res cedit, incipit ab ipsa membrana ; vel, si os eo loco duplex est, inde quoque caro increscere ; eaque id, quod inter ossa vacuum est, replet : nonnunquam etiam super calvariam excrescit. Quod si incidit, inspergenda squama æris est, ut id reprimat cohibeatque : ea carni superdanda, quæ ad cicatricem perducant. Omnibusque ea locis commode inducitur, excepta frontis ea parte, quæ paulum super id est, quod inter supercilia est. Ibi enim vix fieri potest, ut non per omnem ætatem sit exulceratio : quæ linteolo medicamentum habente contegenda sit. Illa utique, capite fracto, servanda sunt, ut, donec jam valida cicatrix sit, vitentur sol, ventus, frequens balneum, major vini modus.

lorsque la dure-mère sera suffisamment détergée, on joindra du cérat à l'emplâtre, pour procurer la régénération des chairs. Quant au régime, sous le rapport de la diète, des aliments et des boissons, soit dans les premiers moments, soit plus tard, il doit être le même que dans les blessures, et encore plus exact, parce que les plaies de la tête sont plus dangereuses que les autres. Lors même qu'il sera temps de donner une nourriture plus forte au malade, on évitera tous les aliments qui ont besoin d'être mâchés ; de même que la fumée et tout ce qui pourrait exciter l'éternument. C'est une preuve certaine que la cure va bien et que le malade guérira, si la dure-mère conserve son mouvement, si elle retient sa couleur, si les chairs qui repoussent sont rouges, et que le malade remue facilement la mâchoire et le cou. Au contraire, c'est un très-mauvais signe si la dure-mère a perdu son mouvement, si sa couleur est noire ou livide, ou qu'elle paraisse putréfiée ; si le malade extravague, s'il y a vomissement continuel, paralysie ou convulsion ; si les chairs sont livides, et si le mouvement du cou et de la mâchoire est empêché. Quant aux autres signes qui se tirent du sommeil, de l'appétit, de la fièvre, de la couleur du pus, ce sont ici, comme dans les autres blessures, précisément les mêmes qui donnent lieu de craindre ou d'espérer. Lorsque la cure va bien, il s'élève de la membrane même, ou si l'os est composé de deux tables à cet endroit, et qu'on n'en ait enlevé qu'une, il pousse de la table intérieure des chairs qui remplissent l'ouverture faite à l'os. Ces chairs sont quelquefois fongueuses, et s'élèvent au-dessus du crâne. En ce cas il faut les réprimer, et les contenir avec l'écaille de cuivre, et appliquer ensuite dessus des remèdes cicatrisants. Toutes les plaies de la tête se cicatrisent assez aisément, excepté à la partie du front qui est un peu au-dessus de l'entre-deux des sourcils. Il n'est guère possible qu'il ne reste à cet endroit, pendant toute la vie, une ulcération sur laquelle il faut appliquer un linge enduit de quelques médicaments convenables. Après les blessures de la tête, on doit éviter pendant long-temps, jusqu'à ce que la cicatrice soit bien affermie, l'ardeur du soleil, le vent, le bain fréquent et l'excès dans le vin.

CAPUT V. — DE NASO FRACTO.

In naribus vero, et os, et cartilago frangi solet, et quidem modo adversa, modo a latere. Si adversa fracta sunt,

CHAPITRE V. — DE LA FRACTURE DU NEZ.

Dans les fractures du nez, il arrive quelquefois que l'os et le cartilage sont cassés, tantôt par devant, tantôt sur les côtés. S'ils le sont tous deux par devant, ou s'il

's alterumve ex his, nares desidunt, difficulter spiritus trahitur. Si à latere os fractum est, is locus cavus est : si cartilago, in alteram partem nares declinantur. Quidquid in cartilagine incidit, excitanda ea leniter est, aut subjecto specillo, aut duobus digitis utrimque compressis : deinde in longitudinem implicata linamenta, et molli pellicula cincta circumsutaque, intus adigenda sunt ; aut eodem modo compositum aliquid ex arido penicillo : aut grandis pinna, gummi, vel fabrili glutine illita, et molli pellicula circumdata, quæ desidere cartilaginem non sinat. Sed, si adversa ea fracta est, æqualiter utraque naris implenda est : si a latere, crassius esse debet ab ea parte, in quam nasus jacet, ab altera tenuius id, quod inseritur. Extrinsecus autem circumdanda habena est mollis, media illita mixtis inter se simila et thuris fuligine : eaque ultra aures ducenda, et fronti duobus capitibus agglutinanda est. Id enim corpori quasi gluten inhærescit, et, cum induruit, nares commode continet. Sin, quod intus inditum est, lædit, sicut maxime fit, ubi interior cartilago perfracta est, excitatæ nares eadem tantummodo habena continendæ sunt : deinde, post quatuordecim dies id ipsum demendum est. Resolvitur autem aqua calida : eaque tum is locus quotidie fovendus est. Sin os fractum est, id quoque digitis in suam sedem reponendum est : atque ubi adversum id ictum est, utraque naris implenda est ; ubi a latere, ea, in quam os impulsum est ; imponendumque ceratum, et paulo vehementius deligandum est ; quia callus eo loco non ad sanitatem tantummodo, sed etiam ad tumorem increscit : a tertio die fovendum id aqua calida est : tantoque magis, quanto propius esse sanitati debet. Quod si plura erunt fragmenta, nihilominus extrinsecus singula in suas sedes digitis erunt compellenda ; imponendaque extrinsecus eadem habena, et super eam ceratum ; neque ultra fascia adhibenda est. At si quod fragmentum undique resolutum cum ceteris non glutinabitur, intelligetur quidem ex humore, qui multus

n'y a que l'un ou l'autre, le nez s'affaisse, et l'on respire difficilement ; si l'os est cassé sur le côté, on y aperçoit un creux ; si c'est le cartilage, le nez penche vers le côté opposé. Dans la fracture du cartilage, il faut relever doucement la portion qui est enfoncée, ou avec une sonde, ou avec deux doigts qu'on introduit dans les narines. La réduction faite, on y introduit une tente, recouverte d'une pellicule fort douce, qu'on a cousue autour, ou un bourdonnet préparé de la même façon, ou bien un gros tuyau de plume, enduit de gomme ou de colle, et recouvert également d'une pellicule fort douce, pour soutenir le cartilage redressé, et l'empêcher de retomber. Si c'est la partie antérieure du cartilage qui est brisée, on remplit également les deux narines, s'il n'y a qu'un côté fracturé, on remplit plus la narine vers laquelle le nez penche, que celle de l'autre côté. On applique extérieurement une bande mollette, enduite, dans son milieu, d'un mélange de parties égales de fleur de farine de froment et de suie d'encens ; on fait tourner cette bande autour de la tête, et on en colle les deux bouts sur le front. Ce mélange s'attache au nez, comme de la colle, et lorsqu'il s'est durci, il maintient parfaitement le cartilage. Si ce qu'on a introduit dans les narines incommode, comme il arrive assez ordinairement, lorsque le cartilage est brisé à l'intérieur, on se contente, après l'avoir redressé, de le tenir en place avec le bandage dont nous venons de parler. On ôte ce bandage au bout de quatorze jours, en le détachant par le moyen de l'eau chaude ; on fomente aussi, tous les jours, avec cette même eau, la partie affectée. Si c'est l'os qui est fracturé, on le redresse de la même façon avec les doigts ; et si c'est à la partie antérieure que se trouve la fracture, on remplit les deux narines ; si c'est sur le côté, on remplit celle contre laquelle l'os du nez s'est affaissé. On applique du cérat par-dessus ; on serre le bandage un peu plus fort, parce que le cal qui se forme ne sert pas seulement à réunir les os du nez, mais encore occasionne en cet endroit une tumeur. Dès le troisième jour, on doit bassiner le nez avec de l'eau tiède, et il faut réitérer ces fomentations d'autant plus souvent, que le cal est plus près d'être entièrement formé. S'il y a plusieurs fragments, il faudra les redresser tous, avec les doigts qu'on introduira dans les narines, et les tenir réunis avec la bande dont nous venons de parler. On appliquera par-dessus cette bande du cérat, sans qu'il soit besoin d'autre bandage. Mais, s'il y a un fragment qui soit entièrement détaché

ex vulnere feretur ; vulsella vero extrahetur ; finitisque inflammationibus, imponetur aliquod medicamentum ex iis, quæ leniter reprimunt. Pejus est, ubi aut ossi aut cartilagini fractæ cutis quoque vulnus accessit. Id admodum raro fit. Si incidat, illa quidem nihilo minus eadem ratione in suas sedes excitanda sunt : cuti vero superimponendum emplastrum aliquod ex iis, quæ recentibus vulneribus accommodata sunt: sed insuper nullo vinculo deligandum est.

CAPUT VI. — DE AURIBUS FRACTIS.

In aure quoque interdum rumpitur cartilago. Quod si incidit, antequam pus oriatur, imponendum glutinans medicamentum est : sæpe enim suppurationem prohibet, et aurem confirmat. Illud et in hac et in naribus ignorari non oportet, non quidem cartilaginem ipsam glutinari, circa tamen carnem increscere, solidarique cum locum. Itaque, si cum cute cartilago rupta est, cutis utrimque suitur. Nunc autem de ea dico, quæ, cute integra, frangitur. In ea vero si jam pus natum est, aperienda altera parte cutis, et ipsa cartilago contra lunata plaga excidenda est : deinde utendum est medicamento leniter supprimente, quale lycium est aqua dilutum, donec sanguis fluere desinat : tum imponendum linteolum cum emplastro, sic, ut pingue omne vitetur ; et a parte posteriore lana mollis auri subjicienda est, quæ, quod est inter hanc et caput, compleat : tum ea leniter deliganda est ; et a tertio die, vapore, ut in naribus posui, fovenda. Atque in his quoque generibus abstinentia primi temporis necessaria est, donec inflammatio finiatur.

CAPUT VII. — DE MAXILLA FRACTA ET QUIBUSDAM AD OMNIA OSSA PERTINENTIBUS.

Ab his ad maxillam venturus, indicanda quædam puto communiter ad omnia

des autres, et qui ne puisse point reprendre, ce que l'on reconnaîtra par la grande quantité d'humeur qui s'écoulera de la plaie, on l'emportera avec des pinces ; et, lorsque l'inflammation sera passée, on appliquera sur la fracture quelque léger astringent. Le cas le plus fâcheux de tous, c'est lorsque la fracture est accompagnée de plaie : cet accident est fort rare ; mais, lorsqu'il arrive, il faut, après avoir remis l'os ou le cartilage en place, panser la plaie avec quelqu'un des emplâtres qui conviennent dans les blessures récentes, et ne point appliquer de bandage.

CHAPITRE VI. — DE LA FRACTURE DE L'OREILLE.

Le cartilage de l'oreille se rompt aussi quelquefois. Lorsque cet accident arrive, il faut, avant qu'il s'y forme du pus, appliquer sur l'oreille un emplâtre agglutinatif, qui souvent la raffermit et empêche la suppuration. Au reste, on ne doit pas ignorer que le cartilage de l'oreille, ni celui du nez, ne se reprennent point ; mais il croît seulement, dans les environs de la fracture, des chairs avec lesquelles le cartilage se consolide. C'est pourquoi, si, avant la fracture du cartilage, les chairs sont aussi divisées, il faut les réunir par un point de suture. Mais je ne parle ici que de la fracture qui n'est point accompagnée de plaie aux téguments. Dans ce cas, si la suppuration est établie, il faut faire une incision à la peau, du côté opposé à la fracture ; emporter le cartilage que l'on coupera en forme de croissant ; appliquer ensuite sur la plaie des remèdes légèrement astringents, tel que le lycium délayé dans de l'eau, et continuer l'usage de ces moyens, jusqu'à ce que le sang soit entièrement arrêté. Après quoi, on étendra dessus un linge enduit d'un emplâtre, dans lequel il n'entre rien de gras ; on remplira de laine mollette le vide qui se trouve entre l'oreille et la tête ; on assujettira ensuite l'oreille par un bandage qui ne soit pas trop serré. Le troisième jour, on fomentera l'oreille avec de l'eau tiède, comme dans la fracture du nez. Dans l'une et l'autre, on doit observer, les premiers jours, une diète exacte, jusqu'à ce que l'inflammation soit passée.

CHAPITRE VII. — DE LA FRACTURE DE LA MACHOIRE, AVEC QUELQUES OBSERVATIONS SUR TOUTES LES ESPÈCES DE FRACTURES.

Au moment de passer de la fracture du nez et de l'oreille à celle de la mâchoire, je commencerai par quelques remarques

ossa pertinentia, ne sæpius eadem dicenda sint. Omne igitur os, modo rectum, ut lignum in longitudinem finditur; modo frangitur transversum; interdum obliquum ; atque id ipsum nonnunquam retusa habet capita, nonnunquam acuta; quod genus pessimum est; quia neque facile committuntur, quæ nulli retuso innituntur; et carnem vulnerant, interdum nervum quoque aut musculum. Quin etiam aliquando plura fragmenta fiunt. Sed in aliis quidem ossibus ex toto sæpe fragmentum a fragmento recedit : maxillæ vero semper aliqua parte, etiam vexata ossa inter se cohærent. Igitur in primis digitis duobus utrimque prementibus, et ab ore, et ab cute, omnia ossa in suam sedem compellenda sunt. Deinde, si maxilla transversa fracta est ; sub quo casu fere dens super proximum dentem excedit; ubi ea in suam sedem collocata est, duo proximi dentes, aut, si hi labant, ulteriores inter se seta deligandi sunt. Id in alio genere fracturæ supervacuum est ; cetera eadem facienda sunt. Nam linteolum duplex, madens vino et oleo, superinjiciendum cum eadem simila et eadem thuris fuligine est : deinde aut fascia, aut mollis habena, media in longitudinem incisa, ut utrimque mentum complectatur, et inde capita ejus supra caput adducta ibi deligentur. Illud quoque ad omnia ossa pertinens dictum erit, famem primum esse necessariam : deinde, a die tertio, humidum cibum : sublata inflammatione, paulo pleniorem, eumque, qui carnem alat : vinum per omne tempus esse alienum. Deinde tertio die resolvi debere ; foveri per spongiam vapore aquæ calidæ : eademque, quæ primo fuerunt, superdari : idem die quinto fieri, et donec inflammatio finiatur ; quæ vel nono die, vel septimo fere solvitur. Ea sublata, rursus ossa esse tractanda, ut, si quod fragmentum loco suo non est, reponatur : neque id esse solvendum, nisi duæ partes ejus temporis, intra quod quæque ossa confervent, transierint. Fere vero inter quartumdecimum et unum et vicesimum diem sanescunt , maxilla, malæ, jugulum, pectus, latum

applicables à toutes les espèces de fractures, afin de n'être pas obligé de répéter trop souvent les mêmes choses. Les fractures, en général, se divisent en longitudinales, en transversales et en obliques ; quelquefois les bouts des os fracturés sont obtus ; d'autres fois, ils sont pointus, ce qui est très-défavorable ; parce qu'il n'est pas aisé alors de les replacer et de les réunir, et qu'ils blessent les chairs, et même quelquefois les tendons et les muscles. Dans certaines fractures, un fragment se divise quelquefois en plusieurs ; alors quelquefois les fragments sont entièrement séparés les uns des autres ; mais, dans celle de la mâchoire, les os fracturés se tiennent toujours par quelque endroit. Pour réduire les fractures de la mâchoire, il faut appliquer un doigt dans la bouche et un autre sur le menton, et presser fortement de part et d'autre, afin de remettre les os fracturés dans leur situation naturelle. Si la fracture est transversale, et si les deux portions de la mâchoire divisées chevauchent l'une sur l'autre, comme il arrive presque toujours ; après avoir replacé les os, il faut, avec un crin, attacher l'une à l'autre les deux premières dents qui sont sur les côtés de la fracture, ou bien les suivantes , si ces deux premières sont ébranlées. Dans les autres espèces de fracture de la mâchoire, cette précaution est inutile. On remet les os en place de la manière que nous avons dit , et on applique dessus un linge plié en deux , et trempé dans un mélange de vin, d'huile , de suie d'encens et de fleur de farine de froment. On assure le tout par le moyen d'un bandage, ou d'une espèce de bride mollette, qu'on fend dans son milieu pour embrasser exactement le menton ; on en ramène les deux bouts sur le derrière de la tête , où on les lie. Une remarque qu'il faut encore faire, et qui a lieu dans toutes les espèces de fractures, c'est de retrancher toute nourriture au malade les trois premiers jours ; de ne lui donner le quatrième, que des aliments liquides ; puis, une nourriture un peu plus copieuse et restaurante, lorsque l'inflammation est passée. L'usage du vin est pernicieux pendant tout le temps que dure le traitement. On lève l'appareil au bout de trois jours : ensuite , par le moyen d'une éponge, on fomente l'endroit fracturé avec la vapeur de l'eau chaude ; après quoi, on remet un appareil semblable à celui du premier jour ; on lève celui-ci le cinquième, et on continue de faire la même chose, jusqu'à ce que l'inflammation soit entièrement dissipée ; ce qui arrive ordinairement le septième ou le neuvième. Lors donc qu'il n'y a plus

os scapularum, costæ, spina, coxarum os, tali, calx, manus, planta : inter vicesimum et tricesimum diem, crura, brachiaque : inter septimum et vicesimum et quadragesimum, humeri et femora. Sed de maxilla illud quoque adjiciendum est, quod humidus cibus diu assumendus sit: atque etiam, cum tempus processit, in lagano similibusque aliis perseverandum est, donec ex toto maxillam callus firmarit. Itemque, utique primis diebus, habendum silentium.

CAPUT VIII. — DE JUGULO FRACTO.

1. Jugulum vero, si transversum fractum est, nonnunquam per se rursus recte coit, et, nisi movetur, sanari sine vinctura potest : nonnunquam vero, maximeque ubi motum est, elabitur ; fereque id, quod a pectore est, super id, quod ab humero est, in posteriorem partem inclinatur. Cujus ea ratio est, quod per se non movetur, sed cum humeri motu consentit : itaque, eo subsistente, subit humerus agitatus. Raro vero admodum in priorem partem jugulum inclinatur ; adeo ut magni professores nunquam se vidisse memoriæ mandarint. Sed locuples tamen ejus rei auctor Hippocrates est. Verum ut dissimilis uterque casus est, sic quædam dissimilia requirit. Ubi ad scapulas jugulum tendit, simul dextra manu plana propellendus in posteriorem partem humerus est, et illud in priorem attrahendum. Ubi ad pectus conversum est, ipsum quidem retro dandum, humerus autem in priorem partem adducendus est : ac, si is inferior est, non id, quod a pectore est, deprimendum est, quia immobile est ; sed humerus ipse attollendus : si casu superior est, id,

d'inflammation, on examine de nouveau les os, afin de replacer les fragments qui se trouveraient n'avoir point été remis en place. Ensuite, on ne doit point ôter le bandage, qu'il n'y ait de passé au moins les deux tiers du temps nécessaire, pour que les os fracturés se réunissent. Les os de la mâchoire, de la joue, les clavicules, le sternum, l'omoplate, les côtes, l'os des hanches, l'os du talon, le calcanéum, les os de la main et de la plante du pied, se consolident ordinairement entre le quatorzième et le vingt-unième jour ; ceux de l'avant-bras et de la jambe, entre le vingtième et le trentième ; ceux du bras et de la cuisse, entre le vingt-septième et le quarantième. Il faut encore ajouter, au sujet de la fracture de la mâchoire, qu'on doit se borner, pendant long-temps, à ne vivre que d'aliments liquides ; s'en tenir même, lorsque la cure est déjà avancée, aux préparations culinaires les plus tendres, jusqu'à ce que le cal soit entièrement formé, et la mâchoire bien raffermie. Le malade ne doit pas non plus parler pendant les premiers jours.

CHAPITRE VIII. — DE LA FRACTURE DE LA CLAVICULE.

1. Lorsque la clavicule est fracturée transversalement, elle se réunit quelquefois d'elle-même, et il n'est pas besoin de bandage, pourvu qu'on ne lui fasse éprouver aucun mouvement ; mais quelquefois, et surtout quand on ne prend pas cette précaution, il arrive qu'elle se déplace. Alors ordinairement la portion sternale se porte en dessus de la portion humérale ; et cela, parce que la clavicule étant immobile par elle-même, elle est obligée de céder au mouvement de l'humérus, qui l'entraîne après lui. Il est très-rare, au contraire, que ce soit la partie humérale qui vienne se placer en dessus de la partie antérieure. Les plus grands maîtres en chirurgie nous assurent ne l'avoir jamais vu ; cependant Hippocrate en parle en plusieurs endroits. Comme ces deux cas sont tout-à-fait différents, ils demandent aussi un traitement différent. Il faut, si la clavicule s'est enfoncée vers l'omoplate, pousser l'humérus avec la main droite à plat, en arrière, et attirer la clavicule en devant. On poussera, au contraire, l'humérus en devant et la clavicule en arrière, si elle s'est portée vers le sternum. Si l'humérus est tombé en arrière, il ne faut point enfoncer la partie de la clavicule qui est contiguë à la poitrine, parce qu'elle est immobile ; mais il faut relever l'humérus. S'il est tombé en devant, on remplira de laine la

quod a pectore est, implendum lana, et humerus ad pectus deligandus est. Si acuta fragmenta sunt, incidi contra cutis debet; ex ossibus ea, quæ carnem vulnerant, præcidenda; tum retusa ossa committenda sunt; si quod ab aliqua parte eminet, opponendum ei triplex linteolum est, in vino et oleo tinctum. Si plura fragmenta sunt, excipienda sunt ex ferula facto canaliculo, eodemque intus incerato, ne fascia diducatur; quæ jugulo composito circumdanda est sæpius potius quam valentius : quod ipsum quoque in omnibus ossibus fractis perpetuum est. A dextro vero jugulo, si id fractum est, ad alam sinistram ; a sinistro, ad dextram, rursusque sub ala sua fascia dari debet : post hæc, si jugulum ad scapulas inclinatum est, brachium ad latus : si in partem priorem, ad cervicem deligandum est : supinusque homo collocandus. Cetera eadem facienda, quæ supra comprehensa sunt.

De diversis ossium curis.

2. Sunt vero plura ossa fere immobilia, vel dura, vel cartilaginosa, quæ vel franguntur, vel forantur, vel colliduntur ; vel finduntur; ut malæ, pectus, latum os scapularum, costæ, spina, coxarum os, os tali, calx, manus, planta. Horum omnium curatio eadem est. Si supra vulnus est, id suis medicamentis nutriendum est : quo sanescente, rimas quoque ossis, aut, si quod foramen est, callus implet. Si cutis integra est, et os læsum esse ex dolore colligimus, nihil aliud, quam quiescendum ; imponendumque ceratum est, et leniter deligandum, donec sanitate ossis dolor finiatur.

cavité qui est du côté du sternum, et on tiendra l'humérus attaché aux côtes. Si les fragments sont pointus, il faut faire une incision à la peau, au-dessus de l'endroit où ces fragments répondent, et emporter toutes les esquilles qui peuvent blesser les chairs; ensuite on fait la réduction. S'il y a quelque partie qui pousse en dehors on applique dessus un linge plié en trois et trempé dans de l'huile et du vin. S'il y a plusieurs fragments, on les maintiendra en place, par des attelles d'écorce de férule, enduites de cire en dedans, afin que le bandage ne les sépare point. On ne doit jamais serrer beaucoup le bandage, dans la fracture de la clavicule, ni des autres os ; il vaut mieux lui faire faire plusieurs circonvolutions. On applique le bandage sur la clavicule droite si c'est elle qui est cassée : on le fait ensuite passer au-dessous de l'aisselle gauche : on fait tout le contraire, si c'est la clavicule gauche qui est fracturée. Si la clavicule est enfoncée vers l'omoplate, on attache le bras au côté ; si c'est vers le sternum, on l'attache au cou. On fait coucher le malade sur le dos, et on se conduit, pour le reste du traitement, comme il a été dit ci-dessus.

Cure générale des différentes maladies des os.

2. On compte plusieurs os presque dépourvus de mouvement, qui sont durs ou cartilagineux, et qui sont sujets à être fracturés, percés, contus, fendus; comme les os de la pommette, le sternum, l'omoplate, les côtes, l'os des hanches, l'os du talon, le calcanéum, les os de la main et du pied : leur cure est absolument la même. S'il y a plaie en même temps, on la traite avec les remèdes qui lui conviennent ; et, à mesure qu'elle se guérit, il se forme un cal destiné à remplir la fissure ou le trou qui est à l'os. S'il n'y a point de blessure à l'extérieur, et que l'on juge néanmoins par la violence de la douleur, que l'os est offensé, il faut se contenter d'observer le repos, et d'appliquer sur l'endroit où l'on sent du mal, du cérat qu'on maintient par le moyen d'un bandage léger, jusqu'à ce que la cessation de la douleur fasse connaître que l'os est guéri.

CAPUT IX. — DE COSTIS FRACTIS.

1. Proprie tamen quædam de costa dicenda sunt; quia juxta viscera est, gravioribusque periculis is locus expositus est. Hæc quoque igitur interdum sic finditur, ut ne summum quidem os, sed inditur, ut ne summum quidem os, sed in-

CHAPITRE IX. — DE LA FRACTURE DES CÔTES.

1. Ces règles s'appliquent à tous les os mentionnés dans l'article précédent; cependant, il en est de particulières à la fracture des côtes, parce qu'elles avoisinent les viscères, et que cette région est exposée à de plus grands dangers. Les

terior pars ejus, quæ rara est, lædatur : interdum sic, ut eam totam is casus perruperit. Si tota fracta non est, nec sanguis exspuitur, nec febricula sequitur, nec quidquam suppurat, nisi admodum raro, nec dolor magnus est; tactu tamen is locus leviter indolescit. Sed abunde est eadem, quæ supra scripta sunt, facere; et a media fascia incipere deligare, ne in alterutram partem hæc cutem inclinet : ab uno vero et vicesimo die, quo utique os esse debet glutinatum, id agendum cibis uberioribus est, ut corpus quam plenissimum fiat, quo melius os vestiat; quod illo loco tenerum adhuc injuriæ sub tenui cute expositum est. Per omne autem tempus curationis, vitandus clamor, sermo quoque, tumultus, ira, motus vehementior corporis, fumus, pulvis, et quidquid vel tussim vel sternutamentum movet : ne spiritum quidem magnopere continere expedit. At si tota costa perfracta est, casus asperior est : nam et graves inflammationes, et febris, et suppuratio, et sæpe vitæ periculum sequitur, et sanguis spuitur. Ergo, si vires patiuntur, ab eo brachio, quod super eam costam est, sanguis mittendus est : si non patiuntur, alvus tamen sine ullo acri ducenda est; diutiusque inedia pugnandum. Panis vero ante septimum diem non assumendus, sed una sorbitione vivendum: imponendumque ei loco ceratum ex lino factum, cui cocta quoque resina adjecta sit; aut Polyarchi malagma; aut panni ex vino et rosa et oleo ; superque imponenda lana succida mollis, et duæ fasciæ a mediis orsæ, minimeque adstrictæ : multo vero magis omnia vitanda, quæ supra posui; adeo ut ne spiritus quidem sæpius movendus sit. Quod si tussis infestabit, ad id potio sumenda erit, vel ex trixagine, vel ex ruta, vel ex herba stoechade, vel ex cumino et pipere. Gravioribus vero doloribus urgentibus, cataplasma imponi quoque conveniet, vel ex lolio, vel ex hordeo, cui pinguis fici tertia pars sit adjecta; et id quidem interdiu superjacebit : noctu vero idem aut ceratum, aut malagma, aut panni; quia potest cataplasma decidere. Ergo

côtes se cassent quelquefois de façon que, non-seulement leur partie extérieure, mais même l'intérieure, qui est spongieuse, est offensée; quelquefois aussi la côte est totalement fracturée. Si elle ne l'est pas de part en part, le malade ne crache point de sang; il n'y a pas de fièvre, ni de suppuration, si ce n'est très-rarement : la douleur est peu vive, et ne se fait guère sentir, que quand on porte la main sur l'endroit offensé. Dans ce cas, il suffit de faire les mêmes choses que nous avons prescrites plus haut : seulement on commence à appliquer le bandage par son milieu, afin qu'il n'enfonce pas plus les téguments d'un côté que de l'autre. Au bout de vingt-un jours, temps auquel l'os doit être repris, on commence à donner au malade une nourriture plus abondante et plus succulente, afin qu'il prenne tout l'embonpoint possible, et que la côte se trouve bien recouverte à l'endroit de la fracture ; car, comme elle est encore fort tendre, il faudrait peu de chose pour la casser de nouveau si elle était recouverte par des téguments trop minces. Pendant tout le temps du traitement, le malade doit éviter de crier, de parler, de s'emporter, de faire aucun mouvement violent, de s'exposer à la fumée ou à la poussière, et généralement à tout ce qui peut exciter la toux ou l'éternument ; il ne faut pas même qu'il retienne trop son haleine. Si la côte est totalement fracturée, le mal est bien plus grave, car il y a crachement de sang ; il survient une inflammation des plus considérables, qui est accompagnée de fièvre, de suppuration, et qui met le malade en danger de mort. On doit, si les forces le permettent, tirer du sang au bras qui est du même côté ; si l'état des forces ne le permet pas, il faut donner des lavements émollients, et faire faire abstinence au malade pendant long-temps. On ne doit point accorder de pain avant le septième jour : il faut s'en tenir uniquement aux crêmes farineuses. On appliquera, à l'endroit de la fracture même, du cérat fait avec l'huile de lin, auquel on ajoutera de la résine cuite, ou l'onguent de Polyarque, ou bien un morceau d'étoffe trempé dans un mélange de vin, d'huile rosat et d'huile ordinaire. On recouvre le tout de laine grosse, molle, et on applique par le milieu deux bandages qu'il ne faut presque point serrer. On doit éviter encore avec plus de soin tout ce que nous avons dit plus haut; le malade ne doit pas même reprendre trop souvent son haleine. S'il survient une toux violente, on fera prendre, pour l'adoucir, une potion faite avec la germandrée, ou la rue, ou le stœcas, ou bien

quotidie quoque resolvetur, donec jam cerato aut malagmate possimus esse contenti. Et decem quidem diebus extenuabitur fame corpus : ab undecimo vero ali incipiet ; ideoque etiam laxior, quam primo, fascia circumligabitur. Fereque eo curatio ad quadragesimum diem perveniet. Sub qua si metus erit suppurationis, plus malagma, quam ceratum, ad digerendum proficiet. Si suppuratio vicerit, neque per quæ supra scripta sunt, discuti potuerit; omnis mora vitanda erit, ne os infra vitietur : sed qua parte maxime tumebit, demittendum erit candens ferramentum, donec ad pus perveniat; idque effundendum. Si nusquam caput se ostendet, ubi maxime pus subsit, sic intelligemus : creta cimolia totum locum illinemus, et siccari patiemur: quo loco maxime humor in ea perseverabit, ibi pus proximum erit : eaque uri debebit. Si latius aliquid abscedet, duobus aut tribus locis erit perforandum ; demittendumque linamentum, aut aliquid ex penicillo, quod summum lino sit devinctum, ut facile educatur. Reliqua eadem, quæ in ceteris adustis, facienda sunt. Ubi purum erit ulcus, ali corpus debebit, ne tabes, perniciosa futura, id malum subsequatur. Nonnunquam etiam, levius ipso osse affecto, et inter initia neglecto, non pus, sed humor quidam muco similis, intus coit; mollescitque contra cutis : in qua simili ustione utendum est.

De spina fracta.

2. In spina quoque est, quod proprie notemus. Nam si id, quod ex vertebra

avec le cumin et le poivre. Si la douleur est fort vive, il conviendra d'appliquer un cataplasme fait avec l'ivraie, ou l'orge, et une troisième partie de figues grasses. On laissera ce cataplasme pendant le jour; mais, pendant la nuit, on se servira du cérat, de l'onguent, ou du morceau d'étoffe dont nous avons parlé plus haut; parce que, si on laissait le cataplasme pendant la nuit, il pourrait se déplacer. On l'ôtera donc tous les soirs, jusqu'à ce qu'il suffise d'appliquer le cérat ou l'onguent précités. On fera observer au malade une diète des plus rigoureuses, pendant les dix premiers jours; et le onzième, on commencera à lui donner un peu plus de nourriture, et l'on serrera encore moins le bandage qu'auparavant : la cure dure ordinairement quarante jours. Si on a lieu de craindre la suppuration pendant le temps du pansement, l'onguent conviendra mieux que le cérat, pour procurer la résolution. Si, malgré toutes les précautions indiquées ci-dessus, il paraît des signes de suppuration, il ne faudra pas perdre de temps, de peur que l'os ne se carie en dessous; on enfoncera donc un fer chaud dans les téguments, à l'endroit le plus élevé de la tumeur, jusqu'à ce que l'on soit parvenu au pus que l'on évacuera. Si la tumeur ne se manifeste pas extérieurement, on découvrira le foyer du pus, de la manière suivante : on appliquera au-dessus de la fracture de la terre cimolée, délayée dans de l'eau ; on la laissera sécher, et le lieu qui paraîtra encore humide en dessous, lorsqu'on l'ôtera, sera celui qui répondra au foyer de la suppuration, et où il faudra enfoncer le fer chaud. Si l'abcès est considérable, on fera deux ou trois ouvertures, dans lesquelles on introduira des tentes ou des bourdonnets, attachés par en haut avec un fil, afin qu'on puisse les retirer plus aisément. On se conduira pour le reste comme dans les autres brûlures; et lorsque l'ulcère sera bien détergé, on rétablira les forces du malade par une bonne nourriture, pour empêcher qu'une consomption funeste ne survienne à la suite de ce mal. Quelquefois, lorsque l'os n'est affecté que légèrement, et qu'on a négligé d'y porter remède dans les commencements, il se forme en dedans un amas de matière qui n'est pas purulente, mais qui ressemble à de la mucosité ; les téguments qui répondent à cette congestion sont mous. Il faut de même y faire une ouverture avec un fer chaud.

De la fracture de l'épine.

2. La fracture de l'épine demande aussi quelques observations particulières. Si

excedit, aliquo modo fractum est, locus quidem concavus fit ; punctiones autem in eo sentiuntur ; quia necesse est ea fragmenta spinosa esse : quo fit, ut homo in interiorem partem subinde nitatur. Hæc noscendæ rei causa sunt. Medicamentis vero iisdem opus est, quæ prima parte hujus capitis exposita sunt.

CAPUT X. — DE HUMERORUM , BRACHIORUM, FEMORUM, CRURUM, DIGITORUM FRACTORUM , VEL EVULSORUM, COMMUNIBUS CURATIONIBUS.

1. Similes rursus ex magna parte casus curationesque sunt humeri et femoris : communia etiam quædam humeris, brachiis, femoribus, cruribus, digitis. Siquidem ea minime periculose media franguntur : quo propior fractura capiti vel superiori vel inferiori est, eo pejor est : nam et majores dolores affert et difficilius curatur. Ea maxime tolerabilis est simplex, transversa ; pejor, ubi multa fragmenta, atque ubi obliqua ; pessimum, ubi eadem acuta sunt. Nonnunquam autem fracta in his ossa in suis sedibus remanent ; multo sæpius excidunt, aliudque super aliud effertur ; idque ante omnia considerari debet ; et sunt notæ certæ. Si suis sedibus sunt mota, resonant, punctionisque sensum repræsentant, tactu inæqualia sunt. Si vero non adversa, sed obliqua junguntur (quod fit, ubi loco suo non sunt), membrum id altero latere brevius est, et musculi ejus tument. Ergo, si hoc deprehensum est, protinus id membrum oportet extendere ; nam nervi musculique, intenti per ossa, contrahuntur ; neque in suum locum veniunt, nisi illos per vim aliquis intendit. Rursus, si primis diebus id omissum est, inflammatio oritur ; sub qua et difficile, et periculose, vis nervis adhibetur ; nam distentio nervorum, vel cancer sequitur ; vel certe, ut mitissime agatur, pus. Itaque, si ante reposita ossa non sunt, postea reponenda sunt. Intendere autem digitum, vel aliud quoque membrum, si adhuc tenerum est, etiam unus homo potest ; cum alteram partem dextra, alteram sinistra prehendit. Valentius

quelque apophyse des vertèbres est fracturée, il y a un creux dans cet endroit, et on y ressent des picotements, parce que les fragmens sont nécessairement pointus : le malade est obligé de se courber en devant pour éviter la douleur : ce sont là les choses qui font reconnaître la fracture des vertèbres. La cure est la même que celle qui a été indiquée au commencement de ce chapitre.

CHAPITRE X. — CURE GÉNÉRALE DE LA FRACTURE DU BRAS, DE L'AVANT-BRAS, DE LA CUISSE, DE LA JAMBE ET DES DOIGTS.

1. Les fractures du bras et de la cuisse, ainsi que leurs traitements, se ressemblent en grande partie ; il y a de même des choses communes aux fractures du bras et de l'avant-bras, de la cuisse et de la jambe , des doigts de l'une et de l'autre extrémité. En effet, la fracture de ces différens os est bien moins grave, lorsqu'ils se cassent dans le milieu , que lorsqu'ils se rompent dans un autre point ; et le mal est d'autant plus grand, que la fracture est plus rapprochée de l'extrémité supérieure ou inférieure de l'os. Cette espèce de fracture cause de plus vives douleurs, et se guérit plus difficilement. La moins mauvaise est celle qui est simple et transversale : celle qui est oblique et accompagnée de fragmens est plus fâcheuse ; la pire de toutes est celle où ces fragmens sont pointus. Quelquefois les fragmens de l'os fracturé ne sont point déplacés ; plus souvent ils le sont, et passent l'un sur l'autre ; c'est ce qu'il faut d'abord examiner, et ce qu'il est aisé de reconnaître : car, s'il y a déplacement, on aperçoit une espèce de convexité à l'endroit de la fracture ; on y éprouve des picotements, et on y sent des inégalités au toucher. Si les fragmens ne restent point vis-à-vis l'un de l'autre, mais se portent obliquement, ce qui arrive quand ils sont déplacés, le membre où est la fracture est plus court que celui du côté opposé, et les muscles sont tuméfiés. Lorsqu'on s'est assuré qu'il y a déplacement, il faut sur-le-champ procéder à la réduction ; car les tendons et les muscles qui sont attachés sur les os fracturés se contractent, et on est obligé de les étendre, en leur faisant violence, pour pouvoir remettre les os dans leur situation naturelle. Si la réduction n'a pas été faite dès les premiers jours, il survient une inflammation, pendant laquelle il seroit difficile et dangereux de la tenter ; car la violence qu'on ferait alors aux muscles pourrait être suivie de convulsions, ou occasionner la gangrène , ou

membrum duobus eget, qui in diversa contendant. Si firmiores nervi sunt, ut in viris robustis, maximeque eorum femoribus et cruribus evenit ; habenis quoque, vel linteis fasciis utrimque capita articulorum deliganda, et per plures in diversa ducenda sunt. Ubi paulo longius, quam naturaliter esse debet, membrum vis fecit ; tum demum ossa manibus in suam sedem compellenda sunt : indiciumque ossis repositi est dolor sublatus, et membrum alteri æquatum. Involvendum duplicibus triplicibusve pannis in vino et oleo tinctis ; quos linteos esse, commodius est. Fere vero fasciis sex opus est. Prima brevissima adhibenda ; quæ circa fracturam ter voluta sursum versum feratur, et quasi in cochleam serpat ; satisque est, eam ter hoc quoque modo circuire. Altera dimidio longior : eaque, si qua parte os eminet, ab ea ; si totum æquale est, undelibet super fracturam debet incipere, priori adversa, deorsumque tendere ; atque iterum ad fracturam reversa, in superiore parte ultra priorem fasciam desinere. Super has injiciendum latiore linteo ceratum est, quod eas contineat. Ac, si qua parte os eminet, triplex ea pannus objiciendus, eodem vino et oleo madens. Hæc tertia fascia comprehendenda sunt, quartaque, sic, ut semper insequens priori adversa sit, et tertia tantum in inferiore parte, tres in superiore finiant : quia satius est sæpius circuire, quam adstringi : siquidem id, quod adstrictum est, alienatur, et cancro opportunum est. Articulum autem quam minime vincire opus est ; sed si juxta hunc os fractum est, necesse est. Deligatum vero membrum in diem tertium continendum est ; eaque vinctura talis esse debet, ut primo die nihil offenderit, non tamen laxa visa sit ; secundo laxior ; tertio jam pæne resoluta. Ergo tum rursum id membrum deligandum, adjiciendaque prioribus quinta fascia est ; iterumque quinto die resolvendum est, et sex fasciis involvendum, sic, ut tertia et quinta infra, ceteræ supra finiantur. Quotiescumque autem solvitur membrum, calida aqua fovendum est. Sed,

tout au moins un abcès, sur la partie fracturée. C'est pourquoi, si l'on n'a point replacé les os avant que l'inflammation soit formée, il ne faut y procéder que lorsqu'elle est passée. Quand il n'est question que d'étendre un doigt, ou un membre qui est encore tendre, il suffit d'un seul homme qui tire d'une main au-dessous, et de l'autre au-dessus de la fracture ; mais si le membre est plus considérable, il faut deux hommes qui tirent en sens contraire. Si les ligaments et les muscles sont très-forts, comme ils le sont chez les hommes robustes, surtout aux cuisses et aux jambes, il faut attacher des lacs, ou des bandes de toile, à l'une et à l'autre extrémité du membre, et les faire tirer par plusieurs aides, en sens contraire. Lorsque, par l'extension, on a rendu le membre un peu plus long qu'il n'est naturellement, l'opérateur doit alors, avec ses mains, replacer les fragments de l'os dans leur situation naturelle. On est sûr qu'ils le sont, par la cessation de la douleur et parce que le membre se trouve égal à l'autre. Pour lors, on enveloppe le membre avec un morceau de toile plié en deux ou trois doubles et trempé dans du vin et de l'huile : la toile de lin est la meilleure dans ce cas. On a ordinairement besoin de six bandes. La première est la plus courte de toutes ; on la fait tourner trois fois en montant, en forme de spirale, autour de la partie fracturée. La seconde est plus longue de moitié que la première : si l'os fait une saillie quelque part, on commence par l'appliquer sur cet endroit ; s'il n'en fait point, on l'applique sur tel endroit de la fracture qu'on juge à propos ; on la fait tourner dans un sens contraire à la première, en descendant, tout autour de la fracture, vers laquelle on la ramène ensuite, en la faisant finir par en haut, au-delà de la première bande. Pour les contenir, on applique par dessus un morceau de linge fort large, enduit de cérat. Si l'os forme une éminence, on le recouvre, à cet endroit, d'une compresse pliée en trois et trempée dans de l'huile et du vin. On assujettit le tout avec la troisième et la quatrième bande. Il faut remarquer, à ce sujet, que les bandes dont on se sert alternativement doivent tourner en sens contraire ; qu'il n'y a que la troisième qui doit se terminer par en bas, et qu'il faut que les trois autres finissent par en haut. Il vaut mieux passer plus souvent la bande autour de la partie fracturée, que de la trop serrer ; car, par là, on courrait risque d'attirer la gangrène sur la partie. Il ne faut pas non plus faire passer le bandage sur l'article, à moins que la fracture ne soit dans les environs.

si juxta articulum fractura est, diu instillandum vinum est, exigua parte olei adjecta ; eademque omnia facienda, donec
adeo inflammatio solvatur , ut tenuius
quoque, quam ex consuetudine, id membrum fiat : quod si septimus dies non
dedit, certe nonus exhibet ; tum facillime ossa tractantur. Rursus ergo, si parum
commissa sunt, committi debent : si qua
fragmenta eminent, in suas sedes reponenda sunt : deinde eodem modo membrum deligandum, ferulæque super accommodandæ sunt, quæ fissæ circumpositæque ossa in sua sede contineant ; et
in quam partem fractura inclinat, ab ea
latior valentiorque ferula imponenda est.
Easque omnes circa articulum esse oportet resimas, ne hunc lædant ; nec ultra
adstringi, quam ut ossa contineant : et
cum spatio laxentur, tertio quoque die
paulum habenis suis coarctari ; ac, si
nulla prurigo, nullus dolor est, sic manere, donec duæ partes ejus temporis,
quo quodque os confervet, compleantur ;
postea levius aqua calida fovere, quia
primo digeri materiam opus est, tum
evocari. Ergo cerato quoque liquido id
leniter est ungendum , perfricandaque
summa cutis est ; laxiusque id deligandum est ; tertio quoque die solvendum,
sic, ut remota calida aqua, cetera eadem
fiant ; tantummodo singulæ fasciæ, quoties resolutæ fuerint, subtrahantur.

On laisse ce premier appareil pendant
trois jours ; et le bandage doit être appliqué de façon que le premier jour il ne
gêne pas , sans être cependant trop aisé ;
qu'il soit un peu plus lâche le second, et
que, le troisième, il soit presque entièrement relâché ; alors on appliquera de
nouveau le bandage , en ajoutant une
cinquième bande aux quatre premières.
On lèvera ce second appareil le cinquième jour, et on mettra une sixième bande ;
de façon que la troisième et la cinquième
se terminent par en bas , et les autres par
en haut. Toutes les fois qu'on lève l'appareil , il convient de fomenter la partie
avec de l'eau tiède. On la bassinera pendant long-temps avec du vin, auquel on
aura ajouté un peu d'huile, si la fracture
est située dans les environs de l'article ;
et on insistera sur la même méthode, jusqu'à ce que l'inflammation soit dissipée
au point que la partie soit devenue plus
grêle qu'elle n'a coutume d'être : ce qui
arrive ordinairement le sept, ou, tout au
plus tard, le neuf. Il est facile alors de
toucher les fragments de l'os. Ainsi, s'ils
ne sont plus en contact , on les y remettra ; et , s'il y a quelques fragments qui
soient saillants, on les rétablira dans
leur situation naturelle. Après quoi , on
appliquera sur la partie fracturée le
même appareil qu'auparavant ; on arrangera , tout autour, des attelles de férule , pour la maintenir en place ; on
aura soin que ces attelles soient plus fortes et plus larges à l'endroit vers lequel
penche la fracture. Elles doivent être
toutes un peu échancrées vers l'articulation, pour ne point la blesser. Il ne
faut les serrer qu'autant qu'il est nécessaire pour contenir les fragments en
place. Mais, comme au bout d'un certain
temps elles se relâchent , il faut, tout
les trois jours, les resserrer un peu avec
leurs brides. S'il ne survient ni douleur,
ni démangeaison, on continue de la même
façon, jusqu'à ce qu'il y ait de passé environ les deux tiers du temps auquel l'os
a coutume de se reprendre : pour lors,
il faudra bassiner moins souvent avec de
l'eau tiède la partie fracturée ; parce que
si, dans le commencement, il est nécessaire de dissiper et de résoudre les humeurs qui s'amassent autour de la fracture, vers la fin , il faut y en attirer. C'est
pourquoi il sera nécessaire de l'oindre
doucement avec du cérat liquide, d'y faire
quelques frictions légères, et de serrer
moins le bandage. On lèvera également
l'appareil tous les trois jours, et on le
remettra comme les autres fois ; excepté
qu'on ne fomentera plus la partie fracturée avec de l'eau tiède , et qu'on retran

chera une des bandes chaque fois qu'on
les lèvera.

De humero fracto.

2. Hæc communia sunt : illa propria.
Siquidem humerus fractus, non sic, ut
membrum aliud, intenditur ; sed homo
collocatur alto sedili, medicus autem
humiliore adversus. Una fascia, brachium amplexa, ex cervice ipsius, qui
læsus est, id sustinet ; altera, ab altera
parte super caput data, ibi accipit nodum ; tertia, vincto imo humero deorsum
demittitur, ibi quoque capitibus ejus inter se vinctis. Deinde ab occipitio ipsius,
minister sub ea fascia, quam secundo loco posui, porrecto, si dexter humerus
ducendus est, dextro, si sinister, sinistro
brachio, demissum inter femora ejus, qui
curatur, baculum tenet : medicus super
eam fasciam, de qua tertio loco dixi,
plantam injicit dextram, si sinister, sinistram, si dexter humerus curatur ; simulque alteram fasciam minister attollit,
alteram premit medicus : quo fit, ut leniter humerus extendatur. Fasciis vero,
si medium aut imum os fractum est, bre-
vioribus opus est ; si summum, longio-
ribus : ut ab eo sub altera quoque ala
per pectus et scapulas porrigantur. Protinus vero brachium, cum deligatur, sic
inclinandum est : idque efficit, ut ante
fascias quoque sic figurandum sit ; ne
postea suspensum aliter atque cum deli-
gabatur, humerum inclinet. Brachioque
suspenso, ipse quoque humerus ad latus
leniter deligandus est : per quæ fit, ut
minime moveatur : ideoque ossa sic se
habent, ut aliquis composuit. Cum ad
ferulas ventum est, extrinsecus esse earum longissimæ debent ; a lacerto breviores ; sed sub ala brevissimæ : sæpiusque eæ resolvendæ sunt, ubi in vicinia
cubiti humerus fractus est ; ne ibi nervi
rigescant, et inutile brachium efficiant.
Quoties solutæ sunt, fractura manu continenda ; cubitus aqua calida fovendus,
et molli cerato perfricandus ; ferulæque
vel omnino non imponendæ contra emi-
nentia cubiti, vel aliquanto breviores,
sunt.

De la fracture du bras.

2. Ce que nous venons de dire concerne
les fractures en général : nous allons parler de chacune en particulier. Si c'est
l'humérus qui est cassé, l'extension ne
se fait pas comme dans la réduction d'un
autre membre : on place le malade sur
un siége élevé, et le chirurgien se met
vis-à-vis, sur un siége plus bas. On attache au cou du malade une écharpe, dans
laquelle on fait passer l'avant-bras ; ensuite on lie une bande à la partie supérieure du bras, et une autre à la partie
inférieure. Pour lors, un aide passant la
main droite, si c'est le bras droit qu'il
faut étendre ; et la gauche, si c'est le gauche, derrière la tête du malade, et en
dessous de la première bande, saisit un
bâton qui est placé entre les jambes du
blessé ; le chirurgien appuie le pied droit
ou le gauche, selon le bras qui est cassé,
sur la seconde bande, tandis que l'aide
élève la première. Par ce moyen, on étend
le bras sans aucune violence. Si le bras
est cassé vers son milieu, ou vers sa partie inférieure, les bandes dont on se servira pour le maintenir en situation seront plus courtes ; elles seront plus longues si la fracture est à l'extrémité supérieure, parce qu'il est nécessaire alors
qu'on les puisse faire passer par-dessus
la poitrine, au-dessous de l'autre aisselle,
et qu'elles viennent jusqu'à l'épaule. Dès
la première fois qu'on place l'avant-bras
dans l'écharpe, il faut le plier de façon
que l'on puisse faire prendre avec les bandes, à la partie fracturée, la situation
dans laquelle elle doit rester ; car si on
est obligé de changer la position de l'a-
vant-bras, il est à craindre qu'en l'attachant de nouveau, les fragments de l'os
replacés ne se dérangent. Ce n'est pas assez de suspendre ainsi l'avant-bras au
cou, par le moyen d'une écharpe, il faut
encore tenir, avec un autre bandage, le
bras légèrement attaché au côté ; par ce
moyen, il ne peut se mouvoir en aucun
sens, et les os replacés restent dans leur
position. Quant aux attelles, elles doivent être fort longues à la partie extérieure
du bras, moins longues à la partie intérieure, et très-courtes sous l'aisselle. Il
faut lever l'appareil fort souvent, lorsque la fracture est dans le voisinage du
cubitus ; de crainte que les nerfs ne se
roidissent en cet endroit, et qu'on ne
puisse plus se servir de l'avant-bras. Toutes les fois qu'on lèvera l'appareil, on
aura soin de tenir en place, avec la main,
les os fracturés ; de fomenter le cubitus

avec de l'eau tiède, et de le frotter avec un cérat émollient. On ne doit pas mettre d'attelles sur les éminences du cubitus ; ou, si on en met, elles doivent être fort courtes.

De brachio fracto.

3. At si brachium fractum est, in primis considerandum est, alterum os, an utrumque comminutum sit : non quo alia in ejusmodi casu curatio sit admovenda ; sed primum, ut valentius extendatur, si utrumque os fractum est ; quia necesse est minus nervos contrahi altero osse integro, eosque intendente : deinde, ut curiosius omnia in continendis ossibus fiant, si neutrum alteri auxilio est. Nam, ubi alterum integrum est, plus opis in eo, quam in fasciis ferulisque est. Deligari autem brachium debet, paulum pollice ad pectus inclinato ; siquidem is maxime brachii naturalis habitus sit : idque involutum mitella commodissime excipitur ; quæ latitudine ipsi brachio, perangustis capitibus collo injicitur : atque ita commode brachium ex cervice suspensum est. Idque paulum supra cubiti alterius regionem pendere oportet.

De la fracture de l'avant-bras.

3. Si la fracture est à l'avant-bras, il faut d'abord examiner s'il n'y a que l'un des os de cassé, ou s'ils le sont tous deux. Ce n'est pas que la cure soit différente dans ce dernier cas, mais c'est que l'extension doit être plus forte, si les deux os sont cassés ; car les muscles ne peuvent pas également se contracter, lorsqu'il y a un os sain et entier qui les en empêche ; d'ailleurs, on doit, lorsque les deux os sont cassés, prendre plus de précautions pour les maintenir en place, lorsqu'on les a réduits, parce qu'alors ils ne peuvent s'appuyer mutuellement l'un sur l'autre ; au lieu que, lorsqu'il n'y en a qu'un de fracturé, celui qui reste entier contient mieux l'autre que ne feraient les bandages et les attelles. Il faut poser l'appareil de façon que le pouce soit un peu tourné du côté de la poitrine ; car c'est la situation la plus naturelle de l'avant-bras. On le place ensuite dans une écharpe qui l'enveloppe dans toute sa longueur, et qu'on attache avec des cordons, derrière le cou. On le tient ainsi suspendu un peu plus haut que le coude de l'autre bras.

De cubito fracto.

4. Quod si ex summo cubito quid fractum sit, glutinare id vinciendo alienum est : fit enim brachium immobile. At si nihil aliud quam dolori occursum est, idem, qui fuit, ejus usus est.

De la fracture du cubitus.

4. S'il y a quelque chose de brisé à la partie supérieure du cubitus, il ne faut pas en tenter la consolidation par le moyen du bandage ; car, par là, l'avant-bras perd son mouvement ; mais si l'on se borne à remédier à la douleur, l'usage de ce membre revient tel qu'il était auparavant.

De cruribus femoribusque fractis.

5. In crure æque ad rem pertinet, alterum saltem os integrum manere. Commune vero ei femorique est, quod ubi deligatum est, in canalem conjiciendum est. Is canalis et inferiore parte foramina habere debet, per quæ, si quis humor excesserit, descendat : et a planta moram, quæ simul et sustineat eam, et delabi non patiatur : et a lateribus cava, per quæ loris datis moræ quædam crus femurque, ut collocatum est, detineant. Esse etiam is debet, a planta, si crus

De la fracture des jambes et des cuisses.

5. Dans la fracture de la jambe, il faut également considérer s'il n'y a que l'un des os de cassé. Lorsqu'on a fait la réduction de la jambe, et il en est de même pour le fémur quand il est fracturé, il faut, après y avoir appliqué l'appareil, le placer dans une espèce de gouttière, qui doit être percée en dessous, afin que, s'il suinte quelque humeur de la partie fracturée, elle puisse s'échapper ; il doit y avoir au bas une sorte de semelle qui arrête et soutienne la plante du pied. Il y aura sur les côtés des trous dans lesquels on fera passer des cordons, pour assujettir et maintenir la jambe et la

fractum est, circa poplitem; si femur, usque ad coxam ; si juxta superius caput femoris, sic, ut ipsa quoque ei coxa insit. Neque tamen ignorari oportet, si femur fractum est, fieri brevius ; quia nunquam in antiquum statum revertitur; summisque digitis postea cruris ejus insisti : sed multo tamen fœdior debilitas est, ubi fortunæ negligentia quoque accessit.

De digito fracto.

6. Digitum satis est ad unum surculum post inflammationem deligari.

Communes curationes ad humeros, brachia, crura, femina, digitosque confracto pertinentes.

7. His proprie ad singula membra pertinentibus, rursus illa communia sunt : primis diebus fames : deinde tum , cum jam increscere callum oportet, liberalius alimentnm ; longa a vino abstinentia : fomentum aquæ calidæ, dum inflammatio est, liberale ; cum ea desiit, modicum : tum etiam longior ulterioribus, e liquido cerato, membris, et mollis tamen unctio. Nec protinus exercendum id membrum, sed paulatim ad antiquos usus reducendum est. Gravius aliquanto est, cum ossis fracturæ carnis quoque vulnus accessit ; maximeque, si id musculi femoris aut humeri senserint : nam et inflammationes multo graviores, et promptiores cancros habent. Ac femur quidem, si ossa inter se cesserunt, fere præcidi necesse est. Humerus vero quoque in periculum venit; sed facilius conservatur. Quibus periculis etiam magis id expositum, quod juxta ipsos articulos ictum est. Curiosius igitur id agendum est; et musculus quidem per mediam plagam transversus præcidendus : sanguis vero, si parum fluxit, mittendus: corpus inedia extenuandum. Ac reliqua quidem membra lentius intendenda, et lenius in

Celse.

cuisse , dans la situation où on les aura mises. Si c'est la jambe qui est cassée, cette gouttière prendra depuis la plante du pied jusqu'au jarret ; si c'est la cuisse, elle montera jusqu'aux hanches ; et si la fracture est située dans les environs de la tête du fémur, elle renfermera la hanche elle-même. Au reste, on ne doit point ignorer qu'une cuisse qui a été cassée reste toujours plus courte que l'autre ; parce qu'elle ne se rétablit jamais dans son premier état. Après cet accident, on est obligé d'appuyer sur la pointe du pied, de ce côté-là , et la démarche est moins ferme ; mais on boite beaucoup plus , si on a commis quelque négligence dans le traitement.

De la fracture des doigts.

6. Dans la fracture d'un des doigts, il suffit, lorsqu'on en a fait la réduction et que l'inflammation est passée , de l'attacher à une seule petite attelle.

Méthode générale de traiter les fractures du bras, de l'avant bras, de la jambe, de la cuisse et des doigts.

7. Nous joindrons encore quelques observations générales à la cure particulière des fractures dont nous venons de parler. On doit, dans tous les cas de fractures, imposer une diète exacte pendant les premiers jours ; puis, donner une nourriture plus forte, lorsqu'il est temps de songer à la formation du cal. Il faut s'abstenir de vin pendant long-temps; faire de longues et fréquentes fomentations , avec de l'eau tiède , sur la partie fracturée , tant que l'inflammation subsiste ; lorsqu'elle est passée, ces fomentations doivent être faites plus modérément ; il faut, ensuite, frotter long-temps et doucement, avec du cérat liquide, les parties qui sont au-delà de la fracture. On ne doit pas surtout se hâter de mouvoir le membre qui a été fracturé ; il ne doit reprendre ses fonctions que peu à peu et par degrés. La fracture qui est accompagnée de plaie est beaucoup plus dangereuse que celle qui a lieu sans cette circonstance ; surtout si ce sont les muscles du bras ou de la cuisse qui sont offensés ; car l'inflammation qui survient est beaucoup plus considérable, et dégénère plus promptement en gangrène. Dans la fracture du fémur, si les fragments chevauchent l'un sur l'autre, on est presque toujours obligé d'en venir à l'amputation. L'humérus est aussi exposé au même danger; cependant il est plus aisé de conserver ce dernier membre. C'est surtout dans les fractures qui ont lieu

iis ossa in suam sedem reponenda sunt : his vero neque intendi nervos , neque ossa tractari satis expedit : ipsique homini permittendum est, ut sic ea collocata habeat, quemadmodum minime lædunt. Omnibus autem his vulneribus imponendum primo linamentum ex vino madens, cui rosæ paulum admodum adjectum sit : cetera eadem. Deligandaque fasciis sunt, aliquanto quam vulnus , laxioribus ; laxius scilicet, quam si ea plaga non esset ; quanto facilius et alienari et occupari cancro vulnus potest : numero potius fasciarum id agendum est, ut laxæ quoque æque contineant. Quod in femore humeroque sic fiet, si ossa forte recte concurrerint : sin aliter se habebunt, eatenus circumdari fascia debebit, ut impositum medicamentum contineat. Cetera eadem, quæ supra scripsi, facienda sunt : præterquam quod neque ferulis, neque canalibus, inter quæ vulnus sanescere non potest, sed pluribus tantummodo et latioribus fasciis opus est : ingerendumque subinde in eas est calidum oleum, et vinum ; magisque in principio fame utendum ; vulnus calida aqua fovendum ; frigusque omni ratione vitandum, et transeundum ad medicamenta, quæ puri movendo sunt : majorque vulneri, quam ossi cura adhibenda. Ergo quotidie solvendum nutriendumque est. Inter quæ si quod parvulum fragmentum ossis eminet, id , si retusum est, in suam sedem dandum : si acutum, ante acumen ejus si longius est, præcidendum ; si brevius, limandum, et utrumque scalpro lævandum : tum ipsum recondendum est, ac, si id manus facere non potest, vulsella, quali fabri utuntur, injicienda est recte se habenti capiti, ab ea parte, qua sima est ; ut ea parte, qua gibba est, eminens os in suam sedem compellat. Si id majus est, membranulisque cingitur, sinere oportet eas sub medicamentis resolvi, idque os, ubi jam nudatum est, abscindere ; quod maturius scilicet faciendum est : potestque ea ratione et os coire, et vulnus sanescere : illud suo tempore ; hoc, prout se habet. Nonnunquam etiam in magno vulnere evenit, ut fragmenta

près des articulations, que l'accident dont nous venons de parler est à craindre ; c'est pourquoi il faut alors se comporter avec toute la circonspection possible : on coupera transversalement, par le milieu de la plaie, les muscles qui seront au-dessus des os fracturés ; on tirera du sang, s'il s'en est peu écoulé par la plaie ; on affaiblira le malade par la diète la plus rigoureuse. Dans les autres cas, on peut, en s'y prenant très-doucement, étendre les membres et remettre les fragments de l'os en leur place. Mais, dans celui-ci, il ne convient ni de faire l'extension des muscles, ni de porter les mains sur les fragments de l'os ; on doit même laisser au malade la liberté de placer la partie fracturée dans la situation qui le gêne le moins. On applique sur toutes ces blessures de la charpie trempée dans du vin mêlé avec un peu d'huile rosat ; on se conduit, pour le reste, comme dans les autres plaies. On se servira pour l'appareil de bandes un peu plus larges que la plaie, et on les serrera moins que si cette plaie n'existait pas, et selon qu'elle sera plus ou moins disposée à se mortifier et à se gangrener. Il vaut mieux faire plus de circonvolutions que de trop serrer le bandage, pour maintenir les fragments réduits en situation. Telle est la façon dont il faut se comporter dans les fractures du bras et de la cuisse, si les fragments déplacés ont passé transversalement l'un sur l'autre ; mais s'ils sont dans une autre situation, il ne faut serrer le bandage qu'autant que cela est nécessaire pour assujettir les médicaments qu'on applique dessus. On se conduira pour le reste, ainsi que nous avons dit plus haut ; excepté qu'on ne se servira ni d'éclisses, ni de gouttière, qui empêchent la plaie de se consolider ; mais seulement de bandes plus larges et plus multipliées. On répandra, de temps en temps, sur ces bandes de l'huile chaude et du vin. Dans le commencement, il faut faire jeûner le malade, fomenter la plaie avec de l'eau tiède, prendre toutes sortes de précautions pour éviter le froid, et appliquer en suite des médicaments propres à exciter la suppuration. Il faut enfin donner plus de soin à la plaie qu'à l'os même ; c'est pourquoi il convient de la panser une fois chaque jour. S'il y a quelque petite esquille qui fasse saillie, on la replacera, si elle est mousse et obtuse ; mais si elle est pointue, il faudra, avant de la remettre, en retrancher la pointe, si elle est longue, ou la limer, si elle est courte, et polir ensuite les bords avec une rugine ; puis, on tâchera d'en faire la réduction avec la main ; si on n'en peut venir à bout, on se servira de tenailles pareilles à cel-

quædam velut emoriantur, neque cum ceteris coeant : quod hic quoque ex modo fluentis humoris colligitur. Quo magis necessarium est, sæpius ulcus resolvere, atque nutrire. Sequitur vero, ut id os per se post aliquot dies excidat. Cum tam misera antea conditio vulneris sit, tamen id interdum majus diutiusque facies. Sæpe enim integra cutis osse abrumpitur, protinusque prurigo et dolor oritur.Quare solvere, si accidit, maturius oportet, et fovere aqua, per æstatem, frigida; per hiemem, egelida : deinde ceratum myrteum imponere. Interdum fractura quibusdam velut aculeis carnem vexat. Quo a prurigine et punctionibus cognito, aperire id medicus, eosque aculeos præcidere necesse habet. Reliqua vero curatio in utroque hoc casu eadem est, quæ, ubi plagam ictus protinus intulit. Puro jam ulcere, cibis hic quoque utendum est carnem producentibus. Si brevius adhuc membrum est, et ossa loco suo non sunt, paxillus tenuis quam lævissimi generis inter ea demitti debet, sic, ut capite paulum supra ulcus emineat; isque quotidie plenior adigendus est, donec par id membrum alteri fiat. Tum paxillus removendus : vulnus sanandum est; cicatrix inducta fovenda frigida aqua est, in qua myrtus, hedera, aliæve similes verbenæ decoctæ sint, illinendumque medicamentum est, quod siccet : et magis etiam hic quiescendum, donec id membrum confirmetur. Si quando vero ossa non conferbuerunt, quæ sæpe soluta, sæpe mota sunt, in aperto deinde curatio est : possunt enim coire. Si vetustas occupavit, membrum extendendum est, ut aliquid lædatur : ossa inter se manu dividenda, ut concurrendo exasperentur, et si quid pingue est, eradatur, totumque id quasi recens fiat : magna tamen cura habita, ne nervi musculive lædantur. Tum vino fovendum est, in quo malicorium decoctum sit; imponendumque idipsum ovi albo mixtum : tertio die resolvendum, fovendumque aqua, in qua verbenæ, de quibus supra dixi, decoctæ sint : quinto die idem faciendum, ferulæque circumdandæ : ce-

les des forgerons; on saisira la pointe de l'os saillant, entre les deux extrémités arrondies des tenailles, au moyen desquelles on repoussera l'os en sa place. Si l'esquille est plus considérable, et si elle est enveloppée de membranes, il faut attendre qu'elle s'en soit dépouillée par le moyen de la suppuration, et l'emporter aussitôt. Par ce moyen, l'os pourra se consolider au bout du temps nécessaire pour cela, et la plaie se guérir dans l'intervalle que son état comporte. Quelquefois il arrive, lorsque la plaie est considérable, qu'il y a des esquilles qui se nécrosent, et qui ne se réunissent pas avec les autres. On connaît que ces sortes d'exfoliations auront lieu, par la quantité de matière qui découle de la plaie. On doit alors revenir plus souvent à la levée de l'appareil et au pansement de la plaie. Au bout de quelques jours, l'os s'exfolie, et se détache ordinairement de lui-même (1). Quoique ce soit, pour toute fracture, une circonstance fâcheuse que d'être compliquée d'une plaie, on est quelquefois obligé d'en pratiquer une soi-même et d'une certaine étendue. Car souvent la peau, demeurée d'abord intacte, se trouve rompue par un fragment de l'os; ce qui excite tout-à-coup des démangeaisons et de la douleur. Lorsque cet accident arrive, il faut se hâter de débrider la plaie; puis, on fomente avec de l'eau froide, si c'est en été; et avec de l'eau tiède, si c'est en hiver; et on finit par appliquer du cérat de myrte. D'autres fois les os fracturés sont armés de pointes qui irritent et déchirent les chairs : on y ressent des picotements et un prurit incommode; le chirurgien doit alors faire une incision qui réponde à l'endroit de ces pointes, et les emporter. Le reste du pansement, dans l'un et l'autre de ces cas, est absolument le même que celui des fractures avec plaie. Lorsque l'ulcère sera suffisamment détergé, on donnera au malade une nourriture propre à faciliter la régénération des chairs. Mais si, après ces incisions, le membre est encore plus court que l'autre, et les que les os ne soient point replacés dans leur situation naturelle, on insinuera entre les fragments un petit coin fort lisse, dont la tête sorte un peu hors de la plaie, et on l'enfoncera tous les jours un peu plus, jusqu'à ce que le membre qui a été fracturé soit égal à l'autre. Pour lors, on retirera le coin et on cicatrisera la plaie.

---

(1) En gardant le texte tel qu'il est dans cette phrase, on n'en peut tirer aucun sens : on a traduit comme s'il y avait *manu latiusque*.

26.

tera, et ante, et post, eadem facienda,
quæ supra scripsi. Solent tamen interdum transversa inter se ossa confervere:
eoque et brevius membrum, et indecorum fit ; et, si capita acutiora sunt, assiduæ punctiones sentiuntur. Ob quam
causam frangi rursus ossa debent. Id hoc
modo fit. Calida aqua multa membrum
id fovetur et ex cerato liquido perfrica-
tur, intenditurque ; inter hæc, medicus
pertractans ossa, ut adhuc tenero callo,
manibus ea diducit, compellitque id,
quod eminet, in suam sedem : et, si parum valuit, ab ea parte, in quam os se
inclinat, involutam lana regulam objicit;
atque ita deligando, assuescere iterum
vetustæ sedi cogit. Nonnunquam autem
recte quidem ossa confervuerunt, super-
increvit vero nimius callus ; ideoque locus intumuit. Quod ubi incidit, diu leniter idque membrum perfricandum est ex
oleo, et sale, et nitro, multumque aqua calida salsa fovendum ; et imponendum malagma, quod digerat ; adstrictiusque alligandum ; oleribusque, et præterea vomitu utendum : per quæ cum carne callus
quoque extenuatur. Confertque aliquid de
sinapi cum ficu in alterum pariter membrum impositum, donec id paulum ero-
dat, eoque evocet materiam. Ubi his tumor extenuatus est, rursus ad ordinem
vitæ revertendum est.

On fomentera la cicatrice avec de l'eau
froide, dans laquelle on aura fait bouillir
du myrte, du lierre, de la verveine, ou
d'autres plantes semblables. Après ces
fomentations, on appliquera des remèdes
dessicatifs. C'est surtout ici que le malade doit garder un repos absolu, jusqu'à
ce que le membre fracturé ait repris ses
forces. Mais si, lorsque la plaie sera guérie, les os ne se sont pas repris, parce
qu'on aura été obligé de les remuer souvent, et de lever fréquemment l'appareil,
il n'est pas difficile après d'en procurer
l'agglutination. Si la fracture est ancienne, il faudra étendre violemment le membre fracturé ; séparer les fragments avec
la main, et les faire ensuite rejoindre l'un
contre l'autre, afin qu'ils s'effleurent par
leur choc mutuel ; que les matières vis-
queuses qui peuvent s'être amassées autour s'en détachent, et que, par ce
moyen, on renouvelle, en quelque façon,
la fracture : on doit, toutefois, en faisant
ces sortes d'extensions et de contre-ex-
tensions, observer soigneusement de n'offenser ni les muscles, ni les nerfs. On fomentera ensuite l'endroit de la fracture
avec du vin, dans lequel on aura fait
bouillir de l'écorce de grenade, et on
appliquera par-dessus cette écorce même
mêlée avec du blanc d'œuf. Le troisième
jour, on lèvera l'appareil, et on fomentera la partie avec une décoction de verveine ; le cinquième jour, on fera la même
chose, et on appliquera des éclisses tout
autour de la fracture ; on continuera de
laver et de remettre l'appareil, ainsi que
nous l'avons dit plus haut. Il arrive,
néanmoins, quelquefois que les fragments
de l'os se consolident l'un sur l'autre, et
que le membre reste défiguré et plus
court que son pareil ; on y ressent des picotements continuels, si les fragments
sont pointus. Dans ce cas, il faut fractu-
rer l'os de nouveau, et procéder à sa réduction. Voici comment cela se fait. On
fomente pendant long-temps, avec de
l'eau chaude, la partie fracturée ; on la
frotte ensuite avec du cérat liquide, puis
on l'étend ; pendant ce temps, le chirurgien sépare avec ses mains les fragments
dont le cal est encore tendre, et les remet
dans leur situation naturelle. S'il ne peut
y parvenir, il faut appliquer, du côté vers
lequel l'os incline, une éclisse garnie de
laine, placer ensuite l'appareil, et forcer
ainsi l'os à reprendre sa première position. Quelquefois encore les os se reprennent parfaitement ; mais le cal pousse
trop, et le membre est gonflé à cet endroit. Lorsque cela arrive, il faut frotter
la partie pendant long-temps, avec de
l'huile, du sel et du nitre ; faire des fomentations dessus avec de l'eau chaude

CAPUT XI. — DE OSSIBUS LUXATIS.

Ac de fractis quidem ossibus hactenus dictum sit. Moventur autem ea sedibus suis duobus modis. Nam modo, quæ juncta sunt inter se, dehiscunt : ut cum latum scapularum os ab humero recedit ; et in brachio, radius a cubito ; et in crure, tibia a sura ; interdum a saltu, calcis os a talo ; quod raro tamen fit : modo articuli suis sedibus excidunt. Ante de prioribus dicam. Quorum ubi aliquid incidit, protinus is locus cavus est, depressusque digitus sinum invenit : deinde gravis inflammatio oritur ; atque in talo præcipue : siquidem febres quoque, et cancros, et nervorum vel distentiones, vel rigores, qui caput scapulis annectunt, movere consuevit. Quorum vitandorum causa, facienda eadem sunt, quæ in ossibus mobilibus læsis (aliquid ubi incidit, protinus is locus) proposita sunt ; ut dolor tumorque per ea tollantur. Nam diducta ossa nunquam rursus inter se junguntur ; et, ut aliquid decoris eo loco, sic nihil usus amittitur. Maxilla vero et vertebræ, omnesque articuli, cum validis nervis comprehenduntur, excidunt aut vi expulsi, aut aliquo casu nervis vel ruptis, vel infirmatis ; faciliusque in pueris et adolescentulis, quam in robustioribus. Hique elabuntur in priorem et in posteriorem, in interiorem et in exteriorem partem ; quidam omnibus modis, quidam certis : suntque quædam communia omnium signa, quædam propria cujusque. Siquidem semper ea parte tumor est, in quam os prorumpit, ea sinus, a qua recessit. Et hæc quidem in omnibus deprehenduntur : alia vero in sin-

---

salée ; y appliquer un cataplasme résolutif, et serrer le bandage plus fort. Le blessé doit vivre de légumes, et se faire vomir de temps en temps ; par là, le cal diminuera à proportion que le corps perdra de son embonpoint. Il est bon aussi d'appliquer de la moutarde sur le membre correspondant, et de l'y laisser jusqu'à ce qu'elle fasse érosion, pour attirer sur cette partie l'afflux des humeurs. Lorsqu'on aura diminué, par ces moyens, la grosseur du cal, on remettra le malade à son genre de vie ordinaire.

CHAPITRE XI. — DES LUXATIONS.

Voilà ce que j'avais à dire sur les fractures des os. Quant à leurs luxations, elles peuvent avoir lieu de deux manières ; car tantôt les os naturellement joints ensemble se séparent, comme lorsque l'omoplate s'écarte du bras, le radius du cubitus dans l'avant-bras, le tibia du péroné dans la jambe, et quelquefois, par suite d'un saut, le calcanéum de l'os du talon, ce qui arrive rarement ; d'autres fois les os articulés les uns avec les autres sortent de leurs articulations. Je parlerai d'abord de la première espèce de luxation. Lorsqu'elle a lieu, il se fait sur-le-champ un vide entre les deux os, et on sent une cavité en pressant dessus avec les doigts. Il survient ensuite une inflammation violente, surtout dans l'écartement des os du talon ; cette sorte de luxation est ordinairement accompagnée de fièvre aiguë, et cause quelquefois la gangrène, des convulsions, et la tension rigide des muscles qui attachent la tête avec les épaules. Pour prévenir ces accidents, il faut avoir recours aux remèdes qui ont été indiqués précédemment dans la fracture des os mobiles, pour dissiper, par leur moyen, la douleur et l'engorgement ; car les os, ainsi séparés, ne se rejoignent plus : mais si l'on ne peut empêcher que la partie ne soit un peu défigurée, on parviendra néanmoins à lui rendre son premier usage. Comme la mâchoire, les vertèbres et toutes les articulations sont assurées par de forts ligaments, elles ne peuvent se luxer qu'à l'occasion de quelque violence externe, ou de la rupture, ou de la faiblesse de ces mêmes ligaments. Elles se luxent plus facilement chez les enfants et les jeunes gens que chez les personnes plus robustes. Les luxations peuvent se faire en avant ou en arrière, en dedans ou en dehors. Il est des os qui peuvent se luxer en tout sens ; il en est d'autres qui ne peuvent se luxer qu'en certains sens. Les signes des luxations sont ou communs à toutes en général, ou particuliers à chaque espèce.

gulis, quæ simulatque de quoque dicam, proponenda erunt. Sed ut excidere omnes articuli possunt, sic non omnes reponuntur. Caput enim nunquam compellitur, neque in spina vertebra, neque ea maxilla, quæ, utraque parte prolapsa, antequam reponeretur, inflammationem movit. Rursum, qui nervorum vitio prolapsi sunt, compulsi quoque in suas sedes, iterum excidunt. Ac quibus in pueritia exciderunt, neque repositi sunt, minus quam ceteri crescunt. Omniumque, quæ loco suo non sunt, caro emacrescit, magis in proximo membro, quam in ulteriore : ut puta, si humerus loco suo non est, major in coipso fit, quam in brachio ; major in hoc, quam in manu, macies. Tum pro sedibus, et pro casibus, qui inciderunt, aut major aut minor usus ejus membri relinquitur : quoque in eo plus usus superest, eo minus id extenuatur ; quidquid autem loco suo motum est, ante inflammationem reponendum est. Si illa occupavit, dum conquiescat, lacessendum non est : ubi finita est, tentandum est in eis membris, quæ id patiuntur. Multum autem eo confert et corporis et nervorum habitus. Nam si corpus tenue, si humidum est, si nervi infirmi, expeditius os reponitur : sed et primo facilius excidit, et postea minus fideliter continetur. Quæ contraria his sunt, melius continent : sed id, quod expulsum est, difficulter admittunt. Oportet autem ipsam inflammationem levare, super succida lana ex aceto imposita : a cibo, si valentioris articuli casus est, triduo ; interdum etiam quinque diebus abstinere : bibere aquam calidam, dum sitim finiat : curiosiusque hæc facere, iis ossibus motis, quæ validis plenisque musculis continentur : si vero etiam febris accessit, multo magis : deinde ex die quinto fovere aqua calida ; remotaque lana, ceratum imponere ex cyprino factum, nitro quoque adjecto, donec omnis inflammatio finiatur. Tum infrictionem ei membro adhibere ; cibis uti bonis ; uti vino modice : jamque ad usus quoque suos id membrum promovere ; quia motus, ut in dolore pestifer , sic

Il y a toujours une tumeur du côté vers lequel l'os est poussé, et une cavité à l'endroit d'où il est sorti. Ces signes se rencontrent dans toutes sortes de luxations ; il en est d'autres qui sont particuliers, et que je rapporterai en parlant de chaque espèce. Tous les os peuvent se luxer et sortir de leurs articulations ; mais on ne peut également les y replacer tous. La luxation de la tête et celle de l'épine ne peuvent se réduire, non plus que la luxation de la mâchoire , quand celle-ci est déplacée des deux côtés , et qu'il est survenu une inflammation avant qu'on ait entrepris de la replacer. On peut bien réduire les luxations qui proviennent de la faiblesse des ligaments ; mais on ne peut maintenir dans leur place les os réduits, et ils se déplacent de nouveau. Les membres qui ont été luxés dans l'enfance, et qui n'ont pas été replacés, croissent moins que les autres. Tout membre luxé qui n'a pas été réduit, maigrit ; et cette maigreur est plus considérable dans la partie qui est plus proche de la luxation, que dans celle qui en est plus éloignée : par exemple, si c'est le bras qui est luxé, il maigrira plus que l'avant-bras , et l'avant-bras plus que la main. L'usage de la partie luxée restera plus ou moins empêché après la réduction , selon l'article où sera située la luxation, et la violence de la cause qui l'aura produite. Plus le membre sera en état d'exercer ses fonctions, et moins il maigrira. On doit réduire les luxations avant que l'inflammation ne survienne ; si elle est une fois formée, il ne faut point fatiguer alors le malade par des tentatives inutiles ; ce n'est qu'après qu'elle est dissipée, qu'il faut entreprendre la réduction, dans les cas où elle est possible. La différence des tempéraments et le degré de force musculaire influent ici pour beaucoup. Car, si le corps est faible et lymphatique ; si les muscles ont peu de force, l'os se réduit aisément ; mais comme il s'est luxé d'abord avec facilité , on a aussi beaucoup de peine à le retenir en place. Chez les malades qui offrent des dispositions contraires, les os replacés gardent plus fermement leur position ; mais la réduction en est plus difficile, lorsqu'ils viennent à se luxer. On apaise l'inflammation , en appliquant sur la partie de la laine grasse trempée dans du vinaigre ; en s'abstenant, si l'articulation à laquelle appartient l'os luxé est considérable, de tout aliment solide pendant trois et même pendant cinq jours, et en ne buvant que de l'eau chaude pour étancher sa soif. On observera ce régime avec d'autant plus d'exactitude, que l'os déplacé se trouvera entouré de muscles plus forts

alias saluberrimus corpori est. Hæc communia sunt : nunc de singulis dicam.

et plus épais. Il est d'une nécessité indispensable, si la fièvre survient. Le cinquième jour, on ôte la laine, on fomente avec de l'eau chaude ; puis, on étend du cérat de souchet, dans lequel on a fait entrer un peu de nitre. On continue jusqu'à ce que l'inflammation soit dissipée, et on fait ensuite des frictions sur le membre. Alors on doit user de bons aliments, boire un peu de vin, et faire reprendre peu à peu à la partie ses fonctions : car le mouvement est aussi salutaire, après que la douleur est passée, qu'il était pernicieux lorsqu'elle subsistait. Voilà ce qui regarde les luxations en général ; je vais maintenant parler de chaque espèce en particulier.

CAPUT XII. — DE MAXILLA LUXATA.

CHAPITRE XII. — DE LA LUXATION DE LA MÂCHOIRE.

Maxilla in priorem partem propellitur ; sed modo altera parte, modo utraque. Si altera, in contrariam partem ipsa mentumque inclinatur : dentes paribus non respondent ; sed sub iis, qui secant, canini sunt. At si utraque, totum mentum in exteriorem partem promovetur ; inferioresque dentes longius, quam superiores, excedunt ; intentique super musculi apparent. Primo quoque tempore homo in sedili collocandus est, sic ut minister a posteriore parte caput ejus contineat, vel sic, ut juxta parietem is sedeat, subjecto inter parietem et caput ejus scorteo pulvino duro ; eoque caput per ministrum urgeatur, quo sit immobilius : tum medici digiti pollices, linteolisve fasciis, ne dilabantur, involuti, in os ejus conjiciendi, ceteri extrinsecus admovendi sunt. Ubi vehementer maxilla apprehensa est, si una parte procidit, concutiendum mentum, et ad guttur adducendum est : tum simul et caput apprehendendum, et, excitato mento, maxilla in suam sedem compellenda, et os ejus comprimendum est, sic, ut omnia pene uno momento fiant. Sin utraque parte prolapsa est, eadem omnia facienda ; sed æqualiter retro maxilla agenda est. Reposito osse, si cum dolore oculorum et cervicis iste casus incidit, ex brachio sanguis mittendus est. Cum omnibus vero, quorum ossa mota sunt, primo liquidior cibus conveniat, tum his præcipue :

La mâchoire inférieure se luxe en devant, tantôt d'un seul côté, et tantôt des deux. Dans le premier cas, elle se porte, de même que le menton, du côté opposé. Les dents pareilles ne se correspondent plus ; car les canines de la mâchoire inférieure se trouvent sous les incisives de la mâchoire supérieure. Mais lorsque les deux branches de la mâchoire inférieure sont luxées, le menton pend et s'avance en dehors ; les dents inférieures se trouvent plus en avant que les supérieures, et les muscles qui s'attachent à cet os paraissent tendus et gonflés. On doit réduire sur-le-champ la luxation de la mâchoire ; pour cela on place le malade sur un siége ; on met derrière lui un aide pour lui tenir la tête ferme, ou bien on fait asseoir le premier contre un mur ; on place entre la tête et le mur un coussin de cuir bien rembourré, contre lequel un aide lui presse la tête pour la rendre immobile ; alors le chirurgien, après avoir garni ses deux pouces de linge ou de bandes, de crainte qu'ils ne viennent à glisser, les introduit dans la bouche du malade, et applique les autres doigts en dehors ; après s'être bien assuré de la mâchoire, si elle n'est luxée que d'un côté, il secoue le menton, l'amène vers la gorge, et en même temps qu'il assujettit la tête du malade, il élève le menton et repousse le condyle de la mâchoire dans sa cavité, de façon que tous ces mouvements se fassent presque en un moment. Si la mâchoire est luxée des deux côtés, on la réduira de la même manière ; avec cette différence seulement qu'on la poussera de part et d'autre également en arrière. La réduction faite, si le malade sent de la douleur et de la tension dans les yeux ou au cou, on lui tirera du sang au bras. Il ne prendra d'a-

adeo ut sermo quoque, frequenti motu oris per nervos, lædat.

bord que des aliments liquides ; c'est une attention qu'on doit avoir dans toutes les luxations, mais surtout dans celle de la mâchoire ; il doit même s'abstenir d'abord de parler, parce que le mouvement répété de la bouche ne manquerait pas d'offenser les muscles.

CAPUT XIII. — DE CAPITE LUXATO.

Caput duobus processibus in duos sinus summæ vertebræ demissis super cervicem contineri, in prima parte proposui. Hi processus interdum in posteriorem partem excidunt : quo fit, ut nervi sub occipitio extendantur, mentum pectori adglutinetur, neque bibere is, neque loqui possit, interdum sine voluntate semen emittat : quibus celerrime mors supervenit. Ponendum autem hoc esse credidi, non quo curatio ejus rei ulla sit : sed ut res indiciis cognosceretur, et non putarent sibi medicum defuisse, si qui sic aliquem perdidissent.

CHAPITRE XIII. — DE LA LUXATION DE LA TÊTE.

J'ai dit au commencement de ce livre que les deux condyles de la tête s'articulaient dans les deux cavités de la première vertèbre. Si ces condyles se portent en arrière hors de leurs cavités, les ligaments situés sous l'occiput s'étendent, le menton se porte sur la poitrine, le malade ne peut ni boire ni parler ; la semence s'échappe quelquefois involontairement : cet accident est très-promptement suivi de la mort. J'ai cru devoir faire mention de cette espèce de luxation ; non qu'il soit possible d'y apporter aucun remède, mais afin qu'on puisse la reconnaître par les signes qui la caractérisent, et que l'on ne croie pas que ceux auxquels ce malheur arrive périssent par la faute du chirurgien.

CAPUT XIV. — DE SPINA LUXATA.

Idem casus manet eos, quorum in spina vertebræ exciderunt. Id enim non potest fieri, nisi et medulla, quæ per medium, et duabus membranulis, quæ per duos a lateribus processus feruntur, et nervis, qui continent, ruptis. Excidunt autem et in posteriorem partem, et in priorem ; et supra septum transversum, et infra. Si in utramvis partem exciderint, a posteriore parte vel tumor, vel sinus erit. Si super septum id incidit, manus resolvuntur, vomitus, aut distentio nervorum insequitur, spiritus difficulter movetur, dolor urget, et aures obtusæ sunt. Si sub septo, femina resolvuntur, urina supprimitur, interdum etiam sine voluntate prorumpit. Ex ejusmodi casibus ut tardius, quam ex capitis, sic tamen intra triduum homo moritur. Nam, quod Hippocrates dixit, vertebra in exteriorem partem prolapsa, pronum hominem collocandum esse, et extendendum, tum calce aliquem super ipsum debere consistere, et id intus impellere : in iis accipiendum est, quæ paulum excesserunt ;

CHAPITRE XIV. — DE LA LUXATION DE L'ÉPINE.

Le même sort arrive à ceux qui ont les vertèbres de l'épine luxées ; car cette luxation ne peut se faire sans que la moelle épinière, les cordons de nerfs qui passent latéralement par les apophyses transverses, et les ligaments qui les assujettissent, ne se déchirent. Les vertèbres se luxent en avant ou en arrière, au-dessus ou au-dessous du diaphragme. De quelque côté que se fasse la luxation, il y a une tumeur ou une cavité à la partie postérieure de l'épine. Si elle est au-dessus du diaphragme, les mains se paralysent ; il se déclare un vomissement ou des convulsions ; la respiration est gênée ; on éprouve de vives douleurs ; le sens de l'ouïe devient obtus. Si la luxation est au-dessous du diaphragme, les cuisses tombent en paralysie, et l'urine se supprime, ou bien coule involontairement. On ne périt pas, à la vérité, aussi promptement que dans la luxation de la tête, mais on ne passe guère le troisième jour. Car ce que dit Hippocrate que, lorsqu'une vertèbre est luxée en arrière on doit faire coucher le malade sur le ventre, et pratiquer l'extension pendant que quelqu'un appuie le talon sur la vertèbre luxée, et la fait ainsi rentrer à sa place, doit s'entendre des luxations très-légères et non de celles qui sont complè-

non in iis, quæ totæ loco motæ sunt. Nonnunquam enim nervorum imbecillitas efficit, ut, quamvis non exciderit vertebra, paulum tamen in priorem partem promineat. Id non jugulat : sed ab interiore parte ne contingit quidem posse : ab exteriore si propulsum est, plerumque iterum redit ; nisi, quod admodum rarum est, vis nervis restituta est.

CAPUT XV. — DE HUMERO LUXATO.

Humerus autem modo in alam excidit, modo in partem priorem. Si in alam delapsus est, ei junctus cubitus recedit ab latere ; rursum juxta ejusdem partis aurem cum humero porrigi non potest ; longiusque altero id brachium est. Si in priorem partem, summum quidem brachium extenditur , minus tamen , quam naturaliter ; difficiliusque in priorem partem, quam in posteriorem, cubitus porrigitur. Igitur , si in alam humerus excidit, et vel puerile adhuc est corpus, vel molle , certe imbecillibus nervis intentum est ; satis est collocare id in sedili ; et ex duobus ministris alteri imperare, ut caput lati scapularum ossis leniter reducat ; alteri , ut brachium extendat : ipsum posteriore parte residentem, humerum sub ala ejus cogere, simulque et latum os, et altera manu brachium ejus ad latus impellere. At si vastius corpus, nervive robustiores sunt, necessaria est spatula lignea , quæ et crassitudinem duorum digitorum habet, et longitudine ab ala usque ad digitos pervenit , in qua summa capitulum est rotundum et leniter cavum, ut recipere particulam aliquam ex capite humeri possit. In ea bina foramina tribus locis sunt, inter se spatio distantibus ; in quæ lora mollia conjiciuntur. Eaque spatula, fascia involuta, quo minus tactu lædat, ad alam a brachio dirigitur, sic , ut caput ejus summæ alæ subjiciatur : deinde loris suis ab brachium deligatur ; uno loco, paulum infra humeri caput ; altero, paulum supra cubitum ; tertio , supra manum : cui rei protinus intervalla tunc quoque foraminum aptata sunt. Sic

tes. Quelquefois la faiblesse des ligaments permet à une vertèbre de se porter un peu en devant, sans cependant se luxer. Cet accident ne fait pas mourir ; mais lorsqu'il arrive il n'est pas possible d'appuyer sur la vertèbre en dedans, pour la repousser en dehors ; et lorsqu'elle est luxée en dehors, et qu'on l'a replacée, elle se luxe de nouveau ; à moins (ce qui est très-rare) que les ligaments ne reprennent leur première solidité.

CHAPITRE XV. — DE LA LUXATION DU BRAS.

Le bras se luxe quelquefois en dedans, sous l'aisselle, et quelquefois en dehors. Si l'humérus est tombé sous l'aisselle, le cubitus qui lui est joint s'éloigne du corps, et l'on ne peut élever le bras vers l'oreille de ce côté : le bras luxé est plus long que l'autre. Si la luxation est en dehors, on peut bien étendre le bras, mais moins que dans l'état naturel, et le cubitus a plus de peine à se porter en devant qu'en arrière. Si l'humérus est tombé sous l'aisselle, et que cet accident soit arrivé à un enfant, ou à une personne qui ait le tissu des fibres lâche, ou chez qui les ligaments soient très-faibles, il suffit, pour le replacer, de faire mettre le malade sur un siége ; d'avoir deux aides, dont l'un tire doucement, en dehors, la tête de l'omoplate, tandis que l'autre étend le bras ; pour lors, le chirurgien, qui est derrière le siége, rapproche de l'omoplate l'os qui s'était logé sous l'aisselle, et de l'autre main pousse l'avant-bras contre le corps. Mais si le malade est un adulte robuste et vigoureux, si les ligaments sont forts, on a besoin d'une spatule de bois épaisse de deux doigts, et qui soit assez longue pour s'étendre depuis l'aisselle jusqu'aux doigts. Cette spatule se termine, par sa partie supérieure, en une tête arrondie et un peu creuse, pour recevoir une partie de la tête de l'humérus. Elle est percée à trois endroits différents, de deux trous, dans lesquels on fait passer des courroies fort molles. On roule une bande tout autour de cette spatule, afin qu'elle ne blesse pas les parties contre lesquelles on l'applique. On la place depuis l'avant-bras, de façon que la tête se trouve au haut du creux de l'aisselle ; on la lie ensuite par le moyen de ses courroies, d'abord un peu au-dessous de la tête de l'humérus, ensuite au-dessus du cubitus, et enfin au poignet. Les trous doivent être situés de façon qu'ils répondent à ces trois endroits différents. Tout étant ainsi disposé, on se servira d'une échelle qui soit assez haute pour que les pieds

brachium deligatum super scalæ gallinariæ gradum trajicitur, ita altæ, ut consistere homo ipse non possit ; simulque in alteram partem corpus demittitur, in alteram brachium intenditur : eoque fit, ut capite ligni caput humeri impulsum in suam sedem, modo cum sono, modo sine hoc compellatur. Multas alias esse rationes, scire facile est uno Hippocrate lecto ; sed non alia magis usu comprobata est. At si in partem priorem humerus excidit, supinus homo collocandus est ; fasciaque, aut habena media ala circumdanda est ; capitaque ejus post caput hominis ministro tradenda, brachium alteri ; præcipiendumque, ut ille habenam, hic brachium extendat : deinde medicus, caput quidem hominis sinistra debet repellere ; dextra vero cubitum cum humero attollere, et os in suam sedem compellere : faciliusque id in hoc casu, quam in priore, revertitur. Reposito humero, lana alæ subjicienda est ; si in interiore parte os fuit, ut ei opponatur ; si in priore, ut tamen commodius deligetur. Tum fascia, primum sub ala obvoluta, caput ejus debet comprehendere, deinde per pectus ad alteram alam, ab eaque ad scapulas rursusque ad ejusdem humeri caput tendere, sæpiusque ad eamdem rationem circumagi, donec bene id teneat. Vinctus hac ratione humerus commodius continetur, si adductus ad latus sit, ad id quoque fascia deligetur.

CAPUT XVI. — DE CUBITO LUXATO.

In cubito autem tria coire ossa, humeri et radii et cubiti ipsius, ex iis, quæ prima parte hujus voluminis posita sunt, intelligi potuit. Si cubitus, qui annexus humero est, ab hoc excidit, radius, qui adjunctus est, interdum trahitur, interdum subsistit. In omnes vero quatuor partes excidere cubitus potest : sed, si in priorem prolapsus est, extentum brachium est, neque recurvatur : si in posteriorem, brachium curvum est, neque extenditur, breviusque altero est ; inter-

du malade, entre le corps et les bras duquel on la fera passer, ne posent point à terre ; alors on laisse retomber le corps d'un côté, et en même temps, on tire fortement l'avant-bras de l'autre : par ce moyen, la tête de la spatule repousse la tête de l'humérus dans sa cavité, où elle rentre tantôt en faisant un petit bruit, et tantôt sans en faire. Il y a plusieurs autres méthodes de réduire cette luxation, qu'on trouve toutes dans Hippocrate. Mais celle que nous venons de donner est la meilleure, d'après l'autorité de l'expérience. Si l'humérus est luxé en dehors, il faut faire coucher le malade sur le dos, faire passer sous l'aisselle une bande ou un cordon qui vienne se croiser derrière la tête du malade, donner les deux bouts de ce cordon à un aide, faire tenir l'avant-bras par un autre, et tandis que les aides tireront, l'un le cordon, l'autre l'avant-bras, le chirurgien, de sa main gauche, éloignera la tête du malade ; il élevera avec la droite le coude et l'humérus, qu'il repoussera dans sa cavité. Cette seconde espèce de luxation est plus facile à réduire que la première. La réduction faite, soit que l'os ait été luxé en dedans ou en dehors, on appliquera de la laine sous l'aisselle ; dans le premier cas, pour empêcher l'humérus d'y retomber ; dans le second, pour pouvoir placer le bandage plus facilement. Voici comment on doit faire ce bandage : on commence par mettre sous l'aisselle la bande avec laquelle on enveloppe la tête de l'humérus ; on la fait passer ensuite sur la poitrine, d'où on la porte sous l'autre aisselle, et de là sur les épaules ; après quoi on vient rejoindre la tête de l'humérus luxé ; on passe et repasse plusieurs fois la bande de la même manière, jusqu'à ce que la partie luxée soit bien assurée. Par ce moyen, on maintient parfaitement l'humérus en place, surtout si on l'a fixé sur le côté avec une bande.

CHAPITRE XVI. — DE LA LUXATION DU CUBITUS.

On a dû comprendre, par ce qui a été dit au commencement de ce livre, qu'il y a trois os qui s'articulent au coude, savoir : l'os du bras, l'os du coude même et le rayon. Si le cubitus qui tient avec l'humérus vient à se luxer, le rayon qui est attaché au cubitus s'en écarte quelquefois, et quelquefois aussi il reste en place. La luxation du cubitus peut se faire en quatre façons différentes. S'il se luxe en devant, l'avant-bras est tendu, et on peut le plier ; s'il se luxe en arrière, l'avant-bras est plié, et on ne peut l'étendre ; il est, de ce côté-là, plus court que celui de l'autre. Cette espèce de luxa-

dum febrem, vomitumque bilis movet : si in exteriorem, interioremve, brachium porrectum est, sed paulum in eam partem, a qua os recessit, recurvatum. Quidquid incidit, reponendi ratio una est ; neque in cubito tantum, sed in omnibus quoque membris longis, quæ per articulum longa testa junguntur : utrumque membrum in diversas partes extendere, donec spatium inter ossa liberum sit ; tum id os, quod excidit, ab ea parte, in quam prolapsum est, in contrariam impellere. Extendendi tamen alia atque alia genera sunt, prout nervi valent, aut ossa huc illucve se dederunt. Ac modo manibus solis utendum est, modo quædam alia adhibenda. Ergo, si in priorem partem cubitus prolapsus est, extendi per duas manus, interdum etiam habenis adjectis, satis est : deinde rotundum aliquid a lacerti parte ponendum est, et super id repente cubitus ad humerum impellendus est. At in aliis casibus commodissimum est eadem ratione brachium extendere, quæ fracto humero supra posita est, et tum ossa reponere. Reliqua curatio eadem est, quæ in omnibus. Celerius tantum, et sæpius id resolvendum est : multo magis aqua calida fovendum ; diutius ex oleo et nitro ac sale perfricandum. In cubito enim celerius, quam in ullo alio articulo, sive extra remansit, sive intus revertit, callus circumdatur ; isque, si per quietem increvit, flexus illius postea prohibet.

tion est quelquefois accompagnée de fièvre et d'un vomissement bilieux. Si le cubitus est luxé en dehors ou en dedans, l'avant-bras est étendu, mais cependant un peu plié du côté où est la luxation. De quelque manière que se soit faite la luxation, la méthode de la réduire est toujours la même, non-seulement pour le cubitus, mais pour tous les os longs qui s'articulent ensemble par une tête allongée ; il faut étendre les deux os luxés en sens contraire, jusqu'à ce qu'il y ait un vide suffisant entre les os ; réduire ensuite l'os qui s'est séparé de l'autre, en le repoussant par le côté opposé à celui duquel il est tombé. Cette extension se fait différemment, en égard à la force des muscles et à la manière dont les os se sont luxés. Souvent les mains seules suffisent ; souvent aussi il faut avoir recours à d'autres moyens. Ainsi donc, si le cubitus s'est luxé en devant, il suffit que deux aides fassent l'extension avec les mains, auxquelles on ajoute quelquefois le secours des lacs. On applique ensuite en dessous du bras quelque chose de rond, sur quoi on appuie, pour repousser le cubitus dans la cavité de l'humérus. Dans les autres luxations de ce même os, il vaut mieux étendre l'avant-bras de la manière qui a été prescrite pour l'humérus, lorsqu'il est fracturé, et faire ensuite la réduction. Le reste de la cure est le même que dans toutes les autres luxations, excepté néanmoins qu'on doit remuer plus tôt et plus souvent le cubitus que les autres os luxés, qu'il faut le fomenter plus fréquemment avec de l'eau chaude, et le frotter pendant plus long-temps avec de l'huile, du nitre et du sel ; car le cal est plus tôt formé dans l'articulation du coude, que dans une autre partie, soit que le cubitus reste luxé, soit qu'on le réduise ; et si on laisse une fois former ce cal par le repos, le mouvement de l'articulation se trouve par la suite empêché.

CAPUT XVII. — DE MANU LUXATA.

CHAPITRE XVII. — DE LA LUXATION DE LA MAIN.

Manus quoque in omnes quatuor partes prolabitur. Si in posteriorem partem excidit, porrigi digiti non possunt : si in priorem, non inclinantur : si in alterutrum latus, manus in contrarium, id est, aut ad pollicem, aut ad minimum digitum convertitur. Reponi non difficillime potest. Super durum locum et renitentem ex altera parte intendi manus, ex altera brachium debet, sic, ut prona sit, si in posteriorem partem os excidit ;

La main peut aussi se luxer de quatre façons différentes : si elle se luxe en arrière, on ne peut étendre les doigts ; si elle se luxe en devant, on ne peut les fléchir ; si elle se luxe sur les côtés, elle se déplace ou du côté du pouce, ou vers le petit doigt. Il n'est pas absolument difficile d'en faire la réduction ; il faut faire poser la main sur quelque chose de dur et de rénitent, la placer en pronation, si la luxation est en arrière ; en supination, si elle est en devant ; et sur le côté, si elle est luxée en dehors ou en

supina , si in priorem; si in interiorem exterioremve, in latus. Ubi satis nervi diducti sunt, si in alterutrum latus procidit, manibus in contrarium repellendum est. At iis, quæ in priorem posterioremve partem prolapsa sunt, superimponendum durum aliquid, idque supra prominens os manu urgendum est; per quod vis adjecta facilius os in suam sedem compellit.

CAPUT XVIII. — DE PALMA LUXATA.

In palma quoque ossa interdum suis sedibus promoventur, modo in priorem partem, modo in posteriorem : in latus enim moveri, paribus ossibus oppositis, non possunt. Signum id solum est, quod omnium commune est; tumor ab ea parte, in quam os venit; sinus ab ea, a qua recessit. Sed sine intentione, digito tantummodo bene pressum os in suam sedem revertitur.

CAPUT XIX. — DE DIGITIS LUXATIS.

At in digitis totidem fere casus eademque signa sunt, quæ in manibus. Sed in his extendendis non æque vi opus est; quod articuli breviores, et nervi minus validi sunt. Super mensam tantummodo intendi debent, qui vel in priorem vel in posteriorem partem exciderunt; tum jam palma compelli : at id, quod in latus elapsum est, digitis restitui.

CAPUT XX. — DE FEMORE LUXATO.

Cum de his dixerim; de iis quoque, quæ in cruribus sunt, videri possum dixisse : siquidem etiam in hoc casu quædam similitudo est femori et humero, tibiæ et cubito, pedi et manui. Quædam tamen separatim quoque de his dicenda sunt. Femur in omnes quatuor partes promovetur : sæpissime in interiorem; deinde in exteriorem; raro admodum in priorem, aut posteriorem. Si in interio-

dedans; alors un aide tire la main, tandis qu'un autre tire l'avant-bras; et lorsque l'extension est suffisante, si la luxation est sur les côtés , le chirurgien repousse avec ses mains les os luxés vers le côté opposé. Mais si la main est luxée en devant ou en arrière, il faut appliquer dessus quelque chose de dur, et appuyer avec ce corps dur sur les os qui sont saillants. On augmente , par ce moyen, la force de la pression, et on rétablit les os dans leur situation naturelle.

CHAPITRE XVIII. — DE LA LUXATION DE LA PAUME DE LA MAIN.

Les os de la paume de la main se luxent quelquefois, tantôt en devant, tantôt en arrière; ils ne peuvent se luxer sur les côtés, parce qu'étant placés également tout près les uns des autres, ils se servent mutuellement de point d'appui. Cette espèce de luxation ne se manifeste que par deux signes, qui sont communs à toutes les luxations en général. Il y a une tumeur vers le côté où l'os s'est porté , et une cavité dans l'endroit d'où il est sorti. Cette luxation se réduit très-aisément; il suffit d'appuyer fortement, avec le doigt, sur l'os luxé, et on le fait rentrer en sa place, sans autre appareil.

CHAPITRE XIX. — DE LA LUXATION DES DOIGTS.

Les luxations des doigts se font comme celles de la main, et se reconnaissent par les mêmes signes. Il n'est pas nécessaire de tirer avec beaucoup de force , pour étendre les doigts; parce que leurs articulations sont peu profondes et que leurs ligaments sont moins solides. Il suffit d'étendre les doigts luxés sur une table, si la luxation est en devant ou en arrière, et de les repousser ensuite avec la paume de la main , pour les remettre en leur place. On les réduit avec les doigts si la luxation a eu lieu sur l'un ou sur l'autre côté.

CHAPITRE XX. — DE LA LUXATION DU FÉMUR.

Après le détail dans lequel je viens d'entrer au sujet des luxations de l'extrémité supérieure, je pourrais me dispenser de rien dire de plus sur celles de l'extrémité inférieure ; car il y a beaucoup de rapport entre la luxation de l'humérus et celle du fémur, entre celle de l'avant-bras et celle de la jambe, entre celle de la main et celle du pied. Je ferai néanmoins quelques remarques particulières sur les luxations de l'extrémité inférieure. Le fémur peut se luxer de quatre

rem partem prolapsum est, crus longius altero et valgius est : extra enim pes ultimus spectat. Si in exteriorem, brevius, varumque fit, et pes intus inclinatur ; calx ingressu terram non contingit, sed planta ima ; meliusque id crus superius corpus, quam in priore casu, fert, minusque baculo eget. Si in priorem, crus extensum est, implicarique non potest ; alteri cruri ad calcem par est ; sed ima planta minus in priorem partem inclinatur : dolorque in hoc casu præcipuus est, et maxime urina supprimitur. Ubi cum dolore inflammatio quievit, commode ingrediantur, rectusque eorum pes est. Si in posteriorem, extendi non potest crus, breviusque est ; ubi consistit, calx quoque terram non contingit. Magnum autem femori periculum est, ne vel difficulter reponatur, vel repositum rursus excidat. Quidam semper iterum excidere contendunt : sed Hippocrates, et Diocles, et Philotimus, et Nileus, et Heraclides Tarentinus, clari admodum auctores, ex toto se restituisse memoriæ prodiderunt. Neque tot genera machinamentorum quoque, ad extendendum in hoc casu femur, Hippocrates, Andreas, Nileus, Nymphodorus, Protarchus, Heraclides, faber quoque quidam, reperissent, si id frustra esset. Sed ut hæc falsa opinio est ; sic illud verum est : cum ibi valentissimi nervi musculique sint, si suum robur habent, vix admittere ; si non habent, postea non continere. Tentandum igitur est, et, si tenerius membrum est, satis est habenam alteram ab inguine, alteram a genu intendi : si validius, melius adducent, qui easdem habenas ad valida bacula deligarint ; cumque eorum fustium imas partes oppositæ moræ objecerint, superiores ad se utraque manu traxerint. Etiamnum valentius intenditur membrum super scamnum, cui ab utraque parte axes sunt, ad quos habenæ illæ deligantur : qui ut in torcularibus, conversi, rumpere quoque, si quis perseveraverit, non solum extendere nervos et musculos possunt. Collocandus autem homo super id scamnum est, aut pronus aut supinus, aut in latus,

façons différentes : en dedans, en dehors, en devant et en arrière. Les luxations en dedans sont les plus fréquentes ; celles qui se font en dehors le sont moins ; la luxation en devant ou en arrière est très-rare. Si la cuisse est luxée en dedans, la jambe de ce côté-là devient plus longue et plus courbée en dedans que l'autre ; le bout du pied se porte en dehors. Au contraire, lorsque la luxation est en dehors, la jambe est plus courte et plus courbée en dehors que l'autre, et le pied se porte en dedans. Le malade est obligé de marcher sur la pointe du pied : la jambe néanmoins soutient mieux le poids du corps que lorsque la luxation est en dedans, et on a moins besoin de béquille ou de bâton. Si la luxation est en devant, le malade ne peut fléchir la jambe ; elle reste aussi longue que l'autre ; le pied est seulement moins incliné antérieurement. La douleur est des plus vives, et il survient très-souvent une suppression d'urine. Lorsque l'inflammation et la douleur sont apaisées, le malade marche sans difficulté et le pied se remet droit. Enfin, si c'est en arrière que la cuisse est luxée, on ne peut étendre la jambe ; elle est plus courte que l'autre ; le talon, lorsqu'on veut marcher, ne pose plus à terre. Il est ordinairement très-difficile de réduire la cuisse lorsqu'elle est luxée, et de la maintenir en place après la réduction. Quelques-uns ont prétendu qu'elle se luxait toujours de nouveau ; mais Hippocrate, Dioclès, Philotimus, Nilée et Héraclide de Tarente, tous médecins d'un très-grand nom, nous assurent avoir réduit la cuisse, sans que la réduction ait été suivie de rechute. D'ailleurs Hippocrate, André, Nilée, Nymphodore, Protarchus, Héraclide, et un ouvrier qui fut si célèbre en ce genre, auraient-ils inventé tant de machines pour réduire la cuisse, si cette réduction n'eût servi à rien. Mais, quelque fausse que soit cette opinion, il n'en est pas moins vrai que, comme la cuisse est pourvue de ligaments et de muscles très-forts, la réduction sera très-difficile, si ces parties ont conservé leur force, et s'ils l'ont perdue, l'os ne sera pas ensuite suffisamment maintenu en place. On doit donc tenter la réduction : si le malade est très-jeune, il suffira d'attacher un cordon au-haut de la cuisse, et un autre un peu au-dessus du genou. Si c'est un adulte, il vaut mieux attacher ces cordons à de forts bâtons, dont les extrémités inférieures seront arrêtées en sens contraires : deux aides saisiront avec les mains les extrémités supérieures de ces bâtons, et les tireront à eux. L'extension sera encore plus forte, si on se sert d'un banc

sic, ut semper ea pars superior sit, in quam os prolapsum est; ea etiam infe-rior, a qua recessit. Nervis extensis, si in priorem partem os venit, rotundum aliquid super inguen ponendum; subito-que super id genu adducendum est eodem modo, eademque de causa, qua idem in brachio fit : protinusque, si com-plicari femur potest, intus est. In ceteris vero casibus, ubi ossa per vim paulum inter se recesserunt, medicus debet id, quod eminet, retro cogere, minister con-tra coxam propellere. Reposito osse, nihil novi aliud curatio requirit, quam ut diutius is in lecto detineatur ; ne, si motum adhuc laxioribus nervis femur fuerit, rursus erumpat.

CAPUT XXI. — DE GENU LUXATO.

Genu vero et in exteriorem, et in in-teriorem, et in posteriorem partem exci-dere, notissimum est. In priorem non prolabi, plerique scripserunt : potest-que id vero proximum esse; cum inde opposita patella, ipsa quoque caput tibiæ contineat. Meges tamen eum, cui in prio-rem partem excidisset, a se curatum esse, memoriæ prodidit. In his casibus intendi nervi rationibus iisdem, quas in femore retuli, possunt. Et id quidem, quod in posteriorem partem excidit, eodem modo rotundo aliquo super poplitem imposito, adductoque eo crure, reconditur. Cetera vero manibus simul, dum ossa in diver-sas partes compelluntur.

CAPUT XXII. — DE TALO LUXATO.

Talus in omnes partes prolabitur. Ubi in interiorem partem excidit : ima pars pedis in exteriorem partem convertitur. Ubi huic contrarius casus, contrarium etiam signum est. At si in priorem partem

---

qui ait à chaque bout une espèce d'axe, auquel on attache les lacs qui se replient à l'entour, au moyen d'un mouvement semblable à celui que l'on imprime aux pressoirs ; ce mouvement a même tant de force que, si on le prolongeait trop, on occasionnerait non-seulement l'extension, mais encore la rupture des ligaments et des muscles. On couche sur le banc le malade étendu, ou sur le ventre, ou sur le dos, ou de côté, de façon que la partie vers laquelle l'os s'est porté soit par en haut, et celle d'où il est sorti, par en bas. L'extension faite, si l'os est luxé en de-vant, on appliquera sur l'aine quelque chose de rond, et on appuiera prompte-ment dessus, avec le genou, de la même manière et pour la même raison que dans la luxation de l'humérus. Si on peut sur-le-champ fléchir la cuisse, elle est ré-duite. Dans les autres luxations de cette partie, si les os ne sont pas fort écartés l'un de l'autre, le chirurgien doit pousser en arrière l'os qui est saillant, tandis qu'un aide pousse en sens contraire l'os des hanches. La réduction faite, le reste du traitement ne demande rien de parti-culier, sinon que le malade doit garder plus long-temps le lit, de crainte que s'il venait à remuer la cuisse avant que les ligaments ne fussent bien raffermis, elle ne se luxât de nouveau.

CHAPITRE XXI. — DE LA LUXATION DU GENOU.

Tout le monde sait que le genou peut se luxer en dehors, en dedans et en ar-rière. La plupart des auteurs ont écrit qu'il ne se luxe point en devant : ce sen-timent parait vraisemblable, parce que la rotule, qui est située en dessus, retient la tête du tibia. Mégès, néanmoins, as-sure avoir guéri une personne dont le ge-nou s'était luxé en devant. Dans les luxa-tions du genou, on peut faire les exten-sions, comme dans les luxations, de la cuisse ; et, si l'os s'est luxé en arrière, il faut pareillement appliquer quelque chose de rond sur le jarret ; le chirurgien, en ramenant la jambe sur ce corps, remet l'os en en sa place. Dans les autres es-pèces de luxations, on se sert des mains, avec lesquelles on tire, en sens contraire, le membre luxé.

CHAPITRE XXII. — DE LA LUXATION DU TALON.

Le talon peut se luxer en tout sens : si la luxation est interne, le bout du pied se jette en dehors ; et en dedans, si elle est externe. Lorsque la luxation est en de-vant, le tendon qui est par derrière est dur et tendu, et le pied est recourbé. Lorsqu'elle est en arrière, le calcanéum

erumpit, a posteriore latus nervus durus et intentus est; simusque is pes est. Si in posteriorem, calx pæne conditur, planta major fit. Reponitur autem is quoque per manus; prius in diversa pede et crure diductis. Et in hoc quoque casu diutius in lectulo perseverandum est ; ne is talus, qui totum corpus sustinet, parum confirmatis nervis, ferendo oneri cedat, rursusque prorumpat. Calcamentis quoque humilioribus primo tempore utendum, ne vinctura talum ipsum lædat.

CAPUT XXIII. — DE PLANTA LUXATA.

Plantæ ossa iisdem modis, quibus in manibus, prodeunt, iisdemque conduntur. Fascia tantummodo calcem quoque debet comprehendere; ne, cum mediam plantam, imumque ejus vinciri necesse est, liber talus in medio relictus, materiam pleniorem recipiat, ideoque suppuret.

CAPUT XXIV. — DE DIGITIS LUXATIS.

In digitis nihil ultra fieri debet, quam quod in iis, qui sunt in manu, positum est. Potest tamen conditus articulus medius aut summus canaliculo aliquo contineri.

CAPUT XXV.—DE HIS, QUÆCUM VULNERE LOCO MOVENTUR.

Hæc facienda sunt in iis casibus, ubi sine vulnere ossa exciderunt. Hic quoque et ingens periculum est, et eo gravius, quo majus membrum est, quove validioribus nervis aut musculis continetur. Ideoque in humeris, femoribusque, metus mortis est : ac si reposita ossa sunt, spes nulla est ; non repositis tamen, nonnullum periculum est : eoque major in utroque timor est, quo propius vulnus articulo est. Hippocrates nihil tuto reponi posse, præter digitos, et plantas, et manus, dixit : atque in his quoque diligenter esse agendum, ne præcipitarent. Quidam brachia quoque et crura reposuerunt ; et, ne cancri, distentionesque

est pour ainsi dire caché, et la plante du pied s'allonge. Ces différentes espèces de luxations se réduisent avec les mains, après avoir tiré la jambe et le pied en sens contraire. Dans la luxation du talon, on doit garder long-temps le lit, de peur que cette partie sur laquelle porte tout le poids du corps ne vienne à se luxer de nouveau, si les ligaments n'étaient pas bien raffermis. Il faut même, lorsqu'on recommence à marcher, se servir de souliers dont les talons soient fort bas, pour que le bandage ne gène point le pied.

CHAPITRE XXIII. — DE LA LUXATION DE LA PLANTE DU PIED.

Les os de la plante du pied se luxent et se réduisent de la même manière que ceux de la paume de la main. Seulement, le bandage doit envelopper tout le calcanéum ; car si on ne le posait que sur la plante du pied et sur l'extrémité de cet os, il serait à craindre que les humeurs n'abordassent en trop grande quantité vers la portion du talon qui serait libre, et n'y formassent un abcès.

CHAPITRE XXIV.—DE LA LUXATION DES DOIGTS DU PIED.

Lorsque les doigts du pied sont luxés, on les remet comme ceux de la main. On peut, de plus, faire entrer la partie moyenne ou supérieure de l'os luxé dans un étui, pour le mieux maintenir en place.

CHAPITRE XXV. — DES LUXATIONS QUI SONT ACCOMPAGNÉES DE PLAIES.

Voilà ce qu'il convient de faire dans les luxations qui ne sont pas accompagnées de plaie ; mais quand cette complication a lieu, le péril est grand ; et il l'est d'autant plus que le membre luxé est plus considérable, et que les ligaments et les muscles qui l'environnent sont plus forts. C'est pourquoi le malade court risque de la vie lorsque l'humérus ou le fémur viennent à se luxer avec plaie ; car il n'y a plus d'espérance pour lui lorsqu'on réduit ces os, et il est toujours en danger, supposé qu'on ne les réduise pas. Dans l'une et l'autre de ces parties, le péril augmente à proportion que la plaie est plus proche de l'articulation. Hippocrate prétend qu'il n'y a que les doigts, la plante des pieds et la main, qu'on puisse réduire sans danger ; encore veut-il qu'on se conduise avec toute la circon-

nervorum orientur (sub quibus in ejusmodi casu fieri solet mors matura), sanguinem ex brachio miserunt. Verum ne
digitus quidem (in quo minimum, ut
malum, sic etiam periculum est) reponi
debet aut in inflammatione, aut postea,
cum jam vetus res est. Si quoque, reposito osse, nervi distenduntur, rursus id
protinus expellendum est. Omne autem
membrum, quod cum vulnere loco motum, neque repositum est, sic jacere convenit, ut maxime cubantem juvat; tantum ne moveatur, neve dependeat. In
omnique tali morbo magnum ex longa
fame præsidium est : deinde ex curatione
eadem, quæ proposita est ubi ossibus
fractis vulnus accessit. Si nudum os
eminet, impedimento semper futurum
est : ideo, quod excedit, abscindendum
est; imponendaque super arida linamenta
sunt, et medicamenta non pinguia; donec, quæ sola esse in ejusmodi re sanitas potest, veniat. Nam et debilitas sequitur, et tenuis cicatrix inducitur; quæ
necesse est facile noxæ postea pateat.

spection possible, pour ne pas exposer
les jours du malade. Quelques-uns cependant ont remis des bras et des jambes
ainsi luxés, et ont saigné du bras, après
la réduction, pour prévenir la gangrène
et les convulsions; accidents qui, dans
ce cas, amènent promptement la mort
du malade. Quoique la luxation du doigt
soit la plus légère et la moins dangereuse
de toutes, on ne doit pas, néanmoins, en
tenter la réduction, lorsqu'il y a inflammation, ni même lorsque l'inflammation
est passée, si l'os est luxé depuis long-
temps. Si des convulsions surviennent
après la réduction, on doit luxer le membre une seconde fois. Dans les luxations
qui sont compliquées de plaies et qui
n'ont point été réduites, il faut faire garder le lit au malade, dans la position qui
lui convient le mieux, en observant seulement de ne pas remuer le membre luxé
et de ne le pas laisser pendre. L'abstinence, gardée pendant long-temps, est
aussi, en pareil cas, un très-bon remède. Le reste de la cure est ensuite le
même que dans les fractures qui sont accompagnées de plaies. Si l'os dénudé fait
saillie, ce sera toujours un obstacle à la
guérison de la plaie; ainsi, il faut le retrancher, et appliquer sur la plaie de la
charpie sèche et des médicaments où il
n'entre pas de corps gras; jusqu'à ce que
le malade soit aussi bien rétabli qu'il est
possible de l'être en pareil cas; car la partie reste toujours plus faible, et il ne se
forme qu'une cicatrice fort mince, qui
peut se rouvrir aisément par la suite.

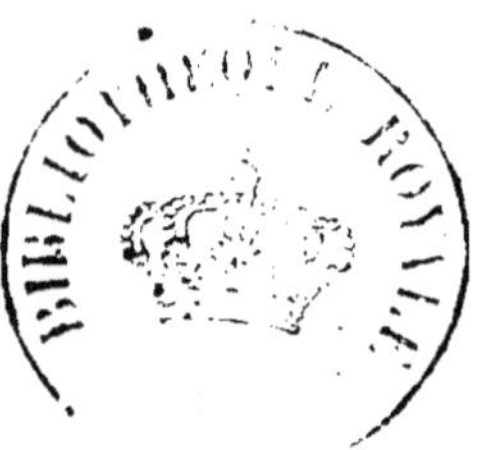

FIN DE CELSE.

TABLE DES MATIÈRES

CONTENUES

DANS CE VOLUME.

Celse.

FIN DE LA TABLE.

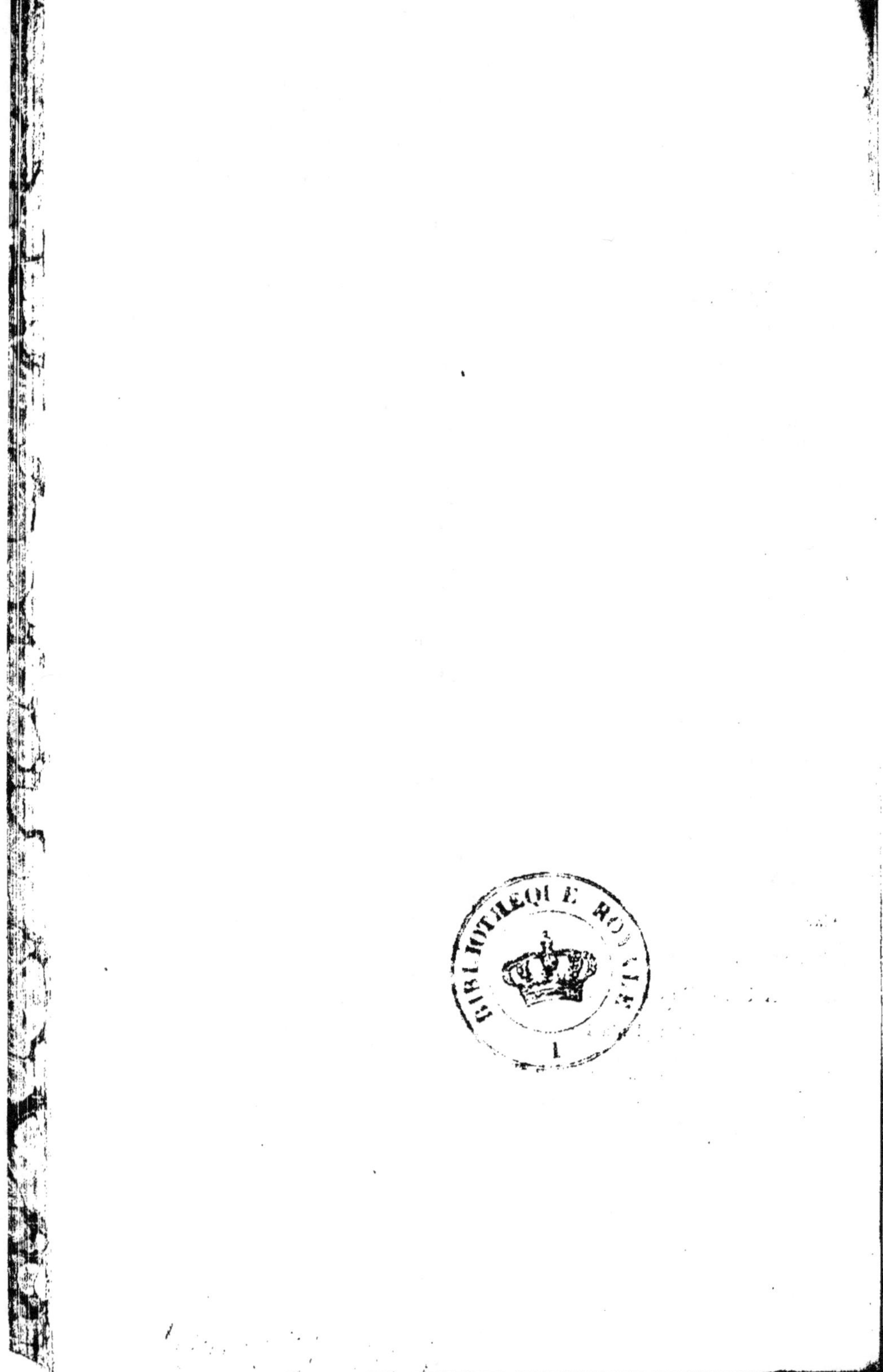

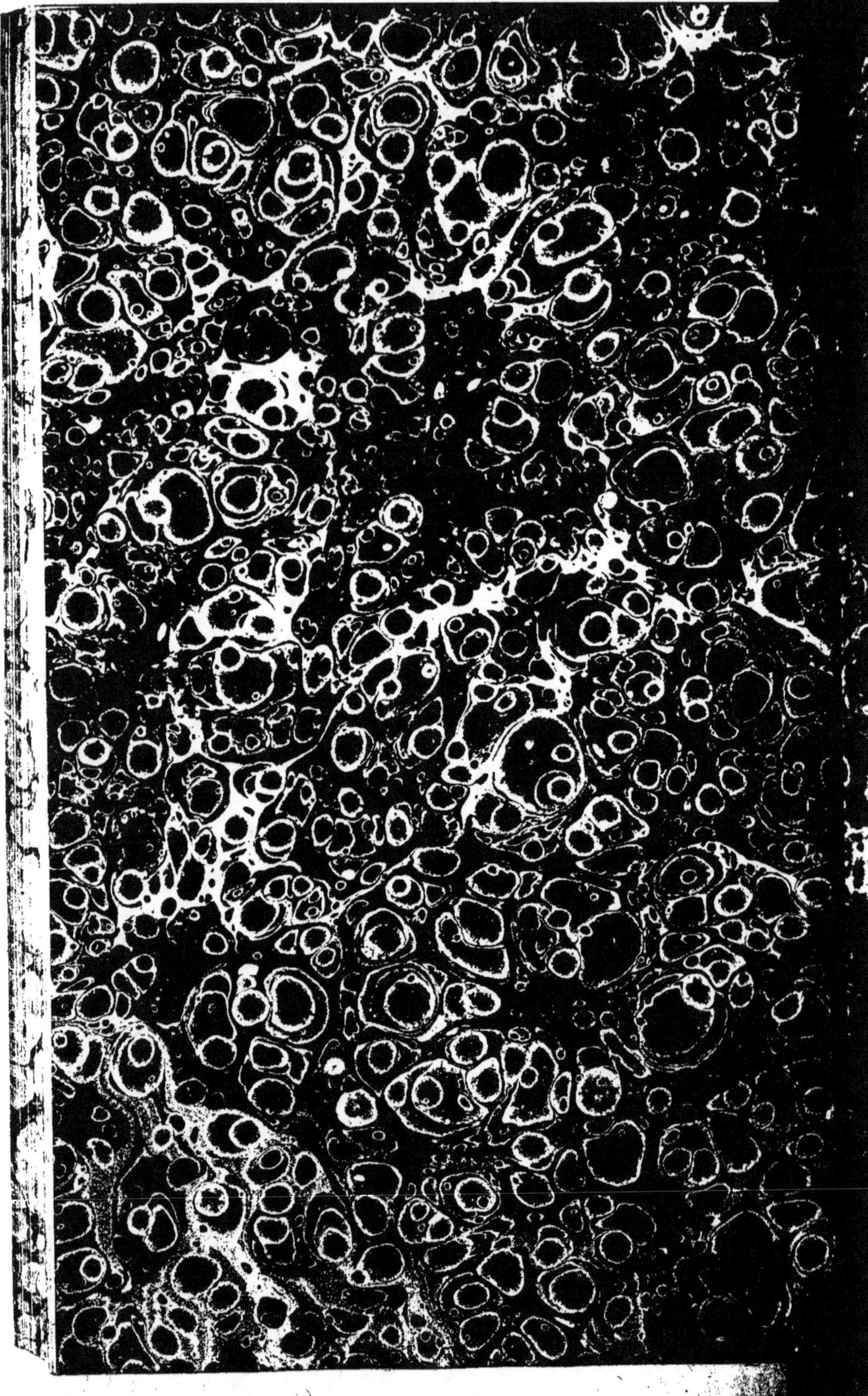

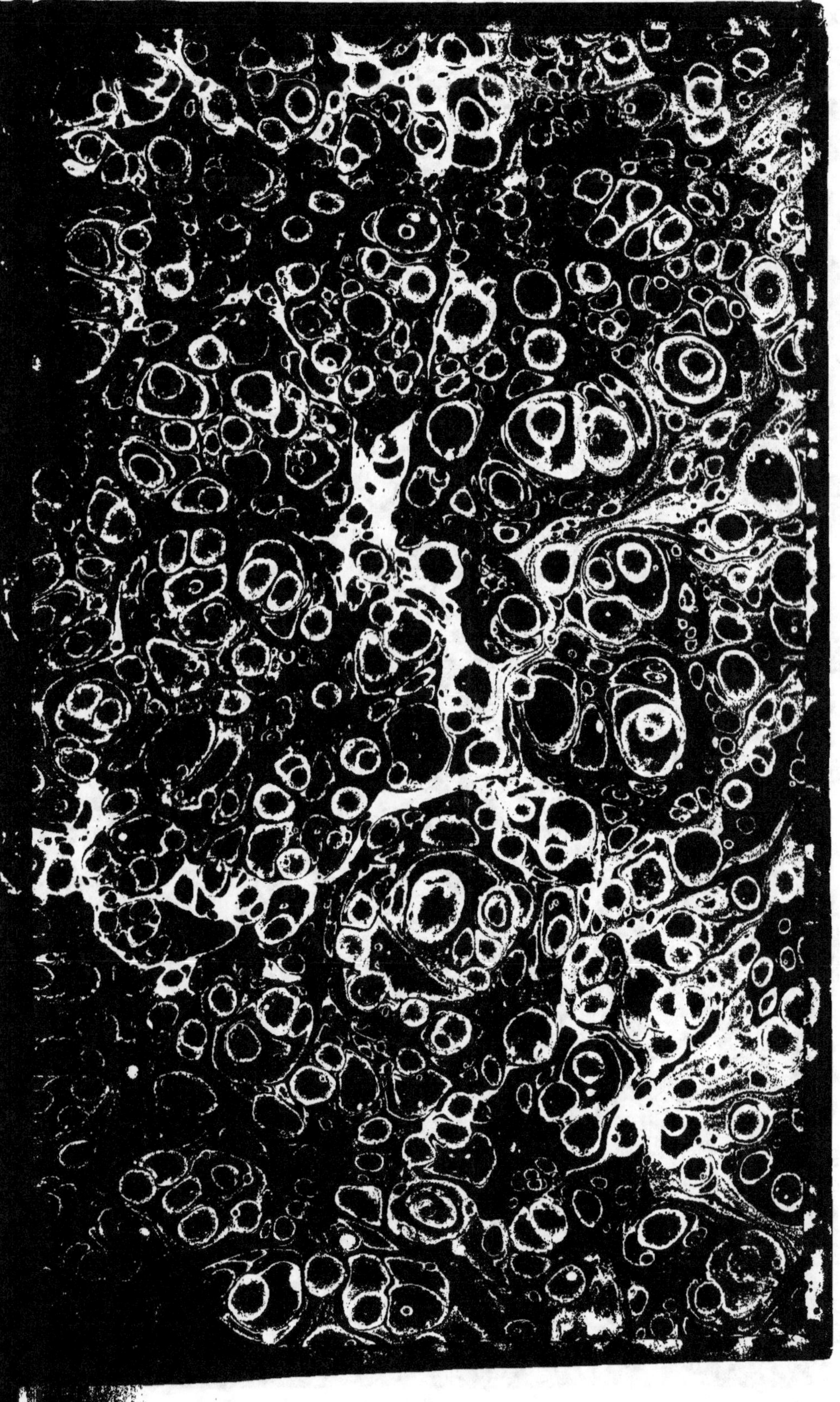

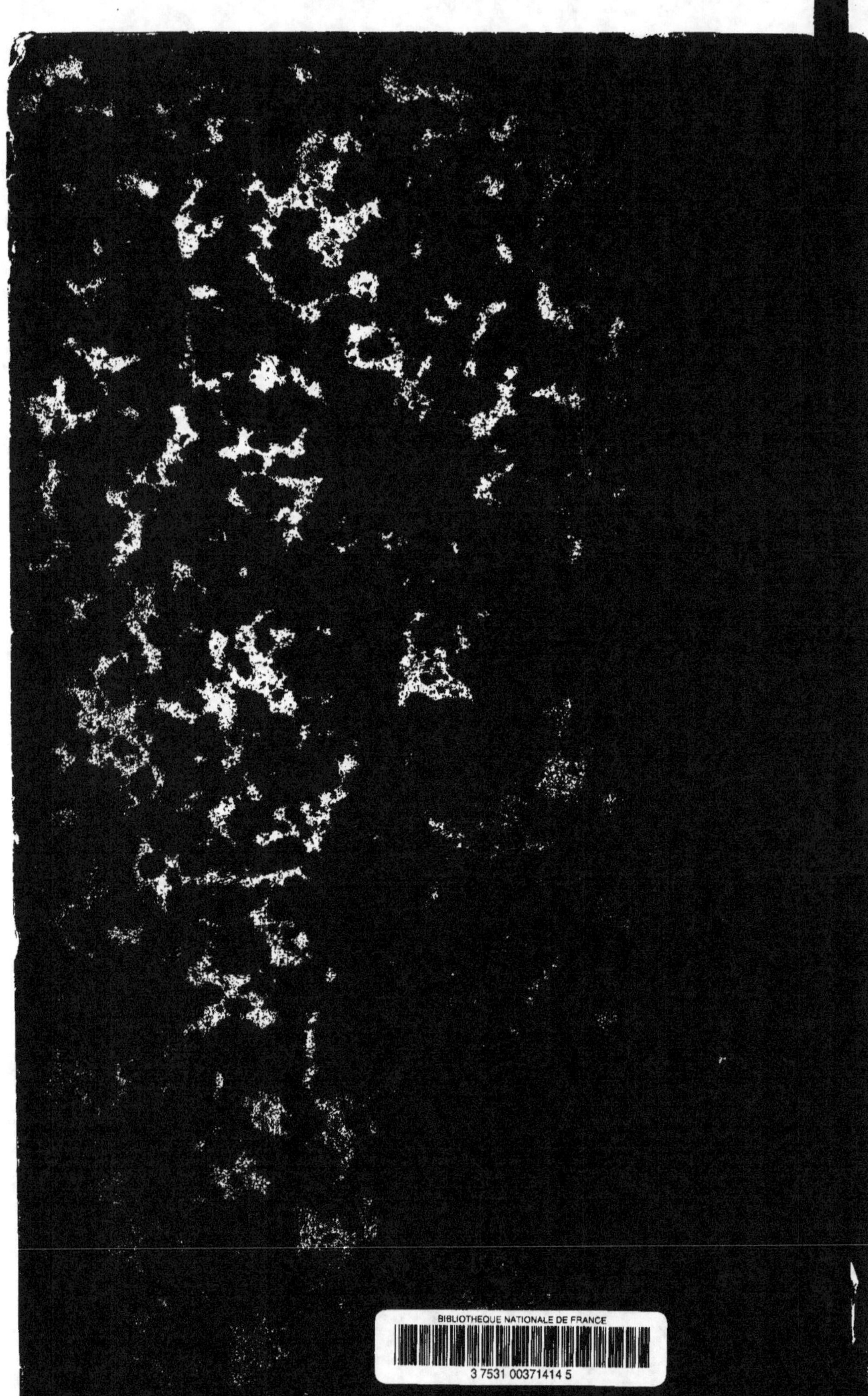